Dühring
Habermann-Horstmeier

Das Altenpflegelehrbuch
2. Auflage

Das Altenpflegelehrbuch

Medizinische und psychosoziale Grundlagen für die Pflege alter Menschen

Angela Dühring
Lotte Habermann-Horstmeier

Geleitwort von Erich Grond

Mit 317 Abbildungen in 433 Einzeldarstellungen und 82 Tabellen
2., vollständig überarbeitete und erweiterte Auflage

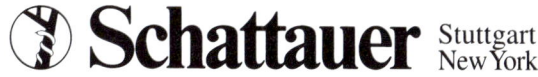

Schattauer Stuttgart New York

Dipl.-Päd. Angela Dühring
Bremer Heimstiftung, Pflegereferat
Marcusallee 39, D-28359 Bremen

Dr. med. Lotte Habermann-Horstmeier
Gartenstraße 4, D-66132 Saarbrücken-Bischmisheim

Die Deutsche Bibliothek – CIP-Einheitsaufnahme
Ein Titeldatensatz für diese Publikation ist bei der Deutschen
Bibliothek erhältlich

© 1996, 2000 by Schattauer GmbH,
Verlag für Medizin und Naturwissenschaften,
D-70174 Stuttgart, Germany,
Internet http://www.schattauer.de
Printed in Germany
3. Nachdruck 2004

Bildnachweise:
Gerald Heckel, Friedhofstraße 12, D-91058 Erlangen:
Abb. auf S. 397
Dr. Gisela Jöhnssen, Eichenhainstr. 44, D-91207 Lauf/Pegnitz:
Abb. auf S. 1, 35, 59, 117, 149, 189, 249, 325, 373, 433, 453;
Abb. 3-2
Pressefoto Michael Seifert, Bothfelder Anger 8, D-30659 Hanno-
ver: Titelabbildung; Abb. auf S. 9, 19, 165, 227; Abb. 1-3,
Abb. 13-18, Abb. 18-1
PD Dr. med. M. Stimpel, Schwarz Pharma AG, Alfred-Nobel-
Straße 10, D-40789 Monheim: Abb. auf S. 317
Valérie Winckler. Dem Tod so nah. Basel: Recom 1991:
Abb. auf S. 465; Abb. 18-2

Lektorat: Dr. Gisela Jöhnssen, Uta Wörner
Illustrationen: Jörg Neisel
Satz, Druck und Einband: Mayr Miesbach, Druckerei
und Verlag GmbH, Am Windfeld 15, D-83714 Miesbach
Gedruckt auf chlor- und säurefrei gebleichtem Papier.

ISBN 3-7945-1945-0

Erläuterung der im Text verwendeten Symbole

Die Kapitel sind in medizinische und pflegerische Abschnitte unterteilt, die durch folgende Symbole unten auf
der Seite gekennzeichnet sind:

Medizinische Grundlagen

Pflege

Der Text ist mit verschiedenen Kästen gegliedert, um
eine größtmögliche Übersichtlichkeit zu erreichen:

Enthält Definitionen

Enthält Merksätze

Enthält Warnhinweise

Enthält Besonderheiten des alten Menschen

**Situationseinschätzung auf der Grundlage
der betroffenen ALs**

Dieses Symbol rahmt Abschnitte ein, in denen die Pflege
in Bezug zu den Aktivitäten des täglichen Lebens beschrieben wird.

In Dankbarkeit gewidmet

Edith und August Sallermann
Michael Dühring
Gerrit Horstmeier

sowie allen in der Pflege und Begleitung alter Menschen Tätigen,
die für eine humane Altenpflege eintreten

Geleitwort

Mit der zunehmenden Lebenserwartung steigt die Krankheitsanfälligkeit und die Zahl pflegebedürftiger alter Menschen, die gut ausgebildete Altenpfleger/innen brauchen. Wenn ich eines Tages selbst »Pflegefall« werde, möchte ich nicht nur einfühlsam von konstanten Bezugspersonen, sondern auch medizinisch richtig gepflegt werden.

Die beiden Autorinnen haben reichlich praktische Erfahrungen und helfen mit ihrem Altenpflegelehrbuch, tägliche Fragen in der Pflege verständlich zu beantworten. Sie verstehen das Leben im Alter als individuell unterschiedlichen biographischen Entwicklungsprozeß. Das Berufsbild der Altenpflege droht seit Einführung der Pflegeversicherung zu einer reinen Dienstleistung am Kunden, dem Pflegebedürftigen abgewertet zu werden. Die Menschlichkeit in der Pflege und die auf medizinischen Tatsachen basierende aktivierende Pflege wird nicht belohnt, sondern unter wirtschaftlichen Zwängen zunehmend in Frage gestellt. Deshalb ist es wohltuend, daß in diesem Lehrbuch ganzheitliche und rehabilitative Pflege in den Vordergrund gestellt wird.

Die Autorinnen orientieren sich an den verschiedenen Organsystemen. Erfreulich sind die in den meisten Altenpflegeschulen vernachlässigten Kapitel Auge, Ohr und Haut. Aus Anatomie und Physiologie werden die verschiedenen Krankheitsbilder leicht verständlich. Die aktivierende und rehabilitative Pflege kann folgerichtig aus den vorangestellten medizinischen Grundlagen in Zusammenhängen erklärt werden. Das Selbsthilfe-potential des mitverantwortlichen alten Menschen ist Grundlage seiner Rehabilitation.

Die im Alter enger werdenden Wechselwirkungen zwischen körperlichen und seelischen Prozessen werden dabei immer wieder betont und Tabuthemen wie Sexualität und Sterben nicht ausgeklammert.

Die Beschreibung der Pflege verfolgt realistische Ziele, ist Grundlage von Pflegestandards und kann die Pflege-Prozeßqualität verbessern.

Das Buch ist praxisnah und mit vielen erklärenden Abbildungen gut verständlich geschrieben. Die Pflegemaßnahmen bleiben nicht fremd oder antrainierte Techniken, sondern können individuell dem einzelnen richtig angepaßt werden, wenn die Zusammenhänge verstanden werden. Aufgrund eines basierten Wissens können Pflegende im Notfall rasche Entscheidungen treffen. Die nach jedem Abschnitt folgenden Zusammenfassungen ermöglichen eine schnelle Orientierung.

Dieses Altenpflegelehrbuch wird Berufsbild und Ansehen der Altenpflege verbessern. Ich gratuliere den Autorinnen und wünsche dem Werk große Akzeptanz und die verdiente weite Verbreitung.

Hagen, im Frühjahr 1996
Prof. Dr. E. Grond
emeritierter Professor für Sozialmedizin
und Psychopathologie
Internist – Psychotherapeut

Vorwort zur 2. Auflage

Seit dem Erscheinen der ersten Auflage dieses Lehrbuches sind vier Jahre vergangen. Der damals völlig neue didaktische Aufbau hat sich – wie aus zahlreichen Zuschriften hervorgeht – bewährt. Wir freuen uns, daß unser medizinisch und pflegerisch gemeinsam konzipiertes Buch so viel Zuspruch gefunden hat, daß bereits drei Jahre nach Erscheinen eine zweite Auflage notwendig wurde. Dies ermöglicht, wichtige Ergänzungen und Aktualisierungen vorzunehmen. So wurde entsprechend der großen Bedeutung des Pflegeversicherungsgesetzes für die Altenhilfe ein eigenes Kapitel »Die Sozialversicherung in der Altenhilfe« aufgenommen. In diesem Kapitel werden die wichtigsten Bestimmungen, Leistungen der Pflegekassen und vor allem die Qualitätsvereinbarungen erläutert. Die in diesem Zusammenhang besonders bedeutsam gewordene Pflegeplanung und Dokumentation wurde erweitert und mit beispielhaften Pflegestandards ergänzt. Die mit den Veränderungen der Pflegeversicherung verbundenen neuen Anforderungen an die pflegerischen Fachkräfte werden im Anhang des Buches dargestellt und dienen der Orientierung aller in diesem Bereich Tätigen und Lernenden.

Von den zahlreichen Aktualisierungen seien einige erwähnt, die auf besonderen Fortschritten in der Medizin beruhen. So werden die jüngsten Erkenntnisse im Bereich des Diabetes mellitus, der Apoplexie, der Gastritis und des Ulcus ventriculi berücksichtigt.

Auf Wunsch vieler Leserinnen und Leser wurde im medizinischen Teil ein Pharmakologie-Teil einschließlich der Naturheilmittel aufgenommen. Das Psychiatrie-Kapitel wurde vollständig überarbeitet und aktualisiert. In ihm eingearbeitet sind die neuesten Ergebnisse der Hirnforschung. Zusätzlich eingefügt wurden die Kapitel »Physiologische und pathologische Altersveränderungen«, »AIDS« und »Geschlechtskrankheiten«.

Ein stark erweitertes Stichwortverzeichnis ermöglicht die Benutzung des Buches als Nachschlagewerk auch in der Praxis.

Wir danken unseren Leserinnen und Lesern für die vielen Hinweise und für ihre konstruktive Kritik und wünschen, daß sie in diesem Buch bei der Betreuung der ihnen anvertrauten alten Menschen auch weiterhin Unterstützung und Anregung finden.

Kirchlinteln-Armsen und Saarbrücken, im Frühjahr 2000
A. Dühring, L. Habermann-Horstmeier

Vorwort zur 1. Auflage

Die Altenpflege ist ein noch recht junger Beruf. Er ist in den siebziger Jahren dieses Jahrhunderts entstanden. Die Erwartungen in der Anfangszeit der Altenpflege waren die einer guten Versorgung: »sauber«, »satt« und »sicher« sollten alte Menschen versorgt werden. In den letzten Jahren hat sich dieses Bild grundsätzlich verändert. Die Erwartungen gehen heute weiter. Neben einer guten Versorgung werden Ansprüche an eine aktivierende und rehabilitierende Pflege gestellt. Diese Erwartungen werden u. a. in dem 1994 verabschiedeten Pflegeversicherungsgesetz aufgegriffen und festgeschrieben.

Mit dem Pflegeversicherungsgesetz wird das Wunsch- und Wahlrecht des pflegebedürftigen alten Menschen gestärkt und die Einbringung von Eigenleistungen gefordert. Er erhält somit eine aktivere Rolle als bisher und rückt als Individuum in das Zentrum der Pflege. Eine Veränderung, die von Pflegeverbänden bereits in der Vergangenheit gefordert wurde.

Eine aktivierende und rehabilitierende Pflege setzt voraus, daß sich die Pflege an den Fähigkeiten und Problemen des einzelnen orientiert und ihn darin unterstützt, die Selbständigkeit so lange wie möglich zu erhalten und damit Pflegebedürftigkeit zu vermeiden bzw. hinauszuzögern. Aus dieser veränderten Erwartungshaltung heraus werden drei Anforderungen an Pflegekräfte deutlich: Sie sollen neben professioneller Pflege auch Beratung und Betreuung des alten Menschen und seiner Angehörigen leisten.

Die Arbeit der Pflegekräfte kann nicht zufällig geschehen, sondern muß geplant und zielgerichtet ausgeführt werden. In unterschiedlichsten Situationen muß kompetent und angemessen reagiert werden. Dies setzt neben einem großen Fachwissen vor allem Handlungskompetenz voraus. Professionalität in der Pflege bedeutet, unterschiedliche Pflege- und Betreuungskonzepte zu kennen und sie situations- und personengerecht anzuwenden.

Mit dem vorliegenden Altenpflegelehrbuch möchten die Autorinnen allen an der Pflege und Begleitung alter Menschen Beteiligten fachliche Grundlagen und Handlungsmöglichkeiten an die Hand geben. Die einzelnen Kapitel sind in jeweils zwei Abschnitte aufgeteilt. Im ersten Abschnitt von L. Habermann-Horstmeier werden die anatomischen, physiologischen und pathologischen Grundlagen beschrieben. Hier soll deutlich gemacht werden, daß es sich bei dem Prozeß des Alterns um einen natürlichen Vorgang handelt. Mit zunehmendem Alter treten jedoch gehäuft Krankheiten auf. Spezielle Erkrankungen des Alters werden daher – unter Berücksichtigung der Wechselwirkungen zwischen Körper, Seele und Umwelt – im Anschluß an die anatomischen und physiologischen Besonderheiten alter Menschen beschrieben. Der zweite Abschnitt von A. Dühring befaßt sich mit der Pflege und orientiert sich an den Aktivitäten des Lebens (ALs) von Nancy Roper. Im pflegerischen Teil werden zunächst alle Tätigkeiten usw. Schritt für Schritt erläutert. Im Anschluß wird beispielhaft für eine besonders häufig anzutreffende Einschränkung oder Erkrankung alter Menschen eine Pflegeplanung entwickelt. In ihr sind die am stärksten betroffenen Aktivitäten des Lebens, Fernziele und besondere Maßnahmen auch aus angrenzenden Bereichen dargestellt. Sie dienen als Anregung, die eigene Pflegeplanung individuell abzustimmen.

Bei der Erstellung dieses Buches waren viele Menschen hilfreich. Danken möchten wir dem Geschäftsführer des Schattauer Verlages, Herrn Dipl. Psych. Dr. med. W. Bertram, ohne dessen persönliche Beratung und Begleitung dieses Buch in dieser Form nicht entstanden wäre, Frau Dr. G. Jöhnssen als Lektorin für ihre anregenden, kritischen Hinweise und ihre fotografischen Fähigkeiten. Behilflich waren – besonders bei der Fotoauswahl – Frau H. Beer und in fachlichen Fragen die Mitarbeiter der Bremer Heimstiftung. Unser besonderer Dank gilt Gerrit Horstmeier und Michael Dühring, ohne deren tatkräftige Unterstützung, Hinweise, Anregungen und Geduld das Buch nicht entstanden wäre.

Kirchlinteln-Armsen und Saarbrücken, im Frühjahr 1996
A. Dühring, L. Habermann-Horstmeier

Inhalt

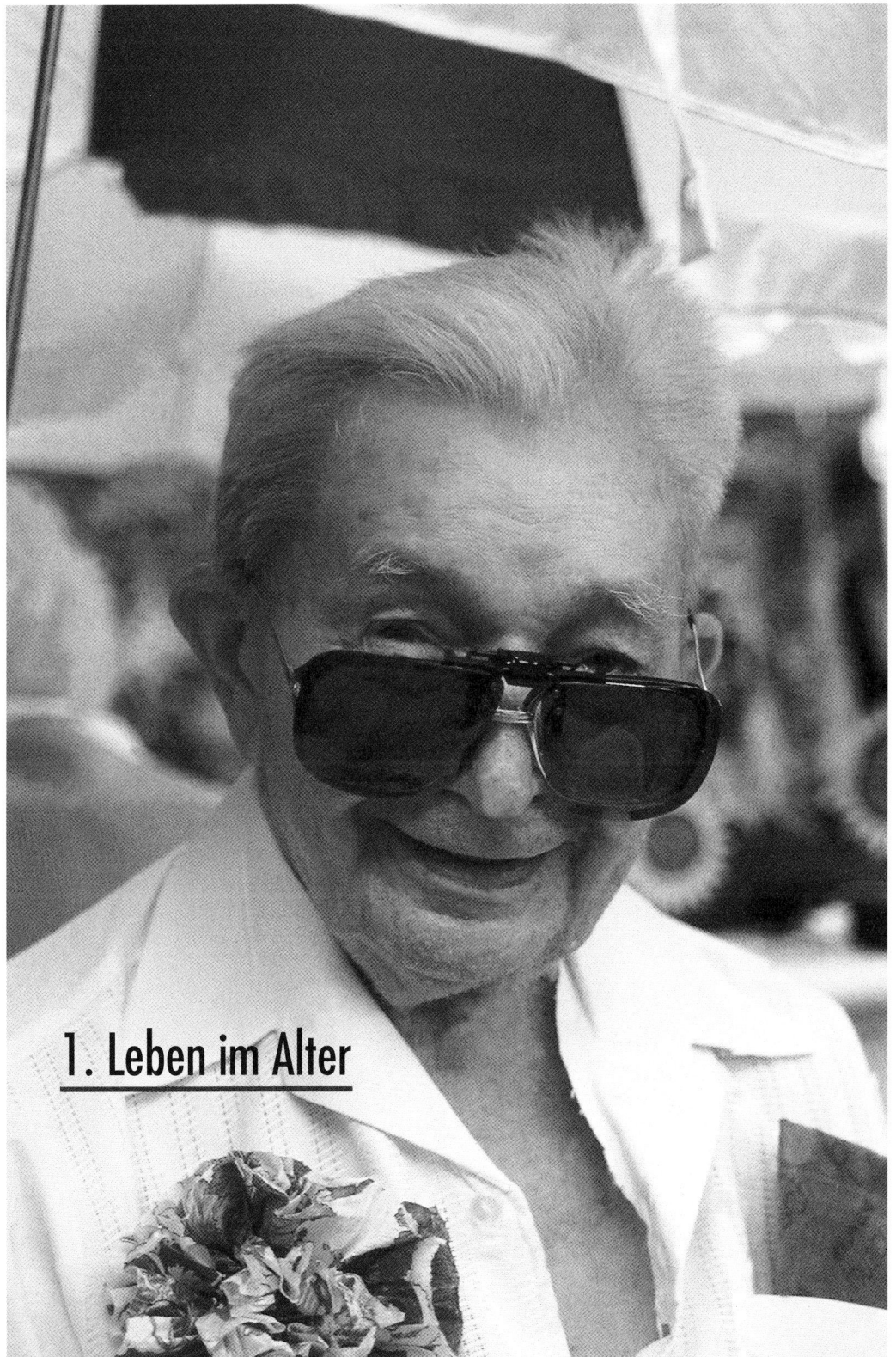

1. Leben im Alter

Pflege

ANGELA DÜHRING

Pflege

ANGELA DÜHRING

Menschen, die heute in unserem Kulturkreis leben, haben die Chance, sehr alt zu werden. Noch vor 100 Jahren betrug die Lebensspanne durchschnittlich 37 Jahre. Inzwischen besteht für die heute Geborenen die Aussicht auf ca. 70 Lebensjahre. Für Männer und Frauen ergeben sich unterschiedliche Werte. Die durchschnittliche **Lebenserwartung** beträgt bei Männern 72–75 Jahre und bei Frauen 77–80 Jahre (Zetkin, Schaldach 1999). Zu der erheblichen Steigerung der Lebenserwartung haben verbesserte Lebensbedingungen, ausreichendes Nahrungsangebot und medizinischer Fortschritt beigetragen.

Gleichzeitig haben sich die verschiedenen Altersanteile an der Gesamtbevölkerung verändert. Waren die Altersgruppen um 1900 noch gleichmäßig stark besetzt, so beginnt heute bereits das Verhältnis zu kippen. Im Jahre 2033, so geht aus Schätzungen hervor, werden mehr alte als junge Menschen in Deutschland leben. Auf 37% über 60jährige kommen nur noch 16% der 20jährigen. Man spricht bereits jetzt von einer Überalterung der Gesellschaft.

Die Veränderung der Altersstruktur stellt eine enorme Anforderung an unsere heutige Gesellschaft. Müssen doch immer weniger junge Menschen immer mehr alte Menschen nicht nur finanziell versorgen. Die ausgedehnte letzte Phase des Lebens, die nach der Erwerbstätigkeit beginnt, muß mit neuen Perspektiven und Inhalten gefüllt werden. Die bisherigen, für die produktive Phase des Lebens vorgesehenen Eltern- und Berufsrollen können, da an bestimmte Lebenszeiten gebunden, für die meisten nicht bis zum Lebensende Befriedigung vermitteln. Es müssen also neue, sinngebende Rollen gefunden werden.

Problemstellungen ergeben sich auch aus den immer weiter auseinanderrückenden Altersgruppen mit völlig verschiedenen Lebenserfahrungen und Wertvorstellungen. So stehen junge Menschen, die in Wohlstand aufgewachsen sind, alten Menschen gegenüber, die zwei Kriege, Not und Hunger erlebt haben. Ein notwendiger, verständnisvoller Umgang miteinander erscheint vor diesem Hintergrund sehr zweifelhaft.

Auf eine längere Lebensspanne sind viele Menschen nicht vorbereitet, im Gegenteil: Die meisten Menschen weisen den Gedanken an das eigene Alter weit von sich, da es in unserer Gesellschaft negativ gesehen wird. Das Alter wird mit Krankheit, mit geistigem und körperlichem Abbau, Verlust von Schönheit und Spannkraft, Armut und Tod gleichgesetzt. Mit dazu beigetragen hat das in der Alterskunde verbreitete Defizitmodell vom Verlust der geistigen Fähigkeiten im Alter. Diese Vorurteile werden in einer an Leistung orientierten Gesellschaft nach wie vor für Mitglieder der älteren Generation aufrechterhalten.

»Die Humanität einer Gesellschaft wird letztlich daran gemessen werden, wie sie mit ihren schwächsten Mitgliedern, den Kindern, Alten und Kranken umgeht« (Böger 1980).

 Älterwerden ist keine Krankheit, sondern eine Lebensphase wie jede andere auch. Altsein bedeutet nicht gleichzeitig, die geistige und körperliche Leistungsfähigkeit zu verlieren.

Was ist dann das Alter?

◆ Das kalendarische Alter

Das kalendarische Alter gibt das Alter eines Menschen, gemessen an der Anzahl von Jahren, wieder. Die kalendarische Erfassung des Alters ist in unserer Gesellschaft notwendig, weil bestimmte Altersgrenzen den Zugang und den Ausschluß von Einflußmöglichkeiten regeln. Hierzu zählen u.a. die Volljährigkeit, die Strafmündigkeit und die Pensionierung. Diese Altersgrenzen berücksichtigen nicht die Fähigkeiten und Möglichkeiten des einzelnen. So ist z.B. ein Politiker nicht an Altersgrenzen gebunden, er übernimmt selbst über siebzigjährig noch entscheidende Positionen in der Regierung. Das kalendarische Alter sagt nichts über den tatsächlichen Zustand eines Menschen aus.

◆ Das soziale Alter

Das soziale Alter wird in vier verschiedene Stufen unterteilt:

- Kind
- Jugendlicher
- Erwachsener
- alter Mensch

Die einzelnen Stufen orientieren sich weniger am Lebensalter als vielmehr an Verhaltensweisen und gesellschaftlichen Erwartungen. Es wird erwartet, daß sich Mitglieder der verschiedenen Altersstufen in einer bestimmten Art und Weise verhalten. Diese Erwartungen bleiben nicht ohne Folgen für das eigene Selbstbild. Wenn man als zu alt für bestimmte Tätigkeiten angesehen wird, werden eigene Wünsche und Fähigkeiten unterdrückt bis hin zur Selbstaufgabe.

◆ Das biologische Alter

Der biologische Alterungsprozeß macht sich in Veränderungen des körperlichen Erscheinungsbildes bemerkbar (Abb. 1-1). Sichtbare Zeichen sind: Krähenfüße um die Augen, das Auftreten von Altersflecken an Händen und im Gesicht, Haarausfall oder Graufärbung, gebeugte Haltung, Einschränkungen der Sinnesorgane wie Schwerhörigkeit und Sehschwäche usw. Sie alle sind sichtbare Zeichen körperlicher Veränderungen.

Inwieweit Altern zum Problem für den einzelnen Menschen wird, hängt von der Reaktionsweise der Umwelt und von der eigenen Einstellung zu den Veränderungen ab. So erlebt z.B. eine Frau das Klimakterium als Befreiung von der Angst vor der Schwangerschaft, eine andere als Ende ihrer weiblichen Attraktivität. Gesellschaftliche Meinungsbilder sind von populären wissenschaftlichen Veröffentlichungen beeinflußt. Eine negative Sichtweise des Alters vermittelt das Defizitmodell.

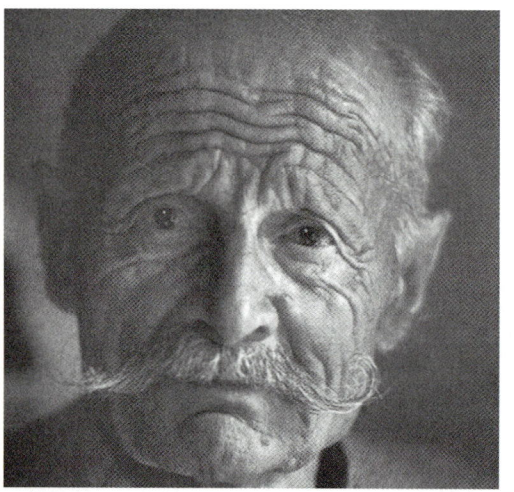

A

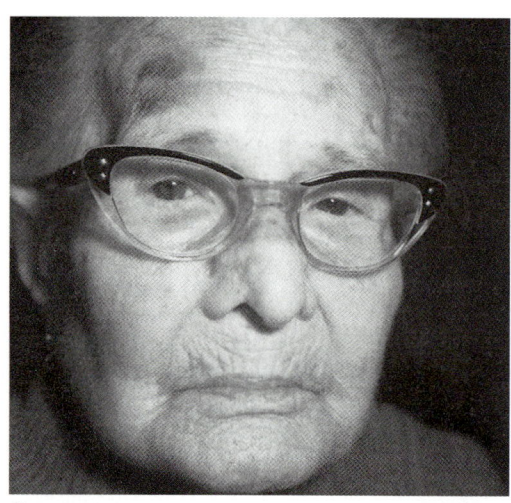

C

B

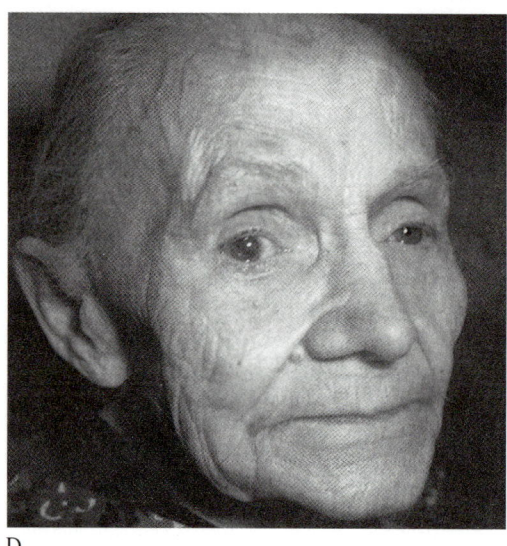

D

Abb. 1-1 Veränderungen des körperlichen Erscheinungsbildes bei alten Menschen. A: Verwittertes Gesicht eines 84jährigen Bergführers aus Zermatt; B: beidseitige »Tränensäcke« im Unterlidbereich bei einer 90jährigen Frau; C: großflächige Alterspigmentflecken im Antlitz einer hundertjährigen Frau; D: faltenreiches, mageres Gesicht einer vitalitätseingeschränkten Hundertjährigen (aus: Franke H. Das Altersantlitz. Stuttgart, New York: Schattauer, 1990)

Defizitmodell des alten Menschen

In den Anfängen der Wissenschaft vom Alter (Gerontologie) wurden Intelligenztests mit alten und jungen Menschen durchgeführt. In diesen Testreihen schnitten alte Menschen deutlich schlechter ab als jüngere. Aus den Ergebnissen wurde der Schluß gezogen: Wer alt wird, verliert an Intelligenz. Wissenschaftler, wie Thorndyke, vertraten die Auffassung, daß Altern mit dem konstanten Verlust von Fähigkeiten intellektueller und physischer Art einhergeht (**Defizitmodell**). Durch diese wissenschaftlichen Ergebnisse geprägt bildete sich in der Bevölkerung ein negatives Bild vom alten Menschen aus, der hilfsbedürftig, schwach und nicht mehr lern- und leistungsfähig ist (**Altersstereotyp**).

Das Defizitmodell hatte zur Folge, daß alten Menschen Verhaltensweisen, die bei jüngeren akzeptiert wurden, nicht zugebilligt wurden. Besonders deutlich zeigte sich dies bei dem Thema Sexualität. Die Sexualität alter Menschen ist auch heute noch ein Tabuthema. Alte Menschen, die offen zu ihren Bedürfnissen stehen, riskieren, verspottet zu werden. Die Festlegung auf bestimmte Verhaltensformen wird als **Stigmatisierung** bezeichnet (Stigmatisierung = Zuordnung negativer Merkmale).

Das Defizitmodell gilt heute in der Gerontologie als überholt. In den Intelligenztests wurde außer acht gelassen, daß es nicht den alten Menschen gibt, sondern daß die individuellen Voraussetzungen des alten Menschen unterschiedlich sind. Die Bedingungen, unter denen die Tests durchgeführt wurden, waren für den alten Menschen denkbar ungünstig und beeinflußten die Ergebnisse negativ:

▶ Die Tests wurden unter einem *Zeitdruck* durchgeführt, unter dem die alten Menschen ihre Leistungen nicht entfalten konnten. Wenn der Zeitrahmen auf ihre Bedürfnisse abgestimmt wird, können sie die gleichen oder sogar bessere Ergebnisse erzielen.

▶ Viele alte Menschen kennen keine Testsituationen. Der Einfluß der *ungewohnten Testsituation* auf die Ergebnisse wurde nicht berücksichtigt.

▶ Die *Schulbildung* der älteren Menschen ist mit der heutigen nicht zu vergleichen. Insbesondere der Umfang und die Inhalte der Schulbildung haben sich sehr weit von dem entfernt, was alte Menschen in ihrer Schulzeit gelernt haben. Sie waren deshalb in einer schlechteren Ausgangsposition für Intelligenztests.

▶ Ebenso wie die Schulbildung prägt den Menschen auch der *ausgeübte Beruf*. Werden Fähigkeiten des Menschen im Beruf gefördert, so wird er mehr Leistung bringen als andere. Wie ein Mensch in jüngeren Jahren lebt, hat ganz entscheidend Einfluß auf die Leistungsfähigkeit im späteren Alter.

▶ Die *momentane Lebenssituation* hat ebenfalls einen starken Einfluß auf Leistungsergebnisse eines Menschen. Zu seiner Lebenssituation gehören Alter, Stellung, Familienstand und Gesundheitszustand. Untersuchungen im Leistungsvermögen zwischen alten kranken und alten gesunden Männern ergaben, daß die gesunden deutlich besser abschnitten.

▶ Die Leistungsfähigkeit eines alten Menschen wird auch beeinflußt von seiner *Biographie* (Lebensgeschichte). Hierzu gehören berufliche und private Erfolge sowie Zukunftspläne. Menschen, die keine Zukunftspläne mehr haben, deren Leben ihnen sinnlos erscheint, können nur schwer ihre Leistungsfähigkeit erhalten.

> **Zusammenfassung:**
> ▶ Das Defizitmodell zur geistigen Leistungsfähigkeit im Alter muß heute als überholt betrachtet werden. Der alte Mensch muß als Individuum mit einer eigenen Ausprägung der Leistungsfähigkeit betrachtet werden.
> ▶ Nach wie vor überwiegt ein negatives Altersstereotyp in der Bevölkerung.

Altern als Entwicklungsprozeß

Der Mensch durchläuft während seines Lebens verschiedene Entwicklungsstufen (Abb. 1-2). Von der Wiege bis zum Grabe geschieht diese Entwicklung in zwei Bereichen, die sich wechselseitig beeinflussen: im körperlichen und psychischen Bereich. Die körperlichen Entwicklungsvorgänge wie z.B. das Klimakterium beeinflussen auch die psychische Verfassung des Menschen und seine weitere Entwicklung.

Der Entwicklungsprozeß des Menschen ist nicht mehr umkehrbar, auch wenn es so scheint, als wenn alte Menschen sich wieder wie Kinder verhalten. Sie sind nicht wieder ein Kind geworden, sondern einige Ver-

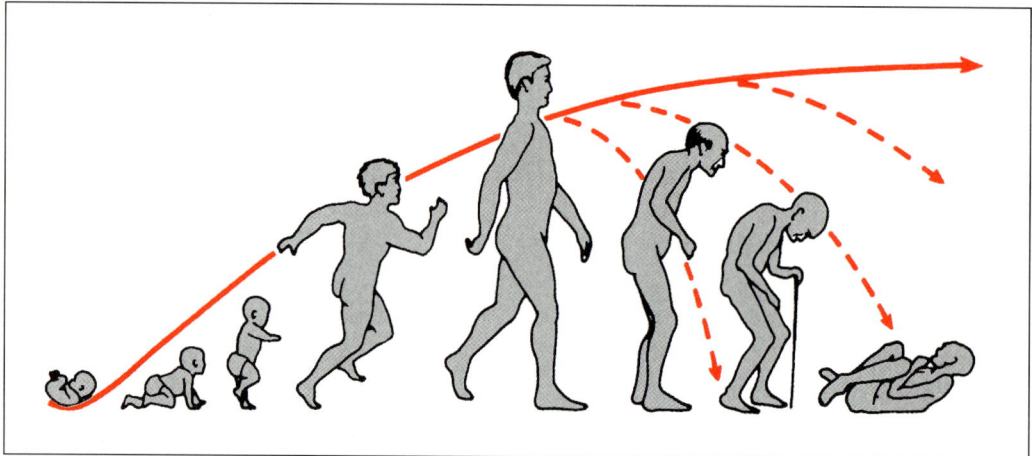

Abb. 1-2 Entwicklungsstufen des Menschen
(aus: Grond E. Pflege und Betreuung von verwirrten Bewohnern. Seminar in der Bremer Heimstiftung, Bremen 1992)

haltensweisen ähneln denen von Kindern (**Regression**).

Jede Altersstufe wird nicht nur durch natürliche Reifungs- oder Alterungsprozesse gekennzeichnet, sondern auch durch soziale Umstände. In der Phase des Alters sind dies vor allem Verlusterlebnisse: Verluste nicht nur der körperlichen Leistungsfähigkeit, sondern auch der Verlust des Ehepartners, von Freunden und Bekannten.

Untersuchungen haben ergeben, daß 70% der Frauen über 75 Jahre verwitwet sind. Bleiben die Altersunterschiede in der Ehe (Frauen heiraten in der Regel einen

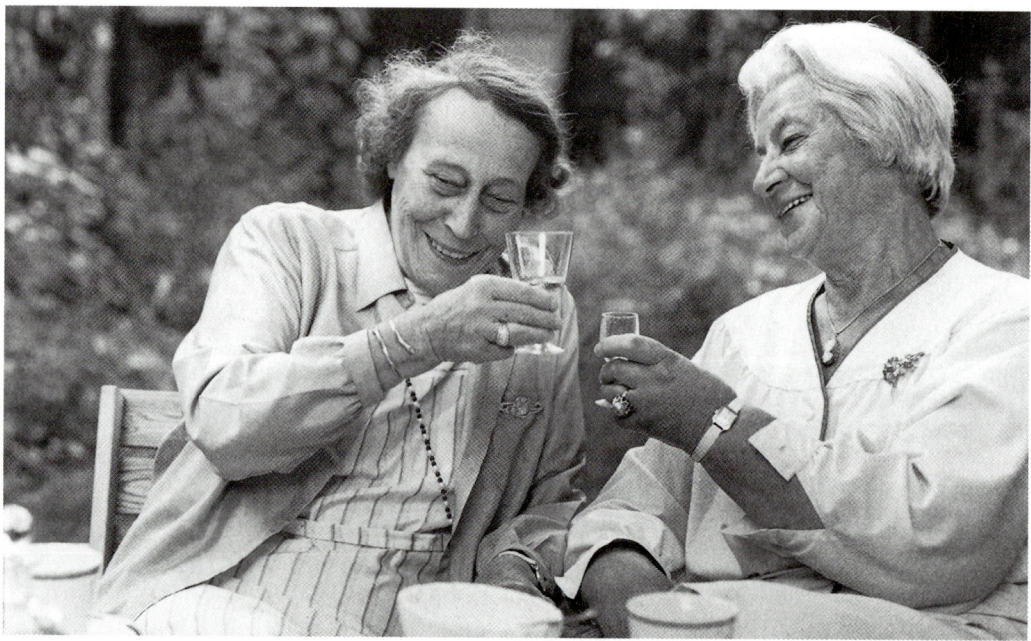

Abb. 1-3 Zwei Seniorinnen, die den Lebensabend genießen

zwei bis vier Jahre älteren Mann) und die längere Lebenserwartung der Frauen auch in Zukunft bestehen, so wird die Mehrzahl von ihnen eine ca. 10 bis 15 Jahre dauernde ehepartnerlose Schlußphase ihres Lebens erleben. Das bedeutet, daß die herrschende Wunschvorstellung vom gemeinsamen Lebensabend nicht für alle Frauen in Erfüllung geht (Nave-Herz). Mit zunehmendem Alter sterben auch die Verwandten und Freunde. Der Kreis kann um den alten Menschen immer enger werden, bis zur völligen Vereinsamung.

Mit den erwachsenen Kindern, die das Haus verlassen, müssen viele ältere Frauen Abschied nehmen von dem Gefühl, gebraucht zu werden. Dies trifft insbesondere Frauen, die beruflich nie Fuß fassen konnten und ihr Leben auf die Familie beschränkten. Der Mann, der sein Selbstwertgefühl aus beruflichen Erfolgen bezog, muß nach der Pensionierung sein Leben mit neuen Inhalten füllen. Dies gelingt nicht allen.

Selbsttötungen (Suizide) sind im höheren Lebensalter nicht selten. Bilanz wird gezogen über enttäuschte Erwartungen und verpaßte Gelegenheiten. Oft wird in solch einer Situation keine Zukunft mehr gesehen und der Tod gewählt. Man spricht in diesem Zusammenhang von Bilanzsuiziden.

Mit steigendem Alter kann eine Zunahme von **gesundheitlichen Problemen** festgestellt werden. Krankheiten dauern länger, werden eher chronisch und treten häufiger auf. Hier sind vor allem die Krankheiten im Halte- und Bewegungsapparat, Herz- und Kreislauferkrankungen, der Atmungsorgane und des Nervensystems zu nennen. Ebenfalls mit dem Alter nehmen psychische Erkrankungen zu. Nach Schätzungen sind ca. 25 bis 30% der über 65jährigen von den unterschiedlichen Formen einer Persönlichkeitsveränderung betroffen. Einschränkungen der Sinnesorgane kommen bei fast allen alten Menschen hinzu, hier vor allem die Schwerhörigkeit und das schlechte Sehen. Auch die Feinmotorik der Hände läßt nach. Wie schwer der alte Mensch von den altersbedingten körperlichen und seelischen Veränderungen betroffen wird, ist von seiner Grundeinstellung und seinem bisherigen Leben abhängig. So wird der Verlust des Hörens einen Musikliebhaber schwerer treffen als die Einschränkung des Sehens, was wiederum einem Literaturkenner größere Probleme bereitet.

Alt sein bedeutet aber auch, neue **Freiheiten** für sich zu entdecken. Ohne Verpflichtungen des Arbeitsprozesses oder der Familie die Zeit mit Hobbys, Reisen oder mit Freunden zu füllen, genießen viele Senioren (Abb. 1-3). **Lebensweisheit** und **Erfahrungen** lassen sie viele Dinge mit größerer Distanz wahrnehmen, die bei Jüngeren oftmals zu Belastungen führen, z.B. die Bewältigung von Krisen. Einigen gelingt es, neue Rollen zu übernehmen, in denen andere von ihren Lebenserfahrungen profitieren können. So sind z.B. viele Politiker in hohen Ämtern jenseits des 60sten Lebensjahres.

 Zusammenfassung:
▶ Das Alter ist ein Lebensabschnitt, in dem jeder Mensch mit Verlusten konfrontiert wird.
▶ Das Alter kann, wie jede Lebensphase, der Erneuerung dienen und neue Lebensqualitäten bieten.
▶ Verhaltensweisen alter Menschen können verstanden werden, wenn die Entwicklung des Menschen von der Zeugung an als Ganzes betrachtet wird. Dabei ist jedes festgelegte und schematisierte Bild vom alten Menschen falsch. Jeder Mensch sollte in seiner Individualität betrachtet werden. Nur dann kann eine Hilfestellung wie sie in der Pflege erforderlich wird, erfolgreich sein.

2. Berufskunde

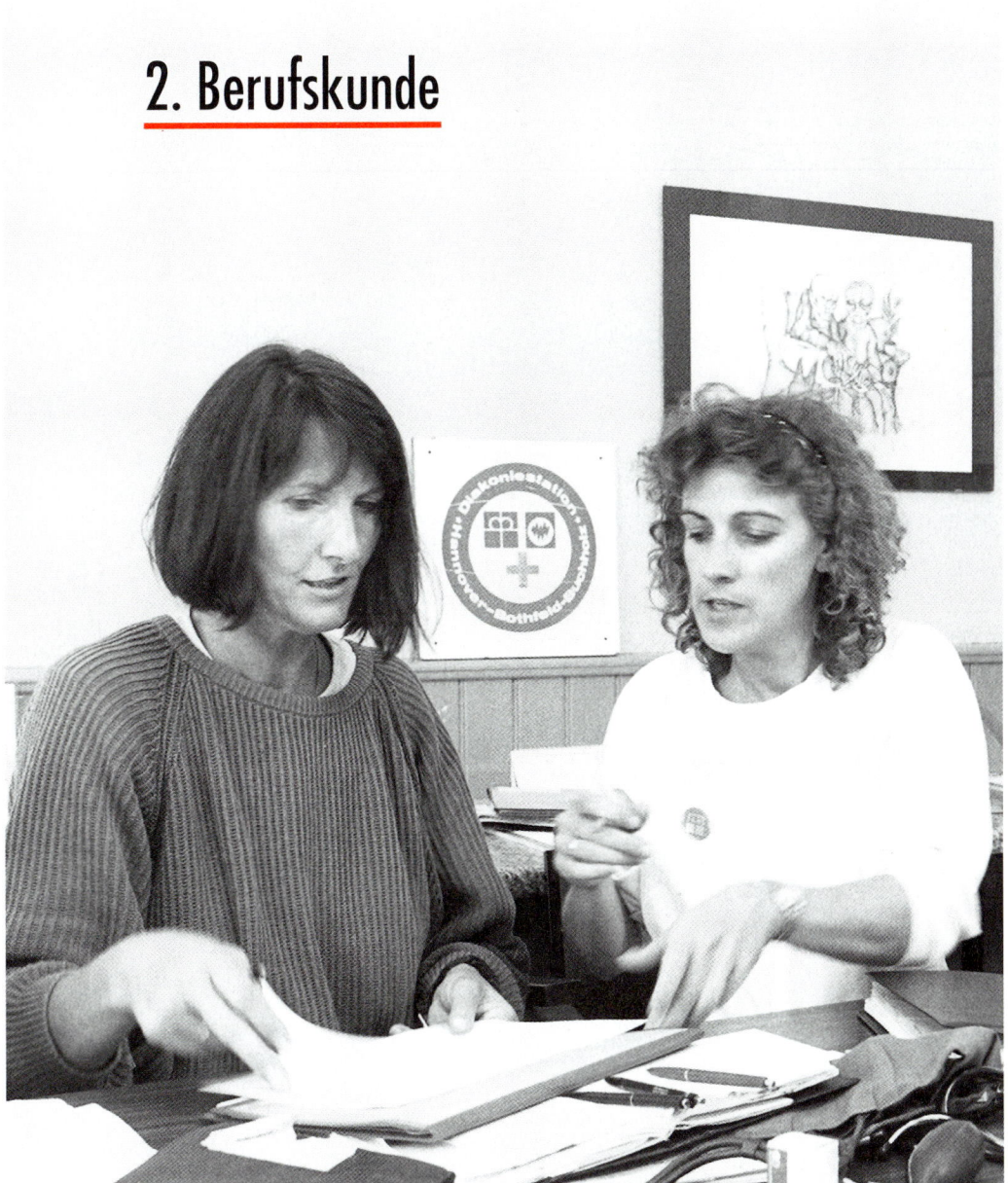

Pflege

ANGELA DÜHRING

Pflege

Angela Dühring

Berufsbild der Altenpflege

Die Altenpflege ist ein noch recht junger Beruf. Sie ist in den 70er Jahren aus einer Versorgungslücke entstanden. Einerseits konnten seit den 50er Jahren immer weniger alte Menschen in der Familie betreut und gepflegt werden. Auf der anderen Seite entwickelte und spezialisierte sich die Krankenpflege analog der hochtechnisierten Medizin im Krankenhausbereich. Um diese Versorgungslücke zu schließen, wurde eine neue Pflegeprofession benötigt. Das neue Berufsbild, das geschaffen wurde, hat seine Wurzeln in der Krankenpflege, ohne sich hiervon gänzlich abgenabelt zu haben. Aus dieser Entstehungsgeschichte des Berufes werden einige Probleme der heutigen Altenpflege verständlich. Es ist deshalb notwendig, in die geschichtliche Entstehung der Krankenpflege zurückzugehen und dort nach den Ursachen zu forschen.

Die Krankenpflege, wie wir sie heute kennen, hat sich erst mit der Entwicklung der **naturwissenschaftlichen Medizin** im 18. Jahrhundert herausgebildet. Bis zu diesem Zeitpunkt wurden auch Menschen geheilt oder versorgt, nur geschah dies aus einem Verständnis heraus, in dem der Mensch als ganzes Wesen eingebunden in die Kreisläufe der Natur gesehen wurde. Der Mensch bestand, so glaubte man bereits in der vorchristlichen Zeit, aus drei gleichwertigen Anteilen, dem Geist, der Seele und dem Körper. Gesund war, wer in Einklang mit den inneren Kräften und mit der Natur lebte. Störungen in der Natur hatten unmittelbare Auswirkungen auf den gesundheitlichen Zustand des Menschen.

Diese *ganzheitliche Sichtweise* von Gesundheit und Krankheit wurde von Hippokrates (griechischer Philosoph, 500 v. Chr.) gegründet. Auf der Grundlage seiner Erkenntnisse wurde eine **Säftelehre** entwickelt, die bis in die Mitte des vorigen Jahrhunderts zur Erklärung und Heilung von Krankheiten Bestand hatte. Zum besseren Verständnis dieser ganzheitlichen Vorstellung soll hier kurz die Säftelehre in ihren wichtigsten Aussagen dargestellt werden.

Nach der Säftelehre entstehen Krankheiten, wenn die bei Gesundheit harmonische Mischung der vier Körpersäfte, Blut, gelbe Galle, schwarze Galle und Schleim, in ein gestörtes Mischungsverhältnis geraten. Die *vier Körpersäfte*, so glaubte man, entstehen aus vier Organen: das Blut aus dem Herzen, die gelbe Galle aus der Leber, die schwarze Galle aus der Milz, und der Schleim wird im Gehirn gebildet. Sie entsprechen in der Natur den vier Elementen und werden von ihnen direkt beeinflußt: das Blut entspricht der Luft, die gelbe Galle dem Feuer, die schwarze Galle der Erde und der Schleim dem Wasser. Der Mensch erscheint in dieser Lehre als Mikrokosmos (*mikro* = klein, *kosmos* = Welt) im Makrokosmos der Natur (*makro* = groß). Die Behandlung der Krankheiten bestand darin, das Gleichgewicht wieder herzustellen. Dies geschah mit Aderlässen, Abführmitteln, Brechmitteln, Blutegeln und dem Einsatz von Beschwörung und magischen Ritualen. In der ersten Hälfte des Mittelalters wurde die Säftelehre vor allem durch die Klöster weiterentwickelt. Die Behandlung stellte eine Verbindung von Kräuterkunde und religiöser Magie dar. Bekannte Klosterfrau und Heilkundige war Hildegard von Bingen (geb. 1099).

Zu dieser Zeit bestand keine Trennung zwischen Medizin und Pflege. Im Mittelalter wurde die Heilkunde von den Menschen selbst ausgeübt, unterstützt von heilkundigen Frauen, den sogenannten »weisen Frauen«, und Hebammen, Badern, Kräuterkundigen und frühen Chirurgen (Abb. 2-1, 2-2). Sie waren die Ärzte des Volkes und blieben es bis zum Beginn der Aufklärung.

Durch die christlich geprägte Weltanschauung war bis zum 18. Jahrhundert, dem Zeitalter der Aufklärung, der menschliche Körper nach seinem Tode für die frühen Ärzte, Bader und Heilkundigen tabu. Erst mit den gesellschaftlichen Veränderungen im 18. Jahrhundert wurde der menschliche Körper nach dem Tode enttabuisiert und den frühen Wissenschaftlern für Forschungszwecke zugänglich. Die naturwissenschaftliche Medizin konnte sich durch die Untersuchung von Leichen bis in die heutige Zeit rasant entwickeln. An den toten Körpern ließen sich Veränderungen in den Organsystemen feststellen und nachweisen. Zusammen mit den geschilderten Problemen des untersuchten Menschen ergaben sie das Bild der Krankheit. Da die Krankheiten durch die Veränderungen der Organe nachgewiesen wurden, bedeutete dies im Umkehrschluß, daß ein Mensch, der sich krank fühlte, aber keine organischen Veränderungen aufwies, nicht krank sein konnte!

In der Medizin der Aufklärung blieb die Krankheit mit den veränderten Organen verknüpft. Ein wichtiger Faktor

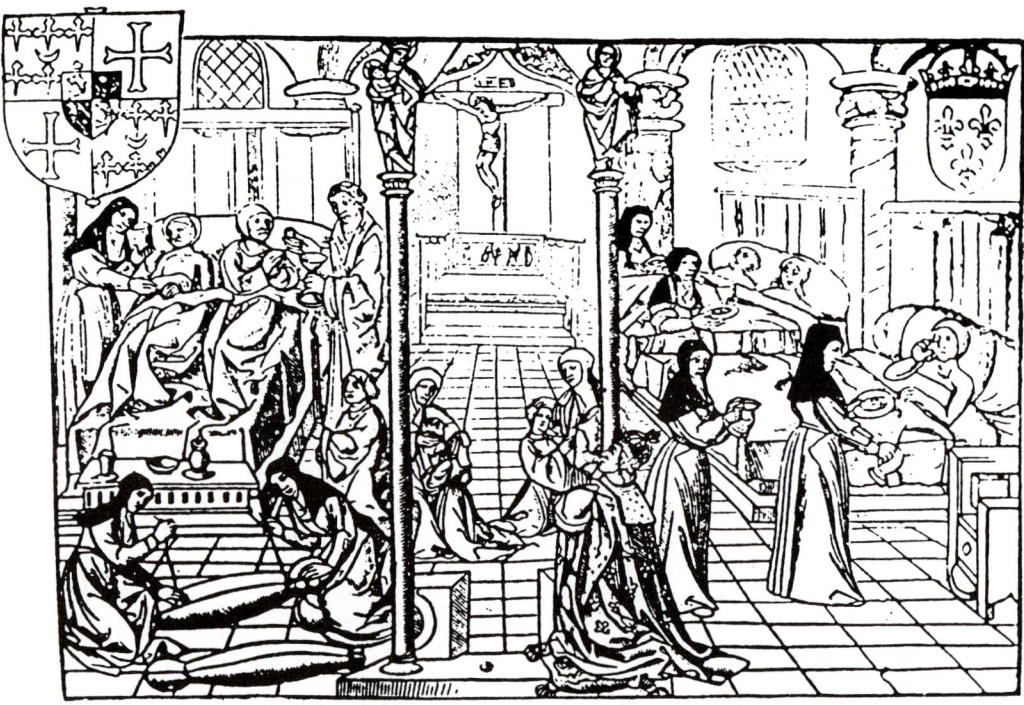

Abb. 2-1 Krankensaal im Hôtel-Dieu in Paris. Holzschnitt um 1520
(aus: Seidler E. Geschichte der Medizin und der Krankenpflege. 6. Aufl. Stuttgart: Kohlhammer, 1993)

konnte bei der Sektion der Leichen nicht festgestellt werden: der Einfluß der Psyche auf die Entstehung von Krankheiten und auf Heilungsprozesse. Aufgefundene Veränderungen wurden auf rein somatische (körperliche) Prozesse zurückgeführt, Krankheit als Fehlfunktion in den Körperteilen und Organsystemen verstanden. Heilung bedeutete in diesem Zusammenhang, die Ursachen für die Funktionstörungen herauszufinden und zu bekämpfen. Erst in den 60er und 70er Jahren dieses Jahrhunderts wurde der ganzheitliche Gedanke, das Zusammenwirken von Geist und Körper, im Rahmen der **psychosomatischen Medizin** mühsam wieder aufgenommen. Nach wie vor ist heute die Medizin auf somatische Heilungsprozesse ausgerichtet.

Mit der fortschreitenden Entwicklung der naturwissenschaftlichen Medizin entwickelte sich auch der ärztliche Hilfsberuf, die **Krankenpflege.** Dieser Berufszweig orientiert sich bis heute an den Ausbildungsinhalten des Medizinstudiums. Wie im Medizinstudium ist der größte Anteil der Unterrichtsstunden in der Krankenpflegeausbildung mit somatisch (körperlich) ausgerichteten Inhalten gefüllt (im Krankenpflegegesetz von 1985 sind von insgesamt 1600 Unterrichtsstunden nur ganze 100 für die Fächer Soziologie, Psychologie und Pädagogik vorgesehen, die anderen Stunden verteilen sich vor allem auf die Krankheitslehre und die Krankenpflege).

 Zielsetzung des Berufes **Krankenpflege** ist die Beseitigung von gesundheitlichen Problemen. Demgegenüber sollte der Beruf der **Altenpflege** die Versorgungslücke in den seit den 50er Jahren zunehmenden Altenbetreuungsangeboten schließen.

Altenpflegekräfte wurden zunächst als Hilfskräfte eingesetzt und den zumeist aus der Krankenpflege kommenden Leitungskräften unterstellt. Erst seit der staatlichen Anerkennung als eigenständiger Beruf (das erste Bundesland, daß den Altenpflegeberuf staatlich anerkannte, war 1969 Nordrhein-Westfalen) und der tariflichen Gleichstellung mit der Krankenpflege in den Jahren 1988/89 gilt die Altenpflege als eigenständiger, qualifizierter Beruf. Nach wie vor bekommt er aber nicht den Stellenwert zugemessen, der ihm zusteht.

Während die Krankenpflegeausbildung bundeseinheitlich im Krankenpflegegesetz (zuletzt 1985) geregelt ist,

ist die Ausbildung in der Altenpflege bis heute Ländersache. Je nach Bundesland sind die Ausbildungsinhalte unterschiedlich gestaltet. Ein Gesetzentwurf für ein bundeseinheitliches Altenpflegegesetz, das die dreijährige Ausbildung vorsieht, ist seit 1989 vorbereitet, ist aber zehn Jahre später noch nicht vom Bundesrat verabschiedet. Nach wie vor sind die Ausbildungsinhalte, in Anlehnung an die Krankenpflege, auf somatische Krankheitsprozesse ausgerichtet.

Die Verwurzelung in der Krankenpflege wird besonders in den stationären Einrichtungen der Altenpflege deutlich. Viele Altenheime weisen auch heute noch einen starken Krankenhauscharakter auf. Die langen, eintönigen Flure, kleine Zimmer ohne Kochgelegenheit, sterile weiße Wände, Krankenhausbetten und entsprechende Nachttische lassen wenig Gemütlichkeit und häusliche Atmosphäre aufkommen. Strenge, aus dem Krankenhausbetrieb stammende Hygienevorschriften widersprechen den Anforderungen an eine moderne Altenpflege, die Wohnen und Leben im Alter nach den individuellen Bedürfnissen ermöglichen will. Die Hygienebestimmungen verbieten u. a. die Haltung von Haustieren insbesondere auf den Pflegestationen, obwohl die positive Wirkung von Tieren auf die Gemütslage der Menschen allgemein bekannt ist.

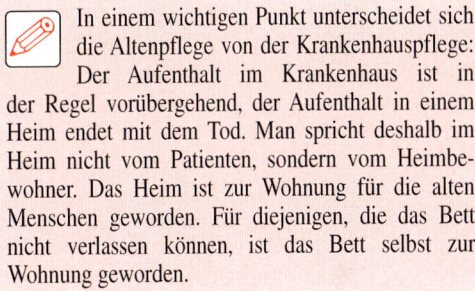

In einem wichtigen Punkt unterscheidet sich die Altenpflege von der Krankenhauspflege: Der Aufenthalt im Krankenhaus ist in der Regel vorübergehend, der Aufenthalt in einem Heim endet mit dem Tod. Man spricht deshalb im Heim nicht vom Patienten, sondern vom Heimbewohner. Das Heim ist zur Wohnung für die alten Menschen geworden. Für diejenigen, die das Bett nicht verlassen können, ist das Bett selbst zur Wohnung geworden.

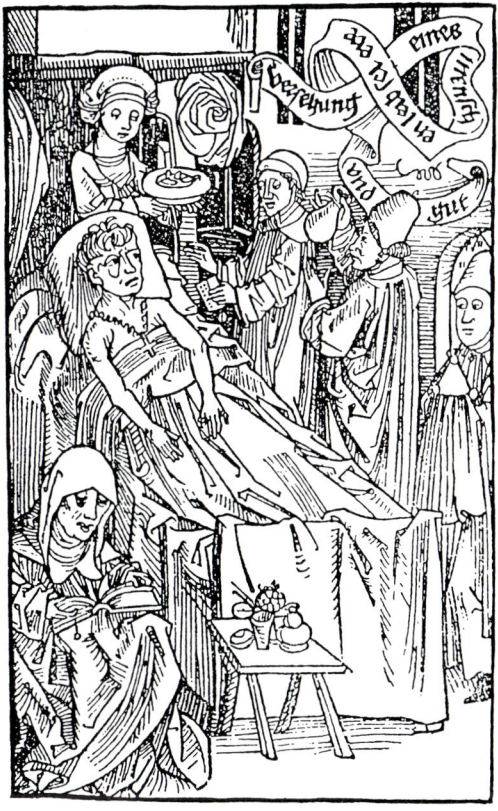

Abb. 2-2 Arzt, Priester, Rechtsgelehrter und Krankenpfleger am Bett eines Kranken. Holzschnitt 1489 (aus: Seidler E. Geschichte der Medizin und der Krankenpflege. 6. Aufl. Stuttgart: Kohlhammer, 1993)

Problemfelder der Altenpflege

Mit zunehmendem Alter der Bevölkerung hat sich auch die Zahl der pflegebedürftigen alten Menschen erhöht. Nach Schätzungen sind in Deutschland ca. 2,2 Millionen alte Menschen von der Hilfe und Unterstützung anderer mehr oder weniger abhängig. Nur ein geringer Teil davon, ca. 260000, lebt in einem Heim. Das Durchschnittsalter der Heimbewohner liegt inzwischen bei 85 Jahren. Alte Menschen gehen oft erst dann in ein Heim, wenn alle Möglichkeiten der ambulanten Versorgung ausgeschöpft sind und ihre **Pflegebedürftigkeit** sehr hoch ist. Das bedeutet, daß die alten Menschen bei der Aufnahme in ein Heim immer pflegebedürftiger und älter sind und dadurch besondere Anforderungen an die dort tätigen Pflegekräfte stellen. Des weiteren ist eine **Zunahme der psychischen Störungen** der Menschen, die in ein Heim gehen, festzustellen. Nach Schätzungen des Kuratoriums für deutsche Altershilfe sind heute ca. 60% aller Altenheimbewohner von Persönlichkeitsveränderungen betroffen.

Durch die Kostenexplosion im Gesundheitswesen entlassen die Krankenhäuser ihre Patienten heute sehr viel früher als noch vor ein paar Jahren. Da alte Menschen für die Heilung von Krankheiten mehr Zeit benötigen als junge Menschen, muß ein Teil der noch erforderlichen **Behandlungspflege** vom Heim oder der ambulanten Versorgung übernommen werden.

Anforderungen an Altenpflegekräfte

An die Altenpflegekräfte werden heute hohe Anforderungen gestellt. Einerseits erfordert die hohe Pflegebedürftigkeit breite Fachkenntnisse der **Grund-** und **Behandlungspflege** (Grundpflege = Hilfestellung bei den Grundbedürfnissen, Behandlungspflege = Hilfestellung bei der Behandlung von Krankheiten). Andererseits verlangt gerade der Umgang mit psychisch veränderten Menschen ein hohes Maß an Einfühlungsvermögen und Ausdauer. Die Pflege alter Menschen bedeutet auch Hilfestellung und Begleitung in Krisensituationen, wie z.B. dem Sterben.

 Pflegekräfte müssen den täglichen Leidensdruck aushalten lernen, ohne dabei selbst aus dem Gleichgewicht zu geraten.

Für viele alte Menschen sind die Pflegekräfte die einzigen Menschen, zu denen sie Kontakt haben. Alle Bedürfnisse und Wünsche konzentrieren sich auf sie allein. Das kann sehr schnell zu einer Überforderung führen. Pflegekräften kommt deshalb die wichtige Aufgabe zu, als Vermittler Kontakte zur Umwelt aufzubauen und die Teilnahme am gesellschaftlichen Leben zu ermöglichen.

Tätigkeitsfelder der Altenpflege

Altenpflegekräfte arbeiten in Einrichtungen der
- ambulanten,
- teilstationären und
- stationären Altenhilfe.

Im folgenden werden die einzelnen Tätigkeitsfelder kurz dargestellt.

Ambulante Dienste

Die meisten alten Menschen haben das Interesse, so lange wie nur möglich ein selbständiges Leben in ihrer eigenen häuslichen Umgebung zu führen. Sie möchten auch bei Hilfs- und Pflegebedürftigkeit in ihrer Wohnung bleiben. Dieses Bedürfnis alter Menschen wird in der seit 1994 in Kraft getretenen Pflegeversicherung und im Bundessozialhilfegesetz, im Bereich Hilfen zur Pflege, unterstützt. Die häusliche Pflege und Betreuung wird vorrangig vor der Pflege im stationären Bereich finanziert. Der ambulanten Versorgung alter Menschen kommt deshalb ein besonderer Stellenwert zu.

In den letzten 15 Jahren entstanden in der gesamten Bundesrepublik Dienstleistungsangebote von freigemeinnützigen, konfessionellen oder privaten Trägern, die sicherstellen, daß sach- und fachgerechte Hilfe in den Wohnungen stattfinden kann. Sie unterstützen und entlasten Angehörige, die den weitaus größten Teil der Pflege leisten.

Die ambulanten Dienste freigemeinnütziger und konfessioneller Träger sind in der Regel an eine **Sozialstation** angeschlossen. Über die Sozialstation wird die häusliche Pflege organisiert. Sie beinhaltet die behandlungspflegerische und die grundpflegerische Versorgung durch Pflegepersonal. Des weiteren werden von der Sozialstation

Hilfe und Unterstützung bei hauswirtschaftlichen Tätigkeiten, wie z.B. Reinigen der Wohnung und Waschen der Wäsche, das Essen auf Rädern, therapeutische Dienste, Besuchsdienste durch Ehrenamtliche, Beratung, Freizeit- und Erholungsangebote organisiert. Hier können auch technische Hilfsmittel, wie z.B. Rollstühle oder Pflegebetten, ausgeliehen werden.

Weitere Einrichtungen der ambulanten Altenhilfe sind **Altentagesstätten, Altenclubs** und **Wohnberatungsstellen** für ältere Menschen. Hier finden sie die Gelegenheit, mit anderen Menschen Kontakte zu knüpfen und Beratung für alle Lebenslagen zu erhalten.

Mobile soziale Hilfsdienste helfen dort, wo die Eigenständigkeit alter Menschen in Gefahr gerät. Sie stellen eine sinnvolle Ergänzung zur Sozialstation dar. Vorwiegend Zivildienstleistende helfen im Haushalt, bei Besorgungen, begleiten auf Ausflüge usw.

Teilstationäre Einrichtungen

Zu diesen Angeboten gehören Einrichtungen, die am Tage in Anspruch genommen werden können. Die Nacht wird in der eigenen Häuslichkeit verbracht. Zu den Einrichtungen zählen
- Tagesheime,
- Tagespflegeheime und
- Tageskliniken.

Durch die **Tagesbetreuung** kann pflegebedürftigen oder verwirrten alten Menschen, die nicht den Tag über allein gelassen werden können, die eigene Häuslichkeit erhalten bleiben. Pflegende Angehörige, die berufstätig sind, werden für die Tageszeit entlastet. Sie übernehmen die

Pflege in der Nacht und am Wochenende. Durch die Tagesbetreuung erhalten auch allein und isoliert lebende alte Menschen, die in der Führung ihres Haushaltes überfordert sind, die notwendige Unterstützung. Genutzt werden können teilstationäre Einrichtungen auch vorübergehend zur Vorbereitung auf die eigene Häuslichkeit nach einem Klinikaufenthalt, insbesondere dann, wenn noch Fähigkeiten zur Alltagsbewältigung geübt und trainiert werden müssen.

Zu den teilstationären Angeboten gehört als besondere Wohnform das **betreute Wohnen**. Auf die Bedürfnisse älterer Menschen abgestimmte Wohnungen sind in unmittelbarer Nachbarschaft eines Altenpflegeheimes gebaut und über ein Notrufsystem mit dem Heim verbunden. Benötigt der alte Mensch in seiner Wohnung dringend Hilfe, so kann er über den Notruf Hilfe aus dem Heim herbeirufen. Andere Angebote im Heim kann der Bewohner ebenso wahrnehmen, z. B. stationärer Mittagstisch, Gruppenangebote, Ausflüge. Sind die betreuten Wohnungen nicht an ein Heim angeschlossen, so werden der Notruf und die Betreuungsangebote über ambulante Dienste abgesichert.

In dieser Wohnform hat der Bewohner alle Vorteile der eigenständigen Wohnung und gleichzeitig die Sicherheit, schnelle und kompetente Hilfe im Notfall oder bestimmte Betreuungsangebote wahrnehmen zu können.

Stationäre Altenhilfe

Zur stationären Altenhilfe gehören
- das Altenheim,
- das Altenwohnheim und
- das Altenpflegeheim.

Das **Altenheim** bietet alten Menschen, die keine eigene Wohnung haben, vorübergehend oder dauernd Pflege, Betreuung, Versorgung und Wohnraum.

In einem **Altenwohnheim** sind in sich abgeschlossene Wohneinheiten auf die Bedürfnisse und Erfordernisse alter Menschen abgestimmt. Diese Wohnungen haben eine eigene (kleine) Küche, Bad, Flur, Wohnzimmer und Schlafzimmer oder Wohnschlafraum kombiniert. Verpflegung, Versorgung, Betreuung und in einigen Einrichtungen auch pflegerische Hilfe können in Anspruch genommen werden. Ähnlich wie beim betreuten Wohnen sind hier eigener Wohnkomfort mit der Sicherheit, Betreuung und Pflege in Anpruch nehmen zu können, verbunden.

Pflegebedürftige und chronisch kranke alte Menschen finden umfassende Pflege und Betreuung in einem **Altenpflegeheim**. Hier ist eine dauerhafte oder vorübergehende stationäre Pflege durch die Anwesenheit von

Pflegediensten und andere Berufsgruppen, wie Beschäftigungstherapeuten, Sozialarbeiter, gewährleistet.

Einige Altenheime stellen eine Mischform zwischen Wohnheim und Pflegeheim dar. In den **Wohnbereichen** leben alte Menschen, die keine oder nur geringe Pflege benötigen, selbständig in kleinen Wohnungen. Bei Bedarf können Versorgung, Betreuung und Pflege vom Heim angefordert werden. Sind die Bewohner des Wohnbereiches dauerhaft darauf angewiesen, so werden sie in der Regel auf die **Pflegestationen** verlegt. Hier stehen Pflege, Betreuung und Versorgung an erster Stelle. Entsprechend sind die Räumlichkeiten gestaltet. Die Unterbringung erfolgt je nach Einrichtung in Zwei- oder Einbettzimmern. Durch die starke Betonung der Pflege geht es auf den Pflegestationen eher krankenhausmäßig zu. Viele alte Menschen empfinden diese Unterbringung als Endstation und würden auch im Pflegefall lieber in ihrer Häuslichkeit verbleiben. Neuere Heimkonzepte versuchen, die Pflege bis zum Tode in der eigenen Häuslichkeit (Appartment im Wohnheim) zu erreichen und die Unterschiede der beiden Bereiche aufzuheben. Unter anderem wird Wohnen in der Pflegestation ermöglicht, werden Pflegezimmer wie Wohnungen im Wohnbereich mit eigenen Möbeln eingerichtet (Abb. 2-3), Übergänge vom Wohnbereich zur Pflegestation fließend gestaltet usw.

Eine weitere Form der stationären Altenhilfe stellt die **geriatrische, gerontopsychiatrische Klinik** dar. In ihr stehen im Gegensatz zum Altenheim die Diagnostik und Therapie der Alterserkrankungen im Vordergrund. Es überwiegt die medizinische Versorgung. Der Aufenthalt der alten Menschen zieht sich oft über Jahre hin, am Ende jedoch sollte die Entlassung in die häusliche Umgebung oder in ein Altenheim stehen. Zur Vorbereitung wird neben der medizinischen Behandlung Rehabilitation angeboten. Sie zielt darauf ab, Selbständigkeit zu erhalten, zu fördern oder zurückzugewinnen und dadurch Pflegebedürftigkeit zu vermeiden.

Einige Altenheime bieten im Rahmen der **Kurzzeitpflege** Pflege und Betreuung an. Die Kurzzeitpflege dient der kurzfristigen stationären Unterbringung pflegebedürftiger alter Menschen, die ansonsten in ihrer häuslichen Umgebung von Angehörigen versorgt werden. Diese Form der Unterbringung wird von der Pflegeversicherung, der Krankenkasse, dem Betroffenen selbst oder vom Sozialamt bezahlt. Die Kurzzeitpflege kann in Anspruch genommen werden, wenn pflegende Angehörige entlastet werden müssen, weil sie selbst krank sind oder Urlaub machen, zur Verkürzung oder Vermeidung eines Krankenhausaufenthaltes, für die Übergangszeit nach einem Krankenhausaufenthalt vor Entlassung in die häusliche Versorgung oder in eine stationäre Einrichtung der Altenhilfe. In der Kurzzeitpflege wird

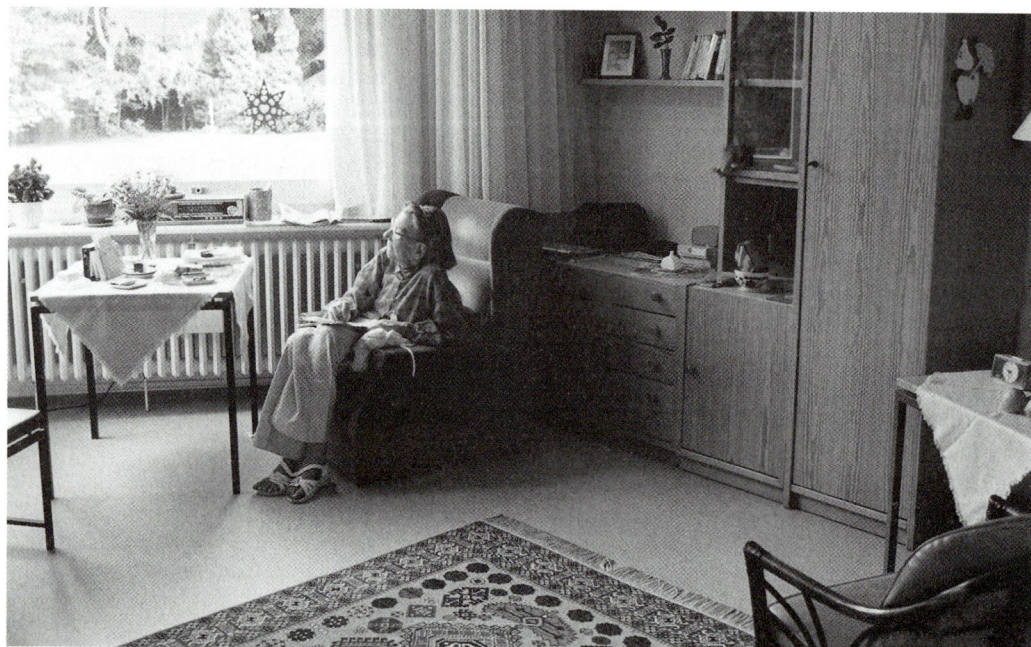

Abb. 2-3 Wohnlich eingerichtetes Pflegezimmer

neben der pflegerischen Versorgung auch die Beratung und Anleitung der Angehörigen in pflegerischen Dingen angeboten.

◆ **Spannungsfelder im Heimalltag**

Hauptarbeitsfeld ausgebildeter Altenpflegekräfte ist nach wie vor die stationäre Altenpflege. Die Unterbringung eines alten Menschen in einem Heim birgt einige Probleme in sich, die besondere Anforderungen an die Altenpflegekräfte stellen. Zum besseren Verständnis sollen im folgenden einige Punkte aufgeführt werden.

Generell ist die Heimunterbringung für den alten Menschen nicht problemfrei. Immer wieder kommt es zu Spannungen, die sich daraus ergeben, daß die Institution Altenheim eine Organisation ist, in der professionelle Hilfe angeboten wird. Diese Organisation hat ihre eigenen **Rahmenbedingungen**, denen sich der alte Mensch nicht entziehen kann und die oft im Gegensatz zu seinen bisherigen Gewohnheiten stehen. Einige Bedingungen sind für den Bewohner besonders konfliktreich:

▶ *Der Bewohner kann den Tagesablauf nicht seiner persönlichen Lebensweise anpassen.*

Der Tagesablauf wird im Heim durch die Arbeitszeiten der hier beschäftigten Personengruppen und deren Zeiteinteilung bestimmt. Dies wird besonders an den *Mahlzeiten* deutlich. Das Frühstück gibt es in der Regel um 8.00 Uhr, Mittagessen um 12.00 Uhr, Kaffee um 14.00 Uhr und das Abendbrot bereits um 18.00 Uhr. Danach entsteht eine lange mahlzeitenfreie Zeit, weil Küchenmitarbeiter nach dem Abräumen und Abwaschen des Abendbrotgeschirres Feierabend haben. Auch Pflegemitarbeiter gehen in der Regel um 20.00 Uhr, und die Nachtwachen sind meist mit nur wenigen Kräften besetzt. Diese Speisezeiten und vor allem die lange mahlzeitenfreie Zeit stehen im Gegensatz zu den bisherigen Gewohnheiten des alten Menschen und auch seinen körperlichen Bedürfnissen. So hat der alte Mensch einen besonders großen Flüssigkeitsbedarf. In der langen Zeitspanne zwischen Abendbrot und Frühstück kann es neben einem Flüssigkeitsmangel auch zu einer Unterzuckerung kommen. Als Folge können Unruhezustände und Verwirrtheit auftreten.

Des weiteren ist der pflegebedürftige alte Mensch auf die *Aufsteh- und Zubettgehhilfe* durch das Personal angewiesen. Diese Zeiten richten sich ebenfalls nicht nach seinen Bedürfnissen, sondern nach dem Dienstbeginn und dem Dienstende des Pflegepersonals. So stehen berechtigte Interessen des Personals nach einem frühen Feierabend den Interessen der hier Lebenden gegenüber.

▶ *Der Bewohner kann seinen Lebensraum nicht individuell gestalten.*

Die modernen Altenheime haben Ein- und Zweibettzimmer. Ältere Häuser besitzen noch Drei- und Mehrbettzimmer. Die meisten *Pflegezimmer* sind mit Pflegebetten, Nachttischen im Krankenhausstil und Kleiderschränken ausgestattet. Für eigene Möbel ist wenig Platz, zumal wenn man sich mit Mitbewohnern arrangieren muß. Die Kleiderschränke sind oftmals so schmal, daß die Kleidung sommers wie winters auf ca. 50 cm Platz reduziert werden muß. Die geringen Kleiderschrankmaße stammen noch aus den Anfängen der Altenpflege, als man davon ausging, daß pflegebedürftige alte Menschen den ganzen Tag lang im Bett liegenbleiben und folglich nur Nachthemden und Unterwäsche benötigen.

▶ *Der Bewohner kann sich nicht zurückziehen. Alle Aktivitäten finden in der Gemeinschaft statt.*

Bewohner von Zwei- und Mehrbettzimmern leiden unter dieser Situation besonders. Sie sind selbst bei ihren intimsten Verrichtungen nicht allein. Die Anwesenheit der Pflegekräfte und der Mitbewohner lassen selbst diese Dinge des täglichen Lebens zur Qual werden. Die alten Menschen sind 24 Stunden am Tag den anderen ohne Rückzugsmöglichkeit preisgegeben. Manche fühlen sich auch vom Pflegepersonal kontrolliert und gemaßregelt, z.B. wenn sie sich Lebensmittel in der Schublade des Nachttisches auf Vorrat halten und das Personal die Schubladen säubert.

▶ *Der Bewohner muß sich einer Gemeinschaftsordnung anpassen.*

Immer dort, wo mehrere Menschen zusammenleben, müssen allgemeine Regeln aufgestellt werden, die das Zusammenleben störungsfrei ermöglichen. Der alte Mensch hat oftmals über Jahre allein gelebt, bevor er in ein Heim kommt. Ein eigener Tagesrhythmus und feste Gewohnheiten haben sich herausgebildet. Im Heim muß sich der alte Mensch neu anpassen. Einige Hausordnungen enthalten einschränkende Vorschriften, z.B. reglementierte Ausgangszeiten oder auch Besuchsverbote. Aggressives Verhalten, Auflehnung, aber auch Überanpassung des Heimbewohners sind die Folge.

▶ *Der Bewohner lebt in einem Schonraum »Altenheim«.*

Der Bewohner eines Heimes kann seine Bezüge zur Außenwelt nicht oder nur eingeschränkt aufrechterhalten. Sein Alltag reduziert sich auf das Heimangebot. Es kann zur Hospitalisierung kommen.

Hospitalisierung ist die zusammenfassende Bezeichnung für die Folgen eines über Jahre dauernden Aufenthaltes in Heimen. Die Folgen sind für den Bewohner fatal und in körperlichen und seelischen Bereichen spürbar. Hierzu gehören die erhöhte Anfälligkeit gegenüber Erkrankungen, Rückfall in Verhaltensweisen früherer Entwicklungsstufen, verminderte Kontaktfähigkeit und allgemeine Antriebsschwäche. Hervorgerufen werden sie durch einen Mangel an Zuwendung und Anregung.

Zusammenfassung:

Die Organisation der Pflege wird im Heim in der Regel am Betriebsablauf orientiert und nicht am alten Menschen. Folgen sind die Überversorgung des Körpers und Unterversorgung der emotionalen und sozialen Bedürfnisse.

Bereiche mit erheblicher Bedeutung für den Bewohner sind:
● die zeitliche Verteilung der Pflegearbeit
● die Mahlzeiten
● der Abend- und Nachtablauf
● die Arbeitszeiten der Beschäftigtengruppen
● die Einrichtung und Gestaltung der Räumlichkeiten

In einer stationären Einrichtung sollte deshalb oberstes Gebot der Wille und die Lebensqualität des alten Menschen sein. Höchstes Ziel der Betreuung ist die Erhaltung der subjektiven Lebensqualität. Keiner sollte deshalb gegen seinen Willen zu irgendeiner Behandlung oder pflegerischen Maßnahme gezwungen oder in seinen bisherigen Lebensgewohnheiten eingeschränkt werden. Dies erfordert eine stark individualisierte Pflege und Betreuung.

3. Grundlagen der ganzheitlichen, aktivierenden und rehabilitierenden Pflege und Betreuung alter Menschen

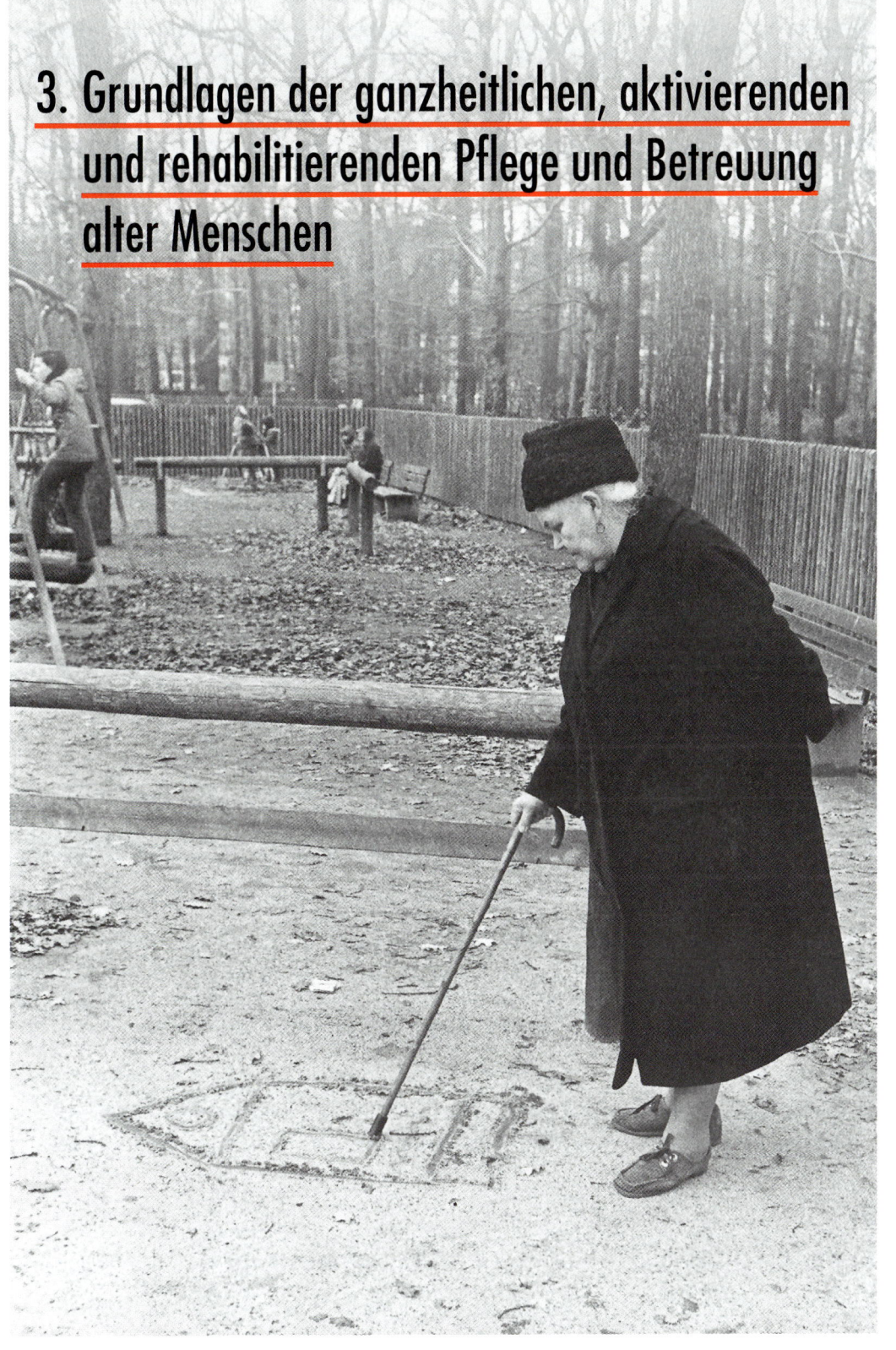

Pflege

ANGELA DÜHRING

Pflege

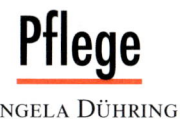

ANGELA DÜHRING

Pflegetheorien und -modelle

Sieht man den alten Menschen, wie eingangs beschrieben, als ein individuelles Wesen, so kann der pflegerische Leitgedanke nur auf der Erfassung der individuellen Situation basieren. Eigenständige pflegerische Leitgedanken gibt es noch nicht sehr lange. In den 60er Jahren unseres Jahrhunderts entstanden vor allem im englischsprachigen Raum pflegerische Leitgedanken, die von der Frage ausgingen: wie und warum wird gepflegt? Die verschiedenen theoretischen Ansätze wurden für die Krankenpflege entwickelt und fußten alle auf den sich in dieser Zeit rasch entwickelnden Geistes- und Sozialwissenschaften wie Pädagogik, Psychologie und Soziologie. Bis heute gibt es keine eigenständige Altenpflegetheorie. Pionierin auf dem Gebiet der Pflege war Virginia Henderson.

Grundlage ihres Leitmodells, das sie 1955 vorstellte, ist die von dem Psychologen Maslow entwickelte Vorstellung, daß der Mensch sein ganzes Leben lang unterschiedliche **Bedürfnisse** hat und danach trachten muß, sie zu befriedigen. Gelingt dies nicht oder nur unvollständig, kann ihn dies krank machen oder sogar das Leben kosten.

Bedürfnisse zeigen immer einen Mangel an. Solch ein Bedürfnis ist z.B. das Hungergefühl oder das Bedürfnis zu schlafen. Verspüren wir Hunger, so suchen wir uns etwas zu essen. Sind wir müde, so suchen wir uns eine Schlafgelegenheit. Bedürfnisse treiben den Menschen an, etwas zu tun. Man spricht in diesem Zusammenhang auch von **Motivation** (Motivation von latein. *movere* = bewegen).

Maslow stellt die Bedürfnisse des Menschen in Form einer Pyramide dar (Abb. 3-1). Die einzelnen Stufen der Pyramide geben die Rangfolge der Bedürfnisse nach ihrer Wichtigkeit für das menschliche Leben wieder. Deutlich wird an dieser Pyramide, daß der Mensch zwar vorrangig körperliche Bedürfnisse zur Erhaltung seines Lebens hat, daß aber auch das Bedürfnis nach Zuwendung, Liebe oder sozialer Anerkennung für ihn von grundlegender Bedeutung ist. Ohne sie kann er seine Selbstverwirklichung nicht finden. Bei jedem Menschen sind die Bedürfnisse unterschiedlich, jeder Mensch lebt unter anderen Bedingungen und wird durch seine Lebensumstände anders geprägt.

Virginia Henderson hat die Grundbedürfnisse nach Maslow in 14 verschiedene Bereiche unterteilt und ergänzt. Ihrem Pflegemodell folgten später andere Pflegetheoretikerinnen wie Nancy Roper und Liliane Juchli. In Tabelle 3-1 werden die einzelnen Bedürfnisse im Vergleich zueinander dargestellt. Die Grundbedürfnisse des Menschen werden bei Liliane Juchli auch **»Aktivitäten des täglichen Lebens«** (AtL) genannt. Dies bedeutet, daß jedem Bedürfnis eine Aktivität folgt, um es zu befriedigen. Nancy Roper nennt den gleichen Vorgang nur **»Aktivitäten des Lebens«** (AL).

> **Def.** Definition **»Pflege«** nach V. Henderson:
> »Pflege bedeutet vor allem, den einzelnen (krank oder gesund) bei der Durchführung jener Aktivitäten zu unterstützen, die zu seiner Gesundheit, seiner Wiederherstellung (oder zu einem friedlichen Tod) beitragen und die er ohne Hilfe durchführen würde, wenn er die notwendige Kraft, den Willen oder das Wissen hätte. Es ist ebenso der einzige Beitrag der Pflege, dem einzelnen zu helfen, so schnell als möglich von solcher Hilfe unabhängig zu sein.«

Die Bedürfnisse sind wie ein Kuchen zu verstehen: Die Aktivitäten des Lebens geben, wie die einzelnen Kuchenstücke, erst zusammengesetzt die ganze Persönlichkeit des Menschen wieder. Alle Lebensaktivitäten greifen

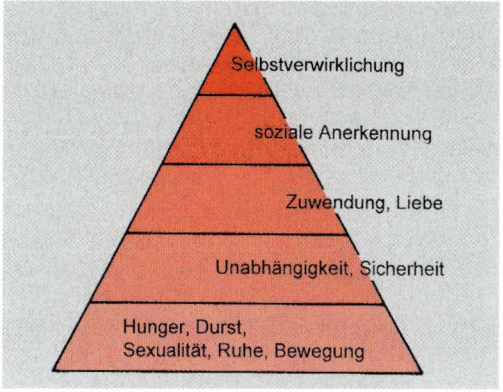

Abb. 3-1 Die Maslowsche Bedürfnispyramide

Tab. 3-1 Die Grundbedürfnisse des Menschen nach verschiedenen Pflegetheorien (aus: Juchli L. Krankenpflege. 6. Aufl. Stuttgart, New York: Thieme, 1991)

Aktivitäten des täglichen Lebens (AtL) bei L. Juchli	Die 14 Grundbedürfnisse bei Virginia Henderson (Reihenfolge verändert)	Die 12 Lebensaktivitäten bei Nancy Roper (Reihenfolge verändert)
1. Ruhen und schlafen Anpassung an den 24-Stunden-Rhythmus im Gleichgewicht von Wachen und Schlafen	Ruhe und Schlaf	schlafen
2. Sich bewegen Aufrechterhaltung des Tonusgleichgewichts von Bewegung und Statik	Bewegung und Einhaltung einer gewünschten Lage (Gehen, Sitzen, Liegen, Lagewechsel)	sich bewegen
3. Sich waschen und kleiden Verantwortung und Unabhängigkeit für die persönliche Pflege	Sauberkeit und Körperpflege Schutz des Äußeren, Auswahl passender Kleidung, An- und Ausziehen	sich sauberhalten und kleiden
4. Essen und trinken Aufrechterhaltung von genügender Nahrungs- und Flüssigkeitsaufnahme	angemessene Nahrungs- und Flüssigkeitsaufnahme	essen und trinken
5. Ausscheiden Regulierung des Ausscheidungsvorganges und Kontrolle der Ausscheidung	Ausscheidung mittels aller Ausscheidungsorgane	ausscheiden
6. Regulieren der Körpertemperatur Erhaltung der Wärme-Kälte-Regulation	Aufrechterhaltung normaler Körpertemperatur durch entsprechende Bekleidung und Anpassung an die Umgebung	die Körpertemperatur regulieren
7. Atmen Aufrechterhaltung der Luftzufuhr (Sauerstoff) und der Kohlensäureabgabe	normale Atmung	atmen
8. Für Sicherheit sorgen Verhüten von Risiken, Gefahren und Schäden	Vermeidung von Gefahren in seiner Umgebung und einer Gefährdung anderer	für Sicherheit der Umgebung sorgen
9. Raum und Zeit gestalten, sich beschäftigen Aufrechterhaltung des Gleichgewichtes zwischen Aktivität und Passivität, zwischen Arbeit und Muße, Beziehung zur Umwelt	befriedigende Beschäftigung, Spiel oder Teilnahme an verschiedenen Unterhaltungsformen	sich beschäftigen

Fortsetzung Tab. 3-1

Aktivitäten des täglichen Lebens (AtL) bei L. Juchli	Die 14 Grundbedürfnisse bei Virginia Henderson (Reihenfolge verändert)	Die 12 Lebensaktivitäten bei Nancy Roper (Reihenfolge verändert)
10. Kommunizieren Steuerung des Gleichgewichts zwischen Individualität und Sozialität, Rückzug und Interaktion, Selbstbeziehung und Fremdbeziehung	Zum-Ausdruck-Bringen von Empfindungen, Nöten, Furcht oder »Gefühlen« im Umgang mit anderen	kommunizieren
11. Sinn finden im Werden, Sein, Vergehen: Selbstwerdung, Selbsttranszendenz, Sterben Bewältigung von Lebens- und Entwicklungsprozessen, Umgehenkönnen mit Grenzen; Reifen entsprechend der konstitutionellen und individuellen Veranlagung; Bezug zur Religion	Lernen, Entdecken oder Befriedigung der Wißbegier, die zu »normaler« Entwicklung der Gesundheit führt, Gott dienen, entsprechend dem persönlichen Glauben	sterben
12. Kind, Frau, Mann sein Sinnlichkeit, Erotik, Affekte und Emotionen		sich als Mann oder Frau fühlen und verhalten

ineinander über. Sie werden im Laufe des menschlichen Lebens von körperlichen, psychologischen, soziokulturellen, politischen und ökonomischen Faktoren beeinflußt und verändert.

Zwei Pflegetheoretikerinnen haben diese Faktoren weiter aufgeschlüsselt. Hierzu gehören Nancy Roper in Amerika und Maria Mischo-Kelling in Deutschland. Nach Nancy Roper kann ein Mensch nur dann individuell gepflegt werden, wenn die Pflegekraft Einblick in den Alltag des von ihr zu pflegenden Menschen hat. Die Kenntnis über die Fragen: In welcher Umgebung lebt er? Wie sind seine finanziellen Möglichkeiten? Wie ist seine berufliche und familiäre Situation? gehören genauso zur Pflege wie das Wissen um seine körperlichen Probleme. Das **Wissen um die Lebensumstände** ist notwendig, um eine gezielte Unterstützung zur Rückkehr des Gepflegten in seine Häuslichkeit leisten zu können. Wichtig ist das Wissen über den Alltag der Betroffenen, wenn sie psychisch erkrankt oder verwirrt sind. In ihrem Alltagsleben gibt es einige Anknüpfungspunkte, die zu einer Verbesserung ihrer Situation beitragen können. Mischo-Kelling fügt den ALs von Nancy Roper das Selbstkonzept eines Menschen hinzu. Für sie hat jeder Mensch ein eigenes Selbstbild. Hierzu gehören:

- das Körperbild
- die Selbstachtung
- die Fähigkeit, soziale Rollen auszuüben
- die persönliche Identität

Übertragen auf die Altenpflege ist nach dem **Selbstkonzept des alten Menschen** zu fragen.

▶ Das *Körperbild* des alten Menschen ist in einer Gesellschaft, in der jugendliche Ausstrahlung und Attraktivität gefragt sind, eher negativ.

▶ Die *Selbstachtung* des alten Menschen, der beispielsweise bei der täglichen Verrichtung seiner Notdurft ständige Hilfe von anderen benötigt, ist stark beeinträchtigt.

▶ Die *Fähigkeit, soziale Rollen auszuüben*, ist für den alten Menschen ebenfalls eingeschränkt. Nach Eintritt in den Ruhestand entfällt für ihn eine in unserer Gesellschaft wichtige Rolle: die Rolle, die er im beruflichen Leben spielte. Durch den Tod des Partners, der Freunde wird sein Lebensumfeld kleiner. Die sich z.T. rasch entwickelnden Technologien, man denke in diesem Zusammenhang an die Entwicklung der Computer, lassen eine Übernahme neuer Rollen für den alten Menschen immer schwieriger erscheinen. Sein

Tab. 3-2 Existentielle Erfahrungen des Lebens (Beispiele) (nach Krohwinkel M. Der Pflegeprozeß am Beispiel von Apoplexiekranken. Baden-Baden: Nomos, 1993)

Die Existenz gefährdende Erfahrungen
- Verlust von Unabhängigkeit
- Sorge/Angst
- Mißtrauen
- Trennung
- Isolation
- Ungewißheit
- Hoffnungslosigkeit
- Schmerzen
- Sterben

Die Existenz fördernde Erfahrungen
- Wiedergewinnung von Unabhängigkeit
- Zuversicht/Freude
- Vertrauen
- Integration
- Sicherheit
- Hoffnung
- Wohlbefinden

Erfahrungen, die Existenz fördern oder gefährden
- kulturgebundene Erfahrungen wie Weltanschauung, Glaube und Religionsausübung
- lebensgeschichtliche Erfahrungen

Wissen ist heute nicht mehr gefragt. In einer Zeit, in der Familien sich immer mehr räumlich und innerlich auseinanderleben, bleibt auch die Rolle des Großvaters, der Großmutter auf der Strecke.

▶ Bleibt die Frage nach der *persönlichen Identität.* Die Identität eines Menschen erwächst aus seinem Leben, aus seiner eigenen Biographie (Lebensgeschichte). Wie ist er selbst mit Krisensituationen, wie z.B. dem Krieg, der Nachkriegszeit, dem Tod von Angehörigen oder der Pensionierung umgegangen? Hat er sie sinnvoll verarbeiten können oder verdrängt? Hat er sich selbst in seinem Leben verwirklichen können, und wie steht er jetzt zu seinem letzten Lebensabschnitt, dem Tod?

Das Selbstkonzept des alten Menschen beinhaltet neben den genannten Faktoren auch seine Sichtweisen und Erfahrungen mit dem Gesundheitssystem und dem Bild von stationären Einrichtungen der Altenhilfe. Da diese Einstellung in der Regel negativ ist, ist auch der Schock der alten Menschen zu erklären, wenn sie z.B. nach einem Krankenhausaufenthalt in ein Heim eingewiesen werden. Ihr Selbstkonzept ist davon gekennzeichnet, daß sie nun die »letzte Station« erreicht haben und verhindert eine objektive Wahrnehmung ihrer Chancen und Möglichkeiten im Heim. Das Wissen um das Selbstkonzept eines Menschen ist notwendig, um eine umfassende Einschätzung seiner Situation vornehmen und gezielt zu seiner Stützung beitragen zu können.

Eine weitere Ergänzung zur Erfassung aller für die Pflege und Betreuung eines alten Menschen wichtigen Faktoren sind die von Monika Krohwinkel entwickelten **»existentiellen Erfahrungen des Lebens«** (AEDL-Modell = Aktivitäten und existentielle Erfahrungen des Lebens). Mit existentiellen Erfahrungen des Lebens sind Situationen im Leben eines Menschen gemeint, die Existenz-gefährdend oder -fördernd sein können (Tab. 3-2). Im Laufe des Lebens hat jeder Mensch durch die Auseinandersetzung mit dem Tod von Angehörigen oder Freunden, dem Verlust von Wertschätzung durch den Beruf, der jugendlichen Spannkraft usw. unterschiedliche Erfahrungen gesammelt und Bewältigungsmöglichkeiten entwickelt. Auf diese Erfahrungen und **Bewältigungsstrategien** wird ein Mensch im Alter immer wieder zurückgreifen. Waren sie positiv auf die Zukunft gerichtet, so gelingt es ihm immer wieder, eine neue Lebensperspektive, Vertrauen und Zuversicht bei eintretenden Verlusterlebnissen zu entwickeln. Waren sie eher von Resignation geprägt, wird seine Haltung eher depressiv, hoffnungslos, voller Sorge und Angst bleiben. Viele Verhaltensweisen von alten Menschen werden aufgrund ihrer Umgangsweise mit existentiellen Erfahrungen ihres Lebens verständlich. Durch die Kenntnis der Biographie eines Menschen kann die Pflege gezielt an Vergangenes anknüpfen und Selbstheilungskräfte unterstützen. Dies ist insbesondere in der Pflege und Betreuung Verwirrter oder gerontopsychiatrisch Erkrankter wichtig, da sie den Bezug zur Gegenwart teilweise oder ganz verloren haben.

In der Abbildung 3-2 werden die vier vorgestellten Pflegetheorien in Form eines »Wagenrades« zusammengeführt und gemeinsam dargestellt.

Literaturhinweise zu weiteren Pflegetheorien:
▶ Jacqueline Fawcett. Pflegemodelle im Überblick (1996)
▶ Chinn/Kramer. Pflegetheorie. Konzepte – Kontext – Kritik (1996)

Zusammenfassung:
▶ Eine ganzheitliche, aktivierende und rehabilitierende Pflege kann nur dann Erfolg zeigen, wenn der einzelne Mensch darin unterstützt wird, seine Bedürfnisse wieder selbst befriedigen zu können. Dies erfordert die genaue Kenntnis der einzelnen, individuell geprägten ALs, des Selbstkonzeptes, die Planung und Zielsetzung der Pflege sowie die Beteiligung des Gepflegten an der Pflege.
▶ Dieses Pflegeverständnis wird im Alltag oft nicht beachtet. Im Gegenteil, der fürsorgliche Einsatz der Pflegekräfte fördert eher die Abhängigkeit des alten

Menschen. Vermeintlich gutgemeinte Hilfen verhindern die Selbständigkeit, verhindern auch die aktive Mobilisierung seiner eigenen Kräfte.

Beispiel: Die Pflegekraft wäscht den alten Menschen. Richtig wäre es, wenn die Pflegekraft ihm den Waschlappen in die Hand gibt und ihm dabei hilft, sich selbst zu waschen. Das fällt dem alten Menschen oftmals schwer und dauert auch länger, als wenn die Pflegekraft ihn selbst gewaschen hätte.

▶ Ein verändertes Pflegeverständnis bedeutet, daß die Pflege nicht mehr wie bisher mit der Frage nach dem beginnt, was der alte Mensch nicht mehr kann, sondern die Frage nach den vorhandenen Möglichkeiten gestellt wird.

▶ Die Hilfestellung durch das Pflegepersonal sollte eingebunden werden in die Unterstützung des alten Menschen, seine Selbständigkeit und Unabhängigkeit wiederherzustellen bzw. so lange wie nur möglich zu erhalten. Dies geschieht durch eine aktivierende, rehabilitierende (die früheren Fähigkeiten zurückgewinnende) Pflege, in die der alte Mensch als gleichwertiger Partner mit einbezogen wird.

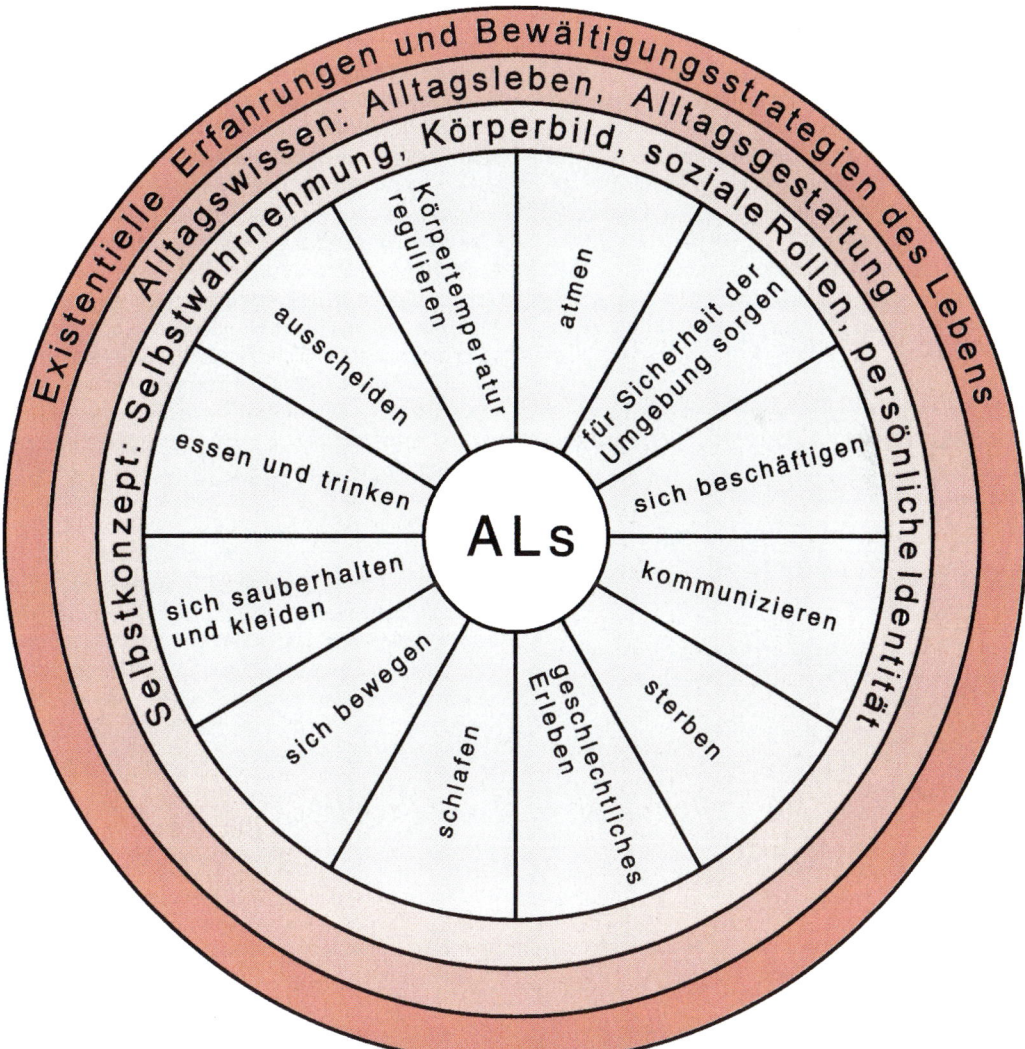

Abb. 3-2 Zusammenfassende Darstellung der für die Altenpflege relevanten Aspekte des menschlichen Lebens: das »Wagenrad« der Altenpflege

Der Beziehungsprozeß der Pflege

Die Pflege eines Menschen ist ein vielschichtiger, sich wandelnder Prozeß. Sie verändert sich mit den Menschen, die an ihr beteiligt sind. Die Pflege und Betreuung kann über Jahre dauern, sie kann bis zum Tode gehen. Dieses prozeßhafte Geschehen läßt sich in Form eines geschlossenen Kreises darstellen, an dem vor allem zwei Personen beteiligt sind: die Pflegekraft und der alte Mensch (Abb. 3-3). Sie beide bringen ihre eigenen mehr oder weniger beeinträchtigten ALs, ihre Persönlichkeit, ihr Leben in den Prozeß ein. Es entsteht eine Beziehung zwischen beiden. Ist die Beziehung partnerschaftlich, d.h. gleichwertig, so kann sich der alte Mensch als vollwertiger Mensch akzeptiert fühlen.

Eine Pflegebeziehung ist heute aber leider oft noch einseitig und hierarchisch geprägt. Eine *einseitige Beziehung* kann immer dann eintreten, wenn sie von beiden Personen nicht freiwillig eingegangen wird. Das ist in allen beruflichen Pflegebeziehungen, vor allem der stationären Einrichtungen, der Fall. Wenn die Pflegeperson nicht mit dem alten Menschen verwandt ist, so hat sie sich zu der Pflegebeziehung nicht freiwillig entschieden. Sie wird dem alten Menschen zugewiesen. Die Begegnung mit ihm ist für die Pflegekraft beruflicher Alltag.

Für den alten Menschen ist diese Beziehung ebenfalls nicht freiwillig. Bestehen wenig Kontakte zu anderen Menschen, so kann die Beziehung zur Pflegekraft schnell einseitig werden. Er klammert sich an sie, und alle Wünsche und Bedürfnisse konzentrieren sich auf diese eine Person. Manchmal redet er die Pflegekraft mit dem Namen seines Kindes an. Pflegekräfte erleben dies als eine enorme Belastung. Die Beziehung ist in diesem Falle nicht gleichwertig und ausgewogen. Darunter leiden letztendlich beide.

> Pflegekraft und alter Mensch müssen sich immer wieder in Erinnerung rufen, daß die Wohnung der Gepflegten gleichzeitig der Arbeitsplatz der Pflegenden ist. Darin steckt von vornherein ein Widerspruch, der sich nicht grundsätzlich lösen läßt.

Ganzheitliche **Beziehungspflege** kann nur dort durchgeführt werden, wo die organisatorischen Bedingungen es zulassen. Dies kann in Form der **Gruppenpflege** oder der **Zimmerpflege** geschehen. In dieser Organisationsform pflegt eine kleine Gruppe von Pflegekräften eine kleine Gruppe von Bewohnern und führt dabei alle anfallenden Arbeiten durch. Diese Form läßt die größtmögliche Intensität der Beziehung zu und führt dadurch zur Zufriedenheit der Pflegekräfte und der Bewohner im Heim.

Als Gegensatz hierzu ist die **Funktionspflege** zu nennen. In dieser Organisationsform pflegen viele Pflegekräfte viele Bewohner. Sie führen nur spezielle Tätigkeiten aus, z.B. bei allen Bewohnern Blutdruck messen oder Medizin verteilen.

Stufen der Pflegequalität

Die Pflege alter Menschen kann sehr unterschiedlich gestaltet werden, und ebenso unterschiedlich sind die Ergebnisse der Pflege. In Tabelle 3-3 werden vier verschiedene Qualitätsstufen dargestellt. Die Skala reicht vom unteren Ende, der gefährlichen Pflege, bis hin zur obersten Stufe, der optimalen Pflege. Gemessen werden sie an *fünf pflegerischen Bereichen*, die alle ALs des Menschen abdecken sollen: die Grundpflege, die Behandlungspflege, die Seelenpflege, die Aktivitätenpflege und die Informationspflege.

Die **Pflegequalität** ist in vielen stationären Einrichtungen zwischen der Routinepflege und der angemessenen Pflege anzusiedeln. Bei hohen Krankheitsraten unter den Mitarbeitern oder an den Wochenenden und Feiertagen, wenn nur die halbe Mitarbeiterbesetzung Dienst tut, kann die Skala leicht in die gefährliche Pflege abrutschen. Dies geschieht insbesondere dann, wenn nur wenige qualifizierte, ausgebildete Pflegekräfte anwesend sind. Der hohe Anteil *nichtausgebildeter Mitarbeiter* ist ein generelles Problem der Altenpflege. Im stationären und ambulanten Bereich sind ca. 55% bis 80% nichtausgebildete Kräfte tätig.

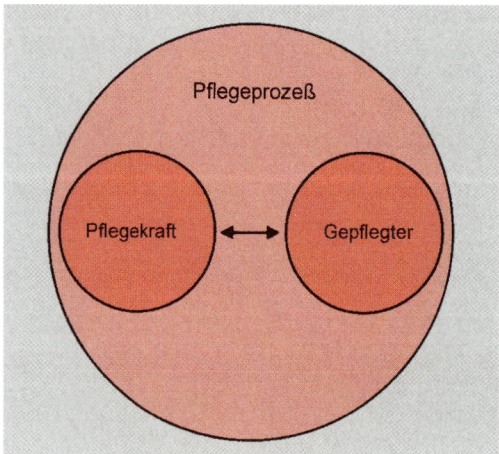

Abb. 3-3 Der Beziehungsprozeß in der Pflege

Tab. 3-3 Pflegequalitäten – vier Pflegequalitätsstufen (Pflegemanagement) nach Kaderschule für Krankenpflege, Zürich, 1975 (aus: Matthes W. Pflege als rehabilitatives Konzept. Hannover: Vincentz, 1989; S. 22)

Interventionen innerhalb der:	1. gefährliche Pflege	2. Routinepflege	3. angemessene Pflege	4. optimale Pflege
a) Grundpflege/Selbständigkeitspflege Prävention/Prophylaxe	Patient/Bewohner erleidet Schäden (Kontrakturen, Dekubiti etc.)	Patient/Bewohner wird zumeist (gut) versorgt; Selbständigkeiten werden nicht »gepflegt«	Patient/Bewohner erfahren Berücksichtigung ihrer persönlichen Bedürfnisse	Patient/Bewohner leistet seinen aktiven Beitrag innerhalb seiner Pflege
b) Behandlungspflege/Rehabilitation/Therapie	P/B erhält keine oder fehlerhafte Mittel/Maßnahmen und erleidet zusätzliche Komplikationen	P/B wird korrekt behandelt; alles läuft krankenhausmäßig ab, nach Plan. Interventionen sind in die Gesamtpflege des P/B nicht integriert	P/B wird über die Interventionen informiert, ermutigt und dabei unterstützt	P/B entscheidet mit über die Maßnahmen, kooperiert und kennt ihren Sinn
c) Seelenpflege/Kontakte/Kommunikation	P/B leidet psychisch durch Angst, Streß, Resignation, Isolation; Nähe, Zuwendung wird vermieden und behindert	P/B muß sich seiner Situation anpassen; er erfährt stereotypes wenig anregendes Lebensumfeld	P/B erlebt eine Atmosphäre, in der er sich traut, Bedürfnisse zu äußern, Kontakte aufzubauen und sich weitestgehend verstanden fühlt	P/B ist nebst seinen Angehörigen in die Pflege mit einbezogen und erfährt in allem seelische Lebenshilfe
d) Aktivitätenpflege/Animation/Hobby und Interessengruppen	wird nicht angeboten, ist nicht vorgesehen, wird nicht unterstützt	wird sporadisch angeboten (Frühlingsfest, Ausflug, Basteln)	ein für alle P/B ausgewogenes Angebot wird regelmäßig gemacht (Tages-Wochen-Plan)	P/B wird gemäß seinen Interessen und Fähigkeiten im Pflegealltag individuell aktiviert
e) Informationspflege Pflegeplanung/Austausch	Der Informationsfluß ist mangelhaft und nicht organisiert; geringes Ausbildungsniveau	Organisatorische Übergaben sind gewährleistet. Das Pflegepersonal orientiert sich überwiegend an »kranken« Anteilen des P/B	Für den einzelnen P/B wird ein »Pflegeplan« erstellt und nach Bedarf verändert. Es finden regelmäßige »Fallgespräche« statt	P/B und seine Angehörigen sind voll in die Pflegeplanung einbezogen. Die Teamarbeit ist interdisziplinär gestaltet. Hohes Ausbildungsniveau

Da die Altenpflege an den Qualitätsstufen gemessen wird, sollten Maßnahmen ergriffen werden, zumindest die angemessene Pflege für alte Menschen zu sichern. Eine effektive Methode zur *Qualitätssicherung* ist die Pflegeplanung.

Die Pflegeplanung

Die Umsetzung des Pflegeprozesses in die Pflegepraxis geschieht über die Pflegeplanung. In ihr wird die Ausgangssituation des alten Menschen grundlegend erfaßt. Seine Fähigkeiten und Möglichkeiten spielen hierbei ebenso eine wichtige Rolle wie die körperlichen Probleme und Einschränkungen.

 Ziele der Pflegeplanung:
● Die Pflegeplanung dient als Hilfsmittel, um die Pflege und Betreuung zielorientiert, strukturiert und kontinuierlich durchzuführen.
● Die Ergebnisqualität von Pflege und Betreuung wird durch die Pflegeplanung überprüfbar.
● Die Pflegeplanung dient der Erfüllung der gesetzlichen Auflagen nach § 80 SGB XI (Qualitätsvereinbarungen) und als Nachweis für die Qualitätsüberprüfung durch den MDK (medizinischer Dienst der Krankenkassen).
● Die Pflegeplanung ist die Grundlage für die Einschätzung des tatsächlichen Pfegebedarfs und für die Einstufung durch den MDK.

Es werden individuelle Pflegeziele formuliert und ein Pflegeplan aufgestellt. Nach der Durchführung der Pflege findet eine Kontrolle und Beurteilung der Pflegewirkung statt: War die Pflege erfolgreich? Konnte der Betroffene die gesteckten Ziele erreichen oder müssen neue gesetzt werden? Dann beginnt die Planung von neuem. Wie in einem Kreislauf sind die Pflege und Betreuung nicht abgeschlossen, sondern beginnen wieder neu (Abb. 3-4).

 Die gesamte Pflegeplanung findet unter einem Leitgedanken statt. In ihm werden die pflegerische Grundhaltung und die Rolle der Pflege- und Betreuungskräfte festgelegt.
Beispiel: Pflege und Betreuung von Frau Meyer unter Beibehaltung und Förderung ihrer größtmöglichen Unabhängigkeit und Selbständigkeit.

Im folgenden werden die sechs Schritte der Pflegeplanung anhand von Beispielen dargestellt.

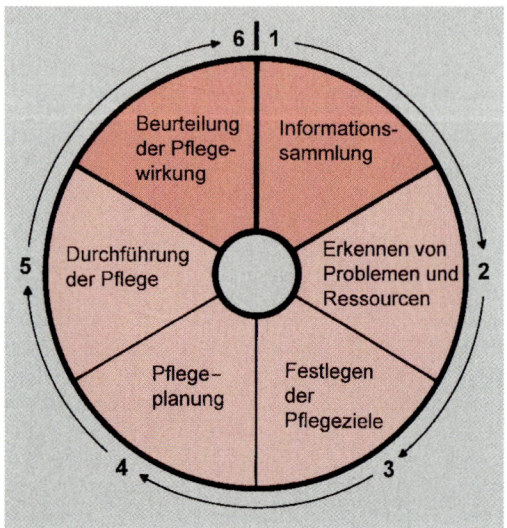

Abb. 3-4 Die einzelnen Phasen der Pflegeplanung

1. Informationssammlung

Der erste Schritt der Pflegeplanung ist eine umfangreiche Informationssammlung. Es werden Angaben gesammelt über die Situation des Betroffenen, seine beeinträchtigten ALs, sein Alltagsleben und sein Selbstbild. Zur Informationssammlung sollten möglichst viele Quellen hinzugezogen werden. So können viele Steine zu einem Gesamtbild der Situation eines Menschen, wie ein Mosaik, zusammengesetzt werden. Dies wird insbesondere dann notwendig, wenn der Betroffene sich nicht selbst äußern kann, bewußtlos oder sehr verwirrt ist. Zu berücksichtigen ist, daß jeder Mensch nur seine eigene Einschätzung wiedergibt, die nicht unbedingt der Realität entsprechen muß. Als **Quellen** kommen in Frage:

● der alte Mensch selbst   ● das Krankenhaus
● Angehörige   ● die Krankenakte
● die Sozialstation   ● der Hausarzt
● Dokumente   ● Bilder, Fotografien
● Freunde, Bekannte, Nachbarn
● Pastor, Pfarrer, Kirchengemeinde
● Pflegekräfte, Kollegen, Mitarbeiter des Hauses
● Möbel, Einrichtung der Wohnung, des Hauses

 Bereits bei der Informationssammlung ist es wichtig, exakt zu formulieren und nachzufragen, z. B. wann bestimmte Probleme auftreten.

1. Beispiel:
falsch: Frau Meyer hat Schmerzen.
richtig: Frau Meyer hat stechende Schmerzen im linken Bein, jedesmal wenn sie die Treppe hochsteigt.

2. Beispiel:

falsch: Frau Meyer ist verwirrt.

richtig: Frau Meyer kann die Toilette nicht finden, wenn sie aufgeregt ist.

Die Informationsammlung sollte am besten in Form eines **Gespräches** erstellt werden. Hierzu können folgende Regeln aufgestellt werden:

▶ Das Gespräch sollte nach Möglichkeit in der Wohnung/im Haus des Betroffenen geführt werden. Dort fühlt er sich sicher, und die Lebensumstände, die Einrichtung usw. können gleichzeitig mit erfaßt werden.

▶ Das Gespräch mit dem Betroffenen sollte ohne Mithörer geführt werden.

▶ Durch die Formulierung von offenen Fragen kann eine vertrauensvolle Gesprächsatmosphäre geschaffen werden, in der der Betroffene viel von sich erzählen kann.

Beispiel:

    falsch: »Sie trinken zum Frühstück Kaffee?«

        Diese Frage kann nur mit ja oder nein beantwortet werden.

    richtig: »Was möchten Sie zum Frühstück gereicht bekommen?«

        Der Befragte kann ausführlich erzählen, was er gerne ißt und trinkt.

▶ Zur Strukturierung des Gespräches sollte ein Gesprächsleitfaden, z.B. ein Stammblatt oder Pflegeanamnesebogen mit den zwölf ALs (S. 519 f im Anhang), in dem gleichzeitig die Informationen eingetragen werden, Anwendung finden.

▶ Das Gespäch sollte nicht zu lange dauern, da es sonst ermüdend wird (ca. 20 Minuten).

Das Gespräch dient gleichzeitig zur gegenseitigen Kontaktaufnahme: Der Betroffene erhält Informationen über seine Pflegesituation, lernt seine Pflegekräfte kennen, kann Wünsche und Ängste äußern.

2. Erkennen und Formulieren von Problemen und Ressourcen

Im zweiten Schritt der Pflegeplanung werden aus der Informationssammlung heraus Probleme, Bedürfnisse (psychische, soziale und körperliche) und die Ressourcen (Fähigkeiten und Möglichkeiten) des Betroffenen ermittelt.

 Die Probleme und Bedürfnisse sollten immer wertfrei formuliert werden. Sie sollen knapp und sachlich die Art und den Umfang der Beeinträchtigungen wiedergeben.

Die **Probleme** werden unterteilt (Tab. 3-4) in:
● akute   ● latente   ● potentielle

Als zweites werden die **Ressourcen** ermittelt. Ressourcen sind Fähigkeiten und Möglichkeiten, die der einzelne besitzt. Sie lassen sich aus der Biographie eines Menschen ableiten.

 Ressourcen werden zur Problembewältigung und zur Aktivierung des alten Menschen eingesetzt. Sie zu stützen, aufzubauen und/oder zu erhalten ist für die gesamte Situation der Pflege notwendig.

Pflegekräfte müssen viel Fantasie und Kreativität entwickeln, um sie aufzuspüren. Dies wird insbesondere notwendig, wenn Betroffene scheinbar keine Ressourcen mehr haben, z.B. wenn jemand vom Hals an gelähmt ist oder jemand im Sterben liegt. Die klassische einfache Situation einer klavierspielenden Lehrerin ist eher die Ausnahme in der Altenpflege.

Einige Beispiele für Ressourcen:
● Hobbys   ● Interessen   ● Beruf
● Haushaltsführung, Kindererziehung
● guter Kontakt zu Ehepartner, Angehörigen, Freunden und Nachbarn
● eigene Wohnung/eigenes Haus
● finanziell gesicherte Position
● Selbstbewußtsein
● selbständige Durchführung von Ganzwaschung, selbständiges Essen usw.

bei gelähmten Menschen:
● Restfunktionen (Augen, Kopf, Finger)

bei verwirrten Menschen:
● Situationen, die sie bewältigen können (Mahlzeiten zubereiten, Geschirr abwaschen, Lieder singen)

Zur systematischen Informationssammlung und Ermittlung des Unterstützungsbedarfs werden inzwischen weitere Erfassungsinstrumente aus dem englischsprachigen Raum in der Altenhilfe eingesetzt. Die bekanntesten sind:

▶ Pflegediagnosen

 Def. Eine Pflegediagnose ist eine zusammenfassende, nach bestimmten Kriterien vorgenommene Beurteilung, die von einer professionell geschulten Pflegeperson nach eingehender Beobachtung, Befragung und körperlicher Untersuchung abgegeben wird. Die Systematik der Beurteilung bezieht sich auf Art, Ursache, Einflußfaktoren und mögliche Risikofaktoren für aktuelle oder potentielle Gesundheitsprobleme sowie die Einschränkungen der AEDLs (Aktivitäten und existenzielle Erfahrungen des Lebens) eines Individuums oder einer Familie.

1982 wurde in Nordamerika eine Pflegediagnosevereinigung (NANDA: North American Nursing Diagnosis Association) gegründet. Sie hat bisher 112 Pflegediagnosen entwickelt, geprüft und anerkannt.

Zur weiteren Auseinandersetzung mit dem Thema Pflegediagnosen empfehlen wir zwei Bücher: Zur Erarbeitung der diagnostischen Schritte das »Arbeitsbuch Pflegediagnosen« von Collier et al. 1998 und das aktuelle Verzeichnis aller anerkannten Pflegediagnosen »NANDA-Pflegediagnosen« von der nordamerikanischen Pflegediagnosenvereinigung 1999 herausgegeben.

▶ Resident Assessment Instrument (RAI)

 Instrument zur systematischen Datenerhebung und Einschätzung der Pflegebedürftigkeit von geriatrischen Langzeitpflegepatienten und Bewohnern.

Mit Hilfe der RAI wird ein Mindestdatenbestand (Minimum Data Set) erhoben, der als Grundlage für den weiteren Pflegeprozeß und die Pflegeplanung dient. Schwerpunkt des RAI ist die Datenermittlung zur ständigen Überprüfung der Pflegeverläufe und der Angemessenheit der Maßnahmen (s. Kap. 2). Das RAI-Konzept wurde 1996 vom Kuratorium Deutsche Altershilfe (KDA) ins Deutsche übersetzt (s. Literaturverzeichnis).

▶ Barthel-Index

 Einschätzungs- und Beurteilungsinstrument für die Aktivitäten des täglichen Lebens mit Schwerpunkt auf Selbstversorgungsfähigkeiten. Zu den Selbstversorgungsfähigkeiten gehören: selbständige Nahrungsaufnahme, Waschen/Baden, Ankleiden, Treppensteigen, Stuhl- und Urinkontrolle sowie Mobilitätsgrad. Weitere Aspekte der Selbsthilfekompetenz werden durch sogenannte »Instrumental Activities of Daily Living (IADL)« ermittelt: zum Beispiel Benutzung von Telefon, Transportmitteln und Geld zum Zwecke der Selbstversorgung, selbständige Haushaltführung mit Einkaufen, Kochen, Wäsche waschen sowie selbständige Einnahme von Medikamenten.

3. Entwicklung von Pflegezielen

Pflegeziele geben das an, was nach Beendigung der Pflege und Betreuung erreicht werden soll. Die Ziele werden unterteilt in Grob- und Feinziele. Die **Grobziele** geben das Endergebnis wieder. Die **Feinziele** sind die kleinen Schritte, die zum Grobziel führen.

 Die Ziele müssen realistisch, überprüfbar und erreichbar sein. Sie müssen mit Zeitangaben, wann sie erreicht werden sollen, versehen werden.

An dieser Stelle werden die meisten Fehler gemacht. Die Ziele werden zu hoch gesteckt, zu grob formuliert und gehen an dem einzelnen Betroffenen vorbei. Die Pflege muß dann mißlingen!

Beispiel: Bei einem Menschen, der räumlich und zeitlich desorientiert in einem Heim umherirrt, lassen sich richtige, realistische und falsche, überzogene Pflegeziele formulieren:

falsch: Frau Meyer soll sich im Heim zurechtfinden können.

richtig: Frau Meyer Meyer soll den Weg zur Toilette mit Hilfestellung finden und ihre Zimmertür wiedererkennen können.

In die Ziele werden bereits die Ressourcen mit eingebunden. Auch diese gilt es zu stützen und zu erhalten.

Beispiel AL »sich bewegen«:

Probleme:
– Bewohner ist bettlägerig
– allgemeine Schwäche der Muskulatur durch langes Liegen
– Gefahr des Wundliegens und der Gelenkversteifung

Ressourcen:
– Bewohner kann Arme und Beine bewegen
– kann sich im Bett drehen
– kann sich mitteilen
– ist motiviert, »auf die Beine zu kommen«

Feinziele:
– 1. Schritt: Sitzen auf der Bettkante mit Hilfestellung
– 2. Schritt: Stehen an der Bettkante mit Hilfestellung
– 3. Schritt: Transfer von der Bettkante zum Rollstuhl (mit dem Rollstuhl zur Toilette und zum Waschbecken)

Grobziele:
– Bewohner kann sich am Waschbecken waschen und die Mahlzeiten im Sessel einnehmen

Tab. 3-4 Auftretende Probleme von Pflegebedürftigen

Akute Probleme:	lebensbedrohliche Zustände und/oder Probleme, die so im Vordergrund stehen, daß alle ALs geblockt werden	Atemnot Angst
Latente Probleme:	Probleme, die den Betroffenen schon längere Zeit begleiten und deren Beeinflussung Zeit benötigt	Diabetes mellitus Verlust der Merkfähigkeit
Potentielle Probleme:	Probleme, die zur Zeit noch nicht da sind, die aber mit großer Wahrscheinlichkeit entstehen werden. Sie verlangen nach einem vorbeugenden Handeln	Dekubitus Thrombose Vereinsamung Verwirrtheit

– Die Haut an den gefährdeten Stellen bleibt intakt, und die Gelenke sind frei und ohne Beschwerden beweglich.

4. Entwicklung des Pflegeplanes

Den Zielen entsprechend werden auf die Situation des einen Menschen abgestimmt pflegerische und betreuerische Maßnahmen zugeordnet und in Form eines Planes für alle Beteiligten zugänglich gemacht. In die Maßnahmen wird der Betroffene, seine Angehörigen sowie externe Therapeuten und Ärzte aktiv eingebunden. Maßnahmen sind z.B. Hilfestellung bei der Ganzwaschung, Gesprächsangebote usw.

Oben genanntes **Beispiel** des bettlägerigen Bewohners:

Feinziel:

Sitzen auf der Bettkante mit Hilfestellung (Kontrolle am 17.11)

Maßnahmen:

– Anleitung und Unterstützung beim Durchbewegen der Fuß- und Kniegelenke durch Physiotherapeutin und Pflegekräfte
– Bewohner motivieren, zwischenzeitlich die Gelenke (soweit möglich) selbst zu bewegen
– Hilfestellung beim Setzen auf die Bettkante bei und nach der Morgen- und Abendtoilette

In den Pflegeplan unter der Kategorie »Pflegemaßnahmen« gehören auch Hinweise auf die Arbeit nach fachlichen Standards. Dies bietet sich besonders bei den vorbeugenden (prophylaktischen) Maßnahmen an. Im Pflegeplan steht z. B. Mundpflege nach Standard Nr. … durchführen oder Lagerung nach Standard Nr. … vornehmen. Wichtig ist auch hier, daß die Maßnahmen auf die individuelle Situation hin abgestimmt werden müssen!

5. Durchführung der Pflege und Betreuung

Nachdem der Pflegeplan aufgestellt wurde, begeben sich die Mitarbeiter an die Arbeit. Der Verlauf der Pflege wird regelmäßig in den Pflegeberichtsbögen eingetragen. Neben dem Pflegeverlauf werden auch die Reaktionen des Betroffenen auf Medikamente, Veränderungen seiner Befindlichkeit, Stimmungslagen und Beeinträchtigungen durch eine bestehende Erkrankung dokumentiert.

Die Dokumentation sollte immer lückenlos geschehen. Sie dient bei eventuellen Prozessen vor Gericht als Nachweis einer guten Pflege. Das bedeutet, daß im Berichtsbogen nicht nur eine Veränderung stehen muß,

Beispiel:

2. 4. 93   Das linke Auge von Frau Meyer ist stark gerötet und geschwollen.

sondern auch die Maßnahme:

2. 4. 93   Ein Augenarzt wurde zur Konsultation bestellt.
3. 4. 93   Augenarzt war da, hat 2x tgl. 2 Augentropfen angeordnet.

und die Ergebnisse:

6. 4. 93   Die Schwellung und Rötung am linken Auge sind abgeklungen, Frau Meyer ist beschwerdefrei.

6. Beurteilung und Dokumentation

Der letzte Schritt der Pflegeplanung dient der Kontrolle der gesetzten Ziele. Am festgesetzten Datum werden sie überprüft. Sind sie erreicht worden, wird das Ergebnis in die Pflegedokumentation eingetragen. Sind sie nicht erreicht worden, beginnt die Pflegeplanung von vorn: Neue Informationen müssen zusammengetragen werden. Warum ist das Ziel nicht erreicht worden? Waren die Ziele unrealistisch, und welche Ziele sind realistisch? Außerdem beinhaltet die Ergebnisprüfung, entsprechend den **Qualitätsvereinbarungen**, Aussagen zur Erhaltung und Reaktivierung von Selbstversorgungsfähigkeiten, Erhaltung und Verbesserung der allgemeinen Orientie-

Name

STANDARD SYSTEME GmbH
21049 Hamburg · (040) 77 19 31
System 5621
Urheberrechtlich geschützt –
Nachdruck verboten

PFLEGEPLANUNGSBLATT

Überprüfen am ↓   Jahr 1995 Nr. 1

Dat.	Nr.:	Probleme, Ressourcen	Ziel	Maßnahme		Ergebnis
1. 04.		Frau Meyer wurde eine Magensonde durch				
		die Bauchdecke gelegt				
	1.	**akutes Problem:**	**Grobziel:**			
		Abhängigkeit von der Nahrungsanreichung	selbständige Versorgung	– Information über die Lage der Sonde und		
		durch die Pflegekräfte	ihrer Magensonde	Sondennahrung durch den Arzt		
		Ressourcen:	**Feinziel Nr. 1:**			
		Sie ist sehr lernbegierig und allem Neuen	selbständige Zubereitung der	– Information über die Zusammensetzung,	8. 04.	Frau Meyer ist umfassend informiert
		positiv aufgeschlossen.	Sondennahrung bis 13. 04.	Zubereitung und Variationsmöglichkeiten		
		Sie möchte so selbständig wie möglich		der Sondennahrung durch die Diätassistentin		
		leben.		– Darreichungsformen der Sondennahrung	13. 04.	Frau Meyer kann die Sondennahrung
				vorstellen und ausprobieren lassen		selbständig zubereiten
			Feinziel Nr. 2:			
			selbständige Verabreichung der	– Frau Meyer übt die selbständige Verab-	30. 04.	Frau Meyer kann sich die Sondennahrung
			Sondennahrung bis 30. 04.	reichung der Sondennahrung unter		selbständig verabreichen
				Anleitung		

Abb. 3-5   Pflegeplanungsblatt (© Standard Systeme GmbH, Hamburg)

rungsfähigkeit, Bewältigung von Krisensituationen, Teilhabe am sozialen Umfeld, Wahl- und Mitspracherecht und zum Grad der Zufriedenheit des Bewohners. Diese Punkte werden durch den MDK in der Pflegedokumentation überprüft.

Die **Durchführung der Pflegeplanung** wird im folgenden anhand eines Beispiels erläutert.
Frau Meyer, einer selbständig lebenden 76jährigen Dame, wurde eine Magensonde durch die Bauchdecke gelegt. Diese Maßnahme war notwendig geworden, da Frau Meyer seit ca. 2 Jahren an einer unheilbaren und inoperablen Krebserkrankung der Speiseröhre leidet. Die Speiseröhre ist mittlerweile so weit verengt, daß nur noch wenig flüssige Nahrung in den Magen gelangen kann. Die Ernährung der alten Dame soll jetzt über die Magensonde geschehen. Die Abbildung 3-5 zeigt das Pflegeplanungsblatt, die Abbildung 3-6 den Berichtsbogen zu diesem Fall.

Weitere Beispiele und Anregungen zur Pflegeplanung finden sich in dem Buch von Völkel/Ehmann, Spezielle Pflegeplanung in der Altenpflege. Stuttgart: Gustav Fischer Verlag 1997.

Grundsätze der Pflegeplanung:

● Bei der Erstellung der Pflegeplanung werden der Betroffene und seine Angehörigen sowie Therapeuten und Ärzte einbezogen.
● In der Pflegeplanung werden nur ALs bearbeitet, in denen der Betroffene Hilfe- und Unterstützungsbedarf hat.
● Eine verantwortliche Pflegefachkraft wird benannt (z. B. die pflegerische Bezugsperson des Bewohners bei der Heimaufnahme). Sie bereitet die Pflegeplanung vor und überwacht die Terminplanung.
● Die Pflegeplanung wird von ihr im Team und beim Betroffenen vorgestellt und besprochen. Änderungen, Vorschläge und Ergänzungen werden erörtert und ggf. aufgenommen.
● Für alle Mitarbeiter ist das Arbeiten nach der Pflegeplanung verbindlich.
● Die Pflegeplanung wird bei kurzfristigen, vorübergehenden gesundheitlichen Veränderungen ständig aktualisiert und bei langfristigen Veränderungen gründlich überarbeitet.

BERICHTE

Datum	Kontrollen z.B. RR/Puls/BZ			Datum	Uhrzeit		Beobachtungen Bitte notieren in	blau = Tagdienst rot = Nachtdienst	Hdz.
1. 04.	120/80	72		1. 04.	16.00		Pflegeplanung erstellt, Frau Meyer ist informiert und mit der geplanten Vorgehensweise einverstanden.		
							Dr. Zock ist informiert, kommt am 6. 04., 18.00 Uhr;		
							Frau Menke (Diätassistentin) informiert, kommt am 8. 04., 14.00 Uhr		
							Frau Meyer hat keine Schmerzen, es geht ihr, seitdem sie wieder in ihrem Zimmer ist, gut.		
							Der Zeitplan für die Sondennahrung hängt in der Küche, bitte nach Verabreichung abzeichnen.		
							Einstichstelle o. B. (ohne Befund)		
				2. 04.	7.00		Frau Meyer hat gut geschlafen. Sie verträgt die Sondennahrung gut. Einstichstelle o. B.		*ee*
				6. 04.	18.00		Dr. Zock war zum Gespräch da. Frau Meyer beobachtet die Verabreichung genau, läßt sich alles erklären.		
							Einstichstelle o. B.		*ee*
				8. 04.	18.00		Frau Menke war ca. 1 Stunde lang da. Frau Meyer ist gut gelaunt, hat die Zubereitung selbst aus-		
							probiert, will ihr Mittagessen selbst machen. Einstichstelle o. B.		*BB*
				10. 04.	13.00		Frau Meyer bereitet alle Mahlzeiten selbst zu, braucht noch am Abend Unterstützung. Einstichstelle o. B.		*BB*
				13. 04	18.00		Frau Meyer ist froh, Feinziel Nr. 1 geschafft zu haben, übt ab morgen früh die Verabreichung		
							mit Hilfestellung.		
							Dr. Zock war da, hat Einstichstelle angesehen; Einstichstelle gut verheilt, Verbandwechsel		*ee*
							nur noch 1× pro Woche.		
				20. 04.	13.00		Frau Meyer ist heute traurig, die Verabreichung klappt noch nicht so richtig, braucht noch viel		
							Unterstützung. Sie möchte den Zeitplan der Sondennahrung selbst bestimmen.		
							Küche ist informiert, Frau Menke kommt morgen früh zu Frau Meyer und		
							stimmt den Zeitplan mit ihr ab.		*ee*
				21. 04.	18.00		Zeitplan der Sondennahrung ist mit Frau Meyer und Frau Menke abgeändert.		
							Bitte neue Zeiten beachten!		
							Frau Meyer geht es besser, hat neuen Mut, übt wieder mit Hilfestellung.		*BB*
				28. 04.	18.00		Frau Meyer braucht nur noch morgens Hilfestellung.		*BB*
				30. 04.	13.00		Frau Meyer ist froh, sie hat Feinziel Nr. 2 erreicht, möchte jetzt mehr an den Freizeitangeboten		
							teilnehmen. Programm wird morgen mit dem Begleit- und Betreuungsdienst abgesprochen.		*ee*

Name: Vorname: Zimmer Nr.:

Bitte ganz nahe an der perforierten Linie schreiben

STANDARD SYSTEME GmbH · Postfach 90 09 41, Großmooring 7, 21049 Hamburg · Tel. (0 40) 77 19 31 · Fax (0 40) 77 38 68   Urheberrechtlich geschützt · Nachdruck verboten   **Bestell-Nr. 10.016**

Abb. 3-6   Berichtsbogen zum Pflegeplanungsblatt aus Abbildung 3-6 (© Standard Systeme GmbH, Hamburg)

Möglichkeiten und Grenzen einer ganzheitlichen, aktivierenden Pflege und Betreuung

Die Pflegeplanung bietet die Möglichkeit, eine Pflege individuell, zielgerichtet und systematisch zu gestalten. Die Pflege wird an den Bedürfnissen des Betroffenen ausgerichtet. Er kann sich aktiv in seine Pflege einbringen. Eine größere Zufriedenheit des Betroffenen ist nachweisbar. Doch auch für die Pflegekräfte bietet diese Form der Pflege einige **Vorteile:**

▶ Das Selbstbewußtsein der Pflegekräfte kann durch individuelle Pflege bestärkt werden, Erfolge werden sichtbar und nachvollziehbar.

▶ Die Beweise eines Pflegeerfolges werden mit der Pflegedokumentation erbracht und auch der Öffentlichkeit gegenüber zugänglich.

▶ Der Betroffene kann über seine Erfolge motiviert werden weiterzumachen.

▶ Pflegekräfte können Erfolge Angehörigen gegenüber darstellen.

▶ Mit der Planung und Dokumentation werden Argumente gesammelt für mehr Personal, da der pflegerische Aufwand sichtbar wird.

▶ Pflegekräfte weisen nach, daß sie Situationen erkannt und entsprechend gehandelt haben (wichtig bei Zivilklagen vor Gericht).

Die Grenzen der Pflegeplanung werden immer dort deutlich, wo die Bedingungen zur Umsetzung fehlen. Diese **Bedingungen** können wie folgt umrissen werden:

● einheitliches Pflegeverständnis aller Berufsgruppen, die an der Pflege beteiligt sind

● gute Zusammenarbeit aller Beteiligten

● Raum und Zeit für regelmäßige Besprechungen

● qualifiziertes Personal

● Fort- und Weiterbildungsmöglichkeiten wie Wahrnehmungsschulungen und Formulierungsübungen

● Möglichkeiten der kritischen Eigenreflexion (Supervision, Balint-Arbeit)

● flexible Organisationsabläufe

● gutes und leicht zu handhabendes Dokumentationssystem

Die geplante Pflege und Betreuung bietet die große Chance, das Bild der Altenpflege in der Öffentlichkeit aufzuwerten. Sie besteht in der Dokumentation der geleisteten Arbeit und ihrer Erfolge. Dort, wo sie bereits durchgeführt werden konnte, kommt es zur nachweisbar höheren Zufriedenheit der Betroffenen. Sie steht in direkter Verbindung mit der Berufszufriedenheit der Pflegekräfte. Es wäre wünschenswert, wenn diese Form der Pflege in möglichst vielen Bereichen der Altenhilfe zur Selbstverständlichkeit wird.

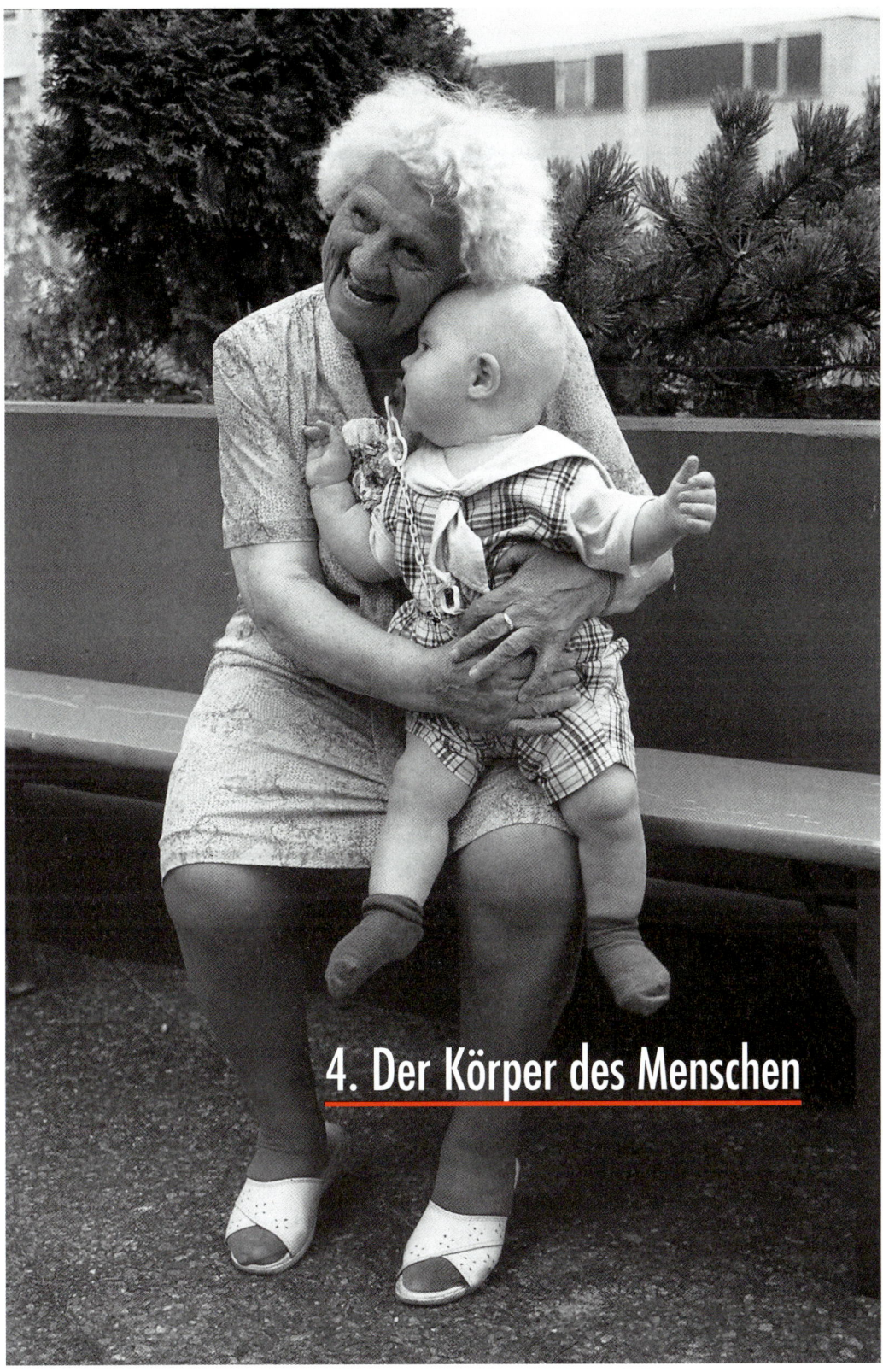

4. Der Körper des Menschen

Medizinische Grundlagen

LOTTE HABERMANN-HORSTMEIER

Medizinische Grundlagen

LOTTE HABERMANN-HORSTMEIER

Schon seit der Antike gibt es immer wieder Ansätze, den Menschen als ein Wesen zu betrachten, das aus Leib und Seele (Geist) besteht. Großen Einfluß auf unsere Sicht des Menschen hatte der französische Mathematiker und Philosoph Descartes, der Seele und Leib als zwei voneinander getrennte, unabhängige Existenzen betrachtete. Auf der einen Seite steht die Welt der Materie, der Körper. Auf der anderen Seite sieht Descartes die unsterbliche Seele (den Geist), die unser Denken und Fühlen, unsere geistigen Wünsche und Funktionen bestimmt.

Diese strikte Trennung des Menschen in Körper und Geist bewirkte, daß nur der Körper als wissenschaftlich erforschbar galt. Die Seele war objektiven und systematischen Beobachtungen nicht zugänglich. Infolge dieser Teilung entwickelte sich die traditionelle westliche Medizin auf einer materialistischen, mechanistischen Basis. Es ist aus aus dieser Entwicklung heraus zu verstehen, daß sich die Lehre vom Menschen in verschiedene Teildisziplinen aufgespalten hat. So beschreibt die **Anatomie** den Bau der Körperteile, während sich die **Physiologie** mit den normalen Lebensvorgängen befaßt. Als **Pathologie** bezeichnet man die Lehre von den Krankheiten. Krankhafte Veränderungen der Gewebe und Organe werden in der **pathologischen Anatomie** beschrieben. Die **mikroskopische Anatomie** oder **Histologie** zeigt uns den Aufbau der Gewebe, der mit Hilfe des Mikroskops

erkennbar wird. Die Lehre von den Krankheiten des alten Menschen wird als **Geriatrie** bezeichnet. Ein wichtiges Teilgebiet der Altersheilkunde ist die **Gerontopsychiatrie**, die sich mit den seelischen Erkrankungen im Alter beschäftigt. Dagegen versteht man unter dem Begriff **Gerontologie** (Altersforschung) die Wissenschaft, die sich mit den körperlichen, seelischen und sozialen Veränderungen im Alter befaßt.

In den letzten Jahren gibt es jedoch zunehmend Bestrebungen, den Menschen als ein **ganzheitliches Wesen** zu betrachten. Körper und Seele (Geist) lassen sich nicht voneinander trennen. Der Mensch wird heute von vielen als ein Netzwerk betrachtet, bei dem kein Organsystem isoliert arbeitet. So gibt es z. B. nachweislich vielfache Beziehungen zwischen der Psyche (Seele), dem Hormonsystem und der Körperabwehr des Menschen. Psychisches Befinden und Gesundheitszustand stehen in einem Zusammenhang. Es ist daher nicht verwunderlich, daß an der Entstehung von Krankheiten immer biologische, psychische und soziale Faktoren beteiligt sind.

Auch Form und Funktion des menschlichen Körpers sind nicht voneinander zu trennen. Der Organismus kann nur als *Gesamtheit* erfaßt werden. Erst durch die Kenntnis der Funktion eines Organs oder Organsystems kann man den Aufbau richtig verstehen, und umgekehrt ist das genaue Verstehen der Form Voraussetzung für das Verständnis der Funktion.

Aufbau und Entwicklung des menschlichen Körpers

Der Aufbau des menschlichen Körpers

Der menschliche Körper (Abb. 4-1) gliedert sich in die folgenden Hauptabschnitte:
- Rumpf
- Kopf
- obere und untere Gliedmaßen (Extremitäten)

Die Vorderfläche des Kopfes bezeichnet man als *Gesicht*. Der *Hals* verbindet den Kopf mit dem Rumpf. Am Rumpf unterscheidet man
- *Brustkorb* (Thorax)
- *Bauch* (Venter oder Abdomen)
- *Becken* (Pelvis)

Damm nennt man das Gebiet zwischen After und den Geschlechtsöffnungen.

Die oberen Extremitäten, die Arme, sind durch den *Schultergürtel* mit dem Rumpf verbunden. Man gliedert den Arm in *Oberarm, Unterarm* und *Hand*. Der *Beckengürtel* verbindet die unteren Extremitäten, die Beine, mit dem Rumpf. Ein Bein besteht aus dem *Oberschenkel*, dem *Unterschenkel* und dem *Fuß*.

Die *Haut* bedeckt den Körper als äußere Hülle. Sie dient als Schutz-, Ausscheidungs- und Sinnesorgan. Die *Gliedmaßen* bestehen hauptsächlich aus Knochen und Muskeln. In der Regel sind es Gelenke, die die Verbindung zwischen den einzelnen Knochen herstellen. Man bezeichnet Arme und Beine auch als den *Bewegungsapparat* des Menschen. Der *Rumpf* enthält die *Eingeweide*. Unter diesem Begriff faßt man die Organe des Verdau-

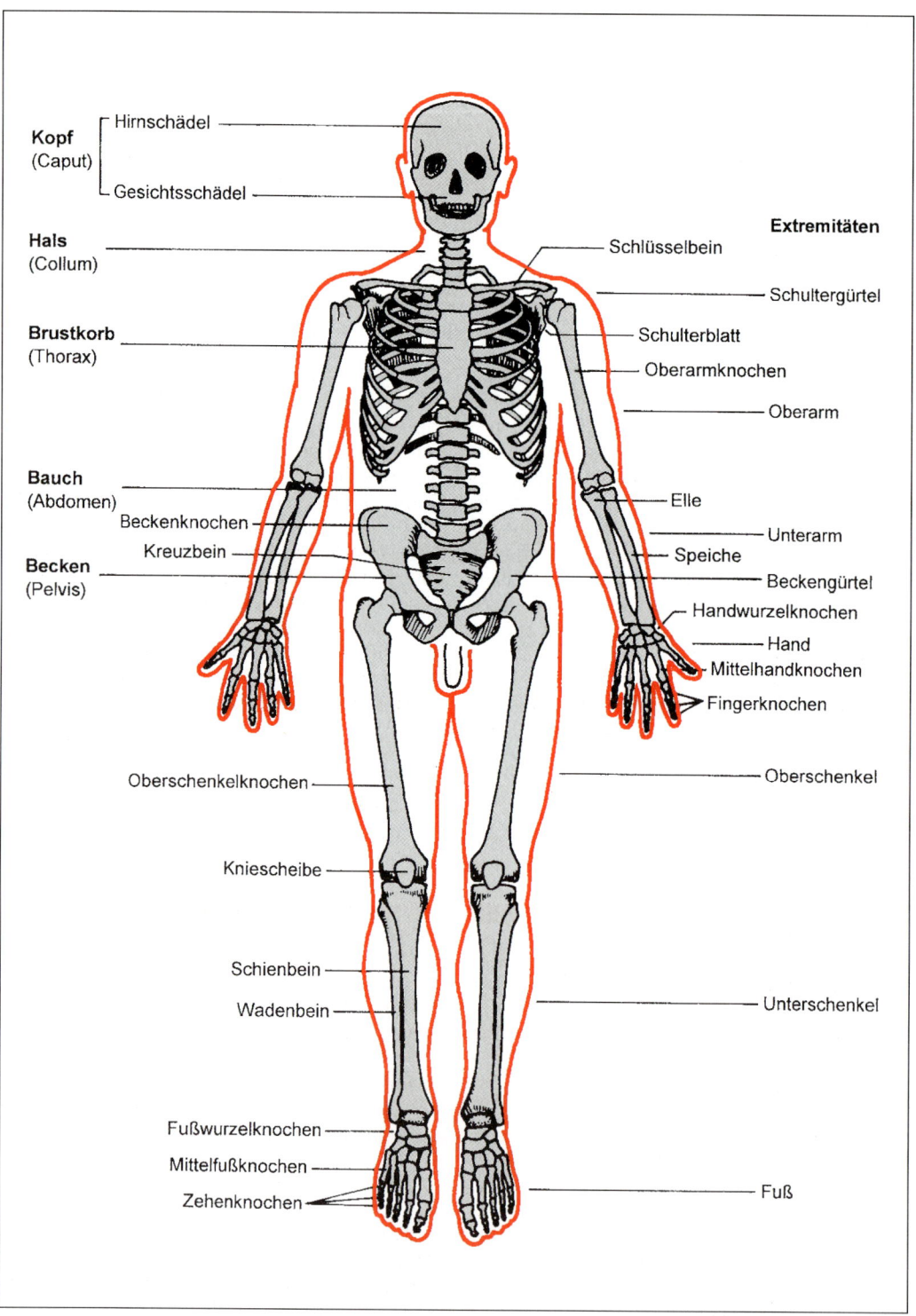

Kopf (Caput)
— Hirnschädel
— Gesichtsschädel

Hals (Collum)

Brustkorb (Thorax)

Bauch (Abdomen)

Becken (Pelvis)

Beckenknochen
Kreuzbein

Oberschenkelknochen

Kniescheibe

Schienbein

Wadenbein

Fußwurzelknochen
Mittelfußknochen
Zehenknochen

Extremitäten

Schlüsselbein
Schultergürtel
Schulterblatt
Oberarmknochen
Oberarm
Elle
Unterarm
Speiche
Beckengürtel
Handwurzelknochen
Hand
Mittelhandknochen
Fingerknochen

Oberschenkel

Unterschenkel

Fuß

Abb. 4-1   Aufbau des menschlichen Körpers

38

Tab. 4-1 Fachbegriffe, die eine genaue Orientierung am menschlichen Körper ermöglichen

anterior (lat.): vorderer	**posterior** (lat.): hinterer
superior (lat.): oberer	**inferior** (lat.): unterer
dexter (lat.): rechts	**sinister** (lat.): links
kranial: oben, kopfwärts	**kaudal:** unten, steißwärts
(von kranion [gr.]: Schädel)	(von cauda [lat.]: Schwanz)
dorsal: hinten, rückenwärts	**ventral:** vorne, bauchwärts
(von dorsum [lat.]: Rücken)	(von venter [lat.]: Bauch)
medial: innen, zur Mitte hin gelegen	**lateral:** außen, zur Seite hin gelegen
(von medium [lat.]: zur Mitte hin)	(von latus [lat.]: zur Seite hin)
proximal: rumpfwärts, gegen die Extremitätenwurzel zu gelegen	**distal:** weiter vom Rumpf entfernt, gegen das Extremitätenende zu gelegen
(von proximalis [lat.]: rumpfwärts gelegen)	(von distalis [lat.]: weiter vom Rumpf entfernt gelegen)

ungs-, des Atmungs-, des Harn- und Geschlechtstraktes zusammen. Auch das Herz als Motor des in den Blutgefäßen kreisenden Blutes (Herz-Kreislauf-System) zählt zu den Eingeweiden.

Der knöcherne *Schädel* schützt das *Gehirn*. Das Gehirn geht in das *Rückenmark* über, das im Wirbelkanal verläuft. Sehen, hören, riechen, schmecken und das Gleichgewicht herstellen kann der Mensch mit Hilfe der *Sinnesorgane*, die im Bereich des Schädels liegen.

Zur genauen Orientierung am Körper gibt es eine Reihe von Begriffen, die sich immer auf den zu beschreibenden Menschen beziehen (s. Tab. 4-1).

Die Entwicklung des menschlichen Körpers

Der Mensch befindet sich im Laufe seines Lebens in einer ständigen Entwicklung. Wichtige Ereignisse in seinem Leben sind Empfängnis, Geburt und Tod. Einige Autoren gliedern den Ablauf des Lebens in drei aufeinanderfolgende Phasen: das *Wachstum*, die *Reife* und das *Alter*. Diese Phasen lassen sich aber nicht streng voneinander trennen. Wachstums-, Reifungs- und Alterungsvorgänge kann man in allen drei Phasen nachweisen, wenn auch in unterschiedlichem Umfang. Die Übergänge zwischen den einzelnen Phasen vollziehen sich nicht abrupt. Ebenso wie es zwischen Wachstum und Reife eine deutliche Übergangsphase, die Adoleszens (s. u.) gibt, verläuft auch der Übergang von der sog. Reifezeit zum Alter über einen längeren Zeitraum. Dieser Übergang ist jedoch weniger charakteristisch. Die Geschwindigkeit, mit der er abläuft, ist bei jedem Menschen anders, sie wird von einer ganzen Reihe von Faktoren beeinflußt.

◆ Entwicklung vor der Geburt

Die Entwicklung zum Menschen beginnt mit der Vereinigung von Ei- und Samenzelle bei der **Befruchtung**. In den ersten acht Wochen nach der Befruchtung bezeichnet man das werdende Kind als **Embryo**. Während dieser Zeit findet die Organentwicklung statt. Ab der neunten Schwangerschaftswoche (nach der Befruchtung) nennt man das Ungeborene **Fetus**. Die Organentwicklung ist weitgehend abgeschlossen. Durch Wachstums- und Differenzierungsvorgänge wird aus dem Keim ein geburtsreifes Kind von etwa 52 cm und durchschnittlich 3000 g bis 3500 g. Nach einer Schwangerschaftsdauer von 38 Wochen (post conceptionem, p. c., d. h. nach der Befruchtung) wird das Kind geboren.

◆ Kindheit und Jugend

Kindheit und Jugend können in verschiedene Abschnitte untergliedert werden. Von einem **Neugeborenen** spricht man bis zum Ende der vierten Lebenswoche, danach bezeichnet man das Kind als **Säugling** (während des ersten Lebensjahres). Dem **Kleinkindalter** (zweites bis sechstes Lebensjahr) folgt das **frühe Schulalter** (siebtes bis zehntes Lebensjahr). Als **Adoleszenz** wird meist die Periode der körperlichen und seelischen Reifung zwischen dem 11. und 20. Lebensjahr bezeichnet.

Im Laufe der menschlichen Entwicklung kommt es zu einer Verschiebung der Körperproportionen. Der Kopf des Neugeborenen ist z. B. im Verhältnis zu seinem Rumpf viel größer als der des Erwachsenen. Das Wachstum verläuft jedoch nicht gleichmäßig. Am deutlichsten ist die Größenzunahme im Säuglingsalter. Nach den ersten beiden Lebensjahren verlangsamt sich das Längenwachstum. Eine erneute Wachstumsbeschleunigung findet mit dem Eintritt in die **Pubertät** statt (bei Mädchen durchschnittlich mit 11 bis 13 Jahren, bei Jungen etwa mit 12 bis 15 Jahren). Je früher die Pubertät begonnen hat, um so früher hört das Längenwachstum auf. Mädchen haben meist mit 15 oder 16 Jahren ihre endgültige Körpergröße erreicht, Jungen etwas später (in der Regel mit 17 oder 18 Jahren). Viele Faktoren beeinflussen jedoch zusätzlich das Körperwachstum, so auch die äußeren Lebensbedingungen, die Ernährung und die körperliche Beanspruchung.

◆ Erwachsenenalter

Mit dem Ende der Adoleszenz – etwa im Alter von 18 bis 21 Jahren – beginnt die Phase der Reife, das **Erwachsenenalter.** Der Mensch hat seine maximale Körpergröße erreicht und ist geschlechtsreif. In vielen Bereichen ist seine körperliche Leistungsfähigkeit auf ihrem Höhepunkt angelangt. Oft unbemerkt, beginnt jedoch auch schon während dieser Phase ein langsames Nachlassen verschiedener Körperfunktionen.

Die Übergangszeit zwischen Reife und Alter nennt man bei der Frau **Wechseljahre** oder **Klimakterium.** Diese Wechseljahre liegen bei den meisten Frauen heute zwischen dem 45. und 55. Lebensjahr. Sie sind gekennzeichnet durch das Nachlassen der Eierstockfunktion und die Folgen des daraus resultierenden Hormonmangels (s. Kap. 10). Beim Mann fehlt ein solcher charakteristischer Einschnitt. Doch auch bei ihm kommt es mit zunehmendem Alter zu einem weiteren Nachlassen vieler Körperfunktionen. Dies wird besonders deutlich ab dem 7. Lebensjahrzehnt.

◆ Alter

Der Mensch befindet sich nun im *Senium*, in der Zeit des **Alters.** Lange Zeit wurde das Altern als ein krankhafter Prozeß begriffen, den es galt aufzuhalten. Man sprach von der »Abnutzung« des Organismus und nahm an, daß die Anhäufung »degenerativer« Erkrankungen (sog. Alters- und Abnutzungserkrankungen wie Arteriosklerose und Arthrose) schließlich zum **Tod** führen würde. Heute begreift man das Altern als einen normalen Vorgang im Laufe des menschlichen Lebens. Wie bei fast allen Tierarten ist auch die individuelle Lebensdauer des Menschen relativ konstant. Die ältesten heute lebenden Menschen sind 115 bis 117 Jahre alt. Männer sterben durchschnittlich früher als Frauen. Offenbar beschleunigen die männlichen Geschlechtshormone den Alterungsprozeß. Diesen Prozeß klar zu erfassen, ist außerordentlich kompliziert.

 Sicherlich muß man normale Alterungsvorgänge von den im fortgeschrittenen Lebensalter gehäuft vorkommenden Krankheiten unterscheiden.

Theorien über die Ursachen des Alterns

Es gibt eine Vielzahl von Theorien, die versuchen, das Wesen des Alterns zu erklären. Da biologische Alterungsphänomene jedoch auf verschiedenen Ebenen (Molekül, Zelle, Organ, Organsystem) ablaufen, kann es nicht nur eine Theorie geben, die alle Altersvorgänge erklärt. Wahrscheinlich spielen beim Alterungsprozeß eine Vielzahl unterschiedlicher Erbfaktoren (Gene) eine Rolle, da alle Lebensprozesse genetisch gesteuert werden. Der bei jedem Menschen unterschiedlich ablaufende Vorgang des Alterns wird jedoch sicherlich auch durch eine Vielzahl von Umweltfaktoren und die Art der Lebensführung wesentlich mitbestimmt.

Eine Anhäufung von Abnützungsprodukten in alternden Zellen als Ursache des Alterns anzusehen, wird heute von den meisten Fachleuten abgelehnt (**Abnützungstheorie**).

Sog. freie Radikale (das sind Zwischenprodukte bei chemischen Reaktionen) besitzen eine hohe chemische Reaktionsfähigkeit und können durch die Bildung und Anhäufung von bestimmten Substanzen in Zellmembranen die normale Membranfunktion schädigen und so vielleicht zur Zellalterung und zum Tod der Zelle führen (**Theorie der freien Radikale**).

Die sog. **Kollagentheorie** – besser: Quervernetzungstheorie des Alterns – beschreibt die Veränderungen organischer Bauelemente wie Kollagen, DNS und RNS (Träger der genetischen Information) mit zunehmendem Alter des Organismus. Durch Querverbindungen dieser Moleküle kommt es dann beispielsweise zu einer Abnahme der Elastizität der betroffenen Gewebe. Bislang gibt es allerdings keine Beweise, daß die gesteigerte Quervernetzung der genannten großen Moleküle für die Alterung von Zellen und Geweben verantwortlich ist.

Untersuchungen haben gezeigt, daß Tiere, die ionisierender Strahlung (z. B. Gammastrahlung, Röntgenstrahlung) ausgesetzt waren, schneller altern und über eine kürzere Lebenserwartung verfügten als nicht bestrahlte Tiere. Daraufhin entstand die Theorie, daß erbliche Änderungen der DNS (Mutationen) als eine der Ursachen des Alterns anzusehen sind (**Mutationstheorie**). Sie ist aus heutiger Sicht eher unwahrscheinlich. Für eine Verkürzung der üblichen Lebenserwartung durch Stoffe, die solche erblichen Änderungen hervorrufen, sind so hohe Dosen erforderlich wie sie normalerweise nicht in der Umwelt vorkommen. Es müssen 12- bis 20mal mehr Mutationen erzeugt werden als die, die während des normalen Lebens ablaufen.

Störungen im Eiweißaufbau der Zellen – speziell der dann selbst wieder für den Eiweißaufbau nötigen Enzyme – stehen im Mittelpunkt der **Katastrophen-** oder

Fehlertheorie. Dieser nicht rückgängig zu machende Prozeß könnte schließlich zum Tod der betroffenen Zelle führen. Als Beispiele werden meist einige Krankheitsbilder angeführt, die auf einem eingeschränkten Reparaturvermögen der Erbsubstanz beruhen. Die Betroffenen weisen schon frühzeitig Veränderungen auf, die sonst nur im hohen Lebensalter festgestellt werden.

Andere Wissenschaftler vertreten die Theorie, daß alle Entwicklungsphasen des Organismus in der Erbsubstanz vorprogrammiert sind und durch diese gesteuert werden. Für diese **Programmtheorie des Alterns** sprechen die Ergebnisse einer Untersuchung an normalen menschlichen Zellen, die zeigten, daß diese Zellen in einer Zellkultur nur eine begrenzte Wachstums- und Vermehrungsfähigkeit haben. Zellen eines menschlichen Feten teilen sich noch häufiger als die entsprechenden Zellen eines alten Menschen.

Im Alter nimmt die Fähigkeit des Immunsystems (s. Kap. 7) ab, Abwehrstoffe gegen Fremdkörper zu bilden und sie so zu bekämpfen. Alte Menschen haben eine geschwächte Abwehrkraft gegenüber Infektionskrankheiten. Gleichzeitig nehmen Autoimmunvorgänge im höheren Lebensalter zu. Aufgrund dieser Erkenntnisse wurde die **Immuntheorie des Alterns** entwickelt. Sie ist jedoch nach wie vor umstritten, da auch Organismen, die kein Immunsystem besitzen, altern.

Die Zelle

Der Mensch besteht, wie alle höheren Tiere und Pflanzen, aus einer großen Anzahl von **Zellen**.

 Zellen sind die kleinsten, lebensfähigen Bausteine des Körpers. Sie sind fähig, sich zu ernähren, zu wachsen, sich fortzupflanzen und auf Reize von außen zu reagieren.

Auch Bakterien sind Zellen, nicht dagegen Viren, die zur eigenen Vermehrung bestimmte Eiweißstoffe (Enzyme) der von ihnen befallenen Wirtszellen benötigen (vgl. Kap. 16)

Die Zellen des menschlichen Körpers unterscheiden sich stark in **Größe** und **Form**. Beide Merkmale sind im wesentlichen durch die Funktion der betreffenden Zellen bestimmt. Die größte menschliche Zelle ist die reife Eizelle (0,12 mm), sie ist mit bloßem Auge gerade noch sichtbar. Zu den kleineren Zellen gehören die roten Blutkörperchen (7,5 μm). Lymphozyten sind mit 5 μm die kleinsten menschlichen Zellen.

Zellen können rund sein wie Eizellen oder rote Blutkörperchen, eckig wie würfelförmige Hautzellen oder länglich wie Muskelzellen. Andere sind stark verzweigt (Nervenzellen) oder besitzen an ihrer Oberfläche feinste Zellfortsätze, die »Flimmerhärchen« (Flimmerhaut der Atemwege).

Auch in der **Lebensdauer** unterscheiden sich die Zellen zum Teil erheblich. Bestimmte weiße Blutkörperchen leben z.B. nur wenige Tage. Es sind erneuerungsfähige Zellen, die sich fortlaufend teilen und durch Tochterzellen ersetzt werden. Dagegen nahm man bis vor kurzem noch an, daß sich Nervenzellen nach der Geburt nicht mehr teilen können. Neuere Untersuchungen zeigen jedoch, daß sich auch beim Erwachsenen im

Auch beim gesunden Menschen kommt es mit zunehmendem Alter zu einer Verminderung der für ein bestimmtes Organ typischen Zellen. So werden in der Niere im Laufe des Lebens immer mehr Nierenzellen durch Fettablagerungen ersetzt. Lange Zeit nahm man an, daß der Verlust bei den Nervenzellen des Gehirns besonders eindrucksvoll sei. Noch heute findet man die Aussage, daß sich die Zahl der funktionsfähigen Nervenzellen schon von Geburt an ständig vermindert, so daß der Mensch mit 65 Jahren ca. eine Milliarde seiner ursprünglich 14 Milliarden Nervenzellen eingebüßt habe. Diese falsche Annahme beruhte auf fehlerhaft durchgeführten Untersuchungen. Neuere Auswertungen zeigen, daß während der Alterung des menschlichen Gehirns die Anzahl von Nervenzellen in verschiedenen Gebieten der Hirnrinde nahezu unverändert bleibt. Dagegen wird das gesamte Gehirn bis zum 75. Lebensjahr um ca. 6% kleiner. Die Abnahme des Hirngewichtes ist zum größten Teil durch einen Substanzverlust der weißen Leitungsbahnen des Gehirns bedingt.

sogenannten Ependym, d. h. der Zellauskleidung der Hirnhöhlen und des Zentralkanals im Rückenmark, noch teilungsfähige Stammzellen der Nervenzellen befinden.

Der Aufbau der Zelle

Eine Zelle besteht aus:
- der Zellmembran,
- dem Zellplasma und
- den Zellorganellen.

◆ Die Zellmembran

Jede menschliche und tierische Zelle ist von einer **Zellmembran** umgeben (Abb. 4-2). Als Grenzfläche zwischen »außen« und »innen« schützt die Zellmembran die Zelle vor dem Eindringen schädlicher Stoffe. Daneben dient sie als Schleuse für Substanzen, die von außen nach innen und umgekehrt von innen nach außen transportiert werden sollen.

◆ Das Zellplasma

Die Zellmembran umhüllt das **Zellplasma**, eine zähflüssige Masse, in der sich neben den zahlreichen »Organen« der Zelle auch der Zellkern befindet. Es besteht zu 75 bis 95% aus Wasser, weitere Bestandteile sind Eiweiße, Salze und verschiedene Stoffwechselprodukte. Je nach Art und Funktion der Zelle werden im Zellplasma in unterschiedlichem Umfang Stoffe (z.B. Kohlenhydrate, Fette) gespeichert.

◆ Die Zellorganellen

Zellorganellen (»Organe« einer Zelle) sind Zellstrukturen, die bestimmte Aufgaben innerhalb einer Zelle wahrnehmen. Hierzu gehören

- Mitochondrien
- Golgi-Apparat
- Lysosomen
- rauhes und glattes endoplasmatisches Retikulum
- Ribosomen

- Zentralkörperchen
- Zellkern

Die **Mitochondrien** bezeichnet man auch als »Energiezentren« oder »Kraftwerke« der Zelle. Sie verarbeiten z.B. Zucker in *energiereiche Phosphatverbindungen*. Für die zahlreichen Aufgaben des Körpers fallen beim Abbau (Verbrennung) dieser »Energiepakete« Rohstoffe für weitere Stoffwechselvorgänge an. Im Gegensatz zu anderen Zellbestandteilen enthalten Mitochondrien eigene Erbsubstanz (DNS) und spezielle Ribosomen (s. u.). Sie können sich also selbständig verdoppeln.

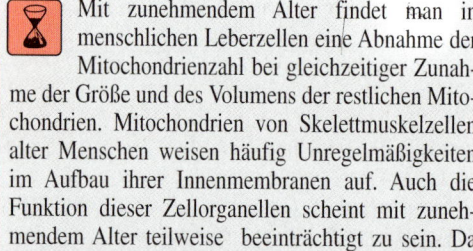 Mit zunehmendem Alter findet man in menschlichen Leberzellen eine Abnahme der Mitochondrienzahl bei gleichzeitiger Zunahme der Größe und des Volumens der restlichen Mitochondrien. Mitochondrien von Skelettmuskelzellen alter Menschen weisen häufig Unregelmäßigkeiten im Aufbau ihrer Innenmembranen auf. Auch die Funktion dieser Zellorganellen scheint mit zunehmendem Alter teilweise beeinträchtigt zu sein. Da der Erbsubstanz der Mitochondrien ein eigenes Reparatursystem fehlt, kommt es dort im Laufe des Lebens zu einer Anhäufung von Schäden.

Eine Ansammlung von übereinanderliegenden flachen Hohlräumen, von Schläuchen und Bläschen faßt man unter dem Begriff **Golgi-Apparat** (Binnennetz) zusam-

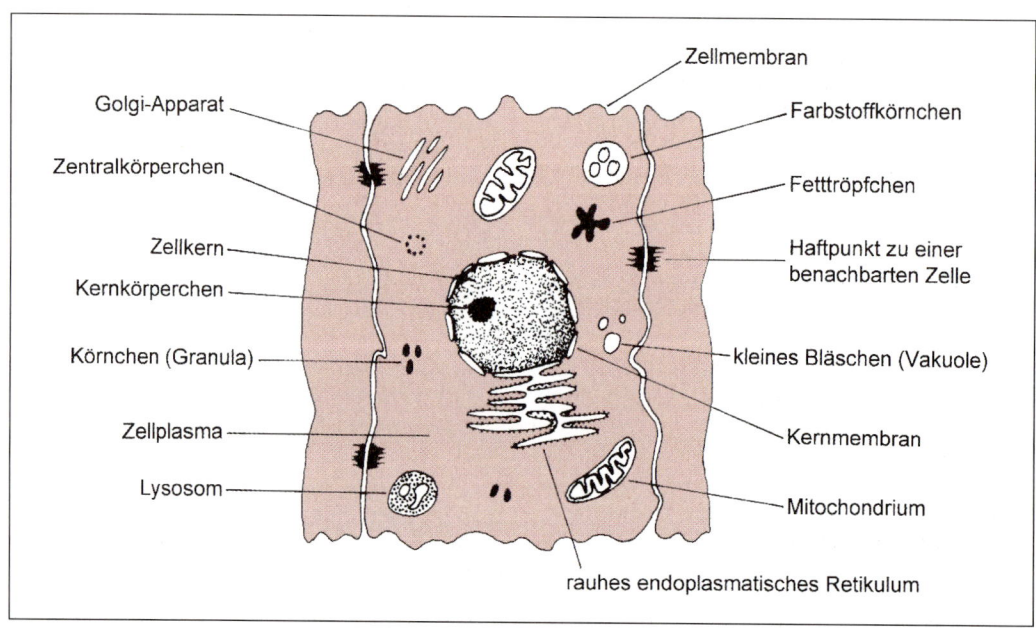

Abb. 4-2   Schema einer Zelle

men. Er dient der *Ausscheidung* von Stoffen, die in der Zelle nicht mehr gebraucht werden. Diese werden, ebenso wie die von der Zelle produzierten Sekrete und Hormone, in einem Hohlraumsystem von einem dünnen Häutchen umgeben, später abgeschnürt und als kleine Bläschen an die Umgebung abgegeben.

 Über altersabhängige Veränderungen des Golgi-Apparates ist bislang nur wenig bekannt.

Lysosomen entstehen aus bestimmten Membranabschnitten des Golgi-Apparates. Die kleinen, von einem dünnen Häutchen umhüllten Bläschen enthalten Substanzen (Verdauungsenzyme), mit deren Hilfe große Moleküle in kleinere zerlegt werden können. Enzyme sind Stoffe, die im lebenden Organismus ablaufende chemische Reaktionen beschleunigen, ohne daß sie selbst dabei in ihrem Aufbau verändert werden. Auf diese Weise werden körperfremde Stoffe (z.B. Bakterien) ebenso wie Abfallprodukte der Zelle abgebaut und unschädlich gemacht. Hauptaufgabe der Lysosomen ist also die *Verdauung* von in die Zelle aufgenommenem (d.h. zellfremdem) Material sowie der Abbau von nicht mehr benötigtem zelleigenem Material.

 Lysosomen spielen wahrscheinlich eine wichtige Rolle bei der *Zellalterung*. Durch eine zunehmende Empfindlichkeit der Lysosomenmembran gegenüber äußeren Einflüssen kommt es häufiger zu einem Bruch dieser zarten Haut. Folge davon ist die Freisetzung ihrer Enzyme ins Zellplasma. Diese können möglicherweise zu einer Schädigung der Erbinformation im Zellkern führen. Gelangen die Enzyme durch eine Zerstörung der Zellmembran in den Zwischenzellraum, können sie dort Bindegewebsbestandteile angreifen und abbauen. Der Körper des alten Menschen kann darauf mit der Bildung von Autoantikörpern, das sind Antikörper, die sich gegen körpereigene Substanzen richten, reagieren (s. Kap. 7).
Daneben kommt es mit zunehmendem Alter in den Zellen zu einer Anhäufung unverdaubarer Moleküle. Sie werden in der Zelle abgelagert. Man findet sie vor allem in Leber, Herz und Gehirn. Im Laufe des Lebens kommt es zu einem starken Anstieg dieser Stoffe in den genannten Zellen. Geringe Mengen konnten allerdings schon in Leberzellen Neugeborener nachgewiesen werden.

Das **endoplasmatische Retikulum** (ER) besteht aus einem dreidimensionalen Röhrensystem, das die gesamte Zelle durchzieht. Es steht in direkter Verbindung mit der Kernhülle (s. u.). Seiner Oberfläche können feine Körnchen anliegen, die **Ribosomen**. Sie dienen vor allem dem *Eiweißaufbau* (Zelleiweiß für Membranen und andere Zellorganellen sowie Eiweiß, das von der Zelle nach außen abgesondert wird). Diese Form des ER nennt man **rauhes endoplasmatisches Retikulum**.

 Mit zunehmendem Alter kommt es zu einer Abnahme der Oberflächendichte des rauhen ER. Auffälliger als diese Formveränderungen sind die Störungen des Eiweißaufbaues im Alter. Die von den Zellen gebildete Gesamteiweißmenge nimmt mit zunehmendem Alter ab, allerdings sind die verschiedenen Eiweiße in unterschiedlichem Maße davon betroffen.

Das **glatte endoplasmatische Retikulum** besitzt keine Ribosomen (s. u.). Zu seinen Aufgaben gehört der *Transport* von Flüssigkeiten. Im Hohlraumsystem des glatten endoplasmatischen Retikulums werden verschiedene Substanzen, z.B. Stärke (Glykogen) und Fette, *gespeichert*. Neben dem *Abbau* zahlreicher Medikamente findet hier auch der *Aufbau* von Hormonen statt.

 Im Gegensatz zum rauhen ER nimmt die Oberfläche des glatten endoplasmatischen Retikulums im Alter zu. Einige der im glatten ER – vor allem der Leberzellen – ablaufenden Stoffwechselvorgänge weisen altersabhängig eine Funktionseinbuße auf. Dadurch können sich Medikamente im Körper anreichern. Dies ist von großer Bedeutung bei der Gabe von Medikamenten an ältere Patienten!

Ribosomen findet man nicht nur als kleine Körnchen am Röhrensystem des rauhen endoplasmatischen Retikulums, sondern auch als eigenständige Zellorganellen im Zellplasma. Die frei im Plasma vorkommenden Ribosomen dienen wie die Ribosomen des rauhen ER dem Eiweißaufbau.
Die **Zentralkörperchen** liegen meist im Zentrum eines sie schalenförmig umgebenden Golgi-Apparates. Es sind keine festen Körperchen, sondern Hohlzylinder, deren Enden offen sind. Ihre Hauptaufgabe ist es, während der Zellteilung das Auseinanderweichen der Chromosomen zu den Zellpolen zu ermöglichen.
Jede Zelle besitzt einen **Zellkern** (Nucleus). Bei einigen Zellarten findet man auch mehrere Zellkerne. Der Zellkern ist von einer *Kernmembran* umgeben. Sie steht mit dem Membransystem des endoplasmatischen Retikulums in Verbindung.
Im Inneren des Zellkerns befindet sich der sog. *Kernsaft*, eine wäßrige Lösung aus verschiedenartigen Stoffen. Als

Kernkörperchen bezeichnet man Zonen im Zellkern, in deren Bereich die Ribosomen (s. o.) entstehen.

An der Kernhülle sind unterschiedlich lange Fäden, die **Chromosomen**, aufgehängt. Sie lassen sich durch Anfärben sichtbar machen. Die Chromosomen enthalten die *Desoxyribonukleinsäure* (DNS), die menschliche Erbinformation. DNS-Moleküle bestehen aus zwei Ketten, die

wie eine Wendeltreppe um eine gemeinsame Achse gewunden sind. Die Stufen dieser gewundenen Leiter bilden die Basen Adenin, Thymin, Guanin und Zytosin. Sie verbinden sich zu Basenpaaren, und zwar können jeweils nur Adenin mit Thymin sowie Guanin mit Zytosin Paare bilden (Abb. 4-3). Durch die Reihenfolge der Basen in der DNS sind die Erbinformationen des Menschen in Form eines Codes (**genetischer Code**) festgelegt.

> In vielen Zellen werden altersabhängige Veränderungen des Zellkerns gefunden. Eine zentrale Rolle beim Alterungsprozeß spielen wahrscheinlich die mit zunehmendem Alter immer häufiger auftretenden Veränderungen an der DNS. In jeder Zelle wirken ständig eine Vielzahl von physikalischen und chemischen Einflüssen auf die DNS ein, die häufig Veränderungen in der Abfolge der Basenpaare bewirken. Diese Fehler sind jedoch meist nicht bleibender Natur, ein DNS-Reparatursystem erkennt die meisten und entfernt sie. Trotz dieser Reparaturmechanismen häufen sich die DNS-Schäden mit zunehmendem Alter an. Schließlich kommt es zu Störungen der Zellfunktion und letztendlich zum Zelltod. Besonders deutlich wird dies an den Zellen des Gehirns, da die Reparaturleistungen hier im Vergleich zu anderen Zellen geringer sind.

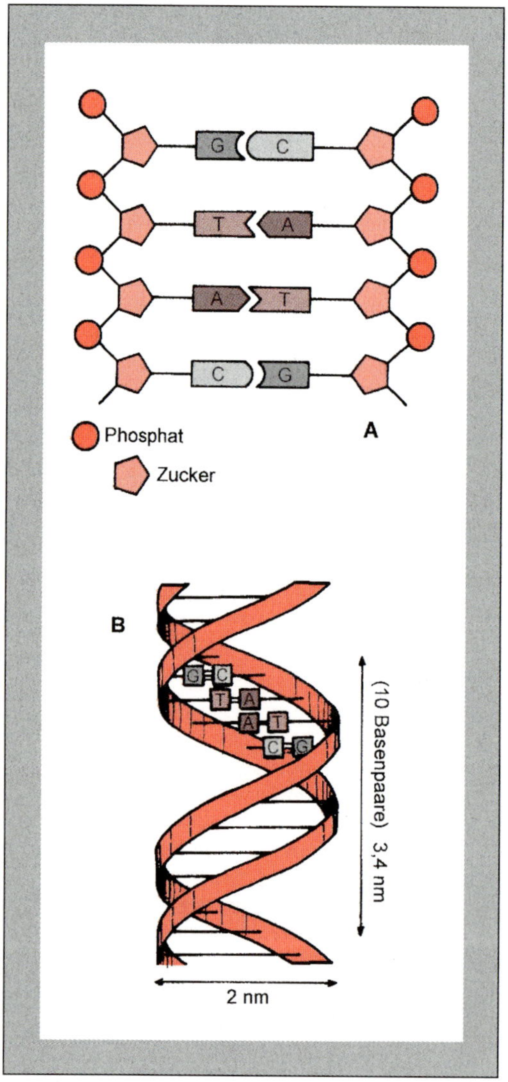

Abb. 4-3 A: Ausschnitt aus einem DNA-Molekül. Darstellung als ebene Leiter. Die Sprossen der Leiter bilden die Basenpaare Adenin (A) und Thymin (T) sowie Cytosin (C) und Guanin (G); B: In Wirklichkeit sind die Doppelstränge schraubig ineinander verdreht.

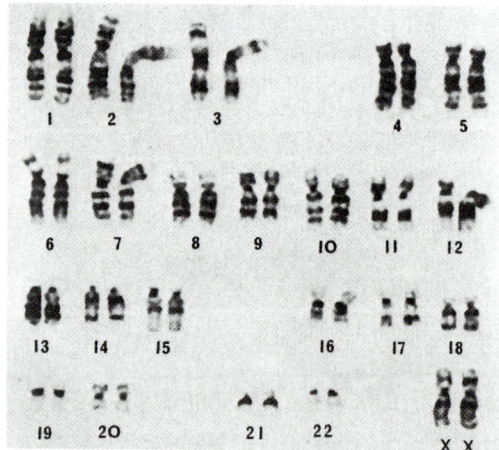

Abb. 4-4 Fotografische Darstellung der menschlichen Chromosomen (Karyogramm). Bei der Färbung der Chromosomen nach Giemsa zeigt sich das charakteristische Bandenmuster (aus: Habermann-Horstmeier L. Anatomie, Physiologie und Pathologie, 2. Aufl. Stuttgart, New York: Schattauer, 1992)

Der Mensch besitzt 46 Chromosomen (Abb. 4-4). Man unterscheidet 22 Chromosomenpaare, die man auch als *homologe Chromosomen* bezeichnet. Das 23. Chromosomenpaar sind die *Geschlechtschromosomen*. Frauen besitzen zwei X-Chromosomen (ein XX-Paar, homologe Chromosomen), Männer ein X- und ein Y-Chromosom (ein XY-Paar, *heterologe Chromosomen*). Homologe Chromosomen stimmen in der Zahl und Anordnung ihrer Gene (Erbanlagen) überein. Bei der Teilung der Geschlechtszellen kommt es zu einer Trennung der Chromosomenpaare und zu einer zufälligen Neuverteilung der Erbanlagen (Meiose, s. unten).

Die Zellteilung

Neue Zellen entstehen nur durch Teilung einer Mutterzelle. In der Regel geschieht dies durch die *indirekte Kernteilung* (Mitose) mit anschließender Zellteilung. Es entstehen zwei Tochterzellen, die sämtliche Eigenschaften der Mutterzelle besitzen.

◆ **Mitose**

Die Mitose läuft in mehreren aufeinanderfolgenden Stadien ab (s. Abb. 4-5). Während dieser Schritte wird das genetische Material einer Zelle verdoppelt und schließlich als vollständiger Chromosomensatz auf die beiden sich bildenden Tochterzellen verteilt.

In der Regel kommt es nach dem letzten Mitosestadium auch zu einer Teilung des Zellplasmas, so daß zwei Tochterzellen mit je einem Zellkern entstehen. Jede dieser beiden Tochterzellen besitzt wieder einen vollständigen Chromosomensatz. Kernteilung und Zellteilung sind jedoch nicht notwendigerweise aneinander gekoppelt. In sehr stoffwechselaktiven Zellen kann auch eine Kernteilung ohne anschließende Zellteilung stattfinden. Auf diese Weise entstehen mehrkernige Zellen.

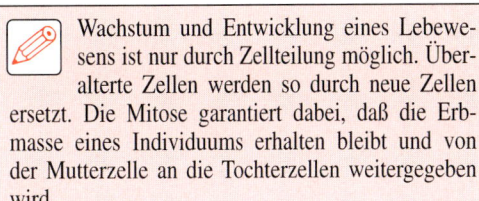

Wachstum und Entwicklung eines Lebewesens ist nur durch Zellteilung möglich. Überalterte Zellen werden so durch neue Zellen ersetzt. Die Mitose garantiert dabei, daß die Erbmasse eines Individuums erhalten bleibt und von der Mutterzelle an die Tochterzellen weitergegeben wird.

◆ **Amitose**

Unter einer Amitose versteht man die Zellkernzerschnürung ohne Auflösung der Kernmembran und ohne Ausbildung einer Mitosespindel. Die Chromosomen werden vor dieser *direkten Kernteilung* nicht sichtbar.

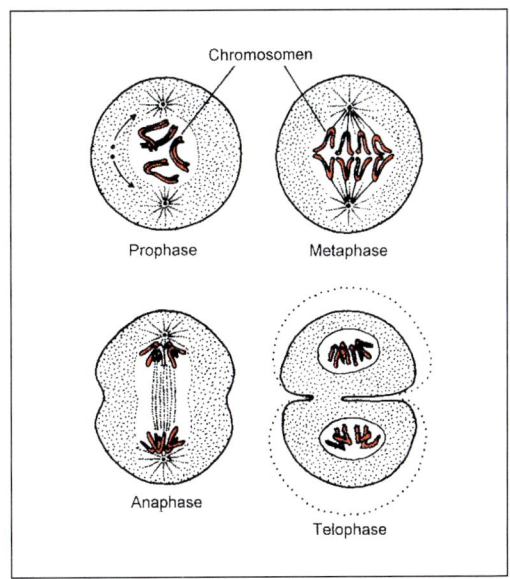

Abb. 4-5   Schematische Darstellung der Mitosestadien (nach Benninghoff)

Durch Amitosen können so zwei- oder mehrkernige Zellen entstehen. Kommt es im Anschluß an die Kernteilung auch zu einer Durchschnürung des Zelleibes, werden die Zellbestandteile oft ungleich auf beide neu entstehenden Zellen verteilt.

◆ **Meiose**

Die Meiose oder *Reifeteilung* stellt eine Sonderform der Zellteilung dar. Man findet sie nur im Rahmen der Fortpflanzung bei der Bildung von Keimzellen. Vor diesem Vorgang wird die DNS-Menge in der Keimzelle verdoppelt.

Im Verlauf der *1. Reifeteilung* kommt es zu Austauschvorgängen und Neukombinationen zwischen Abschnitten der homologen Chromosomen, die sich entsprechen. Anschließend erfolgt die Trennung der homologen Chromosomen. Es entsteht ein halbierter (haploider) Chromosomensatz, d. h. die Chromosomenzahl der weiblichen Ei- und der männlichen Samenzelle wird dabei auf die Hälfte reduziert.

Erst im Verlauf der *2. Reifeteilung* werden die beiden Chromosomenhälften (Chromatiden) eines Chromosoms getrennt. Der Ablauf ist der gleiche wie bei der Mitose der übrigen Körperzellen.

Sinn der Meiose ist es, den Chromosomensatz von Ei- und Samenzelle auf die Hälfte zu reduzieren und gleichzeitig durch die zufällige Verteilung der Erbanlagen auf den Chromosomen eine genetische Vielfalt zu garantieren. Durch die Vereinigung von Ei- und Samenzelle bei der Befruchtung entsteht schließlich ein neuer Organismus, der den vollständigen (diploiden) Chromosomensatz aufweist. Er besitzt Erbanlagen sowohl von der Mutter als auch vom Vater.

Durch den komplizierten Verteilungsmechanismus und die Paarung der Chromosomen bei der Meiose kommen Chromosomenfehlverteilungen nicht selten vor. Je länger der Prozeß der Chromosomenpaarung während der Eireifung dauert, um so höher wird der Anteil an Chromosomenfehlverteilungen.

Die Gewebe

 Verbände von gleichartigen Zellen, die eine gemeinsame Funktion besitzen, nennt man **Gewebe**.

Man unterscheidet vier Grundgewebearten:
- Epithelgewebe (Deckgewebe)
- Binde- und Stützgewebe
- Muskelgewebe
- Nervengewebe

 Als **Organe** bezeichnet man Körperteile, die sich aus Zellen und Geweben zusammensetzen und als Einheit bestimmte Funktionen ausüben.

Das Epithelgewebe

Das Epithelgewebe besteht aus einem flächenhaften Verband von regelmäßig geformten Zellen, die innere und äußere Körperoberflächen bedecken. Man nennt diese Zellen daher auch Deckzellen. Epithelgewebe bildet die oberste Schicht der *Haut*, die den Körper als schützende Hülle umgibt. Daneben kleidet es als oberflächliche Schicht der *Schleimhäute* die Körperhöhlen aus (z.B. im Magen-Darm-Trakt, in der Harnblase, im Bronchialsystem).

◆ **Aufgaben des Epithelgewebes**
Das Epithelgewebe kann verschiedene Aufgaben übernehmen (Tab. 4-2). Es schützt als Überzug äußerer und innerer Körperoberflächen den Organismus vor Austrocknung und dem Eindringen von Krankheitserregern. Seine *Schutzfunktion* erstreckt sich auch auf weitere mechanische Einflüsse wie Reibung, Druck und wechselnde Temperaturen. Spezialisierte Formen wie das Sekretions- und das Resorptionsepithel dienen dem *Stoffaustausch*. Die Zellen des Sekretionsepithels geben Stoffe, die in der Zelle gebildet wurden, nach außen ab (»außen« bedeutet hier an innere oder äußere Körperoberflächen oder an das

Tab. 4-2   Aufgaben des Epithelgewebes

1. Schutzfunktion
2. Stoffaufnahme und -abgabe (Sekretion und Resorption)
3. Reizaufnahme

Blut). Man nennt sie Drüsenzellen (s.u.). Aufgabe des Resorptionsepithels ist die Stoffaufnahme. Epithelzellen des Darms resorbieren z.B. die in Bruchstücke zerlegten Nährstoffe. Andere spezialisierte Epithelzellen können Reize aus der Umgebung aufnehmen. Es sind *Sinnesepithelien,* die z.B. in Auge und Ohr vorkommen.

◆ **Epithelarten**
Nach Aussehen und Funktion kann man verschiedene Formen des Deck- oder Epithelgewebes unterscheiden. So gibt es
- einschichtiges,
- mehrschichtiges und
- mehrreihiges Epithel.

Mehrreihige Epithelien unterscheiden sich von mehrschichtigen Epithelgeweben dadurch, daß alle Zellen Kontakt zur Basalmembran, einem dünnen Häutchen zwischen Epithelzellen und dem darunterliegenden Bindegewebe, aufweisen. Sie reichen jedoch nicht alle bis zur Oberfläche. Beim *mehrschichtigen Epithel* liegen nur die untersten Zellen der Basalmembran auf.
Das **Plattenepithel** besteht aus flachen, nebeneinanderliegenden Zellen. Einschichtiges Plattenepithel kleidet beispielsweise das Innere von Blut- und Lymphgefäßen aus. Mehrschichtiges Plattenepithel (Abb. 4-6) findet man an mechanisch stark beanspruchten Stellen. Es kommt als verhorntes und unverhorntes Plattenepithel vor. Beim *verhornten Plattenepithel* verlieren die Epithelzellen, die keinen Kontakt mehr zur Basalmembran haben, ihren Zellkern, sterben ab und werden als Hornschüppchen abgestoßen. Sie werden ständig durch

nachrückende tiefere Zellschichten ersetzt. Beispiel für ein verhorntes Plattenepithel ist die oberste Schicht der Haut, die Epidermis. *Unverhorntes Plattenepithel* findet man im Bereich der Mundhöhle und des Rachens.

Die länglichen Zellen des **Zylinderepithels** (Abb. 4-7) dienen dem Stoffaustausch. Ein typisches Zylinderepithel kleidet den Magen-Darm-Kanal aus. Zylinderepithelzellen können feine »Flimmerhärchen« besitzen. Man nennt ein solches Epithel daher *Flimmerepithel*. Die Flimmerhärchen sind bewegliche Zellfortsätze, die durch rhythmische Bewegungen Stoffe weitertransportieren können. Dies geschieht z. B. in den Atemwegen, wo das Flimmerepithel dafür sorgt, daß kleine Staubpartikel wieder nach draußen befördert werden.

Eine Sonderform des Epithelgewebes ist das **Übergangsepithel** (Abb. 4-8). Es kommt in den ableitenden Harnwegen (Harnleiter, Harnblase) vor und paßt sich den dort vorkommenden unterschiedlichen Spannungszuständen an.

◆ Drüsen

Drüsen bestehen aus spezialisierten Deckzellen, die Stoffe absondern. Drüsenzellen können einzeln liegen (wie z.B. die Becherzellen der Darmschleimhaut) oder auch ganze Organe bilden (z.B. Schilddrüse). Man unterscheidet

▶ Drüsen, die ein Sekret an eine innere oder äußere Oberfläche abgeben (**exokrine Drüsen**) von

▶ Drüsen, die die von ihnen produzierten Stoffe direkt in das Gefäßsystem leiten (**endokrine Drüsen**).

Zu den Drüsen exokriner Funktion gehören die Schweißdrüsen, Duft- und Talgdrüsen sowie die Drüsen des Magen-Darm-Traktes. Verzweigte exokrine Drüsen geben ihr Sekret an einen Ausführungsgang ab. Nach ihrer Form bezeichnet man diese Drüsen als schlauchförmig, beerenförmig, bläschenförmig etc. (Abb. 4-9).

Endokrine Drüsen produzieren Wirkstoffe (Hormone), die sie direkt an den Blutkreislauf abgeben. Solche Hormone beeinflussen bereits in sehr geringen Konzentrationen den Stoffwechsel in charakteristischer Weise. Beispiele hierfür sind die Schilddrüse, die Nebennieren und die Hirnanhangdrüse (s. Kap. 12).

Ein Organ mit sowohl exokriner als auch endokriner Funktion ist die Bauchspeicheldrüse. Sie gibt Verdauungssäfte an den Darm ab und produziert Hormone, u. a. das Insulin.

◆ Schleimhaut

> **[Def.]** Als Schleimhaut bezeichnet man die Haut, die das Innere von Hohlorganen auskleidet.

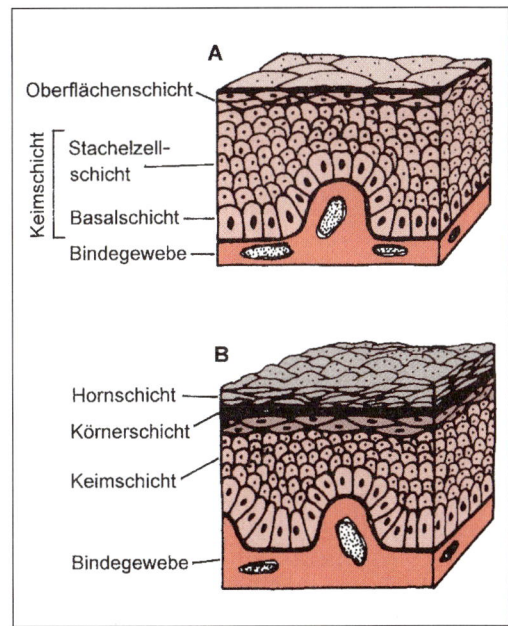

Abb. 4-6 Schichtengliederung des mehrschichtigen Plattenepithels. A: unverhorntes, mehrschichtiges Plattenepithel; B: verhorntes, mehrschichtiges Plattenepithel

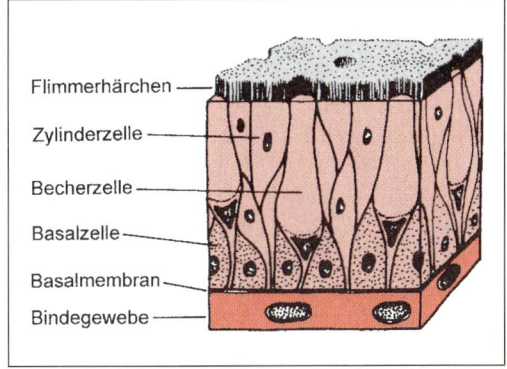

Abb. 4-7 Aufbau des Flimmerepithels der Atemwege (Respirationsepithel: mehrreihiges Zylinderepithel)

Sie besteht aus einem oberflächlichen Epithel, das mit dem darunterliegenden Bindegewebe fest verbunden ist. In das Epithel sind schleimproduzierende Zellen eingelagert. Ein Beispiel hierfür ist die Magenschleimhaut, die aus Zylinderepithelzellen besteht, in die Drüsenzellen eingestreut sind.

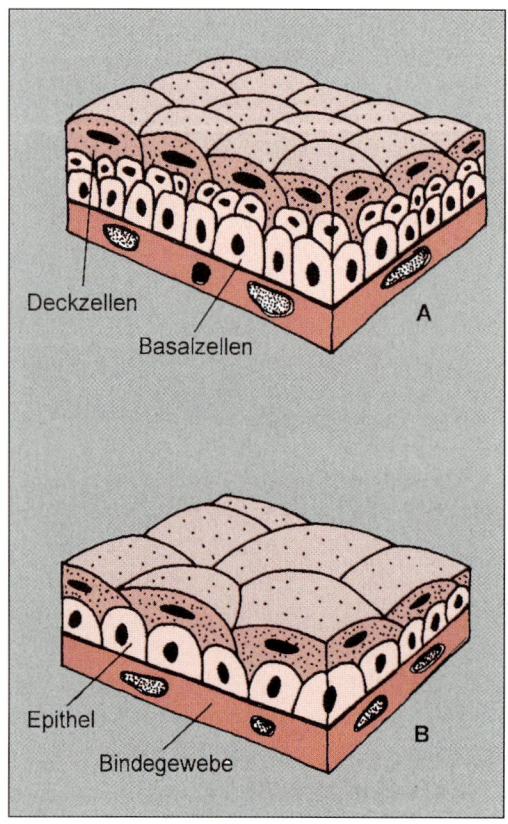

Deckzellen

Basalzellen

A

Epithel

Bindegewebe

B

Abb. 4-8 Verformung des Übergangsepithels bei Dehnung. A: normal; B: gedehnt

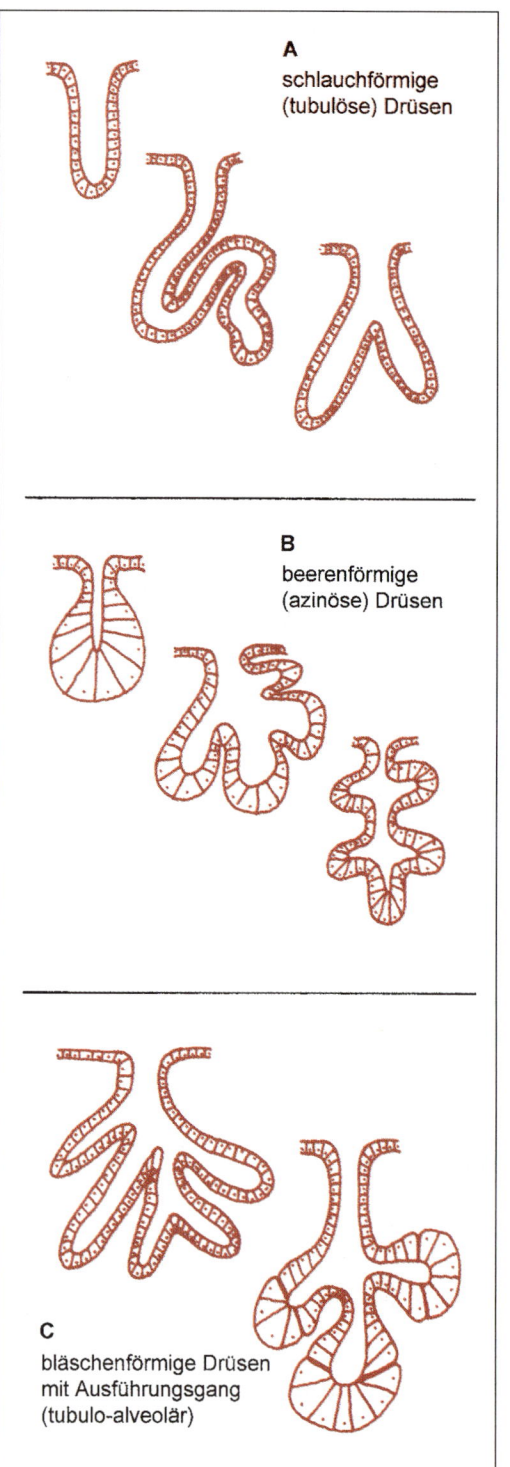

A
schlauchförmige
(tubulöse) Drüsen

B
beerenförmige
(azinöse) Drüsen

C
bläschenförmige Drüsen
mit Ausführungsgang
(tubulo-alveolär)

Abb. 4-9 Verschiedene Formen exokriner Drüsen

Haut und Schleimhäute werden im Alter trockener, dünner und leichter verletzlich (Atrophie). Dies gilt für die aus einem verhornenden Plattenepithel bestehende oberste Hautschicht (Epidermis) genauso wie für die mit einem Flimmerepithel ausgestattete Schleimhaut des Atmungstraktes. Atrophische Veränderungen findet man auch im Bereich der Scheide (unverhorntes Plattenepithel) oder im Magen-Darm-Trakt (meist Zylinderepithel mit eingestreuten Drüsenzellen). Nicht nur die exokrinen Drüsen, auch die Hormondrüsen weisen im Alter oft eine verminderte Sekretion auf. Diese Funktionseinschränkung (z.B. der Schilddrüse) ist jedoch zum Teil als eine Anpassung an den herabgesetzten Körperstoffwechsel zu verstehen.

Das Binde- und Stützgewebe

Zur Gruppe der Binde- und Stützgewebe zählt man
- Bindegewebe
- Knorpelgewebe
- Knochengewebe

Das Muttergewebe aller Formen von Binde- und Stützgeweben ist das embryonale Bindegewebe *(Mesenchym)*. Aus ihm entwickeln sich auch glatte Muskelzellen, die Herzmuskulatur, Blutzellen und andere Gewebe.

◆ Bestandteile des Binde- und Stützgewebes

Die Eigenschaften des Binde- und Stützgewebes werden hauptsächlich von der zwischen den einzelnen Zellen liegenden Grundsubstanz bestimmt. Man bezeichnet sie als Zwischenzellsubstanz. Geformte Bestandteile dieser **Zwischenzellsubstanz** sind verschiedene Faserarten, die man – entsprechend ihren Eigenschaften – in *netzförmige* (retikuläre), *leimbildende* (kollagene) und *elastische* Fasern untergliedert.

Außer den geformten und ungeformten Bestandteilen der Zwischenzellsubstanz findet man in den Binde- und Stützgeweben frei bewegliche und ortsständige (fixe) Zellen. **Fixe Zellen** werden jeweils nach dem Gewebe bezeichnet, in dem sie vorkommen. Man unterscheidet Bindegewebszellen, Knorpelzellen und Knochenzellen. **Freie Zellen** oder Wanderzellen können unter bestimmten Bedingungen in ein Gewebe einwandern. Man findet sie dann in den Gewebsspalten. Ihre Hauptaufgabe liegt in der Abwehr von Fremdkörpern und Krankheitserregern.

◆ Das Bindegewebe

Bindegewebe besteht aus geformter und ungeformter Zwischenzellsubstanz sowie freien und fixen Zellen. Die fixen Zellen des Bindegewebes nennt man Bindegewebszellen oder *Fibrozyten*. Sie liegen vereinzelt in der Zwischenzellsubstanz, deren geformte Bestandteile, die Fasern, je nach Aufgabe und Beanspruchung des Gewebes in unterschiedlicher Zusammensetzung vorkommen. Man unterscheidet
- netzförmiges (retikuläres),
- lockeres und
- straffes Bindegewebe.

Das **retikuläre Bindegewebe** bildet das Grundgerüst lymphatischer und blutbildender Organe. Man findet es z.B. in Lymphknoten, im Knochenmark oder in der Milz. **Straffes Bindegewebe** besitzt wenig Zellen und Grundsubstanz, jedoch einen hohen Anteil an kollagenen Fasern. Das weißliche, glänzende Gewebe kommt an Stellen mit hoher Beanspruchung vor. Sehnen bestehen aus straffem Bindegewebe, ebenso die flächenhaften Sehnenplatten in der Hohlhand und an der Fußsohle. Es kleidet Körperhöhlen aus und bildet Organkapseln und Muskelhüllen. Das **lockere Bindegewebe** füllt die Fugen zwischen einzelnen Organteilen (z.B. Muskelbündeln) aus und bildet lockere Verschiebeschichten. Seine Hauptbestandteile sind Bündel kollagener Fasern, elastische Fasern kommen nur vereinzelt vor.

Auch das **Fettgewebe** zählt man zu den Bindegewebsarten. Es leitet sich vom retikulären Bindegewebe ab. Fettzellen sind große Zellen mit einem randständigen Zellkern. Das Fett füllt das Innere der Zelle fast vollständig aus. Lockeres Bindegewebe untergliedert das Fettgewebe in einzelne Läppchen.

Neben seiner Aufgabe als Vorratsspeicher für den Organismus dient das Fettgewebe auch als Schutz vor Kälte und polstert Organe gegen ihre Umgebung ab. Das vom Ernährungszustand abhängige *Speicherfettgewebe* wird bei Bedarf (d. h. im Hungerzustand) abgebaut. Man findet es vor allem als Unterhautfettgewebe. *Baufettgewebe* kommt unabhängig vom Ernährungszustand des Körpers in den Gelenken, im Knochenmark, als Wangenfettkörper oder als Fettpolster der Nieren vor. Es wird im Hungerzustand erst spät abgebaut. Seine Aufgabe ist es, besonders beanspruchte Stellen des Körpers abzupolstern und Lücken auszufüllen.

 Die Dicke der Haut des Menschen (das Bindegewebsgeflecht der Lederhaut enthält kollagene und elastische Fasern, die Unterhaut besteht aus lockerem Bindegewebe, in das reichlich Fettzellen eingelagert sind) erreicht ein Maximum mit etwa 25 Jahren. Danach läßt sich eine kontinuierliche Abnahme feststellen. Reißkraft, Reißfestigkeit und Dehnbarkeit nehmen schon im frühen Erwachsenenalter ab. Dies ist wahrscheinlich in erster Linie durch die stete Abnahme des Kollagenanteils im Bindegewebe bedingt.
Die Festigkeit des Bindegewebes während der Kindheit ist gering. Sie steigt mit der Reifung stark an und erreicht ihren Höhepunkt im frühen Erwachsenenalter. Danach ist ein stetiger Abfall zu verzeichnen, wobei aber die niedrigen Werte der Kindheit nicht mehr erreicht werden. Das Bindegewebe alter Menschen ist hinsichtlich seiner Festigkeit besser als das von Kindern.

◆ Das Knorpelgewebe

Knorpelgewebe besteht aus Knorpelzellen, die in eine festigende Grundsubstanz eingelagert sind. Je nach Art dieser Grundsubstanz unterscheidet man
- Glasknorpel
- Netzknorpel (elastischer Knorpel)
- Faserknorpel

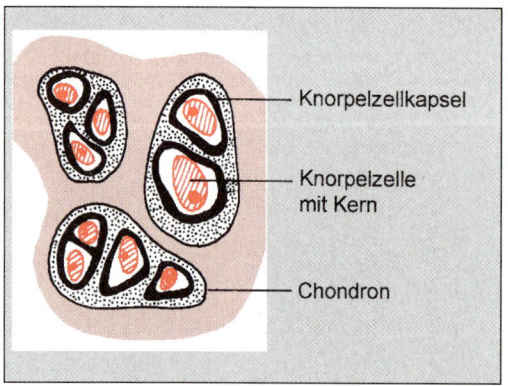

Knorpelzellkapsel

Knorpelzelle
mit Kern

Chondron

Abb. 4-10 Aufbau des hyalinen Knorpels. Chondron: Knorpelzellnest und umgebende faserfreie Grundsubstanz

Beim **Glasknorpel** (hyaliner Knorpel) sind die Knorpelzellen in eine glasartige Grundsubstanz eingebettet (Abb. 4-10). Dieser Knorpel ist besonders druck- und biegungselastisch. Als Gelenkknorpel überzieht er die Knochen im Gelenkbereich. Auch der Rippenknorpel zwischen den knöchernen Rippenteilen und dem Brustbein sowie die Knorpelspangen der Luftröhre bestehen aus Glasknorpel. Daneben findet man ihn auch in den Wachstumsfugen der Knochen (Epiphysenfugen).

Der **elastische Knorpel** erhält seine Elastizität durch die zahlreichen elastischen Fasern in der Zwischenzellsubstanz. Die Ohrmuschel und der äußere Gehörgang enthalten elastischen Knorpel, ebenso der Kehlkopfdeckel.

In der Grundsubstanz des **Faserknorpels** findet man zahlreiche kollagene Fasern. Diese verleihen ihm eine hohe Zugfestigkeit. Faserknorpel ist Hauptbestandteil der Zwischenwirbelscheiben (Bandscheiben) und kommt im Schamfugenknorpel, der die beiden Schambeine miteinander verbindet, vor.

Knorpel ist biegungs- und druckelastisch. Er ist sehr wasserreich und enthält fast keine Nerven und Blutgefäße. Die Ernährung des Knorpels erfolgt von außen durch Diffusion. Infolge seiner Gefäßarmut kommt es im Knorpelgewebe leicht zu Abnutzungserscheinungen, da das Gewebe von außen nur schlecht versorgt werden kann.

Wie bei den Bindegewebsarten ist beim Knorpel die Zunahme der Zugfestigkeit im Laufe der Kindheit und Jugend wesentlich stärker ausgeprägt als die Abnahme während des Alterungsprozesses. Mit zunehmendem Alter kommt es jedoch immer häufiger zu den oben beschriebenen

Abnutzungserscheinungen im Knorpelgewebe. In den Zwischenwirbelscheiben (Bandscheiben) treten z.B. schon relativ früh Veränderungen am sog. Gallertkern im Inneren auf. Die Bandscheiben weisen im Alter einen geringeren Wassergehalt auf, die Substanz der Knorpelscheibe ist leicht körnig, oft gelblich verfärbt.

◆ **Das Knochengewebe**

Bestandteile des Knochengewebes sind Knochenzellen *(Osteozyten)*, die in eine Grundsubstanz eingelagert sind, ebenso kollagene Fasern, eine Kittsubstanz und verschiedene Salze. Durch die Salze erlangt der Knochen seine hohe Festigkeit. Es sind vor allem Kalzium und Phosphor, die sich im Knochen zu Kalziumphosphat verbinden.

Fast alle Knochen des Menschen sind feinfaserige **Lamellenknochen** (Abb. 4-11). Sie zeigen eine deutliche Schichtung von Knochenzellen und Grundsubstanz um ein zentral gelegenes Blutgefäß herum. Die Lamellen bilden übereinanderliegende kleine Säulen. Im Inneren eines Knochens ordnen sich die Lamellen zu einem Maschenwerk aus **Knochenbälkchen**. Die Zwischenräume des schwammartigen Gerüstes füllt rotes (blutbildendes) oder gelbes Knochenmark aus. **Massives Knochenmaterial** findet sich an der Außenseite des Knochens als feste Schale. Die Lamellen ordnen sich hier als größere Platten um die nach innen gelegenen Säulen.

Die Ernährung des Knochens erfolgt durch die Knochenhaut *(Periost)*, die den Knochen umkleidet. Ausgenommen hiervon sind die von Knorpel überzogenen Gelenkflächen. Die Knochenhaut ist reich an Blut- und Lymphgefäßen. Von ihr aus ziehen die für die Ernährung des Knochens wichtigen Blutgefäße in das Knocheninnere. Im Periost verlaufen zahlreiche Nerven, was man z.B. bei dem sehr schmerzhaften Tritt vor das Schienbein leicht feststellen kann.

Bei der Knochenentwicklung unterscheidet man zwei Arten der Verknöcherung:
● direkte Verknöcherung
● indirekte Verknöcherung (Ersatzknochenbildung).

Nur wenige Knochen des menschlichen Skelettes entstehen durch **direkte** Verknöcherung aus Bindegewebe. Bei der **indirekten** Verknöcherung werden knorpelig vorgebildete Skeletteile durch Knochengewebe ersetzt. Man nennt diese Art der Verknöcherung deshalb auch Ersatzknochenbildung. Wachstum ist nur so lange möglich, so lange noch Knorpel in den Wachstumsfugen der Knochen *(Epiphysenfugen)* vorhanden ist. Dabei muß der Knorpel von speziellen Knorpelabbauzellen abgebaut werden, um Raum für die neugebildete Knochensubstanz zu schaffen. Die Knochenbildung erfolgt durch Knochenbildungszellen. Sie sondern die Zwischenzellsubstanz, das Osteoid, ab. Aus Knochenbildungszellen entwickeln sich später die Knochenzellen *(Osteozyten)*.

Bei der indirekten Verknöcherung eines Röhrenknochens entsteht zuerst eine von der Knorpelhaut ausgehende Knochenmanschette um den späteren Schaft des Röhrenknochens. Im Knorpelinneren bilden sich dann Verknöcherungszentren in der Mitte des Schaftes und in den beiden Enden aus. Später entsteht die Markhöhle im Zentrum des Schaftes, ein röhrenförmiger Raum, in dem sich das Knochenmark befindet. Die Wachstumsfugen (Epiphysenfugen) trennen die Enden des Knochens vom Schaft. Sind auch sie verknöchert, ist kein Längenwachstum mehr möglich.

Der Knochen unterliegt jedoch auch im Erwachsenenalter ständigen Umbauprozessen, je nach der Beanspruchung und den Belastungen, die auf ihn einwirken. Dabei spielen die mehrkernigen Knochenabbauzellen (Osteoklasten) eine große Rolle. Sie werden auch beim gesunden Menschen zusammen mit den Knochenbildungszellen für den ständig ablaufenden Knochenumbau benötigt.

Mit zunehmendem Alter kommt es durch einen Verlust an Knochenmasse immer häufiger zu Knochenbrüchen (Frakturen). Die einzelnen Knochen sind jedoch in unterschiedlichem Umfang davon betroffen. Der Verlust an Knochenmasse wird allgemein als **physiologische Osteoporose** (normaler, altersbedingter Knochenschwund) bezeichnet. Neuere Untersuchungen zeigen, daß es aufgrund der oft verminderten körperlichen Aktivität älterer und alter Menschen in ganz unterschiedlichem Umfang zu einem Abbau von Knochenbälkchen kommt. Die Dichte der Knochenbälkchen in den Schädelknochen verändert sich z.B. während des ganzen Lebens nicht, dagegen nimmt sie im *Kopf des Oberschenkelknochens* mit zunehmendem Alter ab, besonders stark nach dem 50. Lebensjahr. Die Masse der Knochenbälkchen im Hals des Oberschenkelknochens (»Schenkelhals«; s. a. S. 87, Schenkelhalsfraktur) vermindert sich schon vor dem 50. Lebensjahr um etwa ein Fünftel des Ausgangswertes, in den folgenden Jahren nochmals um mehr als ein Fünftel. Die Knochen der *Lendenwirbelsäule* verlieren in den ersten fünf Lebensjahrzehnten nur wenig von ihrer Knochenmasse, in den folgenden Jahren reduziert sich dann aber die Dichte der Knochenbälkchen um fast ein Drittel des Ausgangswertes. Der Knochen paßt sich somit durch An-, Ab- und Umbauvorgänge an die körperliche Aktivität des alten Menschen an. Er ist Spiegelbild der aktuellen Beanspruchung durch den Bewegungsapparat.

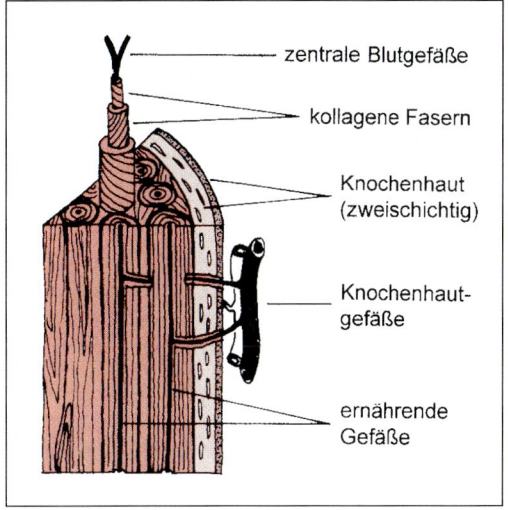

Abb. 4-11   Aufbau eines Lamellenknochens

Das Muskelgewebe

Das Muskelgewebe besteht aus langen, faserigen Zellen, den *Muskelfasern*. In diesen länglichen Muskelgewebszellen verlaufen zahlreiche kleinere Fäserchen *(Myofibrillen)*, die die Fähigkeit haben, sich zusammenzuziehen. Man nennt diesen Vorgang *Kontraktion* (»Zusammenziehung«).

◆ Muskelgewebsarten

Nach Aufbau und Funktion unterscheidet man drei Muskelgewebsarten:
- glatte Muskulatur
- quergestreifte Muskulatur
- quergestreifte Herzmuskulatur (Sonderform).

Glatte Muskulatur bezeichnet man auch als *Eingeweidemuskulatur*. Man findet sie z.B. in den Wänden des Magen-Darm-Traktes, der Blutgefäße und der Harnblase. Sie funktioniert *unwillkürlich*, d.h., wir können die Bewegungen dieser Muskulatur nicht durch unseren Willen steuern. Im Aufbau unterscheiden sich die Myofibrillen der glatten Muskulatur von denen der quergestreiften Muskeln durch die fehlende Querstreifung.

Die Muskelgewebszellen der **quergestreiften Muskulatur** (Abb. 4-12A) sind größer und länger als die der glatten Muskeln. Betrachtet man diese Muskelfasern durch ein Mikroskop, zeigt sich neben der durch die Myofibrillen erzeugten Längsstreifung zusätzlich eine Querstreifung. Helle und dunkle Abschnitte wechseln sich ab. Sie entstehen durch die entsprechende Anordnung von Ei-

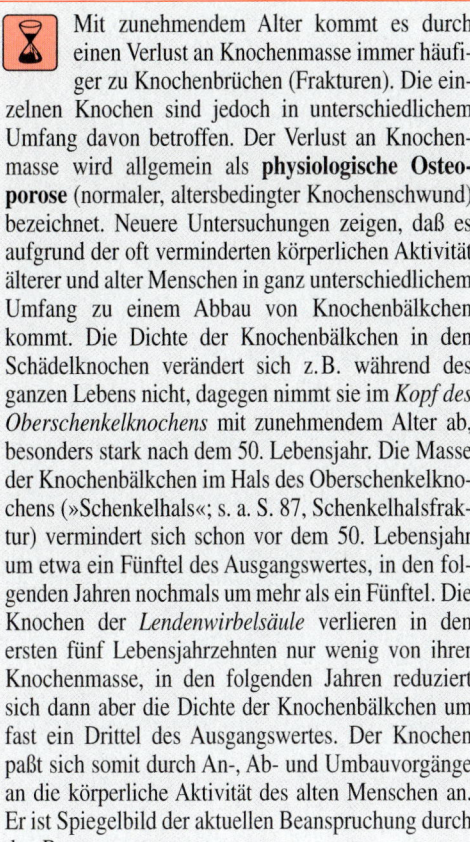

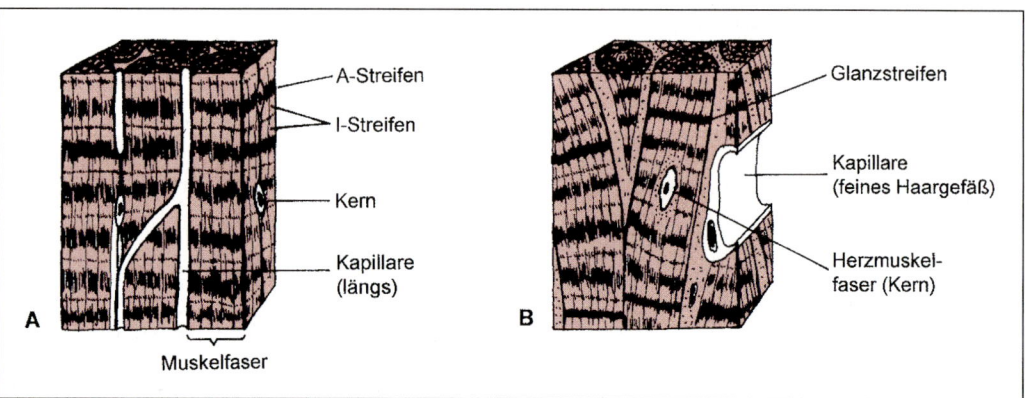

Abb. 4-12   A: Quergestreifte Skelettmuskelfaser im Längsschnitt;
B: Längsschnitt durch quergestreiftes Herzmuskelgewebe

weißmolekülen (*Aktin* und *Myosin*) in den Myofibrillen. Aktin und Myosin sind für die Muskelkontraktion verantwortlich. Im Gegensatz zur glatten Eingeweidemuskulatur funktionieren die quergestreiften Skelettmuskeln *willkürlich*, sie sind unserem Willen unterworfen. Zusammen bilden sie den **aktiven Bewegungsapparat**.
Die **quergestreifte Herzmuskulatur** (Abb. 4-12B) ist eine Sonderform der quergestreiften Muskulatur. Sie weist wie die Skelettmuskeln eine Querstreifung auf, der Zellkern ist jedoch in den einzelnen Zellen wie bei der glatten Muskulatur zentral gelegen. Die Muskelfasern bilden untereinander *Netze*. Die Kontraktionen der Herzmuskulatur sind nicht unserem Willen unterworfen, sie laufen unwillkürlich ab. Das Herz besitzt jedoch ein eigenes Erregungsleitungssystem aus spezialisierten Muskelzellen, in dem rhythmische Erregungen entstehen und an die übrigen Muskelzellen weitergeleitet werden.

Beim Prozeß des Alterns der Skelettmuskulatur überlagern sich Veränderungen, deren Ursachen in den Muskelzellen selbst zu finden sind, mit solchen, die auf Alterserscheinungen der die Muskeln versorgenden Nerven und Blutgefäße zurückzuführen sind. Diese Vorgänge führen zu einem erheblichen Verlust an Muskelmasse und Muskelkraft. Die Abstimmung der Bewegungen aufeinander verschlechtert sich, ebenso Feinmotorik, Reaktionsfähigkeit und Beweglichkeit. Mit zunehmendem Alter nimmt die Fähigkeit der Skelettmuskulatur ab, sich an körperliche Belastungen anzupassen. Die Trainierbarkeit der Muskulatur bleibt jedoch mindestens bis zum 75. Lebensjahr erhalten.

Mit zunehmendem Alter kommt es in den Herzmuskelzellen zu Ablagerung verschiedener Substanzen (u. a. des als Alterspigment bezeichneten Lipofuszin). Von den meisten Autoren wird jedoch eine dadurch bedingte Beeinträchtigung der Zellfunktion nicht für wahrscheinlich gehalten. Die Einschränkung der Herzfunktion im Alter ist in der Regel durch eine Vielzahl verschiedener krankhafter Veränderungen bedingt, die dazu führen, daß die Herzmuskelzellen nicht ausreichend versorgt werden und der Abtransport der anfallenden Stoffwechselprodukte gestört ist.

Das Nervengewebe

Nervengewebe besteht aus Nervenzellen und Gliazellen, die man auch als Stütz- und Nährzellen bezeichnet.
Nervenzellen haben
▶ die Fähigkeit zur Erregungsbildung, -leitung und -verarbeitung und
▶ können auf Reize antworten.
An einer **Nervenzelle** (*Neuron*, s. Abb. 4-13) unterscheidet man
● den Zelleib oder Zentralkörper,
● die kleinen Fortsätze (*Dendriten*) und
● den bis zu einem Meter langen Hauptfortsatz (*Axon*).
Eine große Anzahl von Axonen wird durch Bindegewebe zu Bündeln zusammengefaßt. Ein **Nerv** besteht meist aus mehreren solcher Bündel.
Die Nervenzellen bilden komplizierte Ketten und Netzwerke. Die Weiterleitung über das Axon bzw. die Dendriten erfolgt auf elektrischem Wege.

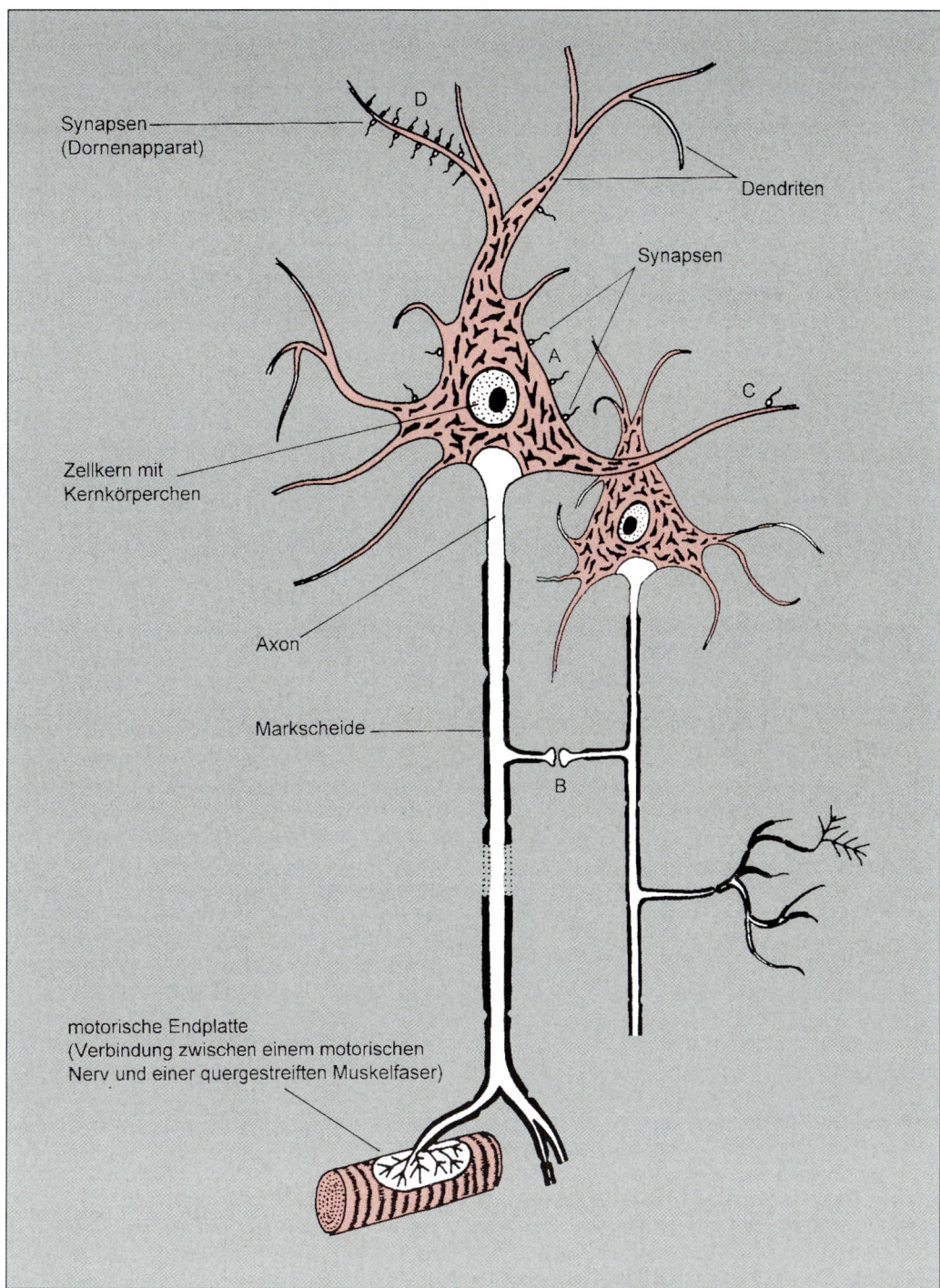

Synapsen (Dornenapparat)

Dendriten

Synapsen

Zellkern mit Kernkörperchen

Axon

Markscheide

motorische Endplatte
(Verbindung zwischen einem motorischen
Nerv und einer quergestreiften Muskelfaser)

Abb. 4-13 Schema des Aufbaus einer Nervenzelle (Neuron) mit allen Fortsätzen. A: Synapse zwischen Axon und Zentralkörper; B: Synapse zwischen zwei Axonen; C: einfache Synapsen zwischen Axon und Dendrit; D: komplexe Synapsen zwischen Axonen und Dendriten (Dornenapparat)

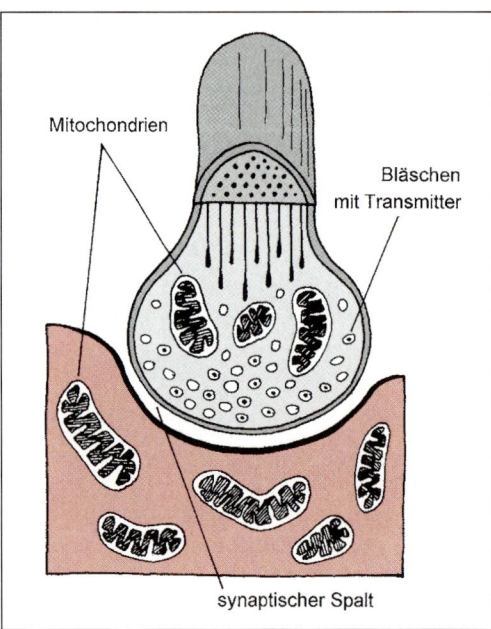

Mitochondrien

Bläschen
mit Transmitter

synaptischer Spalt

Abb. 4-14 Feinbau einer Synapse

> [Def.] Verbindungsstellen zwischen einem Axon-
> ende und einem Dendriten, Axon oder Zell-
> körper der folgenden Nervenzelle werden
> **Synapsen** (Abb. 4-14) genannt.

Das Axonende ist kolbig erweitert. Die Erregungsübertragung von einer Nervenzelle zur nächsten erfolgt durch
einen chemischen Überträgerstoff *(Transmitter)*, der an
den feinen Endverzweigungen des Axons in den schmalen synaptischen Spalt zwischen Axon und der mit ihm in
Verbindung stehenden Zelle freigesetzt wird. Er ist zuvor
in kleinen Bläschen im Synapsenköpfchen gespeichert.
Der Transmitter wird schließlich an speziellen Auffangorganen (Rezeptoren) der Zelloberfläche der folgenden
Nervenzelle gebunden. Es gibt erregende, aber auch
hemmende Überträgerstoffe. Beispiele zweier häufig
vorkommender Transmitter sind *Azetylcholin* und *Noradrenalin*. Auf diese Weise kann eine an einer Stelle

auftretende Erregung in vielfältiger Weise weiterverar-
beitet und zu einem Erfolgsorgan geleitet werden. Auch
Muskel- oder Drüsenzellen können Erfolgsorgane eines
Axons sein.

> [Def.] Eine Synapse, an der eine Erregungsübertra-
> gung zwischen Nervenzelle und Muskel statt-
> findet, bezeichnet man als **motorische End-
> platte** (vgl. S. 81).

Neurogliazellen erfüllen die Aufgaben des Bindegewebes im Nervensystem. Sie stützen das Nervengewebe, dienen dem Stoffaustausch und haben eine
wichtige Aufgabe beim Abbau kranken Gewebes und
der anschließenden Narbenbildung. Weiterhin sind
Gliazellen für die Ernährung der Nervenzellen von
Bedeutung.
Zu den Hüllzellen gehören auch die **Markscheiden**,
die bei peripheren Nerven von *Schwann-Zellen* gebildet
werden. Die von ihnen umgebenen Nervenfasern werden
so gegeneinander isoliert, um die Erregungsübertragung
zu beschleunigen. Markhaltige Fasern leiten die Erregung schneller weiter als marklose Fasern. Die Nerven-
leitgeschwindigkeit markhaltiger Fasern kann bis zu
120 m/s betragen, die der marklosen Fasern liegt nur bei
ca. 1 m/s.

> [⧗] Die Abnahme des Gehirngewichtes im Alter
> ist zum großen Teil durch einen Substanzver-
> lust der weißen Leitungsbahnen und nur in
> geringem Maße durch die Abnahme der grauen Sub-
> stanz (Nervenzellen) bedingt. Bestimmte Nerven-
> zellen werden mit zunehmendem Alter kleiner.
> Andere Nervenzellen (z.B. die der Sehrinde) zeigen
> dagegen hinsichtlich ihrer Größe nur gering-
> gradige Veränderungen. Die Anzahl der Nervenzellen
> in der Hirnrinde bleibt auch im Alter nahezu unver-
> ändert, jedoch findet man eine altersabhängige
> Abnahme der Synapsenzahl. Altersabhängige Ver-
> änderungen finden sich auch bei verschiedenen
> Transmitterstoffen (z.B. beim Azetylcholin und beim
> Noradrenalin).

Grundbegriffe der Krankheitslehre

Der Versuch, den Begriff der Krankheit zu definieren,
fällt nicht leicht. Man geht dabei von der einleuchtenden
Überlegung aus, daß sich Krankheit und Gesundheit gegenseitig ausschließen. Was versteht man aber unter dem
Begriff Gesundheit?

Die *WHO* (**W**orld **H**ealth **O**rganisation, Weltgesundheitsorganisation) hat **Gesundheit** und **Krankheit** folgendermaßen definiert:

»Gesundheit beschreibt einen Zustand völligen körperlichen, seelischen und sozialen Wohlbefindens.«
»Krankheit ist eine Störung des Gleichgewichts der Körperfunktionen, die einhergeht mit verminderter Leistungsfähigkeit, Herabsetzung des Lebensgenusses und mit seelischen Belastungen«.

Diese Definitionen der Begriffe Krankheit und Gesundheit sind sehr weit gefaßt. Von Kritikern wird vor allem angeführt, daß ein Zustand völligen sozialen Wohlbefindens wohl sehr selten zu erreichen ist. Eine etwas engere Definition ist die Beschreibung der Krankheit als das »Vorhandensein von subjektiv empfundenen und/oder objektiv feststellbaren körperlichen, geistigen oder seelischen Veränderungen bzw. Störungen«. Betrachtet man den Menschen als ein ganzheitliches Wesen, bei dem sich Körper und Seele (Geist) nicht voneinander trennen lassen, so kann man Krankheit auch als **Kommunikationsstörung zwischen den biologischen, psychischen (seelischen) und sozialen Vorgängen** auffassen.

 Ist es schon nicht leicht, den Begriff der Krankheit exakt und umfassend zu definieren, tritt im Alter noch die Schwierigkeit hinzu, Alterserscheinungen von Krankheiten zu unterscheiden. Altern ist keine Krankheit. Im höheren Alter nimmt jedoch die Zahl der körperlichen Beeinträchtigungen und Krankheiten zu. Typisch für den alten Kranken (oder kranken Alten) ist das Auftreten mehrerer Erkrankungen, die auf vielfältige Weise ineinandergreifen. Häufig rufen sie neben den körperlichen Funktionsstörungen noch seelische Veränderungen hervor.

Alterungsprozesse, Krankheiten und Behinderungen führen zunehmend zu Beeinträchtigungen im Alltag.

Krankheitsursachen

Krankheiten verändern die Funktion einzelner Organe oder des gesamten Organismus. Das Krankheitsgeschehen wird in der Regel durch mehrere ursächliche Faktoren ausgelöst. Krankheiten sind nie rein körperlich bzw. rein seelisch bedingt. Geist und Körper stehen in vielfältiger Weise miteinander in Kontakt, so daß bei der Krankheitsentstehung immer biologische, psychische und soziale Faktoren mitwirken.

Üblicherweise hat man bislang die Krankheitsursachen in zwei Gruppen eingeteilt (s. Tab. 4-3):
- die im Körper selbst entstandenen oder aus der Anlage des Körpers hervorgegangenen (endogenen, genetischen) Ursachen und
- die durch äußere Einflüsse hervorgerufenen (exogenen) Ursachen.

Endogene Ursachen sind Informationsstörungen. Die Erbinformation einer Zelle weist Fehler auf. Solche Änderungen der Basenabfolge in der DNS *(Mutationen)* können, wenn sie in Keimzellen auftreten, zu Erbkrankheiten führen.

Exogene Krankheitsursachen entstehen nicht im Körper selbst, sondern wirken von außen auf ihn ein.

Eine wichtige Gruppe der exogenen Krankheitsursachen bilden die **belebten Krankheitserreger**. Hierunter versteht man Bakterien, Viren, Pilze, Einzeller und Vielzeller (z.B. Würmer) sowie die von ihnen produzierten Gifte.

Weitere exogene Krankheitsursachen sind *Verletzungen, Strahlungen* und *Elektrizität.* Radioaktive Strahlung

Tab. 4-3 Verschiedene Krankheitsursachen

Endogene Ursachen	Exogene Ursachen
• gestörte Erbinformation (z.B. durch Mutation oder Chromosomenfehlverteilung während der Reduktionsteilung der Samenzellen)	• belebte Krankheitserreger (Bakterien, Viren, Pilze, Einzeller, Vielzeller; Giftstoffe dieser Erreger) • Verletzungen • fehlerhafte Nahrungszufuhr • Veränderungen der Temperatur (Hitze, Kälte) • chemisch-toxische Substanzen • Strahlen • Elektrizität • psychosoziale Faktoren

schädigt den menschlichen Körper in unterschiedlichem Umfang. Am strahlenempfindlichsten sind Zellen, die sich häufig teilen, wie z. B. Blutstammzellen, Stammzellen der männlichen Samenzellen und Zellen der Darmschleimhaut. Auch eine falsche Anwendung der Elektrizität kann zu Krankheitserscheinungen führen. Begrenzte örtliche Auswirkungen sind Gewebszerstörungen (Verbrennungen). Schwerwiegender sind jedoch die Folgen für das Reizleitungssystem des Herzens – Herzrhythmusstörungen bis hin zum Herzstillstand.

Durch Hitze bzw. Kälte, d. h. *Veränderungen der Temperatur,* hervorgerufene Erkrankungen sind z. B. Hitzschlag, Verbrennungen und Erfrierungen.

Häufig sind es auch *chemische Substanzen,* die Krankheiten verursachen. In diese Gruppe gehören Chemikalien wie Säuren und Laugen, die u. a. Verätzungen hervorrufen können, aber auch Drogen. Eine falsche Dosierung von Medikamenten kann ebenfalls den Organismus schädigen.

Folgen einer *fehlerhaften Nahrungszufuhr* können Übergewicht, Abmagerung oder Mangelerscheinungen (z. B. ein Vitaminmangel) sein.

Die auf den Körper einwirkenden exogenen Krankheitsursachen bewirken in der Regel nicht nur körperliche Veränderungen (z. B. Entzündungserscheinungen oder Tumorbildung), sie beeinflussen auch die Psyche (Seele) und das soziale Leben des betroffenen Menschen. Umgekehrt können auch *seelische Probleme* zu körperlichen Krankheitssymptomen führen. So kommt es z. B. durch Streß im Beruf oder Schwierigkeiten in der Familie bei manchen Menschen zur Bildung von Magengeschwüren. Bei den meisten der sog. Körperkrankheiten ist ein solcher Zusammenhang jedoch nicht so offensichtlich. Die folgenden Beispiele sollen verdeutlichen, wie biologische, psychische und soziale Faktoren bei der Krankheitsentstehung ineinandergreifen:

● Ein alleinstehender alter Mensch ist im Winter bei schlechtem Wetter in seinen sozialen Kontakten stark eingeschränkt. Das düstere Wetter und die Perioden langer Dunkelheit verstärken seine depressive Stimmungslage. Diese beeinflußt auch seine Körperabwehr. Nach einem Kontakt mit Grippeviren können sich die Erreger infolge des geschwächten Immunsystems im ganzen Körper ausbreiten.

● Bei jungen Frauen kommt es einige Tage vor dem Einsetzen der Monatsblutung durch die beginnende Hormonumstellung (Absinken des Spiegels an Östrogen und Progesteron) zu einem Abfall der Körpertemperatur um ca. 0,5° C, was mit einem Gefühl des Fröstelns einhergehen kann. Die Hormonumstellung beeinflußt auch das Zentralnervensystem und die Psyche (Seele).

Viele Frauen neigen in dieser Zeit zu Stimmungsschwankungen. Der Kreislauf ist labil. Es wird vermehrt Flüssigkeit in das Gewebe eingelagert, was zu einer Gewichtszunahme führt. Zahlreiche Frauen klagen über ein Spannungsgefühl in den Brüsten. Durch die Verbindung zwischen Hormonsystem, Zentralnervensystem und Körperabwehr kommt es gleichzeitig auch zu einer erhöhten Infektanfälligkeit. Pilze, Viren und Bakterien haben eine größere Chance, sich ungehindert im Körper auszubreiten.

Krankheitszeichen und -verläufe

Die Zeichen einer Krankheit nennt man **Symptome.**

Allgemeine Krankheitszeichen kommen bei vielen verschiedenartigen Erkrankungen vor (z. B. Fieber, Blässe, Müdigkeit, Schweißausbruch). Andere Symptome sind typisch für eine bestimmte Krankheit. Die sogenannte Himbeerzunge ist z. B. ein klassisches Zeichen beim Scharlach, einer Infektionskrankheit.

Krankheiten können einen leichten oder schweren Verlauf nehmen. Manche halten nur kurz an, andere erstrecken sich über Monate oder Jahre. **Akute Krankheiten** treten plötzlich auf und gehen oft mit heftigen Symptomen einher. **Chronische Erkrankungen** beginnen in der Regel schleichend und ziehen sich über einen längeren Zeitraum hin.

Eine Krankheit endet mit der **Heilung** des Patienten oder – im ungünstigen Fall – mit dessen **Tod**. Bei der Heilung unterscheidet man die *völlige Wiederherstellung* der Funktion des betroffenen Körperteils oder des ganzen Organismus von der *Defektheilung*. Hierbei bleibt als Folge der Erkrankung ein Defekt (z. B. eine Lähmung nach einem Schlaganfall) bestehen. Krankheiten, die mit ausgeprägten Defekten abheilen, bezeichnet man auch als *Leiden*.

Flammt eine Erkrankung nach völliger Abheilung wieder auf, nennt man dies einen Rückfall (**Krankheitsrezidiv**).
Ein zeitweiliges Zurückgehen der Krankheitserscheinungen bei einer Erkrankung bezeichnet man als **Remission**.

Obwohl sich die Krankheitszeichen bei der Remission vorübergehend zurückbilden, besteht die Erkrankung an sich jedoch weiter. Es kann z. B. bei einer Krebserkrankung zu einer Remission kommen, wenn die Krankheit chemotherapeutisch behandelt wurde.

Entzündungen

> **Def.** Unter einer **Entzündung** versteht man eine – in der Regel begrenzte – Abwehrreaktion des Körpers auf eine Schädigung.

Diese Schädigung kann auf ganz verschiedene krankheitserregende Ursachen zurückgehen. Häufig sind es Krankheitskeime (Bakterien, Viren etc.), aber auch Fremdkörper, Strahlen oder Hitzeeinwirkungen können Entzündungserscheinungen hervorrufen. Entzündungen können in jedem Organ des Körpers auftreten.

Als **klassische Merkmale** einer Entzündung kennt man
- die Schwellung,
- die Rötung,
- die Erwärmung des betroffenen Gebietes,
- den Schmerz und
- die sich durch die Schädigung ergebende gestörte Funktion.

Entzündungen bestimmter Organe bzw. Organsysteme kennzeichnet man meist durch die Endung »-itis«. So bezeichnet man eine Entzündung der Haut als Dermatitis (von derma [griech.]: Haut), eine Leberentzündung als Hepatitis (von hepar [griech.]: Leber), eine Entzündung der Harnblase als Zystitis (von kystis [griech.]: Blase).

Allgemeinsymptome einer Entzündung sind
▶ Fieber,
▶ ein schneller Puls (Tachykardie),
▶ eine Vermehrung der weißen Blutkörperchen (Leukozytose) und
▶ eine beschleunigte Blutkörperchensenkungsgeschwindigkeit (BSG).

Nach der Art der Flüssigkeit, die als entzündliche Reaktion aus den kleinsten Blutgefäßen des betroffenen Gebietes ausgeschieden wird, unterscheidet man verschiedene **Entzündungsformen**:
- seröse Entzündung
- serös-schleimige (katarrhalische) Entzündung
- fibrinöse Entzündung
- eitrige Entzündung

Eine eitrige Entzündung wird meist durch Bakterien hervorgerufen. Eiter enthält daher neben weißen Blutkörperchen und Gewebstrümmern auch Bakterien. Er kann dick- oder dünnflüssig sein. Die Farbskala reicht von Grauweiß über Gelb bis Gelbgrün.

Eine besondere Form der eitrigen Entzündung ist der **Abszeß**. Durch Einschmelzung des geschädigten Gewebes bildet sich eine Höhle, in der sich der Eiter ansammelt.

Abszesse werden meist durch eine bestimmte Bakterienart (Staphylokokken) hervorgerufen.

Unter einer **Sepsis** versteht man eine Allgemeininfektion des Körpers. Von einem Entzündungsherd irgendwo im Körper werden ständig Krankheitskeime (Bakterien, Pilze) an das Blut abgegeben und weitertransportiert. Der Organismus ist in diesem Fall aufgrund einer Abwehrschwäche nicht in der Lage, die Keime unschädlich zu machen. Eine Sepsis kann mit Schüttelfrost und hohem Fieber einhergehen.

Tumoren

> **Def.** Der Begriff **Tumor** bezeichnet im weitesten Sinne jede umschriebene Anschwellung, z.B. durch eine akute oder chronische Entzündung oder durch Flüssigkeitseinlagerungen in das betroffene Gewebe. Im engeren Sinne versteht man darunter eine Geschwulst, die durch unkontrolliertes Wachstum körpereigener Zellen entsteht.

Die Gewebsvermehrung hält auch dann an, wenn der das Wachstum auslösende Reiz nicht mehr vorhanden ist. Tumoren gehen von einem Muttergewebe aus. Dies ist das Gewebe, dem die Tumorzellen vor ihrer Entartung angehört haben. Die Unterscheidung in gutartige *(benigne)* und bösartige *(maligne)* Tumoren trifft man im Hinblick auf das den Tumorträger erwartende Schicksal. Gutartige Neubildungen verursachen nur in Ausnahmefällen den Tod des Patienten, bösartige Geschwülste jedoch in der Regel, sofern der Tumor nicht radikal entfernt wurde.

Charakteristische Merkmale **gutartiger Tumoren** (s. Tab. 4-4) sind das relativ langsame Wachstum, das verdrängende Wachstum und das Vorkommen von Zellen, die sich nicht oder nur wenig von denen des Muttergewebes unterscheiden. Gutartige Tumoren sind oft scharf begrenzt. Sie wachsen nicht in das umgebende gesunde Gewebe (oder in Blutgefäße) ein, drängen es aber an den Rand, so daß sich eine sogenannte *Geschwulstkapsel* bildet. Aus dieser Kapsel, die aus gesundem Gewebe besteht, läßt sich ein solcher Tumor leicht herausschälen. Gutartige Tumoren können, obwohl sie langsam wachsen, sehr groß werden. Dadurch können sie auf das umgebende Gewebe Druck ausüben, was unter Umständen (z.B. im Gehirn) schwerwiegende Schäden hervorruft. Solche gutartigen Tumoren sollten möglichst frühzeitig entfernt werden. Eines der wichtigsten Unterscheidungsmerkmale zu bösartigen Tumoren ist die fehlende Metastasierung (s. u.). Ein gutartiger Tumor metastasiert nie!

Tab. 4-4 Merkmale gutartiger und bösartiger Tumoren

Gutartige Tumoren	Bösartige Tumoren
● oft scharf begrenzt	● unscharf begrenzt
● verdrängendes Wachstum	● wächst in umgebendes Gewebe
● besitzt oft eine Geschwulstkapsel aus gesundem Gewebe	● zerstörendes Wachstum
● wächst relativ langsam	● wächst meist schnell
● Zellen ähneln stark dem Muttergewebe	● atypische Zellen
● keine Bildung von Tochtergeschwülsten (Metastasen)	● Tochtergeschwulstbildung (Metastasierung)

Bösartige Tumoren sind unscharf begrenzt. Sie wachsen in das sie umgebende Gewebe ein und zerstören es. Auch vor den Wänden der Blut- und Lymphgefäße machen bösartige Tumoren nicht halt. Sie dringen in die Lichtung der Gefäße ein. Geschwulstzellen werden so mit dem Blut und/oder der Lymphe verschleppt, bleiben dann in anderen Organen hängen, wo sie weiterwachsen und Tochtergeschwülste (**Metastasen**) bilden. Man bezeichnet eine Metastasenbildung, die auf dem Blutweg erfolgt, als hämatogene Metastasierung. Geschieht dies über das Lymphgefäßsystem, spricht man von einer lymphogenen Metastasierung. Ein Tumor kann jedoch auch durch direktes Einwachsen in Nachbarorgane Tochtergeschwülste bilden. Maligne Tumoren wachsen relativ schnell. Ihre Zellen ähneln nur noch entfernt denen des Muttergewebes. Solche Zellen bezeichnet man als atypisch.

Eine Geschwulst kennzeichnet man durch die Endung »-om«. So wird z. B. ein vom Fettgewebe ausgehender Tumor als Lipom (von lipos [griech.]: Fett) bezeichnet. Bösartige Tumoren, die vom Epithelgewebe ausgehen, nennt man Karzinome (»Krebs«). Von einem Sarkom spricht man, wenn aus Stütz-, Muskel- oder Nervengewebe ein bösartiger Tumor entsteht. So bezeichnet man eine vom Muskelgewebe ausgehende bösartige Geschwulst als Myosarkom, einen vom Plattenepithel ausgehenden malignen Tumor nennt man Plattenepithelkarzinom. Geschwülste haben keine einheitliche Ursache. Es gibt eine ganze Reihe von Faktoren, die zur Entstehung von Tumoren führen oder beitragen können. Man nennt solche Faktoren *karzinogene* oder *onkogene Faktoren*. Bei vielen Tumoren ist die Ursache jedoch heute noch immer unbekannt.

– Bekannte **exogene** (von außen kommende) **Faktoren** sind ionisierende Strahlen, bestimmte Viren und eine Reihe chemischer Substanzen. So wurden zum Beispiel durch das früher gebräuchliche Röntgenkontrastmittel Thorotrast (ein langlebiger α-*Strahler*) vermehrt Leber- und Gallengangskarzinome hervorgerufen. Den mit dem Zigarettenrauch inhalierten *Teerprodukten*

kommen bei der Entstehung des Lungenkrebses große Bedeutung zu. Durch *Viren* erzeugte Geschwülste sind Warzen und bestimmte Papillome (gutartige Tumoren, die vom Oberflächenepithel ausgehen). Höchstwahrscheinlich spielen Papillomaviren (HPV) bei der Entstehung des Gebärmutterhalskrebses eine große Rolle. Auch auf dem Boden chronischer Entzündungen, wie etwa eine Helicobacter-pylori-Gastritis (s. S. 274 f), können maligne Tumoren entstehen.

– Die **endogene** (von innen kommende) **Bereitschaft,** an bestimmten Tumoren zu erkranken, kann vererbt werden. Es gibt beispielsweise Formen von Brustkrebs, die familiär gehäuft auftreten. Auch ein Zuviel an bestimmten Hormonen kann in Abhängigkeit vom Lebensalter das Auftreten mancher Tumoren beeinflussen. So ist das Wachstum von Adenomen und Karzinomen der Gebärmutterschleimhaut, der Brust und der Prostata (Vorsteherdrüse) oft hormonabhängig.

Die Häufigkeit vieler bösartiger Tumoren nimmt mit dem Alter zu. Typische »*Alterstumoren*« sind etwa das Prostatakarzinom (s. S. 234), das Vulvakarzinom (s. S. 243), das Endometriumkarzinom des Gebärmutterkörpers s. S. 243 f, das Larynxkarzinom (Kehlkopfkrebs, s. S. 177) und das Bronchialkarzinom (s. S. 177 f). Unter diesen Tumoren sind jedoch auch einige, bei denen eine Früherfassung und rechtzeitige Therapie gute Heilungschancen bietet.

Symptome, die den Verdacht auf einen bösartigen Tumor lenken sollten, sind **Störungen des Allgemeinbefindens,** wie

● Abgeschlagenheit, Leistungsminderung
● Appetitlosigkeit, Abneigung gegen bestimmte Speisen
● größerer Gewichtsverlust innerhalb kürzerer Zeit
● Fieber, Nachtschweiß

bei Blutuntersuchungen auch

● eine erhöhte BKS (Blutkörperchensenkungsgeschwindigkeit)
● eine Leukozytose (erhöhte Zahl an weißen Blutkörperchen)

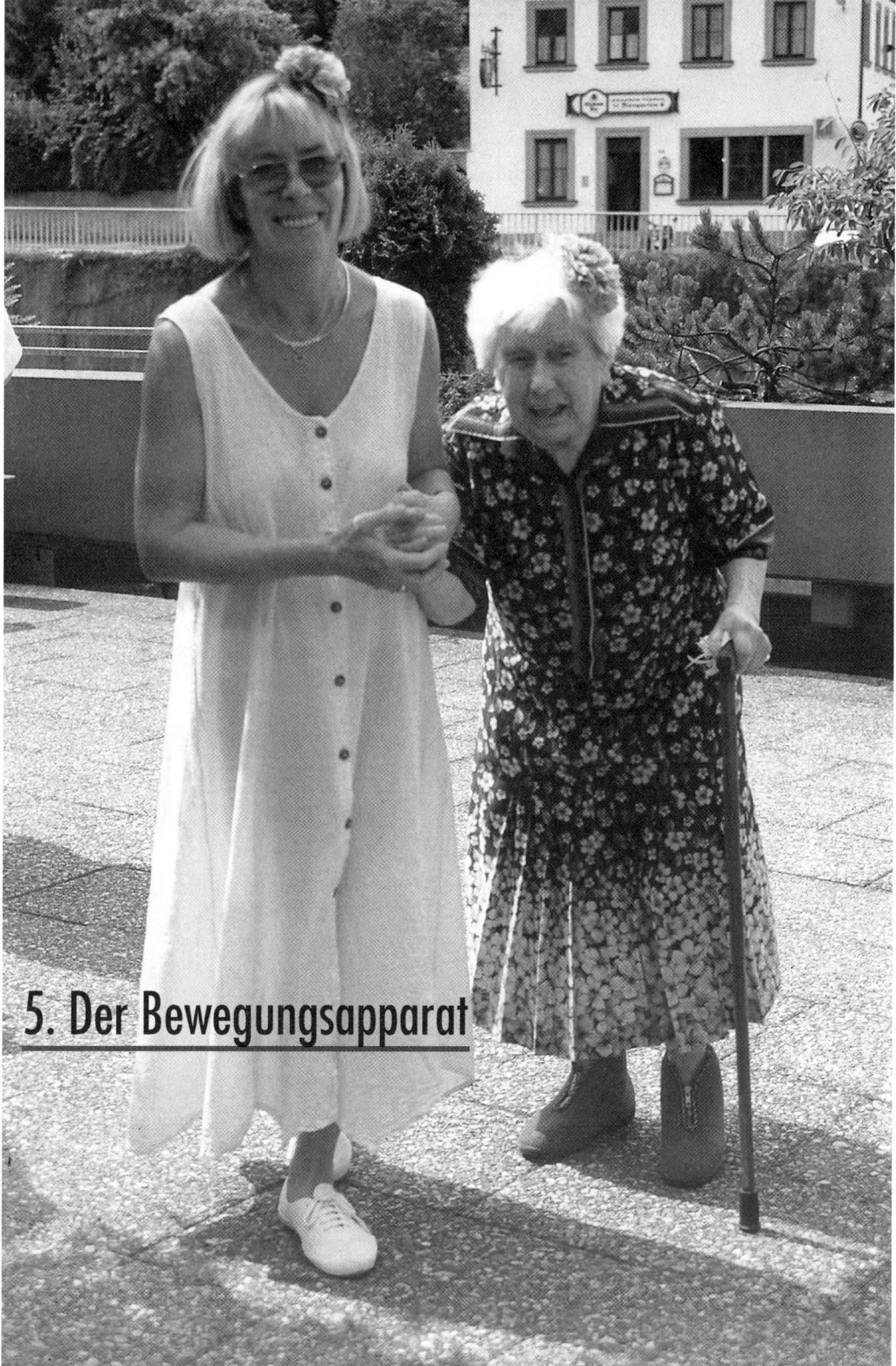

5. Der Bewegungsapparat

Medizinische Grundlagen

Pflege

LOTTE HABERMANN-HORSTMEIER

ANGELA DÜHRING

Medizinische Grundlagen

LOTTE HABERMANN-HORSTMEIER

Mehr als 200 Knochen bilden das Skelett des erwachsenen Menschen. Man bezeichnet sie als den *passiven* *Bewegungsapparat*. An ihnen setzen die Muskeln, der *aktive Bewegungsapparat*, an.

Knochen und Gelenke

Knochenarten

Die Knochen des menschlichen Skelettes unterscheiden sich – bedingt durch ihre verschiedenen Aufgaben – in Größe und Form.
Es gibt
- lange Knochen
- flache oder platte Knochen
- kurze Knochen
- lufthaltige Knochen

◆ Lange Knochen
Lange Knochen werden auch als Röhrenknochen bezeichnet (Abb. 5-1). Sie bestehen aus einem mittleren Teil, dem *Schaft* und den beiden verdickten *Enden*. Im Inneren des Schaftes befindet sich die *Markhöhle*, die beim Erwachsenen das gelbe Knochenmark (Fettmark) enthält. Bei Kindern findet man dagegen hier noch rotes, blutbildendes Knochenmark. Massives Knochenmaterial, die *Knochenrinde*, umhüllt die Markhöhle. Die Enden eines Röhrenknochens bestehen aus Knochenbälkchen, die sich entsprechend der Beanspruchung des Knochens zu einem schwammartigen Maschenwerk anordnen. Zwischen den Knochenbälkchen befindet sich auch im Erwachsenenalter rotes Knochenmark. Im Wachstumsalter liegt zwischen Schaft und verdicktem Ende des Röhrenknochens die knorpelige *Epiphysenfuge*, von der das Längenwachstum ausgeht (s. S.50f.). Röhrenknochen werden – wie alle Knochen – von einer Knochenhaut, dem *Periost*, umkleidet. Diese Haut ist reich an Blut- und Lymphgefäßen. Sie ziehen vom Periost aus in das Knocheninnere und versorgen den Knochen mit Nährstoffen. Zu den Röhrenknochen des menschlichen Skelettes zählen die Knochen der Extremitäten: der Oberarmknochen, die Unterarmknochen Elle und Speiche, der Oberschenkelknochen sowie die Unterschenkelknochen Schienbein und Wadenbein.

◆ Flache Knochen
Sie bestehen aus zwei stabilen Platten kompakten Knochenmaterials, zwischen denen sich Knochenbälkchen befinden. Die Zwischenräume dieses schwammartigen Maschenwerkes enthalten reichlich rotes Knochenmark. Beispiele für flache (platte) Knochen sind das Schulterblatt, das Brustbein und die Hüftknochen.

Da die Hüftknochen und das Brustbein von außen leicht zugänglich sind, sind sie bevorzugte Punktionsorte zur Gewinnung von Knochenmark. Solche Knochenmarkspunktionen werden in speziellen Fällen zur Beurteilung von Blutkrankheiten (z.B. bei Leukämien) durchgeführt.

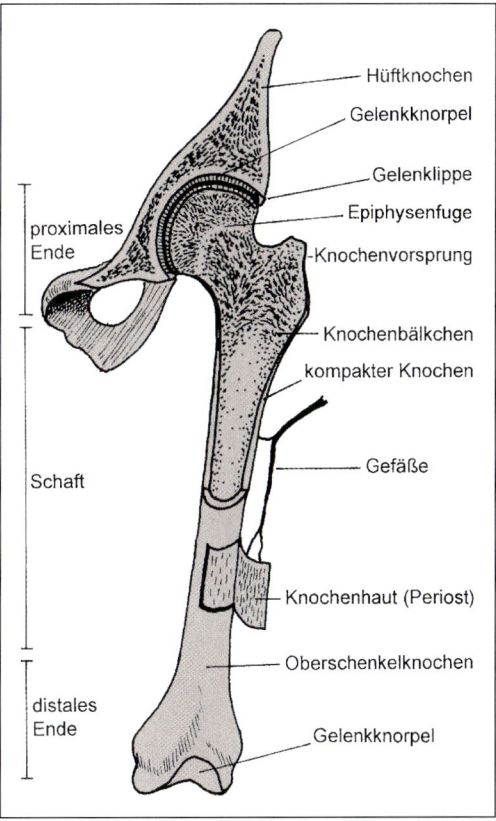

Abb. 5-1 Längsschnitt durch einen Röhrenknochen

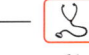

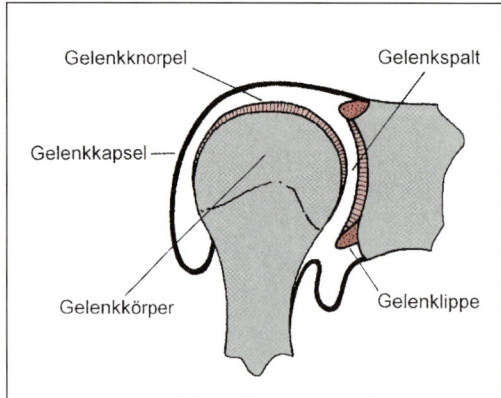

Abb. 5-2 Längsschnitt durch ein Gelenk (Beispiel: Schultergelenk)

◆ **Kurze Knochen**

Sie sind meist würfelförmig. Eine äußere Schicht Knochenrinde umgibt ein Maschenwerk aus Knochenbälkchen im Inneren. Im Gegensatz zu platten Knochen können kurze Knochen in alle drei Richtungen (Länge, Breite und Tiefe) wachsen. Zu den kurzen Knochen zählen Hand- und Fußwurzelknochen.

◆ **Lufthaltige Knochen**

Sie sind meist unregelmäßig geformt. In ihrem Inneren findet man mit Luft gefüllte, von einer Schleimhaut ausgekleidete Hohlräume. Beispiele lufthaltiger Knochen sind das Stirnbein (mit den Stirnhöhlen) und der Oberkieferknochen (mit den Kieferhöhlen).

Knochenverbindungen

Die Knochen des Skeletts stehen miteinander über feste und bewegliche Knochenverbindungen in Kontakt.

◆ **Haften**

 Haften sind feste Verbindungen zwischen zwei oder mehreren Knochen.

Man unterscheidet drei Formen der Haft. Die **Bandhaft** ist eine Verbindung zweier oder mehrerer Knochen durch Bindegewebe. Man findet sie z.B. als Zwischenknochenhaut zwischen den Unterarmknochen Elle und Speiche. Werden Knochen durch Knorpelgewebe fest miteinander verbunden, spricht man von einer **Knorpelhaft.** Beispiel hierfür ist der Schamfugenknorpel *(Symphyse)*, der die beiden Schambeine miteinander verbindet. Die **Knochenhaft** ist die festeste Verbindung

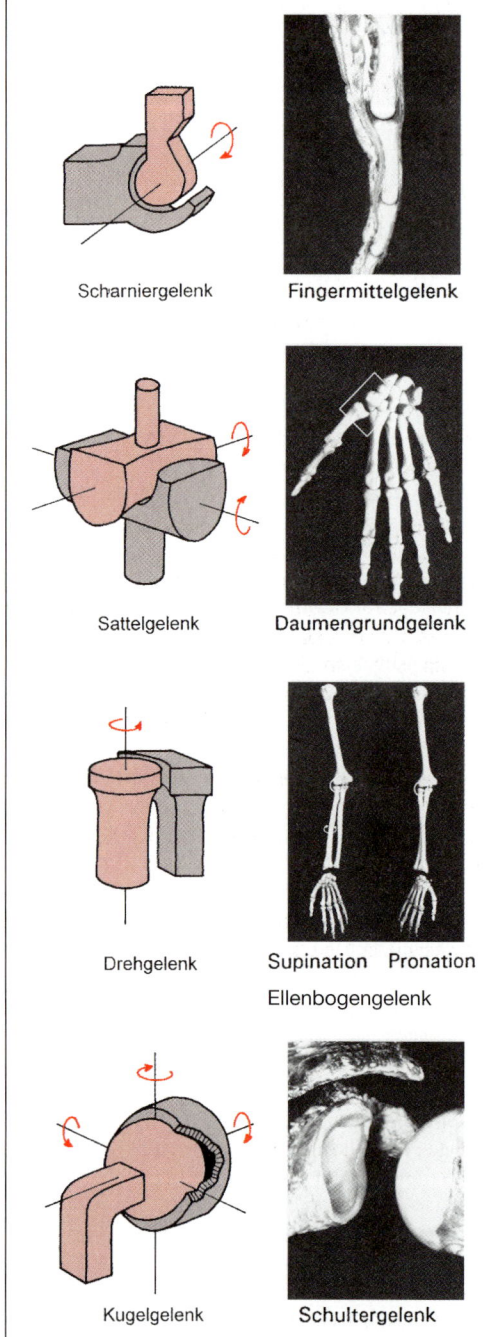

Abb. 5-3 Verschiedene Gelenkformen. Die Pfeile bei den schematischen Darstellungen deuten die Bewegungsrichtungen der Gelenke an. (Abb. rechts aus: Rohen JW, Yokochi C, Lütjen-Drecoll E. Anatomie des Menschen. 4. Aufl. Stuttgart, New York: Schattauer 1998)

zwischen zwei Knochen. Hier werden Knochen durch Knochengewebe miteinander verbunden. Eine solche Knochenhaft findet man am Hüftknochen zwischen den drei Teilen Schambein, Sitzbein und Darmbein.

◆ **Gelenke**

> Ein **Gelenk** (Abb. 5-2) ist eine bewegliche Verbindung zwischen zwei oder auch mehreren Knochen.

Die gegeneinander beweglichen Knochenteile bezeichnet man als *Gelenkkörper*. Oft haben sie die Form eines annähernd kugelförmigen *Gelenkkopfes* und einer entsprechend ausgehöhlten *Gelenkpfanne*. Die Gelenkkörper sind im Gelenkbereich meist von Knorpel überzogen. Den Zwischenraum zwischen den Gelenkkörpern bezeichnet man als *Gelenkspalt*. Er enthält die Gelenkschmiere, eine klare Flüssigkeit, die dem Hühnereiweiß ähnelt. Sie schmiert die Gelenkkörper und ernährt den Gelenkknorpel. Außen ist das Gelenk von einer Gelenkkapsel umgeben, die in der Nähe der überknorpelten Fläche an den Gelenkkörpern befestigt ist.

Nicht immer passen die Enden der Gelenkkörper genau aufeinander. Verschiedene Gebilde aus Bindegewebe und Knorpel versuchen dies auszugleichen. So gibt es z.B. die sog. *Zwischenscheiben*, den Diskus und den Meniskus. Ein *Diskus* besitzt die Form einer Scheibe. Er unterteilt einen Gelenkspalt vollständig. Beim Menschen findet man einen solchen Diskus z.B. im Kiefergelenk. Auch die Zwischenwirbelscheiben (»Bandscheiben«) sind Diszi. Der halbmondförmige *Meniskus* unterteilt den Gelenkspalt nur unvollständig. Im Kniegelenk findet man zwei dieser Menisken.

Ist eine Gelenkpfanne im Verhältnis zum Gelenkkopf zu klein, kann die Gelenkfläche durch einen Randwulst vergrößert werden. Solche *Gelenklippen* kommen beispielsweise am Schultergelenk vor.

Gelenkkapseln werden oft durch *Bänder* verstärkt. Bänder können die Bewegungsmöglichkeiten eines Gelenkes hemmen oder in eine bestimmte Richtung lenken. *Gleit-* und *Schleimbeutel* vermindern die Reibung von Muskeln und Sehnen am Knochen. Sie stehen oft mit dem Gelenkspalt in Verbindung und vergrößern so den Gelenkraum.

Nach der Form ihrer Gelenkkörper unterscheidet man (Abb. 5-3):

● Scharniergelenke
● Drehgelenke
● Sattelgelenke
● Eigelenke
● Kugelgelenke

> Mit zunehmendem Alter findet man in den Gelenken immer häufiger Schäden an den überknorpelten Flächen der Gelenkkörper. Der gefäßlose Knorpel büßt einen Teil seiner Elastizität ein. Solche Abnutzungserscheinungen treten am häufigsten in den am stärksten beanspruchten Gelenken (v. a. Knie- und Hüftgelenke) auf. An den Knorpelrändern kann es zu Wucherungen kommen. In diese Wucherungen können Knochenbildungszellen einwandern und den Knorpel zu Knochen umwandeln. Solche Knochenneubildungen wirken sich meist hemmend auf die Beweglichkeit des betroffenen Gelenkes aus (häufig an den kleinen Wirbelgelenken!).

Das Skelettsystem

Das Skelettsystem ist Teil des menschlichen Bewegungsapparates. Die Knochen des Skelettes bilden zusammen mit den Gelenken den *passiven Bewegungsapparat*.

Der Körper des Menschen gliedert sich in

● den Kopf,
● den Stamm und
● die daran ansetzenden Gliedmaßen (Extremitäten).

Knöcherne Grundlage des **Kopfes** ist der Schädel. Das Skelett des **Körperstamms** bilden Wirbelsäule, Rippen und Brustbein. Die Rippen setzen an der Brustwirbelsäule an und formen zusammen mit dem Brustbein den Brustkorb. Vom Körperstamm gehen die **Gliedmaßen** aus. Arme und Beine gleichen sich in ihrer

Gliederung. Zur oberen Extremität gehören der Schultergürtel, der Oberarmknochen, die beiden Unterarmknochen und die Knochen der Hand. Entsprechend gliedert man die Knochen der unteren Extremität in den Beckengürtel, den Oberschenkelknochen, die beiden Unterschenkelknochen und die Fußknochen.

Die Wirbelsäule

Die stützende Achse des Körperstamms ist die Wirbelsäule (*Columna vertebralis*, Abb. 5-4). An ihr setzen die Rippen des Brustkorbes an, sie trägt den knöchernen Schädel. Der untere Teil der Wirbelsäule, das Kreuz-

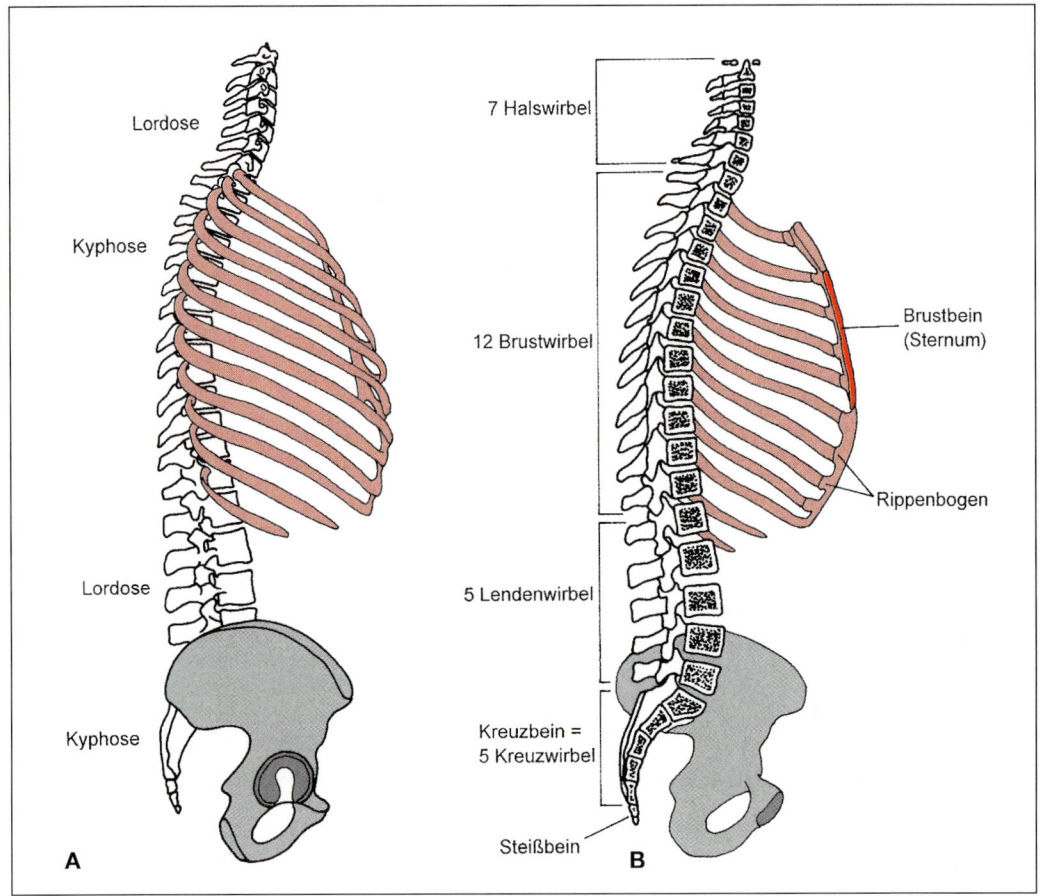

Abb. 5-4 Die Wirbelsäule. A: Krümmungen der Wirbelsäule (Lordosen und Kyphosen); B: Längsschnitt durch die Wirbelsäule

bein, ist Teil des Beckengürtels und überträgt die Last des Rumpfes auf Becken und Beine. Im Inneren der Wirbelsäule, dem Wirbelkanal, verläuft geschützt das Rückenmark. Es ist ein Teil des Zentralnervensystems (Tab. 5-1).

An der Wirbelsäule unterscheidet man verschiedene Abschnitte.

▶ Die sieben Halswirbel bilden die **Halswirbelsäule** (HWS).

▶ Die **Brustwirbelsäule** (BWS) besteht aus 12 Brustwirbeln.

▶ Daran schließen sich die fünf Lendenwirbel der **Lendenwirbelsäule** (LWS) an.

▶ Den Abschluß bilden das **Kreuzbein**, das sich aus fünf miteinander verwachsenen Kreuzwirbeln zusammensetzt, und

▶ das **Steißbein**, mit seinen drei bis fünf verkümmerten Steißwirbeln.

Die Wirbelsäule besteht aus 32 bis 34 Wirbeln. Die ersten 24 Wirbel können gegeneinander bewegt werden. Zwischen ihnen liegen die 23 Zwischenwirbelscheiben, die oft auch als »Bandscheiben« bezeichnet werden.

Zwischenwirbelscheiben findet man erst ab dem zweiten Halswirbel. Kreuz- und Steißbein besitzen keine Zwischenwirbelscheiben. Die Elastizität der faserreichen Knorpelscheiben verstärkt die Beweglichkeit der Wirbelsäule. Die größte Beweglichkeit der Wirbelsäule wird so im Lenden- und im Halsbereich erreicht. Nachteil der größeren Beweglichkeit dieser Abschnitte ist das gehäufte Auftreten eines Bandscheibenvorfalls (s. S. 91). Bis auf die ersten beiden Halswirbel sind alle **Wirbel** prinzipiell gleich aufgebaut (Abb. 5-5). Jeder dieser Kno-

Tab. 5-1 Aufgaben der Wirbelsäule

Stützfunktion:	▶ Die Wirbelsäule stützt den Körper. ▶ Sie trägt den Schädel. ▶ An ihr setzen die Rippen des Brustkorbes an. ▶ Als Teil des Beckengürtels überträgt das Kreuzbein die Last des Körpers auf die Beine.
Schutzfunktion:	▶ Sie schützt das im Wirbelkanal verlaufende Rückenmark.

chen besteht aus einem *Wirbelkörper*, den beiden von ihm ausgehenden *Wirbelbögen* und verschiedenen nach hinten und zur Seite ragenden *Fortsätzen*. Die Wirbelbögen umschließen das Wirbelloch. Die *Wirbellöcher* der einzelnen Wirbel liegen übereinander und bilden so den *Wirbelkanal*, in dem das Rückenmark verläuft. Die massiven, zur Körpermitte hin gerichteten Wirbelkörper tragen die Last des Körpers. Sie nehmen von kranial nach kaudal an Größe zu. Entsprechend der auf ihnen ruhenden Last sind die Lendenwirbel die größten Wirbel (s. Abb. 5-4).

Die ersten beiden Halswirbel unterscheiden sich grundsätzlich von den übrigen Wirbeln. Nach einem Gott der griechischen Mythologie bezeichnet man den ersten Halswirbel, den Träger des Kopfes, als **Atlas** (Abb. 5-5). Der weite Knochenring besitzt keinen Wirbelkörper. Die vorderen Wirbelbögen tragen an der Seite Gelenkflächen. Sie sind Teil einer gelenkigen Verbindung zwischen Wirbelsäule und knöchernem Schädel. Dieses Gelenk ermöglicht Nickbewegungen, also ein Beugen und Strecken des Kopfes. Der zweite Halswirbel, der **Axis**, trägt am Wirbelkörper einen zapfenförmigen Fortsatz, der nach oben zum ersten Halswirbel gerichtet ist. Man nennt diesen Fortsatz Zahn oder *Dens*. Der Atlas dreht sich mit dem Schädel um den Zahn. Aus diesem Grund nennt man den zweiten Halswirbel auch Drehwirbel oder Dreher.

Die fünf Kreuzwirbel sind miteinander zu einem Knochen verwachsen, dem **Kreuzbein**. Es besitzt eine nach hinten gewölbte Krümmung. Über die seitlichen Gelenkflächen steht es mit den beiden Hüftbeinen in Verbindung und überträgt so als Teil des knöchernen Beckenringes die Last des Rumpfes auf das Becken und die Beine. Lendenwirbelsäule und Kreuzbein sind stark gegeneinander abgewinkelt.

An das Kreuzbein schließt sich nach unten das **Steißbein** an. Es besteht aus drei bis fünf kleinen, runden Knöchelchen. Diese Knöchelchen sind verkümmerte Wirbel, an denen sich kaum Einzelheiten unterscheiden lassen.

Wirbel und Zwischenwirbelscheiben sind so angeordnet, daß daraus die doppelt gebogene S-Form der Wirbelsäule entsteht. Man unterscheidet nach vorne und nach hinten gebogene Abschnitte, die *Lordosen* und die *Kyphosen* (s. Abb. 5-4A). Halswirbelsäule und Lendenwirbelsäule wölben sich nach vorne (ventral). Man bezeichnet dies als Hals- und Lendenlordose. Dagegen weisen Brustwirbelsäule und Kreuzbein eine Wölbung nach hinten (dorsal) auf. Diese Abschnitte nennt man Brust- bzw. Kreuzbeinkyphose.

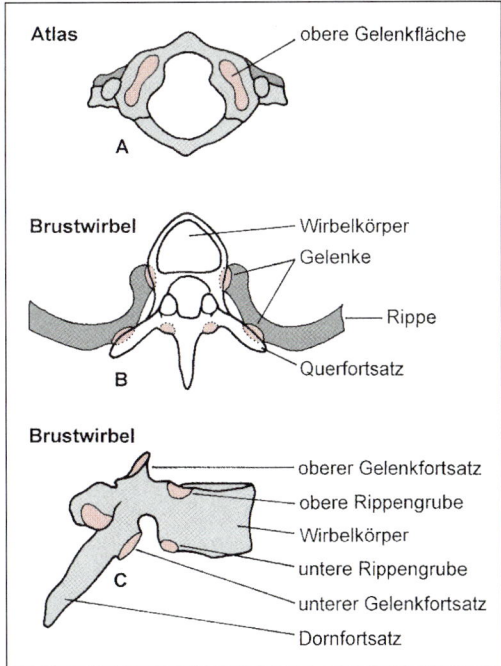

Abb. 5-5 A: Erster Halswirbel (Atlas); B: Brustwirbel, von oben gesehen; C: Brustwirbel, Seitenansicht; die Gelenkflächen sind rosa eingezeichnet.

⌛ Vor allem nach dem 50. Lebensjahr nimmt die Dichte der Knochenbälkchen im Inneren der Wirbelkörper ab, und zwar in unterschiedlichem Umfang. Die Wirbel der unteren Lendenwirbelsäule verlieren über $1/3$ ihrer ursprünglichen Knochenmasse, die der unteren Halswirbelsäule nur etwa $1/10$. Ursache ist die verminderte körperliche Aktivität älterer Menschen. Die vor allem im Lendenbereich auftretenden Druckkräfte stellen für die Knochenbälkchen nur einen geringen Erhaltungsreiz dar. Die Beanspruchung der Halswirbelsäule durch Zug- und Schubkräfte ändert sich jedoch auch im Alter kaum. Mit zunehmendem Alter kommt es daher gehäuft zu Brüchen im Bereich der unteren Lendenwirbelsäule.

Alterserscheinungen an der Wirbelsäule sind oft schwer von krankhaften Veränderungen (Arthrose) zu unterscheiden. Im Alter treten z.B. gehäuft Knochenneubildungen in Form von Spangen, Höckern oder Randzacken an den Rändern der Wirbelkörper auf, die auch bei arthrotischen Wirbelsäulenveränderungen zu finden sind.

Im Inneren der Zwischenwirbelscheiben (»Bandscheiben«) kann man schon relativ früh Veränderungen feststellen. Der sog. Gallertkern wird durch Fasergewebe ersetzt. Die »Bandscheibe« wird insgesamt mit fortschreitendem Alter trockener und ist oft leicht gelblich verfärbt.

Der Brustkorb

Den Brustkorb (*Thorax*, Abb. 5-6) bilden
- die **12 Brustwirbel** mit den dazwischen liegenden Zwischenwirbelscheiben,
- die daran ansetzenden **12 Rippenpaare** und
- das **Brustbein**.

Der Brustkorb umgibt schützend die Brusteingeweide (Lunge, Herz). Die Beweglichkeit der Rippen ist eine wichtige Voraussetzung für die Atmung. Bei der Einatmung heben sich die Rippen und erweitern dadurch den Brustraum. Bei der Ausatmung kommt es durch die Senkung der Rippen zu einer Verkleinerung des Brustkorbdurchmessers (Tab. 5-2).

Die **Rippen** bestehen aus einem knöchernen und einem knorpeligen Anteil. Der Kopf der knöchernen Rippe setzt am Wirbelkörper an. Die ersten sieben Rippen stehen direkt über die Rippenknorpel mit dem Brustbein in Verbindung. Die nächsten drei Rippen (8. bis 10. Rippe) setzen nur indirekt über den knorpeligen Anteil der darüberliegenden Rippen am Brustbein an. Diese Knorpelansätze bilden den Rippenbogen. Die 11. und 12. Rippe sind freie Rippen, sie haben keinen Kontakt mit dem Brustbein.

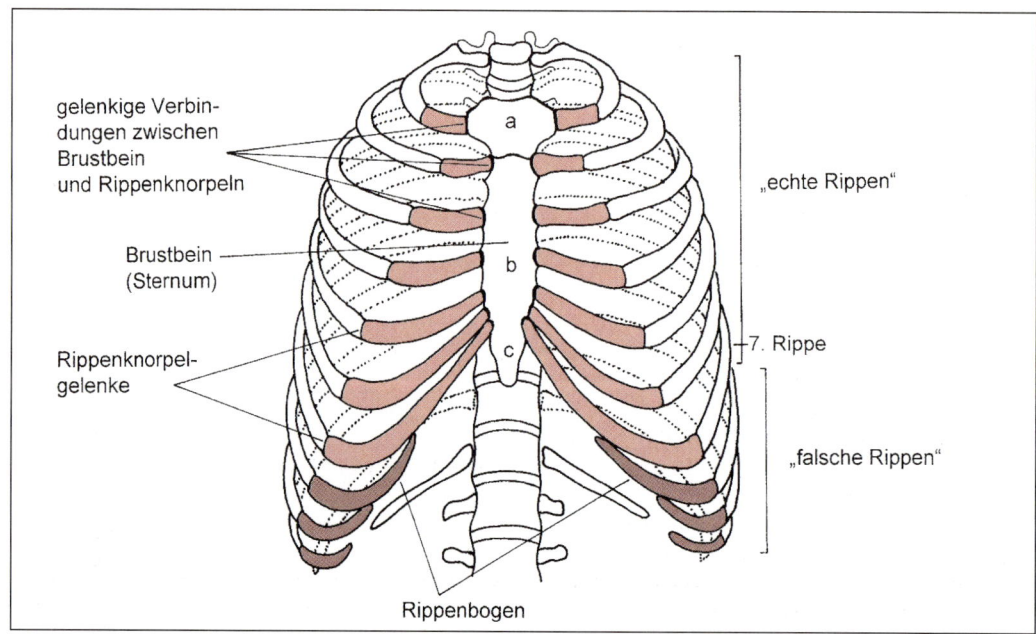

Abb. 5-6 Der Brustkorb von vorne gesehen. a: Handgriff des Brustbeins; b: Brustbeinkörper; c: Schwertfortsatz des Brustbeins

Tab. 5-2 Aufgaben des Brustkorbes

Schutzfunktion:	▶ Der Brustkorb umschließt schützend die Brusteingeweide.
Unterstützung der Atmung:	▶ Die Beweglichkeit der Rippen ist eine wichtige Voraussetzung für die Atmung. Bei der Einatmung heben sich die Rippen und erweitern dadurch den Brustraum. Bei der Ausatmung senken sich die Rippen. Der Brustkorbdurchmesser verkleinert sich.

Das **Brustbein** *(Sternum)* zählt zu den platten oder flachen Knochen. Zwischen den Knochenbälkchen im Inneren findet sich reichlich rotes, blutbildendes Knochenmark. Das Brustbein ist wegen seiner oberflächlichen Lage bevorzugter Punktionsort zur Gewinnung von Knochenmark. Eine solche *Sternalpunktion* ist zur Beurteilung bestimmter Blutkrankheiten (z.B. Leukämien) oft notwendig.
Das Brustbein setzt sich aus drei Teilen zusammen:
● *Handgriff*
● *Körper*
● *Schwertfortsatz*
Am nach kranial (oben) gerichteten Handgriff findet man seitlich gelegene Gelenkflächen, die dem Ansatz der beiden Schlüsselbeine dienen. Die Rippen stehen über ihre knorpeligen Anteile mit dem seitlichen Brustbeinkörper in Verbindung. Nach unten (kaudal) schließt sich der kleine, bewegliche Schwertfortsatz dem Brustbeinkörper an.

Die obere Extremität

Die oberen und unteren Extremitäten des Menschen ähneln sich stark in ihrem Bauplan. Durch den aufrechten Gang sind die unteren Gliedmaßen jedoch stärker entwickelt als die oberen.
Die obere Extremität besteht aus
● dem Schultergürtel, der sich aus den beiden **Schlüsselbeinen** und den beiden **Schulterblättern** zusammensetzt,
● dem **Oberarmknochen**,
● den beiden Unterarmknochen **Elle** und **Speiche** und
● den Handknochen, die sich wiederum aus den **Handwurzelknochen**, den **Mittelhandknochen** und den **Fingerknochen** zusammensetzen.

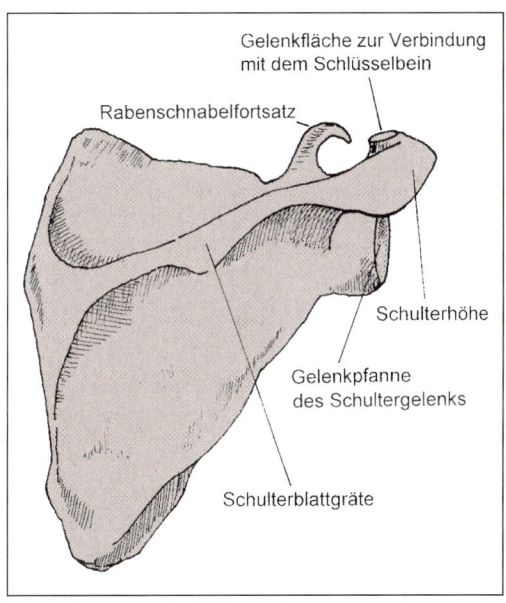

Gelenkfläche zur Verbindung mit dem Schlüsselbein

Rabenschnabelfortsatz

Schulterhöhe

Gelenkpfanne des Schultergelenks

Schulterblattgräte

Abb. 5-7 Rechtes Schulterblatt von hinten (dorsal)

◆ **Der Schultergürtel**
Der Schultergürtel stellt die Verbindung zwischen Rumpf- und Armskelett her. Er wird von den beiden Schlüsselbeinen und den beiden Schulterblättern gebildet.

Das **Schulterblatt** *(Scapula,* Abb. 5-7) ist ein flacher Knochen von annähernd dreieckiger Form. Mit seiner Unterseite liegt es am Rücken dem hinteren Brustkorb flach auf. Das Ende eines quer über die Außenfläche des Schulterblattes verlaufenden Knochenkamms (Schulterblattgräte) bildet mit dem Schlüsselbein eine straffe Gelenkverbindung. Unterhalb eines weiteren Knochenvorsprungs, dem Rabenschnabelfortsatz, liegt die Gelenkpfanne, die der Aufnahme des Oberarmkopfes dient. Der

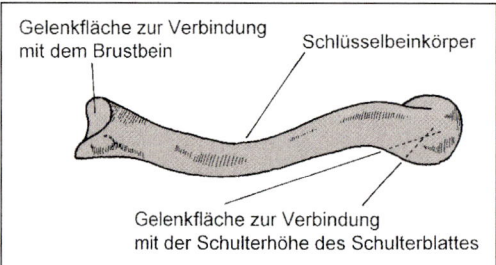

Gelenkfläche zur Verbindung mit dem Brustbein

Schlüsselbeinkörper

Gelenkfläche zur Verbindung mit der Schulterhöhe des Schulterblattes

Abb. 5-8   Linkes Schlüsselbein von unten

Kopf des Oberarmknochens und die Gelenkpfanne des Schulterblattes bilden die knöchernen Bestandteile des *Schultergelenkes.* Am Schulterblatt setzen zahlreiche Muskeln an, die unter anderem das Anheben des Oberarmes im Schultergelenk ermöglichen.

Das **Schlüsselbein** *(Clavicula)* ist ein S-förmig gebogener Knochen, der zur Körpermitte hin mit dem Brustbein, zur Seite hin mit dem Schulterblatt über Gelenke in Verbindung steht (Abb. 5-8).

◆ Der Oberarmknochen

Der Oberarmknochen *(Humerus*, Abb. 5-9) ist ein typischer Röhrenknochen. Seine beiden Enden tragen Ge-

lenkflächen zur Verbindung mit dem Schulterblatt und den Unterarmknochen. Der *Oberarmkopf*, das körpernah gelegene Ende des Humerus, bildet mit der Gelenkpfanne des Schulterblattes die knöchernen Anteile des *Schultergelenkes.* Seitlich am Oberarmkopf liegen zwei *Höcker*, die als Ansatzstellen für Oberarmmuskeln dienen. Der Schaft geht schließlich in das verbreiterte distale Ende über. Die seitlichen Ausbuchtungen dieses Endes nennt man *Gelenkknorren.* Sie dienen Beuge- und Streckmuskeln des Unterarmes als Ansatzstellen. An der Vorderseite des Knochens findet man hier zwei *Gruben.* Sie nehmen die Unterarmknochen Elle und Speiche bei der Beugung des Unterarmes gegen den Oberarm auf. An der Rückseite des distalen Humerusendes findet man eine weitere Grube, die den Ellenhaken bei der Streckung des Unterarmes aufnehmen kann. Die Gelenkflächen am körperfern gelegenen Ende des Oberarmknochens nennt man Garnrolle und Oberarmköpfchen. Sie stehen mit den körpernah gelegenen Enden von Elle und Speiche in Verbindung.

◆ Die Unterarmknochen

Die beiden Unterarmknochen Elle *(Ulna)* und Speiche *(Radius)* gehören, ebenso wie der Oberarmknochen, zu den Röhrenknochen (Abb. 5-10). Die an der Kleinfingerseite liegende Elle ist etwas länger als die zur Daumenseite hin gelegene Speiche. Beide Knochen sind sowohl

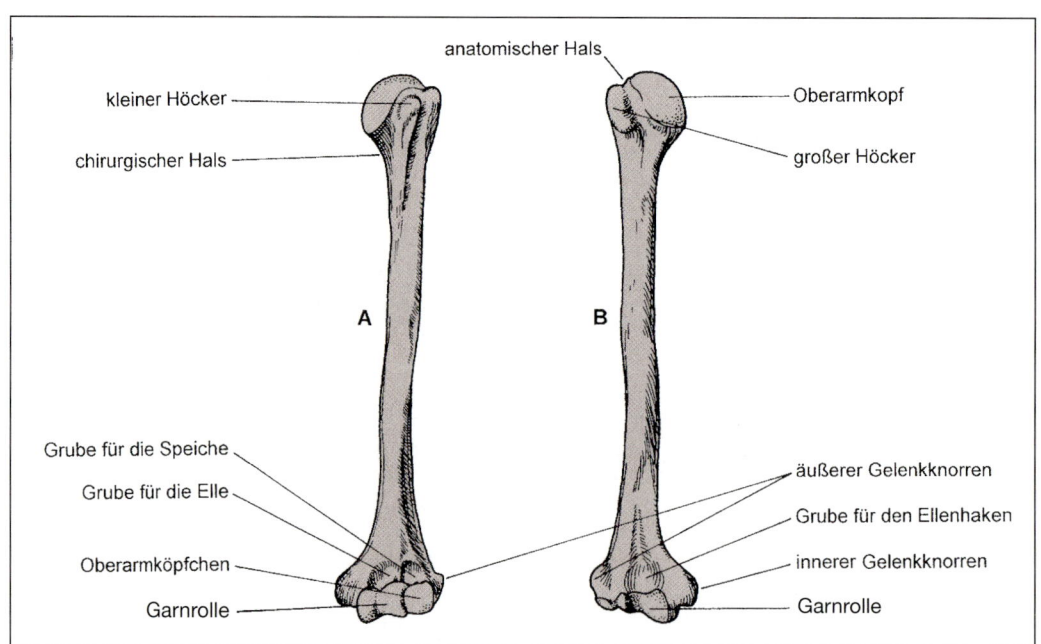

anatomischer Hals

kleiner Höcker

chirurgischer Hals

Oberarmkopf

großer Höcker

A

B

Grube für die Speiche

Grube für die Elle

Oberarmköpfchen

Garnrolle

äußerer Gelenkknorren

Grube für den Ellenhaken

innerer Gelenkknorren

Garnrolle

Abb. 5-9   Linker Oberarmknochen. A: von vorne; B: von hinten

an ihren proximalen (körpernahen) als auch an ihren distalen (körperfernen) Enden gelenkig miteinander verbunden. Die sich zwischen Elle und Speiche ausspannende *Zwischenknochenmembran*, eine Bindegewebshaut, verhindert eine Parallelverschiebung der beiden Knochen und überträgt Druck- und Zugbelastungen auf den jeweils anderen Knochen.

Das körpernah gelegene Ende der **Elle** bezeichnet man als *Ellenhaken*. Dieser hakenförmig nach hinten gebogene Fortsatz bildet zusammen mit dem nach vorne gelegenen *Kronenfortsatz* eine Ausbuchtung, die Gelenkpfanne zur Aufnahme der Garnrolle des Oberarmknochens. Seitlich davon liegt eine kleine Gelenkfläche, die mit dem Speichenköpfchen in Verbindung steht. Den zur Seite hin gelegenen *Griffelfortsatz* des distalen Endes der Elle kann man gut durch die Haut hindurch tasten. Zur Speiche hin liegt das *Ellenköpfchen*. Es ist über eine Gelenkfläche mit dem körperfernen Ende der Speiche verbunden. Daneben ist das distale Ende der Elle auch noch an der Bildung des *Handgelenkes* beteiligt. Es trägt eine Gelenkfläche, die mit den Handwurzelknochen in Verbindung steht.

Die **Speiche** liegt an der Daumenseite des Unterarmes. Ihr körpernah gelegenes Ende ist schmal. Das nur leicht verdickte *Speichenköpfchen* ist sowohl mit dem proximalen Ellenende als auch mit dem Oberarmköpfchen gelenkig verbunden. Der *Speichenschaft* verdickt sich zum Handgelenk hin. Am körperfernen *Speichenende* findet man Gelenkflächen zur Verbindung mit den Handwurzelknochen, seitlich die entsprechende Gelenkfläche zur Elle hin. An der Daumenseite läuft die Speiche in einem als *Griffelfortsatz* bezeichneten Knochenvorsprung aus.

◆ **Die Handknochen**
Zu den Knochen der Hand (Abb. 5-11) gehören
● Handwurzelknochen
● Mittelhandknochen
● Fingerknochen
Die **acht Handwurzelknochen** (Tab. 5-3), die man unter dem Begriff *Carpus* zusammenfaßt, sind in zwei Reihen angeordnet. Obwohl sie alle gelenkig miteinander verbunden sind, erlauben straffe Bänder keine große Bewegungsfreiheit der Knochen gegeneinander. Die körpernah gelegene Reihe der Handwurzelknochen ist an der Bildung des *Handgelenkes* beteiligt.
Im Gegensatz zu den Handwurzelknochen, die man zu den kurzen Knochen zählt, sind die **fünf Mittelhandknochen** (*Metacarpus*) Röhrenknochen. Ihre proximalen, leicht verdickten Enden stehen mit der distalen Reihe der Handwurzelknochen über Gelenke in Verbindung. Auch diese Gelenke sind durch straffe Bänder in

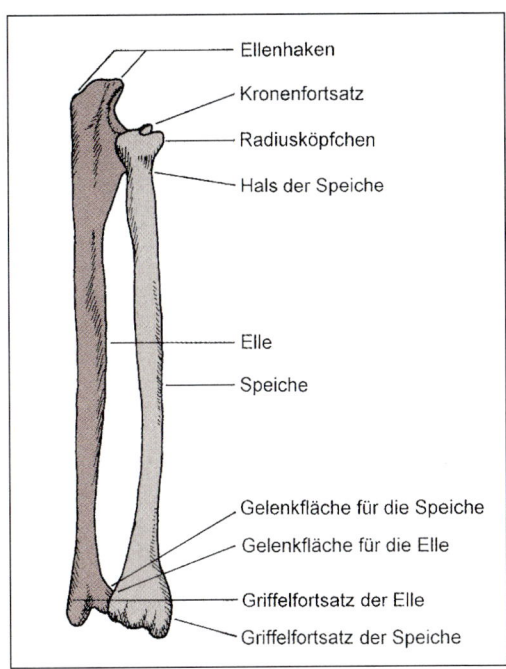

Abb. 5-10   Rechte Elle und Speiche in Supinationsstellung

Ellenhaken
Kronenfortsatz
Radiusköpfchen
Hals der Speiche
Elle
Speiche
Gelenkfläche für die Speiche
Gelenkfläche für die Elle
Griffelfortsatz der Elle
Griffelfortsatz der Speiche

ihrer Beweglichkeit eingeschränkt. Eine Ausnahme bildet der erste Mittelhandknochen. Sein körpernah gelegenes Ende bildet zusammen mit einem der Handwurzelknochen das *Daumengrundgelenk*. Dieses Sattelgelenk besitzt eine weite Gelenkkapsel. Es erlaubt dem Menschen, den Daumen den anderen Fingern gegenüberzustellen und ermöglicht so das Greifen. An den distalen Enden der Mittelhandknochen, den Köpfchen, befinden sich Gelenkflächen, die mit den Fingerknochen in Verbindung stehen.
Die **fünf Finger** (*Digiti*) besitzen – bis auf den Daumen – jeweils drei Glieder. Man bezeichnet die kleinen Röhrenknochen als Grund-, Mittel- und Endglied eines Fingers. Eine Ausnahme bildet der *Daumen*, der nur zwei Glieder (Grund- und Endglied) aufweist. Die Gelenke zwischen Mittelhandknochen und Fingergrundgliedern sind Kugelgelenke mit eingeschränkter Beweglichkeit. Fingermittel- und Fingerendgelenke sind Scharniergelenke, die nur eine Beugung und Streckung der Glieder erlauben.

◆ **Die großen Gelenke der oberen Extremität**
Zu den großen Gelenken der oberen Extremität gehören
● Schultergelenk
● Ellenbogengelenk
● Handgelenk

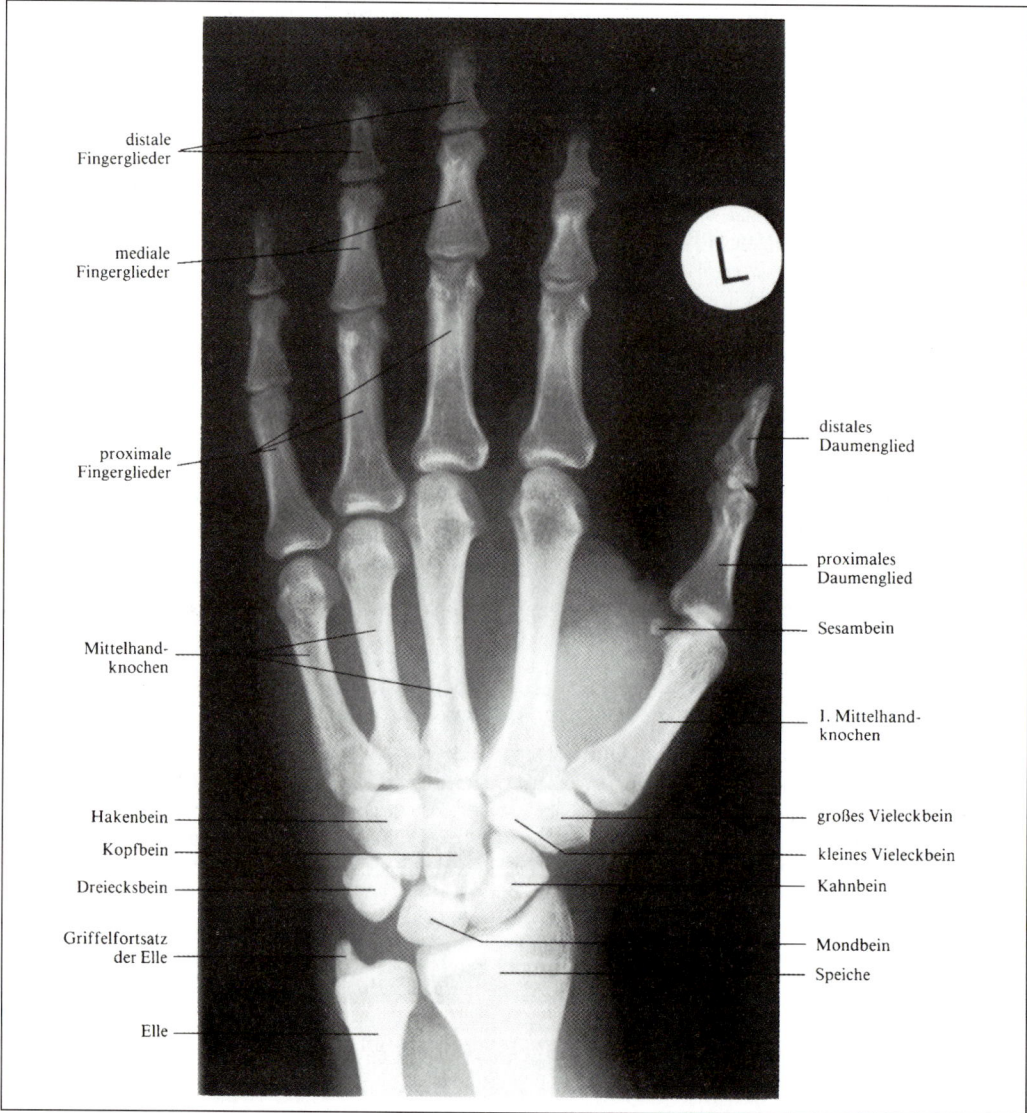

distale
Fingerglieder

mediale
Fingerglieder

proximale
Fingerglieder

Mittelhand-
knochen

Hakenbein

Kopfbein

Dreiecksbein

Griffelfortsatz
der Elle

Elle

distales
Daumenglied

proximales
Daumenglied

Sesambein

I. Mittelhand-
knochen

großes Vieleckbein

kleines Vieleckbein

Kahnbein

Mondbein

Speiche

Abb. 5-11   Die Knochen der linken Hand (Röntgenaufnahme). Sesambeine sind in Sehnen, Bänder oder Gelenk-kapseln eingefügte rundliche Schaltknochen. (Aus: Rohen, JW. Topographische Anatomie, 8. Aufl. Stuttgart, New York: Schattauer 1987)

Tab. 5-3   Die acht **Handwurzelknochen** (jeweils von radial nach ulnar)

Dem Unterarm zugewandte Reihe:	Der Mittelhand zugewandte Reihe:
● Kahnbein	● großes Vieleckbein
● Mondbein	● kleines Vieleckbein
● Dreiecksbein	● Kopfbein
● Erbsenbein	● Hakenbein

Der *Oberarmkopf* und die Gelenkpfanne des *Schulterblattes* bilden die knöchernen Bestandteile des **Schultergelenkes.** Es ist das beweglichste Kugelgelenk des Menschen. Der Arm kann abgespreizt, nach vorne und hinten angehoben, nach innen und außen gedreht werden. Kombiniert man Innen- und Außendrehung, führt der Arm eine Kreisbewegung aus.

Die relativ kleine Gelenkpfanne des Schultergelenkes wird durch Gelenklippen vergrößert. Trotzdem kommt es recht häufig zu Verrenkungen, da der Oberarmkopf im Verhältnis zur Pfanne wesentlich größer ist und somit leicht aus seiner Verankerung herausgleiten kann. Andererseits erlauben die Größenverhältnisse von Gelenkkopf und Gelenkpfanne erst die große Beweglichkeit des Schultergelenkes.

An der Bildung des **Ellenbogengelenkes** sind drei Gelenkkörper beteiligt. Dem körperfern gelegenen Ende des *Oberarmknochens* stehen die proximalen Enden von *Elle* und *Speiche* gegenüber. Das Ellenbogengelenk ermöglicht das Beugen und Strecken des Unterarms gegen den Oberarm. Weitere Bewegungsmöglichkeiten sind die Pronation und die Supination. Hierbei handelt es sich um Drehbewegungen.

Als *Pronation* bezeichnet man die Drehung der Speiche um die Elle. Beide Knochen überkreuzen sich. Bei ausgestreckter Hand zeigt die Handfläche nach unten. (Merke: Bei der *Pro*nation hält die Hand ein Messer wie beim *Brot*schneiden.)

Man spricht von einer *Supinationsbewegung*, wenn beide Knochen parallel liegen und die Handfläche bei ausgestreckter Hand nach oben zeigt. (Merke: Bei der *Supi*nation hält die Hand einen Löffel wie beim *Supp*eessen.)

Das **Handgelenk** ist ein Eigelenk. Es verbindet das distale *Speichenende* mit der körpernah gelegenen Reihe der *Handwurzelknochen*. Die Elle tritt nur indirekt über eine knorpelige Zwischenscheibe mit den Handwurzelknochen in Kontakt. Das Handgelenk erlaubt ein Abwinkeln der Hand in Richtung Speiche oder Elle und das Beugen zur Handfläche bzw. zum Handrücken hin.

Die untere Extremität

Entsprechend dem Bauplan der oberen Gliedmaßen unterscheidet man an der unteren Extremität

▶ den **Beckengürtel**, der sich aus dem **Kreuzbein** und dem **Hüftbein** zusammensetzt; das Hüftbein besteht aus drei Teilen, dem *Darmbein*, dem *Sitzbein* und dem *Schambein*,

▶ den **Oberschenkelknochen** mit der **Kniescheibe**,

▶ die Unterschenkelknochen **Schienbein** und **Wadenbein** und

▶ die Fußknochen, die sich wiederum aus den **Fußwurzelknochen**, den **Mittelfußknochen** und den **Zehenknochen** zusammensetzen.

◆ Der Beckengürtel

Der Beckengürtel (Abb. 5-12) ist ein fest geschlossener Ring, der das Gewicht des Rumpfes auf die Beine überträgt. Er setzt sich aus den beiden Hüftbeinen und dem Kreuzbein zusammen. Das Kreuzbein ist ein Teil der Wirbelsäule. Es bildet die hintere Begrenzung des Beckengürtels. Die beiden Hüftbeine schließen den Ring nach vorne und zur Seite hin ab. Die gelenkige Verbindung zwischen Kreuzbein und Hüftbein (das *Iliosakral-*

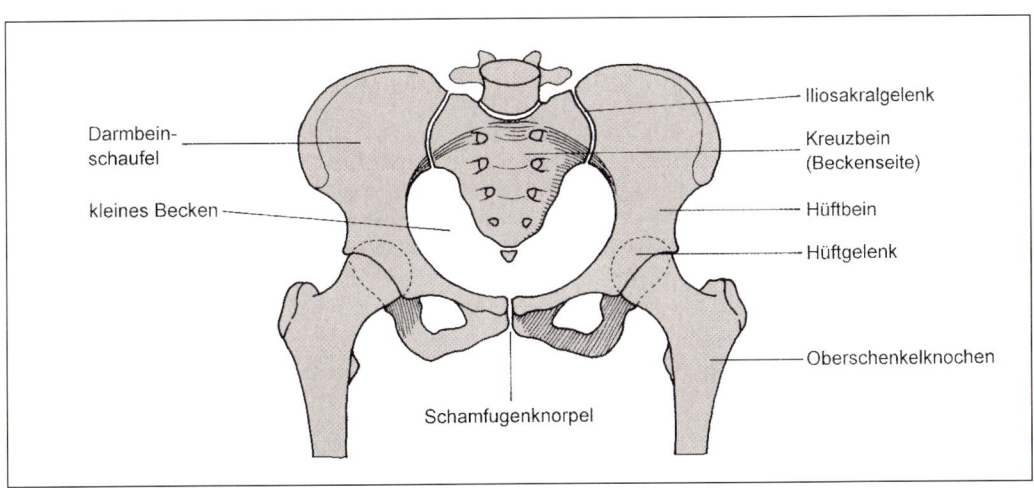

Abb. 5-12 Das knöcherne Becken von vorne gesehen

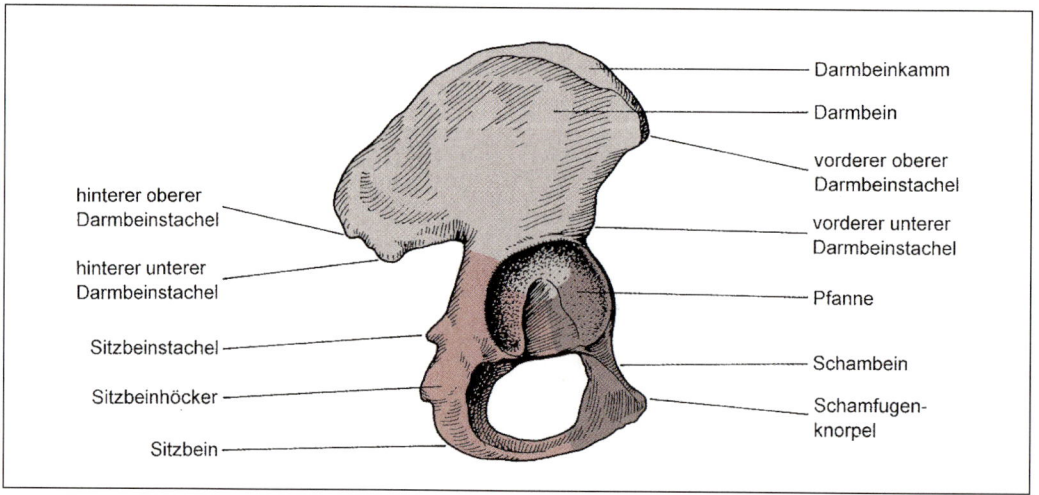

hinterer oberer
Darmbeinstachel

hinterer unterer
Darmbeinstachel

Sitzbeinstachel

Sitzbeinhöcker

Sitzbein

Darmbeinkamm

Darmbein

vorderer oberer
Darmbeinstachel

vorderer unterer
Darmbeinstachel

Pfanne

Schambein

Schamfugen-
knorpel

Abb. 5-13   Rechtes Hüftbein (Os coxae), von der Seite gesehen

gelenk) verfügt nur über eine geringe Beweglichkeit, da zahlreiche feste Bänder verhindern, daß sich die beiden Knochen gegeneinander verschieben.

Das **Hüftbein** (*Os coxae*) besteht aus drei Teilen:
● Darmbein
● Sitzbein
● Schambein
Es wächst erst im Laufe der kindlichen Entwicklung knöchern zusammen. Der größte der drei Knochen ist das **Darmbein**. Auf den großen *Darmbeinschaufeln* ruhen die Eingeweide. Den oberen Rand einer solchen Schaufel bezeichnet man als *Darmbeinkamm*. Der vordere obere *Darmbeinstachel*, eine stark vorspringende Stelle des Darmbeinkammes, ist gut durch die Haut tastbar. Wie bei allen platten Knochen findet man im Inneren des Darmbeines zwischen den Knochenbälkchen reichlich rotes, blutbildendes Knochenmark.
Der untere Teil des Darmbeines bildet zusammen mit Teilen des Sitz- und des Schambeines die Gelenkpfanne des Hüftgelenkes (Abb. 5-13). Sie dient der Aufnahme des Oberschenkelkopfes.
Den hinteren, unteren Teil des Hüftbeines bildet das **Sitzbein**. Tiefster Punkt des Sitzbeines ist der *Sitzbeinhöcker*, den man beim Sitzen deutlich durch die Haut spüren kann. Der vordere, obere Teil des Sitzbeines ist an der Bildung der Hüftgelenkspfanne beteiligt. Vom Sitzbein aus ziehen starke Bandverbindungen zum Kreuz- und zum Steißbein.
Den nach vorne und unten gerichteten Teil des Hüftbeines bezeichnet man als **Schambein**. Die beiden Scham-

beine sind vorne durch den Schamfugenknorpel, die *Symphyse,* miteinander verbunden. Wie die anderen beiden Hüftknochen bildet auch das Schambein einen Teil der Hüftgelenkspfanne. Wegen ihrer halbkugeligen Form wird die Pfanne auch Essignäpfchen genannt. Sie ist nur zum Teil von Knorpel ausgekleidet.
An der Bildung des **Beckens** sind nicht nur die Beckenknochen, sondern auch die Beckenbodenmuskulatur und eine Reihe von straffen Bändern beteiligt. Das Becken schließt die Bauchhöhle nach unten hin ab. Man unterscheidet das *große Becken*, worunter man den Raum zwischen den beiden Darmbeinschaufeln versteht, vom kleinen Becken. Die knöchernen Begrenzungen des tiefer liegenden *kleinen Beckens* sind Kreuz- und Steißbein sowie Scham- und Sitzbeine. Das Becken eines Mannes unterscheidet sich vor allem durch die steiler gestellten Darmbeinschaufeln vom Becken einer Frau.

 Die Dichte der Knochenbälkchen im Beckenkamm bleibt bis zum 50. Lebensjahr annähernd konstant und nimmt mit zunehmendem Alter gleichmäßig (um wenig mehr als ein Viertel des Ausgangswertes) ab.

◆ **Der Oberschenkelknochen**
Der größte Knochen des menschlichen Körpers ist der Oberschenkelknochen (*Femur,* Abb. 5-14). Wie alle Röhrenknochen besteht er aus einem Schaft und den beiden verdickten Enden. Sein körpernah gelegenes Ende wird *Oberschenkelkopf* genannt. Zwischen dem Kopf

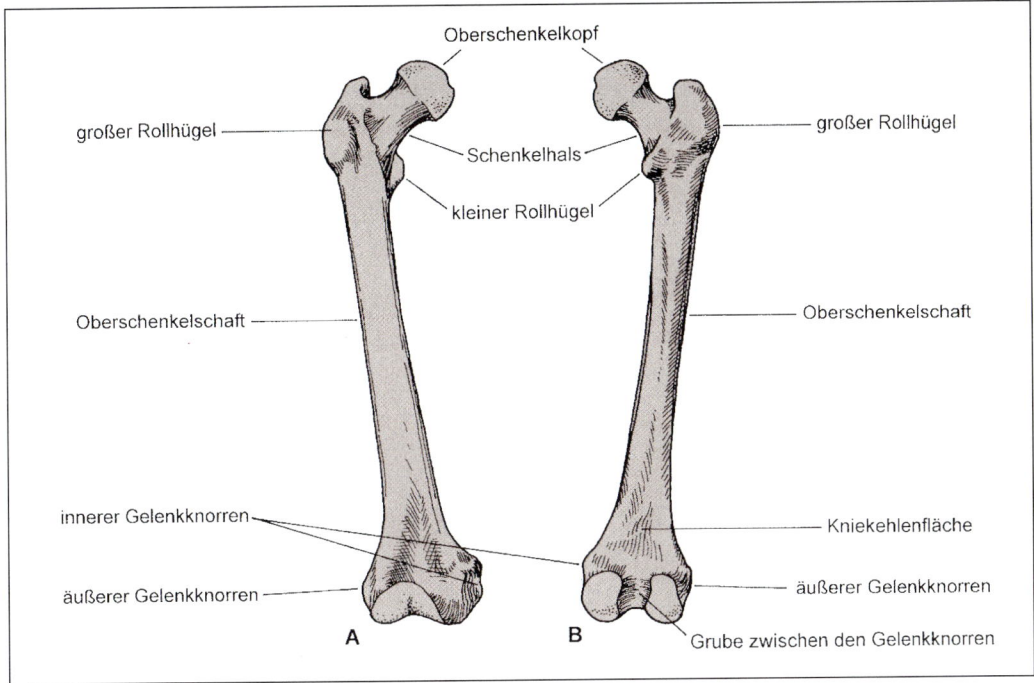

Abb. 5-14 Rechter Oberschenkelknochen (Femur); A: von vorne; B: von hinten

und dem Schaft des Oberschenkelknochens liegt der *Schenkelhals*. Hals und Schaft bilden beim Erwachsenen einen Winkel von etwa 126-128°. Seitlich des Schenkelhalses liegen zwei Ausbuchtungen, die *Rollhügel*. Den nach außen hin gelegenen großen Rollhügel kann man als massiven Knochenvorsprung durch die Haut hindurch tasten. Der kleine Rollhügel liegt an der Innenseite des Oberschenkelknochens. Die Ausbuchtungen am distalen, d.h. körperfern gelegenen Ende des Oberschenkelknochens nennt man *Oberschenkelknorren*. Ihre von Knorpel überzogenen Gelenkflächen sind ein Teil des Kniegelenkes.

◆ **Die Kniescheibe**

Die Kniescheibe *(Patella)* ist ein flacher, runder Knochen von etwa 4 cm Durchmesser. Ihre von Knorpel überzogene Unterseite liegt dem distalen Ende des Oberschenkelknochens auf. Über die Vorderfläche des kleinen Knochens zieht die Sehne des vierköpfigen Oberschenkelmuskels. Zusammen mit dem Oberschenkelknochen und dem Schienbein ist die Kniescheibe an der Bildung des Kniegelenkes beteiligt.

Der Winkel zwischen Schenkelhals und Schaft ist für die Stabilität des Oberschenkelknochens von großer Bedeutung. Je kleiner der Winkel ist, desto größer ist die Gefahr eines Schenkelhalsbruches (s. S. 87). Beim alten Menschen bilden Schenkelhals und Schaft einen Winkel von etwa 120°. Neben Veränderungen in der Knochenstruktur des Femur (s. u.) ist die Verkleinerung des Hals-Schaft-Winkels im Alter eine Ursache der gehäuft auftretenden Knochenbrüche an dieser Stelle. Der Schenkelhals verliert im Gegensatz zum Oberschenkelkopf schon vor dem 50. Lebensjahr über ein Fünftel seiner Knochenbälkchen. Mit zunehmendem Alter bildet sich die Masse der Knochenbälkchen im Inneren des Schenkelhalses noch einmal um mehr als ein Fünftel zurück. Im Kopf des Oberschenkelknochens nimmt die Dichte der Knochenbälkchen vor allem nach dem 50. Lebensjahr ab. Die Änderung der Knochenstruktur im Inneren des Oberschenkelkopfes und des Schenkelhalses ist vor allem durch die immer geringer werdende Beanspruchung des Knochens mit zunehmendem Alter bedingt. Kommt es dann zu einer stärkeren körperlichen Belastung, bricht der Knochen.

◆ Die Unterschenkelknochen

Die beiden Knochen des Unterschenkels (Abb. 5-15), Schienbein *(Tibia)* und Wadenbein *(Fibula)*, sind Röhrenknochen. Vor allem das kräftige Schienbein überträgt das Gewicht des Körpers vom Oberschenkel auf den Fuß. Das dünne Wadenbein dient hauptsächlich als Ursprungs- und Ansatzstelle für Muskeln des Ober- und des Unterschenkels. Wie die beiden Unterarmknochen sind auch Schienbein und Wadenbein an ihren oberen und unteren Enden über Gelenke miteinander verbunden, die jedoch keinen großen Bewegungsspielraum haben. Zusätzlich ist zwischen den beiden Knochen eine bindegewebige Zwischenknochenhaut ausgespannt. Sie dient einigen Muskeln als Ursprung.

Das körpernah gelegene Ende des **Schienbeines** bezeichnet man als *Schienbeinkopf*. Die beiden Ausbuchtungen des Schienbeinkopfes nennt man *Gelenkknorren*. Es schließt sich der *Schienbeinschaft* an, dessen breite Vorderfläche gut durch die Haut zu fühlen ist. Das körperferne Ende des Schienbeines läuft in einem Knochensporn aus, der den *Innenknöchel* bildet. Schienbein, Wadenbein und das zu den Fußwurzelknochen gehörende Sprungbein sind an der Bildung des *Fußgelenkes* (oberes Sprunggelenk) beteiligt.

Das **Wadenbein** ist ein langer, sehr dünner Knochen. Sein proximales Ende, das *Wadenbeinköpfchen*, ist über eine seitliche Gelenkfläche mit dem Schienbein verbunden. Das körperferne, leicht verdickte Ende bildet den *Außenknöchel*. Ebenso wie das distale Schienbeinende ist das körperferne Ende des Wadenbeines Teil des Fußgelenkes.

◆ Die Fußknochen

Zum Fußskelett (Abb. 5-16) gehören

- die **sieben Fußwurzelknochen**,
- die **fünf Mittelfußknochen** und
- die Knochen der **fünf Zehen**.

(Merke: Es gibt sieben Fußwurzelknochen, aber acht Handwurzelknochen!)

Die **Fußwurzelknochen** (Tab. 5-4) faßt man unter dem Begriff *Tarsus* zusammen. Es sind, wie die Handwurzelknochen, kurze Knochen. Alle Knochen des Tarsus sind durch Gelenke miteinander verbunden. Diese Verbindungen erlauben jedoch nur eine geringe gegenseitige Beweglichkeit. Größter Fußwurzelknochen ist das *Fersenbein*. Sein Körper springt als »Ferse« weit nach hinten vor. Das *Sprungbein* ist zusammen mit den Unterschenkelknochen an der Bildung des Fußgelenkes beteiligt. Es ruht auf dem Fersenbein und überträgt die Last des Körpers auf den Fuß. An das Sprungbein schließt sich in Richtung der Zehen das *Kahnbein* an. Es gehört – zusammen mit dem Sprungbein und dem Fersenbein – zu den Gelenkkörpern des *unteren Sprunggelenkes*.

An die Fußwurzelknochen schließt sich der **Mittelfuß** *(Metatarsus)* an. Es sind fünf kleine Röhrenknochen, die zusammen eine zum Fußrücken gerichtete Wölbung aufweisen. In den Furchen zwischen den Mittelfußknochen findet man regelmäßig *Sesambeine,* das sind rundliche Schaltknochen, die in Sehnen, Bänder oder Gelenkkapseln eingefügt sind. Sie sind in Lage und Anzahl variabel.

Der Aufbau der **fünf Zehen** entspricht dem der Finger. Die Zehen II bis V besitzen je drei Glieder. Die *Großzehe* besteht nur aus Grund- und Endglied. Auch die kleinen Zehenknochen sind Röhrenknochen. Die Basen der Zehengrundglieder sind mit den Mittelfußknochen gelenkig verbunden, ebenso die einzelnen Zehenglieder untereinander. Diese Zehengelenke sind durch straffe Bandverbindungen in ihrer Beweglichkeit eingeschränkt. Sie ermöglichen eine Hebung und Streckung, eine Beugung und eine leichte Seitwärtsbewegung der Zehen.

Die Knochen des Fußskelettes liegen nicht flach auf dem Boden auf. Fußwurzel- und Mittelfußknochen bilden ein *Längs-* und ein *Quergewölbe,* so daß nur die Zehen, die Köpfchen der beiden Mittelfußknochen I und V sowie der Fersenhöcker den Boden berühren.

Für den Halt des Fußgewölbes sind die Muskeln und Bänder des Fußes von entscheidender Bedeutung.

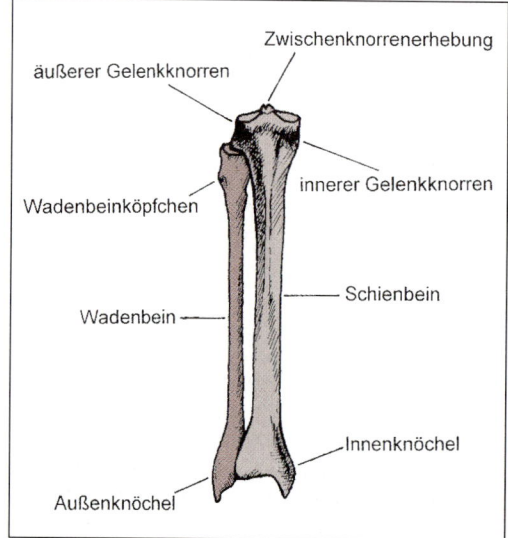

äußerer Gelenkknorren
Zwischenknorrenerhebung
Wadenbeinköpfchen
innerer Gelenkknorren
Schienbein
Wadenbein
Innenknöchel
Außenknöchel

Abb. 5-15 Rechtes Schienbein und Wadenbein von vorne

◆ **Die großen Gelenke der unteren Extremität**

Zu den großen Gelenken der unteren Extremität gehören:

● Hüftgelenk
● Kniegelenk
● Fußgelenke

An der Bildung des **Hüftgelenkes** sind die *Hüftgelenks-pfanne* des Hüftbeines und der *Oberschenkelkopf* beteiligt. Die Hüftgelenkspfanne ist durch einen Knorpelrand verbreitert und paßt sich dadurch dem Oberschenkelkopf besser an. Das Gelenk wird durch kräftige Bänder gesichert, unter ihnen auch das stärkste Band des menschlichen Körpers. Das Hüftgelenk erlaubt Bewegungen in die verschiedensten Richtungen, u. a. Beugung, Streckung, Abspreizung und Anspreizung. Bewegungen um die Längsachse bezeichnet man als Innen- und Außendrehung. Ein Kreisen des Beines entsteht aus der Kombination der beiden Bewegungen.

Das **Kniegelenk** ist das größte Gelenk des Menschen. Es verbindet den *Oberschenkelknochen* mit dem *Schienbein*. An der Vorderseite des knienahen Femurendes liegt die *Kniescheibe*. Sie ist mit ihrer von Knorpel überzogenen Rückseite ebenfalls an der Bildung des Kniegelenkes beteiligt. Nicht daran beteiligt ist das Wadenbein, das seitlich am Schienbein ansetzt. Die Kniescheibe ist in die Verlängerung der Sehne des vierköpfigen Oberschenkelmuskels eingelagert. Weitere Bänder verstärken die schlaffe Gelenkkapsel des Kniegelenkes. Auch im Inneren des Gelenkes verlaufen Bänder (z. B. die Kreuzbänder). Da die Gelenkflächen des Oberschenkelknochens und des Schienbeines nicht exakt aufeinanderpassen, werden die Unebenheiten durch einen relativ dicken Knorpelüberzug und zwei halbmondförmige Knorpelscheiben, die *Menisken,* ausgeglichen. Bei dauernder Überbelastung oder plötzlichen Bewegungen kann es an den Menisken zu Verletzungen kommen. Mit Hilfe des Kniegelenkes kann der Unterschenkel gegen den Oberschenkel gebeugt werden. Weitere Bewegungsmöglichkeiten sind die Streckung, die Innen- und die Außendrehung. Innen- und Außendrehung sind jedoch nur bei gleichzeitig gebeugtem Knie möglich.

Zu den **Fußgelenken** gehören das obere und das untere Sprunggelenk. An der Bildung des **oberen Sprunggelenkes** sind *Schienbein, Wadenbein* und *Sprungbein* beteiligt. Das Gelenk gestattet das Heben und Senken des Fußes. Das **untere Sprunggelenk** besteht aus zwei voneinander getrennten Einzelgelenken, die jedoch bezüglich ihrer Funktion eine Einheit bilden. Die an diesen beiden Einzelgelenken beteiligten Knochen sind das *Fersenbein*, das *Sprungbein* und das *Kahnbein*. Das untere Sprunggelenk erlaubt Drehbewegungen des Fußes. Meist werden die angeführten Bewegungen jedoch kombiniert, so daß der Fuß im oberen und im unteren Sprunggelenk gleichzeitig bewegt wird.

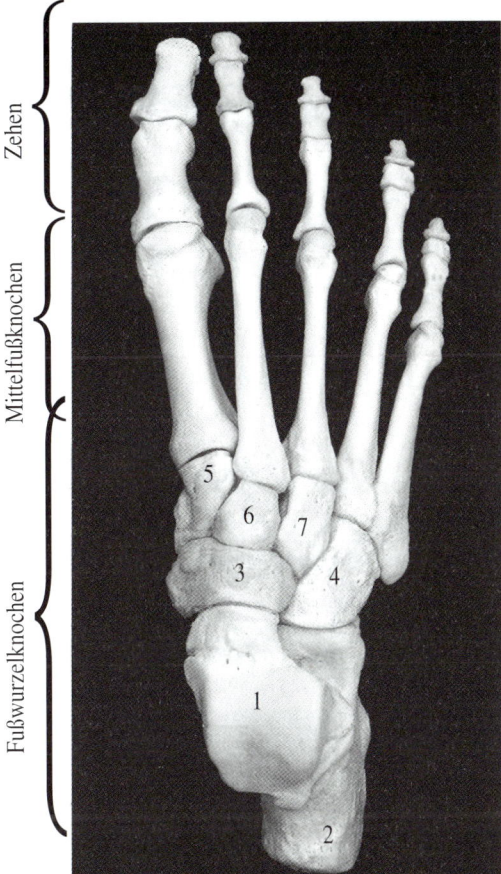

Abb. 5-16   Fußskelett (rechter Fuß, von oben gesehen). 1 Sprungbein; 2 Fersenbein; 3 Kahnbein; 4 Würfelbein; 5, 6, 7 drei Keilbeine; (aus: Rohen JW, Yokochi C, Lütjen-Drecoll E. Anatomie des Menschen. 4. Aufl. Stuttgart, New York: Schattauer 1998)

Tab. 5-4   Die sieben **Fußwurzelknochen**

● Sprungbein
● Fersenbein
● Kahnbein
● Würfelbein
● drei Keilbeine

Da das Hüftgelenk, vor allem aber das Kniegelenk im Laufe des Lebens großen Belastungen ausgesetzt sind, zeigen sie im Alter häufig Schädigungen am Knorpelüberzug ihrer Gelenkkörper oder auch Veränderungen an den Knochen selbst. Diese sind oft nicht von den Veränderungen bei einer Hüft- bzw. Kniegelenksarthrose zu unterscheiden.

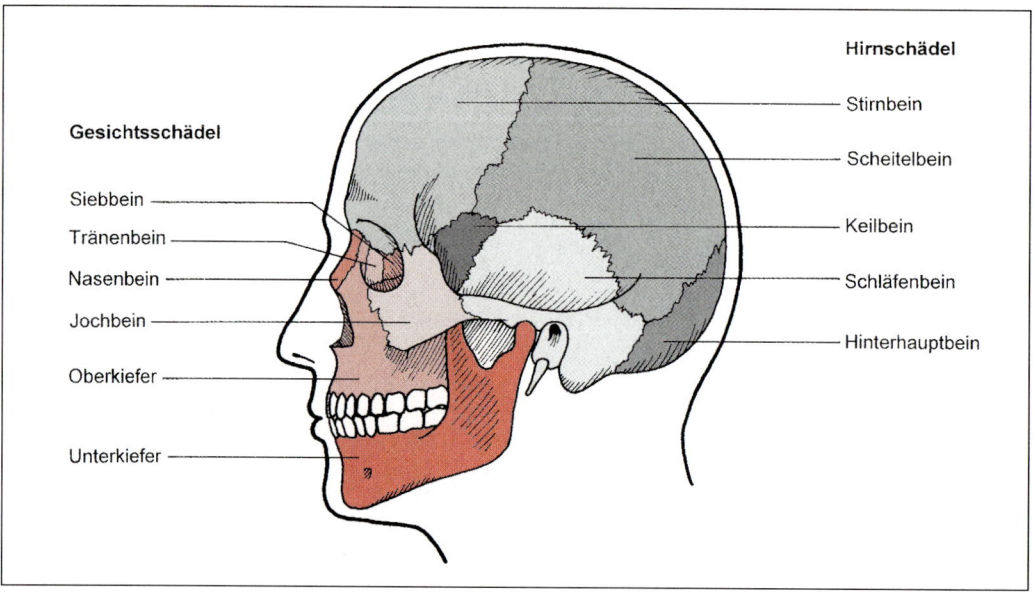

Hirnschädel

Stirnbein

Scheitelbein

Keilbein

Schläfenbein

Hinterhauptbein

Gesichtsschädel

Siebbein

Tränenbein

Nasenbein

Jochbein

Oberkiefer

Unterkiefer

Abb. 5-17   Schädelansicht

Der Schädel

Der knöcherne Schädel (*Kranium*, Abb. 5-17) umgibt schützend Gehirn und Sinnesorgane. Er umschließt die Eintrittsöffnungen des Atmungs- und des Verdauungstraktes.

Man untergliedert den Schädel in
- den Hirnschädel und
- den Gesichtsschädel.

◆ Der Hirnschädel

Die meist platten Knochen des Hirnschädels (Tab. 5-5) bilden das *Schädeldach* und einen Großteil der *Schädelbasis*. Wie alle platten Knochen bestehen sie aus zwei äußeren Lagen massiven Knochenmaterials mit dazwischen liegenden, schwammartig angeordneten Knochenbälkchen. Einige Knochen enthalten luftgefüllte

Tab. 5-5   Die Knochen des Hirnschädels

- Stirnbein
- Keilbein
- Hinterhauptbein
- Zwei Scheitelbeine
- Zwei Schläfenbeine

Hohlräume (z.B. das Stirnbein). Man zählt sie zu den lufthaltigen Knochen.

Außen ist der Schädel von einer derben Knochenhaut umgeben, innen wird er von der harten Hirnhaut *(Dura mater)* ausgekleidet. Die Knochen des Hirnschädels sind durch *Knochennähte* miteinander verbunden. Bei der Geburt sind diese bindegewebigen Bereiche zwischen den schon verknöcherten Schädelteilen noch relativ weit. Die *Schädelbasis* (Abb. 5-18) bildet die Grundfläche des Hirnschädels. Auf ihr ruht das Gehirn. Man gliedert sie in die vordere, die mittlere und die hintere Schädelgrube.

Ein Großteil der hinteren Schädelgrube wird vom **Hinterhauptbein** gebildet. Es umschließt das *große Loch*, durch das das Rückenmark aus dem Schädel austritt. Seitlich des großen Loches befinden sich an der Außenseite des Hinterhauptbeines zwei Ausbuchtungen, die die gelenkige Verbindung zur Wirbelsäule herstellen.

Das **Keilbein** ist zusammen mit den beiden Schläfenbeinen an der Bildung der mittleren Schädelgrube beteiligt. Man unterscheidet am Keilbein den *Keilbeinkörper*, die beiden *großen* und die beiden *kleinen Keilbeinflügel*. Der in der Mitte gelegene Keilbeinkörper besitzt eine Eindellung, den *Türkensattel*. In dieser ovalen Grube liegt die Hirnanhangdrüse *(Hypophyse)*, ein Steuerorgan des Hormonhaushaltes. Unterhalb des Türkensattels befindet sich die *Keilbeinhöhle*, die mit der Nase in Verbindung steht. Man zählt sie deshalb zu den Nasennebenhöhlen.

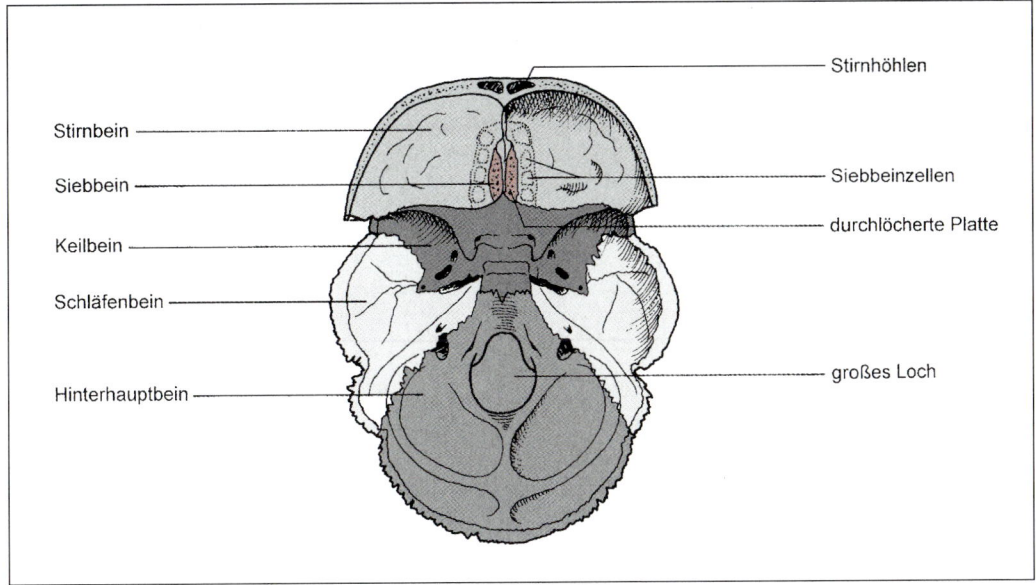

Abb. 5-18 Die Schädelbasis von innen gesehen

Das **Schläfenbein** besteht aus drei Teilen, dem Felsenteil, dem Paukenteil und dem Schuppenteil. Der auch als Felsenbein bezeichnete *Felsenteil* des Schläfenbeines enthält den Gehör- und Gleichgewichtsapparat des Menschen, das *Innenohr.* An der Basis des Felsenbeines liegt der Warzenfortsatz, den man als Knochenvorsprung gut hinter dem Ohr tasten kann. Er enthält zahlreiche kleine, lufthaltige Zellen, die mit dem Innenohr in Verbindung stehen.

Der *Paukenteil* des Schläfenbeines umfaßt die zum *Mittelohr* zählende Paukenhöhle und einen Teil des äußeren Gehörganges. In der Paukenhöhle befinden sich die drei Gehörknöchelchen. Von der Paukenhöhle geht die *Ohrtrompete* aus. Sie verbindet das Mittelohr mit dem Rachen und dient dem Druckausgleich in der Paukenhöhle. Da auch die Zellen des Warzenfortsatzes mit der Paukenhöhle in Verbindung stehen, können sich Erkrankungen aus dem Rachen- und Mittelohrbereich bis in den Warzenfortsatz ausbreiten.

Im platten *Schuppenteil* des Schläfenbeines liegt die muldenförmige Kiefergelenkspfanne, die mit dem Gelenkfortsatz des Unterkiefers in Verbindung steht.

Den größten Teil der vorderen Schädelgrube nimmt das **Stirnbein** ein. Das aus zwei Hälften zusammengewachsene Stirnbein bildet mit seinem vorderen, unteren Rand die obere Augenhöhlenbegrenzung. In der Mitte zwischen den beiden oberen Augenhöhlenrändern befindet sich der Nasenfortsatz, über dem, in der Tiefe des Knochens, die *Stirnhöhlen* liegen. Die sehr variabel ausgebil-

deten Höhlen stehen mit der Nase in Verbindung. Den größten Teil des Stirnbeines bildet die *Stirnbeinschuppe,* die nach hinten mit den beiden Scheitelbeinen in Verbindung steht.

Die beiden **Scheitelbeine** sind platte, schalenförmige Knochen, die keine Besonderheiten aufweisen.

◆ **Der Gesichtsschädel**

Zu den Knochen des Gesichtsschädels (Abb. 5-19, Tab. 5-6) zählen
- die knöchernen Nasenteile,
- die Kieferknochen und
- die Gehörknöchelchen.

Zur Gruppe der knöchernen Nasenteile gehört das **Siebbein**, ein unregelmäßig geformter Knochen, in dessen Innerem man zahlreiche kleine, lufthaltige Hohlräume *(Siebbeinzellen)* findet. Seinen Namen hat das Siebbein von der *durchlöcherten Platte,* durch deren Öffnungen die Riechnervenfasern aus der Nase in das Schädelinnere eintreten. Das Siebbein ist an der Bildung der Nasenscheidewand beteiligt, die den Nasenraum in zwei Nasenhöhlen teilt.

Den hinteren, unteren Teil der knöchernen Nasenscheidewand bildet das **Pflugscharbein**, eine senkrecht gestellte Knochenplatte.

Die Nasenwurzel wird von den beiden kleinen **Nasenbeinen** gebildet. Sie sind durch eine mittlere Naht miteinander verbunden.

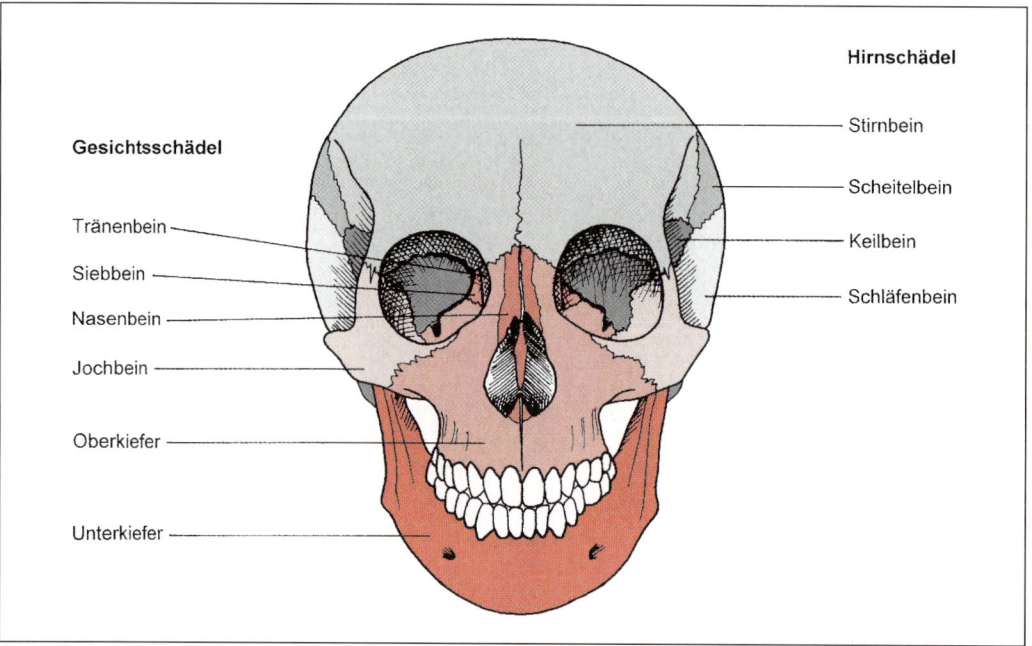

Abb. 5-19 Schädel von vorne

Das **Tränenbein** ist ein kleiner Knochen, der am Aufbau der seitlichen Nasenwand beteiligt ist. Gleichzeitig bildet es einen Teil der zur Nase hin gerichteten Augenhöhlenwand.

In der Mitte des Gesichtsschädels liegt der große **Oberkieferknochen**. Er enthält die luftgefüllten *Oberkieferhöhlen,* die größten Nasennebenhöhlen. Sie stehen mit dem Nasenraum in Verbindung. Am Oberkiefer unterscheidet man den Oberkieferkörper und vier Fortsätze. Einer davon ist der *Zahnfortsatz,* der die Zahnfächer trägt. In ihnen sind die Zähne der oberen Reihe verankert. Der ebenfalls nach unten gelegene *Gaumenfortsatz* bildet zusammen mit dem Gaumenbein das Dach der Mundhöhle, den harten, knöchernen Gaumen.

Der **Unterkieferknochen** besteht aus dem *Unterkieferkörper,* von dem die beiden nach oben gebogenen *Äste*

Tab. 5-6 Die Knochen des **Gesichtsschädels**

Knöcherne Nasenteile:	• Siebbein
	• Nasenbeine
	• Tränenbein
	• Pflugscharbein
Kieferknochen:	• zwei Oberkieferknochen
	• Unterkieferknochen
	• zwei Jochbeine
	• Gaumenbein
	• Zungenbein
Gehörknöchelchen:	• Hammer
	• Amboß
	• Steigbügel

ausgehen. Jeder Ast gabelt sich in zwei Fortsätze. Einer dieser Fortsätze, der *Gelenkfortsatz,* endet im Gelenkkopf, einem Teil des Kiefergelenkes. Er steht mit der Gelenkpfanne im Schläfenbein in Verbindung. Das Kiefergelenk erlaubt Dreh-, Schiebe- und Mahlbewegungen des Unterkiefers. Der Unterkieferknochen ist – neben den Gehörknöchelchen – der einzige bewegliche Schädelknochen. Vom Unterkieferkörper geht der *Zahnfortsatz* aus, in dem die Zähne der unteren Reihe verankert sind.

Das unregelmäßig geformte **Jochbein** bildet mit seinem Körper den Backenknochen. Die das Wangenprofil maßgeblich bestimmende Knochenbrücke, der *Jochbogen,* wird von Ausläufern des Jochbeines und des Schläfenbeines gebildet.

Das **Gaumenbein** formt die untere Abgrenzung der Nasenhöhle und gleichzeitig – zusammen mit dem Gaumenfortsatz des Oberkiefers – das Dach der Mundhöhle. An den *harten* oder *knöchernen Gaumen* schließt sich nach hinten der weiche Gaumen an. Er besteht hauptsächlich aus Muskeln und Bindegewebe.

Das **Zungenbein** steht nur über Muskeln und Bänder mit dem übrigen Schädel in Verbindung. Es liegt am Mundboden, im Bereich zwischen Unterkiefer und Kehlkopf. Der kleine Knochen ist ähnlich einem Hufeisen geformt und dient als Ursprungs- und Ansatzstelle für Schluck- und Kaumuskeln.

Die **Gehörknöchelchen** Hammer, Amboß und Steigbügel zählt man aufgrund ihrer Entwicklungsgeschichte zu den Knochen des Gesichtsschädels. Sie liegen in der zum Mittelohr gehörenden *Paukenhöhle* im Schläfenbein. Ihre Aufgabe ist es, die durch die Schallwellen am Trommelfell erzeugten Schwingungen zum Innenohr weiterzuleiten und zu verstärken (s. Kap. 14).

 Die Masse der Knochenbälkchen in den platten Knochen des Schädeldaches verändert sich während des Lebens nicht, da auch die dort wirkenden Zug- und Druckkräfte gleich bleiben.

Die Muskulatur

Im Gegensatz zu den Knochen und Gelenken des passiven Bewegungsapparates bezeichnet man die **Skelettmuskulatur** als den *aktiven Bewegungsapparat* des Menschen. **Glatte Muskulatur** ist die Muskulatur der inneren Organe und Blutgefäße.

Aufbau eines Skelettmuskels

Am Skelettmuskel unterscheidet man Ursprung und Ansatz. Als **Ursprung** bezeichnet man den Teil des Muskels, der am unbeweglicheren Knochen ansetzt. An den Gliedmaßen ist dies meist das zum Rumpf hin gelegene Muskelende. Dagegen ist der **Ansatz** an den Gliedmaßen in der Regel distal gelegen und steht mit dem beweglicheren Knochen in Verbindung. Den eigentlichen Muskel bezeichnet man auch als **Muskelbauch.** Er endet oft in einer **Sehne,** die an Knochenoberflächen oder -vorsprüngen ansetzt. Seltener sind Sehnen an einer bindegewebigen Zwischenknochenhaut befestigt. Eine solche Haut findet man z. B. zwischen den beiden Unterarmknochen Elle und Speiche.

Unter den etwa 400 Skelettmuskeln des menschlichen Körpers finden sich spindelförmige, einfach und doppelt gefiederte (gefiederte Muskeln ähneln in ihrem Aussehen einer Vogelfeder), ein- und mehrköpfige sowie mehrbäuchige Muskeln (Abb. 5-20).

Oftmals werden bestimmte Bewegungen erst durch das Zusammenspiel mehrerer Muskeln möglich. Gleichsinnig wirkende Muskeln nennt man **Zusammenspieler** *(Synergisten).* Entgegengesetzt arbeitende Muskeln bezeichnet man als **Spieler** *(Agonist)* und **Gegenspieler** *(Antagonist).* An der Bewegung des Unterarmes gegen den Oberarm sind z. B. zwei Muskelgruppen beteiligt. Das Beugen des Unterarmes ermöglichen uns die beiden Beugemuskeln »Bizeps« (M. biceps brachii) und »Armbeuger« (M. brachialis). Damit wir den Arm dann wieder strecken können, muß sich der Streckmuskel »Armstrecker« (M. triceps brachii) zusammenziehen. Beide Muskelgruppen stehen sich dabei als Gegenspieler gegenüber.

Zu den *Hilfseinrichtungen* eines Muskels gehören:
- bindegewebige Faszien
- Sehnenscheiden
- Gleit- und Schleimbeutel

Faszien sind dünne, bindegewebige Hüllen. Sie umkleiden einzelne Muskeln oder Muskelgruppen. Die silbrigweißen oder leicht gelben Sehnen sind an manchen Stellen von **Sehnenscheiden** umgeben. Dies geschieht meist dort, wo sie über Knochen laufen oder sich überkreuzen. Zwischen Sehne und Sehnenscheide befindet sich als Schmiere eine zähe, schleimige Flüssigkeit, die Synovia. In ihr kann die Sehne gut gleiten. Ähnlich ist die Aufgabe der **Gleit-** und **Schleimbeutel.** Sie schützen Muskeln, die unmittelbar um Knochen herumgleiten.

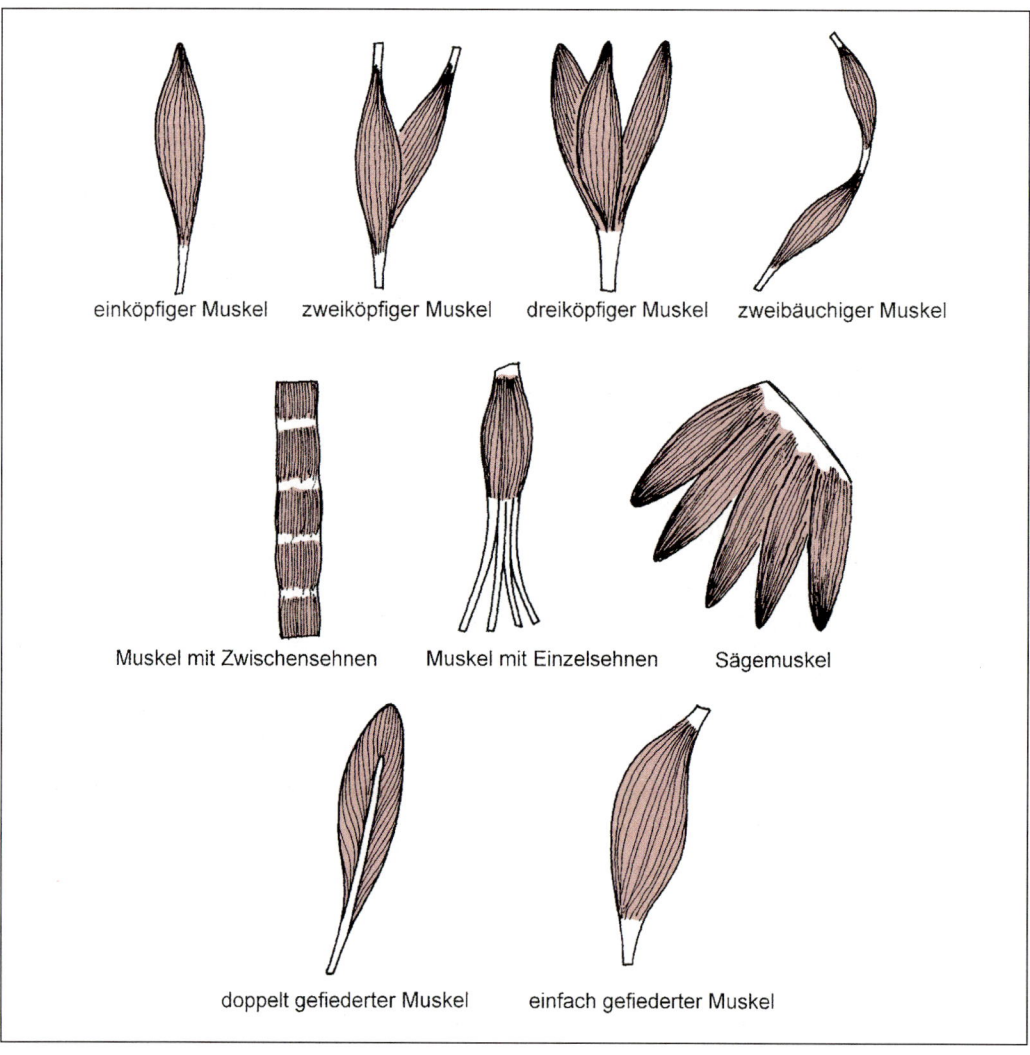

einköpfiger Muskel   zweiköpfiger Muskel   dreiköpfiger Muskel   zweibäuchiger Muskel

Muskel mit Zwischensehnen   Muskel mit Einzelsehnen   Sägemuskel

doppelt gefiederter Muskel   einfach gefiederter Muskel

Abb. 5-20   Zusammenstellung der wichtigsten Muskelformen (schematische Darstellung)

Aufbau der glatten Muskulatur

Als glatte Muskulatur bezeichnet man die Muskulatur der inneren Organe und der Blutgefäße. Sie ist flächenhaft ausgebildet, nicht zu einzelnen Muskeln geformt. Die Fasern der glatten Muskulatur befinden sich in einem ständigen Spannungszustand *(Tonus)*.
Die Höhe dieses Spannungszustandes kann sich ändern. Das Zusammenziehen der glatten Muskulatur erfolgt meist wellenförmig. Man nennt diese Art der Bewegung *Peristaltik.*

Kurze Muskelphysiologie

Auch in Ruhe befinden sich Muskeln in einem gewissen Spannungszustand. Diese Ruhespannung, die man auch als **Muskeltonus** bezeichnet, wird durch das Nervensystem gesteuert. Die Muskelspannung der Skelettmuskulatur kann durch den Willen beeinflußt, d.h. erhöht werden.

Muskeln können sich
▶ verkürzen oder
▶ ihre Spannung erhöhen.

Verkürzt sich ein Muskel bei gleichbleibender Muskelspannung, nennt man das **isotonische Kontraktion.** Erhöht er seine Spannung, ohne dabei seine Länge zu verändern, spricht man von einer **isometrischen Kontraktion.** Dies ist z. B. bei einem Muskel möglich, der mit beiden Enden fest zwischen zwei Punkten ausgespannt ist.

Die Steuerung der Muskeltätigkeit geschieht über das Nervensystem. Ein Reiz, der über spezielle Synapsen vom Nerv direkt auf den Muskel übertragen wird, führt dazu, daß sich Muskelfasern zusammenziehen. Solche kolbig aufgetriebenen Enden der an Muskeln ansetzenden Nervenfasern nennt man **motorische Endplatten** (vgl. S. 54; Abb. 5-21). Erreicht eine Nervenerregung die motorische Endplatte, wird der Überträgerstoff (hier: *Azetylcholin*) in den Spalt zwischen Synapse und Muskelfaser freigesetzt. Dies bewirkt eine Veränderung der Verteilung von Natrium- und Kaliumionen (Na^+ und K^+) in der Muskelfaser. Durch die Erregung der Zelle kommt es schlagartig zu einer vermehrten Durchlässigkeit der Zellwand für Natrium. Es entsteht ein sog. *Aktionspotential,* das sich als elektrischer Strom von der Muskelfaser ableiten läßt. Das Aktionspotential setzt in der Muskelfaser schließlich Kalziumionen (Ca^{2+}) frei, die das Zusammenziehen der Muskelfäserchen (Fibrillen) auslösen. Dabei schieben sich die dünnen *Aktinfäden* in die dickeren *Myosinfäden* hinein (s. a. S. 51 f.).

Die Skelettmuskulatur

Die Skelettmuskulatur des menschlichen Körpers untergliedert man in:
● Stammmuskulatur
● Gliedmaßenmuskulatur

Zur **Muskulatur des Körperstammes** zählen:
● Kopfmuskulatur
● Halsmuskulatur
● Rückenmuskulatur
● Brustmuskulatur
● Bauchmuskulatur
● Zwerchfell
● Beckenboden

Als **Gliedmaßenmuskulatur** faßt man die Muskeln der oberen und der unteren Extremität zusammen.

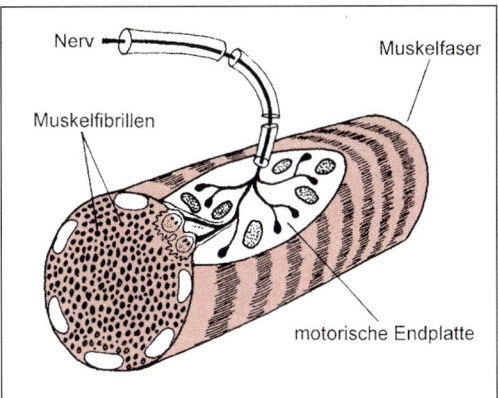

Abb. 5-21   Schema der motorischen Endplatte

◆ **Wichtige Muskulatur des Körperstammes**

Zur **Muskulatur des Kopfes** gehören die Gesichtsmuskeln, die man auch als *mimische Muskulatur* bezeichnet. Die zahlreichen kleinen Muskeln verleihen in ihrem Zusammenspiel dem Gesicht seinen besonderen Ausdruck (Gesichtsausdruck). Durch das Bewegen der Gesichtsmuskeln kann der Mensch Gemütsbewegungen wie Trauer, Freude, Wut usw. sichtbar werden lassen. Auge und Mund umgeben ringförmige Muskeln, die dem Lidschluß bzw. dem festen Verschluß des Mundes dienen.

Zur **Kiefermuskulatur des Kopfes** gehören die *Kaumuskeln.* Sie dienen dem Öffnen und Schließen des Mundes. Daneben ermöglichen sie Mahlbewegungen und das Vor- und Zurückschieben des Unterkiefers. Die quergestreifte *Muskulatur der Zunge* ermöglicht die Durchmischung der Nahrung mit Speichel und ihren Transport zum Schlund.

Der wichtigste Muskel aus der Gruppe der **Halsmuskulatur** ist der *Kopfnickermuskel* (M. sternocleidomastoideus), der bei der Beugung und Drehung des Kopfes mitwirkt (Abb. 5-22). Er entspringt an Schlüsselbein und Brustbein und setzt am Warzenfortsatz des Schläfenbeines an. Zieht er sich zusammen, ist er als deutlicher Strang seitlich am Hals sichtbar.

Die **Rückenmuskulatur** ist in zwei Schichten angeordnet. Man unterscheidet oberflächliche und tiefe Muskeln. Zu den oberflächlichen Rückenmuskeln gehört der *Kappenmuskel* (M. trapezius; Abb. 5-22). Der auch als Kapuzenmuskel bezeichnete Muskel hält den Schultergürtel in seiner Lage und zieht das Schulterblatt nach hinten und zur Mitte. Der größte Muskel des Menschen ist der *breite Rückenmuskel* (M. latissimus dorsi; Abb. 5-22). Er bewegt den Arm.

Auch bei den **Brustmuskeln** unterscheidet man eine oberflächliche von einer tiefen Schicht. Zur oberflächlichen Schicht zählt der *große Brustmuskel* (M. pectoralis ma-

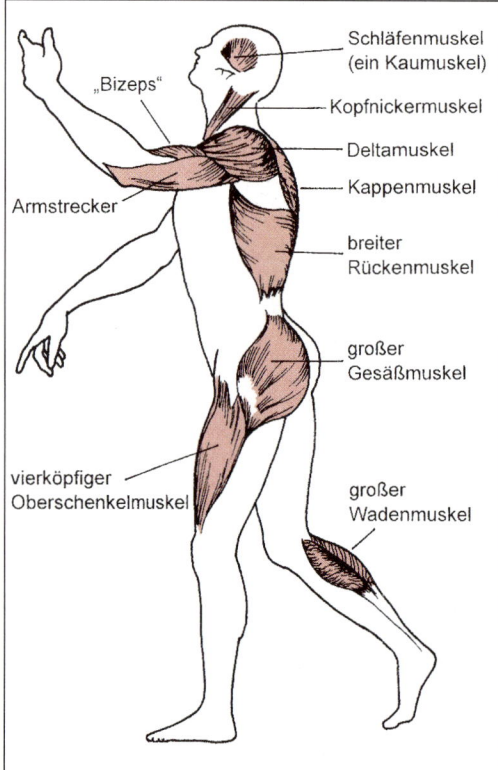

Abb. 5-22 Darstellung einiger wichtiger Muskeln des menschlichen Körpers

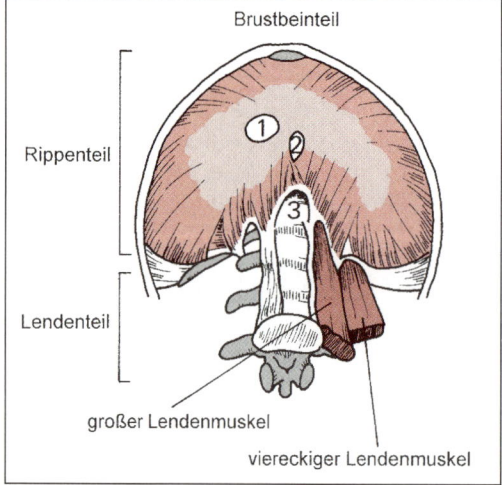

Abb. 5-23 Das Zwerchfell. 1: Öffnung für die untere Hohlvene; 2: Speiseröhrenschlitz; 3: Aortenschlitz

jor). Durch seinen Ansatz am Oberarmknochen ist er in der Lage, den Arm an den Körper zu führen und ihn nach innen zu rollen. Wie der unter ihm liegende *kleine Brustmuskel* (M. pectoralis minor) gehört er zur sog. *Atemhilfsmuskulatur.* Beide können bei festem Schultergürtel den Brustkorb anheben und so die Einatmung unterstützen.

Als **Zwerchfell** *(Diaphragma)* bezeichnet man die kuppelförmige Muskel- und Sehnenplatte, die Brust und Bauchraum voneinander trennt (Abb. 5-23). Zur Körpermitte hin geht sie in eine Zentralsehne über. Im mittleren Bereich, zwischen Wirbelsäule und Brustbein, weist das Zwerchfell verschiedene Öffnungen auf, durch die u.a. die große Körperschlagader, die untere Hohlvene und die Speiseröhre ziehen. Das Zwerchfell ist der wichtigste *Atemmuskel* des Menschen. Beim Einatmen zieht es sich zusammen und flacht dadurch ab. Die Brusthöhle erweitert sich, so daß die Lunge sich ausdehnen kann. Beim Ausatmen erschlafft das Zwerchfell. Es bildet sich wieder die Zwerchfellkuppel aus, die die Brusthöhle einengt.

Die **Muskeln des Bauches,** unter ihnen der *gerade Bauchmuskel* (M. rectus abdominis) und die beiden *schrägen Bauchmuskeln* (Mm. obliquus externus et internus abdominis), sind an der Bauchpresse beteiligt. Als *Bauchpresse* bezeichnet man das Zusammenziehen der Bauchmuskulatur, mit dem Ziel, den Bauchinhalt zusammenzudrücken. Dies geschieht z.B., um die Entleerung der Harnblase oder des Darmes zu unterstützen. Wirksam ist die Bauchpresse nur bei festgestelltem Zwerchfell. Dies läßt sich durch tiefes Einatmen und anschließendes Luftanhalten erreichen. Das Zwerchfell kann dann nicht nach oben ausweichen.

Der **Beckenboden** bildet den Abschluß des Körperstammes nach unten und hinten. Er wird von Muskel- und Sehnenplatten gebildet. Wichtigster Muskel ist der *Afterhebemuskel* (M. levator ani), der bei der Bauchpresse unterstützend mitwirkt. Er stützt die Eingeweide und ist am Verschluß des Enddarmes beteiligt. Durch die Muskel- und Sehnenplatten des Beckenbodens ziehen die Harnröhre, der Enddarm und die Scheide der Frau. Zahlreiche Muskelfasern bilden Schließmuskeln um After, Harnröhrenmündung und Scheideneingang herum. Sie ermöglichen den willentlichen Verschluß der Körperöffnungen. Eine Überdehnung des Beckenbodens führt bei der Frau nach Geburten oft zu einer Senkung der inneren Geschlechtsorgane (s. Kap. 10 und Abb. 5-24).

◆ **Wichtige Gliedmaßenmuskulatur**

Entsprechend der Gliederung des Skelettes unterscheidet man an der **oberen Extremität**:
● Schultermuskeln
● Muskeln des Oberarmes
● Unterarmmuskeln
● Muskeln der Hand

Der zur **Schultermuskulatur** gehörende *Deltamuskel* (M. deltoideus) formt die Wölbung der Schulter und bedeckt das Schultergelenk. Seine wichtigste Aufgabe ist das Anheben des Armes.

Die **Muskeln des Oberarmes** sind typische Beispiele entgegengesetzt arbeitender Muskeln (»Spieler« und »Gegenspieler«). Der *zweiköpfige Oberarmmuskel* (»Bizeps«, M. biceps brachii; s. Abb. 5-22) liegt an der Vorderseite des Oberarmes. Seine Hauptaufgabe ist die Beugung des Unterarmes gegen den Oberarm. Dabei wird er vom *Armbeuger* (M. brachialis) unterstützt. Der auf der Rückseite des Oberarmes gelegene *Armstrecker* (M. triceps brachii; s. Abb. 5-22) streckt den Unterarm. Er steht somit den beiden anderen Oberarmmuskeln als Gegenspieler gegenüber.

Die zahlreichen kleineren **Muskeln des Unterarmes** kann man nach ihrer Lage zueinander in verschiedene Gruppen einteilen. Hauptaufgabe der Unterarmmuskulatur ist es, Hand und Finger zu bewegen. Daneben dienen sie der Drehung des Unterarmes. Lange Sehnen ziehen von den Beuge- und Streckmuskeln zu den Handknochen und erlauben Bewegungen der Hand als Ganzes und Bewegungen einzelner Finger.

Zu den **Handmuskeln** zählen die *Zwischenknochenmuskeln* (Mm. interossei), die zwischen den Mittelhandknochen liegen. Sie spreizen die Finger. Daumen- und Kleinfingerballen werden von besonderen Muskeln gebildet. Sehr wichtig für die Greiffunktion der Hand ist der *Daumengegensteller* (M. opponens pollicis), der den Daumen den übrigen Fingern gegenüberstellt.

Entsprechend der Gliederung der Muskulatur der oberen Extremität unterscheidet man an den **unteren Gliedmaßen**:

● Hüftmuskeln
● Muskeln des Oberschenkels
● Unterschenkelmuskeln
● Muskeln des Fußes

Zur hinteren Gruppe der **Hüftmuskulatur** gehört der *große Gesäßmuskel* (M. gluteus maximus; s. Abb. 5-22). Er zieht breitflächig von der Mitte des hinteren Beckens zum Oberschenkel und formt so das Gesäß. Der große Gesäßmuskel ist der wichtigste Strecker des Oberschenkels im Hüftgelenk. Auf diese Weise sorgt er dafür, daß der Rumpf nicht nach vorne kippt.

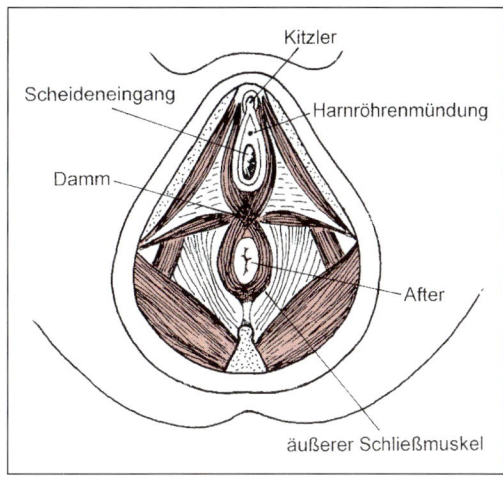

Abb. 5-24 Die Muskulatur des Beckenbodens bei der Frau von unten gesehen

Die Vorderseite des **Oberschenkels** formt der *vierköpfige Oberschenkelmuskel* (M. quadriceps femoris; s. Abb. 5-22). Die vier Teile des Muskels setzen in einer gemeinsamen Sehne am Schienbein an. In diese Sehne ist die Kniescheibe eingelagert. Hauptaufgabe des vierköpfigen Oberschenkelmuskels ist die Streckung des Unterschenkels im Kniegelenk.

Zur Gruppe der **Unterschenkelmuskulatur** gehört der *große Wadenmuskel* (M. triceps surae; s. Abb. 5-22). Ein Teil des großen Wadenmuskels ist der Zwillingswadenmuskel, der die Wade formt. Seine beiden Köpfe bilden die untere Begrenzung der Kniekehle. Die Muskelbäuche des großen Wadenmuskels gehen in eine mächtige Sehne, die »Achillessehne«, über. Sie setzt am Fersenhöcker an.

Entsprechend der oberen Extremität liegen die meisten Muskeln, die den Fuß bewegen, am Unterschenkel. Lange Sehnen ziehen von ihnen zum Fuß. Zusätzlich finden sich kurze **Fußmuskeln** am Fußrücken und an der Sohle. Es sind meist kleine Beuger und Strecker. Bedeckt werden die Muskeln der Fußsohle von einer starken Sehnenplatte *(Plantaraponeurose)*, die mit den Muskeln und Knochen des Fußskelettes zur Erhaltung des Längsgewölbes beiträgt.

Die wichtigsten Erkrankungen des Bewegungsapparates im Alter

Die Osteoporose

◆ Definition

Mit zunehmendem Alter findet man in vielen Knochen des menschlichen Körpers einen Verlust an Knochenmasse. Man bezeichnet diesen normalen, altersbedingten Knochenschwund – nicht ganz korrekt – auch als *physiologische Osteoporose.* Die Knochen des Skelettes sind jedoch in ganz unterschiedlichem Umfang betroffen. Im Hals des Oberschenkelknochens und in der Lendenwirbelsäule nimmt die Dichte der Knochenbälkchen stärker ab als in anderen Knochen. Dort kommt es daher im Alter besonders häufig zu Knochenbrüchen (s. S. 85 ff.). Osteoporotische Veränderungen findet man jedoch nicht nur im Alter. Auch bei jüngeren Leuten führt mangelnde Bewegung zu einer Rückbildung des Knochengewebes. Man kann dies häufig nach der Ruhigstellung einer Gliedmaße im Gipsverband beobachten.

Bei der **Osteoporose** als krankhafter Prozeß ist das Gleichgewicht zwischen Knochenaufbau und -abbau gestört. In die Knochengrundsubstanz werden vermindert Kalksalze eingelagert. Es entsteht ein poröser Knochen.

◆ Ursachen

Zahlreiche Faktoren können zur **Entstehung einer Osteoporose** beitragen (Tab. 5-7). Im Alter sind es vorwiegend eine *verminderte körperliche Aktivität* und eingeschränkte Beweglichkeit, die zu einem Verlust an Knochenmasse führen. Der Knochen paßt sich durch Abbauvorgänge an die verringerte Beanspruchung an. Aber auch eine *Überfunktion der Schilddrüse* und eine Therapie mit *Steroiden* (»Kortison«) bzw. *Heparin* (ein gerinnungshemmender Stoff) können eine vermehrte Knochenbrüchigkeit hervorrufen. Ebenso fördern *Ei-*

weiß- und *Vitamin-D-Mangel* die Entstehung einer Osteoporose. Beides kommt beim alten Menschen nicht selten vor.

Bei vielen Frauen nimmt der Knochenabbau in den Wechseljahren und danach stark zu. Der Verlust an Knochensubstanz kann schließlich – bei entsprechender Veranlagung – zu einer ausgeprägten Osteoporose führen. Eine der Hauptursachen ist das allmähliche *Nachlassen der Hormonproduktion* durch die Eierstöcke. Weibliche Geschlechtshormone (Östrogene) hemmen den Knochenabbau. Bei Männern kommt es meist erst in einem späteren Alter zu Komplikationen infolge einer Osteoporose, da ihre Knochen im allgemeinen massiver sind als die der Frauen.

◆ Krankheitsbild

Schwerwiegendste Folge einer Osteoporose ist die erhöhte Knochenbruchgefahr. Die Osteoporose kann so ausgeprägt sein, daß sogar *Knochenbrüche* entstehen, ohne daß ein äußerer Anlaß vorliegt (Spontanfraktur). Die häufigsten Brüche an den Extremitäten sind Schenkelhals- und Speichenbrüche.

Typisch bei einer ausgeprägten Osteoporose sind Veränderungen an der Wirbelsäule. Hier führt die geringere Belastbarkeit des Knochens zur *Fisch-* und *Keilwirbelbildung.*

Oft klagen die Patienten über *Schmerzen.* Diese Schmerzen sind jedoch nicht durch die Umbauprozesse am Knochen bedingt, sondern meist durch *Muskelverspannungen.* Solche Verspannungen entstehen als Folge der osteoporotischen Veränderungen an der Wirbelsäule. Die Veränderungen führen – zusammen mit einer Höhenverminderung der Zwischenwirbelscheiben im Alter – zu einer Abnahme der Körpergröße und meist zu einer Fehlbelastung des Bewegungsapparates.

◆ Therapie

Neben der *medikamentösen Schmerzbekämpfung* sollte immer eine physikalische Behandlung *(Krankengymnastik)* durchgeführt werden, um die Beschwerden zu lindern und der zunehmenden Bewegungseinschränkung entgegenzuwirken.

Bei älteren Menschen läßt die Aufnahmefähigkeit (Resorptionsfähigkeit) des Darmes nach. Um eine ausreichende Versorgung sicherzustellen, muß die *Nahrung* daher genügend Kalzium, Eiweiß und Vitamin D enthalten. Eine Kombination von *Fluor* (Natriumfluorid) mit *Magnesium* hat meist einen günstigen Effekt auf die Entwicklung der Osteoporose. Sie regt Knochenbildungszellen an, wieder vermehrt Knochensubstanz zu bilden.

Tab. 5-7 Faktoren, die an der Entstehung einer Osteoporose im Alter beteiligt sein können

- verminderte körperliche Aktivität
- Überfunktion der Schilddrüse
- Therapie mit Steroiden (»Kortison«)
- Therapie mit Heparin
- Eiweißmangel
- Vitamin-D-Mangel
- bei Frauen: Nachlassen der Östrogenproduktion in den Wechseljahren

Seit einiger Zeit werden auch *Biphosphonate* (z.B. Diphos®) zur Behandlung der Osteoporose eingesetzt. Die Substanzen hemmen den Knochenabbau und wirken sich daher positiv auf die Knochenbruchrate bei einer schon bestehenden Osteoporose aus.

Die vorbeugende Gabe von *Östrogenen* vor allem während der Wechseljahre kann bei vielen Frauen den Verlust an Knochensubstanz verhindern. Ob sich durch eine Östrogentherapie ein erneuter Zuwachs an Knochenmasse bei einer schon ausgeprägten Osteoporose erreichen läßt, ist umstritten.

Der Morbus Paget des Skeletts

◆ Definition

Eine typische Alterserkrankung der Knochen ist der Morbus Paget (sprich: Peitschet). Die Erkrankung wird auch als *Ostitis deformans,* d.h. deformierende Knochenentzündung, bezeichnet, obwohl keine chronischen Entzündungszeichen in den betroffenen Knochen nachgewiesen werden konnten.

◆ Ursache

Die Ursache des Morbus Paget ist unbekannt. Man vermutet, daß an der Krankheitsentstehung eine *Virusinfektion* beteiligt ist.

◆ Krankheitsbild

Meist sind es Männer zwischen dem 40. und dem 90. Lebensjahr, die erkranken. In den betroffenen Knochen findet man einen hochgradig gesteigerten Knochenumbau. Die am häufigsten befallenen Skelettabschnitte sind die Beckenknochen, das Kreuzbein, der Oberschenkelknochen, der Schädel und das Schienbein. Zu Beginn der Erkrankung überwiegt der *Knochenabbau.* Im weiteren Verlauf kommt es dann meist zu einer gesteigerten *Knochenneubildung,* verbunden mit einer Verdichtung der Knochensubstanz.

Hauptsymptom des Morbus Paget ist der *Schmerz.* Es ist jedoch durchaus möglich, daß Betroffene trotz ausgedehntem Skelettbefall nicht über Schmerzen klagen. Die erkrankten Skelettabschnitte zeigen oft eine örtlich begrenzte Überwärmung. Durch den Abbau der Knochensubstanz kann es zu Verbiegungen und *Knochenbrüchen* kommen. Bei etwa 1% der an Morbus Paget Erkrankten findet man *bösartige Knochentumoren,* die meist vom Oberarmknochen oder vom Schädeldach ausgehen.

◆ Therapie

Da die Ursache der Erkrankung nicht bekannt ist, gibt es keine kausale Therapie.

Knochenbrüche im Alter

◆ Definition

Als **Knochenbruch** *(Fraktur)* bezeichnet man eine Lückenbildung im Knochen. Es entstehen zwei oder mehrere Knochenbruchstücke *(Fragmente),* die durch einen Bruchspalt voneinander getrennt sind.

Man unterscheidet

● die traumatische Fraktur von
● der sog. pathologischen Fraktur.

Bei **traumatischen Frakturen** ist der Knochen vor dem schädigenden Ereignis intakt. Es kommt durch direkte oder indirekte Gewalteinwirkung (Trauma) wie Schlag oder Stoß zu einem Bruch des Knochens. Bei alten Menschen findet man traumatische Frakturen oft infolge von Stürzen.

Pathologische Frakturen entstehen am krankhaft veränderten Knochen. Schon nach geringen Einwirkungen treten Knochenbrüche auf. Man bezeichnet diese daher auch als »Spontanfrakturen«. Häufigste Ursache pathologischer Brüche im Alter ist die Osteoporose (s. S. 84f.). Aber auch tumorös veränderte Knochen (im Alter sind es meist Skelettmetastasen) können leicht brechen.

Von einem **geschlossenen Bruch** spricht man, wenn der Knochen ganz oder teilweise durchtrennt, der Weichteilmantel aus Muskeln, Sehnen und Haut jedoch intakt ist. Beim **offenen Bruch** ist der Knochen durchtrennt und auch der Weichteilmantel mitsamt der ihn umgebenden Haut zerstört.

◆ Komplikationen

Knochenbrüche können schwerwiegende Komplikationen nach sich ziehen.

▶ Durch die Zerstörung benachbarter Blutgefäße treten oft große Mengen Blut nach außen oder in das umgebende Gewebe aus. Es besteht *Schockgefahr!*

▶ Auch Nerven, die im Frakturbereich verlaufen, können geschädigt werden. Folge ist oft eine *Muskellähmung* im Versorgungsgebiet der betroffenen Nerven.

▶ Jeder offene Bruch birgt die Gefahr der *Infektion* in sich. Vor allem Keime aus der umgebenden Haut dringen in die Wunde ein.

▶ Eine weitere Komplikation ist die *Fettembolie.* Durch den Knochenbruch können Fetttröpfchen (aus dem Fettmark des geschädigten Knochen) in den Blutkreislauf geschwemmt werden und so in das Haargefäßnetz der Lunge gelangen, wo sie die Blutgefäße verstopfen (Lungenembolie).

◆ Therapie

Zu den therapeutischen Maßnahmen bei der Behandlung von Knochenbrüchen gehören:

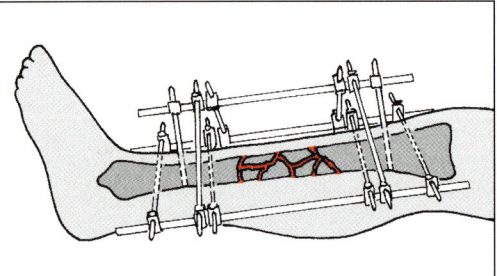

Abb. 5-25 Dreidimensionaler äußerer Festhalter (»Fixateur externe«) bei einem Trümmerbruch des Schienbeins

- das Einrichten des Bruches *(Reposition)*, um die Knochen wieder in ihre anatomisch korrekte Stellung zu bringen;
- das Feststellen des Bruches *(Fixierung)* bis zur knöchernen Heilung;
- die Bewegung aller nicht ruhig gestellten Gelenke (Krankengymnastik!). Auf diese Weise kann einem durch Bewegungsmangel verursachten Muskelschwund vorgebeugt werden. Der Knochen verliert weniger an Substanz, das Einsteifen der Gelenke wird verhindert.

Zur Fixierung eines Bruches gibt es verschiedene Möglichkeiten.

Der **Gipsverband**. Er wird beim alten Menschen fast ausschließlich an der oberen Extremität verwendet (selten!). Durch einen Gipsverband im Bereich der unteren Extremität werden alte Menschen zu unbeweglich. Folgen der eingeschränkten Beweglichkeit sind nicht nur Muskelschwund und Osteoporose. Bei längerer Bettlägerigkeit treten auch häufig Komplikationen im Bereich des Atmungs- und des Herz-Kreislauf-Systems auf.

Der **Zugverband** (Extension). Er hebt die an den Bruchenden auftretenden Muskelkräfte auf und hält die Knochenenden in ihrer natürlichen Stellung. Das aufwendige Verfahren wird beim alten Menschen nur selten angewendet, da die betroffene Extremität – und damit der gesamte Mensch – dabei über einen längeren Zeitraum ruhiggestellt werden muß.

Die **Operation**. Mit Hilfe von Nägeln, Schrauben, Platten oder »äußeren Festhaltern« (Fixateur externe, Abb. 5-25) werden die Bruchenden in eine für die Heilung günstige Stellung gebracht. In manchen Fällen ist das Einsetzen eines künstlichen Gelenkteils (Endoprothese) unumgänglich. Wann immer es möglich ist, wird heute beim alten Menschen die operative Behandlung eines Bruches bevorzugt, um eine längere Unbeweglichkeit im Gips oder in der Extension zu vermeiden.

◆ Knochenheilung

Bei der Knochenheilung werden die Bruchenden anfangs durch eine festigende Gewebsmasse aus Knorpel und Bindegewebe miteinander verbunden. Man nennt sie *Kallus* (Abb. 5-26). Der Kallus wird dann nach und nach durch reguläres Knochengewebe ersetzt. Bei direktem Kontakt der Bruchenden ohne die geringste Spaltbildung (z. B. nach einer operativen Wiederherstellung des ursprünglichen Zustandes) kann der Knochen ohne Kallusbildung ausheilen.

 Im Alter verzögert sich oft die Knochenbruchheilung. Dies ist jedoch meist Folge eines Vitamin-D-Mangels und nicht eines an sich gestörten Knochenaufbaus.

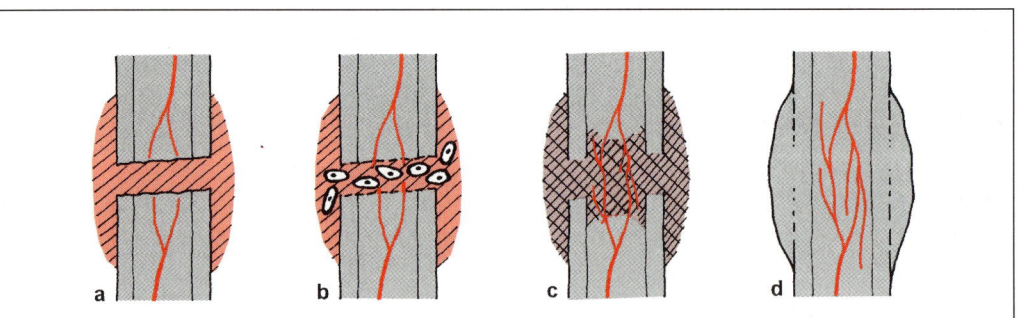

Abb. 5-26 Knochenbruchheilung mit Kallusbildung. a: Bluterguß im Bereich des Knochenbruchs; b: Bindegewebsbildungszellen (Fibroblasten) wandern in den Bruchspalt ein; c: Das Zwischengewebe wandelt sich zu Geflechtknochen (verknöchertem Bindegewebe) um; d: Umbau des Geflechtknochens in Lamellenknochen, Einwachsen von Blutgefäßen in die Markhöhle

Die Schenkelhalsfraktur

◆ Ursachen

Die Schenkelhalsfraktur (Abb. 5-27) gehört zu den häufigsten Knochenbrüchen im Alter. Die meisten dieser Brüche des Oberschenkelknochens ereignen sich im höheren Alter am *osteoporotisch veränderten Knochen*. Eine weitere Ursache der gehäuft an dieser Stelle auftretenden Knochenbrüche ist die Verkleinerung des Winkels zwischen Oberschenkelhals und -schaft im Alter auf etwa 120°. Je kleiner der Schaft-Hals-Winkel ist, desto geringer ist die Stabilität des Oberschenkelknochens (s. S. 73).

◆ Krankheitsbild

> **Beachte:**
> Typische Symptome eines **Schenkelhalsbruches** sind:
> - Schmerzen
> - eingeschränkte Beweglichkeit im Hüftgelenk
> - Außendrehung des betroffenen Beines
> - leichte Verkürzung des betroffenen Beines

◆ Therapie

Bei ausschließlich konservativer Behandlung ist die Zahl der tödlichen Komplikationen sehr hoch. Die heute meist angewandte operative Therapie (Verschraubung, Verplattung, Nagelung; bei arthrotisch veränderter Hüfte auch die Endoprothese, Abb. 5-27, 5-28) erlaubt eine frühzeitige Mobilisation des alten Menschen und vermindert die Zahl der Komplikationen. Nur stabile, d.h. in sich verzahnte Brüche des Schenkelhalses können durch einige Tage Bettruhe (Lagerung des Beines zwischen Sandsäcken oder in einer flachen Schiene) und eine anschließende schrittweise Mobilisation behandelt werden.

Weitere häufige Knochenbrüche

Neben der Schenkelhalsfraktur sind es Brüche des Oberarmes, der Rippen und der Wirbel, die beim alten Menschen gehäuft vorkommen.

Prellung, Verstauchung und Verrenkung

Stürze und Unfälle sind im Alter die häufigsten Ursachen für eine Prellung, Verstauchung oder Verrenkung.

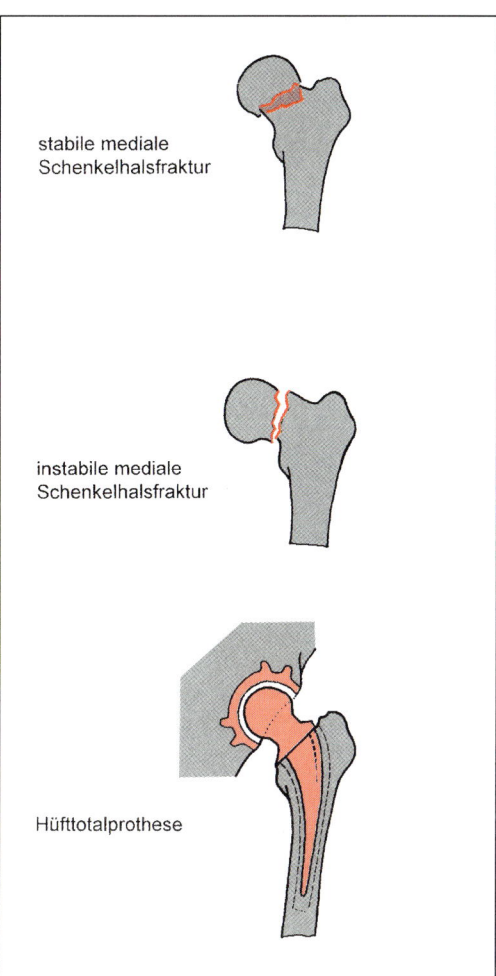

stabile mediale Schenkelhalsfraktur

instabile mediale Schenkelhalsfraktur

Hüfttotalprothese

Abb. 5-27 Schenkelhalsbrüche und Darstellung einer Hüfttotalprothese

Die Prellung

◆ Definition

Als Prellung oder Quetschung *(Kontusion)* bezeichnet man die Schädigung eines Körperteils oder Organs durch Schlag, Stoß oder Fall.

◆ Krankheitsbild

In den meisten Fällen kommt es durch Verletzungen der Blutgefäße zur Bildung eines Blutergusses *(Hämatom)*. Das Gebiet ist schmerzhaft, angeschwollen, die umgebende Haut verfärbt sich blau. Nach einiger Zeit ändert sich die Farbe. Die Haut wird violett, grün, schließlich

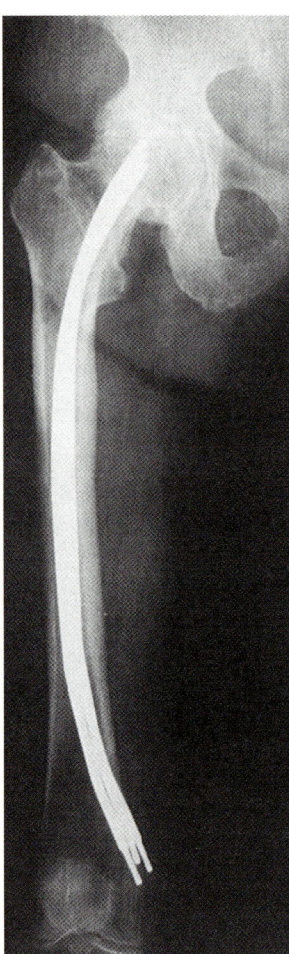

Abb. 5-28 Nagelung einer Schenkelhalsfraktur (Ender-Nägel). (Aus: Ehmer B. Chirurgie. 4. Aufl. Stuttgart, New York: Schattauer 1996)

gelb. Ursache ist die Umwandlung des Blutfarbstoffes Hämoglobin in Gallenfarbstoffe.

Bei der *Prellung eines Knochens* bildet sich ein schmerzhafter Bluterguß unter der Knochenhaut. *Schädelprellungen* beim alten Menschen sind häufig Folge eines Sturzes. Oft kommt es dabei zu Gehirnverletzungen, obwohl keine Schäden am Knochen sichtbar sind. Solche Schädigungen des Gehirns findet man vielfach auf der Gegenseite der Gewalteinwirkung, da das Gehirn durch den Stoß an die gegenüberliegende Schädelseite geschleudert wird (Gegenstoßwirkung).

◆ Therapie

Prellungen werden durch feuchte, kühle Umschläge behandelt. Ist eine Extremität betroffen, wird sie zusätzlich für kurze Zeit ruhiggestellt.

Die Verstauchung

◆ Definition

Bei der Verstauchung *(Distorsion)*, der häufigsten Gelenkverletzung, kommt es zu einer Überdehnung oder Zerrung der Gelenkkapselbänder. In schweren Fällen findet man auch Blutergüsse und Zerreißungen im Bereich des Kapsel-Band-Apparates.

◆ Krankheitsbild

Das verletzte Gelenk schmerzt stark und ist in seiner Bewegungsmöglichkeit eingeschränkt.

◆ Therapie

Verstauchte Gliedmaßen ohne Verlust der Gelenkstabilität werden kurzfristig geschont und ruhiggestellt. Gelenkkapsel- und Bänderrisse müssen operativ versorgt werden.

Die Verrenkung

◆ Definition

Als Verrenkung *(Luxation)* bezeichnet man eine Lösung der durch ein Gelenk miteinander verbundenen Knochenenden aus ihrer normalen Stellung heraus.

◆ Krankheitsbild

Eine solche Verschiebung ist oft mit einer Kapsel-Band-Zerreißung kombiniert. Besonders häufig ist das Schultergelenk betroffen. Da bei diesem Gelenk die Gelenkpfanne nicht den ganzen Gelenkkopf umfaßt, kann es schon bei relativ geringfügigen Belastungen zu einer Schultergelenksluxation kommen.

◆ Therapie

Um Folgeschäden (Überdehnung von Kapsel und Sehnen, Druckschäden an Knorpel, Nerven und Gefäßen) zu vermeiden, sollte das Gelenk möglichst frühzeitig wieder eingerenkt werden.

Kontrakturen

◆ Definition, Ursachen

Als Kontraktur (»Gelenksteife«) bezeichnet man eine angeborene oder erworbene Bewegungseinschränkung eines Gelenkes.

Man unterscheidet Kontrakturen als Folge von:
● Hautschrumpfungen
● Muskel- und Sehnenverkürzungen
● Nervenlähmungen
● Gelenkkapselschrumpfungen
● gelenkzerstörenden Prozessen

Schrumpfungen der Haut entstehen oft nach Verletzungen oder (häufiger!) nach Verbrennungen. Ist die Haut über Gelenken betroffen, kann es zu einer Narbenkontraktur kommen.

Als **Muskelkontraktur** bezeichnet man die Bewegungseinschränkung eines Gelenkes durch die narbige Schrumpfung eines Muskels. Solche Kontrakturen sind meist ischämisch, d. h. durch mangelnde Blutversorgung, bedingt. Ursache kann z. B. ein Knochenbruch mit Gefäßverletzung sein. Eine typische ischämisch bedingte Muskelkontraktur ist die *Volkmann-Kontraktur* (z. B. infolge mangelnder Durchblutung bei einem zu straffen Gipsverband; Abb. 5-29).

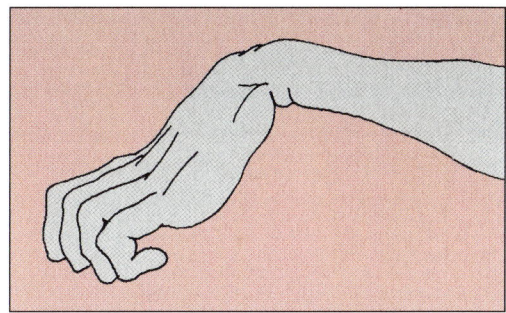

Abb. 5-29   Volkmann-Kontraktur

Beim alten Menschen sind **Nervenlähmungen** (z. B. eine Halbseitenlähmung nach einem Schlaganfall) nicht selten Ursache einer Kontraktur.

Auch durch **Schrumpfungsvorgänge** an Faszien, Sehnen oder Gelenkkapseln kann es zu einer eingeschränkten Beweglichkeit kommen. Die am häufigsten bei alten Menschen anzutreffende – nicht mehr rückgängig zu machende! – Fehlstellung eines Gelenkes ist der *Spitzfuß* (s. u.). Er ist meist Folge einer fehlerhaften Lagerung bei Bettlägerigkeit.
Oft sind es auch Schmerzen, die den alten Menschen veranlassen, ein Gelenk weniger zu belasten. Er nimmt eine »Schonhaltung« ein, so daß sich schließlich eine Kontraktur ausbilden kann.

Auch **Gelenkerkrankungen**, die das Gelenk zerstören, können zu einer Bewegungseinschränkung und zur Ausbildung einer Kontraktur führen. Ein solcher gelenkzerstörender Prozeß ist z. B. die Arthrose (s. S. 92).

◆ **Prophylaxe**
Bewegungsübungen und – bei bettlägerigen Patienten – eine *gute Lagerung* sind wichtige Maßnahmen, um der Entstehung einer Kontraktur vorzubeugen (s. S. 104 ff.).

Fuß- und Zehendeformitäten

Die Knochen eines normal geformten Fußes bilden ein *Quer- und ein Längsgewölbe,* so daß nur die Zehen, die Köpfchen der beiden Mittelfußknochen I und V sowie das Fersenbein den Boden berühren. Diese Gewölbekonstruktion wird durch Bänder, Sehnen und Muskeln in ihrer Form gehalten. Haltungsfehler führen in der Regel zu einer Fehlbelastung der Knochen und Gelenke.

Der Spitzfuß

◆ **Ursachen**
Ursache des im Alter häufig vorkommenden Spitzfußes ist eine lang dauernde Fehlhaltung bei Bettlägerigkeit s. Abb. 5-37, S. 100. Auch Lähmungen (aufgrund eines Schlaganfalls oder Hirnverletzungen) und Narben kommen als Ursache in Frage.

◆ **Krankheitsbild**
Der zur Sohle hin gebeugte Fuß kann weder aktiv noch passiv zum Fußrücken hin gestreckt werden. Der Fuß wird lediglich im Bereich der Zehen aufgesetzt. Die Ferse berührt den Boden nicht.

◆ **Prophylaxe**
Wichtig zur Verhinderung einer Spitzfußbildung sind krankengymnastische Bewegungsübungen und eine regelrechte Lagerung des Fußes (s. S. 100).

Der Spreizfuß

◆ **Ursachen**
Unzweckmäßiges Schuhwerk, Übergewicht und langes Stehen sind die häufigsten Ursachen eines Spreizfußes.

◆ **Krankheitsbild**
Bei dieser Belastungsfehlstellung des Fußes kommt es zum Auseinanderweichen der Mittelfußknochen. Die Köpfchen der Mittelfußknochen treten tiefer, was zu einer Abflachung des Quergewölbes und zu einer Verbreiterung des Vorfußes führt. Dadurch entsteht ein Muskelungleichgewicht, das oft Zehenveränderungen wie den Hallux valgus, die Krallen- oder die Hammerzehe (s. u.) zur Folge hat. Die Betroffenen klagen über Schmerzen im Vorfußbereich. Im Alter findet man den

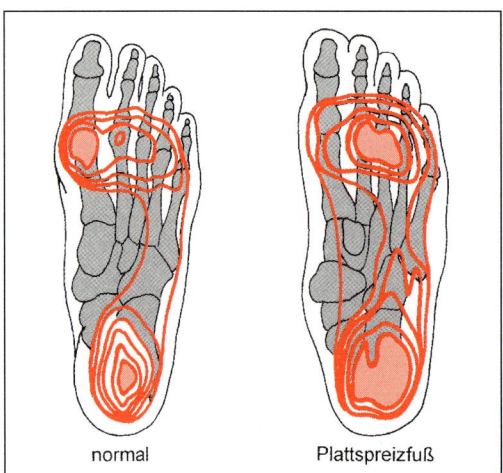

normal   Plattspreizfuß

Abb. 5-30 Die Abbildung zeigt die belasteten Flächen der Fußsohle (Druckbilder) beim normalen und beim pathologisch veränderten Fußgewölbe. Die am stärksten belasteten Flächen sind rosa dargestellt.

Spreizfuß öfter im Rahmen einer rheumatischen Gelenkerkrankung.
Fehlbelastungen des Fußes (Abb. 5-30) führen oft zu Verspannungen im Bereich der Bein- und Rückenmuskulatur. Durch eine frühzeitige Behandlung kann man dem meist vorbeugen.

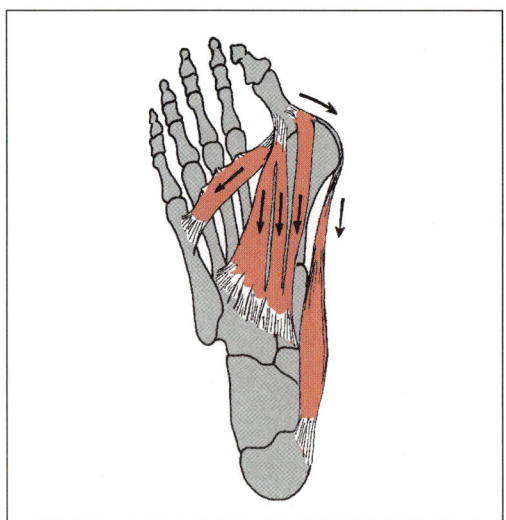

Abb. 5-31 Hallux valgus. Deutlich wird die Verdrehung der Großzehenlängsachse.

Der Hallux valgus

◆ **Ursachen**

Meist entsteht diese im Alter recht häufige Zehendeformität durch eine Störung des Muskelgleichgewichtes als Folge einer Spreizfußentwicklung. Auch zu enge Schuhe, rheumatische Entzündungsprozesse, Lähmungen und Verletzungen können zur Ausbildung eines Hallux valgus beitragen.

◆ **Krankheitsbild**

Typisch für den Hallux valgus (Abb. 5-31) ist eine Verdrehung der Großzehe in Richtung der übrigen Zehen (nach lateral). Frauen sind häufiger betroffen als Männer. Oft leiden die Betroffenen unter sehr starken Schmerzen beim Stehen und Gehen.

◆ **Therapie**

Ist der Hallux valgus die Folge eines Spreizfußes, ist es wichtig, zuerst mit einer Spreizfußtherapie zu beginnen. In vielen Fällen läßt sich aber eine operative Therapie nicht umgehen. Wenn eine Operation nicht mehr möglich ist, z.B. aufgrund des hohen Alters des Betroffenen, können orthopädische Schuhe das Gehen und Stehen erleichtern.

Krallen- und Hammerzehen

◆ **Definition**

Von einer **Krallenzehe** (Abb. 5-32 A) spricht man, wenn Zehenmittel- und -endgelenk gebeugt, das Zehengrundgelenk jedoch überstreckt wird. Dagegen wird das Grundgelenk bei der **Hammerzehe** (Abb. 5-32 B) gestreckt, das End- oder auch das Mittelgelenk aber gebeugt.

◆ **Ursachen**

Diese Zehenveränderungen kommen oft als Folge von Fußdeformitäten (Knickfuß, Spreizfuß, Spitzfuß etc.) vor. Auch entzündliche Veränderungen und zu enge Schuhe und Strümpfe können dazu führen.

◆ **Krankheitsbild**

Eine Folge dieser Zehenveränderungen sind die oftmals sehr schmerzhaften Hühneraugen. Bei arthrotisch veränderten Zehengelenken ist meist jeder Schritt schmerzhaft.

Rundrücken und Buckelbildung

◆ **Definition**

Charakteristisch für die Wirbelsäule ist ihre doppelt S-förmige Krümmung. Abschnitte, die sich nach hinten wölben, bezeichnet man als *Kyphosen,* nach vorne gebogene Abschnitte als *Lordosen*. An einer normal geformten Wirbelsäule unterscheidet man daher eine Brust- und eine Kreuzbeinkyphose von einer Hals- und Lendenlordose.

Als **Rundrücken** bezeichnet man eine ausgeprägte Kyphose im Brustbereich, die meist auch noch den oberen Lendenbereich umfaßt.

Unter einem **Gibbus** versteht man eine umschriebene, spitzwinkelige Buckelbildung.

◆ **Ursachen**

Eine Ursache beim alten Menschen sind ausgeprägte *osteoporotische Veränderungen* (s. S. 84) an der Wirbelsäule. Bei älteren Männern kommt auch die *Bechterew-Krankheit* (Morbus Bechterew, s. S. 95 und Abb. 5-33) als Ursache eines Rundrückens in Frage.

Der Gibbus entsteht durch Zerstörung eines oder zweier benachbarter Wirbelkörper. Im fortgeschrittenen Lebensalter ist es oftmals eine ausgeprägte *Osteoporose* im Bereich der Wirbelsäule, die zur Ausbildung eines Gibbus führt.

Der Bandscheibenschaden

◆ **Ursachen**

Mit zunehmendem Alter verlieren die Zwischenwirbelscheiben (»Bandscheiben«) an Elastizität und Höhe, sie werden trockener. Diese Alterungsprozesse und mechanisch bedingter Verschleiß durch falsche Belastung der Wirbelsäule können zu einem Bandscheibenschaden führen.

◆ **Krankheitsbild**

An den Wirbelkörpern treten durch die Bandscheibenveränderungen Reizerscheinungen auf, die man als **Osteochondrose** bezeichnet. Von den verformten Wirbelgelenken gehen meist Schmerzen aus, die zu Muskelverspannungen führen. Die Betroffenen klagen über Nacken- oder Kreuzschmerzen.

Bei einem **Bandscheibenvorfall** verlagert sich Bandscheibengewebe in den Wirbelkanal oder das Zwischenwirbelloch. Am häufigsten geschieht dies im Lendenwirbelbereich und führt dort zu einer Quetschung von Nerven, die aus dem Rückenmark treten. Der Prozeß ist äußerst schmerzhaft. Die Schmerzen strahlen ins Bein aus. Folgen der Nervenquetschung sind Empfindungsstörungen und Lähmungen eines oder beider Beine, in schweren Fällen auch Blasen- und Mastdarmlähmung.

Kreuzschmerzen können jedoch nicht nur als Folge eines Bandscheibenschadens auftreten. Unter dem Sammelbegriff **»Hexenschuß«** (*Lumbago* oder auch *Lumbalgie*, Lendenweh) faßt man Beschwerden zusam-

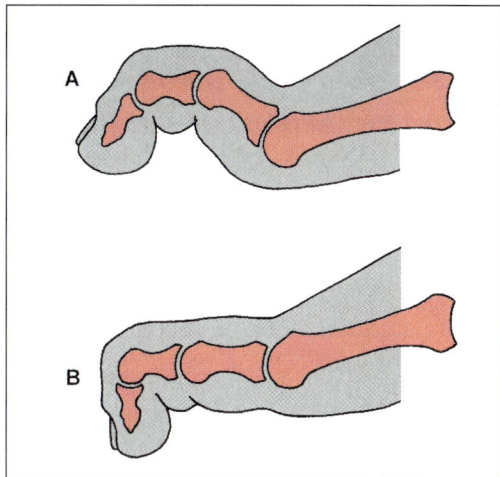

Abb. 5-32 A: Krallenzehe; B: Hammerzehe

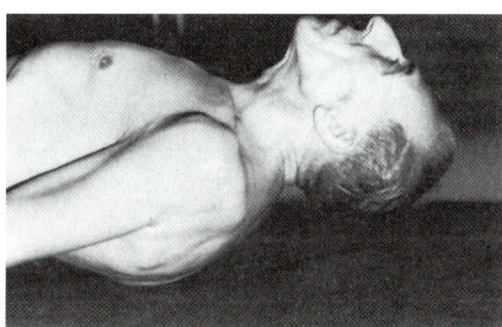

Abb. 5-33 Rundrücken bei Morbus Bechterew (in Rückenlage) (aus: Gross, Schölmerich, Gerok. Die Innere Medizin. Gerok W, Huber Chr, Meinertz T, Zeidler H, Hrsg. 10. Aufl. Stuttgart, New York: Schattauer 2000)

men, die sich auf den Lendenbereich und das Becken beschränken. Die Schmerzen strahlen nicht in die untere Extremität aus.

Als **»Ischias«** oder Hüftweh (*Ischialgie*) bezeichnet man Schmerzen, die vom Lendenbereich in ein Bein ausstrahlen. Betroffen ist der »Ischiasnerv« *(N. ischiadicus)*. Die häufigste Ursache von Ischiasschmerzen ist eine Quetschung der vom Rückenmark ausgehenden Wurzel des N. ischiadicus. Aber auch Erkältungen, Entzündungen oder Zerrungen eines Nervs können zum Auftreten einer Ischialgie führen.

Im Gegensatz zu einer weit verbreiteten Vorstellung sind »Hexenschuß« und »Ischias« ebenso wie der Bandscheibenvorfall keine Erkrankungen des hohen Alters. Nur 1-5% der Betroffenen sind über 60 Jahre alt. Die meisten Erkrankten findet man zwischen dem 30. und 60. Lebensjahr. Dies liegt an der unterschiedlichen Lebensführung in den verschiedenen Altersgruppen. Ältere Menschen muten ihrem Körper meist nicht mehr die extremen Belastungen zu wie Personen im mittleren Lebensalter. Trotz der ausgeprägten Veränderungen an den Zwischenwirbelscheiben und der Wirbelsäule kommt es dann relativ selten zu den genannten akuten Krankheitserscheinungen.

◆ Therapie

Sind Blase und Darm aufgrund eines Bandscheibenvorfalls gelähmt, muß der Patient sofort operiert werden. In leichteren Fällen wird in der Regel zunächst ein konservativer Behandlungsversuch (Ruhigstellung, Wärme, schmerzstillende und entzündungshemmende Medikamente) durchgeführt. Bei der Osteochondrose können auch Massagen und krankengymnastische Bewegungsübungen helfen, die Schmerzen zu lindern und den Verschleißvorgang zu verlangsamen.

Rheumatische Erkrankungen

◆ Definition

Unter dem Oberbegriff »rheumatische Erkrankungen« faßt man eine ganze Reihe recht unterschiedlicher Krankheiten zusammen, die das *Stütz- und Bindegewebe des Bewegungsapparates* betreffen. Oft kommt es dabei auch zu einer Beteiligung des Bindegewebes innerer Organe. Die Symptome sind daher sehr vielfältig.
Zu den rheumatischen Erkrankungen gehören
- die **degenerativ-rheumatischen Erkrankungen** (z.B. die Arthrose),
- die **entzündlich-rheumatischen Erkrankungen** (z.B. die chronische Polyarthritis, cP) und
- der **Weichteilrheumatismus** (z.B. der »Tennisellenbogen«).

Die Arthrose

◆ Definition

Die **Arthrose** ist eine chronische Erkrankung der Gelenke. Sie zählt zu den *degenerativen rheumatischen Erkrankungen.*
Als degenerative Erkrankungen bezeichnete man früher sog. Alters- und Abnutzungskrankheiten, die mit einem Elastizitätsverlust einhergehen. Der Begriff wird heute nur noch selten verwendet, da er beinhaltet, daß das Gewebe im Alter generell minderwertig ist und eine verschlechterte Fähigkeit zur Anpassung und Heilung besitzt.

◆ Ursachen

Bei der Entstehung einer Arthrose können mehrere Faktoren eine Rolle spielen. In jedem Fall besteht jedoch ein Mißverhältnis zwischen der Beanspruchung eines Gelenkes und der Leistungsfähigkeit der einzelnen Gelenkanteile.
Eine *Überbeanspruchung* der Gelenke findet man z.B. bei schwerer körperlicher Arbeit oder Übergewicht. Auch durch angeborene oder erworbene Gelenkfehlbildungen (wie z.B. Beckenschrägstand, X- oder O-Beine, Plattfüße) kann es im Laufe der Zeit zu arthrotischen Veränderungen der betroffenen Gelenke kommen.
Auf eine *verminderte Leistungsfähigkeit* der Gelenke trifft man z.B. bei Stoffwechselstörungen oder im Alter. Da der gefäßlose Knorpel mit zunehmendem Alter einen Teil seiner Elastizität einbüßt, finden sich beim alten Menschen häufig Schäden an den überknorpelten Gelenkkörpern. Solche Abnutzungserscheinungen kommen am häufigsten an den am stärksten beanspruchten Gelenken des Körpers – dem Knie- und dem Hüftgelenk – vor.

◆ Krankheitsbild

Typische arthrotische Gelenkveränderungen beginnen mit oberflächlichen Gewebsdefekten am vorgeschädigten Gelenkknorpel. Im Laufe der Erkrankung kann es zu einer schmerzhaften *Entzündung der Gelenkkapsel* kommen. Sie ist oft Ursache einer Flüssigkeitsansammlung im Gelenkspalt *(Ergußbildung).* Das Gelenk schwillt an. Auch der Knochen wird mit der Zeit zerstört. In die Gelenkkapsel, in Bänder und Sehnen lagern sich Kalksalze ein. An den Rändern des Gelenkknorpels treten zum Teil Wucherungen auf, in die Knochenbildungszellen einwandern. Solche *Knochenneubildungen* wirken sich meist noch zusätzlich hemmend auf die Beweglichkeit des betroffenen Gelenkes aus. Bei einer ausgeprägten Arthrose kommt es schließlich zu schweren *Gelenkdeformierungen* mit oft erheblichen Einschränkungen der Bewegungsfähigkeit (Abb. 5-34).
Beim alten Menschen sind vor allem das Knie- und das Hüftgelenk von arthrotischen Veränderungen betroffen. Schmerzen treten in der Regel bei Belastung auf. Aber auch der morgendliche *Einlaufschmerz,* der nach einiger Zeit der Bewegung abnimmt, ist typisch. In schweren Fällen kann das Gelenk schließlich gar nicht mehr bewegt werden. Es *steift ein.*

> **Beachte:**
> Häufig anzutreffende Symptome einer **Arthrose** sind:
> - Schmerzen im betroffenen Gelenk bei Belastung
> - morgendlicher »Einlaufschmerz«
> - Ergußbildung
> - in schweren Fällen Einsteifung des Gelenkes

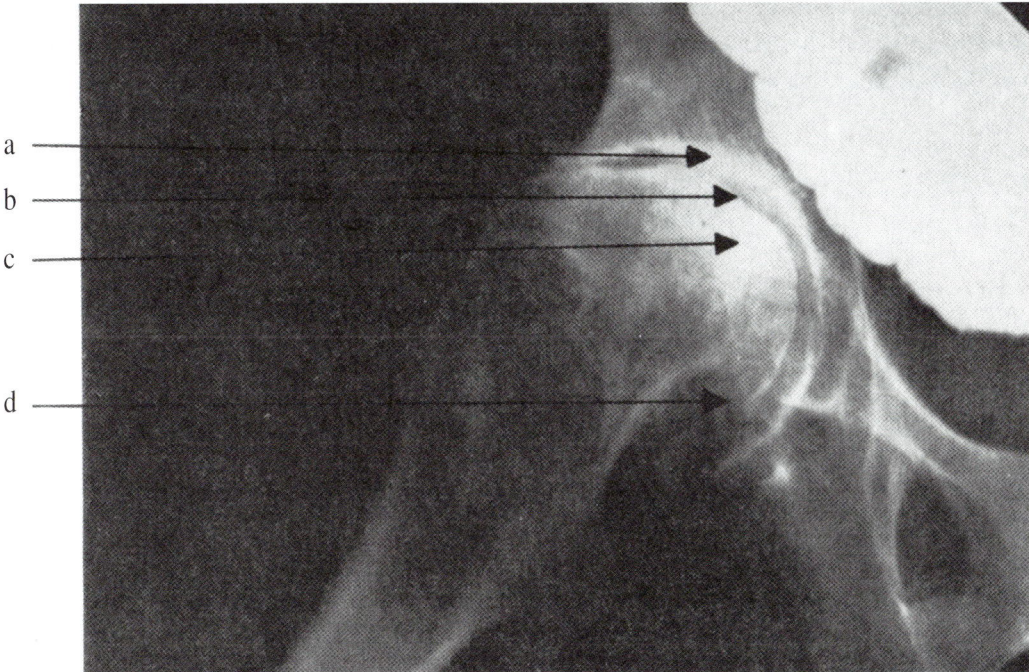

a
b
c
d

Abb. 5-34 Röntgenbild einer Hüftgelenksarthrose (Koxarthrose). a: Faservermehrung (Sklerose) im Dach der Gelenkpfanne; b: Knorpelschwund; c: Faservermehrung unter dem Knorpel (subchondrial); d: pilzförmige Knochenneubildung. (Aus: Gross, Schölmerich, Gerok. Die Innere Medizin. Gerok W, Huber Chr, Meinertz T, Zeidler H, Hrsg. 10. Aufl. Stuttgart, New York: Schattauer 2000)

◆ **Therapie**

Um eine *Entlastung* der arthrotisch veränderten Gelenke zu erreichen, werden Gewichtsabnahme, häufige Ruhepausen, schmerzfreie Bewegungsübungen, Massagen, Bäder etc. empfohlen. Oft ist die Verabreichung von Schmerzmitteln nötig, um muskuläre Verspannungen zu beseitigen. Arthrotisch schwer veränderte Gelenke werden auch zunehmend oft operiert. So ist beispielsweise der Hüftgelenksersatz durch eine Totalendoprothese (s. S. 87) heute die häufigste und auch erfolgreichste Operation in der orthopädischen Chirurgie.

Die chronische Polyarthritis

◆ **Definition**

Die **chronische Polyarthritis** (rheumatoide Arthritis) ist eine *entzündlich-rheumatische Erkrankung*. Im Volksmund spricht man daher auch vom chronisch entzündlichen *Gelenkrheumatismus*.

◆ **Ursachen**

Die Ursachen der chronischen Polyarthritis sind noch nicht restlos geklärt. Sicher ist jedoch, daß *autoimmunologische Vorgänge* bei der Krankheitsentstehung eine Rolle spielen. Hierunter versteht man die Bildung von Abwehrstoffen *(Antikörper)* gegen körpereigene Substanzen. Bei den meisten Patienten lassen sich solche *Autoantikörper* (Rheumafaktor, Autoantikörper gegen Zellkernsubstanzen usw.) nachweisen.

◆ **Krankheitsbild**

Die Erkrankung beginnt in der Regel schleichend mit unklaren Gelenkbeschwerden. Ein häufiges Frühsymptom ist die *Morgensteifigkeit* der Fingergelenke. Erste Gelenkentzündungen findet man typischerweise symmetrisch an den kleinen Finger- und Zehengelenken. Später sind auch zunehmend die großen Gelenke betroffen. Die Erkrankung schreitet zur Körpermitte fort.

Durch eine chronische Entzündung der Gelenkkapsel kommt es zu schmerzhaften *Schwellungen der Gelenke*. Die Gelenkkapsel verdickt sich. Später sind die Gelenke meist in ihrer Bewegungsmöglichkeit eingeschränkt. Es

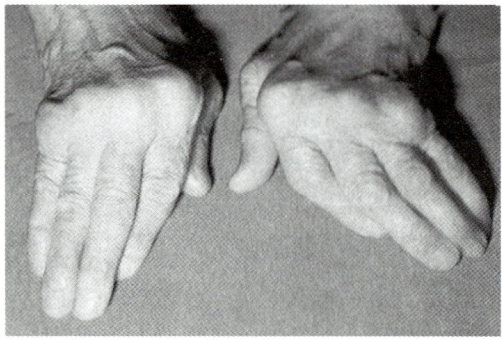

A

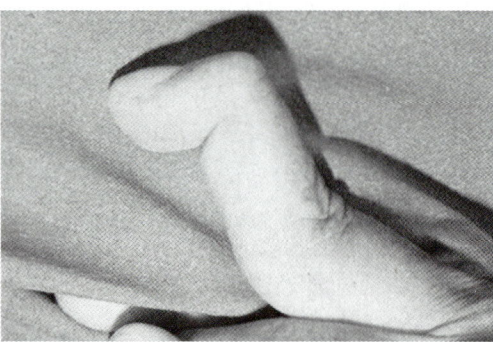

B

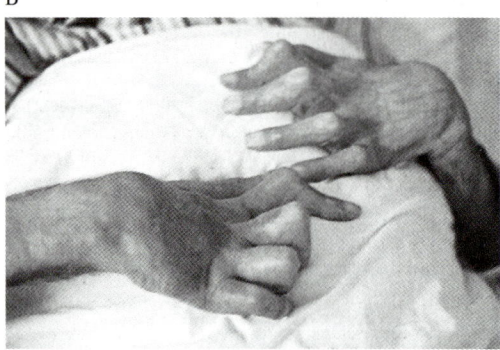

C

Abb. 5-35 A: Hände bei einer chronischen Polyarthritis. Typisch ist die Abweichung der Finger zur Ellenseite hin (aus: Donath H. Innere Medizin. 7. Aufl. Stuttgart, New York: Schattauer 1993). B: Schwanenhalsdeformität bei chronischer Polyarthritis; C: Knopflochdeformität (zweiter Finger der rechten Hand) bei chronischer Polyarthritis (aus: Gross, Schölmerich, Gerok. Die Innere Medizin. Gerok W, Huber Chr, Meinertz T, Zeidler H, Hrsg. 10. Aufl. Stuttgart, New York: Schattauer 2000)

treten *Gelenkdeformierungen* mit Fehlstellungen auf. Bewegungen der betroffenen Gelenke sind schmerzhaft. Im fortgeschrittenen Stadium weichen die Finger in den Grundgelenken zur Elle hin ab. Man bezeichnet dies als *ulnare Deviation*. Daneben findet man »*Knopfloch*-« und »*Schwanenhals*«-*Deformitäten* einzelner Finger. Hierbei kommt es zu Überstreckungen und Beugekontrakturen in den betroffenen Fingergelenken (Abb. 5-35). Neben diesen Veränderungen an den Gelenken findet man bei der chronischen Polyarthritis jedoch auch oft Entzündungserscheinungen im Unterhautgewebe, in der Knochenhaut, in Sehnen und an den Herzklappen.

Der Verlauf der Erkrankung ist nicht einheitlich. Bei etwa 20% der Betroffenen schreitet die Krankheit so weit fort, daß es zur völligen *Invalidität* kommt. Dagegen gibt es bei einem anderen Teil der Erkrankten Zeiten der vorübergehenden Besserung. Durch eine umfassende Behandlung, die ein Fortschreiten der Krankheit verhindern soll, gelingt es bei einer Reihe von Patienten, eine Invalidität zeitlich hinauszuschieben.

 Beachte:
Typische Symptome einer **chronischen Polyarthritis** sind:
- Morgensteifigkeit der Fingergelenke
- symmetrischer Befall der kleinen Finger- und Zehengelenke
- später auch Befall der großen Gelenke
- schmerzhafte Schwellung der betroffenen Gelenke
- Bewegungseinschränkung
- in schweren Fällen Gelenkdeformierungen mit Fehlstellungen

◆ **Therapie**
Eine ursächliche Behandlung der chronischen Polyarthritis gibt es nicht. Ziel einer Therapie ist es, den Entzündungsprozeß einzudämmen und die Gebrauchsfähigkeit der Gelenke zu erhalten bzw. wiederherzustellen. Je nach der Krankheitsaktivität wählt man eine Behandlung mit sog. nichtsteroidalen Antirheumatika, mit Glukokortikoiden und/oder einem Medikament aus der Gruppe der »Basistherapeutika«.

Zu Beginn der Erkrankung beschränkt man sich in leichten Fällen auf ein *nichtsteroidales Antirheumatikum*. Der Begriff »nichtsteroidal« bedeutet, daß das Medikament nicht zur Gruppe der Steroide gehört. Als Steroide bezeichnet man hier Hormone der Nebenniere, die u. a. zur Behandlung rheumatischer Erkrankungen eingesetzt werden (Beispiel: »Kortison«). Ein nichtsteroidales Rheumamittel ist z. B. die Azetylsalizylsäure (ASS, Aspirin®). Die Medikamente aus dieser Gruppe besitzen schmerzstillende und entzündungshemmende Eigenschaften.

Vor allem bei akuten Schüben ist oftmals die Gabe von *Glukokortikoiden* nicht zu umgehen. Die zur Gruppe der Steroide gehörenden Hormone der Nebennierenrinde wirken stark entzündungshemmend. Daneben schwächen sie auch die Reaktionsfähigkeit des Immunsystems. Dieser Effekt ist hier erwünscht, um die Bildung von Autoantikörpern zu unterdrücken. Sobald sich die akuten Krankheitserscheinungen zurückgebildet haben, sollte man jedoch versuchen, die Dosis des Medikamentes zu reduzieren. Bei einer längeren Therapie mit hohen Dosen treten zahlreiche Nebenwirkungen auf. Lang wirksame Antirheumatika (sog. Basistherapeutika) und Immunsuppressiva (z. B. Imurek® oder Lantarel®) werden vor allem bei chronisch fortschreitenden Verlaufsformen eingesetzt.

Neben der medikamentösen Therapie sind eine Reihe *physikalischer Maßnahmen* sehr wichtig, um die Bewegungsfähigkeit der betroffenen Gelenke zu erhalten oder wiederherzustellen. Hierzu gehören örtliche Wärme- und Kälteanwendungen, aktive und passive Bewegungstherapie, Ultraschall etc. Auch operative Maßnahmen können in manchen Fällen angezeigt sein.

Der Morbus Bechterew

◆ Definition

Auch die **Bechterew-Krankheit** *(Morbus Bechterew, Spondylarthritis ankylopoetica)* gehört zu den entzündlich-rheumatischen Erkrankungen. Männer sind häufiger betroffen als Frauen (Verhältnis 7:1). In der Regel beginnt dieses chronische Leiden schon im dritten Lebensjahrzehnt. Im Alter zeigen viele Betroffene ausgeprägte Folgeschäden bis hin zur Invalidität.

◆ Krankheitsbild

Die entzündlichen Veränderungen beginnen in der Regel an der Wirbelsäule. Zuerst sind meist die Ileosakralfugen (d.h. die Verbindungen zwischen Darmbein und Kreuzbein) betroffen, später auch die Wirbelgelenke und in einem Drittel der Fälle Hüft-, Knie- und Schultergelenke. Die schubweise verlaufende Krankheit führt zu einer *Versteifung* der erkrankten Wirbelsäulenabschnitte. Typisch ist in einem weit fortgeschrittenen Stadium ein ausgeprägter Rundrücken (s. Abb. 5-33). Der Körper ist durch eine Versteifung des Hüftgelenks nach vorne gebeugt, der Gang wird trippelnd. Durch die verminderte Beweglichkeit des Brustkorbes ist die Atmung eingeschränkt. Etwa 10% der Erkrankten erreichen dieses Endstadium. Die Krankheit kann jedoch auf jeder Stufe stehenbleiben.

◆ Therapie

Die Therapie des Morbus Bechterew entspricht der des chronischen Gelenkrheumatismus.

Die Polymyalgia rheumatica

◆ Definition

Diese typische entzündlich-rheumatische Alterserkrankung entwickelt sich meist innerhalb weniger Tage. Die Betroffenen sind im Durchschnitt 70 Jahre alt. Frauen erkranken 2- bis 3mal häufiger als Männer.

◆ Krankheitsbild

Anfangssymptome einer Polymyalgia rheumatica sind Glieder- und Gelenkschmerzen, Muskelschwäche und ein starkes Krankheitsgefühl. Die Patienten sind müde und apathisch, häufig auch depressiv. Viele klagen über schwindenden Appetit und Gewichtsverlust.

Weitere Symptome sind Kopfschmerzen, Schwindel, Gedächtnisstörungen, Verwirrtheit, Ohrgeräusche und Sehstörungen. Augensymptome treten bei etwa der Hälfte der Patienten auf. Bei ihnen kommt es zu Schmerzen, Einengungen des Gesichtsfeldes und vorübergehendem Sehverlust.

 Achtung! In etwa 30% der Fälle kann es über Nacht zur Erblindung kommen!

Typisch für die Symptomatik der Polymyalgia rheumatica ist es, daß die Symptome in der zweiten Nachthälfte und am Morgen besonders ausgeprägt sind. Die starke Morgensteifigkeit der Muskeln kann bis zur Gehunfähigkeit führen.

Entzündliche Veränderungen findet man bei dieser Erkrankung vor allem an den Blutgefäßen. Die große Körperschlagader (Aorta), die Hirnarterien und die Schläfenschlagader (A. temporalis) sind am häufigsten betroffen. Meist ist der Befall der Schläfenschlagader *(Arteriitis temporalis)* schon auf den ersten Blick zu erkennen. Die Wand der Arterie ist verdickt und verhärtet. Die Schlagader ist druckschmerzhaft und gerötet, der Puls abgeschwächt.

◆ Therapie

Schon bei Verdacht auf eine Polymyalgia rheumatica muß sofort eine Behandlung mit Glukokortikoiden (meist mit dem Nebennierenrindenhormon Prednison) eingeleitet werden.

Der Weichteilrheumatismus

◆ Definition, Ursachen

Unter dem Begriff »Weichteilrheumatismus« faßt man eine Vielzahl von schmerzhaften, meist entzündlichen Veränderungen des Bewegungsapparates zusammen. Betroffen sind hierbei jedoch nicht die Gelenke, sondern Sehnen, Sehnenscheiden, Schleimbeutel, Knochenhaut, Muskeln und das Bindegewebe der Unterhaut. Solche Erscheinungen können im Rahmen einer »klassischen« rheumatischen Erkrankung, wie z.B. der chronischen Polyarthritis, vorkommen, aber auch ein eigenständiges Krankheitsbild darstellen.

Als sog. Muskelrheumatismus bezeichnet man einen Symptomenkomplex, bei dem die Betroffenen über schmerzhafte Muskelverspannungen und Druckschmerzen an den Übergängen von Muskeln zu Sehnen klagen. Solche schmerzenden Muskelverhärtungen kommen häufig im Nacken und im Bereich der Schulter vor. Bei jüngeren Menschen ist nicht selten eine Überlastung des Bewegungsapparates durch Arbeit oder Sport die Ursache. Im Alter sind es meist arthrotische Veränderungen am Skelett, die Muskelverspannungen hervorrufen. Oftmals spielen jedoch auch seelische Ursachen (z.B. nicht verarbeitete Konflikte) bei der Entstehung dieser Muskelschmerzen eine Rolle.

Muskelerkrankungen

Bei vielen Erkrankungen des Bewegungsapparates kommt es auch zu Veränderungen an den Skelettmuskeln (wie z.B. bei der chronischen Polyarthritis). Krankheiten, die vor allem die Skelettmuskulatur betreffen, sind jedoch relativ selten. Im Alter kommen sie vor allem in Form von *Muskelentzündungen* und der *Polymyalgia rheumatica* (s. S. 95) vor. Wesentlich häufiger als diese Erkrankungen findet man bei alten Menschen jedoch *Muskellähmungen*, z.B. infolge eines Schlaganfalls.

Muskellähmungen

◆ Definition, Ursachen

Als **Lähmung** bezeichnet man den Verlust bzw. die Einschränkung der Fähigkeit, einen Muskel zu bewegen.
Die Lähmung eines Muskels ist ein Symptom, keine eigenständige Erkrankung. Man unterscheidet

● die **vollständige Lähmung** eines Muskels oder einer Muskelgruppe *(Paralyse, Plegie)* von

● der **unvollständigen Lähmung** *(Parese)*.

Je nachdem, welche Strukturen des Nervensystems geschädigt sind, kommt es beim Ausfall von Nervenzellen und Leitungsbahnen zu

● einer schlaffen oder zu

● einer spastischen Lähmung.

Von einer »spastischen« oder zentralen Lähmung spricht man, wenn zentrale Strukturen des Nervensystems betroffen sind. Zentrale Anteile des Nervensystems sind das Gehirn und das Rückenmark. Bei einer »spastischen« Lähmung können die Anteile des Gehirns betroffen sein, die willkürliche Bewegungen steuern oder aber Leitungsbahnen im Rückenmark, über die solche Erregungen zur Muskulatur weitergeleitet werden. Der gelähmte Muskel weist auch in Ruhe einen gesteigerten Tonus auf. Man bezeichnet diese krankhafte Ruhespannung auch als *spastisch*. Bestimmte Reflexe (s. S. 338) treten verstärkt auf. Ein Muskelschwund infolge der Lähmung ist nicht nachweisbar. Bei den Betroffenen lassen sich spezielle spastische Zeichen auslösen, die beim gesunden Erwachsenen nicht vorkommen. Ein solches Zeichen ist z.B. das sog. *Babinski-Zeichen*. Beim Bestreichen des seitlichen Fußsohlenrandes beugt sich die Großzehe zum Fußrücken hin, während sich die Kleinzehen zur Sohle hin krümmen.

Häufigste Ursache einer »spastischen« Lähmung im Alter ist der *Schlaganfall*. Bei dieser Erkrankung ist der Muskeltonus anfangs meist noch schlaff. Innerhalb von Tagen oder auch Wochen bildet sich dann jedoch die typische spastische Haltung aus. Der Betroffene hält den gelähmten Arm gebeugt, das spastisch gelähmte Bein jedoch gestreckt.

Bei der »schlaffen« oder peripheren Lähmung sind die (motorischen) Nerven des Körpers – einschließlich ihrer Wurzeln im Rückenmark – betroffen. Der Tonus der Muskulatur ist schlaff. Man bezeichnet ihn als *hypoton*. Reflexe sind nur noch abgeschwächt oder überhaupt nicht mehr am betroffenen Muskel auslösbar. Als Folge einer schlaffen Lähmung kommt es zur Atrophie der Muskelfasern, zum Muskelschwund.

»Schlaffe« Lähmungen finden sich im Alter nicht selten bei *Zuckerkranken*. Im Laufe der Erkrankung treten bei vielen Diabetikern Komplikationen im Bereich des Nervensystems auf. Die Betroffenen bemerken in der Regel zuerst Empfindungsstörungen im Bereich der unteren Extremitäten. Später kommt es dann zu den erwähnten Muskellähmungen. Meist sind vor allem die Muskeln des Unterschenkels betroffen. Sie zeigen einen deutlichen Muskelfaserschwund.

Pflege

Angela Dühring

Die AL Bewegung nimmt im Leben eines Menschen einen zentralen Stellenwert ein. Die Bewegungsfähigkeit eines Menschen ist gleichzeitig Meßwert seiner Unabhängigkeit und Selbständigkeit. Durch Bewegung kann der Mensch aktiv seine Umwelt erschließen, Kontakt suchen, sich auf Menschen zubewegen, an geselligen Aktivitäten teilnehmen oder sich unangenehmen Situationen entziehen. Die freie Beweglichkeit eines Menschen wird als **Mobilität,** die Bewegungsunfähigkeit bzw. -einschränkung als **Immobilität** bezeichnet. Alte Menschen messen ihren *Gesundheitszustand* an dem Grad ihrer Mobilität. Sich frei bewegen und den gewohnten Aktivitäten nachgehen zu können ist Gradmesser des eigenen Wohlbefindens. Seelische Vorgänge finden in der Bewegung ihren Ausdruck. In der Körperhaltung, der Gestik und Mimik kann das *emotionale Befinden* eines Menschen, wie Trauer, Freude oder auch Lebendigkeit und Aggression, abgelesen werden. Beobachtbares Bewegungsverhalten und Gewohnheiten lassen Rückschlüsse auf das seelische und körperliche Gleichgewicht eines Menschen zu. Über die *Körpersprache* wird mit anderen nonverbal (nichtsprachlich) kommuniziert. Dies kann bedeuten, auf »den anderen zuzugehen«, Bereitschaft zu signalisieren oder auch das Gegenteil, Abgrenzung und Abwehr zu zeigen. Auch *organische Vorgänge,* wie z.B. die Verdauung und die Atmung, werden von der Bewegung eines Menschen beeinflußt. Zu den häufigsten Behinderungen, die bei Betreuten in der Altenpflege auftreten, gehören Bewegungseinschränkungen wie z.B. die Unfähigkeit, sich selbst anzukleiden.

Verbunden mit Bewegungseinschränkungen und Gangunsicherheit ist die Gefahr zu stürzen. Die Sturzhäufigkeit nimmt ab dem 7. Lebensjahrzehnt deutlich zu. Nach neueren Studien (v. Renteln-Kruse 1998) stürzt fast ein Drittel aller Menschen über 65 Jahre mindestens einmal pro Jahr! Ursachen sind neben Gangunsicherheit vor allem Schwindelbeschwerden. Nicht immer sind die Stürze mit schweren Verletzungen verbunden. Wenn Verletzungen auftreten, so sind dies häufig Knochenbrüche (z. B. Oberschenkelhalsbruch). Gerade diese Brüche werden von alten Menschen besonders gefürchtet, da sie nicht selten durch Immobilität und Folgeerkrankungen zum Tode führen.

Im Krankenhausbereich und in der Altenhilfe zählen Stürze mit oder ohne Verletzungen zu den häufigsten Komplikationen.

> **Achtung!** Immobilität und Stürze gefährden das Leben und die Lebensqualität alter Menschen. Aus diesem Grund sind sie zentrale Problemstellungen in der Altenpflege.

Einige psychische Veränderungen gehen mit einem **erhöhten Bewegungsdrang** einher. Besonders verwirrte Menschen haben diesen starken Bewegungsdrang. Sind die Veränderungen mit dem Verlust der örtlichen Orientierung verbunden, so finden sie oftmals nicht mehr in ihre Wohnung, ihr Zimmer zurück. In Heimen wird dieses Verhalten als sehr störend empfunden. Die Betroffenen gehen in fremde Zimmer, legen sich in fremde Betten, laufen unruhig die Gänge entlang oder verlassen unbemerkt das Haus mit unbekanntem Ziel. Zur Vermeidung dieser störenden Aktivitäten werden alte Menschen in ihrem Bewegungsdrang eingeschränkt. Dies geschieht mit körperlich einschränkenden Hilfsmitteln und ist in der Altenpflege weitverbreitete Praxis.

Eine finnische Studie hat nachgewiesen, daß 85% der Pflegenden zu fixierenden Maßnahmen greifen, wenn Bewohner sich oder andere durch erhöhten Bewegungsdrang gefährden könnten. Die am häufigsten verwendeten Mittel zur Freiheitseinschränkung sind Bettgitter, Stühle mit vorklappbaren Tischen, Gurte und Medikamente wie z.B. Psychopharmaka. In der Studie gaben 85% der Pflegenden an, während der letzten Woche körperlich einschränkende Maßnahmen ergriffen zu haben. Davon wurden zu 99% Bettgitter eingesetzt. Diese Praxis ist mit dem pflegerischen Ansatz, dem alten Menschen in der Erlangung und Erhaltung seiner größtmöglichen Unabhängigkeit und Selbständigkeit zu unterstützen, nicht vereinbar. Diese Maßnahmen sind durch das seit Anfang 1992 gültige neue »Betreuungsgesetz« als **freiheitsberaubende Maßnahmen** zu werten, die nicht gegen den Willen des Betroffenen durchgeführt werden dürfen. Wird also ein Bettgitter gegen den Willen des Betroffenen angebracht und dieser am Verlassen des Bettes gehindert, so machen sich die Pflegekräfte strafbar. Ist die Willenserklärung des Betroffenen durch ihn selbst nicht mehr möglich (z.B. weil er verwirrt ist), so muß ein Betreuer vom Gericht eingesetzt werden. Er entscheidet über die Zulässigkeit der freiheitsberaubenden Maßnahme im Interesse des Betroffenen. Zu empfehlen ist das Buch »Recht auf Verwirrtheit? Das Betreuungsrecht für die Altenarbeit« von Thomas Klie.

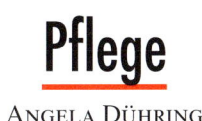

Beobachtung der Bewegung

Störungen im Bewegungsablauf

Der Bewegungsablauf kann durch unterschiedliche Beeinträchtigungen verändert sein. Einige zerebrale (z.B. Parkinson-Krankheit) oder psychische Störungen, (z.B. starke Angst oder Depression) können überschießende Bewegungen (**= Hyperaktivität**), das Gegenteil Bewegungsarmut (**= Hypoaktivität**) oder stereotype Bewegungen, d.h. ständige Wiederholung sinnloser Bewegungen, zur Folge haben.

Erkrankungen des Bewegungsapparates können zur Bewegungseinschränkung einzelner oder mehrerer Körperteile sowie zu **Krämpfen** (= unwillkürliche Muskelzusammenziehungen) führen.

Sehr weit verbreitet sind die **Verspannungen** im Nacken und Schulterbereich. Ursachen sind die überwiegend sitzende Position des Menschen im Beruf und Privatleben, fehlender Bewegungsausgleich und Veränderungen der Wirbelsäule im Alter.

Lähmungen

Die einzelnen Muskeln des Menschen werden über das Nervensystem aktiviert. Das periphere Nervensystem und das Rückenmark stellen eine Verbindung zwischen Gehirn und Muskulatur dar, die der Reizübermittlung dient. Störungen können in der Reizleitung, -aufnahme und Reizverarbeitung entstehen. Die Folge ist der Verlust der Reizwahrnehmung (**Sensibilitätsstörungen**). Wenn neben den Sensibilitätsstörungen die Muskeln nicht mehr gezielt bewegt werden können, so bezeichnet man dies als **Lähmung** (zur Einteilung der Lähmungen s. S. 96).

Für den Betroffenen ist die Lähmung immer ein einschneidendes Ereignis, das sein Leben grundlegend verändert. So ist z.B. der plötzlich eintretende Schlaganfall mit der Lähmung einer Körperseite (**= Hemiparese, -plegie**) für den alten Menschen oftmals mit einer Pflegeabhängigkeit und einer folgenden Heimeinweisung verbunden.

Neben den psychischen und sozialen Veränderungen begleiten Lähmungserscheinungen auch die Veränderungen in den betroffenen Gelenken. Durch die mangelnde Beanspruchung der Gelenke kommt es zur Rückbildung und Verkürzung der nicht mehr beanspruchten Sehnen, Muskeln und Bänder. Die Gelenkkapsel schrumpft ein. Es entsteht eine **Kontraktur** (= Fehlstellung des Gelenkes).

Koordinationsstörungen

Eine Bewegung ist eine feine Abstimmung zwischen Gehirn, Nervenbahnen und den verschiedenen Muskeln. Beispiel: Ein Glas soll zum Trinken zum Mund geführt werden. Stimmt die Abstimmung nicht, werden die Bewegungen z.B. zu heftig ausgeführt, zerbricht das Glas in der Hand oder der Inhalt wird verschüttet. Vielleicht geht auch die Hand an dem Glas vorbei oder findet nicht die Lippen. Diese Koordinationsstörungen werden auch **Ataxie** (griech. = Unordnung) genannt und sind Symptome schwerer Erkrankungen des Gehirns (z.B. Alzheimer-Krankheit).

Unterstützung bei der Bewegungsausführung

Arbeitstechniken: richtiges Heben und Tragen

In ihrer Bewegung eingeschränkte Menschen benötigen die Hilfestellung in der Bewegungsausführung und in der Lageveränderung durch Hilfspersonen. Diese Hilfestellung ist für die unterstützenden Personen aufgrund des hohen Kraftaufwandes und der gebeugten Haltung über dem Pflegebett nicht ohne Risiken. Erkrankungen der Wirbelsäule sind der häufigste Grund einer Berufsunfähigkeit für Pflegekräfte. Die Beachtung einiger Regeln des richtigen Hebens und Tragens lassen die Belastungen und deren Folgen in Grenzen halten. Die Einschätzung und gezielte Einbeziehung der noch vorhandenen Kräfte und Bewegungsmöglichkeiten des Betroffenen sind im Rahmen der aktivierenden Pflege notwendig und sinnvoll. Sie dienen ebenfalls der Kräfteersparnis der Hilfestellung gebenden Pflegepersonen.

> An der Unterstützung bei der Bewegungsausführung und Lageveränderung sind immer mindestens zwei Personen beteiligt: der Betroffene und die unterstützende Person. Sie müssen ihre Bewegungen aufeinander abstimmen und sie möglichst kräftesparend und körperschonend durchführen.

◆ Körperhaltung

Der Rücken sollte beim Heben und Tragen grundsätzlich gerade und der Oberkörper *aufgerichtet* bleiben (Abb. 5-36). Werden Lasten vom Boden aufgehoben, so geschieht dies aus der Hocke heraus. Die Beanspruchung der Bandscheiben in der Lendenwirbelsäule wird dadurch gering gehalten, die Belastung auf Gelenkflächen, Bandscheiben und Muskeln gleichmäßig verteilt.

 Achtung: Der Rücken muß gerade bleiben!

◆ Ausgangsstellung

Kräftesparendes und rückenschonendes Heben und Tragen von Lasten oder Personen setzt u.a. einen festen *sicheren Stand* der Ausführenden voraus. Man erreicht ihn am einfachsten, indem man die Beine leicht gegrätscht mit der gesamten Fußfläche fest aufstellt. Durch diese Stellung vergrößert sich der zu belastende Teil des Körpers der Pflegekraft. Ein fester Stand setzt ebenfalls *geeignetes Schuhwerk* voraus. Die Schuhe sollten rutschfest und bequem sein und ein Abrutschen der Ferse z.B. durch einen Fersenriemen verhindern. Festes Schuhwerk wird u.a. auch von den Berufsgenossenschaften für die Tätigkeit in der Pflege vorgeschrieben.

◆ Atmung

Die größte Kraftentwicklung hat der Mensch mit der Ausatmung. Karatekämpfer führen z.B. immer mit der lauten Ausatmung ihre kraftvollen Schläge aus. Bevor ein Betroffener oder Lasten angehoben werden, muß tief in den Bauch eingeatmet und beim Anheben die Luft ausgeatmet werden. Wird die Last über eine weitere Strecke getragen, ruhig und gleichmäßig weiteratmen.

 Auf keinen Fall darf die Luft angehalten werden!

◆ Gleichmäßiges Arbeiten

Die Hilfestellung bei der Mobilisation erfordert oftmals mehrere Hilfspersonen. Sie müssen sich in ihren Handlungen genauestens abstimmen und gleichmäßig arbeiten. Koordination der Lastverteilung, der Schrittfolge und das gleichzeitige Ablegen der Betroffenen ist unbedingt notwendig. Durch eine gute Abstimmung wird die Belastung für alle auf ein erträgliches Maß reduziert.

◆ Entspannungs- und Ausgleichsgymnastik

Durch ein regelmäßiges Training der beanspruchten Muskulatur, beim Heben besonders die Bauchmuskeln (als Gegenpol zur Rückenmuskulatur) und die Beinmus-

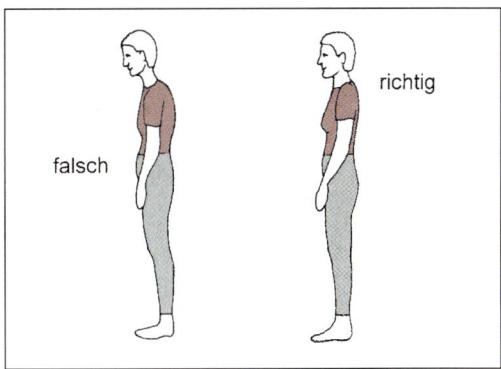

Abb. 5-36 Richtige und falsche Körperhaltung

kulatur, läßt sich die allgemeine Kondition aufbauen. Hiermit wird das Risiko einer Schädigung gering gehalten. Besonders empfehlenswert sind spezielle Übungen aus der Krankengymnastik und dem Yoga (eine fernöstliche Entspannungstechnik mit körperlichen Übungen und Meditation). Durch sie kann besonders Verspannungen im Nacken- und Schulterbereich vorgebeugt werden. Die Übungen wechseln zwischen Anspannung und Entspannung und wirken gleichzeitig wohltuend auf das seelische Befinden ein. Übungen können dem Buch »Wirbelsäulengymnastik« von H. Beitel entnommen werden.

◆ Gezielter Einsatz von Hebehilfsmitteln

Die Belastung der Wirbelsäule kann durch den gezielten Einsatz von Hebehilfsmitteln gering gehalten werden. Die unterschiedlichen Hilfsmittel und ihre Einsatzmöglichkeiten werden auf den Seiten 108 f. in diesem Kapitel beschrieben.

Prophylaxen

 Prophylaxe bedeutet vorbeugendes, Schlimmeres verhütendes Handeln und Verhalten.

In der Altenpflege kommen zur Anwendung:
- Kontrakturenprophylaxe
- Dekubitusprophylaxe (s. S. 420ff)
- Thromboseprophylaxe
- Pneumonieprophylaxe (s. S. 184)

Kontrakturenprophylaxe

Eine Kontraktur (Gelenkversteifung) resultiert bei alten Menschen meist aus einer länger dauernden Immobilität der betroffenen Person. Die bekannteste Fehlstellung

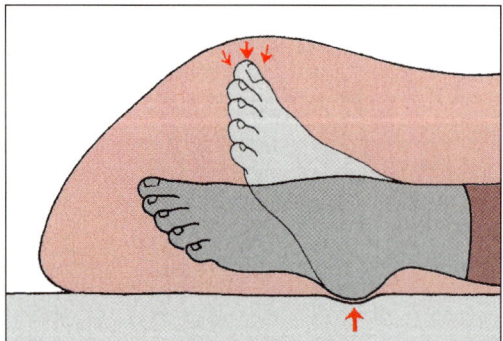

Abb. 5-37 Spitzfußstellung durch den Druck von oben und unten

Die Übungen sollten mehrmals am Tage, so oft es irgend geht, erfolgen. Neben den gymnastischen Übungen kommen alle Maßnahmen der *Mobilisation* (s. S. 101 ff.) zum Tragen. Ist eine Mobilisation durch den Zustand des Betroffenen nicht möglich, so müssen Pflegekräfte durch verschiedene *Lagerungen* die abwechselnde Beugung und Streckung der Gelenke sicherstellen.

Beispiel: Lagerung zur Spitzfußprophylaxe:
Die Herausbildung eines Spitzfußes bei einem bettlägerigen alten Menschen kann durch die abwechselnde normale und 90°-Lagerung der Füße verhindert werden. Die 90°-Lagerung läßt sich durch eine Fußstütze am Ende des Bettes erreichen. Als Fußstütze dient eine flexible, leicht gepolsterte Stütze oder eine einfache Holzkiste. Die Fußstütze verhindert gleichzeitig das Herunterrutschen im Bett vor allem bei kleinen Menschen.
Betroffene mit einer spastischen Lähmung dürfen keine festen, starren Fußstützen erhalten. Durch den ständigen Druck auf den Fußballen werden die Spastiken noch zusätzlich erhöht bzw. ausgelöst. Für diesen Betroffenenkreis empfehlen sich weiche, z.B. mit Schaumstoffkügelchen gefüllte Kissen.
Bei der Spitzfußprophylaxe sollte gleichzeitig die Entstehung eines Druckgeschwüres (= **Dekubitus**) an der Ferse verhindert werden. Dazu werden die Fersen mit entsprechenden Kissen **hohlgelagert** oder mit einem Fell **weichgelagert**.
Weitere Lagerungen werden auf S. 104 f. vorgestellt.

ist der **Spitzfuß** (Abb. 5-37). Durch die mangelnde Beanspruchung der Muskulatur im Wadenbereich und der folgenden Verkürzung der Sehnen und Bänder wird der Fuß dauerhaft gestreckt.

Kontrakturen können in den Kniegelenken (hervorgerufen auch durch falsche Lagerung der Knie, z.B. durch eine Knierolle!), den Schultern, den Ellenbogengelenken, den Finger- und Handgelenken entstehen. Alte Menschen mit einer Paraparese der beiden Beine können ohne regelmäßiges Training der Muskulatur ebenfalls eine Kontraktur des Hüftgelenkes erleiden.

Maßnahmen der **Vorbeugung** sind in jedem Falle die *Bewegung des Gelenkes*, verbunden mit der Stärkung der Muskulatur und der Dehnung der Sehnen und Bänder. Die Bewegung kann
▶ *aktiv* durch den Betroffenen selbst,
▶ *unterstützt* durch eine Hilfsperson oder
▶ *passiv* durch eine Hilfsperson
durchgeführt werden.

Thromboseprophylaxe

Die **Thrombose** (Bildung eines Blutgerinnsels im Kreislaufsystem) stellt eine weitere Gefahr für einen immobilen Menschen dar. Vorsorgemaßnahmen (s. Tab. 5-8) orientieren sich an den **Ursachen** der Thrombose,

Tab. 5-8   Maßnahmen zur Thromboseprophylaxe

Beschleunigung der Blutströmung	● Mobilisation ● aktive, unterstützende und passive Bewegungsübungen ● Hochlagerung der Beine ● Kompression der Beinvenen durch Kompressionsstrümpfe
Veränderungen der Gefäßwände	● Reduzierung von Übergewicht ● ballaststoffreiche Ernährung ● Wechselduschen zur Verhinderung von Krampfadern
Verminderung der Blutgerinnungsgeschwindigkeit	● Einsatz von Antikoagulanzien (blutgerinnungshemmende Medikamente wie Aspirin und Heparin) ● ausreichende Flüssigkeitszufuhr

- der mangelnden Betätigung der Muskelpumpe in den Waden durch Immobilität,
- den Veränderungen der Gefäßwände durch Entzündungen (Phlebitis), Krampfadern und
- der Beschleunigung der Blutgerinnung durch Bluteindickung.

Mobilisation

 Unter **Mobilisation** wird »in Bewegung setzen« verstanden. Mobil gemacht werden soll neben den Gelenken und Muskeln auch der gesamte Mensch. Die Mobilisation ist die Methode der aktivierenden Pflege, da nicht nur die körperliche, sondern gleichzeitig auch die geistige Tätigkeit angeregt wird.

Mobilisation kann im Liegen, Sitzen oder im Gehen/Stehen stattfinden.

Mobilisation im Liegen

Die Mobilisation im Liegen kann
- aktiv
- assistierend
- passiv

in Form von *gymnastischen Übungen* durchgeführt werden. Die Übungen werden, soweit es der Zustand des Betroffenen zuläßt, unter Anleitung z. B. einer Krankengymnastin, regelmäßig durchgeführt. Bewegt werden sollten möglichst alle Gelenke und Muskelpartien.
Neben den gymnastischen Übungen gibt es einige *pflegerische Hilfestellungen*, die gezielt auf den Zustand des Betroffenen abgestimmt, zur Mobilisation genutzt werden können. Dies ist vor allem die tägliche Ganzwaschung, das zweimal täglich stattfindende Bettenrichten und der Wechsel des Nachthemdes.

 Alltägliche Verrichtungen erhalten im Rahmen der aktivierenden Pflege einen neuen Stellenwert.

◆ Mobilisation bei der Ganzwaschung

Zur Ganzwaschung wird der Betroffene in eine bequeme und aktivierende Lage gebracht, d. h. nicht grundsätzlich das Bettkopfteil flach stellen und nicht alle Kissen aus dem Bett entfernen. Der Betroffene wäscht die Körperteile selbst, die er erreichen kann. Die Pflegekraft assistiert ihm dabei. Sie ergänzt den Waschvorgang und der Bewohner hilft, soweit er kann, z. B. indem er den Waschlappen auswringt und anreicht. Bei der Waschung

führt die Pflegeperson massierende Bewegungen aus. Sie dienen gleichzeitig der Förderung der Hautdurchblutung. Alle Gelenke werden einmal durchbewegt. (Die Durchführung des Waschvorganges wird in Kapitel 15 beschrieben.)

◆ Mobilisation beim Bettenrichten

Alle benötigten Wäscheteile werden vorher besorgt und in greifbare Nähe gelegt. Führt eine Pflegekraft alleine das Bettenmachen durch, wird ein Bettgitter benötigt. Dieses wird gegenüber der Seite des Bettes befestigt, an der die Pflegekraft arbeitet. Der Bewohner kann sich daran festhalten und ein Herausfallen aus dem Bett verhindern. Die Pflegekraft beachtet die Regeln des rückenschonenden Arbeitens: sie stellt das Bett auf die Arbeitshöhe ein, nimmt eine aufrechte Haltung ein.

- ▶ Die Bettwäsche wird an den Seiten gelockert. Das Kopfteil wird soweit wie möglich flach gestellt, das Kopfkissen, Lagerungskissen und die Bettdecke entfernt (vorher Fenster schließen!).
- ▶ Der Betroffene dreht sich selbst oder mit Hilfe auf die Seite. Dazu zieht er das Knie der gegenüberliegenden Seite an, auf der er dann liegen soll.
- ▶ Die Krankenunterlage und gegebenenfalls das Laken werden aufgerollt und bis zum Rücken des Bewohners geschoben. Das neue Laken und das Stecktuch werden eingespannt und aufgerollt an den Rücken das Betroffenen gelegt (Abb. 5-38a). Die Pflegekraft spannt das Laken von oben nach unten ein.
- ▶ Dann dreht sich der Betroffene auf die andere Seite, indem er zunächst beide Beine ausstreckt und auf den Rücken rollt, das Knie auf der gegenüberliegenden Seite, auf der er später zum Liegen kommen soll, beugt und sich mit dem Fuß abstößt. Die Pflegekraft kann ihm durch eine Hand an der Schulter und einer in der gebeugten Kniekehle Hilfestellung geben.
- ▶ Jetzt kann die Bettwäsche zusammengerollt und aus dem Bett entfernt werden. Die frische Bettwäsche wird entrollt (Abb. 5-38b) und unter der Matratze so gespannt fixiert, daß keine Falten unter dem Gesäß entstehen können.
- ▶ Der Betroffene kann sich zurückrollen und wird aufgefordert, eventuell mit Unterstützung, alle Gelenke durchzubewegen. Anschließend wird er mit Kissen und Decke wunschgemäß und situationsgemäß gelagert.

Die Abbildung 5-38c zeigt das Einlegen einer frischen Unterlage.

◆ Mobilisation beim Wäschewechsel

Der notwendige tägliche Wechsel des Nachthemdes und der sonstigen Bettbekleidung kann zur Mobilisation genutzt werden. Betroffene mit stark eingeschränkter

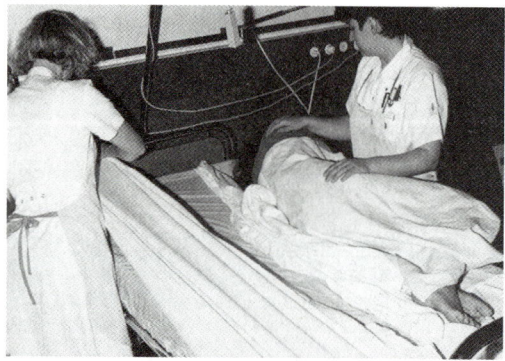

a

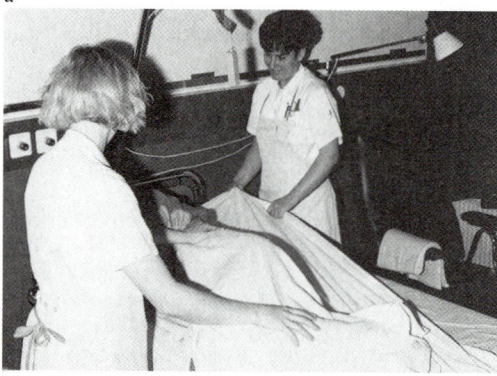

b

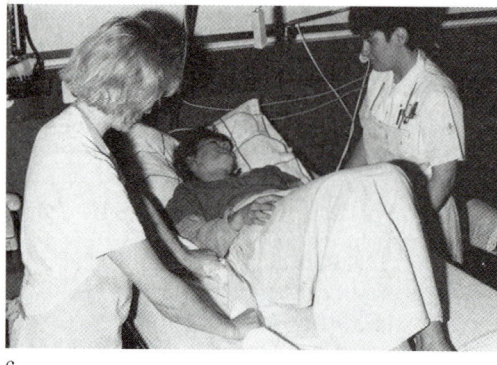

c

Abb. 5-38 Leintuchwechsel beim liegenden Patienten. a: Altes Leintuch ist eingerollt, das frische wird eingebettet. b: Altes Leintuch ist entfernt, das frische wird über die Matratze gezogen. c: Einbetten einer frischen Unterlage (Quertuch). Der Patient kann beim Hochheben mithelfen. Die alte Unterlage wird gerollt und unter dem Patienten durchgeschoben. Die frische Unterlage wird dann auf der einen Bettseite eingesteckt und, wiederum gerollt, unter dem Patienten durchgeschoben, anschließend glattgezogen und auch auf der zweiten Bettseite eingesteckt. (Aus: Juchli L. Krankenpflege. 6. Aufl. Stuttgart: Thieme 1991)

Bewegungsfreiheit benötigen in der Regel ein im Rücken offenes Nachthemd, auch Schlitzhemd genannt. Um das Wohlbefinden des Betroffenen zu steigern, sollte dessen eigene Nachtwäsche genutzt werden. Weiße, an ein Krankenhaus erinnernde Schlitzhemden, sind zu vermeiden. Die im Rückenteil offenen Nachthemden haben den Vorteil, leicht an- und ausziehbar zu sein. Steht der Betroffene auf, bieten sie allerdings intime Einblicke.

Das Schlitzhemd wird wie folgt gewechselt:
▶ Die Pflegekraft legt das auseinandergefaltete Nachthemd auf den Bewohner und öffnet die Knöpfe des alten Nachthemdes.
▶ Sie fordert den Betroffenen auf, das Nachthemd über die Arme zu ziehen, beginnend mit dem gesunden Arm (z.B. bei Halbseitenlähmung), und läßt ihn gleich darauf in das neue Hemd schlüpfen. Dabei beginnt der von der Lähmung betroffene Arm. Der Bewohner faßt durch den Ärmel hindurch und ergreift die gelähmte Hand. Vorsichtig wird sie durch den Ärmel gezogen. Der nicht gelähmte Arm kann selbst durch den zweiten Ärmel gleiten.
▶ Die Pflegekraft schließt die Knöpfe im Nacken. Hierzu bittet sie den Betroffenen, sich nach vorne zu beugen.
▶ Anschließend zieht sie das alte Nachthemd unter dem neuen hinweg. Der Betroffene bleibt so ständig bedeckt, sein Schamgefühl gewahrt.
▶ Zuletzt fordert die Pflegekraft den Bewohner auf bzw. unterstützt ihn dabei, alle Gelenke durchzubewegen.

 Die Mobilisation eines bettlägerigen alten Menschen bedeutet, jede Gelegenheit zu nutzen, ihn zur Bewegung aufzufordern und hierin zu unterstützen. Wer rastet, der rostet!

Zu bedenken ist, daß der Aktionsradius eines Bettlägerigen auf das Bett und seine unmittelbare Umgebung begrenzt ist! Alle notwendigen Utensilien müssen also in greifbarer Nähe sein und auf die Bettlägerigkeit abgestimmt sein. Dazu gehören z.B. ein Trinkbecher mit abknickbarem Strohhalm und eine Klingel, um sich bemerkbar machen zu können. Der Gestaltung der unmittelbaren Umgebung des Bettes kommt eine zentrale Bedeutung zu. Das Bett ist für den Betroffenen zur Wohnung geworden. Warum also nicht die eigene bunte Bettwäsche benutzen, eine Handtasche mit Fotos, Kamm, Pflegecremes, Spiegel und anderen für den Betroffenen wichtigen Dingen ins Bett legen. Auch der Bettgalgen läßt sich schmücken, so z.B. mit einem Herz vom letzten Kirmesbesuch. Die Wände, auf die der Blick des Bettlägerigen fällt, können mit kleinen Regalen, gefüllt mit Nippes, Fotografien oder Blumen, verschönt werden. Ein Fernseher mit Fernbedienung ebenfalls in Blickrichtung und ein Radio in der Nähe können Ablenkung und Beschäftigung bieten. Das Bett sollte nach Möglichkeit mit der Blickrichtung zum Fenster gestellt werden. Besonders lebhaft wird der Ausblick, wenn ein Futterhäuschen für Vögel befestigt wird. Durch viele kleine Dinge um das Bett herum kann Leben entstehen und beobachtet werden. In vielen Heimen besteht die Möglichkeit, das Bett aus dem Zimmer heraus auf die Terrasse oder in die Bewohneraufenthaltsräume zu fahren. Für den Bettlägerigen ist es wichtig, nicht in seinem Zimmer vom Leben ausgeschlossen und isoliert zu bleiben.

 Die Fantasie der Pflegekräfte ist gefragt, um auch dem Bettlägerigen eine Teilnahme am gesellschaftlichen Leben zu ermöglichen.

Mobilisation im Sitzen

Die Mobilisation im Sitzen erfolgt bereits bei der Lageveränderung vom Liegen ins Sitzen. Um einen alten Menschen von der liegenden Position im Bett in den Stuhl zu bringen, sind folgende Schritte sinnvoll:

▶ Das Kopfteil des Bettes wird zunächst flach gestellt.
▶ Der Betroffene dreht sich selbst oder mit Hilfe auf die Seite und beugt beide Knie.
▶ Mit dem obenliegenden Arm stützt er sich auf dem Bett in Höhe der Schulter ab und drückt den Oberkörper hoch. Gleichzeitig läßt er beide Beine aus dem Bett gleiten und richtet sich durch Abstützen des Armes langsam auf. Das Gewicht der Beine hilft beim Aufrichten.
▶ Der Betroffene sitzt an der Bettkante. Er wird aufgefordert, seine Beine auf- und abzubewegen und die Füße kreisen zu lassen. Durch die Bewegung wird der Blutfluß angeregt und der Kreislauf kann sich langsam auf die neue Position einstellen.
▶ In dieser Stellung kann der Betroffene eventuell selbst beginnen, seine normale Straßenkleidung anzuziehen. Die Kleidungstücke werden, soweit es geht, angezogen. Auch die Schuhe werden im Sitzen angezogen und Schnürbänder fest verschlossen. Nach Möglichkeit sollten für die Mobilisation im Stuhl feste, rutschfeste Straßenschuhe getragen werden. Hausschuhe geben keine Sicherheit und sind deshalb ungeeignet.
▶ Ist der Betroffene so weit vorbereitet, wird der Stuhl bzw. der Rollstuhl (mit angezogener Bremse) neben das Bett gestellt. Zwei Pflegekräfte geben Hilfestellung und fassen den Betroffenen auf jeder Seite, eine

Hand greift dabei den Oberarm, eine Hand faßt die Hand des Bewohners.

▶ Der Bewohner wird zum Stehen gebracht. Während die eine Pflegekraft die Kleidungsstücke weiter anzieht, stützt die andere den Betroffenen. Um Schwindelgefühle zu verhindern, sollte er geradeaus sehen, nicht den Kopf hängen lassen und nicht nach unten schauen.
▶ Pflegekräfte und Bewohner drehen sich gleichzeitig und gemeinsam und bringen so den Bewohner zum Sitzen. Bei der Hilfestellung achten die Pflegekräfte auf ihren geraden Rücken und arbeiten aus den gebeugten Knien heraus.

Die Umgebung des Betroffenen sollte so gestaltet werden, daß er sich bemerkbar machen (Klingel erreichbar), bequem sitzen (eventuell Kissen in den Rücken) und z.B. sein Essen einnehmen kann. Alle erforderlichen und für den Bewohner wichtigen Dinge sollten in erreichbare Nähe gestellt werden.
Der Aktionsradius eines sitzenden Menschen ist bedeutend größer als der eines bettlägerigen. Im Sitzen kommen insbesondere gymnastische Übungen in Frage, die die im Sitzen nicht beanspruchte Muskulatur ansprechen, z.B. Sitzgymnastik für die Beine und Füße sowie für die frei beweglichen Partien wie Arme, Kopf und Hals.

Mobilisation im Stehen/Gehen

Die Mobilisation ist die Lageveränderung vom Sitzen in die stehende Position.
▶ Nach Möglichkeit zwei Pflegepersonen stellen sich jeweils rechts und links neben den sitzenden Bewohner.
▶ Die Pflegekraft, die links neben dem Bewohner steht, greift mit der rechten Hand unter den linken Oberarm des Bewohners. Mit der linken Hand ergreift sie die linke Hand des Bewohners. Die andere Pflegekraft arbeitet gegengleich.
▶ Auf ein Kommando hin steht der Betroffene auf, und die Pflegekräfte unterstützen ihn dabei. Sie achten auf einen geraden Rücken und helfen dem Bewohner aus den gebeugten Knien heraus.
▶ Anschließend geht der Bewohner einige Schritte. Die Arme sind angewinkelt und die beiden Pflegekräfte geben ihm Halt, indem sie seine Unterarme von unten umfassen. Seine Ellenbogen stützen sich auf den Hüften der Pflegekräfte ab (Abb. 5-39A).

Die Abbildung 5-39B zeigt das Führen eines Pflegebedürftigen durch eine Pflegeperson.

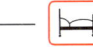

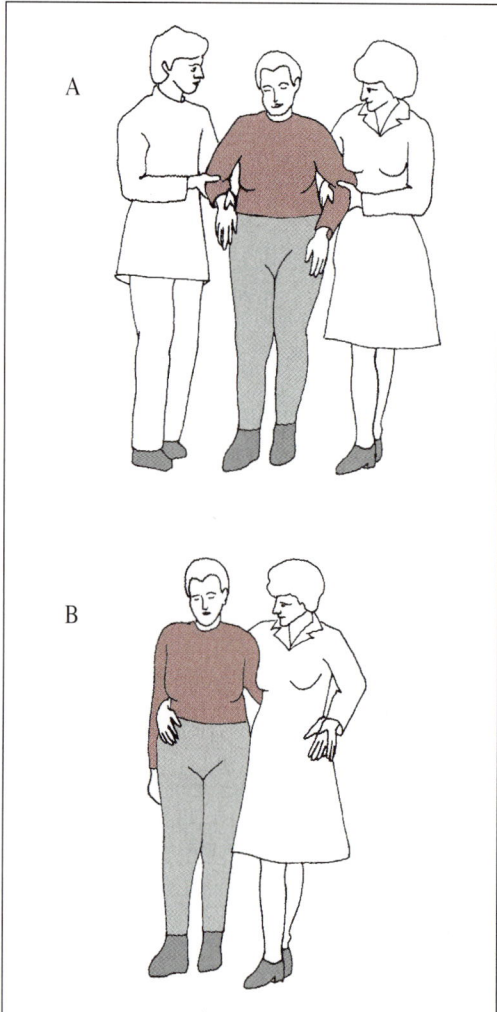

Abb. 5-39 Führen eines Pflegebedürftigen durch zwei Pflegekräfte (A) bzw. eine Pflegekraft (B)

Lagerungen

Ein gesunder Mensch nimmt während der Nachtruhe ständig eine Veränderung seiner Position im Bett vor. Er wechselt zwischen der Rücken-, Bauch- und Seitenlage. Diese Lageveränderungen kann ein in seiner Bewegung stark eingeschränkter Mensch nicht mehr vornehmen. Bei geschwächten, bewußtlosen oder gelähmten Menschen ist die liegende Position nicht nur auf die Dauer der Nacht begrenzt, sondern über 24 Stunden am Tage ausgedehnt. Pflegekräfte müssen den bettlägerigen Bewohner

Tab. 5-9 Gründe für spezielle Lagerungsarten

Verhinderung von Komplikationen bei langem Liegen
   Druckgeschwür
   Pneumonie
   Thrombose
   Kontrakturen

Unterstützung der Behandlung bei bestehenden Erkrankungen
   Pneumonie
   Thrombose
   Herzerkrankungen
   Lähmungen

Erleichterung der Atmung

▶ vor Folgeschäden durch die lange Immobilität bewahren,
▶ die Funktionsfähigkeit der Muskeln, Sehnen, Bänder und Gelenke erhalten sowie
▶ dem Betroffenen eine bequeme und schmerzfreie Lage ermöglichen.

Als Maßnahme bietet sich die Lagerung des Betroffenen in der Rücken- oder Seitenlage an. Die Bauchlage wird von vielen alten Menschen als unangenehm empfunden, da sie die Atmung erschwert. Diese Lagerung wird in der Altenpflege nur sehr selten durchgeführt und deshalb hier nicht beschrieben. Zum Nachlesen kann das Buch »Krankenpflege« von L. Juchli empfohlen werden. Ein regelmäßiges Umlagern nach einem festen Lagerungsplan ist notwendig, um eine wirksame Druckentlastung der aufliegenden Körperstellen (s. Dekubitusprophylaxe, S. 420ff) zu erreichen. Zum Prinzip der Druckentlastung einiger weniger Körperstellen gehört auch die Verteilung des Druckes auf möglichst viele Stellen. Dies geschieht durch eine besonders weiche Unterlage. Die superweiche Unterlage ist die Basis für alle Lagerungsarten. In Tabelle 5-9 sind die Gründe für spezielle Lagerungsarten zusammengefaßt. Der Lagerungsplan muß exakt eingehalten werden, alle Pflegekräfte stimmen sich dabei genauestens aufeinander ab.

Lagerungshilfsmittel und Lagerungsprinzipien

Lagerungshilfsmittel und Lagerungsart müssen dem wechselnden Zustand und den Bedürfnissen des Bewohners angepaßt werden. Lagerungshilfsmittel werden eingesetzt, um
▶ Lagerungsschäden zu vermeiden,
▶ eventuelle Schmerzen zu lindern,

▶ die Atmung zu unterstützen oder zu verbessern und

▶ das Wohlbefinden des Betroffenen in der jeweiligen Position zu ermöglichen.

Anforderungen an Lagerungshilfsmittel:
Sie müssen hautfreundlich, leicht zu reinigen oder zu waschen und damit wiederverwendbar sein. Das Material sollte so beschaffen sein, daß sich keine Krümel oder Klumpen bilden können und keine feuchte Kammer entsteht.

Die Lagerung erfolgt nach drei Prinzipien:
1. Hohlliegende Körperteile unterstützen
2. Fest aufliegende Körperteile abheben
3. Vermeiden von Kontrakturen
Die Anwendung dieser Prinzipien sowie den Einsatz der verschiedenen Lagerungshilfsmittel zeigt Tabelle 5-10.

Prinzip jeder Lagerung:
So wenig Lagerungshilfsmittel wie möglich verwenden, aber so viele wie nötig!

30-Grad- und 90-Grad-Seitenlagerung

Die **30-Grad-Seitenlagerung** (Abb. 5-40) ist für den Betroffenen die angenehmste Seitenlagerung. In dieser Position kann er beide Arme bewegen und ist von beiden Seiten her ansprechbar. Sie dient der Druckentlastung einer Körperhälfte, des Steißbeines (zur Dekubitusprophylaxe) und zur Förderung der Atmung. Diese Form der Lagerung kann gut von einer Pflegekraft alleine ausgeführt werden. Auch die Umlagerung auf die andere Seite geschieht recht einfach und schnell.
Als *Lagerungshilfsmittel* kommen flache Kissen sowie Rollen zum Einsatz. Inzwischen werden auch Antidekubitusmatratzen mit automatischer 30-Grad-Lagerung von der Industrie angeboten.

Durchführung:
▶ direkte leichte Unterstützung einer Körperhälfte mit Hilfe von Kissen oder

▶ durch leichtes Anheben einer Matratzenseite mit einem Schaumstoffkeil

▶ bei der Superweichlagerung durch leichtes Anheben der Lagerungskissen mit einer Kissenrolle

▶ Abwechselnd rechts und links lagern. Die Lagerung ist richtig, wenn sich die flache Hand der Pflegeperson leicht unter Kreuzbein und Trochanter schieben läßt.

Gründe für eine **90-Grad-Seitenlagerung** sind:
● die Entlastung des Gesäßes und der Fersen
● Pneumonieprophylaxe durch verbesserte Atmung auf der unbelasteten Seite

Als Lagerungshilfsmittel dienen Lagerungskissen, Schaumstoff und Felle.

Durchführung:
Beinlagerung
▶ das untere Bein nach hinten lagern, auf Fell oder Schaumstoff

▶ das obere Bein darüber, in leichter Beugestellung nach vorn lagern

▶ Unterpolsterung mit Lagerungskissen, Schaumstoff oder Fell zwischen den Beinen

Armlagerung
▶ unten liegenden Arm und Schulter nach vorne ziehen, auf dem Kopfkissen lagern

▶ oben liegenden Arm gebeugt nach vorne eventuell auf einem Kissen lagern

Rücken
▶ abstützen durch Kissen oder Rolle, Unterpolsterung der fest aufliegenden Körperteile (Fuß, Beckenkamm) mit Schaumstoff oder Fell

Gefahren bei unsachgemäßer Ausführung:
● Durchblutungsstörungen an Armen und Beinen
● Druckstellen an Fuß, Unterschenkel, Knie und Beckenkamm
● Wundwerden zwischen den Beinen
● Zurückrollen in die Rückenlage

Rückenlagerung

Die Lagerung in der Rückenlage (Abb. 5-41) soll beispielhaft an der Lagerung eines Bewohners mit Halbseitenlähmung dargestellt werden, da sie in der Altenpflege die häufigste Lagerungsform ist.

Die Rückenlagerung eines Bewohners mit Halbseitenlähmung hat für den Betroffenen einige Vorteile. Er kann in dieser Lage von beiden Seiten her angesprochen werden, die Reiz- und Kontaktaufnahme ist gut möglich. Die Nahrungsaufnahme wird ebenfalls erleichtert. Die symmetrische Ausrichtung des Körpers beeinflußt das durch die Lähmung gestörte Körpergefühl positiv. In der Rückenlage kann die Spastizität erhöht werden. Ihr muß durch eine besondere Lagerungstechnik entgegengewirkt werden, die in Tabelle 5-11 dargestellt ist. Möglich ist eine Abwandlung der Armlage: Der Arm wird auf ein Kissen parallel zum Kopf gelagert, Hand und Finger sind geöffnet, die Handfläche zeigt nach oben (Abb. 5-41).

Tab. 5-10 Lagerungsprinzipien und Einsatz der verschiedenen Lagerungshilfsmittel

1. Hohl liegende Körperteile unterstützen

Nacken
- Polsterring
- Latexring
- Gelkissen
- kleines und großes Kissen

Lende
- Kissen und Decken

Knie
- Lagerungskissen, Gelkissen oder Kopfkissen
  - *Vorteile:* Fersen liegen frei
    - venöser Rückfluß gesichert
    - Knie in Funktionsstellung

2. Fest aufliegende Körperteile abheben

Hinterhaupt
- Kissen

Schulterblätter
- Kissen

Ellenbogen
- Kissen

Dornfortsätze der
Wirbelsäule und des
Gesäßes
- Schaffell, Synthetikfell
  - *Vorteile:* Druckausgleich
    - Luftzufuhr, Temperaturausgleich
    - Feuchtigkeitsaufnahme
  - *Nachteil:* Auflagedruck nicht reduziert
- Antidekubitusmatratze
  - *Vorteile:* ständiger Druckwechsel, dadurch
    - Verlängerung des Lagerungsintervalles
    - Anregung der Durchblutung
- Superweichlagerung mit Lagerungskissen (4 bis 5 Kissen)
  - *Vorteil:* optimaler Druckausgleich
- Schaumgummimatratze mit entsprechenden Löchern, Schaumgummimatratzen in unterschiedlicher Stärke
  - *Vorteile:* teilweiser Druckausgleich
    - leichte Massage
    - Feuchtigkeitsdurchlässigkeit
  - *Nachteil:* kein Ersatz der Umlagerung
- Latexringe
- Gelkissen
- Polsterringe

Fersen
- Fersenrolle
  - *Nachteil:* Rolle verrutscht leicht oder zwingt zur Inaktivität
- Kissen
- Wattepackung mit Befestigung
  - *Vorteil:* Bein kann gut bewegt werden

Fortsetzung Tab. 5-10

---

3. Vermeiden von Kontrakturen

Kopf	● Kopfstütze ● Leseknochen ● kleines Kissen
Schultergelenk	● Abduktionsstellung mit Kissen oder Keil ● unter das Schulterblatt evtl. kleines Kissen
Ellenbogen	● leichte Beugung und Hochlagerung mit Kissen und Lagerung in schiefer Ebene
Hand	● Handfläche geöffnet, in physiologischer Stellung
Ober- und Unterschenkel	● seitliches Abknicken vermeiden, z.B. durch gepolsterte Sandsäcke
Fußgelenk	● Spitzfußprophylaxe, Fußaktivstütze ● Lagerungskissen ● Rolle, gepolsterte Bettkiste
Zehen	● Druck von oben vermeiden, Reifenbahre ● Bettdecke über das Fußende hängen

---

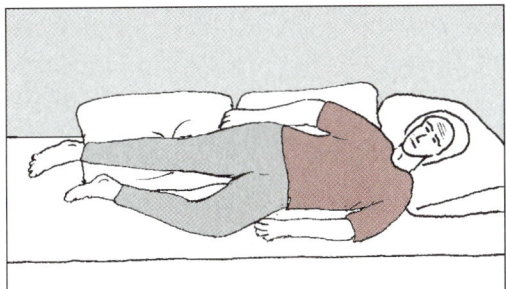

Abb. 5-40   30-Grad-Seitenlagerung

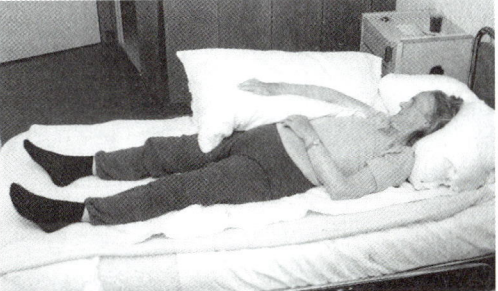

Abb. 5-41   Korrekte Rückenlagerung (aus: Geisseler T. Halbseitenlähmung. Hilfe zur Selbsthilfe. Berlin, Heidelberg: Springer 1991)

Tab. 5-11   Lagerungstechnik bei der Rückenlagerung

Kopf/Nacken	Kopf schaut zur betroffenen Seite in leichter Beugestellung (Kissen)
Schulterblätter	nach vorne ziehen
Schultergelenk/Arm	in Abduktionsstellung (60 bis 90 Grad)
Ellenbogengelenk	leicht gebeugt auf Lagerungskissen
Hand/Finger	geöffnet, keine Greifstellung, Lagerung auf Kissen, Schaumgummi, Spezialschiene
Hüften/Gesäß	leicht nach vorne ziehen, Unterstützung durch kleine Kissen oder Schaumstoff, Beckenkämme sind in gleicher Höhe
Beine	Lagerung auf großem Kissen, leichte Abduktionstellung
Knie	leicht gebeugt
Ober-/Unterschenkel	eventuell abstützen
Füße	Abstützen durch Kissen (kein Bettkasten, da sonst Spastiken ausgelöst werden!)
Zehen	von Bettdecke freihalten

Einsatz und Handhabung von Bewegungshilfsmitteln

Hebehilfen

Hebehilfen können in der Pflege in unterschiedlichen Situationen eingesetzt werden. Eine klassische Hebehilfe ist die »Eiserne Schwester«, auch **Patientenlifter** genannt (Abb. 5-43). Mit Hilfe dieses Lifters gelingt es auch in schwierigen Situationen, rückenschonend und kräftesparend zu arbeiten. Allerdings haben alte Menschen oftmals Angst, in diesen Liftern angehoben zu werden. Die Sitzgurte engen ein und sie müssen sich ganz auf das Gerät verlassen. Diese ernstzunehmenden Ängste können durch eine gründliche Information und Vorbereitung des alten Menschen vermieden werden.

Einsatzmöglichkeiten:
- Aufheben einer Person vom Boden
- Transport der Person im Liegen oder Sitzen
- Einstieg in die Badewanne
- Bettenwechsel usw.

Gehbock, Gehwagen, Gehstock

Der alte Mensch kann mit Hilfe einiger Gehhilfen Sicherheit im Gehen erlangen. Das Prinzip der aktivierenden Pflege heißt auch hier nur soviel Unterstützung geben, wie unbedingt notwendig.
Zum Einsatz kommen Gehbock, Gehwagen und Gehstock (Abb. 5-42). Sie sollten individuell auf die Situation des Betroffenen abgestimmt und angepaßt werden.

Rollstuhl

Ein Rollstuhl stellt eine auf den einzelnen Menschen und seine Behinderung abgestellte Hilfe zur Fortbewegung dar. Die Abbildung 5-44 zeigt einige Auswahlkriterien für die Anschaffung eines Rollstuhls.
Es gibt manuell und elektrisch betriebene Rollstühle. Die **elektrischen Rollstühle** haben den Vorteil, daß der einzelne die größtmögliche Unabhängigkeit von der Hilfestellung durch andere hat. Mit ihm können auch größere Strecken ohne Hilfe überwunden werden. Nachteile

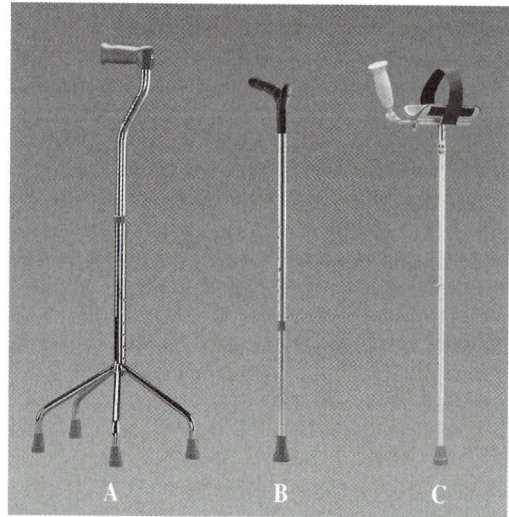

Abb. 5-42 Gehhilfen. A: Vierfuß-Gehhilfe; B: Gehstock; C: Arthritis-Gehstütze (Firma Meyra, Kalletal-Kalldorf)

sind die hohen Anschaffungskosten und die Ausmaße des Rollstuhls. Ein elektrischer Rollstuhl hat einen größeren Wendekreis als ein manuell betriebener.

Der Nachteil der **manuell bedienbaren Rollstühle** liegt in dem relativ großen Kraftaufwand, der zur Fortbewegung notwendig ist und der hierfür erforderlichen guten Beweglichkeit der oberen Extremitäten. Begrenzt wird der Einsatz eines Rollstuhles durch die bauliche Gestaltung der Umgebung. Hierzu gehören vor allem Treppenstufen und enge Türöffnungen, die eine unüberwindbare Hürde darstellen. Die größtmögliche Unabhängigkeit eines Rollstuhlfahrers setzt eine behindertengerechte Gestaltung der Umgebung voraus. Eine behindertengerechte Wohnung hat z.B. Schiebetüren, breite Flure, keine Treppenstufen, unterfahrbare Schränke, unterfahrbare Spüle in der Küche, senkbare Waschbecken, einen kippbaren Spiegel im Bad, herauskippbare Kleiderschränke, Fenster auf Sitzhöhe, keine Türschwellen, über Fernbedienung steuerbare Türöffner, Treppenlifter usw.

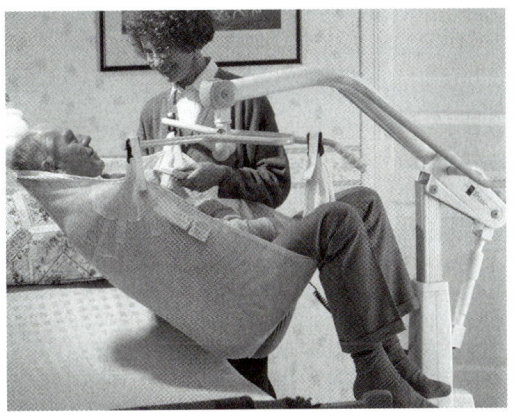

A

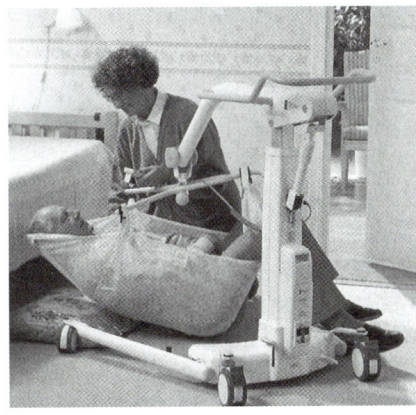

B

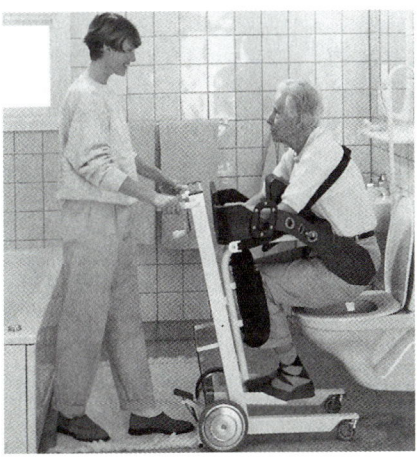

C

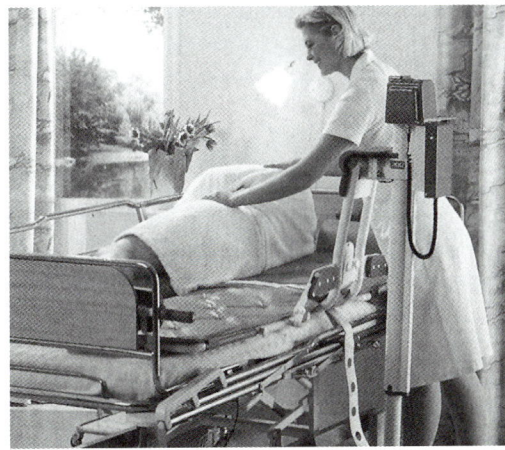

D

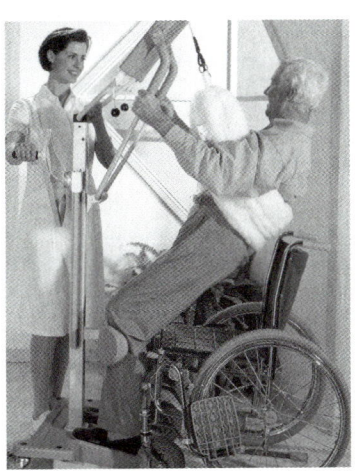

E

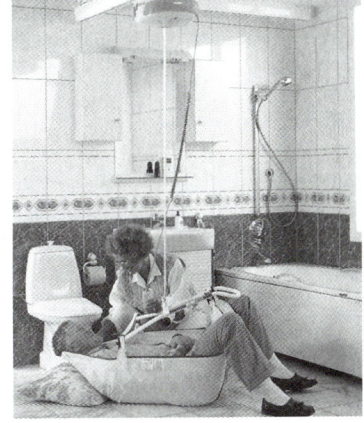

F

Abb. 5-43 Einsatzmöglichkeiten der eisernen Schwester (Firma Arjo, Wallau)

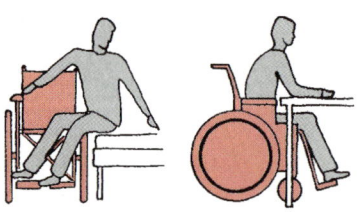

Armlehnen
- fest
- abnehmbar
  erleichtert das seitliche Umsteigen (z.B. ins Bett); der Rollstuhl läßt sich dichter an den Tisch heranfahren

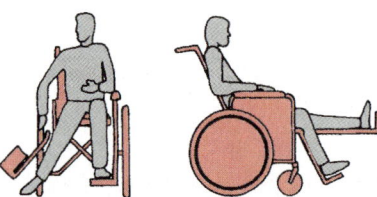

Beinstützen
- fest angebracht mit seitlich hochklappbarer Fußplatte
- zur Seite schwenkbar und abnehmbar
- verstellbar bis zur Waagrechten

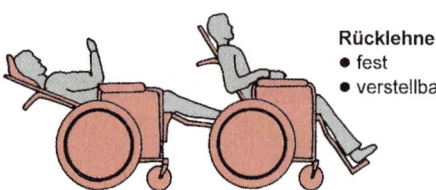

Rücklehne
- fest
- verstellbar

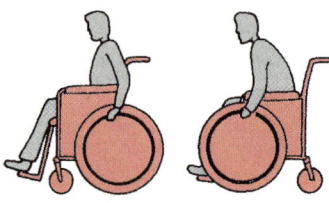

Räder
- Vollgummibereifung:
  nur in Räumen geeignet
- Luftbereifung
- große Räder hinten:
  Greifreifen gut erreichbar, leichter seitlicher Ausstieg, nahes Heranfahren an Bett etc. möglich
- große Räder vorn:
  kleiner Wendekreis, seitlicher Ausstieg und Überwindung von Treppenstufen u.ä. schwierig, schlechtere Geradeausfahreigenschaften

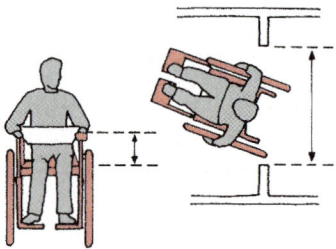

Rollstuhlgröße
Anpassung an
- Körpermaße und
- Umwelt des Betroffenen

Abb. 5-44 Auswahlkriterien bei der Anschaffung eines Rollstuhls

Pflege und Betreuung bei Bewegungseinschränkungen

Da der Mensch durch seine Bewegungsfähigkeit seine Umwelt aktiv erschließen kann, sind die Folgen einer Immobilität für seine gesamte Lebenssituation erheblich. Sie hängen ab von der Dauer, dem Schweregrad der Immobilität und von der Art der Einschränkungen. Eine Immobilität schränkt den Betroffenen in seinem Aktionsradius ein, sein Ausdauervermögen wird vermindert und eine Kompensation auch vorübergehender Erkrankungen wird eingeschränkt.

(ALs)

Situationseinschätzung auf der Grundlage der betroffenen ALs

◆ Kommunizieren

Bewegungseingeschränkte alte Menschen sind in ihrer Teilnahme am gesellschaftlichen Leben auf die unmittelbare Umgebung eingegrenzt. Die Beeinträchtigungen verhindern ein Verlassen der Wohnung, des Bettes oder auch das selbständige Versorgen mit Lebensmitteln. Gesellige Aktivitäten und Einladungen können nicht mehr wahrgenommen werden. Liebgewordene Gewohnheiten und Freizeitaktivitäten werden aufgegeben. Die Kontaktmöglichkeiten schrumpfen auf die unmittelbare Umgebung zusammen bis zum völligen Zusammenbruch der sozialen Beziehungen. Über Jahre dauernde schleichende Verschlechterung der Mobilität führt in der Folge zu sozialer Isolation und Verwahrlosung oder zur völligen Abhängigkeit von der Hilfestellung durch andere.

◆ Sinn finden

Nachlassende Mobilität und soziale Isolation haben Auswirkungen auf das Selbstbild des alten Menschen. Er erlebt täglich das »Nicht-mehr-Können«, sein Versagen. Die Abhängigkeit von der Hilfestellung durch andere zerstört auch die eigene Selbstachtung.

Wenn die Hände steif werden, können auch lang gehegte Hobbys, wie Stricken und Basteln, nicht mehr ausgeübt werden. Gelingt es nicht, neue, auf die Einschränkung hin abgestimmte Hobbys und Beschäftigungen zu finden, ist der einzelne zum Nichtstun verurteilt. Dies verstärkt das Gefühl »zu nichts nutze« zu sein. Depressive Verstimmungen treten auf und werden auch in der Körperhaltung des alten Menschen sichtbar. Seine Schultern hängen herab, sein Gang ist schlurfend, der Blick nach unten gerichtet.

◆ Atmen

Die Atmung wird durch Bewegungsabläufe positiv beeinflußt. Durch Betätigung der Muskulatur wird die Atmung angeregt, mit der Folge, daß die einzelnen Zellen des Körpers mit viel Sauerstoff versorgt werden und vor allem die geistige Tätigkeit angeregt wird. Bei länger dauernder Bettlägerigkeit wird die Lunge nur oberflächlich belüftet. Schleimansammlungen in der Lunge können sich schlechter lösen und abgehustet werden. Dies führt einerseits zu einer schlechteren Versorgung der Zellen mit Sauerstoff und damit zu einem allgemeinen Aktivitätsverlust. Zum anderen kann eine Lungenentzündung entstehen, die für einen alten Menschen schnell lebensbedrohlich werden kann. Die Lungenentzündung ist eine gefürchtete Komplikation länger dauernder Bettlägerigkeit.

◆ Ausscheiden

Körperliche Bewegung hat eine anregende Wirkung auf die Tätigkeit der Ausscheidungsorgane, vor allem auf den Darm. Unterbleibt die regelmäßige Bewegung, wird die Darmperistaltik verlangsamt, oder sie kommt ganz zum Erliegen. Die Folge ist bei der Verlangsamung eine Verstopfung (Obstipation) und bei dem völligen Erliegen der Darmverschluß (Ileus). Ein Darmverschluß kann, wenn er nicht rechtzeitig erkannt und behandelt wird, zu einer lebensbedrohlichen Erkrankung führen. Die Verstopfung ist eine unangenehme und meist sehr schmerzhafte Angelegenheit. Der Kot ist durch die langsame Darmtätigkeit sehr stark eingedickt. Es können regelrechte Kotsteine entstehen, deren Abgang starke Schmerzen verursacht. Durch das heftige Pressen bei der Darmentleerung können u. a. Darmrisse und Inkontinenz entstehen.

◆ Essen und trinken

Viele bewegungseingeschränkte alte Menschen neigen zu Übergewicht. Sie haben ihre Ernährungsgewohnheiten beibehalten trotz des reduzierten Energieverbrauchs, der sich durch die geringere Bewegung ergibt. Ihr Übergewicht erschwert eine aufbauende Mobilisation und führt zu einer zusätzlichen Belastung der Gelenke. Im Rahmen der aktivierenden Pflege wird eine Gewichtsreduzierung mit anschließender ausgewogener, auf den tatsächlichen Bedarf abgestimmter Ernährung notwendig.

Bewegungseingeschränkte alte Menschen benötigen bei der Nahrungsaufnahme Unterstützung. Auch hier gilt das Prinzip: nur soviel Unterstützung wie notwendig. Hilfe zur Selbsthilfe leisten Hilfsmittel (s. Abb. 11-26, S. 298).

◆ Sich pflegen und kleiden

Durch Bewegungseinschränkungen sind die Betroffenen in ihrer Körperpflege auf Unterstützung angewiesen. Von verschiedenen Firmen sind in den letzten Jahren verstärkt Hilfsmittel entwickelt worden, mit deren Hilfe sich behinderte Menschen beim Ankleiden selbst helfen können. So gibt es z.B. besonders lange Schuhlöffel, mit Einschlupfhilfen versehene Geräte für das Anziehen von Strümpfen (Abb. 5-45), einen verlängerten Kamm usw. Den Pflegekräften kommt neben der Hilfestellung auch die Aufgabe der Beratung zu bei der Auswahl der richtigen und zweckmäßigen Kleidung sowie der Auswahl und dem Einsatz verschiedener Hilfsmittel.

◆ Für Sicherheit sorgen

Das Sicherheitsbedürfnis bewegungseingeschränkter Menschen ist sehr hoch, vor allem wenn sie bereits einmal gestürzt sind und sich schwere Verletzungen zugezogen haben. Sie fürchten sich dann vor jeder Bewegung. Pflegekräfte sollten berücksichtigen, daß viele Medikamente Nebenwirkungen haben, die die Sturzgefahr erhöhen. Hierzu zählen vor allem Psychopharmaka, wie Sedativa, Tranquilizer und Antidepressiva. Die Einnahme dieser Medikamente kann zu Benommenheit und einem unsicheren Gang führen.

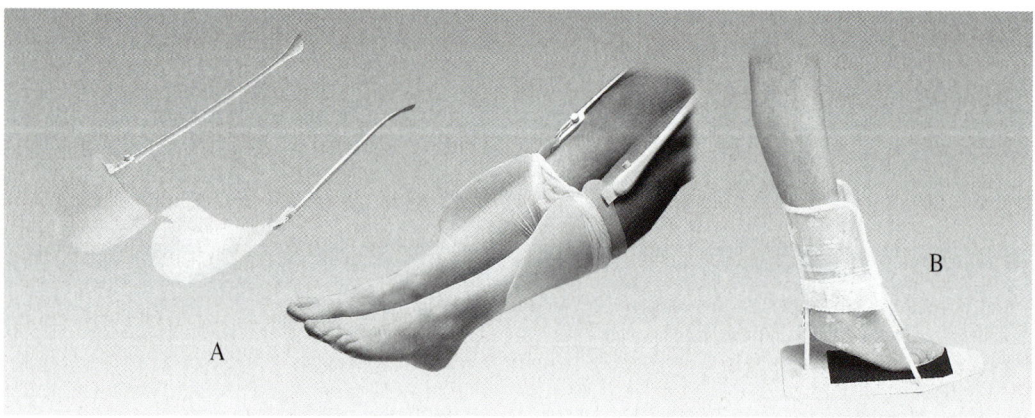

Abb. 5-45 Anziehhilfen. A: Strumpfhosenanzieher; B: Strumpfanzieher (Thomashilfen, Bremervörde)

Die Ausstattung der Räumlichkeiten z.B. mit Handläufen an den Wänden, Griffen überall dort, wo sie Halt geben können (im Bad, der Toilette, der Dusche) und Hilfestellung durch Gehbock, -stock oder -wagen geben Sicherheit. Auf dem Boden dürfen sich keine Stolperfallen befinden, z.B. Teppichläufer oder Gegenstände auf dem Boden (Taschen, Schuhe usw.). Die Räumlichkeiten sollten hell ausgeleuchtet werden, damit Hindernisse rechtzeitig erkannt werden können.

Pflegeziele

Übergeordnetes Ziel in der Pflege eines bewegungseingeschränkten Menschen ist, ihm zu einer größtmöglichen Selbständigkeit und Unabhängigkeit zu verhelfen. Die Wiederherstellung seines Selbstwertgefühles und der Selbstachtung sowie die Ermöglichung eines sinnvollen und erfüllten Lebens, auch mit bleibenden Bewegungseinschränkungen, bilden den Rahmen aller pflegerischen Handlungen. Hilfestellung wird nur dort gegeben, wo sie unbedingt erforderlich ist. Der Betroffene wird in die Alltagsverrichtungen bewußt einbezogen, Überforderungen erkannt und vermieden. In diesem Kontext wird der alte Mensch als volle Persönlichkeit anerkannt und geschätzt. Er kann soweit wie möglich am gesellschaftlichen Leben teilnehmen.

Pflegemaßnahmen

Wasch- und Anziehtraining

Wasch- und Anziehtraining kann unter Anleitung einer Therapeutin begonnen werden. Fortführen können und sollten es Pflegekräfte, Angehörige und die Betroffenen selbst. Mit Hilfe des Trainings kann der einzelne lernen, sich wieder selbständig zu waschen und anzukleiden.

> Prinzip: Alltagsbewegungen werden zum Therapieprogramm.

◆ Waschtraining

Der Betroffene sollte sich so früh wie möglich außerhalb des Bettes wieder waschen. Die Therapeutin führt die bewegungseingeschränkte Hand bei allen notwendigen Bewegungen, so z.B. auch zum Öffnen des Wasserhahnes. Der Waschhandschuh wird über die betroffene Hand gezogen und von der Betreuerin geführt. Durch diesen Vorgang erlangt der Pflegebedürftige wieder das Gefühl für den Waschvorgang und den Ablauf der einzelnen Handlungen. Die notwendigen Bewegungen trainieren die Muskulatur und die Gelenke. Die Hilfe wird dem Betroffenen angepaßt. Sein Selbstwertgefühl wird dadurch gesteigert, da er das Gefühl hat, sich selbst gewaschen zu haben. Dieser Vorgang wird täglich wiederholt. Der Zeitaufwand ist zunächst sehr hoch. Später reduziert er sich durch die zunehmende Selbständigkeit des Betroffenen.

◆ Anziehtraining

Eine Steigerung des Selbstwertgefühles macht mutig, auch das Anziehtraining zu beginnen. Voraussetzung ist eine einfache, bequeme, nicht zu enge Kleidung. So ist z.B. ein Pullover einfacher anzuziehen als eine Bluse mit vielen Knöpfen. Sie sollte erst zu einem späteren Zeitpunkt in das Training einbezogen werden. Das Anziehtraining beginnt mit kleinen Teilschritten, um eine Überforderung des Pflegebedürftigen zu vermeiden. So wird zunächst das Anziehen des Pullovers geübt (Abb. 5-46),

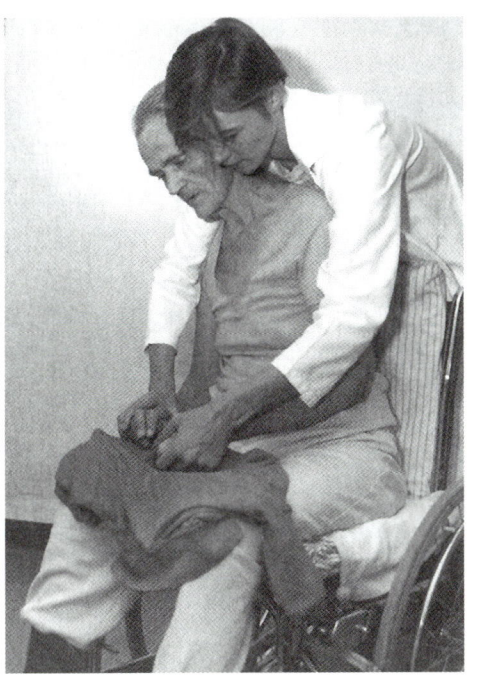
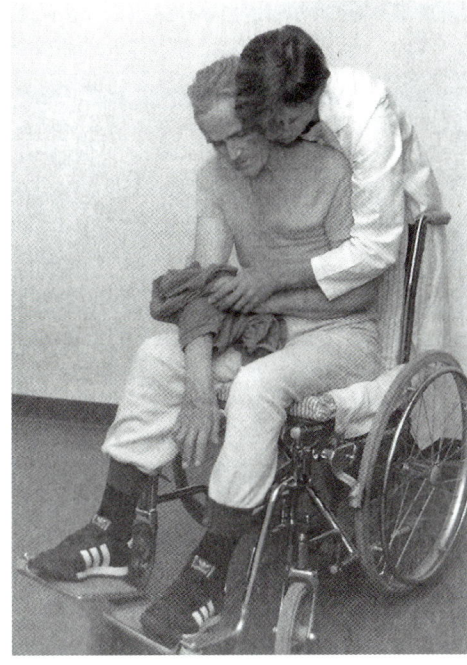

a   b

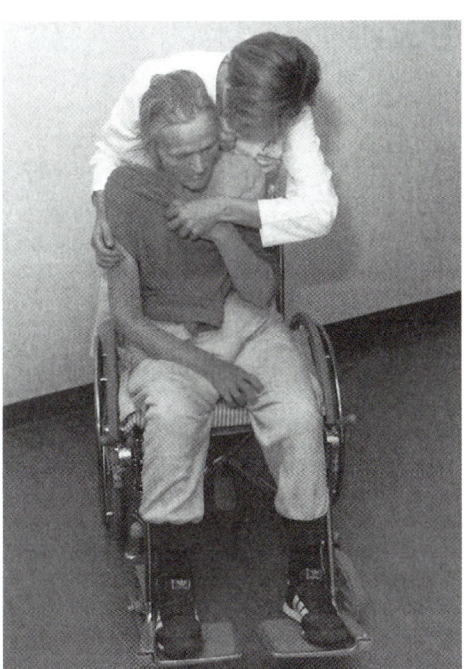
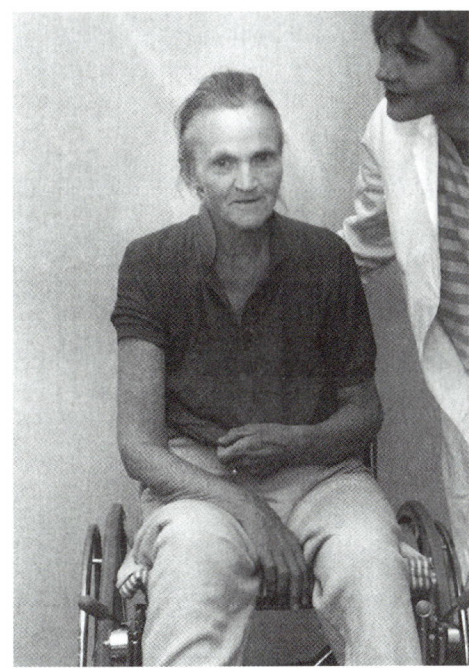

c   d

Abb. 5-46 Anziehtraining am Beispiel eines Pullovers. a: Die Pflegekraft führt mit ihren Händen die Hände der Betroffenen. b: Indem sie die gesunde Hand der Betroffenen führt, zieht sie den Pullover über den gelähmten Arm der Patientin. c: Der Pullover wird mit derselben Hilfestellung auch über den Kopf gezogen. d: Schließlich kann sich die Betroffene über das mit angepaßter Hilfe erreichte Resultat freuen. (Aus: Geisseler T. Halbseitenlähmung. Hilfe zur Selbsthilfe. Berlin: Springer 1991)

später der Socken usw. Prinzip ist auch hier: Der Betroffene soll die Bewegungen selbst ausführen, die Therapeutin unterstützt durch gezieltes Führen. Die einzelnen Handlungen werden genau geplant und schrittweise durchgeführt.

Weitere Beispiele zur Durchführung des Alltagstrainings finden sich in dem Buch »Halbseitenlähmung – Hilfe zur Selbsthilfe« von Trudy Geisseler.

Kinästhetik in der Pflege

 Kinästhetik ist die Lehre von der Bewegungsempfindung (Kinesis = Bewegung, griech. aisthesis = Empfindung)

Die Grundlagen der Kinästhetik kommen aus der Verhaltenskybernetik (= Wissenschaft von den selbstregulierenden Systemen), der humanistischen Psychologie und aus bestimmten Formen des modernen Tanzes.

»Kinästhetik in der Pflege hilft den Pflegenden

▶ den Patienten als einen fähigen Menschen wahrzunehmen

▶ die eigenen Beobachtungsfähigkeiten weiterzuentwickeln

▶ Möglichkeiten zur Interaktion auch mit wahrnehmungsbeeinträchtigten Menschen zu entwickeln

▶ jede Bewegung der Patienten zu einem Lernprozeß zu gestalten, der dem Betroffenen hilft, sich selbst besser wahrzunehmen und die vorhandene Bewegungsfähigkeit zu nutzen

▶ sich selbst ernst zu nehmen und sich effektiv vor Schäden zu schützen.« (DBfK, »Kinästhetik. Berührung und Bewegung in der Krankenpflege«)

Die Kinästhetik ist ein Konzept, in dem die Eigenkräfte des Betroffenen, wie Selbstwahrnehmung und Selbststeuerung, in die Pflege integriert werden. Abhängigkeit und Hilflosigkeit werden abgebaut. Die Kinästhetik hilft den Pflegekräften, sich selbst durch Anwendung von speziellen Bewegungstechniken vor Schäden zu bewahren. Gehörsinn, Gesichtssinn, Tastsinn und Geruchssinn kommen zum Einsatz.

Beispiel: Aufrichten einer Frau vom Liegen zum Sitzen
Die Pflegende spricht die Betroffene an, erklärt ihr ihre Absicht. Sie bringt die Betroffene durch Berührung und Bewegung vom Liegen zum Sitzen. Hierbei wird nur minimale Kraft aufgewandt. Gleichzeitig wird die Bewegung beschrieben: »Rollen Sie Ihren Kopf in Richtung Brustbein. Als nächstes rollt Ihr Brustkorb vorwärts, von der Bettoberfläche auf das Becken und anschließend kommen Sie zum Sitzen«

(vgl. S. 103). Die Pflegende kontrolliert mit den Augen den Vorgang.

Wichtig für die Kinästhetik ist, daß alle Pflegehandlungen nicht *für* den Betroffenen, sondern *mit* ihm gemeinsam durchgeführt werden. Dazu ist es notwendig, ein gutes Gespür für die Fähigkeiten des einzelnen zu entwickeln und sie sinnvoll in die Handlungen mit einzubeziehen. Die Betroffenen erfahren dadurch, daß sie nicht so hilflos sind, wie sie meinen, und erlangen wieder mehr Selbstkontrolle über ihr Leben. Diese Form der Hilfe zur Selbsthilfe ist auch gleichzeitig eine Unterstützung der Pflegenden zu ihrer eigenen Gesundheitserhaltung, da der Kräfteaufwand gering ist und der eigene Körper schonend eingesetzt wird. (Weiterführende Literatur zur Kinästhetik: »DBfK Kinästhetik. Berührung und Bewegung in der Krankenpflege«)

Weitere Behandlungsformen

◆ Entspannungstechniken
Es gibt sehr unterschiedliche Entspannungstechniken. Zu empfehlen sind wechselnde Übungen der An- und Entspannung der Muskulatur, unterstützt durch ruhige Musik. Mit ihnen werden Verspannungen gelöst und Sehnen und Bänder gedehnt. Die langsam ausgeführten Bewegungen empfehlen sich besonders für alte Menschen.

◆ Yoga
Fernöstliche Entspannungstechnik mit dem Anspruch, das psychische und physische Gleichgewicht und damit Gesundheit wiederherzustellen. Die Übungen bestehen aus einer Kombination von Atemübungen und Dehnungsübungen. Die Dehnung der Muskeln, Sehnen und Bänder geschieht immer mit der Ausatmung. Durch Konzentrationsübungen werden innere Kräfte mobilisiert und Streß abgebaut. Diese Kombination von Streßabbau und Aktivierung der körperlichen und geistigen Kräfte ist besonders für Pflegepersonal und Bewohner empfehlenswert.

◆ Reflexzonentherapie
Mit den Maßnahmen der Reflexzonentherapie werden die Muskeln, Sehnen, Bänder und Gelenke erwärmt und Bewegungsabläufe unterstützt (zur Reflexzonentherapie s. a. S. 224).

◆ Gymnastik
Gymnastische Übungen werden in der Altenpflege vor allem als Sitzgymnastik angeboten. Sie eignet sich auch für Menschen, die nicht stehen oder gehen können. Im Sitzen können sich die Teilnehmer Bälle zuwerfen und auffangen, die Arme und Beine im Takt der Musik bewe-

gen, rhythmisch mitklopfen usw. Eine besonders anregende Form der Gymnastik ist der Seniorentanz.

◆ Isotonische und isometrische Übungen

Sie werden vor allem bei bettlägerigen Menschen von Krankengymnasten durchgeführt. Isotonische Übungen dienen der wechselnden Muskelan- und -entspannung z.B. beim Radfahren, und sind auch passiv, mit Hilfestellung möglich. Isotonische Übungen werden immer mit isometrischen Übungen gemeinsam durchgeführt. Isometrische Übungen sind vor allem Halteübungen. Im Muskel wird eine Spannung aufgebaut und auch gegen einen Widerstand gehalten.

◆ Physiotherapie

In der Physiotherapie werden durch elektrische Stimulation Muskeln zur Aktivität angeregt. Sie findet vor allem bei gelähmten Muskelpartien Anwendung.

◆ Ergotherapie

In der Ergotherapie werden insbesondere sensomotorische Fähigkeiten wieder aufgebaut und gelernt. Das Training richtet sich an Einzelpersonen oder auch an Gruppen. Trainingsgegenstand sind alltägliche Situationen wie z.B. das bereits erwähnte Wasch- und Anziehtraining.

In der Pflege und Betreuung bewegungseingeschränkter alter Menschen ist die enge Zusammenarbeit unterschiedlicher Berufsgruppen gefragt. Neben der Pflege geben Therapeuten unterschiedlicher Fachrichtungen Stützung und Hilfe zur Selbsthilfe. In dieser engen Kooperation erhält der einzelne die Möglichkeit, seine Bewegungsfähigkeiten wiederzuerlangen oder mit dauerhaften Behinderungen sinnvoll und unabhängig zu leben.

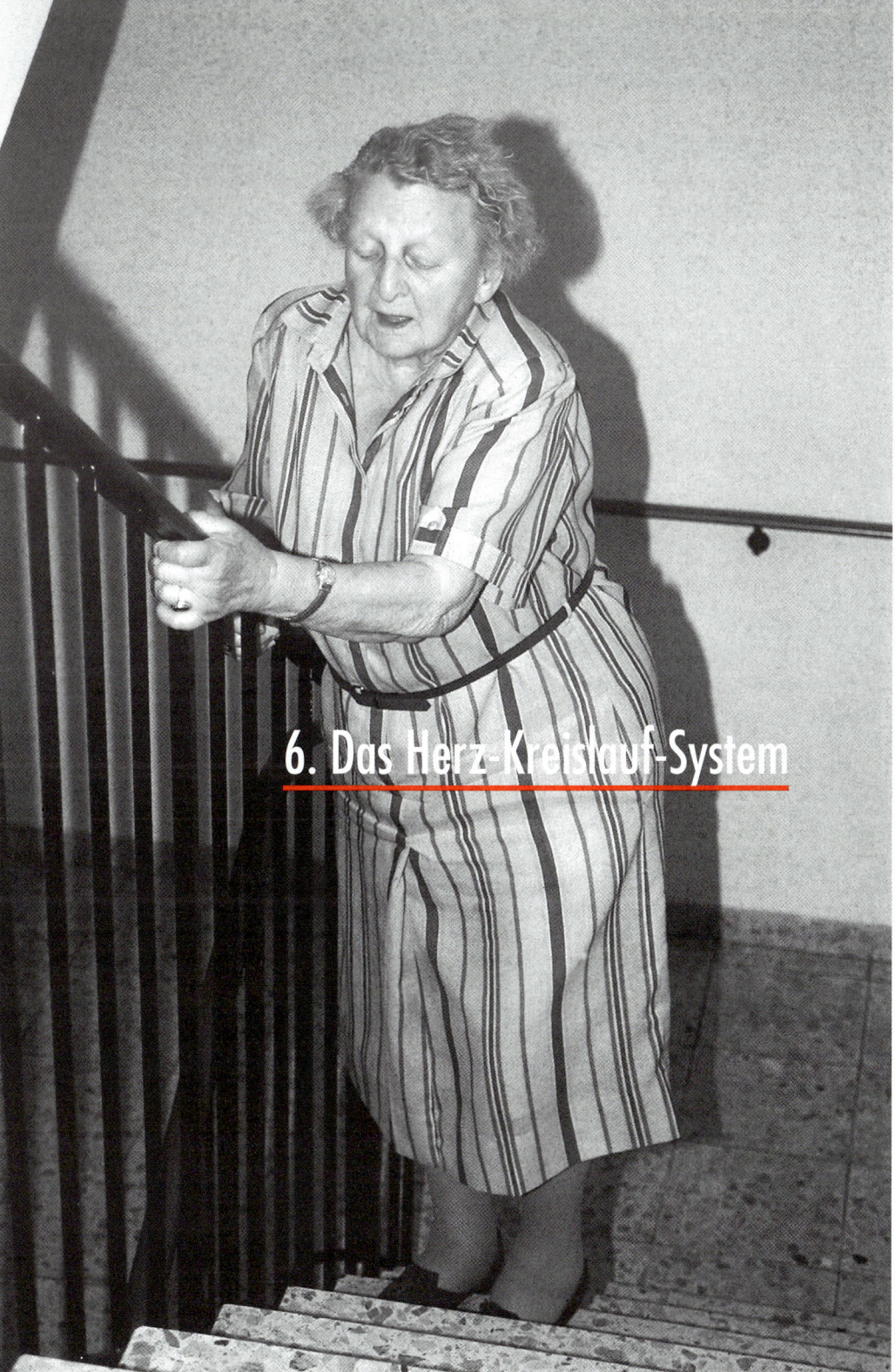

6. Das Herz-Kreislauf-System

LOTTE HABERMANN-HORSTMEIER

ANGELA DÜHRING

Medizinische Grundlagen

LOTTE HABERMANN-HORSTMEIER

Zum Herz-Kreislauf-System gehören:
- das Herz (Cor)
- die Schlagadern (Arterien)
- die Saugadern (Venen)
- die Haargefäße (Kapillaren)

Das **Herz** pumpt als »Motor« des Blutkreislaufes das Blut in das Blutgefäßnetz des Körpers.

Die Adern, die vom Herzen wegführen, nennt man Schlagadern oder **Arterien**.
Venen, die auch Blutadern oder Saugadern genannt werden, sind Blutgefäße, die zum Herzen hinführen.
Kapillaren, feine Haargefäße, sind die kleinsten Aufzweigungen der Blutgefäße zwischen Arterien und Venen in den Organen des Körpers.

Das Herz

Das Herz ist Teil des Herz-Kreislauf-Systems. Es besteht aus den beiden **Herzkammern** und den beiden **Herzvorhöfen**. Als »Pumpe« oder »Motor« des Blutkreislauf-Systems pumpt es das Blut aus dem rechten Teil (*rechtes Herz*«) in den kleinen Kreislauf, den **Lungenkreislauf**. Hier wird das Blut mit Sauerstoff angereichert. Der linke Teil des Herzens (*»linkes Herz«*) pumpt dieses sauerstoffreiche Blut in den großen Kreislauf, den **Körperkreislauf**.

Das Herz liegt in einem bindegewebigen Sack, dem **Herzbeutel** *(Perikard)*. Die innere Schicht des Herzbeutels ist fest mit dem sich anschließenden Herzmuskelgewebe verwachsen. Das **Herzmuskelgewebe** *(Myokard)* ist an verschiedenen Stellen des Herzens unterschiedlich dick, entsprechend seiner Funktion und seiner Belastung. Die stärkste Muskelschicht findet man in der linken Kammer. Die Vorhöfe sind relativ muskelschwach. Die innere Auskleidung des Herzens nennt man **Herzinnenhaut** *(Endokard)*. Das feine Häutchen überzieht Kammern und Vorhöfe ebenso wie die Herzklappen.

Lage und Bau des Herzens

Das Herz liegt im mittleren Brustraum, dem Mittelfellraum oder *Mediastinum* (Abb. 6-1). Rechts und links wird es von den beiden Lungenflügeln eingerahmt.
Der beim Erwachsenen ungefähr 300 g schwere Hohlmuskel wird durch die **Herzscheidewand** in zwei Hälften geteilt. Rechtes und linkes Herz bestehen jeweils aus einem kleinen **Herzvorhof** *(Atrium)* und einer größeren **Herzkammer** *(Ventrikel)*. Der größte Teil der rechten Herzhälfte zeigt nach vorne zur Brustwand, d.h. nach ventral. Dagegen ist die linke Herzhälfte überwiegend nach hinten (zum Rücken, nach dorsal) gerichtet.
Die **Herzspitze** zeigt nach links, vorne, unten. Sie wird von der Muskulatur der linken Herzkammer gebildet. Den sog. *Herzspitzenstoß* kann man im fünften Zwischenrippenraum fühlen. Er kommt dadurch zustande, daß sich das Herz bei jedem Herzschlag zusammenzieht und gegen die vordere Brustwand stößt. Als **Herzbasis** bezeichnet man den nach rechts, hinten, oben gerichteten Teil des Herzens. Hier treten die großen Blutgefäße ein bzw. aus.

Die **Herzwand** besteht also aus drei Schichten:
- der *Herzinnenhaut,*
- dem *Herzmuskelgewebe* und
- der *Herzaußenhaut* (der inneren Schicht des Herzbeutels).

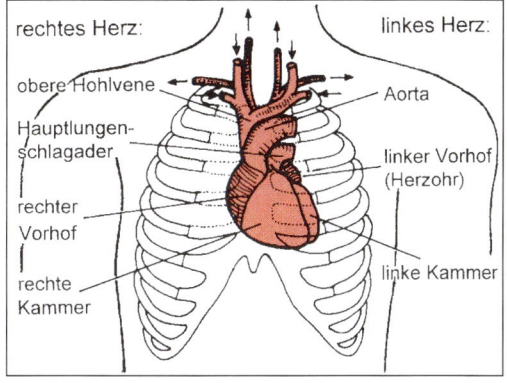

Abb. 6-1 Lage des Herzens im Brustkorb

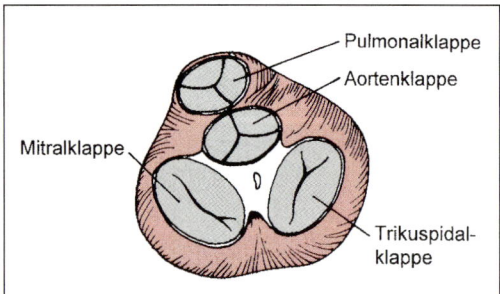

Abb. 6-2 Schnitt durch das Herz in Höhe der Herzklappen (Ventilebene)

Der Blutstrom im Herzen wird durch Ventile geregelt. Man nennt sie **Herzklappen** (Abb. 6-2).

Zwischen den Vorhöfen und den Kammern befinden sich sog. **Zipfel- oder Segelklappen**. Die freien Enden dieser bindegewebigen Zipfel sind durch feine, sehnige Fäden an besonders kräftigen, vorspringenden Muskelleisten befestigt. Man nennt diese Muskelleisten *Papillarmuskeln*. Durch die Befestigung der Klappenenden soll verhindert werden, daß die Segel in die Vorhöfe zurückschlagen. Zwischen rechtem Vorhof und rechter Kammer befindet sich die Dreizipfelklappe (Trikuspidalklappe). Die Mitralklappe, deren zwei Segel an eine Bischofsmütze (Mitra) erinnern, trennt den linken Vorhof von der linken Kammer.

Die **Taschenklappen** liegen zwischen den Herzkammern und den von ihnen ausgehenden Schlagadern. Sie besitzen jeweils drei halbmondförmige Taschen. Die Pulmonalklappe verschließt die Hauptlungenschlagader zum rechten Vorhof hin, die Aortenklappe findet sich zwischen der linken Kammer und der von ihr ausgehenden Körperschlagader (Aorta).

Die Herzkranzgefäße

 Die Ernährung und Sauerstoffversorgung des Herzens erfolgt über die **Herzkranzgefäße,** die *Koronarien.*

Die beiden großen Koronararterien (*rechte* und *linke Herzkranzarterie*) entspringen aus der großen Körperschlagader unmittelbar hinter der Aortenklappe. Die linke Herzkranzarterie teilt sich bald darauf in zwei Äste auf (Abb. 6-3). Kleine Verzweigungen der Blutgefäße dringen schließlich in den Herzmuskel ein und versorgen ihn mit Sauerstoff und den notwendigen Nährstoffen.

Parallel zu den Arterien verlaufen die Venen des Herzens. Sie vereinigen sich zu einer Hauptvene, die in den rechten Vorhof mündet.

Alte Menschen sterben oft an Herzversagen. Ursache des Herzversagens ist jedoch in der Regel *nicht eine* typische altersabhängige Veränderung am Herzen. Am alternden Herzen lassen sich oft eine *Vielzahl* krankhafter Prozesse nebeneinander nachweisen. Es sind meist Veränderungen, die auch schon in jüngeren Jahren auftreten können. Typisch für das Herz des alten Menschen ist jedoch, daß es zu einer Häufung dieser krankhaften Veränderungen kommt.

Mit zunehmendem Alter nimmt das Gewicht des Herzens (bei Bewohnern der Industrienationen, nicht bei sog. »Naturvölkern«) zu. Neben dieser gleichmäßigen Zunahme des Herzgewichtes findet man bei den betroffenen Personen auch eine allmähliche Erhöhung des Blutdrucks in den Arterien. Man nimmt daher an, daß das steigende Herzgewicht beim alten Menschen eine Anpassung an den erhöhten Blutdruck darstellt. An Herzen alter Menschen beobachtet man auch oft eine Verbreiterung der Herzbasis. Das Gewebe der Herzklappen wird mit zunehmendem Alter dicker und steifer. Typisch sind Verkalkungen in der Mitral- und in der Aortenklappe. Bei fast allen alten Menschen findet man Verengungen der Herzkranzgefäße.

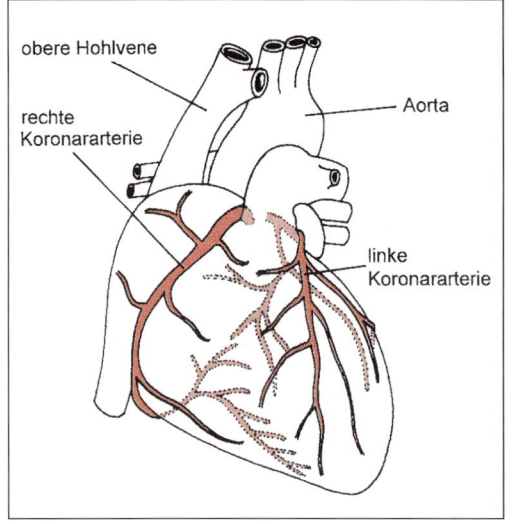

Abb. 6-3 Die Herzkranzgefäße (Koronarien)

Physiologie des Herzens

Die Herztätigkeit

Die Muskulatur des Herzens kontrahiert und entspannt sich abwechselnd. Die **Herzaktionen** laufen also in einem sich immer wiederholenden zweiphasigen Zyklus ab. Diese beiden Phasen nennt man Systole und Diastole (Abb. 6-4).

Systole bedeutet übersetzt »das Zusammenziehen«. Am Herzen versteht man darunter das Zusammenziehen (die Kontraktion) der Kammermuskulatur. Während der Systole unterscheidet man die Anspannungsphase von der Auswurfphase. Zu Beginn der *Anspannungsphase* sind alle vier Herzklappen geschlossen. Durch die Anspannung der Kammermuskulatur erhöht sich der Druck in den Kammern. Mit dem Öffnen der Taschenklappen beginnt nun die *Auswurfphase*. Der Druck in der linken Kammer und in der großen Körperschlagader (Aorta) hat mit ca. 16 kPa (120 mmHg) seinen höchsten Wert erreicht. Das Blut wird in die vom Herzen wegführenden Arterien (Hauptlungenschlagader und Aorta) gepreßt.

Auf die Systole folgt die **Diastole**. Zu Beginn der Diastole entspannt sich die Kammermuskulatur *(Entspannungsphase)*. Der Druck in den Kammern nimmt rasch ab. Dadurch schließen sich die Taschenklappen. Die Herzvorhöfe haben sich in der Zwischenzeit wieder mit Blut gefüllt. Durch den niedrigen Druck in den Kammern entsteht eine Sogwirkung, die Segelklappen öffnen sich. Das Blut strömt in die Kammern *(Füllungsphase)*.

Die Herzaktionen der beiden Herzhälften stimmen zeitlich nicht genau überein. Die Anspannungsphase der rechten Kammer beginnt z.B. nach der der linken Kammer, dauert jedoch nicht so lang wie diese. Insgesamt sind diese Zeitversetzungen jedoch sehr gering, sie betragen nur einige Millisekunden.

Erregungsbildung und Erregungsleitung

Die Impulsgebung, die zum Zusammenziehen des Herzmuskels führt, geht vom Herzen selbst aus. Ein besonderes Herzmuskelgewebe, das **Erregungsbildungs- und Erregungsleitungssystem** (Abb. 6-5), bildet spontan rhythmische Erregungen und leitet sie dann weiter. Das Herz arbeitet also »automatisch«. Dabei kann die Schlagfolge »von außen« beeinflußt werden. Dies geschieht über das sog. *Eingeweidenervensystem* (vegetatives Nervensystem, s. Kap. 13). Ein Teil des Eingeweidenervensystems, der *Sympathikus*, wirkt beschleunigend auf die Schlagfolge. Ein anderer Teil, der *Parasympathikus*, bremst die Herzfrequenz.

Teile des Erregungsbildungs- und Erregungsleitungssystems sind
- der Sinusknoten,
- der Vorhofkammerknoten (Atrioventrikularknoten, AV-Knoten),
- das His-Bündel und
- die Purkinje-Fasern.

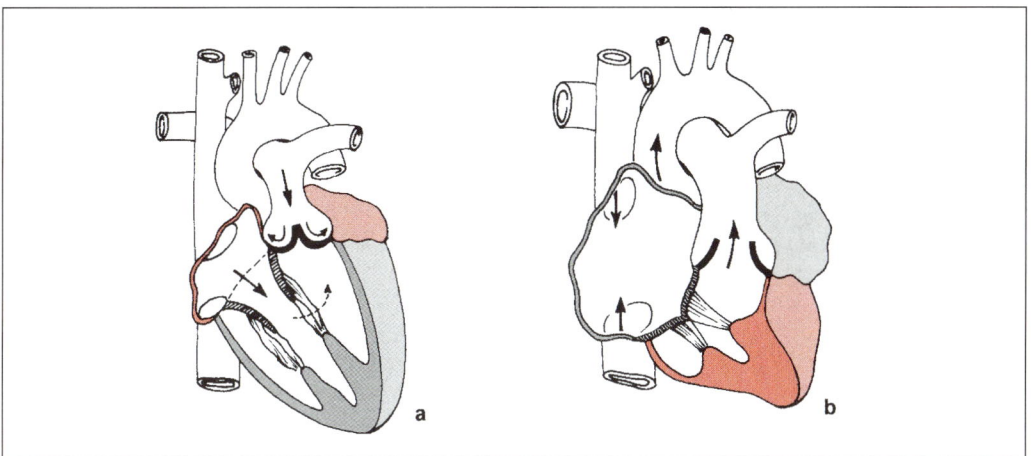

Abb. 6-4 Schematische Darstellung der Herzaktionen. a: Vorhofsystole, Kammerdiastole; b: Vorhofdiastole, Kammersystole

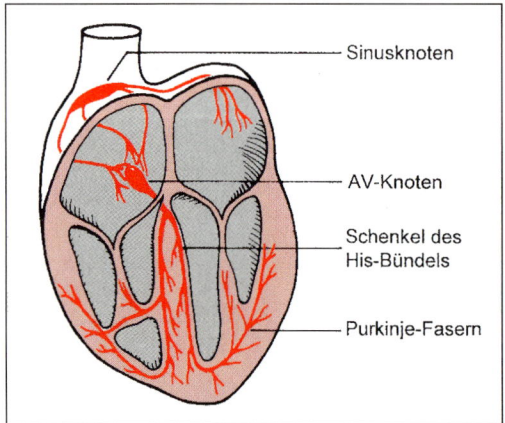

Abb. 6-5 Das Erregungsbildungs- und Erregungsleitungssystem des Herzens

Nahe der Einmündungsstelle der oberen Hohlvene liegt im rechten Vorhof der **Sinusknoten**. Er ist der »Schrittmacher« des Herzens. Von ihm geht normalerweise die Erregung aus. Dies geschieht etwa 60- bis 80mal pro Minute. Über die Vorhofmuskulatur wird der elektrische Impuls zum **Vorhofkammerknoten** (AV-Knoten) weitergeleitet. Er liegt nahe der Vorhofscheidewand am Boden des rechten Herzvorhofs. Vom AV-Knoten gehen Faserbahnen aus, die die Erregung auf die Kammern übertragen. Das **His-Bündel** verläuft entlang der Grenze zwischen rechtem Vorhof und rechter Kammer bis zur Herzscheidewand. Dort teilt es sich in drei Schenkel. Die Verzweigungen dieser Schenkel in der Arbeitsmuskulatur der Herzkammern nennt man **Purkinje-Fasern**.

Fällt der Sinusknoten als Impulsgeber des Herzens aus, sind auch die übrigen Teile des Erregungsleitungssystems zur rhythmischen Erregungsbildung fähig. Der nächstgelegene Abschnitt übernimmt dann die Schrittmacherfunktion. Dies geschieht allerdings mit einer etwas verringerten Schlagfolge. Die Anzahl der Schläge pro Minute (Frequenz) liegt für den AV-Knoten bei 40 bis 60. Kommt es zu einer kompletten Unterbrechung der Erregungsüberleitung von den Vorhöfen auf die Herzkammern (totaler Herzblock), kann sich ein Zentrum im Erregungsleitungssystem der Kammern ausbilden. Die Herzschlagfrequenz beträgt dann aber nur etwa 25 bis 40.

Signale der Herztätigkeit

Als **Herzschlag** bezeichnet man die Zeit vom Beginn der Systole bis zum Ende der Diastole, also eine vollständige Herzaktion. Die über die Arterien fortgeleiteten Aktionen kann man als **Puls** fühlen.

Die **Herzfrequenz**, d.h. die Zahl der Herzschläge pro Minute, ist abhängig vom Alter und Trainingszustand eines Menschen. Beim *Neugeborenen* schlägt das Herz ca. 130mal in der Minute. Während der *Kindheit* reduziert sich die Herzschlagfrequenz auf etwa 90 Schläge pro Minute. Das Herz des *Erwachsenen* schlägt etwa 60- bis 80mal pro Minute. Aufregung und körperliche Betätigung lassen die Herzschlagrate auf über 150 Schläge pro Minute ansteigen. Auch bei fieberhaften Erkrankungen ist sie erhöht.

Bei der **Auskultation**, dem Abhorchen mit Hilfe eines *Stethoskops*, kann man zwei Herztöne unterscheiden. Der **1. Herzton** tritt zu Beginn der Systole auf. Er wird im wesentlichen durch die ruckartige Anspannung der Herzkammern verursacht. Der **2. Herzton** entsteht durch den Schluß von Aorten- und Pulmonalklappe zu Beginn der Diastole.

Herzgeräusche findet man unter anderem bei Erkrankungen der Herzklappen. Auch ein Loch in der Vorhof- oder in der Kammerscheidewand erzeugt durch den veränderten Blutfluß im Herzen Geräusche, die beim gesunden Herzen nicht vorkommen.

Das **Elektrokardiogramm** (EKG) zeichnet die bei der Herztätigkeit entstehenden elektrischen Vorgänge auf. Dazu werden kleine Metallplättchen, die Elektroden, auf die Haut aufgelegt und befestigt. Sie sind über leitende Kabel mit dem EKG-Gerät verbunden. Je nach Anordnung der Elektroden unterscheidet man die sog. **Extremitätenableitung** (bipolare oder Einthoven-Ableitung) von der **Brustwandableitung** (unipolare Ableitung). Das mit Hilfe des EKG-Gerätes abgeleitete Kurvenbild zeigt Zacken und Wellen (Abb. 6-6). Es vermittelt Informationen über die Erregungsbildung, Erregungsleitung und Erregungsrückbildung am Herzen. Aussagen

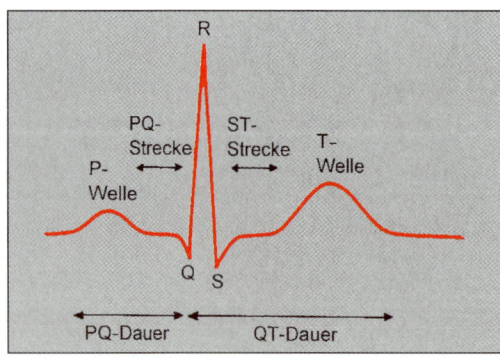

Abb. 6-6 EKG. Schematische Darstellung einer typischen Einthoven-Ableitung mit Wellen, Strecken und Zacken

über die Arbeitsleistung des Herzmuskels sind jedoch nicht möglich. Verschiedene Erkrankungen, wie z.B. Erregungsbildungs- und Erregungsleitungsstörungen, zeigen Veränderungen im EKG.

 Bei den meisten alten Menschen kommt es im Alter zu einer Einschränkung der Herzfunktion. Oft arbeitet das Herz eines alten Menschen unter Ruhebedingungen noch normal. Vor allem bei plötzlichen körperlichen oder seelischen

Belastungen zeigt sich jedoch eine verminderte Anpassungsfähigkeit. Die Einschränkung der Herzfunktion im Alter ist in der Regel durch eine Vielzahl verschiedener krankhafter Veränderungen bedingt, die dazu führen, daß die Herzmuskelzellen nicht ausreichend versorgt werden und der Abtransport der anfallenden Stoffwechselprodukte gestört ist. Von Veränderungen des Reizleitungssystems im Alter weiß man bislang noch wenig.

Die Blutgefäße und der Blutkreislauf

Die Arterien

 Alle Blutgefäße, die vom Herzen wegführen, nennt man *Schlagadern* oder **Arterien**. Nach ihrem Abgang vom Herzen zweigen sich die großen Arterien immer weiter auf und bringen so das Blut zu den Organen und Geweben des menschlichen Körpers.

Arterien transportieren im *großen Kreislauf* das mit Sauerstoff (O_2) angereicherte Blut. Dieses Blut ist arm an Kohlendioxid (CO_2). Seine Farbe ist hellrot.
Im *Lungenkreislauf* führen die Arterien dagegen sauerstoffarmes, kohlendioxidreiches Blut.
Das Herz als »Motor« des Herz-Kreislauf-Systems pumpt mit jedem Herzschlag eine bestimmte Menge Blut in die Arterien. Dadurch entstehen hohe Druckschwankungen in den Schlagadern. Um diese auszugleichen, besitzen Aterien relativ dicke Wände, in die elastische Fasern eingelagert sind. Man bezeichnet das arterielle System deshalb auch als **Hochdrucksystem**. Die Arterien und die aus ihnen hervorgehenden kleineren Arteriolen nennt man *Hochdruckgefäße*.
Die Wand einer Arterie besteht aus drei Schichten.
► Im Inneren des Blutgefäßes findet man eine dünne Schicht flacher Zellen, die man als Endothel bezeichnet.
► Die mittlere Schicht bilden Muskelfasern und elastische Fasern.
► Nach außen zu schließt sich eine Bindegewebsschicht aus kollagenen und elastischen Fasern an.
Die herznahen Schlagadern weisen in ihrer mittleren Schicht mehr elastische Fasern auf. Man nennt sie daher **Arterien vom elastischen Typ**. Ihre Elastizität ermöglicht es, daß trotz der rhythmischen Herztätigkeit das Blut kontinuierlich durch die herzfernen Abschnitte des Blutgefäßsystems fließt.

Die kleineren und kleinsten Schlagadern besitzen in ihrer mittleren Schicht mehr glatte Muskelfasern. Man bezeichnet sie daher als **Arterien vom muskulären Typ** (Abb. 6-7).

Die Venen

 Venen, die auch *Blutadern* oder *Saugadern* genannt werden, sind Blutgefäße, die das Blut aus den Organen und Geweben zum Herzen zurückführen.

Venen transportieren im *großen Kreislauf* sauerstoffarmes, mit Kohlendioxid angereichertes Blut. Dieses Blut sieht dunkelrot aus.
In den Venen des *Lungenkreislaufs* fließt sauerstoffreiches, kohlendioxidarmes Blut.

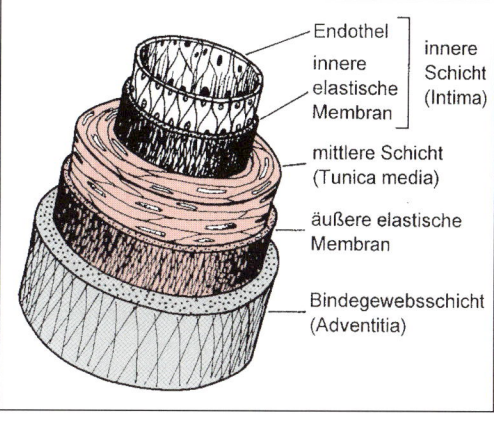

Abb. 6-7 Allgemeiner Aufbau eines Gefäßes am Beispiel einer Arterie vom muskulären Typ

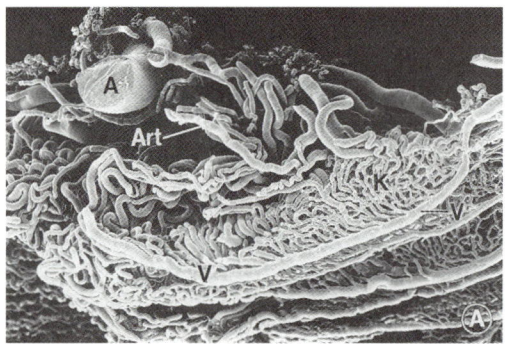

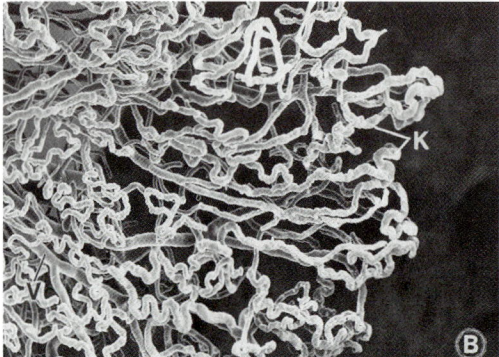

Abb. 6-8 Rasterelektronische Aufnahmen von verschiedenen Endstrombahnen. A: Netzkapillaren aus dem Auge; B: Schlingenkapillaren aus der Gelenkinnenhaut des Kniegelenks (A = Arterie; Art = Arteriole; V = Vene; K = Kapillare). (Aus: Rohen JW, Lütjen-Drecoll E. Funktionelle Histologie, 4. Aufl. Stuttgart, New York: Schattauer 2000)

Venen sind dünnwandiger als Arterien und leichter dehnbar. Die Wand einer Vene besteht ebenfalls aus drei Schichten. Die Schichtung ist jedoch nicht so stark ausgeprägt wie bei den Arterien. Je nach Körpergegend variiert der Bau der Venenwand ganz erheblich.

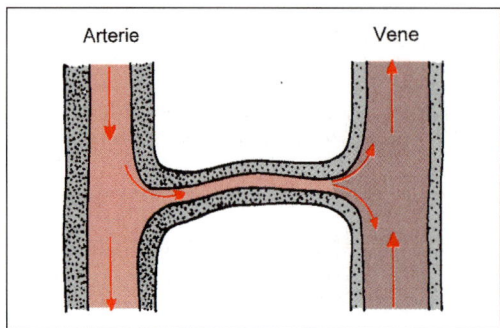

Abb. 6-9 Schema einer arteriovenösen Anastomose

Kleine und kleinste Venen sammeln das Blut aus den Geweben des Körpers und führen es größeren Venen zu. Über die beiden großen Hohlvenen (obere und untere Hohlvene) gelangt es schließlich zum Herzen. Die Blutbewegung in den Venen geschieht hauptsächlich durch die sogenannte **Muskelpumpe**. Durch Bewegungen (Kontraktionen) der neben den Venen liegenden Muskeln wird das Blut weiter zum Herzen hin bewegt. Der Druck in den Venen ist niedrig. Man spricht deshalb auch vom venösen **Niederdrucksystem**. Um zu verhindern, daß das Blut in den Venen wieder in die Körperperipherie, d.h. vom Herzen wegfließt, besitzen die Venen Klappen. Es sind **Taschenklappen**. Besonders zahlreich sind sie im Bereich der Arm- und Beinvenen.

Gefäßverbindungen

Die feinen Aufzweigungen der Blutgefäße zwischen Arterien und Venen in den Organen und Geweben des Körpers nennt man *Haargefäße* oder **Kapillaren** (Abb. 6-8). Sie bilden untereinander Netze. Die sehr dünnen Kapillarwände ermöglichen den Austausch von Gasen (v. a. Sauerstoff und Kohlendioxid). Auch Nähr- und Abfallstoffe werden auf diese Weise ausgetauscht. Kapillaren findet man in allen menschlichen Geweben. Ausnahmen bilden die oberen Hautschichten, das Knorpelgewebe sowie Linse und Hornhaut des Auges.

Neben dem üblichen Weg über die Kapillaren kann das Blut auch über eine Querverbindung aus dem arteriellen in den venösen Teil des Kreislaufs gelangen. Einen solchen Kurzschluß zwischen Arterie und Vene nennt man **arteriovenöse Anastomose** (Abb. 6-9). Gefäßverbindungen dieser Art dienen der Regulation der Durchblutung in den Organen.

Als **Kollateralen** bezeichnet man Blutwege, die parallel zur Hauptstrombahn verlaufen. Bei einem Verschluß des Hauptweges kann das Blut noch über die Kollateralen an seinen Bestimmungsort gelangen (Abb. 6-10).

Der Blutkreislauf

Der Blutkreislauf unterteilt sich in den Körper- und den Lungenkreislauf (Abb. 6-11).

Der Körperkreislauf

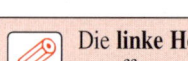 Die **linke Herzkammer** pumpt das mit Sauerstoff angereicherte Blut in den **arteriellen Teil des großen Kreislaufs**. Die Arterien zweigen sich in den Geweben des Körpers in immer

kleinere Ästchen auf. Das Blut gelangt schließlich in die feinen **Haargefäße** (Kapillaren), wo der Stoffaustausch stattfindet. Von dort fließt es in den **venösen Teil des Körperkreislaufs**. Kleine und kleinste Venen sammeln das nun sauerstoffarme Blut und führen es schließlich den beiden Hauptvenen zu, die in den **rechten Herzvorhof** münden.

◆ **Arterieller Teil des Körperkreislaufs**

Das größte Blutgefäß im arteriellen Teil des Körperkreislaufs ist die **große Körperschlagader** (*Aorta*, Abb. 6-12). Sie entspringt der linken Herzkammer. Etwa in Höhe der Aortenklappe gibt sie die beiden **Herzkranzarterien** ab, die den Herzmuskel mit Blut versorgen. Die Aorta steigt nun noch einige Zentimeter aufwärts und verläuft dann in einem Bogen um den linken Hauptbronchus herum (Aortenbogen). Hier gibt sie Äste an den Kopf, die Schultern und die beiden Arme ab. Die Aorta zieht jetzt vor der Wirbelsäule abwärts bis zum Lendenbereich. Den oberen Teil der absteigenden Aorta bezeichnet man auch als **Brustaorta**. Nach dem Durchtritt durch das Zwerchfell wird die große Körperschlagader **Bauchaorta** genannt. Aus ihr erhalten die Eingeweide ihr sauerstoffreiches Blut. Der kurz nach dem Zwerchfelldurchtritt abzweigende **Bauchhöhlenstamm** gibt Äste zur Versorgung von Magen, Zwölffingerdarm, Leber, Milz und einem Teil der Bauchspeicheldrüse ab. Dagegen erhalten der Dünndarm, der Dickdarm und der restliche Teil der Bauchspeicheldrüse ihr Blut aus weiter unten abzweigenden Arterien, den **Gekröseschlagadern**. Weitere Abgänge aus der Aorta sind die **paarigen Schlagadern**, die zu den Nieren, Nebennieren und den Keimdrüsen (Eierstöcke der Frau bzw. Hoden des Mannes) ziehen. Etwa in Höhe des vierten Lendenwirbels gabelt sich die Aorta in zwei Hauptäste, die **Darmbeinschlagadern**. Abzweigungen dieser Darmbeinschlagadern versorgen das Becken und die Beine mit sauerstoffreichem Blut.

◆ **Kapillarsystem**

In den Geweben des Körpers zweigen sich die Arterien in immer feinere Ästchen auf. Der Stoffaustausch geschieht schließlich in den Haargefäßen (Kapillaren). Nachdem das Blut das Kapillarsystem des Körpers durchströmt hat, gelangt es in den venösen Teil des Blutkreislaufs.

◆ **Venöser Teil des Körperkreislaufs**

Kleine und kleinste **Venen** sammeln das nun sauerstoffarme Blut. Sie laufen oft parallel zu den entsprechenden Arterien. Größere Venen leiten das Blut dann den beiden Hauptvenen zu. Die **obere Hohlvene** (*Vena cava superior*) erhält Zuflüsse aus dem Kopf-, Hals- und

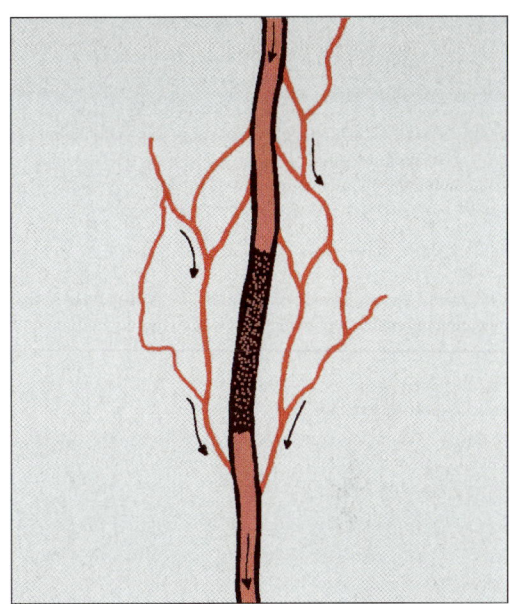

Abb. 6-10 Kollateralkreislauf bei Verschluß des Hauptgefäßes

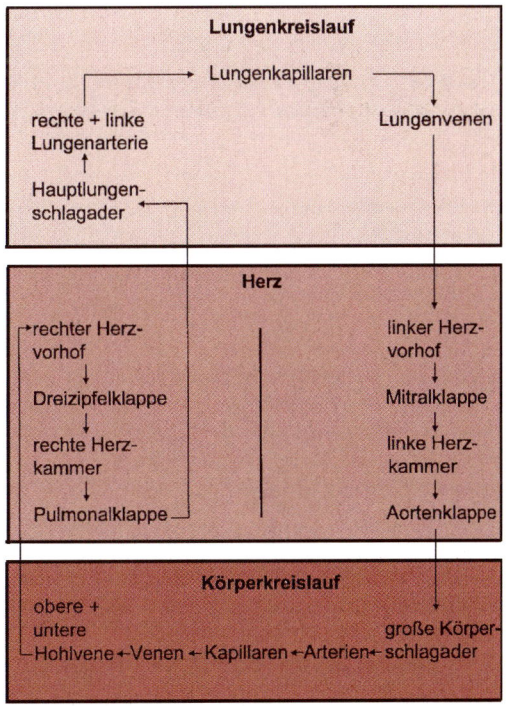

Abb. 6-11 Der Weg des Blutes (schematische Darstellung)

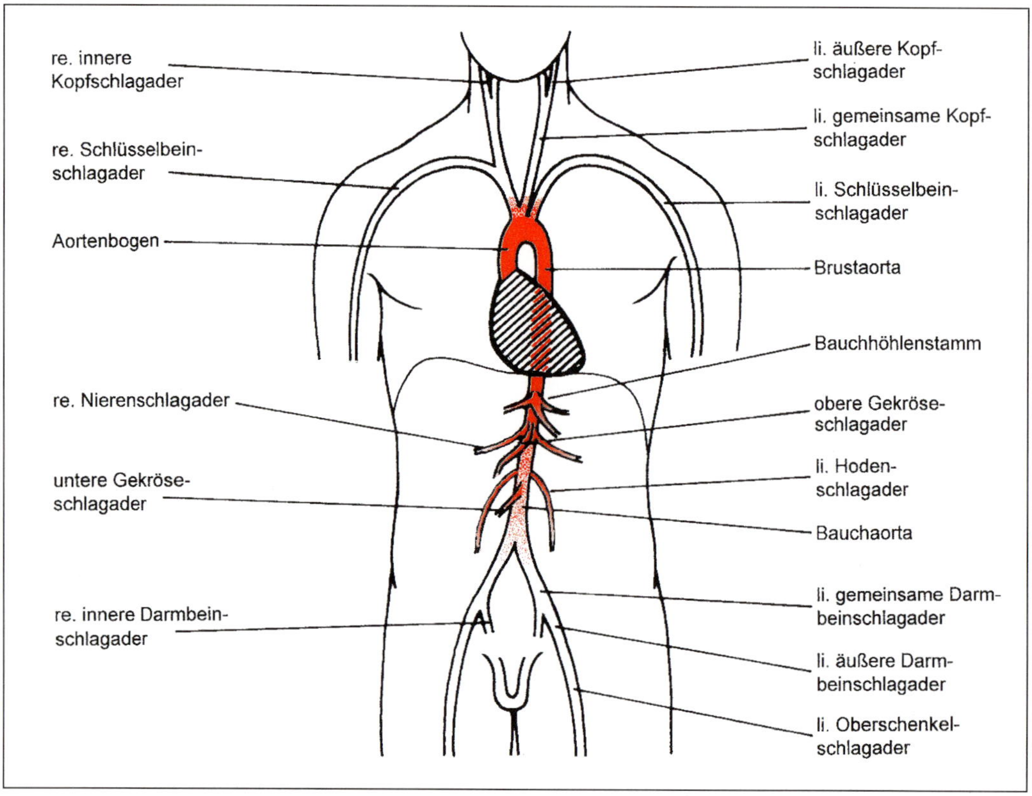

re. innere Kopfschlagader

li. äußere Kopf-schlagader

re. Schlüsselbein-schlagader

li. gemeinsame Kopf-schlagader

Aortenbogen

li. Schlüsselbein-schlagader

Brustaorta

Bauchhöhlenstamm

re. Nierenschlagader

obere Gekröse-schlagader

untere Gekröse-schlagader

li. Hoden-schlagader

Bauchaorta

re. innere Darmbein-schlagader

li. gemeinsame Darm-beinschlagader

li. äußere Darm-beinschlagader

li. Oberschenkel-schlagader

Abb. 6-12 Übersicht über die großen Arterien des menschlichen Körpers. Rosa: Arterien vom elastischen Typ; weiß: Arterien vom muskulösen Typ; punktiert: Übergangszonen

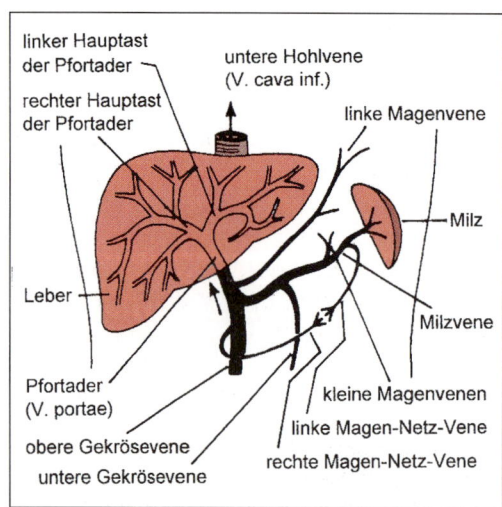

linker Hauptast der Pfortader

rechter Hauptast der Pfortader

untere Hohlvene (V. cava inf.)

linke Magenvene

Milz

Leber

Milzvene

Pfortader (V. portae)

kleine Magenvenen

obere Gekrösevene

linke Magen-Netz-Vene

untere Gekrösevene

rechte Magen-Netz-Vene

Abb. 6-13 Schematische Darstellung der Pfortader-strombahn nach röntgenologischen Befunden

Brustbereich sowie aus den Armen. Sie mündet in den rechten Herzvorhof. Die **untere Hohlvene** *(Vena cava inferior)* sammelt das Blut aus den Eingeweiden, den Beckenorganen, der Bauchwand und den Beinen und leitet es ebenfalls in den rechten Vorhof des Herzens.

◆ **Pfortadersystem**

Das venöse Blut der unpaaren Bauchorgane (Magen, Darm, Gallenblase, Bauchspeicheldrüse und Milz) gelangt nicht direkt in die untere Hohlvene. Es wird in einem besonderen Blutgefäß, der **Pfortader** *(Vena portae,* Abb. 6-13), gesammelt und zur Leber geleitet. Dieses Blut ist reich an Nährstoffen, die vor allem über den Dünndarm aufgenommen wurden. Die Nährstoffe werden nun in einem speziellen Kapillarnetz der Leber aus dem Blut entnommen und in den Leberzellen weiterverarbeitet. Das Blut der Pfortader verläßt die Leber über die Lebervenen, die in die untere Hohlvene münden. Die **Leber** besitzt also ein **spezielles Blutgefäßsystem**, das das Blut aus dem Kapillarnetz des Magen-Darm-

Bereichs einem zweiten Kapillarnetz zuführt. Daneben erhält die Leber jedoch wie jedes andere Organ auch sauerstoffreiches Blut aus einer Leberschlagader. Dieses Blut gelangt ebenfalls über die Lebervenen in die untere Hohlvene und von dort aus zum Herzen zurück.

gleichzeitig strömt Sauerstoff aus den Lungenbläschen in die Kapillaren. Das nun mit Sauerstoff angereicherte Blut fließt über die **Lungenvenen** zum **»linken Herzen«** zurück und wird anschließend in den Körperkreislauf gepumpt.

Der Lungenkreislauf

Das venöse Blut aus dem Körperkreislauf wird im Lungenkreislauf (kleiner Kreislauf) mit Sauerstoff angereichert.

Die **rechte Herzkammer** pumpt das Blut in die **Hauptlungenschlagader**, die sich schon bald nach ihrem Abgang aus dem Herzen in eine **rechte** und eine **linke Lungenarterie** aufteilt. Die Lungenarterien verästeln sich immer stärker. Das Blut gelangt schließlich in das **Kapillarnetz der Lunge**, das die Lungenbläschen umspannt. In den Kapillaren erfolgt der *Gasaustausch*. Kohlendioxid wird in die Lungenbläschen abgegeben,

Mit zunehmendem Alter nimmt die Elastizität der Blutgefäße ab. Zusätzlich tragen oft noch krankhafte Veränderungen (»Arterienverkalkung«, s. S. 134) zur Erstarrung vor allem der Arterien bei. Bei alten Menschen findet man daher häufig einen erhöhten systolischen Blutdruck. Durch den Verlust an Elastizität werden einige Arterien im Alter länger und schlängeln sich.
Sichtbar ist dies bei vielen alten Menschen z. B. an der Schläfenarterie. Auch die Aorta verliert im Alter oft an Elastizität, der Aortenbogen ist häufig verlängert. An stärker geschlängelten Gefäßen finden sich zudem nicht selten krankhafte Wandveränderungen, die zu Funktionseinschränkungen führen können.

Die wichtigsten Erkrankungen des Herz-Kreislauf-Systems im Alter

Koronare Herzkrankheiten

◆ Definition
Durch eine zunehmende Verstopfung der Herzkranzgefäße (Koronararterien) wird die Blutzufuhr zum Herzmuskelgewebe gedrosselt. Die Herzkranzgefäße sind nicht mehr in der Lage, das Herz ausreichend mit Sauerstoff und Nährstoffen zu versorgen.
Eine Folge dieses Mißverhältnisses zwischen Blutbedarf und Blutangebot ist die **Herzenge** *(Angina pectoris)*. Schwerwiegende Komplikationen sind
- der Herzinfarkt und
- der plötzliche Herztod.

◆ Ursachen
Die koronaren Herzkrankheiten gehören in der westlichen Welt zu den häufigsten zum Tode führenden Erkrankungen. Der Herzinfarkt als Folge einer koronaren Herzkrankheit steht heute an der Spitze der Todesursachenstatistiken. Man hat eine Reihe sog. *Risikofaktoren* gefunden, die die Wahrscheinlichkeit, an einer koronaren Herzkrankheit zu erkranken, erheblich ansteigen lassen (s. Tab. 6-1).
Mit steigendem Alter nimmt die Zahl der an einer koronaren Herzkrankheit Erkrankten zu. Männer zwischen

45 und 55 Jahren leiden wesentlich häufiger daran als Frauen gleichen Alters. Nach den Wechseljahren nimmt die Zahl der an einer koronaren Herzkrankheit Leidenden auch bei den Frauen zu. Am häufigsten erkranken Männer zwischen dem 55. und 65. Lebensjahr. Betroffene Frauen sind im Durchschnitt 10 Jahre älter. Auch verschiedene seelische Faktoren können an der Entstehung einer koronaren Herzkrankheit mitbeteiligt sein. »Streß« im Beruf und bei der Freizeitgestaltung (zu hohes Arbeitstempo, zu hohe Anforderungen an sich selbst, nicht »abschalten« können, Versagensängste) ist Zeichen einer belastenden Lebensweise, die zum Infarktauslöser werden kann.

Tab. 6-1   »Risikofaktoren«, die die Wahrscheinlichkeit, an einer koronaren Herzkrankheit (KHK) zu erkranken, erheblich ansteigen lassen

- erhöhter Blutfettspiegel (Hypercholesterinämie)
- Zigarettenrauchen
- Bluthochdruck (Hypertonie)
- Zuckerkrankheit (Diabetes mellitus)
- erhöhter Harnsäurespiegel (Hyperurikämie)
- Übergewicht

Häufigste Ursache der koronaren Herzkrankheiten ist eine *Arteriosklerose* der Herzkranzgefäße (»Arterienverkalkung«, s. S. 134 f). Hierbei kommt es zu einem Elastizitätsverlust der Arterienwand. Die innerste Wandschicht nimmt an Dicke zu. Oft findet man auch herdförmige geschwürige Veränderungen (Atherome). Schon früh lassen sich streifenförmige Fettablagerungen nachweisen. Sie führen gemeinsam mit Kalkeinlagerungen zu einer Verhärtung der Blutgefäße. Die Lichtung wird zunehmend eingeengt. Der Herzmuskel kann nicht mehr ausreichend mit Blut versorgt werden.

Die Herzenge

◆ Definition

Bei der Herzenge, auch *Angina pectoris* oder *Stenokardie* genannt, treten anfallsweise heftige Schmerzen in der linken Brustseite auf.

◆ Ursachen

Typische Angina-pectoris-Anfälle treten nach körperlichen oder seelischen Belastungen auf (s. Tab. 6-2).

◆ Krankheitsbild

Häufig strahlen die Schmerzen von der Herzgegend in den Hals und in den linken Arm aus. Von manchen Patienten werden Schmerzen in der rechten Schulter, dem rechten Oberarm, dem Unterkiefer oder dem Bauchraum angegeben. In diesen Fällen kann es recht schwierig sein, die Angina pectoris von ähnlichen Krankheitsbildern abzugrenzen. Art und Stärke der Schmerzen können sehr unterschiedlich sein. Sie reichen vom »leichten Druck in der Herzgegend« bis zum »Vernichtungsgefühl mit Todesangst«. Oft kommt es daneben zu uncharakteristi-

schen Beschwerden wie Schweißausbrüchen, Schwindelerscheinungen und einer allgemeinen Schwäche.
Über 50% der kurzfristigen Durchblutungsstörungen am Herzen werden von den betroffenen Patienten nicht bemerkt bzw. falsch interpretiert.

◆ Therapie

Angina-pectoris-Anfälle können durch die Gabe von *Nitroglyzerin* rasch unterbrochen werden. Das Medikament Nitroglyzerin senkt den Sauerstoffverbrauch am Herzen. Es wird als Zerbeißkapsel oder Spray verabreicht und über die Zunge (perlingual) in den Blutkreislauf aufgenommen. Die Wirkung tritt schon nach wenigen Sekunden ein, hält aber nur 15 bis 30 Minuten an.

> Bei einem brennenden Schmerz unterhalb des Brustbeins, der länger als ein paar Minuten anhält und nicht oder nur unzureichend auf Nitroglyzerin anspricht, muß an einen Infarkt gedacht werden.

Der Herzinfarkt

◆ Definition

Eine akute Komplikation der koronaren Herzkrankheit ist der Herzinfarkt *(Myokardinfarkt)*. Im Gegensatz zur Angina pectoris kommt es beim Herzinfarkt nicht nur zu einer vorübergehenden Minderdurchblutung der Herzmuskulatur. Durch anhaltende Minderversorgung oder völlige Unterbrechung der Blutzufuhr stirbt das Gewebe in einem umschriebenen Herzmuskelbezirk ab. Es entsteht eine Nekrose, ein Gewebsuntergang.

◆ Ursachen

Ursachen einer solchen Minderversorgung des Herzmuskels sind
- ein plötzliches krampfartiges Zusammenziehen der Herzkranzgefäße *(Koronarspasmus)*
- eine Verstopfung der Herzkranzgefäße durch einen Blutpfropf *(Thrombose,* s. S. 139)
- schwere *Herzrhythmusstörungen* (s. S. 132)
- ein starker Abfall des diastolischen Blutdrucks in der Aorta
- eine Veränderung der Blutzusammensetzung nach einer fettreichen Mahlzeit

◆ Krankheitsbild

Die Symptome eines Herzinfarktes ähneln denen der Angina pectoris (Abb. 6-14). Der typische Schmerz dauert jedoch länger an, bessert sich nicht durch Bettruhe

Tab. 6-2 Mögliche Auslöser von Angina-pectoris-Anfällen

- körperliche Belastungen
- seelische Erregungszustände
- Infekte
- Kälte (z. B. sehr kalte Luft, kalte Dusche)
- Durchzug von Wetterfronten
- Nikotinmißbrauch (starkes Rauchen)
- umfangreiche Mahlzeiten
- Meteorismus (d. h. Blähungen; bei labilen Patienten können Blähungen Herzirritationen ähnlich der Angina pectoris hervorrufen)

und ist oft mit einem starken Unruhegefühl verbunden. Er spricht – im Gegensatz zum Schmerz bei Angina pectoris – nicht auf Nitroglyzerin an. Häufig treten Schocksymptome (s. S. 461) wie Blutdruckabfall, Blässe, feuchte Haut und Atemnot bei schneller, flacher Atmung auf. Es lassen sich regelmäßig Herzrhythmusstörungen nachweisen, bis hin zum Kammerflimmern. Als *Kammerflimmern* bezeichnet man die völlig regellose Kontraktion einzelner Herzmuskelfasern. Das Herz ist nicht mehr in der Lage, Blut in den Kreislauf zu pumpen (vgl. S. 132). Etwa 25% aller Betroffenen sterben so innerhalb weniger Stunden nach dem Infarktereignis. Werden ausgedehnte Schädigungen der Herzwand nach großen Infarkten überlebt, kommt es häufig zu einer *Herzmuskelschwäche* (Myokardinsuffizienz, s. S. 130).

◆ Diagnose

 Schon bei geringstem Verdacht auf eine Durchblutungsstörung am Herzen sollte ein EKG abgeleitet werden.

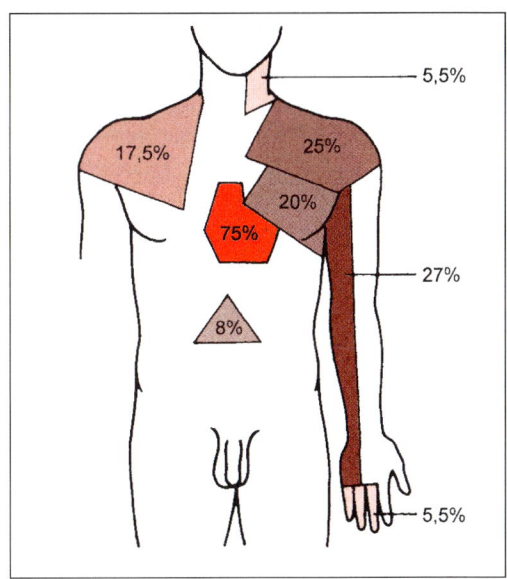

Abb. 6-14   Schmerzlokalisation bei akutem Herzinfarkt

Mit Hilfe eines EKG (Elektrokardiogramm) lassen sich in der Regel typische Veränderungen nachweisen. Sie geben Aufschluß über den Infarkteintritt und das Ausmaß des Infarktes. Ergänzt wird die klinische Diagnostik durch die Bestimmung bestimmter Enzyme im Blutserum zum Nachweis eines Gewebsuntergangs.

◆ Therapie
Um die lebenswichtigen Funktionen des Organismus (Kreislauf und Atmung) aufrechtzuerhalten, müssen beim Kreislaufstillstand durch Kammerflimmern oder Asystolie (d.h. durch das Aussetzen der Herztätigkeit) sofort **Wiederbelebungsmaßnahmen** ergriffen werden. Besteht ein Kreislaufstillstand länger als 4 bis 6 Minuten, sind die Aussichten auf Erfolg gering. Meist sind dann schon bleibende Schäden am Gehirn eingetreten.

 Wichtig ist daher, daß auch jeder Laie die Maßnahmen der Wiederbelebung (Reanimation: äußere Herzmassage und Mund-zu-Mund-Beatmung) so lange ausführen kann, bis der Rettungsdienst eintrifft.

Durch Wiederbelebungsmaßnahmen ist es in vielen Fällen möglich, einen akuten Kreislaufstillstand zu durchbrechen.
Weitere therapeutische Maßnahmen nach einem akuten Herzinfarkt sind die *Ruhigstellung* des Patienten sowie

die *Gabe von Schmerzmitteln*. Oft sind auch Maßnahmen der *Schockbekämpfung* (s. S. 461) erforderlich.
Neben den bei der Angina pectoris angewandten Medikamenten werden nach einem Herzinfarkt oft *fibrinolytische Substanzen* verabreicht. Hierunter versteht man Medikamente, die das Fibrin in einem Blutpfropf, der eventuell einen Ast einer Herzkranzarterie verstopft, mit Hilfe von Enzymen abbauen können. Solche Enzyme sind z.B. Urokinase und Streptokinase. Auch die Gabe von *gerinnungshemmenden Substanzen* (Antikoagulanzien wie Heparin oder Cumarine) ist bei vielen Patienten erfolgversprechend.
In bestimmten Fällen ist nach der Akutphase eine sog. *Bypass-Operation* möglich. Hierunter versteht man die Überbrückung des verengten Abschnitts der Herzkranzarterie durch ein Gefäßtransplantat. Auch die Verbindung (Anastomose) mit einem durchgängigen Blutgefäß ist möglich.

Der plötzliche Herztod

◆ Definition
Der plötzliche Herztod ist die schwerwiegendste Komplikation einer koronaren Herzkrankheit. Ursache ist meist ein akuter Herzinfarkt, der zu schweren Herzrhythmusstörungen bis hin zum Kammerflimmern führt.

Die Herzinsuffizienz

◆ Definition

Als Herzinsuffizienz oder *Herzmuskelschwäche* bezeichnet man ein Krankheitsbild, bei dem das Herz aus verschiedenen Gründen nicht mehr in der Lage ist, genügend Blut in den Kreislauf zu pumpen. Die vom Herzen pro Minute ausgetriebene Blutmenge, das *Herzzeitvolumen*, genügt nicht, um den Körper in ausreichendem Maße mit sauerstoffreichem Blut zu versorgen.

◆ Ursachen

Die Herzmuskelschwäche gehört zu den häufigsten Herzleiden im Alter. Oft sind es *Schäden am Herzmuskelgewebe* (z.B. nach einem ausgedehnten Herzinfarkt oder durch eine chronische Unterversorgung des Herzmuskels mit Sauerstoff), die zu einer Herzinsuffizienz führen. Auch ausgeprägte *Herzrhythmusstörungen* und *Herzklappenfehler* können das Herz so sehr schwächen, daß es nicht mehr in der Lage ist, genügend Blut zu fördern.

◆ Krankheitsbild

Anfangs treten die Symptome einer Herzinsuffizienz meist nur bei Belastung auf. Man spricht dann von einer *Belastungsinsuffizienz* des Herzens. Bei ausgedehnten Schäden am Herzen kommt es auch schon in Ruhe zu den typischen Krankheitszeichen *(Ruheinsuffizienz)*.

Da die Herzscheidewand das Herz in zwei anatomisch und funktionell voneinander unabhängige Hälften trennt, können auch beide Herzkammern in unterschiedlichem Maße in ihrer Funktion gestört sein.

Bei der **Rechtsherzinsuffizienz** staut sich das Blut in den großen Kreislauf zurück. Der Druck in den Venen (v. a. in den Hohlvenen) steigt an. Es kann zu *stauungsbedingten Veränderungen* an der Leber kommen (Leberzirrhose; darunter versteht man eine narbig-bindegewebige Umwandlung des Lebergewebes). Oft ist auch das Pfortadergebiet betroffen. Das Blut staut sich zurück bis in die Milz. Die *Nierenfunktion* kann *gestört* sein. In den abhängigen Gebieten – im Stehen sind das die Beine, beim liegenden Menschen der Rücken – entwickeln sich Flüssigkeitsansammlungen im Unterhautzellgewebe *(Ödeme)*. Die Patienten klagen über »dicke Beine«, vor allem nach längerem Stehen. Die ödematös veränderte Haut ist in erhöhtem Maße infektanfällig. Nachts erfolgt eine vermehrte Ausscheidung der Körperflüssigkeit. Die betroffenen Patienten berichten über gehäuftes nächtliches Wasserlassen *(Nykturie)*.

Bei der **Insuffizienz der linken Herzkammer** kommt es zu einem Rückstau des Blutes in den Lungenkreislauf. Man spricht dann von einer *Lungenstauung*. In den Lungengefäßen steigt der Druck an. Das Blutvolumen ist erhöht. Es entwickelt sich eine sog. *Stauungsbronchitis*. Typische Symptome sind Atemstörungen (Dyspnoe), beschleunigtes Atmen (Tachypnoe) und ein Hustenreiz. Bei einem ausgeprägten Linksherzversagen kann sich – häufig nachts aus der Ruhe heraus – ein *Lungenödem* ausbilden. Dabei kommt es zu stärkster Atemnot. Der Patient kann nur noch im Sitzen Luft bekommen (Orthopnoe). Er hustet eine hellrote, schaumige Flüssigkeit aus.

Beachte:

Typische Folgen einer **Rechtsherzinsuffizienz** können sein:

● Rückstau des Blutes in das venöse System (Pfortaderhochdruck, stauungsbedingte Leberzirrhose, Vergrößerung der Milz)
● Störungen der Nierenfunktion
● Flüssigkeitsansammlungen in den abhängigen Gebieten (Ödeme)
● Vermehrtes nächtliches Wasserlassen (Nykturie)

Typische Folge einer **Linksherzinsuffizienz** ist die durch eine Lungenstauung bedingte *Stauungsbronchitis* mit

● Atemstörungen
● beschleunigter Atmung
● Hustenreiz

Es besteht die Gefahr eines *Lungenödems* mit

● stärkster Atemnot
● Orthopnoe
● Aushusten einer hellroten, schaumigen Flüssigkeit

In den meisten Fällen einer Herzmuskelschwäche ist nicht nur eine Herzhälfte betroffen. Man spricht dann von einer kombinierten Links- und Rechtsherzinsuffizienz oder *Globalinsuffizienz.*

◆ Therapie

Die Therapie einer Herzinsuffizienz hängt in erster Linie vom zugrundeliegenden Leiden (z.B. einem Herzklappenfehler, schweren Herzrhythmusstörungen etc.), dem Ausmaß der Herzmuskelschwäche und dem Befinden des Betroffenen ab.

Oft sind Patienten mit ausgeprägter Herzinsuffizienz in ihrer körperlichen Belastbarkeit stark eingeschränkt. Absolute Bettruhe ist jedoch nur bei einer *akuten Dekompensation* (Wegfall des Ausgleichs der gestörten Herzleistung) angebracht; also dann, wenn ein Ausgleich der verminderten Herzleistung durch eine gesteigerte Herzaktion akut nicht mehr möglich ist. Die Betroffenen werden in einem »Herzbett« gelagert (s. S. 104ff). Insgesamt gesehen sollten Patienten mit einer chronischen Herzinsuffizienz zwar körperliche und seelische Spitzenbelastungen meiden, ein regelmäßiges, vorsichtiges Ausdauertraining wirkt sich jedoch fast immer positiv auf die Erkrankung aus.

Als diätetische Maßnahme empfiehlt sich eine *Einschränkung der Kochsalzzufuhr*. Wichtig ist auch eine Reduktion bzw. Normalisierung des Gewichts. Durch tägliches Wiegen kann auch das eventuell nötige medikamentöse Ausschwemmen insuffizienzbedingter Ödeme besser kontrolliert werden. **Achtung:** Nicht nur bei Bettruhe an eine Thromboseprophylaxe denken! Durch das Ausschwemmen der Ödeme kommt es zu einer Hämokonzentration (»Bluteindickung«) mit der Gefahr der Thrombenbildung.

Besonders bei alten herzinsuffizienten Menschen muß auf eine *gleichmäßige Flüssigkeitszufuhr* geachtet werden. Alte Menschen trinken oft nicht genügend, ihr Durstgefühl kann gestört sein. Bei gleichzeitiger Gabe flüssigkeitsausschwemmender Medikamente (*Diuretika*, s. u.) kann es leicht zu einer Austrocknung (*Exsikkose*, s. S. 463, S. 509) kommen. Ein Zuviel an Flüssigkeit muß jedoch in jedem Fall vermieden werden (Flüssigkeitsbilanzierung!).

Eine ganz wichtige Aufgabe in der Altenpflege ist es, die *regelmäßige Medikamenteneinnahme* bei herzinsuffizienten alten Menschen zu sichern. Hierbei helfen schriftliche »Tablettenfahrpläne« oder Dosierhilfen (Tablettenboxen mit Unterteilungen für jeden Tag). Regelmäßige, engmaschige ärztliche Kontrollen müssen eingehalten werden.

Je nach Schwere und Art der chronischen Herzinsuffizienz können verschiedene Medikamente helfen, die Krankheitssituation zu bessern.

► Schon bei nur geringer Symptomatik werden heute meist Medikamente aus der Gruppe der ACE-Hemmer verordnet. **ACE-Hemmer** senken die Sterblichkeit bei fortgeschrittener Herzinsuffizienz um ein Drittel und verzögern deutlich das Voranschreiten der Krankheit bei milden Formen (s. S. 487). Die bekanntesten ACE-Hemmer sind Captopril und Enalapril. **Achtung:** Bei Patienten mit einer Herzinsuffizienz und/oder einem Salz- bzw. Flüssigkeitsmangel kann der Blutdruck (v. a. bei gleichzeitiger Diuretikagabe) auch bei niedriger Dosierung des Medikaments stark abfallen.

► Zur Therapie der Herzinsuffizienz mit geringer bis schwerer Symptomatik wird oft zusätzlich zu einem ACE-Hemmer ein **Diuretikum** verordnet (s. S. 487). **Achtung** bei schweren Nieren- und Leberfunktionsstörungen! Bei Patienten mit eingeschränkter

Tab. 6-3 Mögliche Nebenwirkungen einer Herzglykosid-Therapie

- Herzrhythmusstörungen
- Übelkeit, Erbrechen, Durchfall
- Störungen des Zentralnervensystems (z. B. Unruhe, Verwirrtheit, Schwindel, Sehstörungen)
- bei Männern eine Vergrößerung der Brustdrüse (Gynäkomastie)

Nierenfunktion kann es nach der Gabe von kaliumsparenden Diuretika (z. B. Osyrol®) zu einem gefährlichen Anstieg des Kaliumspiegels im Blut kommen. Weiterhin kann nach einer Diuretikaeinnahme (v. a. von Schleifendiuretika wie Lasix®) durch den großen Wasser- und Elektrolytverlust eine erhöhte Thromboseneigung bestehen.

► **Nitrate** (zum Beispiel Isosorbidmononitrat [ISMN]) gehören zur Gruppe der gefäßerweiternden Arzneimittel. **Kalziumantagonisten** (z. B. Nifedipin) sind Substanzen, die die Wirkung des Kalziums hemmen und so die peripheren Blutgefäße erweitern, was eine Blutdrucksenkung und eine Senkung des Füllungsdrucks im Herzen zur Folge hat. Beide Medikamentengruppen sind in der Herzinsuffizienztherapie bei alten Menschen wegen des hohen Risikos von Kreislauffehlregulationen (mit der Folge von Ohnmachten bzw. einer Minderdurchblutung lebenswichtiger Organe) nur mit größter Vorsicht anzuwenden.

► Früher standen bei der medikamentösen Behandlung einer Herzinsuffizienz die Herzglykoside (**Digitalisglykoside**, z. B. Digitoxin oder Digoxin, s. S. 488f) an erster Stelle. Herzglykoside müssen jedoch genau dosiert werden. Es kann sehr leicht zu Überdosierungserscheinungen und Vergiftungen (s. Tab. 6-3) kommen. Aus diesem Grund werden Digitalispräparate heute fast nur noch Patienten mit einer Ruheinsuffizienz verordnet. **Achtung:** Vor allem bei alten Menschen mit geringer Muskelmasse und eingeschränkter Nierenfunktion kommt es leicht zu Überdosierungserscheinungen.

► Weitere Medikamente, die die Situation herzinsuffizienter Menschen verbessern können, sind **Antiarrhythmika** (bei Herzinsuffizienz mit Rhythmusstörungen) und β-**Blocker**. Letztere wirken sich vor allem bei einer Herzinsuffizienz nach Herzinfarkt günstig aus, da sie den Sauerstoffverbrauch des Herzens und die Herzfrequenz senken (z. B. Pindolol).

Herzrhythmusstörungen

◆ Definition

Bei den Herzrhythmusstörungen unterscheidet man:
- Störungen der Reizbildung und
- Störungen der Reizleitung.

◆ Krankheitsbild

Manche Patienten bemerken ihre Herzrhythmusstörungen überhaupt nicht. Viele Betroffene klagen jedoch über Angstzustände, unangenehm empfundenes Herzklopfen, Atemnot oder das Gefühl der Herzenge. Pumpt das Herz infolge der Herzrhythmusstörungen nicht mehr genügend Blut in den Kreislauf, kann es zu Schwindelanfällen und Ohnmachten bis hin zur kurzfristigen tiefen Bewußtlosigkeit kommen.

Als **Arrhythmie** bezeichnet man jede zeitliche Unregelmäßigkeit der Herzschlagfolge. Das Herz schlägt in einem veränderten Rhythmus, ganz unregelmäßig oder hört sogar auf zu schlagen.
Sowohl Störungen der Reizbildung als auch Erregungsleitungsstörungen können zu einer arrhythmischen Herztätigkeit führen. Durch eine Arrhythmie nimmt die Blutmenge ab, die innerhalb einer bestimmten Zeit vom Herzen gefördert wird. Normalerweise versucht der Körper, sich dem durch ein Zusammenziehen der kleineren Blutgefäßen in der Peripherie anzupassen, um so die Durchblutung lebenswichtiger Organe zu sichern. Im Alter ist diese Anpassungsleistung oft durch krankhafte Veränderungen an den Blutgefäßen (»Arterienverkalkung«) herabgesetzt. Vor allem Herz und Gehirn werden dann nicht mehr ausreichend durchblutet.

Bei der **Tachykardie**, dem *schnellen Puls*, steigt die Herzschlagrate auf über 100 Schläge pro Minute an.
Ein solcher Anstieg ist normal bei körperlichen und seelischen Belastungen (z. B. bei Aufregung). Er kommt jedoch auch bei fieberhaften Erkrankungen vor. Eine Erhöhung der Körpertemperatur um 1° C hat in der Regel einen Anstieg der Herzschlagfrequenz um 8 bis 10 Schläge pro Minute zur Folge. Auch die sogenannten Genußgifte Koffein und Nikotin führen zu einem schnelleren Puls. Weitere Ursachen sind ein gesteigerter Stoffwechsel (z.B. bei Schilddrüsenerkrankungen), eine »Blutarmut« (Anämie) und die verschiedensten Herzkrankheiten.

Als **Bradykardie** oder *langsamen Puls* bezeichnet man die Verlangsamung der Herzfrequenz auf unter 60 Schläge pro Minute.
Trainierte Sportler haben oft in Ruhe einen langsamen Puls. Einen Krankheitswert besitzt die Bradykardie bei zahlreichen Herzerkrankungen (z.B. bei Veränderungen an den Herzkranzgefäßen, beim Herzinfarkt oder im Rahmen einer Herzmuskelentzündung). Typisch ist auch der relativ langsame Puls beim Typhus, einer Infektionskrankheit. Eine Verlangsamung der Herzschlagfolge auf weniger als 60 Schläge pro Minute sollte beim älteren Menschen auch immer an eine mögliche Überdosierung mit Herzglykosiden (Digitalis) denken lassen.

Extrasystolen sind außerhalb des normalen Grundrhythmus auftretende Herzschläge. Die vorzeitig oder verspätet einsetzenden Schläge kommen vereinzelt oder gehäuft (in Salven) vor. Einzelne Extrasystolen findet man auch ab und zu beim Herzgesunden. Gehäuft auftretende Extrasystolen haben jedoch oft eine Herzerkrankung als Ursache. Solche Herzerkrankungen sind z.B. die Herzinsuffizienz und der Herzinfarkt.

Völlig regellose Aktionen der Herzmuskelfasern bezeichnet man als **Kammerflimmern** (Frequenz: 200 bis etwa 400 Schläge/min). Das Herz ist nicht mehr in der Lage, Blut zu pumpen. Es kommt zum Kreislaufstillstand. Wird dieser nicht innerhalb von 3 bis 5 Minuten behoben (z.B. durch Herzmassage oder Elektroschockbehandlung), tritt ein nicht wieder zu behebender Schaden an den Gehirnzellen auf. Häufigste Ursache des Kammerflimmerns ist der Herzinfarkt.

Zu den Erregungsleitungsstörungen zählen die **Blockierungen des Reizleitungssystems** des Herzens. Man unterscheidet den **AV-Block I., II. und III. Grades**. AV-Block steht für atrioventrikulärer Block (Vorhof-Kammer-Block). Hierbei ist die Erregungsüberleitung vom rechten Vorhof auf die Kammern teilweise oder ganz unterbrochen. Beim AV-Block III. Grades, der vollständigen Unterbrechung der Erregungsleitung, schlagen Vorhöfe und Kammern völlig unabhängig voneinander im jeweiligen Eigenrhythmus. Die Herzschlagrate (Kammerfrequenz) liegt meist unter 40 Schlägen/min, so daß die Herzleistung allenfalls für den Bedarf in Ruhe ausreicht. Die Prognose ist ungünstig. Vordringliche Therapie ist in diesem Fall die Einpflanzung eines *Herzschrittmachers*. In der Regel wird der künstliche Schrittmacher unter dem großen Brustmuskel oder in der Achsel unter der Haut eingepflanzt. Von ihm gehen Elektroden aus. Sie ziehen von der Drosselvene am Hals über den rechten Herzvorhof in die Muskelbalken der rechten unteren Herzspitze. Dort geben sie Impulse an das Herzmuskelgewebe ab. Es gibt Herzschrittmacher mit einer festgelegten, nicht beeinflußbaren Impulsrate. Andere berücksichtigen die natürlichen Kammerimpulse und setzen nur dann ein, wenn kein natürlicher Impuls kommt.

◆ Therapie

Eine ursächliche Therapie ist nur bei einem geringen Teil der Herzrhythmusstörungen möglich. So können Rhythmusstörungen infolge einer chronischen Vergiftung mit Herzglykosiden (Digitalis) durch das Absetzen des Präparates behoben werden. Oft ist jedoch eine **medikamentöse Behandlung** der Herzrhythmusstörungen unumgänglich. Bei Extrasystolen und Tachyarrhythmien (schnelle, unregelmäßige Herzschlagfolge) werden sog. *Antiarrhythmika* verabreicht. Mit Hilfe dieser Medikamente können die genannten Herzrhythmusstörungen auf unterschiedliche Art und Weise positiv beeinflußt werden.

Erkrankungen der Herzklappen

◆ Definition

Bei den **Herzklappenfehlern** unterscheidet man:
- eine **Schlußunfähigkeit** der betroffenen Klappe *(Klappeninsuffizienz)* von
- der **Verengung** einer Herzklappe *(Klappenstenose)*.

Herzklappenfehler können angeboren oder im Laufe des Lebens erworben sein. Bei der *Klappenstenose* erschwert die verkleinerte Öffnungsfläche der Herzklappe den Einstrom des Blutes. Dagegen strömt das Blut bei der *Klappeninsuffizienz* während der Herzaktionen in den jeweils zuvorgelegenen Abschnitt des Herzens zurück.

Zu den häufigsten Herzklappenfehlern im Alter zählen
- die Aortenklappenstenose,
- die Mitralstenose und
- die Mitralinsuffizienz.

◆ Therapie

In leichteren Krankheitsfällen ist eine medikamentöse Therapie möglich.

Schwere Herzklappenfehler sollten operiert werden. Es stehen hierzu verschiedene Techniken zur Verfügung. In einigen Fällen kann man versuchen, den alten Zustand wiederherzustellen, indem man die Veränderungen an der betroffenen Klappe beseitigt. Oftmals ist jedoch nur noch ein Klappenersatz *(Bioprothese,* künstliche Herzklappe) möglich.

Die Aortenklappenstenose

◆ Ursachen

Mit zunehmendem Alter kommt es bei den meisten Menschen zu *arteriosklerotischen Veränderungen* an den Arterien (»Arterienverkalkung«). Sie können schließlich auch auf die Aortenklappe übergreifen und zu einer Aortenklappenstenose führen. Meist sind alte Menschen im siebten oder achten Lebensjahrzehnt davon betroffen. Auch *rheumatische Erkrankungen* (z.B. der sog. Gelenk-

rheumatismus) kommen als Ursache einer Aortenklappenstenose in Frage. Die betroffenen verengten Klappen neigen zur Verkalkung, was zu einer zusätzlichen Bewegungseinschränkung führt.

◆ Krankheitsbild

Im Verlauf der Erkrankung kommt es zu einer Druckerhöhung in der linken Herzkammer. Die Kammer versucht, das Blut gegen den Widerstand der verengten Klappe in die große Körperschlagader hinauszupressen. Durch die Mehrbelastung nimmt die linke Kammer an Muskelmasse zu *(Linksherzhypertrophie).* In schweren Fällen kann dies bis zum Versagen des linken Herzens führen. Typische Symptome im fortgeschrittenen Stadium sind eine leichte Ermüdbarkeit, erschwertes Atmen, Schwindel und Gefühl der Herzenge (Angina pectoris).

Die Mitralstenose

◆ Ursache

Ursache einer Mitralstenose ist fast immer eine *rheumatische Entzündung* der betroffenen Klappe im Rahmen eines rheumatischen Fiebers.

◆ Krankheitsbild

Durch die Mitralstenose kommt es zu einer Erhöhung des Drucks im linken Herzvorhof. Besteht die Erkrankung schon längere Zeit, erhöht sich auch der Druck im Lungenkreislauf. Schließlich versagt auch das rechte Herz, es kommt zur *Rechtsherzinsuffizienz.*

Schon früh treten bei den Betroffenen infolge der Erweiterung des linken Vorhofs Herzrhythmusstörungen auf. Hat sich eine Druckerhöhung im Lungenkreislauf herausgebildet, ist das Atmen bei Belastung erschwert. Die Patienten klagen über Kurzatmigkeit, Hustenreiz, Herzklopfen und ein Beklemmungsgefühl in der Brust. In schweren Fällen kann es zum Lungenödem kommen. Bei längerem Verlauf bessern sich oft die Lungensymptome. Es treten dann aber als Zeichen des Rechtsherzversagens Flüssigkeitseinlagerungen in das Unterhautgewebe (Ödeme), eine Lebervergrößerung und eine Bauchwassersucht (Aszites) auf.

Die Mitralinsuffizienz

◆ Ursachen

Die Mitralinsuffizienz kann ebenso wie die Mitralstenose durch *rheumatische Veränderungen* an der betroffenen Herzklappe ausgelöst werden. Bei älteren Menschen sind es oft *Schäden am Papillarmuskel* infolge einer koronaren Herzkrankheit, einer Herzmuskelentzündung oder eines Herzinfarktes, die zu einer Schlußunfähigkeit der Mitralklappe führen.

Tab. 6-4 Häufige Ursachen eines chronischen Cor pulmonale

- chronische Entzündungen der Bronchien (Bronchitis)
- Erweiterungen der Bronchien (Bronchiektasen), z.B. nach einer Lungentuberkulose
- Lungengewebserkrankungen wie die Lungenfibrose und die Sarkoidose
- Bluthochdruck in den Lungengefäßen (aus verschiedenen Ursachen)
- Bronchialasthma

◆ Krankheitsbild

Bei der Mitralinsuffizienz kommt es zu einem Rückstrom des Blutes aus der linken Kammer in den linken Herzvorhof. Der Vorhof wird dadurch erweitert. Durch die erhöhte Belastung der linken Kammer vergrößert sich ihre Muskelmasse (Linksherzhypertrophie). Entwickelt sich die Mitralinsuffizienz langsam, können die Auswirkungen auf den Lungen- und den Körperkreislauf lange Zeit gering bleiben. Die Betroffenen sind oft symptomfrei. Erst nach einem längeren Verlauf kann die chronische Mitralinsuffizienz dann zu einer Druckerhöhung im linken Herzen und im Lungenkreislauf führen.

Anders ist dies bei einer akut auftretenden Schlußunfähigkeit der Mitralklappe, z.B. infolge eines Papillarmuskelabrisses nach einem Herzinfarkt. Das Herz kann sich der neuen Belastung nicht anpassen. Es kommt zu einer akuten Druckerhöhung im Lungenkreislauf mit der Gefahr einer Lungenstauung bzw. eines Lungenödems.

Das Cor pulmonale (Lungenherz)

◆ Definition, Ursachen

Unter einem Cor pulmonale versteht man die Reaktion des Herzens auf einen erhöhten Druck im Lungenkreislauf. Ursache des erhöhten Drucks in den Lungengefäßen ist in der Regel eine Lungenerkrankung.

Tab. 6-5 Risikofaktoren, die zur Entstehung einer Arteriosklerose beitragen können

- Zigarettenrauchen (Nikotin)
- Bluthochdruck (Hypertonie)
- Zuckerkrankheit (Diabetes mellitus)
- erhöhter Cholesterin- und Blutfettspiegel (Hyperlipoproteinämie)
- erhöhter Harnsäurespiegel (Hyperurikämie)
- indirekt: Übergewicht

Das Lungenherz stellt kein eigenes Krankheitsbild dar. Man faßt unter diesem Begriff lediglich die Auswirkungen von Atemwegserkrankungen auf den Lungenkreislauf und auf das Herz zusammen.

Als **chronisches Cor pulmonale** bezeichnet man die langsame Anpassung des Herzens an den erhöhten Druck in den Lungengefäßen infolge einer Lungenerkrankung. Das Herz muß gegen den erhöhten Druck in den Lungengefäßen »anarbeiten«. Die Muskulatur der rechten Herzkammer nimmt an Dicke zu (Rechtsherzhypertrophie). Mit zunehmendem Alter steigt auch die Zahl der an einem chronischen Lungenherz leidenden Patienten an. Mögliche Ursachen des chronischen Cor pulmonale werden in Tabelle 6-4 genannt.

Unter einem **akuten Cor pulmonale** versteht man einen plötzlich auftretenden Druckanstieg im Lungenkreislauf, z.B. bei einer Lungenembolie. Folge ist oft ein akutes Rechtsherzversagen, das zum Tode führen kann.

◆ Therapie

Bei der Behandlung des Cor pulmonale steht die Therapie der Grundkrankheit im Vordergrund. Je nach Art der Lungenerkrankung gehören dazu Medikamente, die die Bronchien erweitern (Bronchospasmolytika), schleimlösende Mittel (Sekretolytika) oder auch Antibiotika zur Bekämpfung von Infektionen.

Sind bei Patienten mit chronischem Cor pulmonale schon Zeichen einer ausgeprägten Sauerstoffunterversorgung des Körpers festzustellen, läßt sich die Situation oft nur noch durch die Gabe von mit Sauerstoff angereicherter Luft (z.B. über eine Atemmaske) bessern. Eine maschinell kontrollierte Beatmung sollte wegen der nicht selten damit verbundenen Komplikationen nur in sehr schweren Fällen erfolgen. Auch eine medikamentöse Behandlung des Lungenhochdrucks bzw. einer bestehenden Herzinsuffizienz kann zu einer Besserung des Zustandsbildes bei chronischem Cor pulmonale beitragen.

Die Arteriosklerose

◆ Definition

Bei der Arteriosklerose kommt es zu herdförmigen, zum Teil geschwürigen Wandveränderungen in den Arterien. Sie führen zu einer Einengung der Gefäßlichtung. Die betroffenen Arterien sind hart, sie verlieren an Elastizität.

◆ Ursachen

Die Arteriosklerose wird im Volksmund nicht ganz zutreffend auch als »Arterienverkalkung« bezeichnet. Zwar kommt es bei dieser Erkrankung auch zu Einlagerungen von Fetten (Lipide) und Kalk in die Wand der Arterien, doch spielen andere Faktoren wie Entzündungen und kleine Verletzungen der Gefäßwand, geschwürige Veränderungen und eine gestörte Funktion der Blutplättchen bei der Ausbildung einer Arteriosklerose wohl ebenfalls eine Rolle. Diskutiert wird zur Zeit, ob diese kleinen Entzündungen durch das Bakterium *Chlamydia pneumoniae* hervorgerufen werden.

Arteriosklerotische Veränderungen nehmen mit steigendem Lebensalter zu. Sie sind die häufigste Ursache einer **arteriellen Verschlußkrankheit**. In Tabelle 6-5 sind die Risikofaktoren der Arteriosklerose zusammengefaßt.

Um der Entstehung einer Arteriosklerose vorzubeugen, ist es sinnvoll, auf die *Risikofaktoren* Einfluß zu nehmen. Dies kann z.B. durch die optimale Einstellung einer bestehenden Zuckerkrankheit (Diabetes mellitus) erfolgen. Eine weitere vorbeugende Maßnahme ist die Reduktion des in vielen Fällen vorhandenen Übergewichts. Auf den Konsum von Genußgiften wie Nikotin sollte verzichtet werden. Auch die Normalisierung eines Bluthochdrucks gehört zur Prophylaxe der »Arterienverkalkung«.

◆ Krankheitsbild

Bei einer ausgeprägten Arteriosklerose kommt es zur Mangeldurchblutung in den zu versorgenden Gebieten.

Sind die Herzkranzgefäße betroffen, spricht man von einer Koronarsklerose. Sie führt zur Minderdurchblutung der betroffenen Herzmuskelbezirke. Folgen sind die anfallsweise auftretende **Herzenge** *(Angina pectoris)* und in schweren Fällen der **Herzinfarkt** (s. S. 128 f).

Einengungen der zum Kopf führenden Schlagadern können flüchtige Störungen der Hirntätigkeit (sog. *transitorische ischämische Attacken*, TIA) zur Folge haben. Bei schweren arteriosklerotischen Veränderungen der Hirngefäße kann es schließlich zum Untergang von Hirngewebe in einem umschriebenen Gebiet kommen. Man bezeichnet dies als **Hirninfarkt** (s. S. 342 ff). TIA sind oft Vorboten eines solchen Hirninfarktes.

Mit zunehmendem Alter findet man immer häufiger arteriosklerotische Veränderungen in den Extremitätenarterien. Auch hier kann es durch eine nicht ausreichende Blutversorgung zu Funktionseinschränkungen kommen. Sind die Beine betroffen, tritt anfangs ein sog. **zeitweises Hinken** *(Claudicatio intermittens)* auf. Durch die Mangeldurchblutung spürt der Betroffene beim Gehen anfallsweise Schmerzen, die ihn zwingen, öfter stehenzubleiben. Dies hat der Erkrankung den Beinamen »Schaufensterkrankheit« eingebracht. In schweren Fällen einer solchen arteriosklerotisch bedingten arteriellen Verschlußkrankheit kommt es schließlich zum **Absterben der betroffenen Extremität** (Gewebsuntergang durch Zelltod; man bezeichnet eine solche Nekrose infolge Minderdurchblutung des Gewebes als *Gangrän*).

◆ Diagnose

Arterielle Durchblutungsstörungen lassen sich in vielen Fällen durch das *Tasten des Arterienpulses* feststellen (Abb. 6-15). Ist der Puls einer Arterie abgeschwächt, so liegt vor (d. h. proximal) der Untersuchungsstelle eine sich auf den Blutfluß auswirkende Einengung des Gefäßes. Bei einem Arterienverschluß ist in der Regel keine Pulswelle nachweisbar.

Oft ist die *Hauttemperatur* der minderversorgten Extremität niedriger als in gut durchbluteten Gliedmaßen. Da die Hauttemperatur jedoch auch noch durch viele andere Faktoren beeinflußt wird, spricht nur eine starke Seitendifferenz für das Vorliegen einer arteriellen Durchblutungsstörung.

In einem fortgeschrittenen Stadium der arteriellen Verschlußkrankheit ist die *Haut* oft bläulich oder blau-rot *verfärbt.*

Mit Hilfe eines speziellen Röntgenverfahrens, der *Angiographie*, lassen sich arterielle Durchblutungsstörungen in der Regel sicher nachweisen. Dazu wird ein Röntgenkontrastmittel in die dem betroffenen Gebiet vorgeschaltete Arterie eingespritzt. Das Kontrastmittel verteilt sich dann mit dem Blutfluß und läßt im Röntgenbild Einengungen der Arterien sichtbar werden (s. Abb. 6-16).

◆ Therapie

Hat die Arteriosklerose schon zu einer arteriellen Verschlußkrankheit an den Extremitäten geführt, ist es wichtig, die noch verbleibende Durchblutung der betroffenen Extremität durch aktive Bewegungsübungen zu bewahren bzw. durch ständiges Training die Ausbildung von Kollateralen zu fördern. In der Regel sind die Beine, seltener die oberen Gließmaßen betroffen. Durch ein sogenanntes *Intervalltraining* kann der Betroffene in vielen Fällen eine ausreichende Gehleistung erreichen. Zusätzlich werden oft *gefäßerweiternde Substanzen* eingesetzt, um die Durchblutung der betroffenen Gebiete zu fördern. Arterienverschlüsse und starke Einengungen des Arterienlumens können durch den Einsatz *fibrinolytischer Medikamente* (z.B. Streptokinase, Urokinase; sie bauen das Fibrin in einem Blutpfropf ab) erfolgreich behandelt werden.

Ein weiteres, zunehmend häufiger verwendetes Verfahren ist die sog. *Katheterdilatation* (Abb. 6-16). Durch das Einführen eines Katheters wird die enge Stelle aufgedehnt und erweitert.

Bei ausgeprägter Verschlußsymptomatik werden in der Regel *operative Verfahren* angewandt. Hier ist in erster Linie die Bypass-Operation zu nennen. Dabei wird der verengte bzw. verschlossene Arterienabschnitt durch ein Gefäßtransplantat überbrückt. Auch Verbindungen (Anastomosen) mit einem durchgängigen Blutgefäß sind möglich.

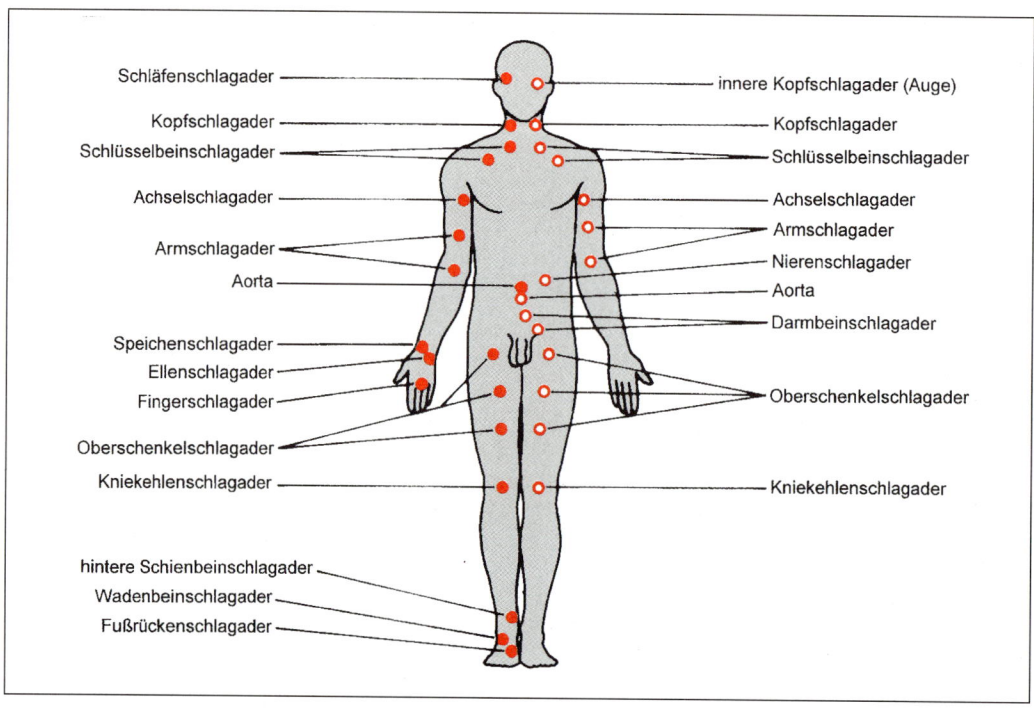

Abb. 6-15 Typische Stellen für das Tasten (●) und das Abhorchen (○) der Arterienpulse

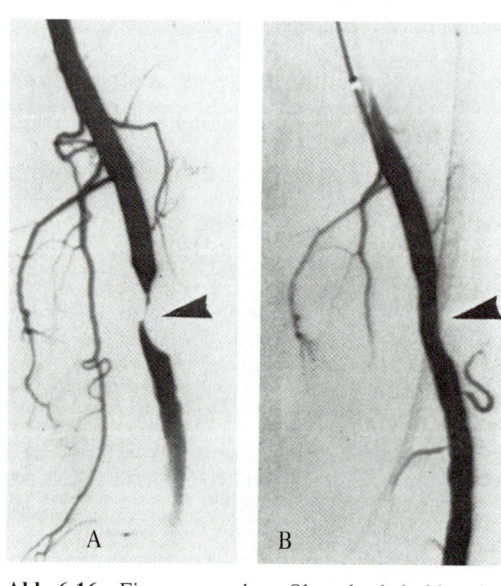

Abb. 6-16 Einengung der Oberschenkelschlagader (A. femoralis); A: vor und B: nach der Erweiterung mit Hilfe eines Katheters (Katheterdilatation) (aus: Gross, Schölmerich, Gerok. Die Innere Medizin. Gerok W, Huber Chr, Meinertz T, Zeidler H, Hrsg. 10. Aufl. Stuttgart, New York: Schattauer 2000)

Patienten mit bekannter arterieller Verschlußkrankheit sollten alles tun, um einer **Gangrän** (Gewebsuntergang) **vorzubeugen**. Schon kleinste Verletzungen können diesen Prozeß in Gang setzen. Wichtig ist daher eine peinliche Hygiene im Umgang mit der erkrankten Extremität. Der betroffene Fuß sollte vor jeder noch so kleinen Verletzung geschützt werden. Dies geschieht z. B. durch das Tragen gut durchlüfteter, nicht drückender Schuhe. Eine behutsame Nagelpflege und Vorsicht bei der Behandlung von Hühneraugen sollte selbstverständlich sein. Jede Verletzung oder Pilzerkrankung des betroffenen Fußes muß sorgfältig behandelt werden. Eine bessere Durchblutung der Beine während der Nacht kann durch das Anheben der Kopfseite des Bettes erreicht werden.

Sind bereits gangränöse Veränderungen an der erkrankten Extremität festzustellen, steht die **Infektionsvorbeugung** im Vordergrund der therapeutischen Bemühungen. Oft ist jedoch nur noch eine rechtzeitige **Amputation** der Gliedmaße bzw. eines Teils der betroffenen Extremität möglich.

Veränderungen des Blutdrucks

Untersuchungen haben gezeigt, daß der Blutdruck erwachsener Menschen in den Industrienationen mit zunehmendem Alter ansteigt. Die »Deutsche Liga zur Bekämpfung des Bluthochdrucks« hat daher obere *Normgrenzen* für den Blutdruck in einem bestimmten Lebensalter definiert (s. Tab. 6-6). Als untere Norm gelten systolische Blutdruckwerte von 100–110 mmHg (13,3–14,7 kPa).

Der Bluthochdruck

◆ Definition

Als Bluthochdruck (Hypertonie, Hypertonus) bezeichnet man den Anstieg des arteriellen Blutdrucks über die entsprechenden altersabhängigen Normwerte (Tab. 6-6).
Da der Blutdruck starken Schwankungen unterworfen ist, darf die Diagnose »Hypertonie« erst nach wiederholten Messungen gestellt werden.

◆ Ursachen

Die Häufigkeit des Bluthochdrucks nimmt mit steigendem Lebensalter zu. Bei der überwiegenden Mehrzahl der Betroffenen ist die Ursache der Erkrankung unbekannt. Man spricht von einer **essentiellen Hypertonie**. Nur bei einer Minderheit kommt es durch Hormonveränderungen, Nierenerkrankungen, Medikamenteneinnahme und andere Faktoren zur Entstehung eines Bluthochdrucks (**sekundäre Hypertonie**).

◆ Krankheitsbild

Ein über einen längeren Zeitraum erhöhter Blutdruck kann schwere **Organveränderungen** zur Folge haben.
Durch den erhöhten Blutdruck wird die Entstehung einer *Arteriosklerose* (s. S. 134 ff) im gesamten arteriellen Teil des Blutkreislaufs gefördert. Besonders die kleinen und kleinsten Arterien sind davon betroffen.
Arteriosklerotische Veränderungen der zum Gehirn führenden Arterien können vielfältige Störungen der Hirntätigkeit (*Ausfallserscheinungen* wie Störungen der Merkfähigkeit, des Gefühlslebens etc.) zur Folge haben. Die häufigste Komplikation ist der *Schlaganfall*. Da die betroffenen starren und brüchigen Gefäße leicht einreißen, kommt es zu Blutungen in das Hirngewebe. Neben dem Hirninfarkt sind solche hypertone Massenblutungen die häufigste Ursache eines Schlaganfalls (s. Kap. 13).

Durch den Bluthochdruck wird die Entstehung einer *koronaren Herzkrankheit* (s. S. 127 ff) begünstigt. Die chronische Druckbelastung führt zu einer Mehrarbeit des linken Herzens. In der Folge nimmt die Muskelwand der linken Kammer an Dicke zu *(Linksherzhypertrophie)*. Durch Linksherzhypertrophie und arteriosklerotische Veränderungen an den Herzkranzgefäßen kommt es oft zu Schäden am Herzmuskelgewebe und schließlich zum Versagen des linken Herzens *(Linksherzinsuffizienz)*.
Ein erhöhter Blutdruck fördert die Entstehung arteriosklerotischer Veränderungen an den kleinen und kleinsten Nierengefäßen. Dadurch nimmt die Nierendurchblutung ab. Die Ausscheidungsfunktion der Nieren sinkt. In der Regel führt eine essentielle Hypertonie jedoch selten zum Nierenversagen.
Auch am *Auge* kann es infolge des Bluthochdrucks zu Veränderungen kommen. In einem frühen Stadium sind die Blutgefäße des Augenhintergrunds prall gefüllt. Später treten *arteriosklerotische Veränderungen* und *Netzhautblutungen* auf. Die Betroffenen klagen über Sehstörungen. Es kann schließlich sogar zur *Erblindung* kommen.
Patienten mit einem Bluthochdruck haben in der überwiegenden Mehrzahl anfangs keine Beschwerden. Manche klagen über Kopfschmerzen und Schwindelerscheinungen. Atembeschwerden, das Gefühl der Herzenge, sexuelle Funktionsstörungen, eine allgemeine Leistungsminderung und Gedächtnisstörungen treten vor allem bei älteren Patienten auf und sind in der Regel Folge der durch den hohen Blutdruck hervorgerufenen Organveränderungen.

◆ Therapie

Ziel einer Therapie ist es, den Bluthochdruck konsequent deutlich zu senken, um Folgeerkrankungen vorzubeugen. Zu den *Allgemeinmaßnahmen* gehören die Reduktion des Übergewichts und die Einschränkung der täglichen Kochsalzzufuhr (max. 6 g/Tag). Patienten mit einem hohen Blutdruck sollten nicht rauchen. Da körperlicher und vor allem seelischer Streß den Blutdruck beeinflußt, ist es sinnvoll, solche Situationen rechtzeitig zu erkennen und zu meiden. Neben diesen Allgemeinmaßnahmen gibt es eine Vielzahl von *Medikamenten*, die den Blutdruck beeinflussen.

Tab. 6-6 Altersabhängige Normwerte des Blutdrucks (definiert von der »Deutschen Liga zur Bekämpfung des Bluthochdrucks«)

Erwachsene bis zum 40. Lebensjahr:	bis 140/90 mmHg (18,7/12 kPa)
vom 40. bis zum 60. Lebensjahr:	bis 150/90 mmHg (20/12 kPa)
ab dem 60. Lebensjahr:	bis 160/90 mmHg (21,3/12 kPa)

Der niedrige Blutdruck

◆ Definition

Als niedrigen Blutdruck (Hypotonie) bezeichnet man systolische Blutdruckwerte unter 100–110 mmHg (13,3–14,7 kPa).

◆ Ursachen

Ein niedriger Blutdruck tritt meist anlagebedingt auf. Von einer **sekundären Hypotonie** spricht man, wenn der niedrige Blutdruck durch eine andere Erkrankung (z.B. eine Herz-Kreislauf-Erkrankung) hervorgerufen wird.

◆ Krankheitsbild

Hypotoniker sind oft leicht ermüdbar. Sie neigen zu Schwindelgefühlen und Ohnmachten. In den meisten Fällen ist eine chronische Hypotonie jedoch nicht behandlungsbedürftig. Gefährlich werden können niedrige Blutdruckwerte für alte Patienten mit einer allgemeinen Arteriosklerose bzw. Verengungen an den Halsgefäßen. Das Gehirn kann nicht mehr ausreichend durchblutet und mit Sauerstoff versorgt werden (Folge: Ohnmacht, Hirninfarkt).

Erkrankungen der Venen

Mit zunehmendem Alter kommt es immer häufiger zu krankhaften Venenveränderungen. Betroffen sind in der Regel die Venen der unteren Extremität. Man unterscheidet:

- Krampfadern *(Varizen)*
- Venenentzündung *(Phlebitis)*
- chronische Venenschwäche *(chronisch-venöse Insuffizienz)*

Krampfadern

◆ Definition

Krampfadern sind erweiterte, geschlängelte, meist oberflächlich gelegene Venen.

◆ Ursachen

Als Ursachen kommen meist mehrere Faktoren in Frage. In vielen Fällen sind es eine *angeborene Bindegewebsschwäche* und *minderwertige Venenklappen*, die zu einer Schlußunfähigkeit der Klappen führen. Besonders bei *längerer stehender Tätigkeit,* während einer Schwangerschaft oder bei *Übergewicht* kommt es zu einer Druckerhöhung in den Venen und zur Ausbildung von Krampfadern.

◆ Krankheitsbild

Krampfadern treten – im Gegensatz zur landläufigen Meinung – bei Männern fast ebenso häufig auf wie bei Frauen. Bei Frauen ist die Varikosis jedoch oft ausgeprägter. Bis auf seltenere Ausnahmen (z.B. Krampfadern der Speiseröhre bei chronischen Lebererkrankungen) sind die Venen der unteren Extremität betroffen.

In den erweiterten, geschlängelten Blutgefäßen staut sich das Blut. Dadurch kann es zu Flüssigkeitsaustritten in das umgebende Gewebe *(Ödembildung)* kommen. Die Haut wird teigig. Oft treten auch Farbveränderungen der Haut in dem betroffenen Bereich auf. Es bilden sich Geschwüre, die schlecht abheilen. Eine nicht seltene Komplikation ist dann das »offene Bein« *(Ulcus cruris)*. Viele Patienten mit Krampfadern klagen über starke Beschwerden. Sie geben an, daß die Beine spannen oder dick angeschwollen sind. Typisch sind auch nächtliche Wadenkrämpfe und ein kribbelndes Unruhegefühl in den Beinen. Besonders ausgeprägt sind all diese Symptome bei warmem Wetter.

Zu den **Folgeerkrankungen** einer Varikosis gehören die oberflächliche Venenentzündung und die chronische Venenschwäche.

Die *oberflächliche Venenentzündung* ist eine an sich harmlose Komplikation. Sie hat bei bettlägerigen Patienten jedoch möglicherweise schwerwiegende Folgen. Die Entzündung kann in diesem Fall leichter auf tiefer gelegene Venen übergreifen. Dort bilden sich oft Blutpfröpfe (Thromben), die dann mit dem Blutstrom weggeschwemmt werden können (Achtung: Es besteht die Gefahr einer Lungenembolie!).

Sind die großen Unterhautvenen varikös verändert, entwickelt sich oft eine *chronische Venenschwäche* mit all ihren Komplikationen (s. u.).

◆ Therapie

Belastende therapeutische Maßnahmen wie Verödung oder Operation sind nicht bei jeder Form von Krampfadern erforderlich. Oft kann allein durch konservative Maßnahmen ein jahrzehntelanger komplikationsloser Verlauf erreicht werden. Dazu muß der Patient wissen, daß er lieber »laufen und liegen« soll als »stehen und sitzen«. Bei übergewichtigen Patienten hilft meist eine *Gewichtsreduktion*. Betroffene Personen sollten die *Wärme meiden*. Auch ein medizinischer *Kompressionsstrumpf* (am besten nach Maß!) übt einen gewissen Druck auf die Venen aus und fördert so den Rückstrom des Blutes.

Ausgeprägte Krampfadern mit starken Beschwerden, wiederholte Venenentzündungen oder eine chronische Venenschwäche sind Gründe, die betroffenen Adern zu veröden oder operativ zu entfernen.

Als *Verödung* bezeichnet man das Einspritzen eines speziellen Verödungsmittels (z.B. Variglobin®) in eine varikös veränderte Vene. Diese Substanz reizt die Venenwände und ruft eine örtlich begrenzte Entzündung hervor. Durch einen Druckverband für etwa zwei Wochen werden die Venenwände zum Verkleben gebracht. Das Verfahren kann jedoch nur bei oberflächlichen Venen angewandt werden.

»Varizenstripping« nennt man eine Art der operativen Entfernung von Krampfadern. Hierzu wird die betroffene Vene an ihren Enden unterbunden und dann mit einem sog. »Stripper« (einer beweglichen Spezialsonde) entfernt.

Die Venenentzündung

◆ Definition

Bei der Venenentzündung kommt es zu einer Entzündung der Gefäßwand. Eine solche *Phlebitis* geht meist mit einer Blutpfropfbildung *(Thrombose)* einher. Man spricht dann von einer *Thrombophlebitis*.

◆ Ursachen

Ursachen der Blutpfropfbildung im Rahmen einer Venenentzündung sind:
- Veränderungen der Gefäßwand
- eine Verlangsamung des Blutstroms
- eine veränderte Blutzusammensetzung

◆ Krankheitsbild, Therapie

Bei einer **oberflächlichen Thrombophlebitis** sind die unter der Haut gelegenen Venen betroffen. Der entzündete Venenbereich ist druckschmerzhaft, gerötet und überwärmt. Eine Schwellung fehlt. In der Regel heilt eine solche Entzündung innerhalb von ein bis zwei Wochen spontan ab. Es bleibt ein verhärteter, verfärbter Strang.

> ⚠️ Achtung: Gehfähige Patienten mit einer oberflächlichen Thrombophlebitis niemals in ihren Bewegungsmöglichkeiten einschränken!

Die Betroffenen sollen mit gewickelten Beinen oder Kompressionsstrumpf so oft wie möglich gehen (Strumpf auch nachts tragen!). Entzündungshemmende Medikamente tragen zur Schmerzbekämpfung bei. Bei bettlägerigen Patienten werden die Beine hochgelagert. Durch die Gabe von gerinnungshemmenden Substanzen kann die Gefahr einer Blutpfropfbildung eingeschränkt werden. In jedem Fall soll eine möglichst frühzeitige Mobilisation angestrebt werden. Ist dies nicht möglich, können Bewegungsübungen im Bett einer Thrombenbildung entgegenwirken.

Auch die **tiefe Beinvenenthrombose** entsteht auf dem Boden einer Entzündung. Besonders häufig sind Frauen, ältere Menschen, Übergewichtige und bettlägerige Personen betroffen.

Typisch für eine ausgeprägte Thrombose ist die Schwellung und blau-rote Verfärbung des betroffenen Beines. Die Patienten klagen über starke Schmerzen. Bei bettlägerigen und besonders bei alten Patienten kann sich eine tiefe Beinvenenthrombose jedoch auch schleichend entwickeln. Die Schwellung ist möglicherweise nur sehr gering, eine Verfärbung des Beines kann anfangs fehlen.

Zu den gefürchteten **Komplikationen** einer tiefen Venenthrombose gehört die *Lungenembolie* (s. S. 140). Eine weitere Komplikation, die sich oft nach einer Thrombose entwickelt, ist die *chronische Venenschwäche* (s. u.).

Bis die Schwellung und der Schmerz abgeklungen sind, sollte der Patient *Bettruhe* einhalten. Das *Bein* wird *hochgelagert*. Wichtig ist ein *Druckverband*. Schon nach ein bis zwei Tagen kann – und soll – der Patient wieder gehen (nur mit straffem Druckverband!). Bei einer frischen, ausgeprägten Thrombose wird oft versucht, den Blutpfropf mit Streptokinase oder Urokinase aufzulösen. Auch die operative Entfernung mit Hilfe eines Katheters kann in einigen Fällen sinnvoll sein. Auf jeden Fall sollten *gerinnungshemmende Substanzen* (z. B. Heparin) über einen längeren Zeitraum verabreicht werden.

Die chronische Venenschwäche

◆ Definition

Die chronische Venenschwäche (chronisch-venöse Insuffizienz) ist meist Folge einer tiefen Beinvenenthrombose bzw. eines ausgeprägten Krampfaderleidens.

◆ Krankheitsbild

Zum Symptom der »dicken Beine« kommt es dadurch, daß sich das Blut in den erweiterten, geschlängelten Venen staut. Der Druck in den Venen des betroffenen Beines steigt an. Dadurch kommt es zu den typischen Flüssigkeitseinlagerungen in das Unterhautgewebe (Ödem). Das Gewebe kann nicht mehr ausreichend ernährt und mit Sauerstoff versorgt werden. Die Haut wird teigig, es lassen sich Dellen eindrücken, die nur langsam wieder verstreichen. In die Haut lagern sich auch vermehrt Farbstoffe ein, andere Hautbezirke blassen ab (s. Abb. 6-17). Die Betroffenen klagen über ein Schweregefühl in den Beinen, Schmerzen im Bereich von Varizen (v. a. beim Stehen) und die Zunahme der Beschwerden bei Wärme. Typisch ist auch ein sogenanntes Stauungsekzem mit teilweise entzündeter, teilweise atrophischer Haut, die sich schuppt. Schon bei kleinsten Verletzungen bilden sich Geschwüre aus, die schlecht abheilen. Man spricht dann vom »offenen Bein« *(Ulcus cruris).*

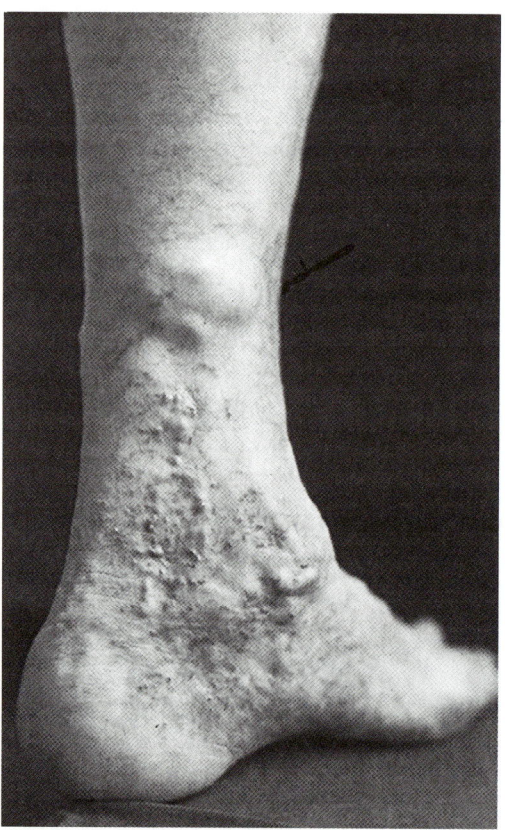

Abb. 6-17 Chronische Venenschwäche mit erweiterten Venen und Hautveränderungen (aus: Gross R, Schölmerich P, Gerok W [Hrsg]. Die Innere Medizin. 9. Aufl. Stuttgart, New York: Schattauer 1996)

Die Embolie

◆ Definition

Unter einer Embolie versteht man die Verstopfung eines Blutgefäßes durch einen Embolus. Dadurch kommt es zu einer Minderdurchblutung in dem betroffenen nachgeschalteten Gebiet.

◆ Krankheitsbild

Ein Embolus ist meist ein Blutpfropf *(Thrombus)*, der sich in einer krankhaft veränderten Vene gebildet hat. Wenn das Gerinnsel sich von der Venenwand löst, wird es mit dem Blutstrom über das Herz in den Lungenkreislauf verschleppt. Dort bleibt es in den kleineren Blutgefäßen hängen und wird so zum Auslöser einer **Lungenembolie**. Der Verschluß kleiner Arterienäste führt meist zu einem keilförmigen *Lungeninfarkt*, d.h. zum Untergang des Lungengewebes in diesem Bereich. Sind größere Bezirke betroffen, kommt es in der Regel zum akuten Kreislaufversagen. Oft tritt dann innerhalb kürzester Zeit der *Tod* ein.

Die auftretenden Symptome sind nicht typisch, sie können auch bei vielen anderen Lungenerkrankungen vorkommen. Meist klagen die Betroffenen über Atemnot und stechende Schmerzen im Brustkorb. Sie atmen schnell, die Herzschlagrate ist erhöht. Die Diagnose einer Lungenembolie ist deshalb oft schwierig.

◆ Ursachen

In den meisten Fällen stammen die Thromben aus den tiefen Beinvenen. Übergewichtige und bettlägerige Patienten sind besonders gefährdet. Auch während und nach einer Schwangerschaft kommt es vermehrt zu Embolien, ebenso bei Patienten mit einer erhöhten Blutplättchenzahl.

◆ Therapie

Wichtigste therapeutische Maßnahme bei einer Lungenembolie ist, die *Gerinnungsfähigkeit des Blutes herabzusetzen* (anfangs durch Heparin, später Marcumar®-Behandlung). *Elastische Stützstrümpfe* und das *Hochlagern der Beine* sollen einer weiteren Thrombenlösung vorbeugen. Bei einem Lungeninfarkt werden zur Infektionsbekämpfung *Antibiotika* gegeben. In schweren Fällen versucht man möglichst frühzeitig, den *Embolus* mit Hilfe von Streptokinase oder Urokinase *aufzulösen* bzw. den Blutpfropf *operativ* zu *entfernen*.

◆ Therapie

Für Patienten mit einer chronischen Venenschwäche ist es wichtig, *längeres Sitzen und Stehen* zu *meiden*! Nachts und auch öfter einmal tagsüber sollten die *Beine hochgelagert* werden. Übergewichtige Personen sollten an Gewicht abnehmen, Wärme ist (soweit möglich) zu meiden. Durch das Tragen eines grundsätzlich nach Maß angefertigten *Kompressionsstrumpfes* läßt sich der augenblickliche Zustand meist über einen längeren Zeitraum aufrechterhalten, da diese Strümpfe einen gewissen Druck auf die Venen ausüben und so den Rückstrom des Blutes zum Herzen fördern. Die Therapie eines offenen Beines ist in der Regel sehr langwierig. Bei tiefen geschwürigen Veränderungen muß eine stationäre Behandlung – eventuell mit einer anschließenden Hauttransplantation – erwogen werden.

Pflege

ANGELA DÜHRING

In der Geschichte des Menschen nimmt das Herz einen zentralen Stellenwert ein. Sehr früh erkannte man, daß das Herz der Motor des Lebens ist und ohne seine Arbeit sofort der Tod eintritt. Im Herzen vermutete man noch bis ins 18. Jahrhundert den Sitz der Seele. Noch heute zeugen viele Sprichwörter von der Bedeutung des Herzens und von seiner engen Verbindung mit der Gefühlswelt, z. B. »Liebe kommt vom Herzen«, er ist »herzlich«, es »brach ihm das Herz«.

Erkrankungen des Herzens beeinträchtigen die Atmung und umgekehrt. Gefühle wirken sich auf die Frequenz des Herzens aus, »es schlägt hoch«.

Herzerkrankungen können schleichend über Jahre das Leben beeinträchtigen, es können aber auch akute lebensbedrohliche Situationen eintreten, z. B. das »Stolpern« des Herzens. Diese Herzrhythmusstörungen können Todesängste auslösen und starke Schmerzen hervorrufen.

Schleichende Beeinträchtigungen sind ständige Erschöpfung, Müdigkeit, Mattigkeit, Leistungsabfall, Lippen- und Nagelzyanose (Blaufärbung infolge Sauerstoffmangel), Ödeme (Wasseransammlungen) an den Füßen und Knöcheln sowie Hustenreiz.

Beobachtung der Herz-Kreislauf-Tätigkeit

Pulskontrolle

Puls kommt von latein. *pulsare* = schlagen, stoßen. Die pulsierende Blutwelle stößt an die Arterienwände. Dies ist mit den Fingerkuppen spürbar und kann dort getastet werden, wo eine Arterie in der Nähe eines Knochens verläuft und gegen ihn gedrückt werden kann. Folgende Arterien eignen sich zur Pulsmessung:
● Arteria radialis (Speichenschlagader)
● Arteria femoralis (Leistenschlagader)
● Arteria dorsalis pedis (Fußrückenschlagader)
● Arteria carotis (Halsschlagader)

Durchführung:
Die Messung erfolgt in der Regel an der Arteria radialis. Vier Fingerkuppen (der Daumen ist ungeeignet, da durch ihn der eigene Puls gefühlt wird) einer Hand werden auf die pulsierende Arterie gelegt. Mit leichtem Druck wird die Arterie auf den Knochen gedrückt. Die Pulswellen werden eine viertel Minute lang gezählt und mit vier multipliziert. Damit erhält man den Wert auf eine Minute berechnet. Ein unregelmäßiger oder auch sehr langsamer Puls wird eine ganze Minute lang ausgezählt.

> ✎ Der Normalwert ist vom Alter abhängig. Ein erwachsener Mensch hat normalerweise eine Pulsfrequenz von 60 bis 80 pro Minute. Ab dem 60. Lebensjahr gelten leicht höhere Werte als normal.

Die Pulsmessung gibt Aufschluß über:
● die Pulsfrequenz (Schlagfolge)
● die Pulsqualität (Füllungszustand der Arterie)
● den Pulsrhythmus (Takt der Pulswelle)

Pulsfrequenz

Sie gibt Auskunft über den Zustand der untersuchten Person. Abweichungen von der Norm sind
● die Pulsbeschleunigung und
● die Pulsverlangsamung.
Bei der **Pulsbeschleunigung (Tachykardie)** erhöht sich der Pulswert auf über 100 Schläge pro Minute. Der Puls »rast« bei Angst, Aufregung und Anstrengungen. Pulsbeschleunigungen treten ebenfalls bei Fieber, Herzerkrankungen und Schock auf.
Bei der **Pulsverlangsamung (Bradykardie)** liegt die Frequenz unter 60 Schlägen pro Minute. Sie tritt auf im Tiefschlaf, bei gut trainierten Sportlern und bei lang andauerndem Hunger. Krankhaft verlangsamt ist der Puls unter anderem bei Digitalisüberdosierungen und schweren Herzerkrankungen.

Pulsqualität

Sie gibt Auskunft über die Pumpleistung und eventuelle Erkrankungen des Herzens. Beim gesunden Menschen ist der Puls weich und gut gefüllt. Krankhafte Veränderungen des Pulses sind in Tabelle 6-7 zusammengefaßt.

Tab. 6-7 Krankhafte Veränderungen der Pulsqualität

Druckpuls	● bei Hypertonie (Bluthochdruck): hart, voll und schnell
	● bei Hirnödem, Hirntumor: hart und langsam
fadenförmiger Puls	● bei Hypotonie (niedrigem Blutdruck): schwach und langsam, schlecht gefüllte Arterie
	● bei Schock (Kreislaufversagen): rasend, schwach, schlecht gefüllte Arterie

Pulsrhythmus

Der Pulsrhythmus ist normalerweise regelmäßig. Erkrankungen des Herzens können ihn verändern und zu Arrhythmien (unregelmäßigem Puls) führen. Es sind gelegentliche Extraschläge oder vollkommen unregelmäßige Schläge zu tasten. Bei Digitalisüberdosierung können doppelte Schläge auftreten.

Blutdruckkontrolle

Die Blutdruckkontrolle gehört zu den routinemäßigen Tätigkeiten einer Pflegekraft. Sie wird nach dem Erfinder Riva Rocci (italienischer Internist) auch kurz RR-Kontrolle genannt. Die unblutig durchgeführte Messung erfolgt mit Hilfe einer aufblasbaren Oberarmmanschette und einem Manometer. Den Meßwert gibt man in mmHg (Quecksilbersäule) an.

Blutdruck ist der in Blutgefäßen und der Herzkammer herrschende Druck. Der arterielle Druck kann an einer peripheren Arterie gemessen werden. Er ist abhängig von der Herzleistung und dem Gefäßwiderstand. Gemessen werden immer zwei Werte (Abb. 6-18A):
systolischer Blutdruck = höchster Punkt der Druckkurve
diastolischer Blutdruck = niedrigster Punkt der Druckkurve

Die Normalwerte eines Menschen sind von seinem Lebensalter abhängig (s. Tab. 6-6, S. 137). Ab dem 60. Lebensjahr gelten maximale Werte von 160/90 mmHg als normal.

Material (Abb. 6-18B, 6-19):
● Oberarmmanschette mit Manometer
● Stethoskop

Durchführung:
Die Messung kann im Stehen, Liegen oder Sitzen durchgeführt werden. Da in jeder Position andere Werte er-

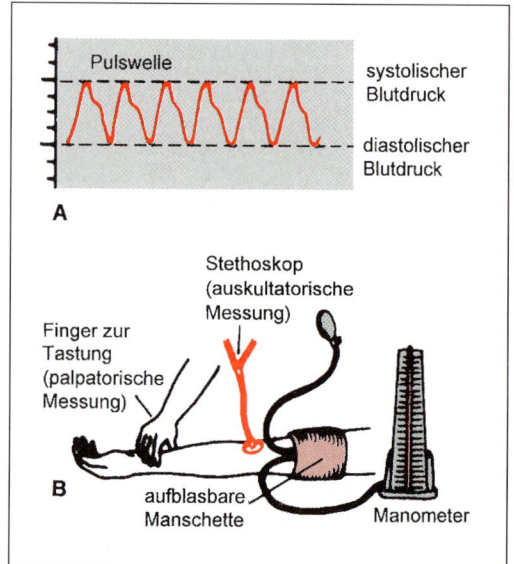

Abb. 6-18 A: Schematische Darstellung von systolischem und diastolischem Blutdruck sowie der Pulswelle. B: Blutdruckmessung

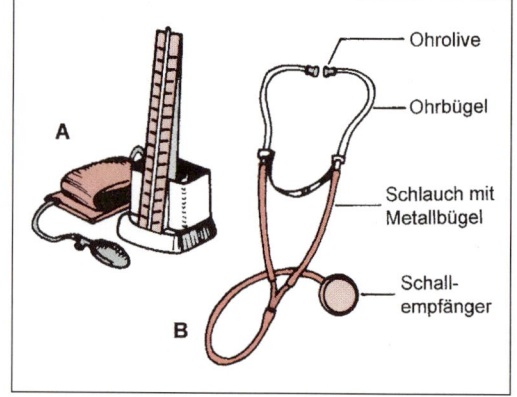

Abb. 6-19 Blutdruckmeßapparat nach Riva Rocci (A) und Stethoskop (B)

reicht werden, muß sie in der Pflegedokumentation entsprechend vermerkt werden.

▶ Zur Messung wird die Manschette straff um den freiliegenden Oberarm gelegt. Vorher wird die Luft aus der Manschette restlos entfernt. Oberhalb der Manschette darf die Kleidung nicht den Arm abdrücken. Die Verbindungsschläuche zum Manometer liegen neben dem Arm und nicht unter ihm. Die Ellenbeuge bleibt zum Abhören mit dem Stethoskop frei.

▶ Die Pflegekraft schließt mit der einen Hand das Ablaßventil des Manometers und pumpt die Manschette bis auf ca. 220 mmHg auf. Der Blutstrom wird dadurch ganz unterbrochen.

▶ Der Schallempfänger des Stethoskops wird mit der freien Hand auf die Ellenbeuge gelegt und der Puls abgehört. Das Luftventil des Manometers wird vorsichtig geöffnet. Der Druck entweicht langsam. Ist der systolische Druck erreicht, d.h., die erste Pulswelle pumpt gegen den Druck der Manschette wieder Blut in die Arterie, hört man das Klopfen der Pulswelle. Der Wert auf dem Manometer, bei dem der erste Ton hörbar wurde, wird als *systolischer Druck* notiert.

▶ Langsam wird die Luft weiter abgelassen. Die Töne werden langsam leiser. Beim letzten Ton ist der Arteriendruck höher als der Druck der Manschette. Der entsprechende Wert auf dem Manometer gibt die Höhe des *diastolischen Druckes* wieder.

▶ Die Manschette wird nun ganz entleert und entfernt. Der Wert, z.B. 150/80 mmHg, und die Position bei der Messung werden in die Pflegedokumentation eingetragen.

Der Blutdruck kann auch ohne Stethoskop, mit Hilfe der palpatorischen Messung (Messung mit den Fingerkuppen) erfaßt werden. Hierbei kann nur der systolische Druck ermittelt werden.

▶ Die Manschette wird wie oben straff um den Oberarm gelegt.

▶ Die freie Hand tastet den Puls an der Arteria radialis (s. Abb. 6-18B) und bleibt dort für die Dauer der Messung liegen.

▶ Nach dem Aufpumpen der Manschette wird durch Öffnen des Ventils die Luft langsam abgelassen. Der systolische Druck entspricht dem Manometerwert bei der ersten fühlbaren Pulswelle.

Die Beurteilung der Blutdruckwerte gibt Aufschluß über:
● Hypertonie (Bluthochdruck; s. S. 137)
● Hypotonie (niedriger Blutdruck; s. S. 138)
● Blutdruckamplitude (Differenz zwischen dem systolischen und diastolischen Blutdruck): Sie beträgt im Normalfall etwa 40 mmHg. Größer ist sie bei körperlicher oder seelischer Anspannung.

Pflegemaßnahmen bei Herz-Kreislauf-Erkrankungen

Einsatz von Herzmedikamenten

Viele Herzmedikamente können neben wichtigen therapeutischen Effekten auch gefährliche Nebenwirkungen haben. Für die Pflegekräfte ist es wichtig, darauf zu achten. Tabelle 6-8 gibt einen Überblick über den Einsatz und die Nebenwirkungen der wichtigsten Herzmedikamente sowie über Kontrollmaßnahmen durch das Pflegepersonal.

Herzschrittmacher

Der Herzschrittmacher wird im Bereich des linken Brustmuskels unter die Haut implantiert. Er setzt automatisch dann ein, wenn der körpereigene Impulsgeber (Sinusknoten, s. S. 121 f.) ausfällt. Der Schrittmacher wird von einer Batterie angetrieben (Lebensdauer ca. 15 Jahre). Zur Überwachung der Herzschrittmachertätigkeit gehören regelmäßige Pulskontrollen.

 Fallen die Werte unter 64 Schläge pro Minute, muß sofort der Arzt benachrichtigt werden.

Krampfadern (Varizen)

Durch die sorgfältige Pflege bei Krampfadern (s. hierzu S. 138f) soll vor allem die Entstehung weiterer Gefäßerweiterungen verhindert werden.

Kompressionsstrümpfe unterstützen den venösen Rückstrom zum Herzen, ohne die Bewegung des Patienten einzuschränken. Der Druck wird auf die innen liegenden Blutgefäße konzentriert. Kompressionsstrümpfe gibt es in unterschiedlichen Größen, Längen (Abb. 6-20) und Kompressionsstärken. Sie werden individuell angepaßt und vom Arzt im Einzelfall verschrieben.

Der richtige Zeitpunkt zum Anlegen der Strümpfe ist morgens noch vor dem Aufstehen. Dann sind die Venen

Tab. 6-8 Einsatz und Nebenwirkungen der wichtigsten Herzmedikamente sowie Kontrollmaßnahmen (s. Kap. 19)

Digitalispräparate:	Einsatz bei Herzinsuffizienz; sie dienen der Stärkung des Herzmuskels *Nebenwirkung:* Doppelpuls, Bradykardie, Farbensehen, Schwindel *Beobachtung:* regelmäßige Pulskontrolle
Diuretika:	werden in Kombination mit Digitalis eingesetzt; sie wirken herzentlastend durch die Erhöhung der Flüssigkeitsausscheidung über die Niere *Nebenwirkung:* hoher Verlust von Kalium über den Urin, führt zu Herzrhythmusstörungen *Beobachtung:* regelmäßige Pulskontrolle, Überprüfung der Flüssigkeitsaufnahme und der Wasserausscheidung
Antiarrhythmika:	sie verhindern Herzrhythmusstörungen; *Nebenwirkung:* Hypertonie, Magen- und Darmstörungen *Beobachtung:* regelmäßige Puls- und Blutdruckkontrolle

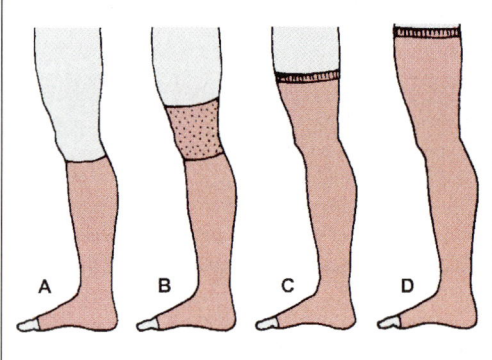

Abb. 6-20 Kompressionsstrümpfe unterschiedlicher Länge. A: Wadenstrümpfe; B: Wadenstrümpfe mit Trikotansatz; C: Halbschenkelstrümpfe; D: Schenkelstrümpfe

Durchführung:
▶ Der Verband beginnt an den Grundgelenken der Zehen und reicht, je nach Verordnung durch den Arzt, bis zum Knie oder bis zum Oberschenkel. Die Ferse wird immer mit eingewickelt.
▶ Die Kompression ist am Fuß und an der Wade stärker, zum Ende hin wird sie schwächer.
▶ Vom Fuß bis zum Wadenansatz wird mit einer 5 cm oder 8 cm breiten Binde gewickelt.
▶ Mit einer zweiten 10 bis 12 cm breiten und 5 m langen Binde wird von der Wade bis zum Kniegelenk gewickelt.
▶ Wird der Oberschenkel mit eingewickelt, so wird eine weitere 12 cm breite Binde verwendet.
▶ Zur Erhöhung der Kompressionswirkung kann ein zweites Mal in entgegengesetzter Richtung gewickelt werden.

noch nicht ausgesackt, das Bein ist noch nicht angeschwollen. Die Strümpfe lassen sich in diesem Zustand leichter anlegen. Sie werden den ganzen Tag über getragen.

Die Kompression kann auch durch einen **Kompressionsverband** erreicht werden. Er besteht aus elastischen Binden, die mit einer speziellen Technik gewickelt werden. Dies erfordert einige Übung. Der Kompressionsverband wird ebenfalls morgens vor dem Aufstehen im Bett angelegt. Er muß straff sitzen, ohne daß sich Schnürfurchen bilden. Diese entstehen durch unregelmäßigen Zug an der elastischen Binde und sind ein Zeichen für die in diesem Bereich gestörte Hautdurchblutung.

Die Vorgehensweise beim Anlegen eines Unterschenkelkompressionsverbandes ist in der Abbildung 6-21 illustriert. Die Anlage des Kompressionsverbandes erfordert Zeit und Übung und ist daher eher für kurzfristige Kompressionen anwendbar. Kompressionsstrümpfe sind für die langfristige Anwendung besser geeignet und können vom Betroffenen selbst angelegt werden.

Weitere vorbeugende Maßnahmen gegen die Entstehung von Varizen sind:
▶ Tägliche Anwendung von kalt-warmen **Wechselduschen**. Der kalte Wasserstrahl wird von den Füßen zum Herzen hin bewegt. Mit Hilfe des Wärme-Kälte-Reizes wird die Durchblutung stimuliert.
▶ Regelmäßige **Gymnastik** wie Radfahren und Schwimmen stärkt die Wadenmuskulatur, die wieder-

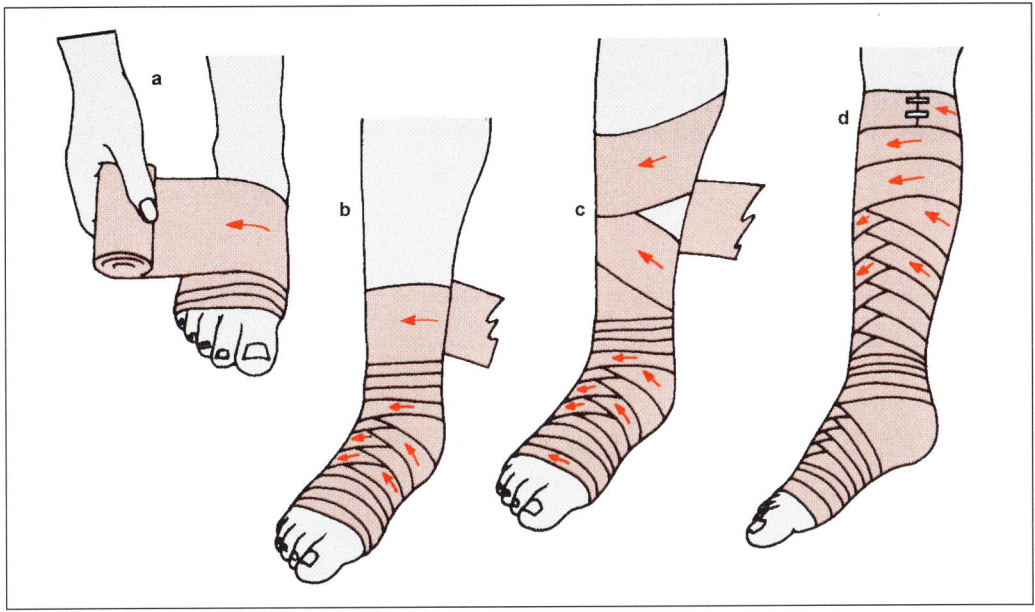

Abb. 6-21 Anlegen eines Unterschenkelkompressionsverbandes. a: Beginn mit Kreis- und Spiraltouren am Fuß; b: Achtertouren an der Fußwurzel und neue Kreistouren am Unterschenkel; c: Achtertouren in Wadenhöhe; d: fertiger Verband

um den Rückfluß des Blutes zum Herzen hin fördert. Heiße Bäder sollten gemieden werden. Durch langanhaltende Wärme wird die Aussackung der Venen gefördert.

Unterschenkelgeschwür (Ulcus cruris)

Ein Ulcus cruris entsteht aufgrund einer örtlichen Durchblutungsstörung, die zu einer gestörten Wundheilung führt. Die gestörte Wundheilung wird verursacht durch Krampfadern (Rückstau von Stoffwechselprodukten im Gewebe; s. S. 138) oder durch Stoffwechselerkrankungen wie Diabetes mellitus (Zuckerkrankheit). Auslöser sind meist kleine Verletzungen.

> ⚠️ Vorsicht bei der Nagelpflege – Verletzungsgefahr!

An erster Stelle in der Behandlung eines Ulcus cruris steht die Förderung und Unterstützung des venösen Rückstroms zu Herzen. Dies geschieht durch:
- Hochlagerung des betroffenen Beines
- Kompressionsverbände mit speziellen Druckauflagen (Abb. 6-22)

Die Wunde selbst wird unter dem Kompressionsverband mit granulationsfördernden Salben oder speziellen Wundverbänden, wie z.B. Varihesiv®-Wundverband versorgt (zur Wundversorgung s. a. S. 419).

Arterielle Durchblutungsstörungen

Chronische arterielle Durchblutungsstörungen sind im höheren Lebensalter nicht selten (s. S. 134ff). Betroffen sind vor allem die Beine, an denen durch die mangelhafte Durchblutung Nekrosen (Gewebsuntergang) auftreten können. Die Pflege der Betroffenen richtet sich nach den Ursachen der Erkrankung und der bereits eingetretenen Schädigung. Die Nagelpflege muß äußerst behutsam durchgeführt werden, um Verletzungen zu vermeiden. Die Beine werden zur Unterstützung der Durchblutung tief gelagert.

◆ Versorgung der Nekrosen
Trockene Nekrosen werden trocken versorgt. Das bedeutet, daß keine Salben zur Wundversorgung benutzt werden. Die betroffenen Stellen werden nach Verordnung gepudert und nach Auflage von trockenen, sterilen Kompressen verbunden.

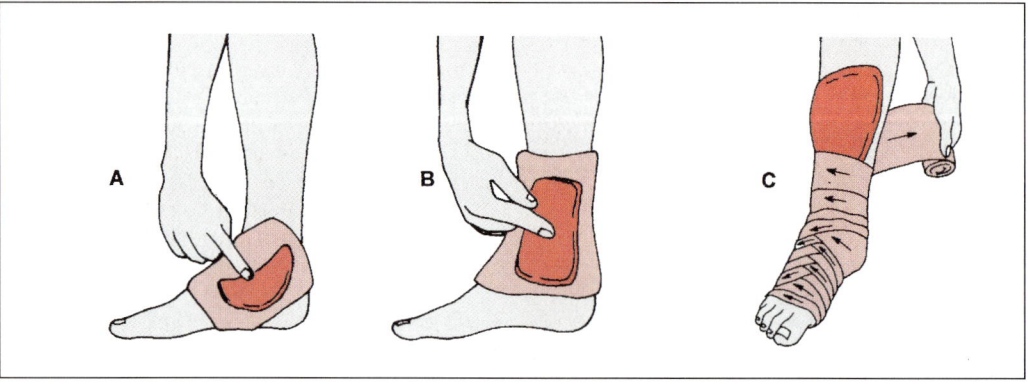

Abb. 6-22 Anlegen von Kompressen beim Unterschenkelkompressionsverband. A: Schaumgummikompresse am Knöchel; B: Schaumgummikompresse auf einem Ulkus; C: Anwickeln der untergelegten Kompressen

 Kein Pflaster auf die Haut kleben! Sie kann mit dem Pflaster beim Verbandswechsel abgerissen werden.

Feuchte Nekrosen werden nach Verordnung durch den Arzt mit täglichen Fußbädern versorgt. Der Verband wird anschließend trocken angelegt.

Pflege und Betreuung bei Herzinsuffizienz

Die Herzinsuffizienz (s. S. 130f) ist eine schleichende Erkrankung, die über Jahre das Leben der Betroffenen einschränkt. Die ständige Leistungsschwäche und die Angst, die bei der Atemnot auftritt, beeinträchtigen den Betroffenen in seiner Lebensqualität und verringern seinen Aktionsradius stark.

Situationseinschätzung auf der Grundlage der betroffenen ALs

◆ **Für Sicherheit sorgen**

Im Vordergrund steht für den Betroffenen die Angst, bei eintretender Atemnot ersticken zu müssen. Die Angstzustände können so groß werden, daß sie Atemnot auslösen oder eine beginnende verstärken. Sie bestehen besonders dann, wenn der Betroffene allein ist, vor allem nachts.

Das Sicherheitsbedürfnis der Betroffenen ist entsprechend groß. Hilfe bieten in dieser Situation

● eine gründliche Information über die Zusammenhänge zwischen Angst und der Verschlimmerung der Atemnot,

● Gespräche über die Situation in der Nacht und

● Entspannungstechniken.

Ein am Bett befindlicher oder um den Hals tragbarer Notrufsender kann für rechtzeitige Hilfe sorgen. Eine Übersiedlung z. B. in betreute Wohnungen (s. Kap. 1) kann dem einzelnen das Gefühl von Sicherheit vermitteln, einen möglichen Anfall nicht allein überstehen zu müssen. Wichtig sind Gesprächskreise mit anderen Betroffenen. In der Gruppe können Ängste ausgesprochen werden. Das gemeinsame Schicksal hilft bei der Bewältigung von Problemen oftmals besser als gutgemeinte Ratschläge von Gesunden.

◆ **Sexualität**

Sexualität wird als besonders belastend für die Herz-Kreislauf-Tätigkeit angesehen. Aus diesem Grund scheuen sich Herzkranke, Geschlechtsverkehr auszuüben. Trotz der tatsächlichen Beanspruchung des Herz-Kreislauf-Systems sind Mediziner der Ansicht, daß auch Herzkranke ihre Sexualität ausleben sollten. Dies gilt auch für Menschen nach einem Herzinfarkt. Jeder Herzkranke sollte allerdings seine Belastungsgrenzen kennen und bei Überbeanspruchung den Geschlechtsverkehr abbrechen. Die Einnahme von Alkohol erhöht die Gefahr eines Herzversagens. Warnzeichen sind Brustschmerzen, Erschöpfung nach dem Verkehr und lang andauernde erhöhte Puls- und Atemfrequenz. Die Betroffenen sollten nach Möglichkeit von ihren behandelnden Ärzten weitreichend über Risiken und Gefahren aufgeklärt werden. Auch sollten Möglichkeiten der sexuellen Betätigung ohne körperliche Anstrengung angesprochen werden.

◆ Sich bewegen

Die Grenzen der Belastbarkeit sind für den Betroffenen schmerzlich spürbar. Zunächst zwingt bei größeren Anstrengungen, wie z.B. dem Treppensteigen, die auftretende Atemnot zu Pausen. Die Bewegungen müssen bei fortschreitender Erkrankung immer langsamer durchgeführt werden, die Pausen zum Luftholen werden immer länger. Oft scheuen die Betroffenen selbst kleinste Wege aus Angst vor der zunehmend stärkeren Atemnot. Der Bewegungskreis wird immer kleiner, die Aktivitäten des täglichen Lebens immer schwerer bis hin zur Pflegeabhängigkeit.

Aufgefangen werden kann diese Entwicklung durch einen auf den Betroffenen abgestimmten Belastungsplan, in dem z.B. Bewegungsübungen, Wegstrecken, aber auch Tätigkeiten des täglichen Lebens, wie Ankleiden und Waschen, festgesetzt werden. Der Tagesablauf des Erkrankten sollte mit viel Zeit und Ruhe für die notwendige Erholung geplant werden, ohne ihn zu überfordern und unnötig unter Druck zu setzen. Durch diese Hilfe und Ermutigung kann er trotz bleibender Einschränkungen ein sinnvolles Leben führen.

◆ Ruhe und Schlaf

Die nächtliche Ruhe ist bei vielen herzkranken Menschen stark eingeschränkt durch
- mehrmaliges nächtliches Wasserlassen (Nykturie; s. S. 130)
- die ungewohnte Schlafposition (hohe bis sitzende Schlafposition)
- Atemnot

◆ Ausscheiden

Bedingt durch die Luftnot bei Anstrengungen werden Bewegungen stark reduziert. Durch den Bewegungsmangel können eine Gewichtszunahme und Verstopfungen ausgelöst werden, die wiederum die Herz-Kreislauf-Tätigkeit zusätzlich belasten. Das erhöhte Körpergewicht schränkt zudem die Bewegungsmöglichkeiten weiter ein. Aus diesem Teufelskreis können nur eine auf die Krankheit abgestimmte Ernährung und ein Bewegungsplan helfen.

Pflegeziele

Übergeordnetes Ziel in der Pflege eines alten Menschen mit Herzinsuffizienz ist, ihm zu einer größtmöglichen Selbständigkeit und Unabhängigkeit zu verhelfen. Die Achtung und Wahrung seines Selbstwertgefühles bilden den Rahmen aller pflegerischen Handlungen. Das Pflege- und Betreuungskonzept wird auf die Möglichkeiten des Betroffenen abgestimmt. Überforderungen werden erkannt und vermieden. Er kann, soweit es seine Erkrankung zuläßt, die Aktivitäten des Lebens selbständig durchführen. Pflegekräfte geben Hilfe nur da, wo sie unbedingt notwendig ist.

Pflegemaßnahmen

Zu den Pflegemaßnahmen gehört an erster Stelle die Beratung und Begleitung der Betroffenen in ihrem täglichen Leben. Besondere Lagerungen können die Atmung erleichtern und zur Verringerung von Flüssigkeitsansammlungen im Körper beitragen.

Lagerung bei Herzinsuffizienz

Bei einer Herzinsuffizienz kann eine akute Atemnot auftreten. Neben der sofortigen Information eines Arztes kann das Pflegepersonal eine spezielle Lagerung des Kranken vornehmen, um ihm die Atmung zu erleichtern (Abb. 6-23). Hierzu wird der Oberkörper des Betroffenen hoch gelagert. Einengende Kleidung, auch eine schwere Bettdecke, wird entfernt. Um den in der Lunge entstandenen Flüssigkeitsstau (s. S. 130) zu reduzieren, werden

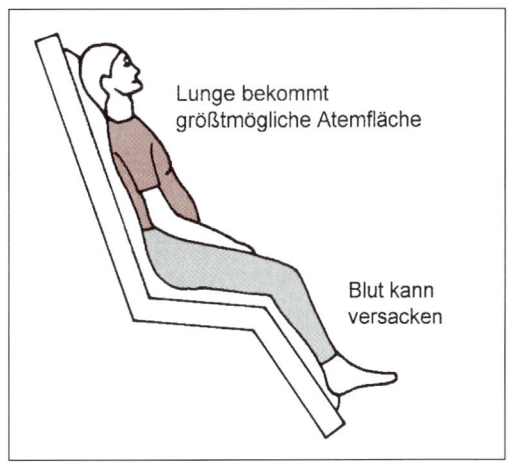

Lunge bekommt größtmögliche Atemfläche

Blut kann versacken

Abb. 6-23 Lagerung eines Patienten mit akuter Atemnot

die Beine *tief* gelagert. Mit dieser Maßnahme läßt sich der venöse Rückfluß aus den Beinen zum Herzen verringern. Zur Flüssigkeitsreduktion in der Lunge sollte der Betroffene auch keine Flüssigkeit zu sich nehmen.

Zur Unterstützung der Atmung kann die Atemhilfsmuskulatur im Zwischenrippenraum herangezogen werden. Hierzu wird der Nachttisch aufgeklappt, und der Betroffene stützt sich mit den Unterarmen auf.

Im Gegensatz zu dieser Lagerung in der akuten Luftnotsituation werden bei Herzkranken generell die Beine *hoch* gelagert. So können Wasseransammlungen besser abgebaut werden. Das Kopfteil wird zur Unterstützung der Atmung hoch gestellt.

 In dieser Lagerung besteht ein hoher Druck auf die Hautpartien im Gesäßbereich. Es besteht die Gefahr der Dekubitusbildung.

Diätberatung

Die Ernährung Herzkranker besteht aus leicht verdaulichen Speisen. Blähungen hervorrufende Nahrungsmittel, wie z.B. Kohlsorten und Hülsenfrüchte, sollten weitestgehend gemieden werden. Zur Herzdiät gehören der Verzicht auf cholesterinhaltige Nahrungsmittel (Butter, Eier) sowie alkoholhaltige Getränke und Speisen. Durch die medikamentöse Ausschwemmung von Wasseransammlungen wird gleichzeitig Kalium vermehrt ausgeschieden. Kalium ist für die Herztätigkeit unbedingt notwendig. Um einem Kaliummangel vorzubeugen, sollten in der Zusammenstellung der Speisen viele kaliumhaltige Früchte, wie z.B. Bananen oder Aprikosen, enthalten sein.

7. Blut, Lymphsystem und Körperabwehr

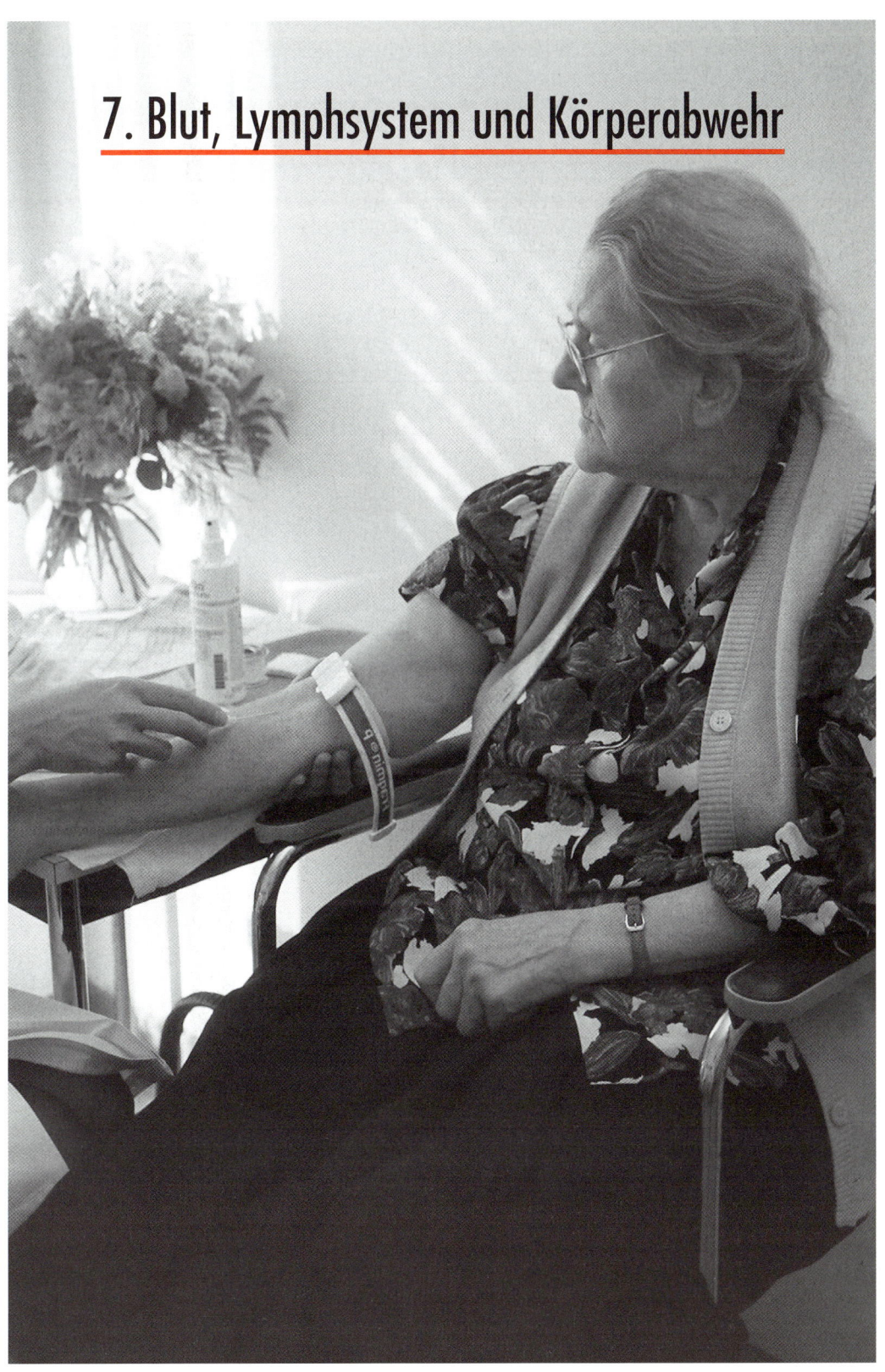

Medizinische Grundlagen

LOTTE HABERMANN-HORSTMEIER

Medizinische Grundlagen

LOTTE HABERMANN-HORSTMEIER

Blut ist eine – je nach Sauerstoffgehalt – hell- bis dunkelrote Flüssigkeit. Sie kreist in den Blutgefäßen des Herz-Kreislauf-Systems. Die festen Bestandteile des Blutes dienen

● dem Transport der Atemgase,
● der Blutstillung und
● der Körperabwehr.

In gelöster Form werden im Blut unter anderem transportiert:

● Nährstoffe
● Stoffwechsel- und Abbauprodukte
● Hormone
● Antikörper
● Vitamine

Neben dem Blutgefäßsystem besitzt der Körper noch ein weiteres Gefäßsystem, das **Lymphsystem**. Wichtigste Aufgabe der Organe des lymphatischen Systems ist die Abwehr von in den Körper eingedrungenen (körperfremden) Stoffen.

Das Blut

Die normale **Blutmenge** eines Erwachsenen beträgt etwa 7 bis 8% des Körpergewichtes. Bei einem 70 kg schweren Menschen sind das ungefähr 5 bis 6 l.

Hauptbestandteile des Blutes sind

● das Blutplasma und
● die Blutkörperchen.

Das Blutplasma

 Das **Plasma** ist der zellfreie, flüssige Anteil des Blutes.

Er enthält zu über 90% Wasser. 7 bis 8% sind Eiweißkörper, die man als *Plasmaproteine* bezeichnet. Die restlichen Bestandteile sind Fette, Kohlenhydrate, Farbstoffe, Mineralien, Hormone, Enzyme, Vitamine, Stoffwechselprodukte und Spurenelemente in unterschiedlicher Zusammensetzung.

Def. Als **Serum** bezeichnet man den von Blutkörperchen und Fibrinogen befreiten, nicht mehr gerinnbaren Teil des Blutes. Fibrinogen ist ein Eiweißstoff, der bei der Blutgerinnung eine Rolle spielt.

Bei den **Eiweißkörpern** des Blutplasmas unterscheidet man zwei Gruppen, die *Albumine* und die *Globuline*. Mit Hilfe einer recht einfachen Methode, der Elektrophorese, können die einzelnen Gruppen der Plasmaproteine weiter aufgetrennt werden. Möglich ist dies aufgrund ihrer unterschiedlichen Wanderungsgeschwindigkeit im elektrischen Gleichspannungsfeld. Die normale Eiweißelektrophorese des Menschen ergibt fünf Hauptgruppen. Man bezeichnet sie als

● Albumine (58–72%)
● α_1-Globuline (3–6%)
● α_2-Globuline (5–9%)
● β-Globuline (6–12%)
● γ-Globuline (10–19%)

Zu den vielfältigen **Aufgaben der Plasmaeiweiße** gehört die *Nährfunktion*. Die im Plasma gelösten Eiweiße stellen eine schnell verfügbare Nahrungsreserve dar. Andere Plasmaproteine übernehmen eine *Transportfunktion*. Sie verbinden sich mit bestimmten kleinmolekularen Substanzen und transportieren sie zu ihrem Bestimmungsort. Als *Puffer* tragen Eiweiße zur Aufrechterhaltung eines konstanten pH-Wertes bei. Albumine sind besonders wichtig zur *Erzeugung des sogenannten kolloidosmotischen Druckes*. Da die Wände der Kapillaren für Eiweißkörper in der Regel undurchlässig sind, üben die gelösten Eiweißmoleküle in den Haargefäßen einen Sog (osmotischer Druck) aus. Dieser ist für die Wasserverteilung zwischen den Blutgefäßen und dem umgebenden Raum von großer Bedeutung. Andere Eiweißmoleküle sind wichtige *Gerinnungsfaktoren*. γ-Globuline sind vorwiegend Antikörper, d. h. Abwehrstoffe, die von speziellen weißen Blutkörperchen gebildet werden. Man bezeichnet sie deshalb auch als *Immunglobuline*. Durch ein besonderes Trennverfahren (Immunelektrophorese) lassen sich mehrere Gruppen unterteilen. Man unterscheidet Immunglobulin A (IgA), IgD, IgE, IgG und IgM.

Die Blutkörperchen

 Def. Zelluläre oder geformte Bestandteile des Blutes bezeichnet man auch als **Blutkörperchen** (Abb. 7-1).

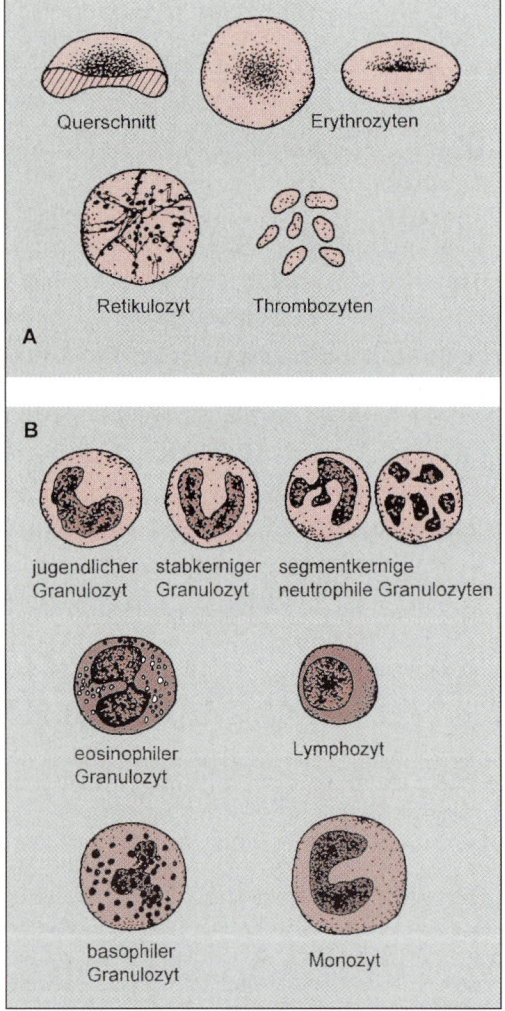

A

Querschnitt   Erythrozyten

Retikulozyt   Thrombozyten

B

jugendlicher   stabkerniger   segmentkernige
Granulozyt   Granulozyt   neutrophile Granulozyten

eosinophiler   Lymphozyt
Granulozyt

basophiler   Monozyt
Granulozyt

Abb. 7-1 A: Erythrozyten (Querschnitt, von oben und von der Seite gesehen), unreifer Erythrozyt (= Retikulozyt), Thrombozyten; B: verschiedene weiße Blutkörperchen (Granulozyten, Lymphozyt und Monozyt). Die Größenverhältnisse zwischen roten und weißen Blutkörperchen entsprechen nicht den natürlichen Verhältnissen. Granulozyten sind fast doppelt so groß wie Erythrozyten.

Es gibt drei Gruppen von Blutkörperchen:
● rote Blutkörperchen (Erythrozyten)
● weiße Blutkörperchen (Leukozyten)
● Blutplättchen (Thrombozyten)
Rote Blutkörperchen dienen dem *Gastransport*. Weiße Blutkörperchen gehören zum *Abwehrsystem* des Körpers. Blutplättchen übernehmen eine wichtige Aufgabe bei der *Blutstillung*.

Die Erythrozyten

Reife rote Blutkörperchen *(Erythrozyten)* sind scheibenförmige, in der Mitte eingedellte Zellen von ca. 7,5 μm Durchmesser. Sie besitzen keinen Zellkern und sind leicht verformbar. Ihre Anzahl hängt vom Sauerstoffbedarf des Körpers und vom Sauerstoffangebot ab. Im Durchschnitt enthält 1 mm^3 Blut einer Frau 4,5 Millionen Erythrozyten. Beim Mann sind es etwa 5 Millionen rote Blutkörperchen pro mm^3.

Die Trockensubstanz der roten Blutkörperchen besteht zu 90% aus **Hämoglobin**, dem eisenhaltigen Blutfarbstoff. Er bindet den Sauerstoff und ermöglicht so seinen Transport. Sauerstoff (O_2) und Kohlendioxid (CO_2) werden im Blut in physikalisch gelöster und chemisch gebundener Form transportiert. Im Gegensatz zum Kohlendioxid löst sich der Sauerstoff nur zu einem geringen Teil im Blut. Der größte Teil wird in den roten Blutkörperchen an Hämoglobin gebunden. Auf diese Weise gelangt der Sauerstoff in alle Organe und Gewebe des Körpers. Dort wird er in den Haargefäßen aus seiner Bindung freigesetzt und tritt durch die feinen Kapillarwände in die Zellen über.

Erythrozyten werden im *roten Knochenmark* aus kernhaltigen Vorstufen gebildet. Man findet rotes Knochenmark in den ersten Lebensjahren in allen Knochen. Später wird es in den Röhrenknochen allmählich durch gelbes Fettmark ersetzt. Die Neubildung der roten Blutkörperchen bleibt dann auf die kurzen und platten Knochen (v. a. Brustbein, Beckenknochen und Rippen) beschränkt. Unreife rote Blutzellen, die ins Blut übertreten, nennt man **Retikulozyten**. Sie besitzen noch Kernreste. Ihre Anzahl ist z. B. nach großen Blutverlusten erhöht.

Unter dem Begriff **»Blutmauserung«** versteht man den Abbau der roten Blutkörperchen nach etwa 120 Tagen. Dies geschieht hauptsächlich in der Milz, aber auch in der Leber. Das abgebaute Hämoglobin enthält kein Eisen mehr. Es wird zum Gallenfarbstoff, dem *Bilirubin*. Das Eisen wird in einem Kreislauf dem roten Knochenmark zur Erythrozytenneubildung wieder zugeführt.

Die Leukozyten

Weiße Blutkörperchen (*Leukozyten*) sind kernhaltige, meist kugelige Zellen. Ihre *Zahl* schwankt erheblich. Beim gesunden erwachsenen Menschen liegt sie bei durchschnittlich 4000 bis 10000/mm³ Blut. Nur ein relativ geringer Teil der im Körper vorhandenen Leukozyten befindet sich jedoch im Blut. Die meisten weißen Blutkörperchen findet man im Knochenmark und im Zwischenzellraum der Gewebe.

Leukozyten sind größer als Erythrozyten. Sie können Zellfortsätze ausbilden und sich durch Ausstrecken und Einziehen dieser Fortsätze aktiv fortbewegen. Viele Leukozyten haben die Fähigkeit zur *Phagozytose,* d.h. sie nehmen Fremdkörper in sich auf, bauen sie mit Hilfe von Enzymen ab und machen sie dadurch unschädlich. Die *Lebenszeit* der weißen Blutkörperchen ist – wie die der Erythrozyten – nur begrenzt. Einige können außerhalb des Knochenmarks nur wenige Tage überleben.

Nach ihrer Zellform, der Größe ihres Zellkerns und der Körnung ihres Zellplasmas unterscheidet man:

- Granulozyten
- Lymphozyten
- Monozyten
- Plasmazellen

◆ Granulozyten

Die meisten weißen Blutkörperchen im Blut des gesunden Erwachsenen sind Granulozyten. Sie sind mit 8 bis 14 μm Durchmesser fast doppelt so groß wie Erythrozyten. Ihr Kern ist gelappt. Das Zellplasma enthält zahlreiche feine Körnchen, die Granula, die den Zellen ihren Namen gaben. Je nach Anfärbbarkeit des Zellplasmas unterscheidet man

- neutrophile,
- eosinophile und
- basophile Granulozyten (s. Tab. 7-1).

Die häufigsten weißen Blutkörperchen sind die **neutrophilen Granulozyten** (55–70%). Die Granula in ihrem Zellplasma lassen sich weder durch den Farbstoff Eosin noch durch Hämatoxylin anfärben. Bei jungen Granulozyten ist der Kern noch nicht so stark in einzelne Abschnitte untergliedert wie bei ausgereiften Formen. Man bezeichnet sie daher als **stabkernige Granulozyten** – im Gegensatz zu den älteren **segmentkernigen Granulozyten.** Hauptaufgabe der neutrophilen Granulozyten ist das Unschädlichmachen von Bakterien, Zelltrümmern und anderen Fremdkörpern durch Phagozytose. Die Blutkörperchen können durch die Wände der Kapillaren in das Gewebe gelangen. Dort nehmen sie die fremden Substanzen in sich auf (die Fremdkörper werden phagozytiert, d.h. »gefressen«) und bauen sie ab.

Tab. 7-1 Weiße Blutkörperchen. Differentialblutbild eines gesunden erwachsenen Menschen

Granulozyten	
Neutrophile Granulozyten	55–70%
Segmentkernige	55–70%
Stabkernige	<3%
Eosinophile Granulozyten	1–5%
Basophile Granulozyten	<1%
Lymphozyten	25–40%
Monozyten	2–6%

Nur ca. 2% aller weißen Blutkörperchen sind **eosinophile Granulozyten**. Der Farbstoff Eosin färbt die Körnchen in ihrem Plasma leuchtend rot an. Eosinophile Granulozyten sind im Blut vor allem bei allergischen Erkrankungen und nach Kontakt mit Würmern vermehrt vorhanden. Sie machen Verbindungen von Antigenen und Antikörpern (Antigen-Antikörper-Komplexe; s. S. 156) unschädlich und nehmen körperfremdes Eiweiß in sich auf.

Basophile Granulozyten sind sehr selten (weniger als 1% der weißen Blutkörperchen). Durch den Farbstoff Hämatoxylin werden ihre Granula blau angefärbt. Wahrscheinlich spielen sie bei bestimmten Überempfindlichkeitsreaktionen eine Rolle und sind an der Abwehr von Parasiten beteiligt.

◆ Lymphozyten

Die kugelförmigen Lymphozyten besitzen einen sehr großen Zellkern, der nur von einem schmalen Plasmasaum umgeben ist. Etwa 25 bis 40% der weißen Blutkörperchen eines Erwachsenen sind Lymphozyten. Man unterscheidet

- **kleine Lymphozyten** von 7 bis 10 μm Durchmesser von den

- **großen Lymphozyten** (Durchmesser: 11 bis 16 μm). Die Stammzellen der Lymphozyten werden im Knochenmark gebildet. Von dort aus wandern sie als unspezialisierte Zellen im Laufe der vorgeburtlichen und frühkindlichen Entwicklung zu ihren »Prägestellen«. Die späteren **B-Lymphozyten** werden wahrscheinlich im Knochenmark selbst geprägt (bei Vögeln ist es ein lymphatisches Organ namens **B**ursa Fabricii, daher der Name B-Lymphozyten). Aus den übrigen Zellen entwickeln sich **T-Lymphozyten**, die ihre spezielle Prägung im **T**hymus erhalten. Die reifen B- und T-Lymphozyten wandern nun in andere lymphatische Organe wie Lymphknoten, Milz und Mandeln ein. Dort vermehren sie sich und setzen bei Kontakt mit körperfremden Stoffen Abwehrreaktionen in Gang. B-Lymphozyten wandeln sich nach dem Kontakt mit einem Fremdkörper (Antigen) in Plasmazellen um und produzieren Substanzen, mit denen Infektionen gezielt bekämpft werden können. Man nennt diese Substanzen *Antikörper*. Bei den T-Lymphozyten unterscheidet man verschiedene Formen, u.a. die zellschädigenden T-Zellen (sog. T-Killer-Zellen), T-Helfer-Zellen und T-Gedächtnis-Zellen.

Die *Lebensdauer* der Lymphozyten variiert sehr stark. Einige leben nur etwa eine Woche, andere mehrere hundert Tage.

◆ Monozyten

Monozyten gehören zu den größten Zellen des Blutes (Durchmesser: 12 bis 20 μm). Ihr großer, etwas außerhalb der Mitte liegender Kern kann gelappt oder bohnenförmig sein. Das Zellplasma enthält sehr feine Körnchen. Die gut beweglichen Zellen nehmen größere Teilchen wie Zelltrümmer in sich auf und speichern sie in ihrem Inneren. Bildungsort der Monozyten ist das rote Knochenmark.

◆ Plasmazellen

Plasmazellen erscheinen nur unter bestimmten Bedingungen im Blut. Die 14 bis 20 μm großen Zellen besitzen einen relativ kleinen, ovalen Kern. Sie entstehen aus *B-Lymphozyten* und bilden Antikörper zur Infektionsbekämpfung. Normalerweise findet man sie in der Umgebung kleinerer Blutgefäße, in Drüsen, im lymphatischen System und im Knochenmark.

Die Thrombozyten

Blutplättchen *(Thrombozyten)* sind kleine, unregelmäßig geformte Teilchen, die durch Abschnürung von großen Stammzellen, den Knochenmarksriesenzellen, entstehen. Die Bildung der Knochenmarksriesenzellen erfolgt im roten Knochenmark.

Die nur 2 bis 3,5 μm großen, 0,5 bis 0,75 μm dicken, kernlosen Plättchen leben etwa 7 bis 10 Tage. Beim gesunden Erwachsenen findet man ca. 150000 bis 350000 Thrombozyten pro mm^3 Blut. Blutplättchen zerfallen leicht und geben dabei Enzyme für die Blutgerinnung frei. Diese Enzyme bezeichnet man auch als *Gerinnungsfaktoren*.

Rote Blutkörperchen weisen im Alter nur geringgradige Veränderungen auf. Sie scheinen dann allerdings empfindlicher auf äußere Reize zu reagieren. Ihre durchschnittliche Lebenszeit ist nicht verkürzt.

Verschiedene Untersuchungen haben gezeigt, daß es bei den *Granulozyten* im Alter nicht zu Funktionsstörungen kommt. Ihre Überlebenszeit ist leicht verkürzt. Die Zahl der *Monozyten* bleibt wahrscheinlich im Alter konstant. Dagegen nimmt die Anzahl der *Lymphozyten* im Blut zwischen dem 40. und 80. Lebensjahr ständig ab. In den Lymphknoten bleibt die Menge der B-Lymphozyten im Laufe des Lebens etwa gleich, dagegen sinkt die Zahl der T-Lymphozyten geringfügig.

Die Thrombozytenkonzentration im Blut verändert sich im Alter kaum. Es wird jedoch vermutet, daß die *Blutplättchen* im Alter durch die dann häufig vorkommenden Gefäßveränderungen (Arteriosklerose) vermehrt aktiviert werden. Dies ist wahrscheinlich der Grund für eine leicht verminderte Lebenszeit der Thrombozyten alter Menschen. Die Knochenmarksriesenzellen nehmen dagegen an Zahl und Größe zu. Es entstehen größere Thrombozyten, die leichter verklumpen. Die Blutungszeit ist bei alten Menschen daher verkürzt. Es besteht eine erhöhte Gefahr der Thrombenbildung!

Physiologie des Blutes

Die Blutgruppen

Auf der Oberfläche menschlicher Erythrozyten befinden sich Eiweiße, die als *Antigene* wirken können. Antigene sind in der Regel körperfremde Stoffe, gegen die das Immunsystem des Menschen Abwehrstoffe, die *Antikörper*, bildet. Die Eiweiße der Erythrozytenoberfläche bestimmen die **Blutgruppeneigenschaften** des Menschen.

Hauptblutgruppen sind die Blutgruppen A, B, AB und 0. Man spricht daher auch vom **AB0-System**. Die Blut-

gruppenmerkmale werden nach den Mendelschen Erbgesetzen vererbt. In den ersten Monaten nach der Geburt bildet ein Säugling Antikörper gegen die Erythrozyten anderer Blutgruppen aus. Blutplasma von Menschen mit der Blutgruppe A enthält z.B. Antikörper gegen die Blutgruppeneigenschaft B (Anti-B). B-Blut enthält Anti-A. Plasma der Gruppe 0 besitzt Anti-A und Anti-B, während AB-Blut keine Antikörper gegen die Blutgruppensubstanzen A und B enthält. Antikörper gegen bestimmte Blutgruppeneigenschaften bezeichnet man auch als *Agglutinine*. Es sind Substanzen, die eine Verklumpung von Blutbestandteilen – eine Agglutination – hervorrufen.

Neben dem AB0-System gibt es noch eine Reihe von Zwischen- und Unterblutgruppen, unter anderem das **Rhesus-System** und das **MNSs-System**. Von praktischer Bedeutung ist vor allem das Rhesus-System. Blut, dessen rote Blutkörperchen durch Kontakt mit speziellen Antikörpern verklumpen, nennt man Rh-positiv. Bei den Antikörpern handelt es sich um Abwehrstoffe, die Kaninchen oder Meerschweinchen bilden, wenn ihnen Erythrozyten von Rhesusaffen eingespritzt werden. In Mitteleuropa sind etwa 85% der Bevölkerung Rh-positiv. Bei den übrigen Menschen erfolgt keine Verklumpung, sie sind Rh-negativ. Die Eigenschaft Rh-negativ ist in anderen Bevölkerungsgruppen (z.B. bei Indern, Indianern, Chinesen oder Negern) kaum vorhanden.

Im Gegensatz zum AB0-System kommt es bei Rh-negativen Personen erst dann zur Bildung von Antikörpern, wenn sie Kontakt mit Rh-positiven Erythrozyten hatten. Man nennt diesen Vorgang *Sensibilisierung*. Erst bei einem erneuten Kontakt mit Rh-positiven roten Blutkörperchen tritt eine Antigen-Antikörper-Reaktion zwischen den Rh-Antikörpern und den Rh-positiven Erythrozyten ein. Von großer Bedeutung ist dies bei Bluttransfusionen.

 Es darf daher prinzipiell nur blutgruppengleiches Blut übertragen werden!

Blutstillung und Blutgerinnung

Verletzungen des Gefäßsystems können durch den Mechanismus der **Blutstillung** innerhalb weniger Minuten abgedichtet werden. Hierbei kommt es zu einer Anlagerung von Blutplättchen an die Wundränder. Gleichzeitig wird der Gerinnungsfaktor Prothrombin (Faktor II) zu Thrombin umgewandelt. Das Thrombin verklebt die Blutplättchen zu einem Thrombozytenpfropf (sog. **weißer Thrombus**). Aus den Blutplättchen werden Substanzen freigesetzt, die zu einer Gefäßzusammenziehung im Wundgebiet führen. Dies alles bewirkt eine vorläufige Blutstillung. Der Verschluß des Blutgefäßes ist jedoch noch nicht stabil. Die Zeit, die vergeht, bis eine Blutstillung eingetreten ist, bezeichnet man als **Blutungszeit**. In der Regel sind es 2 bis 3 Minuten.

Ein stabiler Verschluß der verletzten Stelle wird erst durch die **Blutgerinnung** erreicht. Der Vorgang der Gerinnung läuft auf zwei unterschiedlichen Wegen ab, zum einen im Gefäßsystem, zum anderen im umliegenden Gewebe. Beide Wege werden jedoch gleichzeitig in Gang gesetzt. Die komplizierte Kettenreaktion, bei der die Ge-

rinnungsfaktoren gleichzeitig oder nacheinander wirksam werden, kann nur ungestört ablaufen, wenn alle Faktoren in ausreichender Menge vorhanden sind. Einer der wichtigsten Faktoren ist das *Fibrin*, das durch die eiweißspaltende Aktivität des Thrombins aus Fibrinogen (Faktor I) entsteht. Die Fibrinfäden ziehen sich im letzten Abschnitt der Blutgerinnung zu einem Netz zusammen und bilden ein Blutgerinnsel (sog. **gemischter** oder **roter Thrombus**). Später wächst Bindegewebe in den Thrombus ein. Die Stelle vernarbt.

Das Abwehrsystem des Menschen

Der Mensch wird ständig durch Krankheitserreger aus der Umwelt bedroht, die versuchen, in den Körper einzudringen und sich dort zu vermehren. Sobald körperfremde Stoffe wie Bakterien, Viren oder anderes artfremdes Eiweiß in den Organismus gelangen, werden Abwehrreaktionen ausgelöst. Der Körper versucht, die Eindringlinge unschädlich zu machen. Das *unspezifische Abwehrsystem* dient dabei der sofortigen Vernichtung körperfremder Substanzen, während das *spezifische Abwehrsystem* erst nach einer zeitlichen Verzögerung wirksam wird.

Das Abwehrsystem steht über zahlreiche Verbindungswege mit dem Nervensystem und dem Hormonsystem in Kontakt. Es sendet z.B. Signale an das Gehirn aus und umgekehrt »versteht« es auch die chemischen Botschaften der Gehirnzellen. So kann z.B. bei chronischem Streß die Körperabwehr erheblich beeinträchtigt sein. Krankheitskeime oder Tumorzellen haben dann eine größere Chance, sich ungehindert im Körper auszubreiten.

Das unspezifische Abwehrsystem

Zur unspezifischen Abwehr verfügt der Mensch über bestimmte Abwehrzellen und gelöste Stoffe (Eiweiße, Signalstoffe und aggressive Verbindungen). Sie dienen der sofortigen Vernichtung eingedrungener Fremdkörper und Krankheitserreger.

Unspezifische **zelluläre Reaktionen** erfolgen durch kleine und große Freßzellen. Neutrophile Granulozyten sind *kleine Freßzellen*. Nachdem sie die Erreger unschädlich gemacht haben, gehen sie zugrunde und bilden Eiterkörperchen. Bei den *großen Freßzellen* unterscheidet man die Gewebsfreßzellen, zu denen bestimmte Bindegewebszellen in inneren Organen (die Retikulumzellen) gehören, von den Blutfreßzellen, den Monozyten.

Der unspezifischen Abwehr dienen auch in den Körperflüssigkeiten **gelöste Stoffe**. Hierzu gehört das sog. *Komplementsystem*. Es sind Eiweiße, die sich u.a. an eingedrungene Bakterien anlagern und so zum Platzen der fremden Zellen führen. Daneben verstärken und ergänzen sie die Wirkung der von den Plasmazellen gebildeten Antikörper (s. u.). Auch das *Lysozym* ist ein gelöster Stoff, der Bakterien angreifen und zur Auflösung bringen kann. Das *Interferon* hemmt u. a. die Virusvermehrung in den Zellen.

Das spezifische Abwehrsystem

Zum spezifischen Abwehrsystem des Menschen zählt man
- B-Lymphozyten
- Plasmazellen
- T-Lymphozyten

Durch das Immunsystem (Abwehrsystem) kann der Körper körpereigene von körperfremden Stoffen unterscheiden. Gegen körperfremde Stoffe, die *Antigene,* werden spezifische Abwehrstoffe (Antikörper) gebildet. Antikörper schützen den Körper vor der eingedrungenen fremden Substanz, sie verleihen ihm eine Immunität gegen das entsprechende Antigen.

Nach dem Kontakt mit körperfremden Stoffen, den Antigenen, wandeln sich die **B-Lymphozyten** in *Plasmazellen* um. Diese bilden dann die für die Abwehrreaktion benötigten *Antikörper.* Die Antikörper gehören meist zur Gruppe der γ-Globuline und richten sich gegen ein bestimmtes Antigen. Auf der Oberfläche der Antigene befinden sich Bindungsstellen für die Antikörper. Jeweils nur die spezifischen Antikörper passen dort wie ein Schlüssel zu seinem Schloß. Antigen und Antikörper reagieren miteinander. Sie bilden einen *Antigen-Antikörper-Komplex.* Verbindet sich ein Antikörper mit einem Bakterium (Antigen), wird durch die Reaktion dessen Auflösung eingeleitet. Antikörper können also ein Antigen nicht direkt vernichten. Sie »markieren« die Erreger und helfen dadurch dem Komplementsystem und den Freßzellen, die Eindringlinge leichter zu erkennen. Die Antikörperbildung setzt bei einem erneuten Kontakt mit dem Antigen sehr viel schneller ein, da spezielle B-Lymphozyten, die *Gedächtniszellen,* Informationen über den betreffenden Stoff gespeichert haben.

Im Gegensatz zu den B-Lymphozyten sind die **T-Lymphozyten** für die *spezifische zelluläre Abwehrreaktion* zuständig. Sie richten sich vor allem gegen spezielle Erreger wie Viren und Mykobakterien, die durch die oben beschriebenen Maßnahmen (Antikörperbildung etc.) nicht sicher vernichtet werden können. Auch Tumorzellen werden durch sie unschädlich gemacht. Nach dem ersten Kontakt eines T-Lymphozyten mit einem Antigen (z. B. einem Eiweißkörper auf der Oberfläche eines Virus) bildet er durch Vermehrung eine T-Lymphozyten-Familie, einen *Klon.* Alle Lymphozyten dieser Familie sind gegen dieses eine Antigen gerichtet. Ein Teil dieser Zellen sondert zellschädigende Substanzen ab. Man bezeichnet sie daher als *T-Killer-Zellen.* Über *T-Helfer-Zellen* greifen T-Lymphozyten auch in die Antikörperbildung ein. *Gedächtniszellen* bleiben über einen längeren Zeitraum im Blut und lösen bei erneutem Kontakt mit dem Antigen sofort eine intensive Reaktion aus.

Das Lymphsystem

Neben dem Blutgefäßsystem besitzt der Organismus noch ein weiteres Gefäßsystem, das **Lymphgefäßsystem**.
Zu den **lymphatischen Organen** gehören:
- die Lymphknoten,
- die Mandeln (Tonsillen),
- der Thymus (Bries) und
- die Milz (Splen, Lien).

Außerdem findet man über den ganzen Körper verstreut einzelne Lymphfollikel.
Wichtigste Aufgabe der lymphatischen Organe ist die *Abwehr von körperfremden Stoffen* im Rahmen des Immunsystems.

Das Lymphgefäßsystem

Die **Lymphe** ist eine klare Flüssigkeit, die in ihrer Zusammensetzung dem Blutplasma ähnelt. Sie enthält jedoch mehr Fett, dagegen weniger Eiweiß und Kohlenhydrate als das Plasma.

Als zelluläre Bestandteile enthält die Lymphe fast ausschließlich *Lymphozyten.* Sie werden mit der Lymphflüssigkeit aus den Lymphknoten herausgeschwemmt und gelangen so in das Lymphgefäßsystem. Dort halten sie sich aber meist nur wenige Stunden auf. Schon bald bleiben sie wieder in den nachgeschalteten lymphatischen Organen hängen.

Das Lymphgefäßsystem (Abb. 7-2) bildet im Gegensatz zum Blutgefäßsystem keinen geschlossenen Kreislauf. Die feinsten Verästelungen der Lymphbahnen nennt man **Lymphkapillaren**. Sie beginnen blind zwischen den Körperzellen. Hier nehmen sie einen Teil der Zwischenzellflüssigkeit, die von den Blutkapillaren durch die Kapillarwand an die Umgebung abgegeben wird,

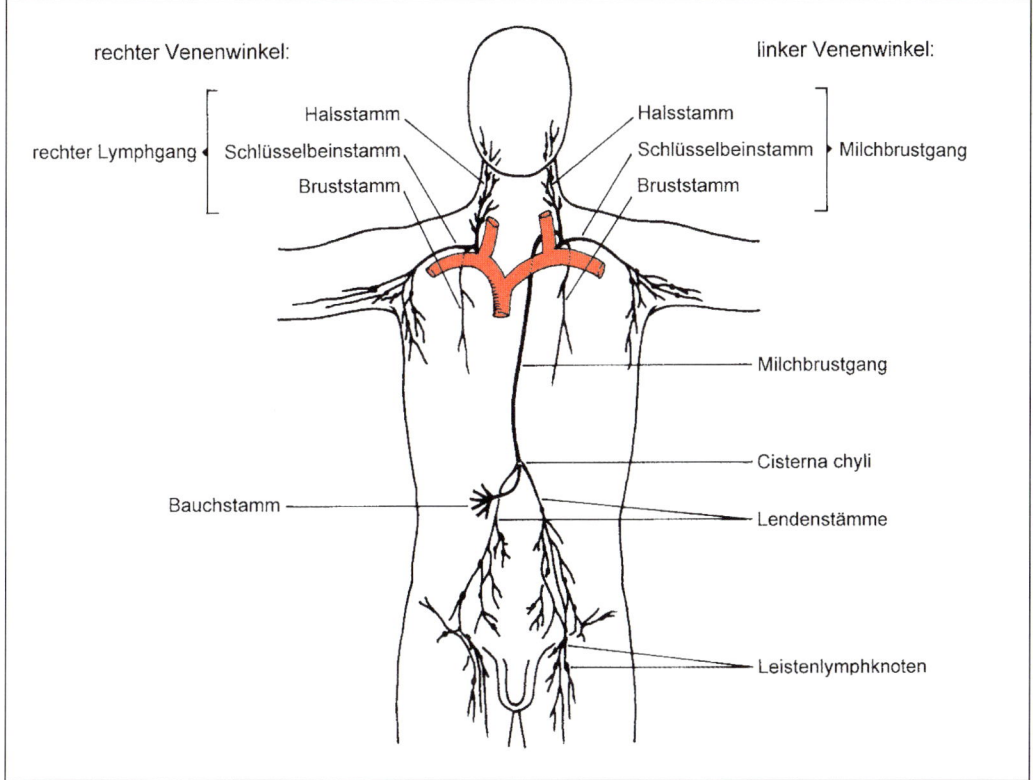

rechter Venenwinkel:

linker Venenwinkel:

rechter Lymphgang

Halsstamm

Halsstamm

Schlüsselbeinstamm

Schlüsselbeinstamm

Milchbrustgang

Bruststamm

Bruststamm

Milchbrustgang

Cisterna chyli

Bauchstamm

Lendenstämme

Leistenlymphknoten

Abb. 7-2 Die großen Lymphbahnen und die wichtigsten Lymphknotengruppen des menschlichen Körpers. Als Cisterna chyli bezeichnet man eine Erweiterung des Milchbrustganges, die durch den Zusammenfluß der beiden Lendenstämme und des unpaaren Darmstammes der Lymphabflußwege entsteht.

wieder auf. Alle Organe besitzen ein dichtes Netz von Lymphkapillaren, die in größere Lymphgefäße einmünden. Zur Körpermitte hin gehen diese kleineren Lymphgefäße in immer größere Lymphbahnen über. Die größeren Lymphgefäße münden in zwei Hauptlymphbahnen, den schwächeren **rechten Lymphgang** und den relativ breiten **Milchbrustgang** (der Name kommt von der milchig aussehenden, fettreichen Darmlymphe). Beide Hauptlymphbahnen münden in Venen der oberen Körperhälfte.

Die größeren Lymphgefäße ähneln in ihrem Aufbau den Venen. Wie diese besitzen auch sie Taschenklappen, die den Rückfluß der Lymphflüssigkeit verhindern. In den z.T. parallel zu Arterien und Venen verlaufenden Lymphgefäßen wird die Lymphflüssigkeit – entsprechend dem Blut in den Venen – durch die Muskeltätigkeit und die Atmung zur Körpermitte hin transportiert.

Die Lymphknoten

Die in die Lymphbahnen eingeschalteten, bohnenförmigen Gebilde nennt man **Lymphknoten**. Sie sind in der Regel zwischen 2 mm und 2 cm groß und von einer bindegewebigen Kapsel umgeben. Lymphknoten besitzen mehrere zuführende Lymphgefäße, meist aber nur einen abführenden Lymphweg.

Im Inneren eines Lymphknotens unterscheidet man eine Mark- und eine Rindenzone. In der äußeren Rindenzone liegen zahlreiche **Lymphfollikel**. Diese kleinen Knötchen bestehen aus dicht beieinander liegenden Lymphozyten in einem Netz von schwammartigem Bindegewebe. Hier kommt es nach einem Antigenkontakt zu einer lebhaften Teilung der Lymphozyten. In der Markzone gibt es Bereiche, die nur wenige Lymphozyten enthalten. Man nennt sie **Marksinus** und **Randsinus** (Abb. 7-3).

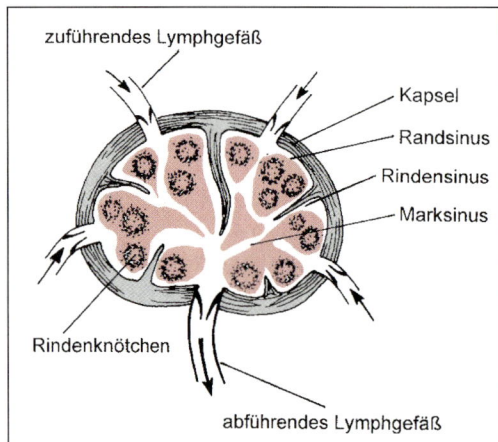

Abb. 7-3 Schnitt durch einen Lymphknoten

Die die Sinus auskleidenden **Retikulumzellen** sind Freß-zellen. Sie sind in der Lage, Fremdkörper und Krankheitserreger in sich aufzunehmen und unschädlich zu machen. Die Lymphknoten dienen auf diese Weise als *Filterstationen für die Lymphe.* Auch Tumorzellen können so als Fremdkörper erkannt werden. Aus bislang noch unbekannten Gründen kann es jedoch auch dazu kommen, daß diese Form der Abwehr nicht mehr funktioniert. Nachdem sich Tumorzellen von einem bösartigen Tumor gelöst haben, können sie vom Lymphstrom erfaßt und weggeschwemmt werden. Sie bleiben schließlich im Filter des nächstgelegenen Lymphknoten hängen. Dort wachsen sie dann weiter und bilden schließlich Tochtergeschwülste, die Metastasen.

Die wichtigsten **Lymphknotengruppen** des menschlichen Körpers sind
● Leistenlymphknoten
● Achsellymphknoten
● Lymphknoten von Kopf und Hals
● Lymphknoten an der Lungenwurzel
  (sog. Hiluslymphknoten)
● Lymphknoten der Bauch- und Beckenorgane
Vergrößerte, schmerzhafte oder verhärtete regionale Lymphknoten zeigen Erkrankungen (z. B. Entzündungen oder Tumoren) in diesem Bereich an.

Die Mandeln

Die als Mandeln oder *Tonsillen* bezeichneten lymphatischen Organe liegen im Mund- und im Nasen-Rachen-Raum. Ihre Aufgabe ist es, schon unmittelbar nach dem Eindringen von Fremdkörpern und Krankheitserregern über Mund und Nase Abwehrvorgänge einzuleiten.

Man unterscheidet:
● die Rachenmandel,
● die beiden Gaumenmandeln und
● die Zungenmandel.
Zusammen mit lymphatischem Gewebe in der seitlichen Rachenwand, dem *»Seitenstrang«*, werden die Mandeln auch unter der Bezeichnung **lymphatischer Rachenring** zusammengefaßt.

Straffes Bindegewebe grenzt die Mandeln gegen das umgebende Gewebe ab. Die Oberfläche einer Mandel ist stark zerklüftet. Man bezeichnet die Einstülpungen auch als *Krypten.* Sie dienen der Oberflächenvergrößerung. Unmittelbar unter der Oberfläche liegen Lymphfollikel. Hier werden Abwehrvorgänge nach dem Kontakt mit Krankheitserregern eingeleitet. Alle Mandeln sind über Lymphbahnen mit tiefer gelegenen Lymphknoten verbunden.

Am Dach des Rachenraumes, hinter den inneren Nasenlöchern, befindet sich die **Rachenmandel**. Sie ist im Kindergarten- und frühen Schulalter – als Ausdruck der Entfaltung des Immunsystems – besonders stark entwickelt.

Beidseits des Gaumenbogens liegen die **Gaumenmandeln**. Nach dem Kontakt mit bestimmten Krankheitserregern (meist sind es Bakterien oder Viren) kann es zu einer Entzündung des lymphatischen Gewebes der Gaumenmandeln kommen. Solche Mandelentzündungen kommen im Kindes- und Jugendalter besonders häufig vor. Die am Zungengrund gelegene flache **Zungenmandel** ist gegen ihre Umgebung nicht scharf abgegrenzt. Man bezeichnet die Ansammlungen lymphatischen Gewebes auch als *Zungenbälge.* Im Gegensatz zu den übrigen Mandeln besitzt die Zungenmandel nur flache Einstülpungen (Krypten).

Lymphfollikel

In alle Schleimhäute des Körpers sind einzelne Lymphfollikel eingelagert. Sie entsprechen in ihrem Aufbau den Lymphfollikeln der Mandeln und der Lymphknoten. Besonders zahlreich kommen Lymphfollikel in der Darmschleimhaut vor. Man bezeichnet sie dort zusammenfassend als **Peyer-Plaques**. Auch im Wurmfortsatz des Blinddarmes finden sich reichlich Lymphfollikel.

Schleimhäute sind Kontaktstellen des Körpers mit der Außenwelt. Über die Nahrung und die Atemluft können Krankheitserreger in den Organismus gelangen. Die Lymphfollikel in den Schleimhäuten dienen der Abwehr dieser Krankheitskeime. Wie in den Lymphfollikeln der lymphatischen Organe reifen hier auch Lymphozyten heran.

Der Thymus

Der Thymus oder Bries liegt im mittleren Brustraum, hinter dem Brustbein, vor dem Herzbeutel (Abb. 7-4). Das lymphatische Organ besteht aus zwei miteinander verwachsenen Lappen. Es ist während der Kindheit und Jugend des Menschen besonders stark entwickelt und bildet sich im Erwachsenenalter zurück. Das Thymusgewebe wird dann zum Großteil durch Fettgewebe ersetzt. Als **übergeordnetes Immunorgan** dient der Thymus der »*Prägung*« *der T-Lymphozyten*. Der Ablauf dieses Vorganges ist nicht in allen Einzelheiten bekannt. Für die Entwicklung der zellgebundenen spezifischen Abwehr ist der Thymus jedoch unentbehrlich. Kommt ein Kind ohne Thymusanlage zur Welt, führt dies zu schweren Störungen im Immunsystem.

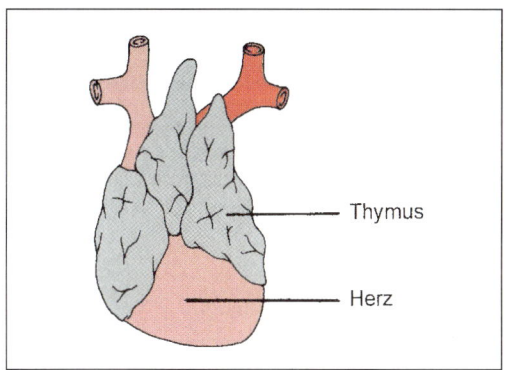

Abb. 7-4 Lage des Thymus über dem Herzbeutel beim Neugeborenen

Die Milz

Die Milz *(Splen, Lien)* ist ein blaurotes, bohnenförmiges Organ von der Größe einer Faust. Sie liegt im linken Oberbauch. In ihrer Nachbarschaft befinden sich die linke Niere, der Magen und der Dickdarm. Ihr Gewicht liegt im Durchschnitt bei 150 bis 160 g. Sie ist etwa 10 bis 12 cm lang und 6 bis 8 cm breit. Im Erwachsenenalter ist das Organ normalerweise nicht tastbar. Bei bestimmten Erkrankungen (z.B. infolge eines Pfortaderhochdrucks oder bei einigen bösartigen Bluterkrankungen) kann es allerdings zu einer Vergrößerung der Milz kommen. Man spricht dann von einer **Splenomegalie**. Die Milz ist nun von außen zu tasten.

Anders als die übrigen lymphatischen Organe ist die Milz in den Blutkreislauf eingeschaltet. Sie ist ein wichtiges **Kontrollorgan des Blutes**.

Die Milz ist außen von einer bindegewebigen Kapsel umgeben. Von der Kapsel ziehen Bindegewebssträngen in das Innere der Milz und bilden ein Stützgerüst. Zwischen ihnen liegt das eigentliche Milzgewebe, die *Milzpulpa*. Sie besteht u. a. aus netzartigem Bindegewebe, lymphatischem Gewebe und weiten Bluträumen *(Milzsinus)*.

Weiße Pulpa nennt man den Bereich der Lymphfollikel. In diesen Milzknötchen werden nach einem Antigenkontakt neue Lymphozyten gebildet. Aus den Arterien der weißen Pulpa wird das Blutplasma abfiltriert. Die darin vorhandenen körperfremden Stoffe (Antigene) werden unschädlich gemacht.

Die **rote Pulpa** stellt ein Hohlraumsystem dar, das vor allem aus Gitterfasern und weiten Bluträumen besteht (Abb. 7-5). Die Milzgefäße treten an der eingebuchteten Unterseite des Organs ein bzw. aus. Schon bald verzweigt sich die Milzschlagader in immer kleiner werdende Arterien, bis sie schließlich in ein Netz von feinen Haargefäßen übergeht. Diese Kapillaren sind von Freßzellen umgeben. Sie münden anschließend in weite Bluträume. Durch die durchlässigen Wände dieser **Milzsinus** können die normalerweise leicht verformbaren Blutzellen hindurchtreten. Überalterte Blutzellen, vor allem Erythrozyten, bleiben dagegen hängen. Sie werden von den Freßzellen aufgenommen und abgebaut. Man bezeichnet diesen Vorgang als *Blutmauserung*. Eine weitere Aufgabe der Milz ist es, den Körper in Belastungssituationen zusätzlich mit Blut zu versorgen. Die Milz dient also als *Blutspeicher*, der bei Bedarf entleert werden kann (vgl. Tab. 7-2).

Im Gegensatz zu anderen Organen wie Lunge oder Herz ist die Milz kein zum Überleben notwendiges Organ. Muß sie aus zwingenden Gründen entfernt werden, kann ein Großteil ihrer Aufgaben von Leber, Lymphknoten und Knochenmark übernommen werden.

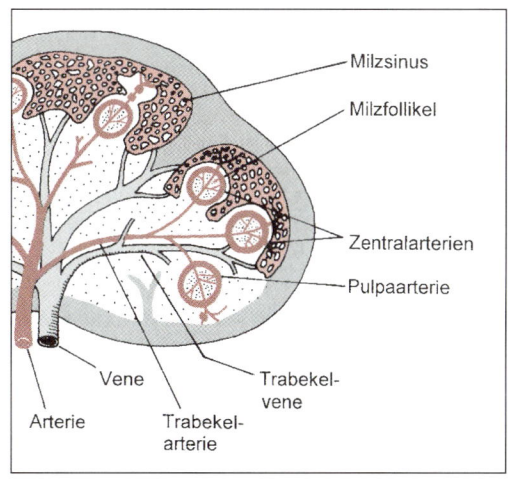

Abb. 7-5 Schnitt durch die Milz

Tab. 7-2 Übersicht über die wichtigsten Funktionen von Thymus und Milz

Thymus:	● »Prägung« der T-Lymphozyten
	● Lymphozytenvermehrung und -reifung
Milz:	● Filterung des Blutplasmas, Unschädlichmachen von Fremdkörpern (Antigenen) im Blut
	● Abbau überalterter Blutzellen (v. a. von Erythrozyten) = Blutmauserung
	● Lymphozytenvermehrung und -reifung

 Eine starke Rückbildung des Thymus setzt schon im frühen Erwachsenenalter ein. Beim alten Menschen sind in der Regel überhaupt keine Organreste mehr vorhanden.

Parallel zur Rückbildung des Thymus kommt es schon im zweiten Lebensjahrzehnt zu einer Verkleinerung der Milzpulpa. Bei Männern ab dem 30., bei Frauen ab dem 40. Lebensjahr kann man dann eine Verminderung des Milzgewichtes und des Milzvolumens feststellen. Mit zunehmendem Alter findet man in der Milz eine erhebliche Bindegewebsvermehrung und Veränderungen an den Milzgefäßen. Auch die Aufenthaltsdauer der roten Blutkörperchen in der Milz steigt mit der Zeit an.

Die wichtigsten Erkrankungen des Blutes und des Lymphsystems im Alter

Bei vielen Erkrankungen – nicht nur Blutkrankheiten – kommt es im Krankheitsverlauf zu einer Veränderung der Blutkörperchenzahl.

 Def. Einen Anstieg der Leukozytenzahl zum Teil weit über 10000/mm³ Blut bezeichnet man als **Leukozytose**.

Eine Reihe von Erkrankungen, vor allem bakterielle Infektionskrankheiten, gehen mit einer Leukozytose einher.

 Def. Sinkt die Zahl der weißen Blutkörperchen unter die Norm (ca. 4000/mm³ Blut) ab, so spricht man von einer **Leukopenie**.

Bei bestimmten Viruserkrankungen und wenigen bakteriellen Erkrankungen (z.B. bei Typhus) kommt es regelmäßig zu einer Verminderung der Leukozytenzahl.

Def. Als **Anämie** bezeichnet man eine Verminderung der roten Blutkörperchen unter 3,9 Mill. Erythrozyten/μl Blut bei der Frau und 4,3 Mill. Erythrozyten/μl beim Mann und/oder eine Verminderung des roten Blutfarbstoffes (Hämoglobin).

 Def. Bei einer Vermehrung der roten Blutkörperchen spricht man von einer **Polyglobulie** oder **Erythrozytose**.

 Def. Unter einer **Thrombozytopenie** versteht man das Absinken der Thrombozytenzahl unter 140000/mm³ Blut.

Es treten dann spontane Blutungen auf. Meist sind es punktartige blauviolette Fleckchen in der Haut. Zu größeren Blutungen kommt es erst, wenn die Zahl der Blutplättchen auf weniger als 30000/mm³ Blut absinkt.

 Def. Ist die Anzahl der Blutplättchen im Blut vermehrt (über 440000/mm³ Blut), bezeichnet man das als **Thrombozytose**.

Die leicht zerfallenden Thrombozyten setzen vermehrt Gerinnungsfaktoren frei. Es kann zu spontanen Gefäßverschlüssen kommen.

Anämien

 Def. **Anämien** sind durch eine Verminderung der roten Blutkörperchen und des roten Blutfarbstoffes (Hämoglobin) gekennzeichnet.

> Bei der auch als »Blutarmut« bezeichneten Erkrankung kommt es zu einer Reihe uncharakteristischer Symptome wie Blässe, Müdigkeit und Leistungsschwäche.

Häufigste Form der Anämie im Alter ist die **Eisenmangelanämie**. Eisen ist ein wichtiger Bestandteil des Hämoglobins, des roten Blutfarbstoffes. Die Eisenmangelanämie ist oftmals ein Zeichen dafür, daß der Körper ständig etwas *Blut verliert*. Als Blutungsquelle kommen beim alten Menschen vor allem bösartige Tumoren des Magen-Darm-Traktes in Betracht. Nicht selten ist jedoch auch eine *Mangelernährung* oder eine *Verdauungsstörung* Ursache dieser Anämieform. Die Behandlung der Eisenmangelanämie besteht daher in erster Linie darin, die zum Eisenverlust führenden Ursachen auszuschalten. Zusätzlich gibt man meist Eisen in Form von Tabletten, Kapseln o. ä. (ca. 100–200 mg/Tag).

Bei der **perniziösen Anämie** kommt es zu einer Beeinträchtigung der Erythrozytenneubildung. Ursache ist ein *Mangel an Vitamin B$_{12}$*, der zu einer Reifungshemmung bei den roten Blutkörperchen führt. Er entsteht bei alten Menschen meist auf dem Boden einer chronischen Magenschleimhautentzündung (*chronisch atrophische Gastritis*, s. S. 274f). Es fehlt der zur Aufnahme des Vitamin B$_{12}$ im Dünndarm nötige *Intrinsic-Faktor.* Das für die Blutbildung wichtige Vitamin wird ungenutzt ausgeschieden.
Neben den typischen Symptomen einer Anämie wie Leistungsabfall, Müdigkeit und Schwächegefühl beobachtet man bei dieser Form der Blutarmut oft eine Rückbildung der Zungenschleimhaut mit Zungenbrennen. Die Betroffenen klagen über Appetitlosigkeit, Durchfall und diffuse Bauchschmerzen. Auch Empfindungsstörungen, motorische Lähmungen und Verwirrtheitszustände können auftreten.
Zur Besserung der Symptomatik ist eine – lebenslange – Therapie mit Vitamin B$_{12}$ erforderlich. Da eine Aufnahme über den Magen-Darm-Trakt nicht möglich ist, muß das Medikament in die Vene bzw. in den Muskel gespritzt werden.

Als **hämolytische Anämie** bezeichnet man eine Anämie, bei der es zu einem beschleunigten Abbau der roten Blutkörperchen kommt. Die Zerstörung der Erythrozyten kann z.B. durch sog. *Autoantikörper* geschehen. Dies sind Antikörper, die bei bestimmten Erkrankungen gegen körpereigene Substanzen (hier: die roten Blutkörperchen) gebildet werden. Auch durch Medikamente kann es zum Platzen der Erythrozyten (Hämolyse) kommen.

Häufig findet man Anämien auch bei bestimmten chronischen Erkrankungen. Man bezeichnet sie als **sekundäre Anämien**. Im Alter sind es oft Tumorerkrankungen oder chronische Entzündungen, die zu einer Blutarmut führen. Auch ein Nierenversagen, hormonelle Störungen und chronische Lebererkrankungen können Ursache einer solchen Anämie sein.

Leukämien

> Die **Leukämie**, im Volksmund meist als »Blutkrebs« oder »Weißblütigkeit« bezeichnet, ist eine bösartige Erkrankung der weißen Blutzellen. Die Tumorbildung kann von jeder Form der weißen Blutkörperchen ausgehen. Dabei werden die normalen Blutzellen von den krankhaft veränderten Leukozyten verdrängt. Die abnorme Leukozytenbildung greift auch auf andere Organe über.

Myeloische Leukämien gehen vom Knochenmark aus, *lymphatische Leukämien* vom lymphatischen Gewebe. Man unterscheidet dabei akute von chronischen Verlaufsformen. Akute Leukämien verlaufen meist schneller und bösartiger als chronische.
Im Gegensatz zur akuten lymphatischen Leukämie, die meist im Kindesalter auftritt, ist die **chronisch-lymphatische Leukämie** (CLL) eine Erkrankung des höheren Lebensalters. Es finden sich überwiegend defekte Lymphozyten im Blutausstrich. Typisches Symptom einer CLL ist die *Lymphknotenschwellung.* Auch Milz und Leber können vergrößert sein. An der *Haut* finden sich oft harnäckige Veränderungen wie Ausschläge, Juckreiz, Blutungen oder eitrige Entzündungen. Nicht selten wird eine chronisch-lymphatische Leukämie jedoch zufällig entdeckt. In einem fortgeschrittenen Stadium der Erkrankung kommt es zur *Anämie,* die oftmals auch mit einer Verminderung der Thrombozyten kombiniert ist.
Die CCL verläuft meist langsam, die atypischen Zellen vermehren sich nur in geringem Maße. Eine eingreifende *Behandlung* ist daher erst in einem fortgeschritteneren Stadium gerechtfertigt. Die mittlere Lebenserwartung eines Patienten mit chronisch-lymphatischer Leukämie beträgt heute etwa 3 bis 5 Jahre. Nicht alle diese Patienten sterben jedoch an den Folgen der CCL. Oft sind es andere typische Alterserkrankungen (z.B. weitere bösartige Tumoren oder Herz-Kreislauf-Erkrankungen), denen die Betroffenen dann erliegen.
Die auch bei alten Menschen zunehmend häufiger vorkommende **akute myeloische Leukämie** führt wie die akute lymphatische Leukämie unbehandelt innerhalb weniger Wochen oder Monate zum Tod. Durch eine ausgedehnte Chemotherapie, d.h. eine Behandlung mit zell-

schädigenden Substanzen (Zytostatika), kann bei 60 bis 70% der erwachsenen Patienten eine vorübergehende Besserung der Symptomatik erreicht werden. Nur ein Teil der Patienten erreicht jedoch eine sogenannte Vollremission. Hierunter versteht man eine scheinbare Heilung. Der Betroffene fühlt sich vollkommen gesund. Auch der Arzt kann mit den üblichen Mitteln die Diagnose »Leukämie« nicht mehr stellen. In der Mehrzahl der Fälle hält eine solche Vollremission jedoch nur kurze Zeit an, meist sind es nur wenige Monate.

Der Morbus Hodgkin

◆ Definition
Der Morbus Hodgkin, auch »*Lymphdrüsenkrebs*« genannt, ist eine bösartige Erkrankung, die vom lymphatischen Gewebe ausgeht. Es können alle Altersgruppen betroffen sein. Eine deutliche Zunahme der Erkrankungen zeigt sich jedoch zwischen dem 50. und 80. Lebensjahr. Männer erkranken häufiger als Frauen.

◆ Krankheitsbild
Zu Beginn sind meist nur einige Lymphknotengruppen im Kopf-Hals-Bereich angeschwollen. Die in der Regel schmerzlosen, derben Lymphknoten sind miteinander verbacken. Die Erkrankung schreitet meist nach »unten« (kaudal) fort. In einem fortgeschrittenen Stadium können dann auch andere Organe wie Milz, Leber, Skelett, Lunge, Magen, Darm, Haut oder Hirnhäute befallen sein. Die Patienten sind vermehrt infektanfällig. Viele berichten über Fieber, Nachtschweiß, Juckreiz und Appetitlosigkeit. Sie nehmen stark an Gewicht ab.

>
> **Beachte:**
> Häufige Symptome beim **Morbus Hodgkin** (»Lymphdrüsenkrebs«) sind:
> - schmerzlose Schwellung der Lymphknoten (Beginn meist im Kopf-Hals-Bereich)
> - vermehrte Infektanfälligkeit
> - Fieber, Nachtschweiß
> - Juckreiz
> - Appetitlosigkeit, Gewichtsabnahme
> - Anschwellung von Leber und Milz

Die Lebenserwartung der an Morbus Hodgkin Erkrankten schwankt stark. Einige leben ohne Therapie nur noch wenige Monate, andere geht es mehr als 10 Jahre noch relativ gut.

◆ Therapie
Wichtigste therapeutische Maßnahme bei einem M. Hodgkin im Frühstadium ist die Röntgenbestrahlung der befallenen Lymphknoten. Damit lassen sich in 60 bis 70% der Fälle erscheinungsfreie Zeiträume von 10 Jahren erreichen. Auch nach dieser Zeit können jedoch noch Rückfälle auftreten.

Erkrankungen des Immunsystems

Überempfindlichkeitsreaktionen

Der menschliche Körper kann auf den Kontakt mit Substanzen aus der natürlichen Umwelt oder anderen nichtgiftigen Fremdstoffen mit einer **Überempfindlichkeitsreaktion** antworten. Solche Stoffe können z. B. Nahrungsmittel, Gräserpollen, Hausstaub, Schimmelpilzsporen, Arzneimittel, Kosmetika oder Bekleidungsstücke sein.

Bei der auch als **Allergie** bezeichneten Überempfindlichkeitsreaktion unterscheidet man zwei verschiedene Formen.
- ▶ Eine Reaktion des Organismus erfolgt bei der *Überempfindlichkeitsreaktion vom Soforttyp* schon nach wenigen Minuten oder Stunden.
- ▶ Dagegen reagiert der Körper bei der *Überempfindlichkeitsreaktion vom verzögerten Typ* erst nach 24 bis 72 Stunden auf die betreffende Substanz.

Typische allergische Reaktionen treten auf bei
- Heuschnupfen
- allergischem Asthma (s. S. 176)
- Ekzem (Juckflechte, s. S. 404f)
- Nesselsucht (s. S. 404).

Im Alter sind es oftmals bestimmte Medikamente, die zu einer Überempfindlichkeitsreaktion führen. Da viele alte Menschen mehrere Medikamente einnehmen, ist es meist nicht leicht, das entsprechende Allergen (d. h. die Allergie-auslösende Substanz) herauszufinden.

Als **anaphylaktische Reaktion** bezeichnet man eine den ganzen Körper betreffende, sofort einsetzende Überempfindlichkeitsreaktion. Die überschießende Immunreaktion verläuft sehr schnell und kann durch ein nicht mehr behandelbares Kreislaufversagen oder durch eine starke Einengung der Atemwege zum Tode führen.

Autoimmunerkrankungen

Bei einer Reihe von Erkrankungen treten *Autoantikörper*, d. h. gegen körpereigene Substanzen gerichtete Antikörper, auf. Sie können zur Zerstörung der betroffenen Zellen führen. Ein Beispiel hierfür ist die durch Autoantikörper hervorgerufene *hämolytische Anämie* (s. o.). Bei anderen Erkrankungen kommt es zu entzündlichen Gewebsreaktionen (z. B. bei bestimmten Formen der Schilddrüsenentzündung). Autoantikörper können auch die Bindungsstellen für Hormone oder Enzyme an bestimmten Zellen blockieren.

Alle diese durch Immunreaktionen auf körpereigene Substanzen ausgelösten Erkrankungen nennt man **Autoimmunkrankheiten**. Einige Autoren zählen auch Erkrankungen, bei denen regelmäßig Autoantikörper nachgewiesen werden, ohne daß deren Bedeutung für die Krankheitsentstehung geklärt ist, zu den Autoimmunerkrankungen.

Bei alten Menschen findet man zunehmend Autoantikörper im Serum. Es gibt praktisch kaum ein Organ oder Gewebe, gegen das nicht ein autoimmunologischer Prozeß ausgelöst werden könnte. Schreitet die Erkrankung nur langsam fort, kann es durchaus sein, daß der betroffene alte Mensch an einer anderen »Alterserkrankung« stirbt, bevor die Autoimmunkrankheit zum Tode führt.

In Tabelle 7-3 werden einige Erkrankungen aufgeführt, bei denen Autoantikörper nachgewiesen werden können.

Tab. 7-3 Erkrankungen, bei denen Autoantikörper nachgewiesen werden können

● Bluterkrankung:	hämolytische Anämie (Blutarmut)
● Schilddrüsenerkrankungen:	Morbus Basedow Thyreoiditis Hashimoto
● Blasenbildende Hauterkrankungen:	Pemphigus vulgaris Bullöses Pemphigoid
● Fleckförmige Hauterkrankung:	Vitiligo (Scheckhaut)
● Erkrankungen des Magen-Dram-Traktes:	chronisch-atrophische Gastritis Morbus Crohn Colitis ulcerosa
● Muskelerkrankung:	Myasthenie
● Kollagenkrankheiten:	systemischer Lupus erythematodes Sklerodermie Polymyositis Dermatomyositis
● Gefäßkrankheiten:	Panarteriitis nodosa Wegener-Granulomatose
● Gelenkerkrankung:	chronische Polyarthritis (»Gelenkrheuma«)
● Erkrankung der Bauchspeicheldrüse:	Diabetes mellitus Typ Ib (sog. jugendlicher Diabetes, eine Form der Zuckerkrankheit)
● Nervenerkrankung:	Multiple Sklerose

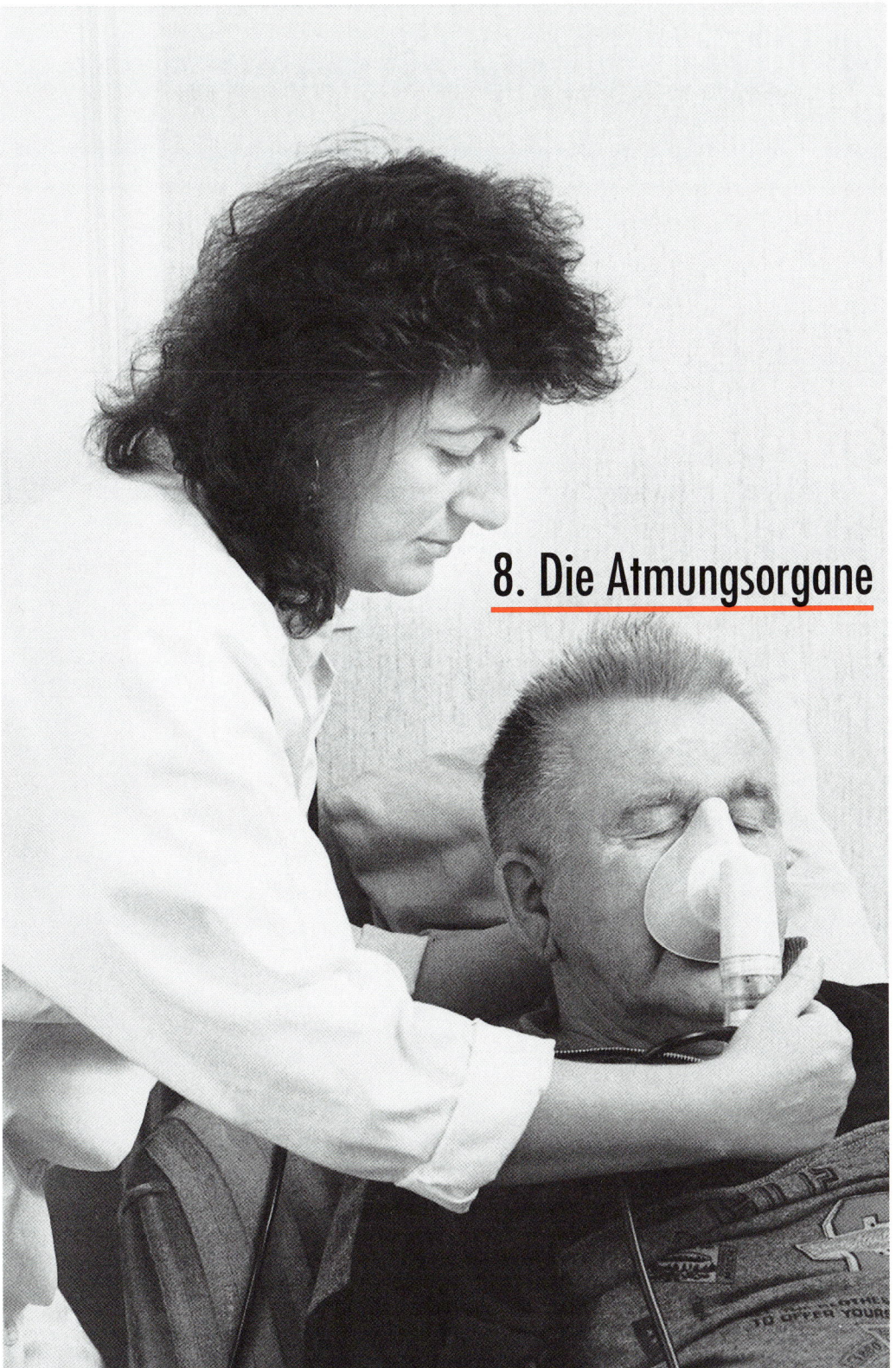

8. Die Atmungsorgane

Medizinische Grundlagen

LOTTE HABERMANN-HORSTMEIER

Pflege

ANGELA DÜHRING

Medizinische Grundlagen

LOTTE HABERMANN-HORSTMEIER

> **[Def.]** Als **Atmung** bezeichnet man den Gasaustausch im menschlichen Körper.

Die »**äußere Atmung**« oder Lungenatmung setzt sich zusammen aus:

- der Belüftung der Lungenbläschen bei Ein- und Ausatmung
- einer der Belüftung angepaßten Durchblutung der Lungenkapillaren
- der Sauerstoffaufnahme und Kohlendioxidabgabe durch die Membran zwischen Lungenbläschen und Lungenkapillaren
- dem Gastransport im Blut

Unter dem Begriff »**innere Atmung**« oder Zellatmung versteht man die Bereitstellung von energiereichen Verbindungen durch die Verbrennung von Kohlenhydraten und Fetten in den Mitochondrien (»Kraftwerken«) der Zellen. Als Abfallprodukte entstehen dabei Wasser und Kohlendioxid. Das Kohlendioxid wird im Rahmen der »äußeren Atmung« auf dem Blutweg zur Lunge transportiert und dort abgeatmet.

Bei den im Dienste der »äußeren Atmung« stehenden **Atmungsorganen** (Abb. 8-1) unterscheidet man

- **obere Luftwege:** Nase mit Nasennebenhöhlen, Rachen
- **untere Luftwege:** Kehlkopf, Luftröhre, Bronchien und Lunge

Neben der Einteilung in obere und untere Luftwege gibt es auch noch die Unterscheidung zwischen den *luft-* *leitenden Atmungsorganen* und der *dem Gasaustausch dienenden Lunge* mit ihren Lungenbläschen. Als luftleitende Atmungsorgane bezeichnet man die Nase mit den Nasennebenhöhlen, den Rachen, den Kehlkopf, die Luftröhre und die Bronchien.

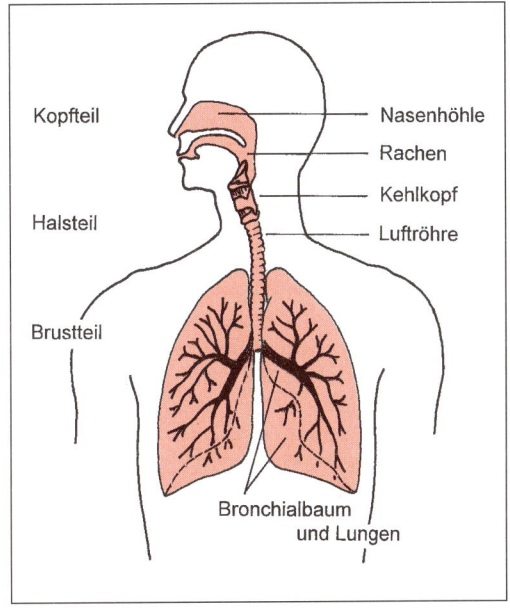

Abb. 8-1 Schematische Darstellung der Atmungsorgane

Anatomie der Atmungsorgane

Nase und Nasennebenhöhlen

Durch die Nase tritt die Atemluft in den menschlichen Körper ein. Die für den Menschen charakteristische Form der Nase entsteht durch das Nasengerüst, das aus *Knochen* und *Knorpeln* besteht. Am knöchernen Aufbau der Nase sind mehrere Knochen des Gesichtsschädels (s. S. 77ff) beteiligt. Siebbein und Pflugscharbein bilden den knöchernen Teil der **Nasenscheidewand**, die das Innere der Nase in zwei **Nasenhöhlen** unterteilt. Die **Nasenwurzel** geht in den **Nasenrücken** über. Neben der Nasenspitze wird auch der vordere Teil der Nasenscheidewand durch kleine Knorpelplatten gebildet, ebenso die Nasenflügel. Zum Rachen hin endet jede Nasenhöhle in einem **inneren Nasenloch**. In der seitlichen Wand einer Nasenhöhle befinden sich Knochenlamellen, die man auch als **Nasenmuscheln** bezeichnet. Es sind dünne, mit Schleimhaut bekleidete Knochen, die die Nasenhöhle in einen unteren, einen mittleren und einen oberen Nasengang aufteilen.

Das Innere der Nase ist mit einer Schleimhaut ausgekleidet. Sie besteht aus einem Flimmerepithel, in das Becherzellen und kleine Nasendrüsen eingelagert sind.

Die Nasenhöhlen haben über Verbindungsgänge mit den **Nasennebenhöhlen** Kontakt. Dies sind mit Schleimhaut ausgekleidete, lufthaltige Hohlräume in Schädelknochen. Zu den Nasennebenhöhlen zählen:

● die Stirnhöhle,
● die Oberkieferhöhlen,
● die Keilbeinhöhle und
● die Siebbeinzellen.

Im vorderen Teil des unteren Nasenganges mündet der **Tränennasengang**, der die Tränenflüssigkeit aus dem inneren Augenwinkel zur Nase ableitet. Uns »läuft« daher die Nase, wenn wir weinen.

Im an die untere Nasenmuschel angrenzenden Rachenbereich mündet die **Ohrtrompete**, die das Mittelohr mit dem Rachen verbindet. Ihre Aufgabe ist der Druckausgleich zwischen der luftgefüllten Paukenhöhle des Mittelohres und der Außenluft (s. S. 385).

Der Rachen

Als Rachen oder Schlund *(Pharynx)* bezeichnet man den Verbindungsweg zwischen Mund und Speiseröhre einerseits sowie Nase und Kehlkopf andererseits. Der Atemweg überkreuzt dabei den Speiseweg. Diese nur beim Menschen vorkommende Besonderheit hängt mit der Sprachentwicklung zusammen. Nur durch den erweiterten Rachenraum ist eine differenzierte Lautbildung mög-

lich. Es besteht dann allerdings auch die Gefahr des Verschluckens, da Speisen beim Schlucken versehentlich in die Luftröhre gelangen können. Um dies zu verhindern, wird beim Schlucken (s. S. 267) der Atemweg reflektorisch kurzfristig verschlossen.

Der Kehlkopf

Der Kehlkopf *(Larynx)* befindet sich am Eingang zur Luftröhre. Er besteht aus einem Knorpelgerüst (Abb. 8-2), an dem Bänder und Muskeln ansetzen.

Der Kehlkopf dichtet beim Schlucken, Erbrechen oder Husten die unteren Luftwege zum Rachen hin ab.

Mit Hilfe des Kehlkopfes erzeugt der Mensch Töne – eine wichtige Voraussetzung für die menschliche Sprache.

Die **Kehlkopfknorpel** sind von einer Schleimhaut überzogen. Zum Kopf hin (d. h. nach kranial) ist der Kehlkopf durch ein Aufhängeband mit dem Zungenbein (s. S. 79) verbunden.

Das Gerüst des Kehlkopfes besteht aus fünf Knorpeln (Abb. 8-2):

● Schildknorpel
● Ringknorpel
● zwei Stellknorpeln
● Kehldeckelknorpel

▶ Der **Schildknorpel** ist von außen als sogenannter Adamsapfel zu tasten. Er wird von zwei schildförmigen, vorne zusammengewachsenen Knorpelplatten gebildet.

▶ Der **Ringknorpel** hat die Form eines Siegelringes, dessen Platte nach hinten gerichtet ist. Schildknorpel und Ringknorpel sind gelenkig miteinander verbunden.

▶ Die beiden **Stellknorpel** sind für die Bewegung der Stimmbänder verantwortlich. Die pyramidenförmigen Knorpelchen sitzen auf der Platte des Ringknorpels. An ihnen setzen kleine Muskeln an, die die Stellknorpel bewegen.

▶ Der **Kehldeckelknorpel** ähnelt in seiner Form einem Fahrradsattel. Er steht über dem Kehlkopfeingang. Seine Spitze ist an der nach hinten gelegenen (d. h. dorsalen) Seite des Schildknorpels durch ein Band befestigt. Der Kehldeckelknorpel ermöglicht den Verschluß der unteren Luftwege.

Von der Rückseite des Schildknorpels zieht eine Schleimhautfalte zu den Stellknorpeln. Die verdickten Ränder dieser Falte bezeichnet man als **Stimmbänder.**

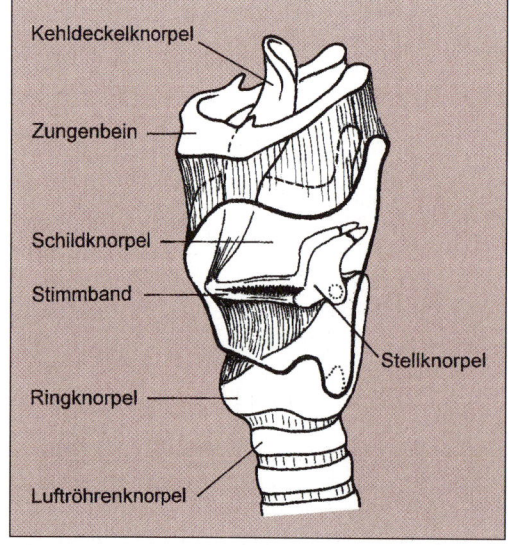

Abb. 8-2　Das Kehlkopfskelett (Blick von der Seite)

Kehldeckelknorpel
Zungenbein
Schildknorpel
Stimmband
Stellknorpel
Ringknorpel
Luftröhrenknorpel

Die Schleimhautfalte (**Stimmlippe**) engt das Innere des Kehlkopfes zu einer **Stimmritze** ein. Durch den so entstehenden Spalt strömt die Atemluft in die Luftröhre ein. Die Stellknorpel können die Stellung der Stimmbänder und damit die Weite der Stimmritze verändern. Je nach Stellung und Spannung der Stimmbänder wird die dort vorbeistreichende Luft in Schwingungen versetzt, wodurch *Schallwellen* entstehen. Mit Hilfe des Mund-Nasen-Rachen-Raumes, speziell auch der Lippen, der Zunge und der Zähne, entstehen aus diesen Schallwellen die *Töne der menschlichen Sprache*.

Die Luftröhre

Die Luftröhre *(Trachea)* ist ein ca. 10 bis 12 cm langes, elastisches Rohr. Sie zieht vor der Speiseröhre abwärts und verbindet den Kehlkopf mit den Bronchien. Etwa in Höhe des fünften Brustwirbels teilt sie sich in einen linken und einen rechten Hauptbronchus.

Die Luftröhre besteht aus 16 bis 20 hufeisenförmigen *Knorpelspangen*, die durch Bindegewebe miteinander verbunden sind. Nach hinten (d. h. dorsal) sind diese Knorpelspangen offen. Die rückwärtige Wand der Luftröhre bilden Bindegewebe und Muskelfasern. Im Inneren ist die Luftröhre von einer Schleimhaut ausgekleidet. Die »Flimmerhärchen« des Flimmerepithels schlagen rachenwärts und befördern so eingedrungenen Staub und Schleim nach draußen.

Die Lunge

Die **Lunge** *(Pulmo)* besteht aus zwei Lungenflügeln. Sie füllen einen Großteil des Brustkorbes aus. Im Inneren der Lunge zweigen sich die Bronchien in immer feinere Verästelungen auf. Sie dienen dem Transport der Atemgase. Erst in den Lungenbläschen findet der Gasaustausch statt.

◆ **Lage und Form**

Beim Neugeborenen ist die Lunge zartrosa gefärbt. Im Laufe des Lebens ändert sich dies durch Einlagerungen von Staub- und Rußteilchen. Im Alter ist das Organ – vor allem bei Rauchern! – fleckig-grau. Das Lungengewebe ist schwammig. Drückt man es zwischen zwei Fingern, entsteht ein knisterndes Geräusch durch das Zerplatzen der Lungenbläschen.

Die beiden **Lungenflügel** liegen mit ihren Außenflächen der Brustkorbwand an. Nach unten (kaudal) grenzen sie an das Zwerchfell. Zwischen den Lungenflügeln liegen die Organe des Mittelfellraumes (Herz, Thymus, Luftröhre, Speiseröhre, Blutgefäße und Nerven). Das *Mittel-*fell trennt die beiden Lungenhälften vollständig, so daß beide in voneinander abgeschlossenen Höhlen liegen.

Die Oberfläche der Lunge ist von einer dünnen Haut, dem *Lungenfell*, überzogen. Die Brusthöhle wird ebenfalls von einer solchen Haut ausgekleidet. Man bezeichnet sie als *Rippenfell*. Beide Häute, Lungenfell und Rippenfell, faßt man unter der Bezeichnung **Brustfell** *(Pleura)* zusammen. Im Brustfell verlaufen zahlreiche Nervenfasern. Die Pleura ist daher – im Gegensatz zum Lungengewebe – sehr schmerzempfindlich. Zwischen den beiden *Pleurablättern* Lungenfell und Rippenfell, im *Pleuraspalt*, befindet sich eine geringe Flüssigkeitsmenge. Die klare Flüssigkeit wird von den Pleurazellen produziert und sorgt dafür, daß bei der Atmung eine reibungslose Verschiebung der Lungenoberfläche gegen die Brustwand möglich ist.

◆ **Innerer Aufbau**

Jeder **Lungenflügel** setzt sich aus mehreren **Lungenlappen** zusammen.
▶ Am rechten Lungenflügel unterscheidet man drei Lappen (Ober-, Mittel- und Unterlappen).
▶ Der linke Lungenflügel besteht nur aus zwei Lappen (Ober- und Unterlappen).

Die Eintrittsstelle der Hauptbronchien in die Lunge nennt man **Lungenwurzel**. Hier treten auch Blutgefäße und Nerven in die Lunge ein bzw. aus.

Die immer feiner werdenden Aufzweigungen der Bronchien im Inneren der Lunge bezeichnet man zusammenfassend als **Bronchialbaum**. Der rechte Hauptbronchus teilt sich in drei, der linke Hauptbronchus in zwei Hauptäste. Abbildung 8-3 zeigt, wie sich die Bronchien immer weiter aufzweigen und schließlich in den Lungenbläschen enden.

Die **Bronchien** enthalten ebenso wie die Luftröhre Knorpelanteile. In den kleineren und kleinsten Verzweigungen fehlen diese Knorpel. Hier findet man eine große Anzahl glatter Muskelfasern, die den Zu- bzw. Abstrom der Atemluft regulieren helfen. Bis in die kleinsten Verzweigungen ist der Bronchialbaum mit einem Flimmerepithel ausgekleidet, das auch schleimbildende Becherzellen enthält. Die »Flimmerhärchen« schlagen rachenwärts und befördern so eingedrungenen Staub, Fremdkörper und Schleim nach draußen. Der von der Lunge produzierte Auswurf, das *Sputum*, ist eine schleimige Flüssigkeit. Sie besteht aus dem mit Speichel vermischten Sekret der Luftröhre und der Bronchien.

Der größte Teil des Lungengewebes besteht aus **Lungenbläschen** *(Alveolen)*. In diesen traubenförmig zusammenliegenden Bläschen findet der Gasaustausch (s. S. 172f) statt.

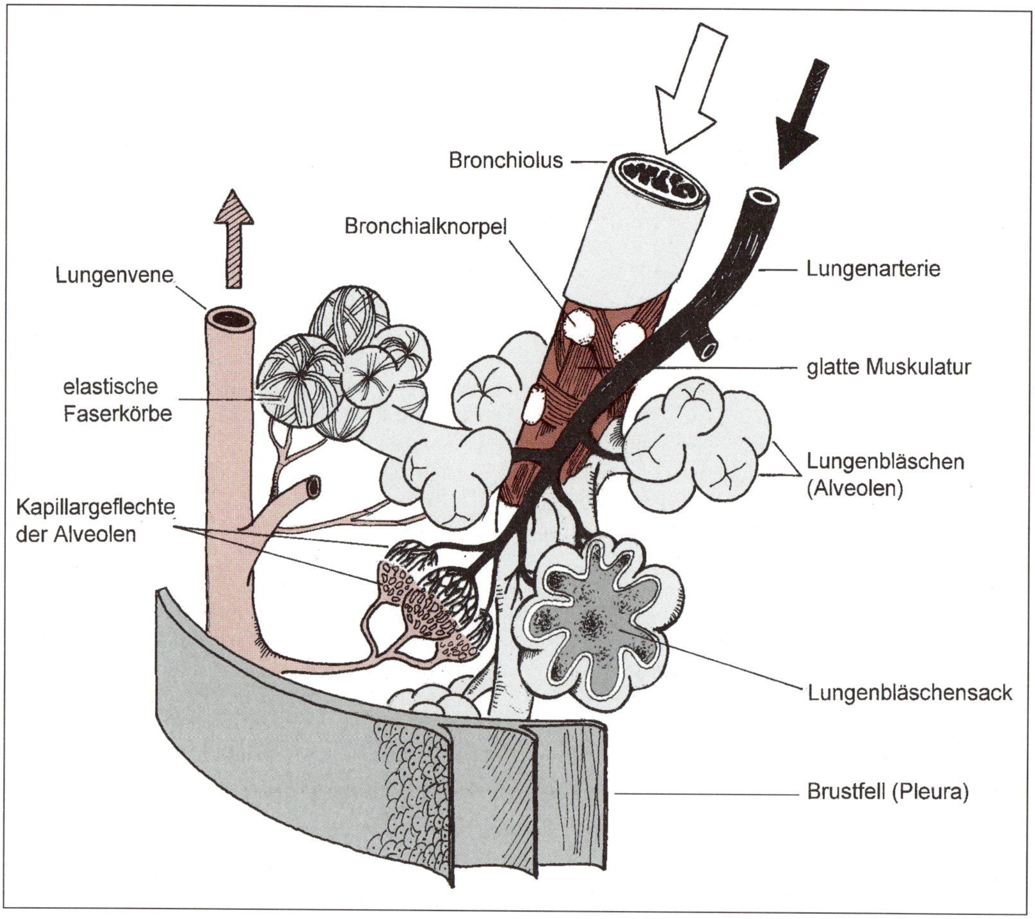

Bronchiolus

Bronchialknorpel

Lungenvene

Lungenarterie

elastische
Faserkörbe

glatte Muskulatur

Lungenbläschen
(Alveolen)

Kapillargeflechte
der Alveolen

Lungenbläschensack

Brustfell (Pleura)

Abb. 8-3 Die Endverzweigungen des Bronchialbaumes. Dargestellt sind die von Haargefäßen (Kapillaren) umsponnenen Lungenbläschen (Alveolen) sowie die zu- und abführenden Blutgefäße. Die Pfeile deuten die Richtung des Blut- und des Luftstroms an.

◆ **Die Lungengefäße**

Die die Lungenbläschen umspannenden Lungenkapillaren sind Teil des **Lungenkreislaufs** (s. S. 127). Sie erhalten ihr Blut aus der *Hauptlungenschlagader*. Diese entspringt der rechten Herzkammer und transportiert das sauerstoffarme Blut aus dem gesamten Körper heran. Schon bald teilt sie sich in eine *rechte* und eine *linke Lungenarterie*. Innerhalb der Lunge zweigen sich die beiden Schlagadern in zahlreiche Äste auf, die parallel zu den Bronchien verlaufen. Die *kleinsten Lungenarterien* gehen schließlich in die *Lungenkapillaren* über. Hier findet der **Gasaustausch** statt. Die *Lungenvenen* sammeln das nun sauerstoffreiche Kapillarblut und führen es zum linken Vorhof des Herzens zurück.

Neben dem Lungenkreislauf besitzt die Lunge noch ein weiteres Gefäßsystem. Die *Bronchialarterien* dienen der Versorgung des Lungengewebes. Sie erhalten ihr Blut aus der großen Körperschlagader (Aorta), gehören also zum **Körperkreislauf**. Das venöse Blut wird über die *Bronchialvenen* der oberen Hohlvene zugeführt.

 Im Alter ist die Zahl der Lungenbläschen vermindert. Die Alveolen selbst sind erweitert, ihre Wände erscheinen verdickt. Ebenso wie die Zahl der Lungenbläschen reduziert sich die Anzahl der sie umgebenden Haargefäße (Kapillaren).

Physiologie der Atmungsorgane

Die Funktionen der Nase

◆ Reinigung, Anfeuchtung und Anwärmung der Atemluft

Der von den Becherzellen und kleinen Nasendrüsen der Nasenschleimhaut erzeugte Schleim hält den Staub fest und feuchtet die Atemluft an. Die »Flimmerhärchen« des Epithels schlagen rachenwärts und transportieren so Schleim und Staub in den Rachen, wo er abgehustet werden kann.

Durch ein in der Schleimhaut liegendes Venengeflecht wird die Atemluft angewärmt. Je kälter die Luft ist, um so intensiver wird die Schleimhaut durchblutet und um so mehr Wärme wird an die Einatemluft abgegeben. Ein Anschwellen der Schleimhaut, z.B. bei einem Schnupfen, kann zu einem Verschluß der Nasenhöhlen führen.

◆ Die Riechfunktion

> Aufgabe des Geruchssinns ist es, vor übelriechenden und verdorbenen Speisen bzw. verunreinigter Luft zu warnen. Wenn wir etwas Angenehmes riechen (z.B. den Duft frischer Brötchen), wird über Reflexe die Speichel- und Magensaftabgabe angeregt. Die Nase informiert uns auch darüber, ob uns ein Mensch bekannt ist und ob wir ihn mögen. Manche Menschen »können wir nicht riechen«!

Beim Einatmen gelangt die Luft mit den in ihr enthaltenen Duftstoffen in den oberen Teil der Nasenhöhle, zur **Riechregion**. Die Riechschleimhaut dort enthält Sinneszellen. Die auch als **Riechzellen** bezeichneten Endorgane der Riechnerven besitzen Riechhärchen. Diese Riechhärchen werden gereizt, wenn sich die gasförmigen Duftmoleküle im Schleim des Riechepithels lösen. Es genügen oft winzigste Mengen eines Duftstoffes, um eine Riechempfindung auszulösen.

Im Gegensatz zu den fest umschriebenen Geschmacksqualitäten süß, sauer, salzig und bitter (s. S. 266) gibt es keine genau definierten Geruchsqualitäten. Man faßt die Geruchsempfindungen zu **Duftklassen** wie z.B. stechend, faulig, blumig etc. zusammen.

> Mit zunehmendem Alter kommt es zu einer Einschränkung der Riechfunktion. Nicht selten trägt das verminderte Riechvermögen zur Entwicklung einer Fehlernährung bei. Eine besonders starke Einschränkung der Riechfunktion findet man – unabhängig vom Alter der Betroffenen – bei Patienten mit Morbus Alzheimer und Morbus Parkinson.

Die Atmung

Die wichtigste Aufgabe der Lunge ist die **Atmung**. Unter der Atmung im engeren Sinne versteht man die »äußere Atmung« oder Lungenatmung (s. o.). Sie dient dem Gasaustausch zwischen Mensch und Umwelt.

Atmungsmechanik

Bei der **Atmung** *(Respiration)* unterscheidet man zwischen

- der Einatmung *(Inspiration)* und
- der Ausatmung *(Exspiration)*.

▶ Bei der **Einatmung** heben sich die Rippen (Abb. 8-4). Gleichzeitig zieht sich das *Zwerchfell* zusammen und flacht dadurch ab. Auf diese Weise vergrößert sich der Brustraum. Bei angestrengter Atmung kann die sog. *Atemhilfsmuskulatur* (kleinere Muskeln an Hals und Brustkorb) noch zusätzlich eingesetzt werden.

Die Lunge liegt der Innenfläche des Brustkorbes dicht an. Zwischen den beiden *Pleurablättern* (Lungenfell und Rippenfell) besteht nur ein haarfeiner Spalt. In diesem Spalt herrscht normalerweise ein *Unterdruck*, d.h., der Druck ist dort niedriger als der normale Luftdruck. Der Unterdruck im Pleuraspalt wird während des Einatmens noch größer, so daß sich die Lungen-

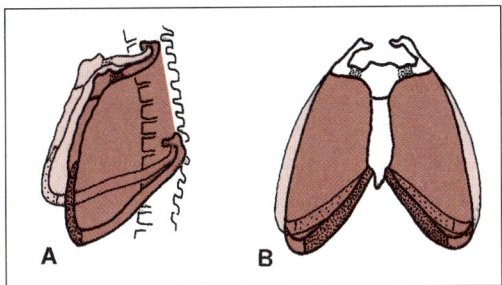

Abb. 8-4 Schematische Darstellung des Brustkorbs beim Einatmen (grau) und beim Ausatmen (rosa). A: Blick von der Seite; B: Blick von vorn

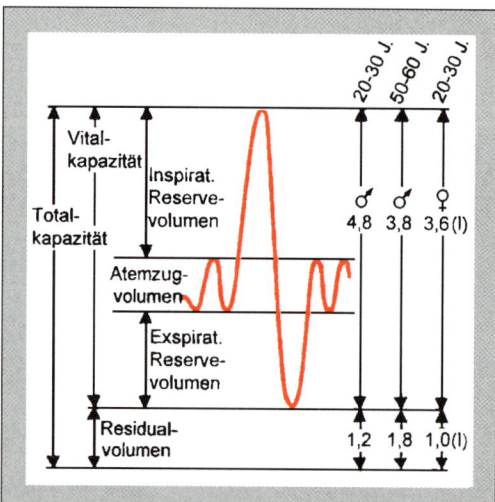

Abb. 8-5 Lungenvolumina und -kapazitäten. Die angegebenen Werte für die Vitalkapazität und das Residualvolumen (rechts) sollen die Abhängigkeit der Größen von Alter und Geschlecht verdeutlichen.

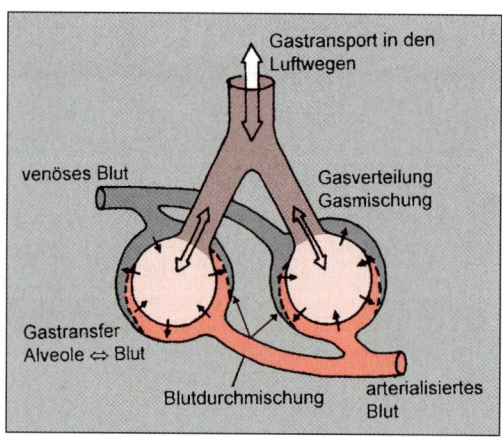

Abb. 8-6 Die Einzelkomponenten der Lungenfunktion

flügel – einem Sog folgend – weiter ausdehnen. Durch das Ausdehnen der Lunge wird die Atemluft eingesogen.

▶ Beim **Ausatmen** werden die Rippen in ihre Ausgangsstellung gesenkt. Das Zwerchfell entspannt sich und nimmt wieder seine kuppelförmige Ausgangsstellung ein. Der Luftraum in der Lunge verkleinert sich, die Atemluft wird hinausgepreßt.

Atemregulation

 Ein Erwachsener atmet etwa 16mal pro Minute. Kinder atmen schneller. Die Atemfrequenz eines Neugeborenen liegt bei 40 bis 50 Zügen pro Minute.

Die Atmung wird zentral vom sog. »**Atemzentrum**« im Hirnstamm (s. S. 337) gesteuert. Maßgeblich für die unwillkürliche Atemtätigkeit sind der Sauerstoffdruck und der Kohlendioxiddruck im Blut. Sie werden an speziellen Stellen in der Aorta und in der Kopfschlagader gemessen. Über einen Rückkopplungsmechanismus wird der Hirnstamm darüber informiert, der dann entsprechend die Atemtätigkeit anregt oder einschränkt.

Die eingeatmete Luft enthält etwa 21% Sauerstoff und nur 0,03% Kohlendioxid. Dagegen mißt man in der ausgeatmeten Luft ca. 16% Sauerstoff und 4% Kohlendioxid.

Atemvolumina

Bei normaler Atmung werden pro Atemzug etwa 0,5 l Luft eingeatmet. Man bezeichnet diese Luftmenge als **Atemzugvolumen**. Insgesamt befindet sich in der Lunge jedoch eine viel größere Gesamtluftmenge, die **Totalkapazität**. Sie beträgt bei einem gesunden jungen Mann etwa 6 l. Die Totalkapazität setzt sich zusammen aus
● der Vitalkapazität und
● dem Residualvolumen.
Unter der **Vitalkapazität** versteht man das Volumen von der maximalen Einatmung (inspiratorisches Reservevolumen; maximal 2,5 l) bis zur maximalen Ausatmung (exspiratorisches Reservevolumen; maximal 1,8 l).
Das **Residualvolumen** (etwa 1,2 l) ist die Luft, die auch nach angestrengter Ausatmung noch in der Lunge zurückbleibt (s. Abb. 8-5).

Gasaustausch in der Lunge

Der Gasaustausch (Abb. 8-6) findet in den **Lungenbläschen** statt. Die Lunge besitzt etwa 300 Millionen solcher Alveolen. Ihre Oberfläche beträgt zusammengenommen rund 100 m².
Bei jedem Atemzug werden etwa 0,5 l Luft ein- und ausgeatmet. Davon gelangt jedoch nur ein Teil bis in die Lungenbläschen, der Rest bleibt in den luftleitenden Abschnitten der Lunge.
Durch die hauchdünne Wand eines Lungenbläschens können die **Atemgase** (Sauerstoff und Kohlendioxid) leicht hindurchtreten. Jedes Lungenbläschen ist von einem Netz feiner Haargefäße (Kapillaren) umsponnen.

▶ Der mit der Luft eingeatmete **Sauerstoff** tritt durch die Alveolenwand in die das Lungenbläschen umspinnende Kapillare ein. Dort wird er von den roten Blutkörperchen aufgenommen und chemisch an den roten Blutfarbstoff (Hämoglobin) gebunden. Die Erythrozyten transportieren so den Sauerstoff in den ganzen Körper. Nur sehr wenig Sauerstoff löst sich im Blut direkt.

▶ Das Endprodukt des Energiestoffwechsels, das **Kohlendioxid**, wird von den Körperzellen an das Blut abgegeben. Dort wird es teils physikalisch gelöst, teils chemisch gebunden transportiert. Über die Lungenarterien gelangt es in die Lungenkapillaren. Das Kohlendioxid tritt dann aus den Kapillaren in die Lungenbläschen über und wird von der Lunge abgeatmet.

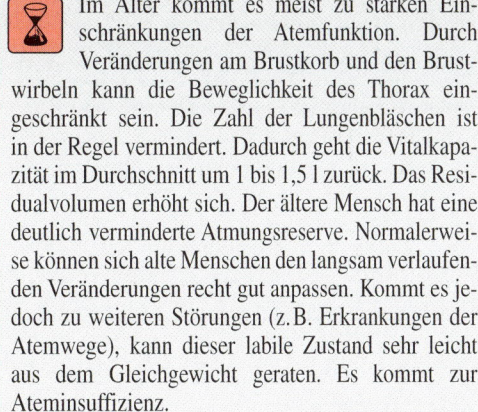

Im Alter kommt es meist zu starken Einschränkungen der Atemfunktion. Durch Veränderungen am Brustkorb und den Brustwirbeln kann die Beweglichkeit des Thorax eingeschränkt sein. Die Zahl der Lungenbläschen ist in der Regel vermindert. Dadurch geht die Vitalkapazität im Durchschnitt um 1 bis 1,5 l zurück. Das Residualvolumen erhöht sich. Der ältere Mensch hat eine deutlich verminderte Atmungsreserve. Normalerweise können sich alte Menschen den langsam verlaufenden Veränderungen recht gut anpassen. Kommt es jedoch zu weiteren Störungen (z.B. Erkrankungen der Atemwege), kann dieser labile Zustand sehr leicht aus dem Gleichgewicht geraten. Es kommt zur Ateminsuffizienz.

Die wichtigsten Erkrankungen der Atmungsorgane im Alter

Die Bronchitis

Akute Bronchitis

◆ Ursachen
Auslöser einer akuten Bronchitis sind meist Viren, die im Rahmen einer Erkältungskrankheit in den Atmungstrakt eindringen. Aber auch andere Infektionskrankheiten wie Grippe, Masern oder Keuchhusten können mit einer Entzündung der Bronchialschleimhaut einhergehen.

◆ Krankheitsbild
Häufigste Symptome sind *Husten, Auswurf, Brustschmerzen* und manchmal auch eine leichte Temperaturerhöhung. Die Erkrankung weist im Alter keine Besonderheiten auf. Bestand bei dem betroffenen alten Menschen allerdings schon vor der akuten Erkrankung eine eingeschränkte Lungenfunktion, kann sich die Situation dadurch schnell weiter verschlechtern.

Chronische Bronchitis

◆ Definition
Die Definition der Weltgesundheitsorganisation (WHO) für die chronische Bronchitis lautet:
»Die chronische Bronchitis ist charakterisiert durch Auswurf an den meisten Tagen von mindestens drei Monaten zweier aufeinanderfolgender Jahre.«

◆ Ursachen
Meist sind es chemische oder mechanische Reize, die zu entzündlichen Veränderungen der Bronchialschleimhaut führen. Zigarettenrauch ist heute der wichtigste Auslöser einer chronischen Bronchitis (sog. *Raucherbronchitis*). Aber auch die zunehmende *Luftverschmutzung* und häufiger *Alkoholgenuß* sind Faktoren, die an der Entstehung der Erkrankung ursächlich beteiligt sein können. Wiederholte *Virusinfekte* können einen akuten Schub einer chronischen Bronchitis auslösen.

◆ Krankheitsbild
Männer sind von der Erkrankung fünfmal häufiger betroffen als Frauen. Das Leiden entwickelt sich langsam. Bei mehr als $2/3$ der Erkrankten beginnt die chronische Bronchitis im dritten und vierten Lebensjahrzehnt mit Husten und wiederholten, hartnäckig verlaufenden Entzündungen der Bronchialschleimhaut. Im Alter findet sich die Erkrankung häufig.
Die charakteristischen Symptome einer chronischen Bronchitis sind
● eine massive Schleimproduktion in den Luftwegen und
● mehrmals täglich Husten mit schleimigem Auswurf.
Nach ihrem Aussehen und ihrer Symptomatik kann man zwei verschiedene Typen des Patienten mit chronischer Bronchitis unterscheiden, den *Pink Puffer* (engl., der »rosa Schnaufer«) und den *Blue Bloater* (engl., der »blau Anschwellende«).

Die chronische Bronchitis ist die häufigste Ursache eines Lungenversagens (respiratorische Insuffizienz).

◆ **Therapie**

Wichtigste therapeutische Maßnahme ist es, alle Stoffe zu meiden, die die Bronchialschleimhaut schädigen können. Dies gilt insbesondere für das Rauchen und den Alkohol. Während der kalten Jahreszeit ist es sinnvoll, die Atemluft im Zimmer anzufeuchten. Akute eitrige Infektionen müssen *antibiotisch* behandelt werden. Daneben gibt man *schleimlösende Substanzen* (Mukolytika wie Fluimucil®) und Medikamente, die die *Bronchien erweitern* (Bronchodilatatoren, z. B. Sultanol® oder Euphyllin®). Als physikalische Maßnahme kann die Vibrations- und Klopfmassage des Brustkorbes zur Unterstützung der medikamentösen Therapie eingesetzt werden.

Die Lungenentzündung

◆ **Ursachen**

Erreger einer Lungenentzündung können Bakterien, Viren und Pilze sein. Seltener findet man bestimmte Einzeller (Toxoplasmen) oder Würmer. Die häufigsten Erreger sind Bakterien wie *Pneumokokken* und *Staphylokokken*. Bei den Viren ist vor allem das *Grippevirus* als Auslöser einer Pneumonie im Alter gefürchtet. Aufgrund der Lungenkomplikationen verläuft die Grippe beim alten Menschen nicht selten tödlich. Todesursache ist in der Regel nicht der Virusinfekt selbst, sondern eine bakterielle Komplikation.

Nicht selten greift ein *Soor* der Mundhöhle (Infektion mit Candida albicans, s. S. 273) bei alten, abwehrgeschwächten Patienten auf die unteren Luftwege über. Achtung: Mangelnde Mundpflege ist in der Altenpflege noch immer ein häufiges Problem!

Muß ein alter Mensch aus irgendeinem Grund Bettruhe einhalten, stellt dies einen nicht unerheblichen Risikofaktor dar, an einer Lungenentzündung zu erkranken. Weitere Risikofaktoren sind vorbestehende Herz-Kreislauf-Erkrankungen (insbesondere: Herzinfarkt, Schlaganfall) und eine geschwächte Körperabwehr.

◆ **Krankheitsbild**

Die Erkrankung kann akut oder chronisch verlaufen. Entzündliche Veränderungen findet man vor allem im Bereich der Lungenbläschen und im dazwischenliegenden Bindegewebe. Die häufigste Form der Lungenentzündung im Alter ist die **Bronchopneumonie**. Hierbei greift die Entzündung von den kleinsten Bronchien (Bronchiolen) auf die umgebenden Lungenbläschen über.

Tpyische **Symptome** einer Lungenentzündung sind *Abgeschlagenheit*, *Kopfschmerzen* und *Atemstörungen*.

Die Patienten atmen meist sehr schnell (= Tachypnoe). Die Atmung ist erschwert, oft kommt es zu Anfällen von Atemnot (= Dyspnoe). Die Betroffenen berichten über Auswurf, zum Teil mit Blutbeimengungen. In der Regel beginnt die Pneumonie akut mit Schüttelfrost und einem steilen *Temperaturanstieg*.

Diese Krankheitszeichen sind beim alten Menschen meist nur schwach ausgeprägt. Ein leichter Husten mit Auswurf wird oft kaum beachtet. Auch die Körpertemperatur kann nur geringfügig erhöht sein. Ein beschleunigter Puls, Atemnot und eine leichte, blaurote Verfärbung der Haut und der Schleimhäute (Zyanose) sollten an eine Pneumonie denken lassen. Nicht selten sind die betroffenen alten Menschen verwirrt, da es durch die eingeschränkte Atmung zu einer Unterversorgung des Gehirns mit Sauerstoff bzw. zu einem Anstieg des CO_2-Gehaltes im Blut kommen kann.

Beachte:
Symptome einer **Lungenentzündung** beim alten Menschen können sein:
- Husten mit Auswurf
- Atemnot
- oft nur leichte Temperaturerhöhung
- beschleunigter Puls
- Zyanose (blaurote Verfärbung der Haut und der Schleimhäute)
- Verwirrtheit

Die Lungenentzündung beim alten Menschen kann rasch voranschreiten. Eine häufige **Komplikation** ist die Rippenfellentzündung (*Pleuritis*, s. u.). Es können sich auch Eiteransammlungen *(Abszesse)* in der Lunge bilden.

Die Entzündung des Lungengewebes (Pneumonie) stellt beim alten Menschen eine der häufigsten Todesursachen dar. Mehr als $2/3$ der an einer akuten Lungenentzündung Verstorbenen waren über 70 Jahre alt.

◆ **Therapie**

Bakterielle Lungenentzündungen müssen *antibiotisch* behandelt werden. Daneben benötigen insbesondere ältere Menschen eine intensive Pflege. Wichtig ist die *körperliche Schonung*. Die Patienten sollten möglichst eine sitzende Stellung einnehmen. Neben der *Luftbefeuchtung* ist auf eine *ausreichende Flüssigkeitszufuhr* zu achten. Der Husten sollte nicht zu stark gedämpft werden, um das Abhusten nicht zu erschweren. Zur Verflüssigung des Schleims werden schleimlösende

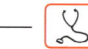

Medikamente *(Sekretolytika)* eingesetzt. *Klopfmassagen* erleichtern das Abhusten. Eine vorbeugende Maßnahme stellt die Grippeimpfung aller Personen über 60 Jahre dar.

Die Rippenfellentzündung

◆ Definition
Die im Volksmund als Rippenfellentzündung bezeichnete Entzündung des Brustfells *(Pleuritis)* tritt meist im Gefolge einer anderen Erkrankung auf. Sie ist eine häufige Komplikation bei der Lungenentzündung, beim Lungeninfarkt oder bei der Lungentuberkulose. Vor allem bei älteren Menschen kann die Pleuritis auch Symptom eines Lungen- oder Pleurakrebses sein.

◆ Krankheitsbild
Typische Symptome einer **trockenen Pleuritis** sind
● stechender Brustschmerz
● Reizhusten ohne Auswurf

Oft geht die trockene Brustfellentzündung später in eine feuchte Form über. Es sammelt sich Flüssigkeit im Pleuraspalt an. In der Regel kommt es bei einem solchen **Pleuraerguß**
● zu einem Druckgefühl in der Brust und
● zu Atemnot.
● Durch eine Reizung des Zwerchfellnerven können auch Schmerzen in der Schulter auftreten.

Der Erguß besteht meist aus einer serösen Flüssigkeit. Er kann jedoch auch eitrig (z. B. im Gefolge einer Lungenentzündung) oder blutig (meist bei Karzinom oder Tuberkulose) sein.

◆ Therapie
Bei der Therapie der Rippenfellentzündung und des Pleuraergusses unterscheidet man Maßnahmen, die auf die Grunderkrankung gerichtet sind (z. B. Gabe von Antibiotika bei einer eitrigen oder tuberkulösen Pleuritis), von lokalen Maßnahmen (z. B. Punktion des Pleuraspaltes und Ablassen der Flüssigkeit bei beeinträchtigter Atmung).

Die Lungentuberkulose

◆ Definition
Die Tuberkulose (Tb, Tbc) ist eine Infektionskrankheit, die bevorzugt die Lunge befällt. Die Erkrankung wurde früher auch als Schwindsucht bezeichnet. Erreger sind *Tuberkelbakterien,* die in der Regel durch Tröpfcheninfektion übertragen werden.

◆ Krankheitsbild
Nach einem Kontakt mit Tuberkelbakterien entwickelt sich in der Lunge des betroffenen Menschen ein sog. **Primärkomplex.** Hierunter versteht man einen Erkrankungsherd in der Lunge zusammen mit einem befallenen Lymphknoten an der Lungenwurzel. Ein solcher Primärkomplex kann unbemerkt wieder abheilen. Der Patient hat vielleicht nur ein leichtes Unwohlsein verspürt. Ist der Körper jedoch als Folge einer anderen Erkrankung oder durch Überanstrengung geschwächt, können sich vom Primärkomplex aus die Tuberkelbakterien in der Lunge und später auch im ganzen Körper ausbreiten. Nur bei einem Teil der Infizierten kommt es also irgendwann zum Ausbruch der Erkrankung.

Die **Tuberkulose beim alten Menschen** ist in der Mehrzahl der Fälle auf ein Wiederaufleben einer früheren Infektion zurückzuführen. Die heute lebenden alten Menschen haben sich während ihrer Kindheit und Jugend in großer Zahl mit Tuberkelbakterien infiziert.

Ältere Menschen sind oft in ihrer immunologischen Abwehr geschwächt. Dadurch wird das Wiederaufflammen der Tuberkulose erleichtert. Daneben bestehen bei alten Menschen häufig Grunderkrankungen, die die Abwehrkraft vermindern. Nicht selten wird bei ihnen die Körperabwehr auch durch Medikamente herabgesetzt (z. B. durch »Kortison« bei chronisch-rheumatischen Erkrankungen). Die meisten Tuberkulosekranken sind heute über 65 Jahre alt. Ungefähr 80% der Tuberkulose-Todesfälle treten bei den über 65jährigen auf.

 Ein hohes Risiko, an Tuberkulose zu erkranken, haben alte Menschen, die von einer chronischen, kräftezehrenden Erkrankung befallen sind oder mit Medikamenten behandelt werden, die das Immunsystem schwächen.

Die Tuberkulose beginnt meist schleichend. Mattigkeit, eine leichte Temperaturerhöhung und der früher als typisch angesehene Nachtschweiß sind Anfangssymptome. Später, in der **Streuungsphase,** kommt es dann meist zu einem fieberhaften Krankheitsbild mit schweren Allgemeinerscheinungen. Die Symptomatik der Erkrankung beim alten Menschen weist keine Besonderheiten auf. Es gibt jedoch auch diskrete Formen mit nur geringem Husten, wenig Auswurf und einer leichten Atemnot. Die Erkrankung kann in solchen Fällen nur langsam fortschreiten. Neben der Lunge erkranken in der **Streuungsphase** bevorzugt Nieren (s. S. 199), Geschlechtsorgane, Knochen und Gelenke, Haut, Nebenniere und Gehirn. Als **Miliartuberkulose** bezeichnet man die Aussaat der Erreger in praktisch alle Organe. Am häufigsten sind Lunge, Leber und Milz von den 1 bis 2 mm großen Herdchen befallen.

Beachte:
Frühsymptome einer **Tuberkulose** können sein:

- Mattigkeit
- Appetitlosigkeit
- Gewichtsabnahme
- Nachtschweiß
- leichte Temperaturerhöhung
- leichter Husten, evtl. mit Auswurf

◆ **Prognose, Therapie**

Die Prognose – vor allem der Miliartuberkulose – war vor der Entdeckung der Antibiotika sehr schlecht. Heute heilt die Erkrankung bei konsequenter antituberkulöser Therapie in den allermeisten Fällen aus.

Bronchialasthma und Lungenemphysem

◆ **Ursachen**

Das typische **Anfallsasthma** (*Asthma bronchiale*) beruht meist auf einer *Allergie* der Atemwege. Auch durch *Infektionen* der Luftwege und *körperliche oder seelische Belastungen* können Asthmaanfälle ausgelöst werden.

◆ **Krankheitsbild**

Charakteristisch für einen **Asthmaanfall** ist die Atembehinderung mit hochgradiger Atemnot und erschwerter Ausatmung.

Ursache ist ein Krampf (*Spasmus*) der feinen Bronchialäste. Gleichzeitig schwillt die Schleimhaut der betroffenen kleinen Bronchien an. Sie sondert vermehrt zähen Schleim ab, der dann die Bronchialäste verstopft. Die Anfälle können nur weniger als eine Stunde, aber auch mehrere Tage anhalten. Nach dem Ende des akuten Anfalls husten die Betroffenen große Mengen zähen Schleims ab. Die Atemnot verschwindet.

Das allergische Asthma beginnt meist im jugendlichen Alter. Das **Asthma des alten Menschen** hat also fast immer viele Jahre zuvor seinen Anfang genommen. In dem oft langjährigen Verlauf der Erkrankung verändert sich das Krankheitsbild. Die Bronchialschleimhaut ist in ihrem Aufbau und ihrer Funktion geschädigt. Sie sondert ständig große Mengen Schleim ab. Die Schäden an der Bronchialschleimhaut begünstigen das Entstehen chronischer Entzündungen. Man bezeichnet dieses Krankheitsbild auch als **chronisches Asthma**. Die Symptomatik ähnelt sehr stark derjenigen bei einer chronischen Bronchitis (s. o.).

Fast immer besteht ein **Emphysem** als Folge der behinderten Ausatmung. Charakteristisch für das Lungenemphysem, die *Lungenblähung*, ist die Überdehnung der Lungenbläschen. Die Erkrankung tritt meist nach einer Schädigung des Lungengewebes (z. B. durch ein Asthma bronchiale, eine chronische Bronchitis oder eine Lungenentzündung) auf. Die sich nicht mehr zurückbildenden Veränderungen an den Lungenbläschen führen zu einer Kreislauf- und Rechtsherzbelastung. Der Körper wird nicht mehr ausreichend mit Sauerstoff versorgt.

Chronische Lungenerkrankungen gehen oft mit psychosomatischen Störungen einher. Angstgefühle begünstigen das Auftreten der Krisen und verstärken die Luftnot.

◆ **Therapie**

Die Behandlung des chronischen Asthma bronchiale entspricht der Therapie bei einer chronischen Bronchitis.

Das Lungenödem

◆ **Definition**

Beim Lungenödem kommt es zu einer Vermehrung des Flüssigkeitsgehaltes im Lungenzwischengewebe bzw. in den Lungenbläschen.

◆ **Ursachen**

Auslöser sind Grundkrankheiten, die über verschiedene Mechanismen zu einem Lungenödem führen können. Hierzu zählen Erkrankungen des Herzens (v. a. Linksherzversagen), Lungenembolien, Lungenentzündungen, Harnvergiftung, Hirnschädigungen, Schädel-Hirn-Verletzungen, Schock u.a.m.

◆ **Krankheitsbild**

Der Anstieg des Drucks in den Lungenkapillaren führt zu einer vermehrten Abgabe von *Flüssigkeit in den Zwischenzellraum*. Es bildet sich ein Ödem aus. Dadurch werden die kleinen Luftwege eingeengt. Das Lungengewebe verfestigt sich und wird weniger dehnbar. Über einen Reflexmechanismus ziehen sich die kleinsten Lungenarterien zusammen. Bei einer weiteren Zunahme des **Ödems im Zwischenzellraum** kommt es schließlich zu *Flüssigkeitsaustritt in die Lungenbläschen*. Patienten mit einem schweren Lungenödem husten große Mengen einer rötlichen, schaumigen Flüssigkeit ab. Die Luftwege sind blockiert. Es kommt schließlich zum **Lungenversagen.**

Hauptsymptom eines Lungenödems ist die *Atemnot*. Die Betroffenen können oft nur noch im Sitzen Luft bekommen (*Orthopnoe*). Solche Anfälle von Atemnot treten vor allem nachts auf. In schweren Fällen kann dies sogar zu Erstickungszuständen führen. Die Patienten sind blaurot verfärbt *(Zyanose)* und husten eine schaumige, blutig gefärbte Flüssigkeit aus.

> **Beachte:**
> Typische Symptome eines **Lungenödems** sind:
> - Atemnot: oft nächtliche Anfälle, Atmen nur noch im Sitzen möglich
> - Aushusten einer schaumigen, rötlich gefärbten Flüssigkeit
> - Todesangst

◆ Therapie

Wichtigste therapeutische Maßnahme ist die Behandlung der Grundkrankheit. Zur Bekämpfung der Atemnot wird *Sauerstoff* verabreicht. Daneben gibt man Flüssigkeit-ausschwemmende Medikamente *(Diuretika)*. Da die Patienten oft unter qualvoller Atemnot und Todesangst leiden, sollten Medikamente mit morphinartiger Wirkung *(Opiate)* gegeben werden. Bei schwersten Formen des Lungenödems ist eine *Überdruckbeatmung* erforderlich.

Bösartige Tumoren der Atmungsorgane

Der Kehlkopfkrebs

◆ Definition, Ursachen

Der Kehlkopfkrebs *(Larynxkarzinom)* ist der häufigste Tumor im Halsbreich. Er befällt in der überwiegenden Mehrzahl ältere Männer zwischen dem 55. und 70. Lebensjahr. In den letzten Jahrzehnten wird das Kehlkopfkarzinom zunehmend häufiger beobachtet. Ursache dafür ist wahrscheinlich der weiter ansteigende Tabakkonsum. Das *Zigarettenrauchen* steht an erster Stelle der möglichen Krebsauslöser.

◆ Krankheitsbild

In der Regel handelt es sich beim Kehlkopfkrebs um ein *verhornendes Plattenepithelkarzinom.* Der Tumor kann als Geschwulst nach außen wachsen oder auch geschwürig zerfallen. Nahe am Stimmapparat sitzende Karzinome führen oft schon früh zu *Heiserkeit.* In einem späteren Stadium kann zusätzlich Atemnot auftreten. Tumoren, die weiter weg vom Stimmapparat wachsen, bleiben meist lange Zeit ohne Symptome. Vielfach geben die Betroffenen nur ein unbestimmtes Druckgefühl an.

> ⚠ Jede länger als 3 Wochen bestehende Heiserkeit beim älteren Mann muß abgeklärt werden!

◆ Therapie

Bei Tumoren in einem frühen Stadium wird in der Regel der betroffene Teil des Kehlkopfes entfernt. Auch eine Strahlenbehandlung ist möglich. Die Heilungschancen sind dann noch recht gut. Ist das Tumorwachstum schon weiter fortgeschritten, muß der ganze Kehlkopf entfernt werden. Patienten ohne Kehlkopf können lernen, mit einer Ersatzstimme zu sprechen. Dabei werden Rachen oder Speiseröhre als Windkessel zur Lauterzeugung genutzt (sog. Pharynxstimme bzw. Ösophagusstimme). Für viele alte Menschen ist es jedoch leichter, mit Hilfe eines Sprechapparates zu sprechen.

Der Lungenkrebs

◆ Definition

Das **Bronchialkarzinom** wird umgangssprachlich auch als *Lungenkrebs* bezeichnet. Es ist einer der häufigsten bösartigen Tumoren des Menschen. Das Geschwulstwachstum geht vom Epithelgewebe der Bronchien aus. Betroffen sind meist ältere Männer.

◆ Ursachen

Die Häufigkeit des Lungenkrebses nimmt weiter zu. Größter Risikofaktor ist das *Rauchen.* Dies erklärt auch das Überwiegen der älteren Männer unter den Erkrankten. Bis vor nicht allzulanger Zeit rauchten vorwiegend Männer. Seit einigen Jahren ist nun auch eine deutliche Zunahme der Tumorhäufigkeit bei Frauen infolge des vermehrten Tabakkonsums festzustellen.

◆ Krankheitsbild

Man kennt beim Bronchialkarzinom verschiedene Geschwulstformen, z. B. verhornende und nichtverhornende Plattenepithelkarzinome, kleinzellige Karzinome und Drüsenkrebse (Adenokarzinome). Sie unterscheiden sich zum Teil erheblich in ihrer Bösartigkeit. Kleinzellige Karzinome wachsen schnell und bilden frühzeitig Tochtergeschwülste auf dem Blutweg, so daß sie von vornherein eine ungünstigere Prognose haben.
Beim alten Menschen findet man am häufigsten *Plattenepithelkarzinome* (s. Abb. 8-7). Man hat diese Form des Lungenkrebses deshalb auch schon als das typische Alterskarzinom der Lunge bezeichnet. Tochtergeschwülste eines Bronchialkarzinoms siedeln sich oft in Nachbarorganen, in der Leber, im Skelettsystem und im Gehirn an. Nicht selten ist die Lunge jedoch selbst Sitz von Metastasen anderer bösartiger Tumoren (z. B. von Tochtergeschwülsten eines Brustkrebses oder eines Prostatakarzinoms).
Die **Anfangssymptome** der Erkrankung sind meist ganz uncharakteristisch. Oft berichten die Betroffenen nur

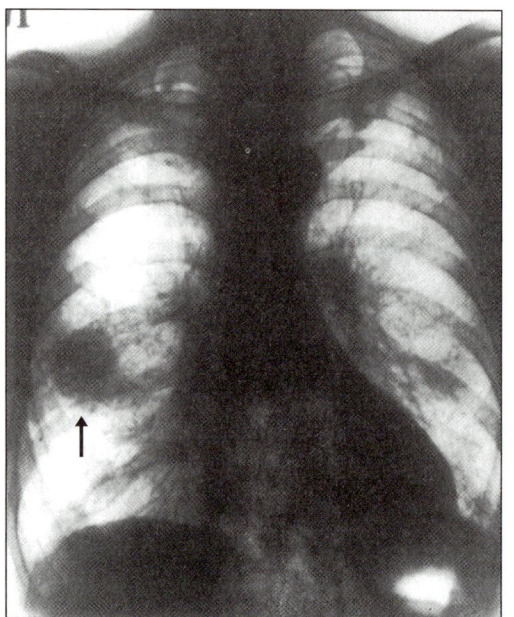

von einem leichten Reizhusten. Blutbeimengungen im Auswurf, Atemnot, Schmerzen im Brustkorb und die Symptome eines Pleuraergusses deuten schon auf ein weiter fortgeschrittenes Stadium hin. Das klinische Bild beim alten Menschen weist keine Besonderheiten auf.

◆ Prognose, Therapie

Die Prognose des Lungenkarzinoms ist im allgemeinen schlecht. Dies gilt insbesondere für alte Menschen, da ihre Atemfunktion aufgrund anderer Vorerkrankungen oftmals schon eingeschränkt ist. Eine ausgedehnte *Operation* ist dann meist nicht mehr möglich. Bei nicht mehr operablen Tumoren versucht man, durch *Röntgenbestrahlung* das Wachstum des Tumors zu hemmen. In den letzten Jahren hat man beim kleinzelligen Bronchialkarzinom mit einer *Zytostatikabehandlung* (Verabreichung zellschädigender Substanzen) recht gute Erfolge erzielen können. Die übrigen Tumorformen sprechen nicht auf eine solche Therapie an.

Abb. 8-7 Bronchialkarzinom (Plattenepithelkarzinom) des rechten Lungenmittelfeldes (s. Pfeil) (aus: Gross R, Schölmerich P, Gerok W [Hrsg]. Die innere Medizin. 9. Aufl. Stuttgart, New York: Schattauer 1996)

Pflege

<small>ANGELA DÜHRING</small>

Beobachtung der Atmung

Die normale Atmung

Wichtig zur Einschätzung einer normalen Atmung ist die Beobachtung und die **Zählung der Atemzüge**. Der Brustkorb hebt sich bei der Einatmung und senkt sich wieder bei der Ausatmung. Dies ist ein Atemzug. Die Atemzüge werden eine Minute lang gezählt.

 Ein erwachsener Mensch tätigt ca. 16 bis 20 Atemzüge in der Minute.

Die *Herztätigkeit* und die Atmung hängen unmittelbar zusammen. Bei körperlicher Anstrengung und bei Unruhe oder Angst erhöht sich der Herzschlag und in Folge auch die Anzahl der Atemzüge. Im Schlaf, besonders in der Tiefschlafphase, verlangsamt sich die Herztätigkeit, und die Atemzüge werden weniger, dafür tiefer.

Die Atmung kann beurteilt werden bezüglich
- Atemfrequenz
- Atemtiefe
- Atemrhythmus

Atemfrequenz

Die Atemfrequenz wird bei psychischer oder physischer *Anstrengung* gesteigert. Der Körper stellt auf diese Weise sicher, daß ein erhöhtes Sauerstoffangebot für die Körperzellen bereitsteht. Eine beschleunigte Atmung bezeichnet man als **Tachypnoe**. *Krankhaft* tritt eine Tachypnoe auf bei
- Herz-Kreislauf-Erkrankungen
- Lungenerkrankungen
- Fieberschüben

In schweren Fällen können bis zu 100 Atemzüge pro Minute gezählt werden.

Eine verminderte Atemfrequenz, die **Bradypnoe**, findet sich
- physiologisch in der Tiefschlafphase
- krankhaft bei Vergiftungen, z.B. mit Schlafmitteln, oder schweren Gehirnerkrankungen

Atemtiefe

Bei der normalen Atmung wird die Luft durch die Nase in die gesamte Lunge eingeatmet. Die Ausatmung geschieht durch den Mund und die Nase. Abweichend von der normalen Atmung gibt es die flache Atmung, auch **Schonatmung** genannt. Hierbei werden durch kurze Atemzüge nur die oberen Bereiche der Lunge belüftet. Eine flache Atmung tritt auf bei
- Bettlägerigen
- überwiegend in sitzenden Positionen tätigen Menschen
- Schmerzen und nach Operationen im Bauch- und Brustbereich
- Lungen- oder Rippenfellentzündungen

Die Schonatmung ist besonders gefährlich, da sich in den nicht belüfteten Lungenbereichen Sekret ansammeln kann. Durch mangelnde Bewegung des Betroffenen löst es sich nicht und wird nicht abgehustet. Es entsteht so ein Nährboden für Erreger von Lungenerkrankungen, vor allem der gefürchteten Lungenentzündung. Lang andauernde Schonatmung führt dazu, daß der Körper nicht ausreichend mit Sauerstoff versorgt wird. Dies kann zur Beeinträchtigung der geistigen Verfassung führen.

 Die Mobilisation und Aktivierung alter Menschen erhält in bezug auf die Atmung besondere Bedeutung und sollte als vorbeugende Maßnahme im Vordergrund pflegerischen Handelns stehen (s. Kap. 5).

Durch die **Bauchatmung** läßt sich die Atemtiefe erhöhen. Mit Hilfe von bewußten, tiefen Atemzügen kann zur allgemeinen körperlichen und geistigen Entspannung beigetragen werden. Entsprechende Atemübungen finden sich in verschiedenen Entspannungstechniken wieder.

Atemrhythmus

Bei der normalen Atmung ist der Rhythmus *gleichmäßig*. Veränderungen des Rhythmus gehen meist mit einer Veränderung der Atemtiefe und der Atemfrequenz einher.

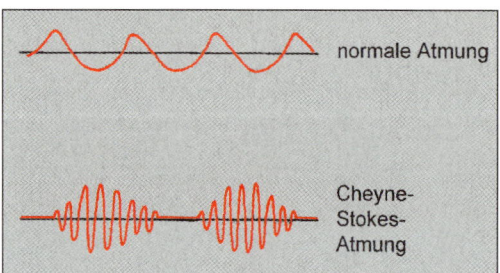

normale Atmung

Cheyne-
Stokes-
Atmung

Abb. 8-8 Atemrhythmus bei normaler und Cheyne-Stokes-Atmung

Sie sind Ausdruck einer schweren Störung des Atemzentrums im Gehirn.

Die bekannteste Rhythmusstörung, die sog. **Cheyne-Stokes-Atmung**, tritt in der Phase des Sterbens auf. Sie wurde nach zwei Ärzten in Dublin benannt. Die Atmung verläuft in flachen, kleinen Atemzügen, die immer tiefer und anschließend wieder flacher werden (Abb. 8-8). Nach einer Atempause beginnt die Atmung wieder mit kleinen flachen Atemzügen, die immer tiefer werden, bis wiederum eine Atempause eintritt. Die Atmung kann von tiefem Keuchen begleitet werden. Die Sauerstoffversorgung der Körperzellen und des Gehirns ist bei der Cheyne-Stokes-Atmung stark gestört.

Atemnot

Die Atemnot ist immer ein sehr bedrohliches Ereignis. Die Betroffenen erleiden Todesängste. Zu erkennen ist die Atemnot an dem Betroffenen selbst: Sein Gesicht drückt Angst aus, der Oberkörper wird aufgerichtet, eventuell werden auch die Arme aufgestützt, Lippen und Fingernägel können blau verfärbt sein. Der Betroffene versucht, seine Luftnot durch eine beschleunigte Atmung zu kompensieren. Da die Angst vor dem Ersticken den Anfall verstärken kann, entsteht leicht ein Teufelskreis.

> In der Umgebung eines an Atemnot Leidenden darf keine Unruhe und Hektik entstehen. Pflegekräfte sollten ruhig und sicher reagieren und somit beruhigend auf den Betroffenen einwirken.

Eine Atemnot kann durch körperliche Anstrengungen ausgelöst werden. Eine solche Atemnot nennt man **Belastungsdyspnoe**. Die Ursache ist meist eine Herzinsuffizienz (s. S. 130f). Tritt Luftnot auch im Ruhezustand auf, so spricht man von der **Ruhedyspnoe**. Auch sie ist häufig die Folge einer schweren Herzinsuffizienz. Die

schwerste Form der Atemnot ist die **Orthopnoe**. Ein an Orthopnoe Leidender kann selbst in Ruhe und unter Zuhilfenahme seiner Atemhilfsmuskulatur nicht ausreichend Luft einatmen. Ursache der Orthopnoe kann ein ausgedehntes Lungenödem sein.

Der absolute Atemstillstand wird als **Apnoe** bezeichnet. Der Betroffene ist innerhalb kürzester Zeit bewußtlos, die Haut ist zyanotisch (blau) verfärbt oder fahl und blaß. Die *Feststellung eines Atemstillstandes* kann folgendermaßen vorgenommen werden: Vor den Mund des Betroffenen wird ein Spiegel gehalten. Ist noch Atmung vorhanden, so beschlägt der Spiegel aufgrund der Feuchtigkeit in der Atemluft. Beschlägt er nicht, ist ein Atemstillstand eingetreten. Wenn nicht innerhalb kürzester Zeit mit Wiederbelebungsmaßnahmen (s. S. 456f) begonnen wird, tritt der Tod ein.

Ein Atemstillstand kann auftreten infolge

- eines Herzversagens,
- einer Medikamentenvergiftung (z.B. mit Schlafmitteln),
- einer Lähmung der Atemmuskulatur und
- durch eine Verlegung der Atemwege.

Die *Verlegung der Atemwege* kann verschiedene Ursachen haben: Bei Bewußtlosen kann durch das Zurückfallen der Zunge der Luftweg verschlossen werden. Auch eingeatmetes Blut, Erbrochenes oder Fremdkörper wie z. B. Gebißteile können zum Ersticken führen.

Husten und Auswurf

Der Hustenreiz ist ein natürlicher Schutzreflex, der dazu dient, Fremdkörper aus der Lunge und den Luftwegen zu entfernen. Der krankhaft gesteigerte Hustenreiz kann für den Betroffenen äußerst unangenehm und anstrengend sein. Gereizte Schleimhäute des Atemtraktes produzieren ein Sekret, das **Sputum** oder Auswurf genannt wird. Mit dem Husten wird dieses Sekret herausbefördert.

Wird der Husten von wenig oder keinem Auswurf begleitet, nennt man ihn **trockenen Husten**. Husten mit viel Auswurf wird als **produktiver Husten** bezeichnet.

Normalerweise besteht der Auswurf aus Schleim und ist durchsichtig. Bei Entzündungen der Luftwege und der Lunge ist der Auswurf schleimig-eitrig und gelbgrün gefärbt. Bei einem Lungentumor kann dem Sputum Blut beigemischt sein.

> In der pflegerischen Betreuung ist die Unterstützung des alten Menschen bei Husten und Auswurf wichtig. Ebenso ist die Beobachtung des Sputums auf Farbe, Konsistenz, Menge, Geruch und Beimengungen für die Diagnostik von Lungenkrankheiten von Bedeutung.

Unterstützung der Atmung

Die ideale Unterstützung der Atmung geschieht durch ein auf den Betroffenen abgestimmtes **Mobilisationsprogramm** (s. Kap. 5). Bei jeder körperlichen Bewegung wird die Atmung angeregt und intensiviert. Die körperliche Aktivität sollte ergänzt werden durch **Atemübungen**. Die bewußte, tiefe und ruhige Atmung führt zur Belüftung auch der tieferen Lungenbläschen und zur Lockerung des Lungensekretes. Durch Bewegung wird das Sekret nach oben befördert und kann besser abgehustet werden. Einer Lungenentzündung wird dadurch vorgebeugt. Auch mit Hilfe von speziellen Lagerungen kann die Belüftung der Lunge verbessert und die Atmung insgesamt erleichtert werden. Welche Lagerung gewählt wird, hängt vor allem vom Zustand und Wohlbefinden des alten Menschen ab.

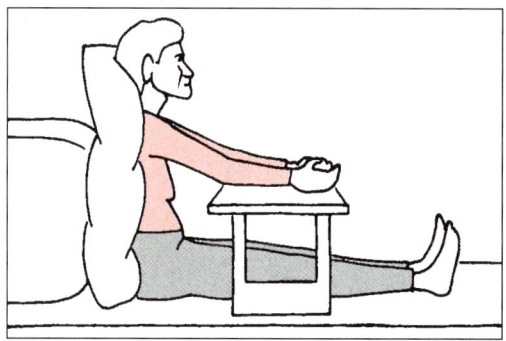

Abb. 8-9   Oberkörperhochlagerung

Lagerungen

Oberkörperhochlagerung

Die Oberkörperhochlagerung geschieht durch das *Hochstellen des Bettoberteiles* oder durch mehrere Kissen, die unter den Oberkörper gelegt werden (Abb. 8-9). Je nach Wunsch des Betroffenen wird der Oberkörper ganz hoch oder nur halbhoch gelagert. Bei kleinen Menschen sollte eine *Bettkiste* an das Fußende des Bettes gestellt werden. Sie verhindert ein Herunterrutschen des Betroffenen und eine damit verbundene Abknickung des Oberkörpers.

Bei starker Atemnot empfiehlt es sich, zusätzlich die *Arme hochzulagern*. Dies kann mit Hilfe von zwei großen Kissen, die unter die Arme gelegt werden, oder bei akuter Atemnot auf dem aufgeklappten Nachttisch geschehen (s. Abb. 8-9). Vorteil dieser Lagerung: Zur Unterstützung der Atmung kann die Atemhilfsmuskulatur eingesetzt werden.

 Vorsicht: Bei der Oberkörperhochlagerung besteht die Gefahr der Dekubitusbildung im Bereich des Steißbeines!

Die Oberkörperhochlagerung sollte deshalb nur für kurze Zeit durchgeführt werden. Ein Lagewechsel alle zwei Stunden verhindert die Dekubitusentstehung. Ist ein Lagewechsel aufgrund der Schwere der Atemnot nicht möglich, können spezielle druckausgleichende Matratzen, Felle oder mit Gleitmittel gefüllte Kissen, unter das Gesäß gelegt, den gleichen Effekt haben.

Dehnlage

Der alte Mensch wird in eine 90-Grad-Seitenlage gebracht (s. S. 105). Der oben liegende Arm wird auf ein Kissen hoch gelagert. Je höher der Arm gelagert wird, um so intensiver ist die Belüftung der obenliegenden Lungenhälfte. Da in dieser Seitenlage die untenliegende Lungenhälfte durch den auf ihr lastenden Druck nur gering belüftet werden kann, muß alle zwei Stunden umgelagert werden. Auch bei dieser Lagerung besteht die Gefahr der Dekubitusentstehung.

Halbmondlagerung

Der Betroffene liegt auf dem Rücken und legt einen Arm nach oben über den Kopf. Die Beine kann er, soweit dies möglich ist, in Richtung der nicht gedehnten Seite legen. Durch diese halbmondförmige Lagerung des Körpers (Abb. 8-10) wird der Oberkörper auf einer Seite gedehnt und eine Lungenhälfte weitgehend entfaltet. Die Dehnung sollte nur so lange beibehalten werden, wie der Betroffene sie aushalten kann, ohne Schmerzen zu bekommen. Anschließend wird die Seite gewechselt. Diese Lagerung soll nur kurze Zeit (ca. 10 Minuten), dafür aber mehrmals am Tage durchgeführt werden.

Die Dehnung der Lunge kann ebenfalls in der 90-Grad-Seitenlage erreicht werden. Hierzu wird der Arm über den Kopf gestreckt. Vorteil der Seitenlage: Zur Unterstützung der Sekretlockerung läßt sich eine Vibrationsmassage (s. S. 182) durchführen.

V-Lagerung

Bei der V-Lagerung wird der Bewohner so auf Kissen gelegt, daß seine Wirbelsäule und die Schultern freiliegen

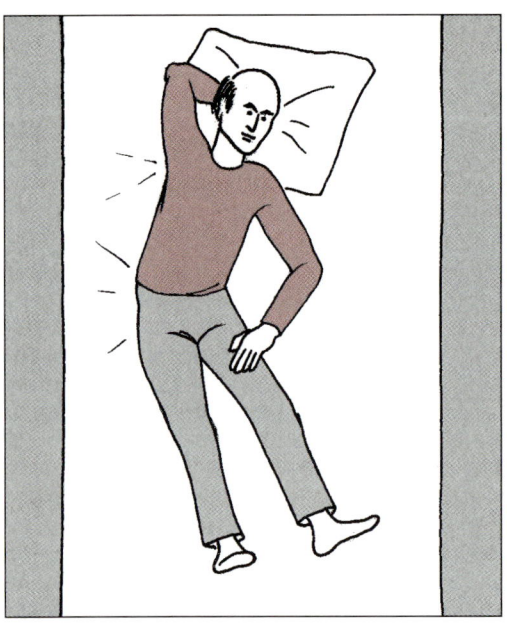

Abb. 8-10   Halbmondlagerung

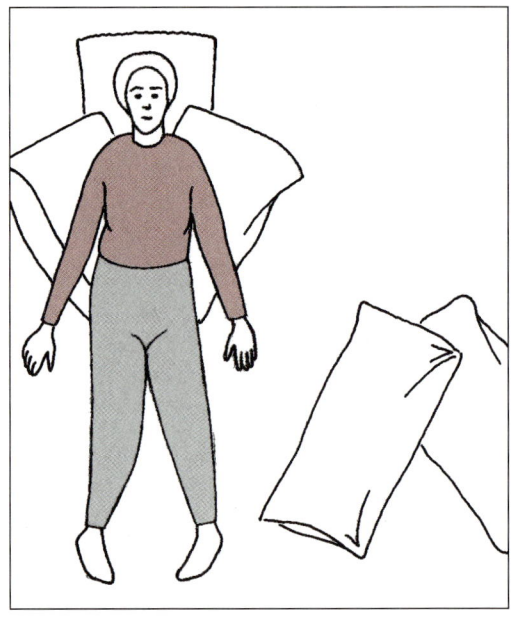

Abb. 8-11   V-Lagerung mit Kissen

(Abb. 8-11). In dieser Lage wird der gesamte Oberkörper gedehnt und eine Belüftung der Lungenspitzen und der oberen Lungenteile ermöglicht. Vorteilhaft ist die gleichzeitige Druckentlastung des Gesäßes.

 Die V-Lagerung ist besonders für dekubitusgefährdete alte Menschen empfehlenswert.

Die V-Lagerung wird am einfachsten mit dem sichelförmigen Corpo-med®-Kissen hergestellt. Es ist mit feinen Styroporkügelchen gefüllt und läßt sich daher gut den Körperformen und den Wünschen der Betroffenen anpassen, ohne die unterstützende Wirkung zu verlieren.

Hilfestellung beim Entleeren von Sekret

In ihrer Bewegung eingeschränkte und vor allem bettlägerige alte Menschen benötigen bei der Sekretentleerung Hilfe, da sie aufgrund ihrer Einschränkungen nicht in der Lage sind, es selbständig abzuhusten. Ein gelockertes Sekret läßt sich leichter abhusten oder anderweitig entfernen als festsitzender, zäher Schleim. Es ist deshalb sinnvoll, vor der Entleerung das Sekret zu lockern und zu verflüssigen.

Sekretlösung

Folgende Maßnahmen tragen zur Sekretlösung bei:

◆ **Einreibungen auf Brust und Rücken**
Mit hyperämisierenden Lösungen wie z.B. Franzbranntwein wird die Durchblutung der Haut gefördert. Durch die Durchblutung der oberen Hautschichten kommt es zur Erwärmung der Alveolen und in Folge zur Sekretlockerung. Durchblutungsfördernd und schleimlösend wirken auch ätherische Öle wie z.B. Eukalyptus-, Thymian- oder Salbeiöl sowie Salben (Pinimenthol®), die auf Brustkorb und Rücken aufgetragen werden.

◆ **Manuelle Sekretlösung**
Mit der hohlen Hand oder der lockeren Faust wird der Rücken vorsichtig für ca. 5 Minuten von den Lungenspitzen in Richtung Kopf abgeklopft oder mit der Kleinfingerkante vibrierend massiert. Der Betroffene wird anschließend zum Abhusten aufgefordert.

◆ **Dampfbäder**
Die wohl bekannteste Methode zur Schleimlösung ist das Kamillendampfbad. In ca. 1,5 bis 2 Liter heißem Wasser werden getrocknete Kamillenblüten (eine Handvoll) oder Kamillosan®-Lösung (nach Gebrauchsanweisung) aufgelöst. Die heißen Dämpfe werden über der Schüssel

eingeatmet. Die Wirkung läßt sich steigern, indem ein Tuch über Kopf und Schüssel gehängt wird. Das Dampfbad kann nach Bedarf wiederholt werden.

◆ Inhalationen

Unter Inhalation versteht man das Einatmen von fein vernebeltem Wasserdampf. Die Zerstäubung von Wasser kann mit unterschiedlichen Geräten erreicht werden. Je feiner die Wassertropfen zerstäubt werden, um so tiefer können sie eingeatmet werden. Die feinste Verneblung bietet der *Ultraschallvernebler*. Um die schleimlösende Wirkung zu erhöhen, können dem Wasserdampf nach ärztlicher Verordnung Medikamente beigemischt werden. Die Inhalation wird in der Regel dreimal täglich durchgeführt. Der Dampf soll möglichst tief eingeatmet werden. Zu diesem Zweck wird der Vernebler möglichst nahe an den Betroffenen herangefahren.

 Nach jeder Inhalation muß das Endstück des Verneblerschlauches gereinigt oder entfernt werden, da sich im Schlauch Rückstände bilden und Krankheitskeime ansiedeln können.

Absaugen von Sekret

Ist der Betroffene nicht mehr bei Bewußtsein oder so stark bewegungseingeschränkt, daß er trotz oben beschriebener Unterstützung das Sekret nicht selbständig abhusten kann, muß es abgesaugt werden. Diese Form der Sekretentfernung ist für den Betroffenen sehr belastend und schmerzhaft. Es besteht darüber hinaus die Gefahr, ihn durch unsachgemäßes und unsauberes Arbeiten mit Krankheitskeimen zu infizieren oder die Schleimhäute der Atemwege zu verletzen. Die Absaugung sollte deshalb *nur von ausgebildetem Personal* vorgenommen werden.

In der pflegerischen Versorgung alter Menschen wird in der Regel das Sekret aus dem Nasen-Rachen-Raum und dem Mund-Rachen-Raum abgesaugt. Darüber hinaus ist eine Absaugung aus der Luftröhre und den oberen Bronchien möglich. Da diese Tätigkeit von Ärzten bzw. auf Intensivstationen von dort tätigem Personal ausgeführt wird, wird diese Maßnahme hier nicht weiter beschrieben. Die Vorgehensweise kann z.B. in dem Buch »Krankenpflege« von Liliane Juchli nachgelesen werden.

Material:
- Absaugkatheter (Einwegmaterial) mit endständiger Öffnung, Charrière 10-14
- Flasche mit Aqua dest.
- Zwischenstück zwischen Absaugkatheter und Anschlußrohr mit seitlicher Öffnung in Y-Form oder T-Form (Abb. 8-12A)

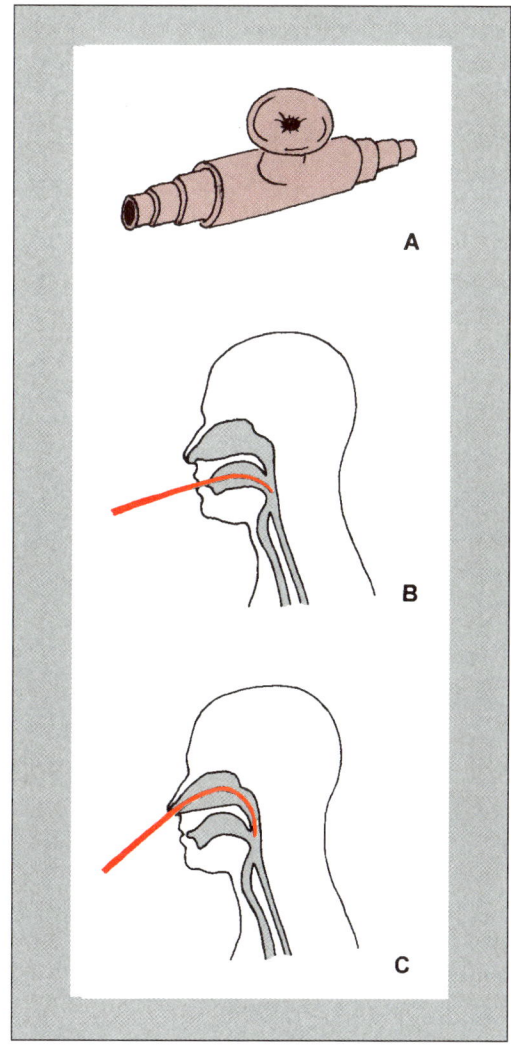

Abb. 8-12   Absaugen von Sekret. A: Verbindungsstück (Fingertip) zwischen Absaugkatheter und Absauggerät; B: Absaugen von Mund- und Rachenraum; C: Absaugen von Nasen- und Rachenraum

- Schutzhandschuhe
- Zellstoff
- Abfallsack
- Absauggerät

Durchführung:
▶ Bewohner umfassend über die geplante Vorgehensweise informieren, eventuell das Kopfende des Bettes hochstellen, etwas Zellstoff unter das Kinn legen

▶ Hände desinfizieren und die benötigten Materialien bereitlegen

▶ Absauggerät vorbereiten, indem der Sekretauffangbehälter mit ca. 100 ml Aqua dest. gefüllt wird

▶ Das Zwischenstück zwischen Absaugschlauch und Katheter stecken. Die Katheterhülle bleibt über dem Katheter, nur das untere Ende wird zum Zusammenstecken geöffnet.

▶ Vakuumregler am Absauggerät auf 1 bis 2 m Wassersäule öffnen

▶ Flasche mit Aqua dest. öffnen und bereitstellen

▶ Schutzhandschuhe anziehen

▶ Absaugkatheter in Aqua dest. anfeuchten und ohne Sog in den Nasen-Rachen- oder Mund-Rachen-Raum so weit einführen, wie der Abstand zwischen Nase und Ohr des Betroffenen ist (Abb. 8-12B, C)

▶ Durch Schließen des Zwischenstückes mit dem Daumen Sog herstellen

▶ Unter Sog und mit leichten Drehbewegungen den Katheter wieder herausziehen

▶ Katheter mit Aqua dest. gründlich durchspülen und wieder ohne Sog einführen, bis das Sekret entfernt ist oder der Bewohner über Brechreiz oder Atemnot klagt

▶ Den Katheter, die Handschuhe und die Flasche mit Aqua dest. entsorgen

▶ Sauggerät abstellen, den Schlauch, das Zwischenstück und den Sekretbehälter gründlich durchspülen und desinfizieren

▶ Hände waschen und desinfizieren

▶ Bewohner bequem lagern

▶ Beobachtungen während der Durchführung, über die Beschaffenheit des Sekretes und zur Situation des Bewohners in die Pflegedokumentation eintragen

Pneumonieprophylaxe

Eine Lungenentzündung (**Pneumonie**) ist eine gefürchtete Erkrankung für alte Menschen. Nicht selten führt sie zum Tode. Die häufigsten Ursachen einer Lungenentzündung beim alten, immobilen Menschen sind neben der allgemeinen Abwehrschwäche die Infektbildung auf dem Boden nicht abgehusteten Lungensekrets und die Einatmung (Aspiration) von Fremdkörpern, Erbrochenem oder Speiseresten. Besonders gefährdet sind Menschen, die in ihrer Bewegung stark eingeschränkt sind und deshalb meist nur oberflächlich atmen, alte Menschen, abwehrgeschwächte, bettlägerige oder bewußtlose Menschen. Die Pneumonieprophylaxe nimmt deshalb in der Altenpflege einen hohen Stellenwert ein.

Die **Maßnahmen** der Pneumonieprophylaxe tragen dazu bei, daß die allgemeine Konstitution gestärkt wird, Abwehrkräfte aufgebaut, Sekretansammlung und Aspira-

tion vermieden bzw. verhindert werden. Demzufolge stehen an erster Stelle die Maßnahmen der Aktivierung und Wiederherstellung der körperlichen *Mobilität* (s. a. Kap. 5) und der *Frischluftzufuhr*. Anregungen zur Bewegung und zum tiefen Durchatmen an der frischen Luft sollten zur täglichen Routine in der Altenpflege gehören. Die Bewegungen an der frischen Luft stärken gleichfalls die körperlichen Wiederstandskräfte und dienen der Abhärtung gegenüber Temperaturschwankungen. Unterstützend können tägliche *Wechselduschen* (warm und kalt im Wechsel, mit kalt aufhören), *Saunagänge* mit anschließender Abkühlung und Wassertreten oder Wassergüsse nach Pfarrer Kneipp angewendet werden. Weitere Maßnahmen sind die oben beschriebenen zur *Sekretlockerung* und *-entleerung* sowie die Unterstützung der Betroffenen beim Abhusten.

Die Aspiration von Speiseresten und die in ihrer Folge mögliche Lungenentzündung ist die häufigste Todesursache bei alten Menschen, die an der **Alzheimer-Krankheit** leiden. Diese degenerative Erkrankung des Zentralnervensystems geht mit zunehmenden Schluckstörungen einher. Der Schluckvorgang ist so beeinträchtigt, daß die normale Nahrungsaufnahme nur verlangsamt möglich ist. Die Kranken benötigen deshalb für ihre Mahlzeiten sehr viel mehr Zeit als andere und besondere Hilfestellung. *Ausreichende Flüssigkeit,* zu den Mahlzeiten gereicht, erleichtert den Schluckvorgang. Mehrere *kleine Portionen* über den Tag verteilt sind besser als drei große Mahlzeiten. Weiche, *breiige Speisen* lassen sich leichter schlucken. Eine anschließende *gründliche Mundpflege* (s. S. 297f) verhindert das Verbleiben von Speiseresten im Mund, die in die Lunge geraten könnten.

Schluckstörungen treten auch bei der Parkinson-Krankheit und nach einem Schlaganfall mit Halbseitenlähmung auf. Einige Psychopharmaka, z.B. Haldol®, reduzieren den Schluckreflex oder führen zur vermehrten Speichelbildung.

 Besondere Gefahr der Aspiration besteht bei bewußtlosen Menschen. Sie können am eigenen Speichel oder Erbrochenen ersticken. Bewußtlose sollten deshalb immer in stabiler Seitenlage (s. S. 455) gelagert werden. Die Flüssigkeit kann zur Seite weglaufen und wird nicht verschluckt.

Verabreichung von Sauerstoff

Sauerstoff ist für unser Leben unverzichtbar. Wird die Sauerstoffzufuhr reduziert, entsteht eine Atemnot. Sie kann akut lebensbedrohlich oder schleichend, chronisch auftreten. Sichtbares Zeichen eines Sauerstoffmangels ist die **Zyanose** (Blaufärbung) der Lippen und Fingerkuppen oder im akuten Stadium der Haut. Eine Sauerstoffgabe kann den Sauerstoffmangel ausgleichen und im akuten Notfall Leben retten.

> ⚠️ Die Sauerstoffverabreichung ist außer im akuten Notfall immer unter ärztlicher Aufsicht vorzunehmen, da durch zu hohe Gaben die Atmung negativ beeinflußt werden kann. Im Extremfall kommt es zu einem Atemstillstand aufgrund einer zu hohen Sauerstoffkonzentration im Blut.

Der Arzt legt die Dauer der Anwendung, die Dosierung und die Form der Verabreichung fest. Die Verabreichung erfolgt mit einer Sauerstoffbrille und mit Hilfe eines Sauerstoffgerätes (Abb. 8-13). Der Sauerstoff wird in einem Behälter mit Aqua dest. angefeuchtet, bevor er zum Betroffenen gelangt. Geschieht dies nicht oder nur ungenügend, kommt es zur Austrocknung und Reizung der Schleimhäute der Atemwege. Der Behälter muß regelmäßig auf seinen Füllungszustand mit Aqua dest. hin kontrolliert und bei häufigem Gebrauch öfter gesäubert werden.

Sinnvoll ist es, das Sauerstoffgerät in der Nähe des Betroffenen bereitzustellen. Es vermittelt ihm so das Gefühl von Sicherheit und ist im Notfall sofort greifbar. Regelmäßige Kontrollen auf Sauerstoffgehalt und Funktionsfähigkeit sind selbstverständlich.

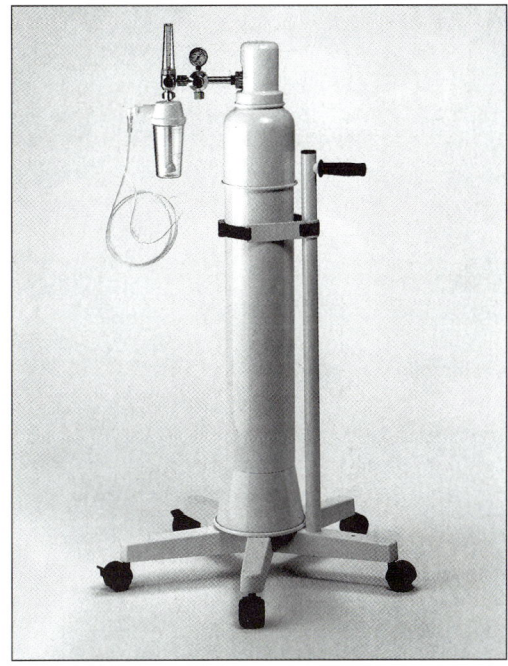

Abb. 8-13 Sauerstoffgerät (Firma Weinmann, Hamburg)

Pflege eines Tracheostomas

> **Def.** Das Tracheostoma ist eine durch Luftröhrenschnitt herbeigeführte Öffnung der Luftröhre nach außen (Abb. 8-14). Sie wird unter anderem nach Entfernung des Kehlkopfes infolge eines Kehlkopfkrebses gelegt.

Die Betroffenen können aufgrund der fehlenden Stimmbänder nicht mehr sprechen. Durch das Tracheostoma gelangt die Atemluft direkt in die Lunge. Die Funktion der Nase und des Rachenraumes, Anfeuchtung, Erwärmung und Filtrierung der Luft, entfällt völlig.

In das Tracheostoma eingeführt wird eine **Trachealkanüle**, die ständig dort verbleibt (Abb. 8-15A). Sie besteht aus der Außen- und der Innenkanüle. Beide Teile müssen täglich *gereinigt* werden. Dazu wird die Trachealkanüle aus dem Tracheostoma entfernt. Die Innenkanüle wird aus der äußeren genommen und beide werden unter fließendem Wasser mit einer speziellen Bürste (schmaler Flaschenputzer) gesäubert. Anschließend werden sie im Wasserbad ca. 15 Minuten lang ausgekocht (Keimabtötung), mit etwas Öl geschmeidig gemacht und nach dem Erkalten wieder zusammenge-

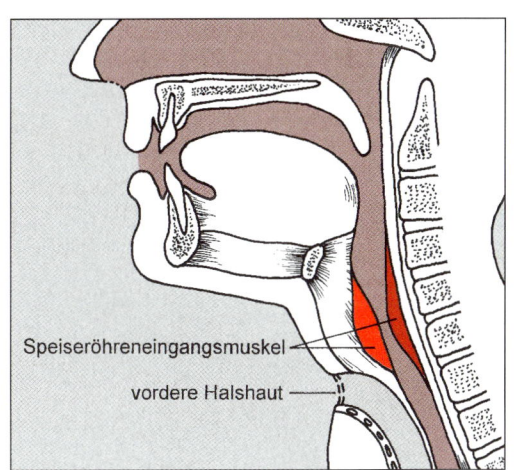

Speiseröhreneingangsmuskel

vordere Halshaut

Abb. 8-14 Tracheostoma

setzt in das Tracheostoma eingeführt. Hilfreich ist dabei ein Führungskatheter (Abb. 8-15B). Verletzungen der Schleimhäute durch zu heftige Bewegungen sind zu vermeiden. Verkrustungen am **Tracheostoma** werden vorher mit einem feuchten Tuch vorsichtig abgelöst. Größere Verkrustungen müssen vom Arzt entfernt werden.

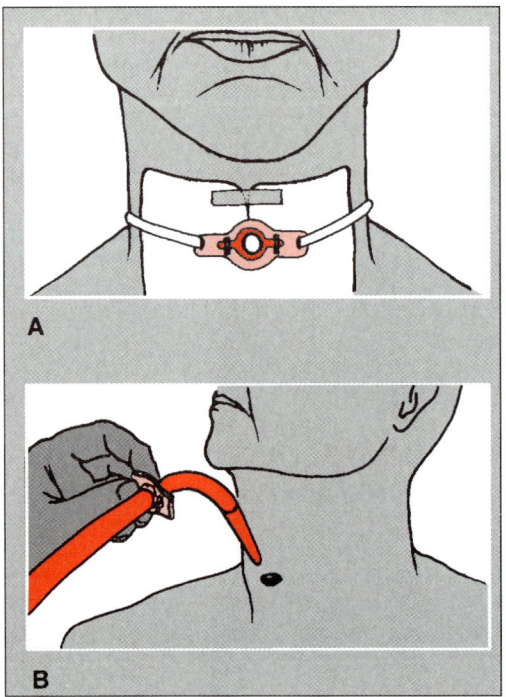

Abb. 8-15 Trachealkanüle. A: Kanülenträger mit Schutzverband. B: Einführen der Trachealkanüle mit einem Führungskatheter

 Bei der Reinigung der Trachealkanüle ist darauf zu achten, daß kein Wasser oder Fusseln darin verbleiben, da sie sonst eingeatmet werden.

Das Tracheostoma kann mit einem _Schutztuch_ verdeckt werden. Es verhindert das Eindringen von Staub, Fusseln, Bartstoppeln (beim Rasieren) und besitzt eine feuchtigkeitsregulierende Wirkung. Diese ist besonders wichtig, da die Anfeuchtung durch die Nase entfällt. Die _Luftfeuchtigkeit_ in den Räumlichkeiten sollte deshalb konstant bei ca. 60% bis 70% liegen (Aufstellen von Luftbefeuchtern).
Beim _Duschen_ oder _Baden_ darf kein Wasser in das Tracheostoma gelangen. Spezielle wasserabweisende, aber luftdurchlässige Schutztücher sind im Handel erhältlich.
Bei Erkältungen sollte der Arzt aufgesucht werden. Zur Schleimlösung können der Wasserdampf bei einem Vollbad oder ein Dampfbad beitragen. Bei stärkerer Verschleimung muß abgesaugt werden (s.o.).

 Auf gar keinen Fall dürfen eigenmächtig Medikamente in das Tracheostoma gegeben werden. Sie könnten zu Reizungen oder zum Austrocknen der Schleimhaut führen.

Pflege und Betreuung bei chronischer Bronchitis

Die **chronische Bronchitis** tritt ab dem 40. Lebensjahr gehäuft auf. Aufgrund der Altersveränderungen an Lunge und Brustraum ist der ältere Mensch für eine Bronchitis besonders empfänglich. Mit einer Ausheilung ist im hohen Alter nicht zu rechnen, daher sind die Verläufe chronisch fortschreitend, die Symptomatik verschlimmert sich zunehmend.
Die chronische Bronchitis führt zu einer _Erschwerung der Ausatmung_. Durch die Entzündung wird vermehrt Schleim produziert. Gleichzeitig wird das für die Reinigung und den Abtransport des Sekretes wichtige Flimmerepithel massiv geschädigt, so daß es seiner Funktion nicht genügend nachkommen kann. Der vermehrt produzierte Schleim kann deshalb nur schlecht abgehustet werden und behindert die Atmung. _Husten_ und Auswurf treten zunächst vor allem morgens nach dem Aufstehen auf, später auch im Verlauf des Tages und nachts. _Anfallsartige Atemnot_ zeigt sich zunächst nur bei Anstrengungen, später auch in Ruhe. Infolge der Schädigung des Lungengewebes kommt es nach einer über Jahre bestehenden Bronchitis zu einer **Rechtsherzinsuffizienz**. Die Folge sind vor allem _Ödeme_ in den Beinen. Eine chronische Bronchitis kann bei abwehrgeschwächten alten Menschen leicht auf das Lungengewebe übergreifen und zu einer Lungenentzündung führen. Das Leben der Betroffenen wird über Jahre von der Krankheit bestimmt und insbesondere von der Atemnot überschattet.

Situationseinschätzung auf der Grundlage der betroffenen ALs

◆ **Sich bewegen**
Die Bewegung der Betroffenen ist auf vielfältige Weise beeinträchtigt. Die durch die Rechtsherzinsuffizienz auftretenden Wasseransammlungen in den Beinen erschweren die Mobilisation. Hinzu kommt die Atemnot, die die Aktivitäten des täglichen Lebens zunehmend ein-

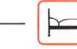

schränkt. Im weiteren Verlauf der Erkrankung wird der alte Mensch immer abhängiger von der Hilfestellung durch andere. Notwendige Bewegungen werden eingestellt, die Muskulatur schrumpft und verstärkt die Pflegeabhängigkeit. Der Erkrankte benötigt einen auf seine Situation abgestimmten Belastungsplan. Der Tagesablauf sollte mit viel Zeit und Ruhe für die notwendige Erholung geplant werden. Der einzelne darf nicht überfordert und unnötig unter Druck gesetzt werden.

◆ Kommunizieren

Durch die Erkrankung wird der Betroffene daran gehindert, den Kontakt zu anderen Menschen aufrechtzuerhalten. Der eingeschränkte Bewegungsradius reduziert sein Leben auf die eigene Wohnung, später auf das eigene Bett. Der Kontakt zu anderen Menschen nimmt in gleichem Maße ab, wie die Erkrankung zunimmt.
Die Atemnot beeinträchtigt auch das Sprachvermögen und die Aussprache. Die Sätze sind kurz und abgehackt. Die Aussprache wird verwaschen. Oft wirken die Betroffenen unwirsch. Dies ist aber eher ein Ausdruck der veränderten Sprache.

◆ Ruhen und schlafen

Die nächtliche Ruhe ist häufig unterbrochen von Hustenanfällen und Atemnot. Da zur Behandlung der Rechtsherzinsuffizienz auch Diuretika (Wasserausscheidungfördernde Medikamente, z.B. Lasix®) verabreicht werden, kommt es nachts wiederholt zum Wasserlassen (Nykturie).

◆ Für Sicherheit sorgen

Das Sicherheitsbedürfnis ist bei den Erkrankten sehr groß. Hier steht vor allem die Angst vor der Atemnot im Vordergrund. Gespräche und Informationen über die auslösenden Momente sowie entsprechende Verhaltensmöglichkeiten können das Leben mit der Atemnot erleichtern. Ein in der Nähe des Betroffenen bereitgestelltes Sauerstoffgerät und die Möglichkeit, schnell Hilfe herbeizuholen, können ein Gefühl von Sicherheit vermitteln. Darüber hinaus sollten Betroffene Gelegenheit haben, Situationen zu erleben, die sie meistern können und in denen nicht wieder die Atemnot übermächtig wird. Das bedeutet, daß Pflegekräfte herausfinden müssen, welche Aktivitäten die alten Menschen noch selbst ohne Atemnot durchführen können und sie hierin unterstützen.

> Unterstützung bei der Bewältigung der chronischen Bronchitis kann auch von anderen Betroffenen kommen. In Gesprächskreisen können Ängste ausgesprochen und Möglichkeiten des Verhaltens überlegt werden. Das Zusammensein

> mit anderen Menschen verdrängt die Einsamkeit und trägt zur Zufriedenheit trotz der schweren Erkrankung bei.

Pflegeziele

Menschen mit einer chronischen Bronchitis sind in ihren Aktivitäten stark eingeschränkt. Da die Bronchitis nicht heilbar ist, sondern eher fortschreitet, sollte das oberste Ziel der Pflege die möglichst lange Erhaltung der Unabhängigkeit und Selbständigkeit des Betroffenen sein. Achtung und Wahrung des Selbstwertgefühles stehen an erster Stelle der Pflege und Betreuung. Sie wird auf die Möglichkeiten des Betroffenen abgestimmt und geplant. Die Aktivitäten des Lebens werden von ihm selbst, soweit es die Krankheit zuläßt, durchgeführt. Pflegekräfte helfen und unterstützen nur da, wo es unbedingt notwendig ist. Situationen, in denen Atemnot entstehen kann, werden vermieden. Vorbereitung und Hilfestellung bei der Atemnot werden sichergestellt.

Pflegemaßnahmen

Atemübungen

In der Pflege von Bewohnern mit chronischer Bronchitis soll durch Atemübungen die erschwerte Ausatmung unterstützt und verbessert werden. Hierzu eignen sich besonders

● die Kontaktatmung und
● das Watte-/Luftballonpusten.

Die Übungen, Dauer und Häufigkeit werden mit dem Arzt abgesprochen und von der Situation des Betroffenen abhängig gemacht.

Die *Kontaktatmung* kann im Sitzen oder Liegen durchgeführt werden. Sie kommt also auch für Bettlägerige in Betracht. Die Hände der Pflegekraft werden seitlich auf den Thorax gelegt. Der Bewohner atmet gegen den leichten Widerstand der Hände an. Ihm wird gesagt, er solle die Hände »wegatmen«. Bei der Ausatmung bleiben die Hände in dieser Position, üben aber einen leichten Druck aus, der die Ausatmung verstärkt und unterstützt. Diese Übung trainiert die Atemmuskulatur, intensiviert die Ein- und Ausatmung und löst

Bronchialsekret, das anschließend abgehustet werden kann.

Auf einem Tisch liegt ein Wattebausch. Der Bewohner setzt sich vor den Tisch und versucht, den *Wattebausch* vom Tisch zu pusten. Weitere Steigerung ist das *Aufblasen eines Luftballons*, der anschließend zur Gymnastik benutzt werden kann. Diese Übung kann spielerisch gesteigert werden.

> Für Menschen mit einem Lungenemphysem ist diese Übung gefährlich, da die Emphysembläschen platzen können!

Die Atemübungen werden unterstützt durch Hilfestellung bei der Sekretlösung und beim Abhusten (s. o.) sowie durch leichte körperliche Gymnastik an der frischen Luft.

Bewegungsplan

Ein Bewegungsplan wird auf die Grenzen und Möglichkeiten des Betroffenen abgestimmt und für einen bestimmten Zeitraum erstellt. Absprachen mit dem behandelnden Arzt, Ergotherapeuten und Krankengymnasten sind notwendig. In den Bewegungsplan wird ein Wasch- und Anziehtraining (s. S. 112) aufgenommen.

Der Bewegungsplan wird ergänzt durch ein möglichst breit gefächertes Beschäftigungsangebot. Es lenkt von dem Krankheitsgeschehen ab und gibt Gelegenheit, andere Menschen kennenzulernen. In die Beschäftigungsangebote sollten für den Betroffenen zu bewältigende Tätigkeiten eingebaut werden, die der Gemeinschaft zugute kommen. Die Tätigkeiten können aus dem Alltagsleben gewählt werden, wie z.B. Kuchenbacken, Geschirrspülen, Tischdecken oder Bügeln. Diese Tätigkeiten geben das Gefühl, nicht nutzlos zu sein. Der Bewohner erlebt sich nicht nur als pflegeabhängigen, hilfsbedürftigen Menschen.

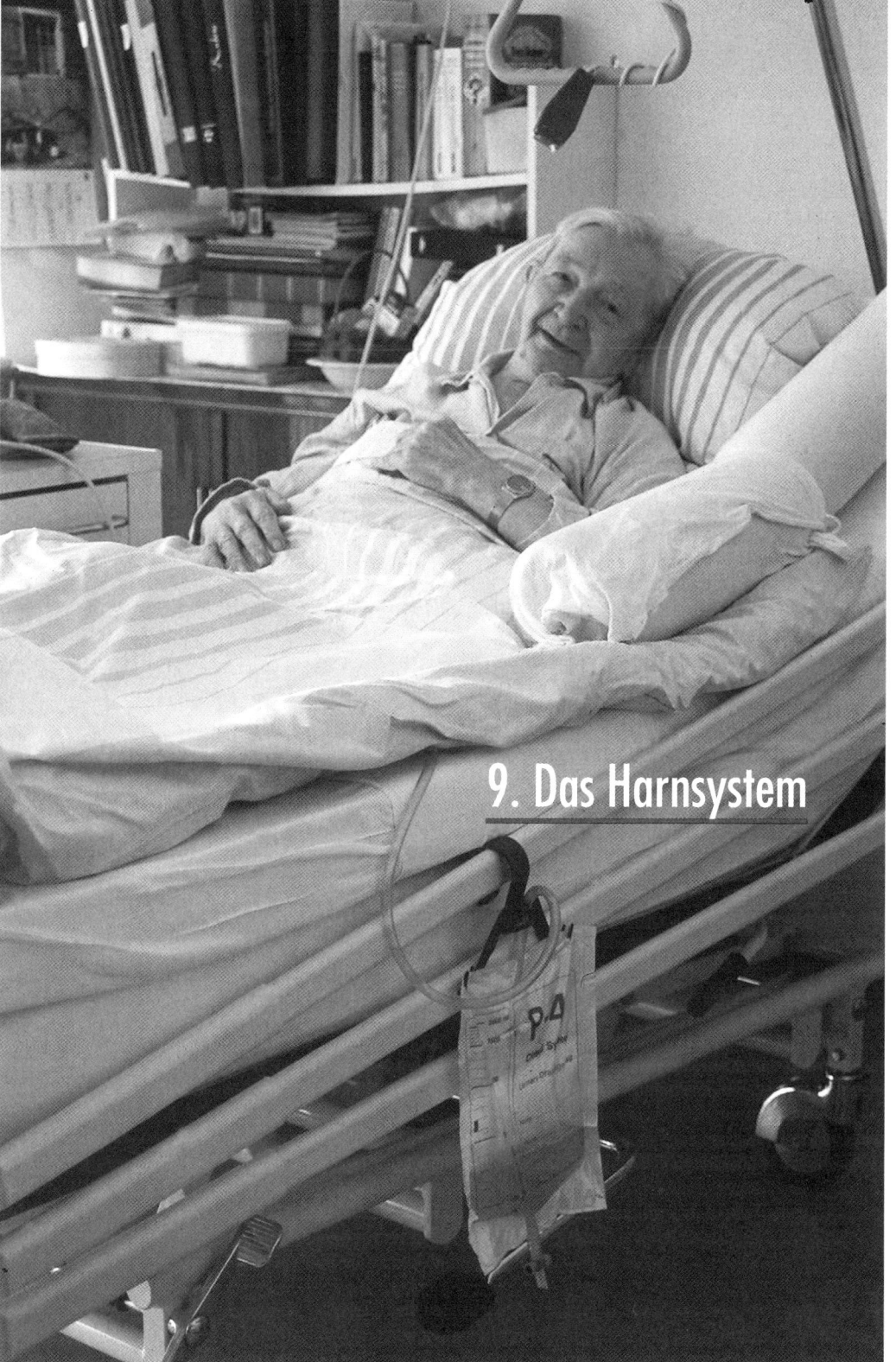

9. Das Harnsystem

Medizinische Grundlagen

LOTTE HABERMANN-HORSTMEIER

Pflege

ANGELA DÜHRING

Medizinische Grundlagen

LOTTE HABERMANN-HORSTMEIER

Zum Harnsystem (Abb. 9-1) gehören
- die beiden Nieren,
- die von ihnen ausgehenden Harnleiter,
- die Harnblase und
- die Harnröhre.

Hauptaufgabe der Nieren ist die **Harnbereitung.** Die ableitenden Harnwege dienen dem **Harntransport**.

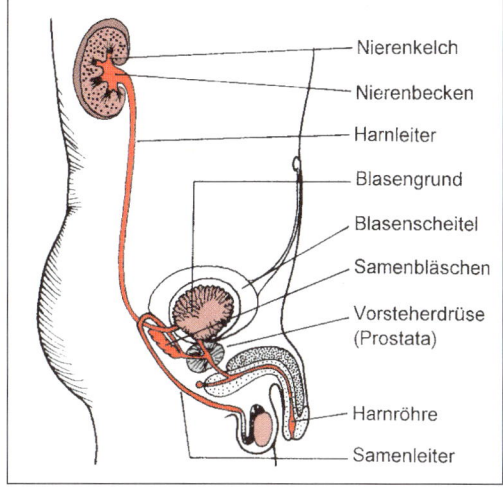

Abb. 9-1 Niere und ableitende Harnwege beim Mann (Längsschnitt)

Anatomie der Niere und der ableitenden Harnwege

Die Nieren

◆ Lage, Form und Größe

Die paarig angelegten Nieren *(Ren)* liegen beidseits der Wirbelsäule an der hinteren Bauchwand. Beim Erwachsenen reichen sie mit ihrem oberen Pol etwa bis zum 12. Brustwirbel. Der untere Pol befindet sich in Höhe des 2./3. Lendenwirbels. Die rechte Niere liegt in der Regel etwas tiefer als die linke.

Die bohnenförmigen, braunroten Organe wiegen jeweils etwa 120 bis 300 g, sind 10 bis 12 cm lang, 5 bis 6 cm breit und ca. 4 cm dick. Ihre Oberfläche überzieht eine derbe, bindegewebige Hülle, die **Nierenkapsel**. Jede Niere ist in eine Fettkapsel eingebettet. Eine weitere Bindegewebsschicht, der Fasziensack, hält das Organ in seiner Lage. Eingeschlossen in die Fettkapsel sitzt auf jeder Niere – wie eine Mütze – eine kleine, hormonproduzierende Drüse, die *Nebenniere* (s. S. 320f). In der Mitte des zur Körpermitte zeigenden Nierenrandes befindet sich die **Nierenpforte**, die Ein- bzw. Austrittsstelle der Gefäße und Nerven. Hier liegt auch das **Nierenbecken**, das den Urin sammelt und an den Harnleiter abgibt.

◆ Innerer Aufbau

Schaut man sich eine Niere im Längsschnitt (Abb. 9-2) an, erkennt man unter der Kapsel die **Rindenzone**, an die sich zum Nierenbecken hin die **Markzone** anschließt. Das Mark ist in Form von *Pyramiden* angeordnet, deren Spitzen zum Nierenbecken zeigen. Man nennt diese Spitzen *Nierenpapillen*. Als *Markstrahlen* bezeichnet man Streifen, die aus dem Mark in die Rinde eintreten und diese in Rindenläppchen unterteilen.

Unter dem Mikroskop zeigt es sich, daß das Nierengewebe aus einem komplizierten System von Röhrchen oder Kanälchen aufgebaut ist. Es sind *Nephrone* und Sammelrohre, die neben den Blutgefäßen die Hauptmasse des Organs ausmachen.

Ein **Nephron** (Abb. 9-3) besteht aus
- einem *Nierenkörperchen* und
- dem dazugehörenden *Tubulus* (Nierenkanälchen).

Die hauptsächlich in der Rindenschicht liegenden Nierenkörperchen sind die Orte der *Primär- oder Vorharnbereitung* (s. S. 194). Ein Nierenkörperchen setzt sich zusammen aus einem doppelwandigen Becher, der

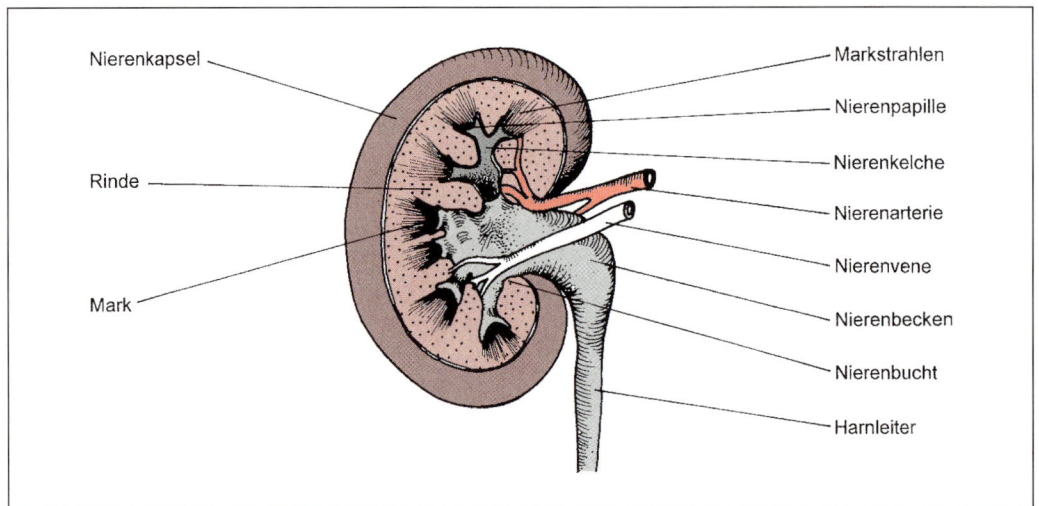

Abb. 9-2   Längsschnitt durch eine Niere

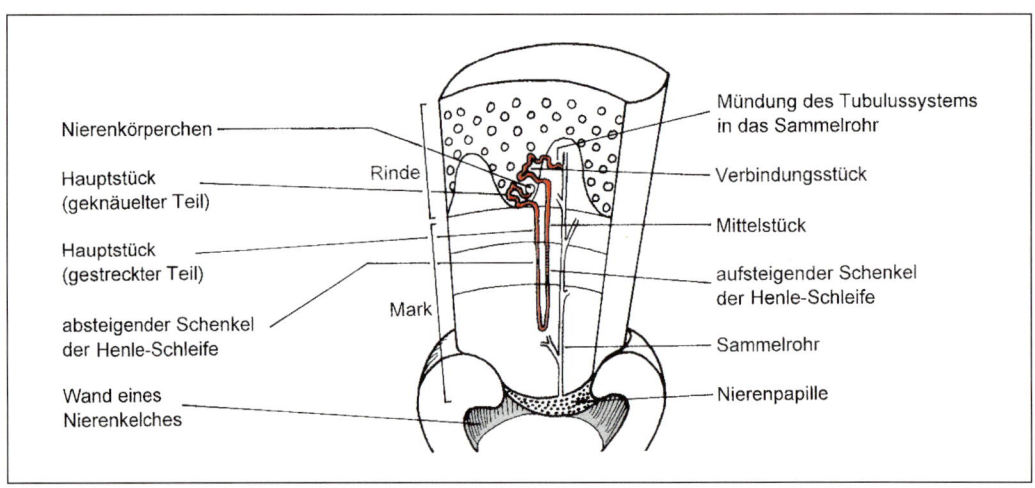

Abb. 9-3   Schematische Darstellung eines Nephrons mit Sammelrohr

Bowman-Kapsel, und einem Gefäßknäuel (**Glomerulus**), der in diesen Becher hineinragt (Abb. 9-4).

An das Nierenkörperchen schließt sich ein kompliziertes Röhrensystem an. Dieses **Tubulussystem** gliedert sich in verschiedene Abschnitte. Der als *Hauptstück* bezeichnete Teil verläuft anfangs geknäuelt und zieht später gestreckt zum Mark hin. Das darauf folgende dünne *Überleitungsstück* besitzt einen auf- und einen ableitenden Schenkel. An dieses haarnadelförmige Gebilde, die *Henle-Schleife,* schließt sich das *Mittelstück* an, das zur Rinde zurückzieht. Über ein *Verbindungsstück* mündet es

schließlich in das **Sammelrohr**. Die Sammelrohre ziehen zur Nierenpapille, der Spitze einer Nierenpyramide. Parallel zu den Tubuli und Sammelrohren verlaufen Blutgefäße.

Die Niere ist ein sehr gut durchblutetes Organ. Sie erhält ihr Blut über die Nierenarterie, die an der Nierenpforte in das Organ eintritt. In der Niere zweigt sie sich in immer kleinere Gefäße auf. Von kleinsten Arterien führen feine Ästchen, die *Arteriolen,* als zuleitende Gefäße zu den Nierenkörperchen. Dort bilden sie Gefäßknäuel, die jeweils aus etwa 30 Kapillarschlingen bestehen. Einen solchen Gefäßknäuel nennt man *Glomerulus* (Abb. 9-4). Das Blut verläßt dann das Körperchen über ein ableitendes Gefäß. Auch diese ableitenden Blutgefäße sind Arteriolen, also arterielle Blutgefäße. Erst später verläßt das gereinigte, dann sauerstoffarme Blut die Niere über die Nierenvene.

Direkt neben der Eintrittstelle des zuführenden Gefäßes in das Nierenkörperchen liegen besonders spezialisierte Zellen, die das Hormon *Renin* produzieren. Mit Hilfe dieses Hormons kann der Körper *Angiotensin* bilden, das durch das Engstellen von Blutgefäßen (Vasokonstriktion) zur Blutdruckregulation beiträgt. Ein weiteres in der Niere produziertes Hormon ist das *Erythropoetin,* das die Bildung von roten Blutkörperchen anregt.

 Wie bei vielen anderen Organen ist es auch bei der Niere sehr schwierig, spezifisch altersabhängige Veränderungen zu beurteilen, da die Niere mit zunehmendem Alter auch vermehrt krankhafte Veränderungen aufweist. Das Nierengewicht nimmt beim älteren Menschen stark ab. Schon zwischen dem 40. und 50. Lebensjahr vermindert es sich um mindestens ein Fünftel. Es kommt zu einer Abnahme der Zahl der Glomerula und der Nephrone, gleichzeitig nimmt die Größe der Nephrone ab. Wie auch in anderen Organen findet man in der Niere mit zunehmendem Alter vermehrt arteriosklerotische Veränderungen an den Nierengefäßen. Die Basalmembranen der Gefäßknäuel (Glomerula) und der doppelwandigen Becher (Bowman-Kapseln) sind häufig verdickt. Ein Teil der Glomerula weisen Einlagerungen bestimmter Eiweißsubstanzen auf. Da sich das eigentliche Nierengewebe zurückbildet, vermehrt sich das Zwischengewebe. Das Organ wird fester. Die Folge ist eine eingeschränkte Ausscheidungsfunktion (s. S. 194).

Die ableitenden Harnwege

Die an den Papillenspitzen mündenden Sammelrohre geben den Urin an das **Nierenbecken** ab. Es stülpt sich kelchförmig um jede Papille und kleidet so das Innere der Niere aus. Seine äußerste, zum Hohlraum hin gelegene Schicht besteht aus einem *Übergangsepithel.* Diese nur im Bereich der ableitenden Harnwege vorkommende Epithelform kann sich unterschiedlichen Dehnungszuständen anpassen (vgl. S. 47, Abb. 4-8). In der Wand des Nierenbeckens befinden sich glatte Muskelfasern. Sie sind besonders zahlreich in den Kelchen und am Übergang zum Harnleiter. Dort bilden sie schließmus-

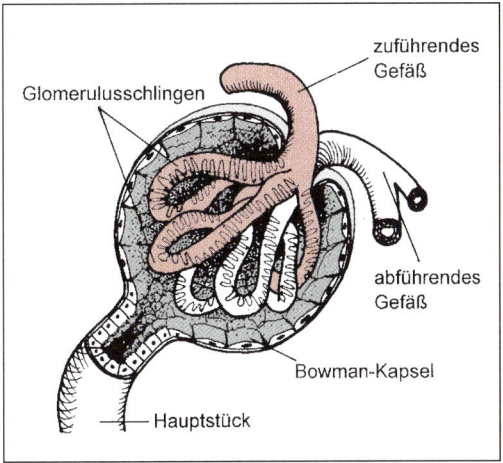

Abb. 9-4 Feinbau eines Nierenkörperchens

kelartige Strukturen, sogenannte *Sphinkteren.* Sie dienen dazu, den Urin in kleinen Portionen zu transportieren.

Der sich an das Nierenbecken anschließende **Harnleiter** (Ureter) ist ein bewegliches Rohr von etwa 3 bis 5 mm Durchmesser und einer durchschnittlichen Länge von 30 cm. Sein Inneres kleidet eine in Falten gelegte Schleimhaut aus Übergangsepithel aus. Die Lichtung erscheint dadurch sternförmig eingeengt. Eine sich nach außen an die Schleimhaut anschließende innere Längs- und äußere Ringmuskelschicht dient der Kontraktion, dem rhythmischen Zusammenziehen des Harnleiters. Der *Harntransport* vom Nierenbecken zur Blase verläuft so in peristaltischen Wellen, die etwa ein- bis fünfmal pro Minute den Ureter entlanglaufen.

Die beiden Harnleiter ziehen abwärts zur Harnblase. Dort durchbohren sie die Wand der Blase schräg von oben in Richtung Blasenmitte und verlaufen dabei etwa 2 cm in der Blasenwand. Dieser Verlauf in der Blasenwand ist wichtig, um den Rückfluß (Reflux) von Urin beim Zusammenziehen der gefüllten Harnblase zu verhindern.

Die **Harnblase** dient der *Speicherung des Harns.* Das muskulöse Hohlorgan liegt im kleinen Becken. Man unterscheidet

- den *Blasenkörper,*
- den nach hinten unten gerichteten *Blasengrund* und
- den nach vorne oben zeigenden *Scheitel.*

Das Innere der Harnblase kleidet ein in Falten gelegtes Übergangsepithel aus, das sich dem Füllungszustand dadurch anpaßt, daß die Zahl der Zellreihen bei gefüllter Blase ab- und bei leerer Blase zunimmt. An das Epithel schließt sich nach außen die glatte Muskulatur in drei Schichten an. Am Übergang zur Harnröhre bildet diese Muskulatur den ringförmigen *inneren Schließmuskel.*

Der außerhalb der Blase gelegene *äußere Schließmuskel* wird von der quergestreiften Beckenbodenmuskulatur gebildet.

Das *Fassungsvermögen* der Blase beträgt 500 bis 750 ml. Die gefüllte Harnblase hebt sich aus dem kleinen Becken über den Oberrand des Schamfugenknorpels (Symphyse) und ist dort als pralle Kugel tastbar.

Öffnen sich innerer und äußerer Schließmuskel, wird der Urin durch die **Harnröhre** (Urethra) nach außen entleert. Weibliche und männliche Harnröhre unterscheiden sich erheblich in ihrer Länge. Die *Harnröhre der Frau* verläuft zwischen Schamfugenknorpel und vorderer Scheidenwand. Sie ist nur etwa 2,5 bis 4 cm lang und mündet in den Scheidenvorhof. Die S-förmig gekrümmte *Harnröhre des Mannes* ist dagegen 20 bis 25 cm lang. In den oberen Teil der männlichen Urethra münden die Ausführungsgänge der inneren Geschlechtsorgane. Dieser Teil wird von der *Vorsteherdrüse* (Prostata) umschlossen (vgl. Kap. 10, S. 230). Von hier an dient die Harnröhre nicht nur dem Transport des Urins, sondern auch der Beförderung der Samenflüssigkeit. Der sich an den hinteren (oberen) Teil anschließende mittlere Abschnitt der Harnröhre wird durch den zum Beckenboden gehörenden willkürlichen Schließmuskel begrenzt. Der vordere Teil der männlichen Urethra verläuft im Glied (Penis) und mündet an der Eichel.

Physiologie der Niere und der ableitenden Harnwege

Die Harnbereitung

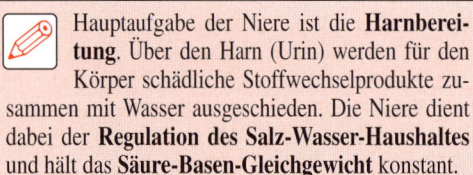
Hauptaufgabe der Niere ist die **Harnbereitung**. Über den Harn (Urin) werden für den Körper schädliche Stoffwechselprodukte zusammen mit Wasser ausgeschieden. Die Niere dient dabei der **Regulation des Salz-Wasser-Haushaltes** und hält das **Säure-Basen-Gleichgewicht** konstant.

Die mit dem Blut antransportierten Stoffe werden in den Nierenkörperchen filtriert. Das Ergebnis dieses ersten Schrittes ist ein sogenanntes *Ultrafiltrat* des Blutes, der **Primärharn**. Er wird in den Spalt zwischen den Wänden der Bowman-Kapsel abgegeben. Im Primärharn sind alle Stoffe des Plasmas – außer den Eiweißen – in gleicher Konzentration enthalten. Auch die zellulären Blutbestandteile treten nicht ins Ultrafiltrat über. Pro Tag entstehen so etwa 150 Liter Primärharn. Damit die Filtration des Vorharns vonstatten gehen kann, ist ein Blutdruck von mindestens 50 mmHg erforderlich. Ist der arterielle Druck in den Nierengefäßen niedriger, stellt die Niere die Harnproduktion ein.

Aus dem Spalt zwischen den Wänden der Bowman-Kapsel wird der Primärharn in das Tubulussystem weitergeleitet. In den verschiedenen Abschnitten des Tubulussystems werden dann einige Stoffe wieder *rückresorbiert*. Hierzu gehören die Glukose (Traubenzucker) und Wasser, aber auch verschiedene Salze. Der haarnadelförmige Verlauf der Henle-Schleife ist dabei besonders wichtig für die Urinkonzentrierung. Die Menge des Harns verringert sich dadurch erheblich. An anderer Stelle werden Stoffe noch zusätzlich an den Harn abgegeben, sie werden *sezerniert*. Der Harn wird nun **Sekundärharn** oder Endharn genannt. Er verläßt den Körper über die ableitenden Harnwege.

Zum einen durch die rein altersbedingten Veränderungen, zum anderen aber auch durch die mit zunehmendem Alter vermehrt auftretenden Erkrankungen der Niere wird die Nierenfunktion im Alter erheblich gestört. Die Ausscheidungsfunktion (ausgedrückt durch die glomeruläre Filtrationsrate) vermindert sich zwischen dem 40. und 90. Lebensjahr um die Hälfte, wobei nach dem 60. Lebensjahr eine beschleunigte Abnahme zu verzeichnen ist. Ursache ist der verminderte Blutfluß durch die Nieren und die verminderte Anzahl der Glomerula sowie die eingeschränkte Funktion der restlichen Glomerula. Mit zunehmendem Alter ist auch die Fähigkeit der Nieren, den Urin anzusäuern, ihn zu konzentrieren oder zu verdünnen, eingeschränkt.

Die Funktionseinschränkung der Niere im Alter ist vor allem bei der Medikamentengabe von großer Bedeutung. Medikamente, die vorwiegend über die Niere ausgeschieden werden, können sich im Blut anreichern und dadurch möglicherweise früher zu Nebenwirkungen führen.

Die Harnbestandteile

Die in den Nieren produzierte Flüssigkeit, der **Endharn** (Urin), besteht zu 98% aus *Wasser*. Die restlichen 2% sind Salze, stickstoffhaltige Substanzen, Farbstoffe und organische Säuren.

Bei den Salzen steht das *Kochsalz* (NaCl) an erster Stelle. Pro Tag werden durchschnittlich 15 g ausgeschieden.

Eine der stickstoffhaltigen Substanzen ist der *Harnstoff,* der in der Leber gebildet wird. Er ist ein Endprodukt des Eiweißstoffwechsels. Ebenfalls zu den stickstoffhaltigen Substanzen gehören die *Harnsäure* und das *Kreatinin.* Auch sie sind Ausscheidungsprodukte des Eiweiß- und Purinstoffwechsels.

Seine gelbe Farbe verdankt der Urin hauptsächlich dem *Urobilin.* Urobilin entsteht aus *Urobilinogen,* einem Abbauprodukt des Gallenfarbstoffes *Bilirubin.*

In die Gruppe der im Harn gelösten organischen Säuren gehören die *Zitronensäure,* die *Milchsäure* und die *Oxalsäure.*

Die Entleerung der Harnblase

Für jeden in der Altenpflege Tätigen ist es wichtig, Grundkenntnisse über die Harnblasenfunktion zu besitzen, da Blasenfunktionsstörungen beim alten Menschen häufig vorkommen (s. S. 203f, »Urininkontinenz«).

Am Mechanismus der **Blasenentleerung** sind die glatten Muskelzellen der Harnblase sowie Nerven des Eingeweidenervensystems und des peripheren Nervensystems beteiligt. Lange Sammelphasen der Harnblase, während deren die Urinabgabe nervös verhindert wird, wechseln mit kurzen Entleerungsphasen.

> **Def.** Die Fähigkeit der Harnblase, den Urin zurückzuhalten, bezeichnet man als **Kontinenz.**

Der Urin wird vom Nierenbecken in periodischen Abständen durch peristaltische Wellen der Harnleiter in die Harnblase befördert. Der ursprüngliche Reiz, der den Mechanismus der Blasenentleerung in Gang setzt, ist die *Dehnung der Blasenwand,* hervorgerufen durch die Füllung der Harnblase. Nervenfasern leiten den Dehnungsreiz über das Rückenmark weiter zum Hirnstamm, von dort aus zum unteren Rückenmark. Von hier führen Fasern des vegetativen Nervensystems zur glatten Muskulatur der Harnblase zurück und lösen eine Entleerung der Harnblase aus (**Entleerungsreflex**). Der Blasenentleerungsreflex setzt plötzlich ein und verhält sich wie ein sich selbst verstärkender Regelkreis. Blasenentleerung und Kontinenz unterliegen beim gesunden Erwachsenen der Kontrolle verschiedener Hirnteile (oberer Hirnstamm, Hypothalamus und Großhirn). Untersuchungen zeigten, daß seelische Reize – insbesondere negativ gefärbte Gefühle – höhere Blasendrucke erzeugen können als Reize, die im Rahmen der normalen Blasenregulation auftreten.

Nach einer Durchtrennung des Rückenmarks (Querschnittlähmung) oder bei anderen das Rückenmark betreffenden Erkrankungen, löst eine Blasenfüllung zunächst keine reflektorische Entleerung mehr aus. Die Blasenmuskulatur ist schlaff. Erst nach 1 bis 5 Wochen beginnt die Harnblase, sich automatisch zu entleeren. Man spricht dann von einer **Reflexblase**. Schon eine geringe Blasenfüllung löst ein reflektorisches Zusammenziehen der Blasenmuskulatur aus. Es kommt zu häufigem Abgang kleiner Harnmengen. Die Betroffenen können durch entsprechendes Training lernen, diesen Vorgang selbst einzuleiten und durch gezielte Bauchpresse zu unterstützen.

Die Regulierung des Salz- und Wasserhaushaltes

Der größte Anteil des menschlichen Organismus besteht aus Wasser. Bleiben die Fettdepots unberücksichtigt, sind es beim Erwachsenen ca. 70% des Körpergewichtes, die auf das Wasser entfallen. Normalerweise regelt der Körper das Gleichgewicht zwischen Wasseraufnahme und Wasserabgabe sehr genau.

Von einer ausgeglichenen **Wasserbilanz** spricht man, wenn die durchschnittliche *Wasserzufuhr* von ca. 2,5 l pro Tag einer etwa gleich hohen Wasserabgabe entspricht. Dem Körper wird Wasser in Form von Getränken (ca. 1,3 l/Tag) und in fester Nahrung gebunden (ca. 0,9 l/ Tag) zugeführt. Daneben entsteht im menschlichen Körper durch Stoffwechselvorgänge pro Tag etwa 0,3 l Oxidationswasser. Die *Wasserausscheidung* erfolgt über den Urin (ca. 1,5 l/Tag), die Haut und das in der Atemluft enthaltene Wasser (ca. 0,9 l/Tag). Auch in der pro Tag ausgeschiedenen Stuhlmenge sind durchschnittlich etwa 0,1 l Wasser enthalten.

Die oben angegebenen Durchschnittswerte können jedoch erheblich überschritten werden, wenn z.B. bei körperlicher Aktivität und hohen Außentemperaturen durch Schwitzen sehr viel Wasser verlorengeht. Der Verlust muß dann durch die Aufnahme einer etwa gleichgroßen Wasser- (und Salz)menge wieder ausgeglichen werden. Der Flüssigkeitsmangel wird im sog. Durstzentrum des Hypothalamus, einem Hirnteil (s. S. 319), registriert und löst ein Durstgefühl aus. In der Regel entspricht die dann aufgenommene Menge etwa dem Flüssigkeitsverlust. Wird zuviel Flüssigkeit getrunken, muß die überschüssige Menge durch eine erhöhte Urinausscheidung wieder abgegeben werden (vgl. Abb. 9-5).

Der **Mindestwasserbedarf** pro Tag beträgt im Erwachsenenalter 1,5 l. Er setzt sich zusammen aus der über die Haut und die Atemluft abgegebenen Flüssigkeit (unmerkliche Wasserverdunstung = Perspiratio insensibilis)

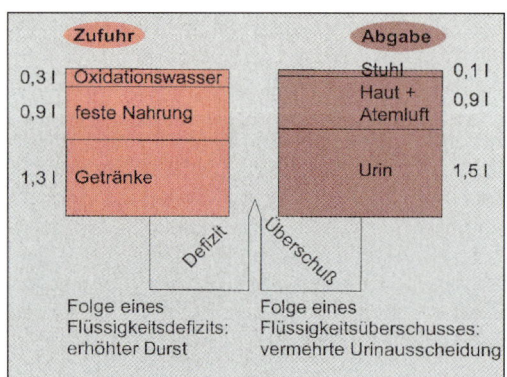

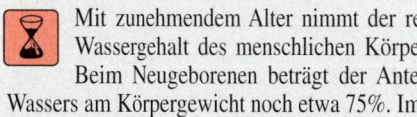

Abb. 9-5 Wasserbilanz; Zufuhr ca. 2,5 l pro Tag; Abgabe ca. 2,5 l pro Tag

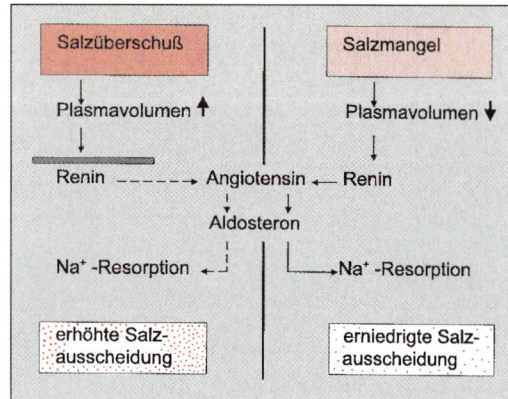

Abb. 9-6 Hormonelle Regelung des Salzhaushaltes

und 0,5 l Wasser, die nötig sind, um die Ausscheidung der harnpflichtigen Substanzen über die Nieren zu gewährleisten.

> Mit zunehmendem Alter nimmt der relative Wassergehalt des menschlichen Körpers ab. Beim Neugeborenen beträgt der Anteil des Wassers am Körpergewicht noch etwa 75%. Im Alter fallen die Mittelwerte auf 52% beim Mann und 46% bei der Frau ab.

Neben der oben geschilderten mehr groben Bilanzierung sorgen zwei Hormone für die **Feineinstellung des Salz- und Wasserhaushaltes**:
● das *antidiuretische Hormon* (ADH; s. S. 319) und
● das *Aldosteron* (s. S. 320).
Dies geschieht in erster Linie über die Nieren.
Das **antidiuretische Hormon** (ADH) wird in einem Teil des Zwischenhirns, dem Hypothalamus, gebildet und im Hypophysenhinterlappen, dem hinteren Teil der Hirnanhangdrüse, gespeichert. Bei einem nicht ausreichend ersetzten Wasserverlust (z. B. durch starken Durchfall, starkes Schwitzen, mit dem Urin) kommt es zu einer Eindickung des Blutplasmas, das Plasma wird hyperton. Dieser Reiz führt dazu, daß im Hypophysenhinterlappen vermehrt ADH freigesetzt wird. Das antidiuretische Hormon gelangt auf dem Blutweg zu den Nieren und bewirkt dort eine verminderte Wasserausscheidung. Der Urin wird stark konzentriert (hyperton). Gleichzeitig stellt sich ein Durstgefühl ein, so daß der Körper vermehrt Flüssigkeit aufnimmt (s. o.).
Ein Wasserüberschuß in den Körperflüssigkeiten hemmt die Ausschüttung von ADH. Dadurch kommt es zu einer Mehrausscheidung von hypotonem Urin.
Eng verknüpft mit dem Wasserhaushalt ist der *Salzhaushalt*. Nimmt der Körper bei normaler Wasseraufnahme

zu wenig Kochsalz (NaCl) auf, wird das Blutplasma hypoton. Über eine verringerte ADH-Ausschüttung kommt es zu einer erhöhten Wasserausscheidung. Das Plasmavolumen nimmt dadurch ab. Dieser Reiz veranlaßt die hormonbildenden Zellen der Niere, das Hormon *Renin* an das Blut abzugeben. Renin führt zur Bildung von *Angiotensin I*, einer Vorstufe des *Angiotensin II*, welches in der Nebenniere die Ausschüttung von **Aldosteron** anregt. Das Hormon Aldosteron fördert im Bereich des Tubulussystems der Niere die Rückresorption von Natrium. Dadurch kommt es wieder zu einem hypertonen Plasma, so daß sich die zunächst erhöhte Flüssigkeitsausscheidung bei Salzmangel normalisiert.
Umgekehrt hat ein *Salzüberschuß* eine vermehrte ADH-Ausschüttung zur Folge. Dadurch erhöht sich das Plasmavolumen. Dieser Reiz führt dazu, daß das Renin-Angiotensin-System gebremst wird. Die Nieren scheiden vermehrt NaCl aus, der ADH-Spiegel sinkt und das Plasmavolumen normalisiert sich (Abb. 9-6).

> Beim alten Menschen ist es besonders wichtig, auf eine ausreichende Flüssigkeitszufuhr zu achten. Meist entsteht ein Wassermangel (*Dehydratation s. a. S. 463 + 509f*) durch eine ungenügende Flüssigkeitsaufnahme oder eine verstärkte Flüssigkeitsausscheidung. Ältere Menschen verspüren erstaunlicherweise manchmal keinen Durst. Oft sind sie auch durch schwerwiegende Erkrankungen nicht in der Lage, ohne Hilfe genügend Flüssigkeit zu sich zu nehmen. Typische Symptome einer Dehydratation sind Gewichtsabnahme, Mundtrockenheit, Schluckbeschwerden, Ausscheidung geringer Mengen eines konzentrierten Urins und oft eine gewisse Teilnahmslosigkeit.

Die wichtigsten Erkrankungen der Niere und der ableitenden Harnwege im Alter

Die Glomerulonephritis

◆ Definition

Als Glomerulonephritis bezeichnet man eine in der Regel entzündliche Erkrankung der Nierenrinde, die nicht durch belebte Krankheitserreger hervorgerufen wird.
In beiden Nieren sind vor allem die Nierenkörperchen (Glomerula) betroffen.

◆ Ursachen

Als auslösende Ursachen spielen bei der Mehrzahl der Glomerulonephritiden *immunologische Phänomene* eine Rolle.

◆ Krankheitsbild

Die Glomerulonephritis geht mit *Funktionseinschränkungen der Niere* einher. Durch die Schäden an den Nierenkörperchen und im Tubulussystem treten rote Blutkörperchen und Eiweiße in den Urin über. Man spricht dann von einer *Hämaturie* (Erythrozyten im Urin) bzw. von einer *Proteinurie* (bei mehr als 250 mg Eiweiß/Tag).
Das Krankheitsbild der Glomerulonephritis kann sehr vielgestaltig sein. Es gibt akute Erscheinungsformen, die sich innerhalb weniger Tage rapide verschlechtern, dann aber wieder ausheilen.
Meist beginnt die Erkrankung schleichend mit Müdigkeit, Kopfschmerzen, seltener auch Schmerzen in der Nierengegend. Bei schweren Verlaufsformen kommt es zum akuten oder – bei längerem Verlauf – zum chronischen Nierenversagen, der *Niereninsuffizienz* (s. u.). Die chronische Niereninsuffizienz infolge einer Glomerulonephritis ist heute die häufigste Ursache für den Einsatz einer künstlichen Niere (Hämodialyse) bzw. für eine Nierentransplantation.
Glomerulonephritiden können in jedem Lebensalter auftreten. Erste Symptome einer chronischen Glomerulonephritis zeigen sich meist zwischen dem 10. und 40. Lebensjahr. Bei einem jahre- bzw. jahrzehntelangen Verlauf tritt das Nierenversagen oft erst im Alter ein.

> **Beachte:**
> Die **chronische Glomerulonephritis** beginnt schleichend. Ihre Hauptsymptome sind:
> - Proteinurie
> - Hämaturie
> - erhöhter Blutdruck

◆ Therapie

Eine die Ursachen der Erkrankung bekämpfende Therapie gibt es nicht. Man versucht, das immunologische Geschehen z.B. mit Hilfe von *Immunsuppressiva,* d.h. Medikamenten, die in das Immunsystem des Körpers eingreifen, zu beeinflussen. Auch *Glukokortikoide* (Hormone der Nebennierenrinde; »Kortison«) und *ACTH,* ein Hypophysenhormon, werden zur Therapie bei einigen Formen der Glomerulonephritis mit Erfolg eingesetzt. Im Verlauf einer chronischen Glomerulonephritis steht oft die Behandlung eines durch die Nierenerkrankung hervorgerufenen Bluthochdruckes und des Nierenversagens im Vordergrund.

Das chronische Nierenversagen

◆ Ursachen

Zahlreiche Erkrankungen können zu einer eingeschränkten Nierenfunktion und schließlich zum chronischen Nierenversagen (Niereninsuffizienz) führen.
Hierzu zählen
- entzündliche Nierenerkrankungen
- Zuckerkrankheit (Diabetes mellitus, s. a. S. 284 ff)
- Wassersackniere (Hydronephrose)

Eine Wassersackniere entsteht durch eine chronische Harnabflußstörung. Diese kann durch ein Nierensteinleiden (s. S. 199 ff) oder einen gutartigen Prostatatumor (s. S. 233 f) bedingt sein.

◆ Krankheitsbild

Durch die mangelhafte Ausscheidungsfunktion der Nieren können fast alle Organsysteme in Mitleidenschaft gezogen werden. Frühsymptom ist häufig eine zunehmende Müdigkeit. Es kommt zu einer verstärkten Wasserausscheidung (Polyurie, s. u.) und häufigem nächtlichen Wasserlassen. Später treten Schlafstörungen, Kopfschmerzen und Juckreiz auf. Typisch ist die schmutzig-gelbe Hautfarbe.
Eine Folge der gestörten Ausscheidungsfunktion ist die **Harnvergiftung** *(Urämie).* Sie beginnt meist schleichend mit Übelkeit, Appetitlosigkeit, Erbrechen und Durchfall. Typisch ist auch der vom Patienten ausgehende üble Geruch (Foetor uraemicus). Schließlich kommt es zu Störungen des Hirnstoffwechsels durch die Anreicherung harnpflichtiger Substanzen im Blut. Folgeerscheinungen sind Konzentrationsstörungen, Wesensveränderungen, Verwirrtheitszustände und eine erhöhte

Krampfneigung. Der Tod des unbehandelten Patienten erfolgt dann in tiefer Bewußtlosigkeit, im **Coma uraemicum**.

Beachte:

Symptome eines **chronischen Nierenversagens** können sein:

- verstärkte Wasserausscheidung (Polyurie)
- häufiges nächtliches Wasserlassen (Nykturie)
- verstärkte Müdigkeit
- Schlafstörungen
- Kopfschmerzen
- Juckreiz
- schmutzig-gelbe Hautfarbe
- Knochenschmerzen, »Spontanbrüche«, Weichteilverkalkungen (renale Osteopathie)
- Bluthochdruck

Symptome einer **Harnvergiftung** (Urämie) können sein:

- Übelkeit, Appetitlosigkeit, Erbrechen, Durchfall
- übler Geruch (Foetor uraemicus)
- Überwässerung mit peripheren Ödemen, Lungenödem
- Konzentrationsstörungen, Wesensveränderungen, Verwirrtheitszustände, erhöhte Krampfneigung, schließlich Koma

◆ Therapie

Mit einer Reihe von **konservativen Maßnahmen** gelingt es jedoch meist, ein Fortschreiten des chronischen Nierenversagens aufzuhalten bzw. das Endstadium, die Urämie, weiter hinauszuschieben. Hierzu gehört vor allem eine Steigerung der Ausscheidung von sich im Körper ansammelnden Stoffwechselprodukten. Dies ist allerdings nur noch in beschränktem Maße durch eine vermehrte Harnausscheidung von 2,5 bis 3 l/Tag möglich. Der niereninsuffiziente Patient sollte dazu seine *Flüssigkeitszufuhr steigern*. Dabei ist es wichtig, auf eine gleichmäßige Verteilung der größeren Flüssigkeitsmengen über den ganzen Tag zu achten.

Um den Anfall von Harnstoff zu vermindern, sollte eine *Einschränkung der Eiweißzufuhr* stattfinden. Zu jedem Zeitpunkt einer chronischen Nierenerkrankung ist die *Normalisierung des Blutdruckes* anzustreben.

Da viele Medikamente über die Nieren ausgeschieden werden, ist es besonders wichtig, bei einer eingeschränkten Nierenfunktion darauf zu achten, daß sich die Medikamente bzw. ihre Abbauprodukte nicht im Körper ansammeln. Die *Dosierung aller Medikamente*, die über die Nieren ausgeschieden werden, muß daher an die aktuelle Nierenfunktion angepaßt werden (evtl. Dosisreduktion und verlängertes Dosisintervall).

Vordringliche Maßnahme zur Bekämpfung der Harnvergiftung ist die *Blutwäsche* (Hämodialyse) mit Hilfe der künstlichen Niere. Hierbei wird das Blut des Patienten in ein Dialysegerät geleitet, wo ihm über eine Membran ein Ultrafiltrat entzogen wird. Dieses wird dann durch eine spezielle Lösung ersetzt und das »gewaschene« Blut dem Patienten wieder zugeführt.

Bei jüngeren Patienten sollte schon frühzeitig eine *Nierentransplantation* in Erwägung gezogen werden.

Nierenbeteiligung bei verschiedenen Erkrankungen

Nierenbeteiligung bei Diabetes mellitus

◆ Krankheitsbild

Im Rahmen einer Zuckerkrankheit (Diabetes mellitus, s. S. 284ff) kann es zu verschiedenen, die Niere betreffenden Erkrankungen kommen. Man faßt sie alle unter dem Begriff *»diabetische Nephropathie«* zusammen.

Der Diabetes mellitus begünstigt die Entstehung von Infektionen in der Niere. Die Prognose einer Nierenbeckenentzündung beim Diabetiker ist schlechter als beim Stoffwechselgesunden, da die Erkrankung durch den symptomarmen Verlauf oft nicht rechtzeitig erkannt wird. Es kommt dadurch häufig zu Gewebsuntergängen und blutig-eitrigen Verlaufsformen.

Die beim Diabetes mellitus regelmäßig auftretenden Gefäßveränderungen betreffen auch die Nieren. Große und kleine Nierengefäße weisen dann *sklerotische Veränderungen,* d.h. krankhafte Verhärtungen mit Einengung des Gefäßlumens, auf. Die Nieren werden dadurch nicht mehr ausreichend durchblutet. Eine weitere Folge dieser Gefäßveränderungen ist der Bluthochdruck (renale Hypertonie).

In einem Spätstadium der Zuckerkrankheit findet man oft Veränderungen an den Glomerula. Dabei kommt es vor allem zur Ausscheidung großer Mengen an Eiweiß und zu Flüssigkeitseinlagerungen in die Gewebe (Ödeme). Man nennt diese Erkrankung *diabetische Glomerulosklerose.*

Nierenbeteiligung bei Gicht

◆ Krankheitsbild

Durch einen über Jahre hohen Harnsäurespiegel im Blut kommt es zu Ablagerungen von harnsauren Salzen (Uraten) im Zwischengewebe der Niere. Diese rufen dort Entzündungserscheinungen hervor. Die als *interstitielle*

Nephritis bezeichnete Erkrankung kann schließlich zu einer Schrumpfniere und – wenn beide Nieren betroffen sind – zum Nierenversagen führen.

Im Bereich der Niere und der ableitenden Harnwege können sich bei Störungen des Harnsäurestoffwechsels Steine bilden. Diese *Uratsteine* verlegen oft die physiologischen Engen der Harnwege (z. B. die Kelchhälse des Nierenbeckens oder den Übergang zum Harnleiter) und stauen dort den Harn auf. Die Harnstauungen begünstigen das Auftreten von Infekten, die ihrerseits wieder zum Fortschreiten der Niereninsuffizienz beitragen.

Nierenbeteiligung bei Gefäßerkrankungen und Bluthochdruck

◆ Krankheitsbild

Arteriosklerotische Veränderungen können im Bereich der großen und der kleinen Nierengefäße auftreten. Erst in einem fortgeschrittenen Stadium kommt es bei einer *Arteriosklerose* der großen Nierengefäße zu größeren Einschränkungen der Nierenfunktion. Gefäßeinengungen führen zu einem Bluthochdruck (Hypertonie). Durch die Verschlüsse kleinerer Nierengefäße entstehen narbige Einziehungen an der Nierenoberfläche. Klinische Symptome sind oft eine nur geringgradig erhöhte Eiweißausscheidung und eine leichte Abnahme der Ausscheidungsfunktion.

In vielen Fällen führt ein Bluthochdruck zu Gefäßwandveränderungen in den kleinsten Arterien (Arteriolen). Diese *Arteriolosklerose* hat mitunter eine Verödung der betroffenen Glomerula und Nephrone zur Folge. Zu einem *Niereninfarkt* kommt es bei einem Verschluß kleiner Nierenarterien durch Blutpfröpfe (Thromben) oder andere im Blutplasma nicht lösliche Gebilde.

Nierenbeteiligung bei Arzneimittelmißbrauch

◆ Krankheitsbild

Das Medikament Phenacetin hat fiebersenkende und schmerzstillende Eigenschaften. Es wird vorwiegend als Schmerzmittel eingenommen. Ein Mißbrauch dieses Medikaments (eingenommene Gesamtmenge: mehr als 1 kg), besonders wenn es mit anderen Schmerzmitteln wie Aspirin® kombiniert wird, führt zu einer Entzündung des Zwischengewebes der Niere *(interstitielle Nephritis)*. Ähnliche Erscheinungen ruft Paracetamol (ben-u-ron®) hervor. Die Erkrankung führt schließlich regelmäßig zum Nierenversagen, falls die Einnahme der Schmerzmittel nicht rechtzeitig, d.h. bei Kreatininwerten unter 3 mg/ 100 ml, unterbrochen wird. In den letzten Jahren wurden bei Patienten mit **Phenacetinnieren** (Analgetikaniere) gehäuft *bösartige Tumoren* des Nierenbeckens und der ableitenden Harnwege gefunden.

Nierenbeteiligung bei Tuberkulose

◆ Ursachen

Die Tuberkulose ist eine durch Tuberkelbakterien hervorgerufene Infektionskrankheit. Sie befällt bevorzugt die Lunge (s. S. 175f). Ist der Körper jedoch als Folge einer anderen Erkrankung oder durch Überanstrengung in seiner Abwehr geschwächt, können sich ausgehend vom sogenannten Primärkomplex Tuberkelbakterien im ganzen Körper ausbreiten. Neben der Lunge erkranken dann bevorzugt Nieren, Geschlechtsorgane, Knochen und Gelenke, Haut, Nebennieren und Gehirn.

◆ Krankheitsbild

In der Regel sind Harnwege und Geschlechtsorgane gemeinsam erkrankt. Man spricht deshalb auch von einer **Urogenitaltuberkulose**. Die Erreger erreichen die Nieren auf dem Blutweg. Nach meist jahrelangem Verlauf greift die Infektion des Nierenmarks auf das Kelchsystem über. Hat die tuberkulöse Infektion das Nierenbecken erreicht, bezeichnet man dies als **offene Nierentuberkulose**. Im Harn lassen sich nun Tuberkelbakterien nachweisen.

 Achtung: Der tuberkelbakterienhaltige Harn ist hochinfektiös!

Die Infektion schreitet dann über die Harnleiter zur Blase fort. Auch die männlichen Geschlechtsorgane können auf diesem Weg infiziert werden.

Die Patienten mit Urogenitaltuberkulose sind durchschnittlich ca. 50 Jahre alt. Doch auch bei alten Menschen mit reduzierter Abwehrkraft ist die Erkrankung nicht selten.

◆ Therapie

Die Behandlung erfolgt, wie auch bei der Lungentuberkulose, chemotherapeutisch mit *Tuberkulostatika*.

Das Steinleiden

◆ Definition

Im Bereich der Nieren und der ableitenden Harnwege können sich unter bestimmten Bedingungen, z.B. bei Störungen des Harnsäurestoffwechsels, Steine bilden. Man unterscheidet (Abb. 9-7):

- Nierensteine
- Steine im Nierenbecken
- Harnleitersteine
- Blasensteine

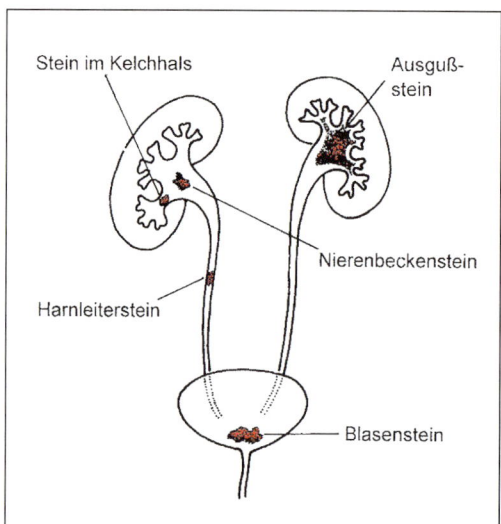

Abb. 9-7 Steinlokalisation in Niere und ableitenden Harnwegen

Das Nierensteinleiden bezeichnet man auch als *Nephrolithiasis*.

Ein Harnstein besteht aus einer organischen Substanz, in die Mineralsalze eingelagert werden. Nach der Häufigkeit der Mineralsalze unterscheidet man Kalziumoxalat-, Harnsäure-, Kalzium-Phosphat-Xanthin- und Zystinsteine. Die Steine können verschieden groß sein. Von Reiskorngröße bis zum Nierenbeckenausgußstein, der das ganze Nierenbecken ausfüllt, kommen alle Größen vor.

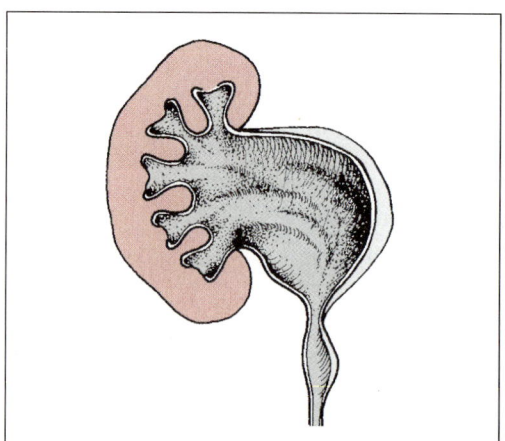

Abb. 9-8 Durch eine Einengung unterhalb des Nierenbeckens verursachte Wassersackniere (Hydronephrose)

◆ **Ursachen**

Steinerkrankungen treten in den letzten Jahren zunehmend häufiger auf. Man nimmt an, daß Änderungen in der *Nahrungszusammensetzung* dabei eine Rolle spielen. In Kriegs- und Nachkriegszeiten ist das Leiden relativ selten. Die Steinbildung ist ein Vorgang, an dem viele Faktoren beteiligt sind. Einige dieser Vorgänge sind auch heute noch nicht genau bekannt. Bei einer *Überfunktion der Nebenschilddrüsen* (Hyperparathyreoidismus) kommt es z.B. durch eine Störung des Kalkstoffwechsels zur Steinbildung in der Niere. Ebenso führt eine *Harnsäurestoffwechselstörung* (Hyperurikämie, Gicht) häufig zur Bildung von Harnsäuresteinen (Uratsteine). Hier muß jedoch noch eine Veränderung in der Niere hinzukommen, um die Steinbildung auszulösen.

◆ **Krankheitsbild**

Häufig sind Nierensteinträger symptomlos. Beschwerden machen Steine oftmals erst, wenn sie im Verlauf ihrer Wanderung nach draußen die natürlichen Engen der Niere (Kelchhälse bzw. den Übergang vom Nierenbecken zum Harnleiter) und der ableitenden Harnwege passieren. Die Muskulatur versucht, sich des Steins durch Kontraktionen, d.h. durch heftiges Zusammenziehen, zu entledigen. Dadurch kommt es zu starken, krampfartigen Schmerzen (**Kolik**). Die Schmerzen bleiben nicht auf den Ort des Geschehens beschränkt, sondern strahlen meist in Richtung Blase, Oberschenkel und Schamlippen bzw. Hoden aus. Die Patienten klagen über eine Brechneigung oder Erbrechen. Häufig findet man auch einen geblähten Bauch. Im Urin lassen sich meist rote Blutkörperchen nachweisen.

> **Beachte:**
> Typische Symptome einer **Nierenkolik** sind:
>
> ● heftige, krampfartige Schmerzen im Lendenbereich, ausstrahlend in Richtung Blase, Oberschenkel und Schamlippen bzw. Hoden
> ● Übelkeit, Brechreiz, Erbrechen
> ● Blähbauch

Zu den **Folgeerkrankungen** eines chronischen Steinleidens gehören Entzündungen im umgebenden Gewebe. Vor allem Nierenbeckenausgußsteine können auf diese Weise zur Nierenbeckenentzündung (s. S. 202 f) und zum Untergang des Nierengewebes führen. Es entsteht eine *Schrumpfniere*. Oftmals wird ein Stein erst dann entdeckt, wenn es zu Harnabflußstörungen und zum Aufstau des Harns gekommen ist. Besteht ein solcher Aufstau über einen längeren Zeitraum, kann sich eine Wassersackniere (*Hydronephrose*, Abb. 9-8) entwickeln. Hierbei kommt es zu einer Erweiterung des Nierenbeckens und der Nierenkelche. Schließlich wird das gesamte Nierengewebe durch den aufgestauten Harn geschädigt. Ursache einer solchen Harnabflußbehinderung muß jedoch nicht immer ein Stein sein, auch Tumoren und entzündliche oder angeborene Einengungen im Bereich der ableitenden Harnwege können zu einer Hydronephrose führen.

◆ Therapie

Bei der akuten Kolik können warme bis heiße Vollbäder, feuchtwarme Lendenwickel und ein hoher Einlauf zur Regulierung und Entleerung des Darms Linderung verschaffen. Normale Schmerzmittel sind bei der schweren Kolik oft wirkungslos. Es sollte ein schmerzstillendes und krampflösendes Mittel in die Vene gespritzt werden.

Nach dem Abklingen der akuten Symptomatik können verstärkte körperliche Bewegung und das Trinken von reichlich Flüssigkeit dazu führen, daß der Stein »von selbst« abgeht. Auch durch die abwechselnde Gabe von peristaltikanregenden und krampflösenden Medikamenten kann es zu einem spontanen Steinabgang kommen. Bei Harnsäuresteinen ist fast immer durch die Neutralisierung bzw. Alkalisierung des Harns eine Auflösung zu erreichen. Auch die Einschränkung des Konsums von tierischem Eiweiß und Alkohol trägt zur Besserung des Leidens bei.

Steine, die sich auf diese Weise nicht entfernen lassen, werden heute in der Regel mit Hilfe der *extrakorporalen Stoßwellenlithotripsie* (ESWL) zertrümmert. Bei dieser in den letzten Jahren zunehmend eingesetzten Methode werden die Steine berührungsfrei durch die mehrfache Verabreichung von Stoßwellen von außen zertrümmert. Die Steinfragmente gehen dann »von selbst« ab oder werden endoskopisch mit speziellen Zangen entfernt. Seltener wird heute ein Stein mittels *Schlingenextraktion* entfernt. Darunter versteht man die Entfernung eines Harnleitersteins mit Hilfe einer Schlinge, die man unter endoskopischer Sicht um einen Stein legt (Abb. 9-9). Der Stein geht durch diesen Reiz nach ein paar Tagen spontan ab.

◆ Prophylaxe

Zur Prophylaxe einer erneuten Steinbildung gehört u. a. die Alkalisierung bzw. Ansäuerung des Harns – je nach Steinart. Wichtig ist auch eine ausreichende Flüssigkeitszufuhr (1,5 bis 2,5 l/Tag).

Der Harnwegsinfekt

◆ Definition

Die Harnröhre wird normalerweise von Keimen besiedelt, die beim Menschen keine Krankheitserscheinungen

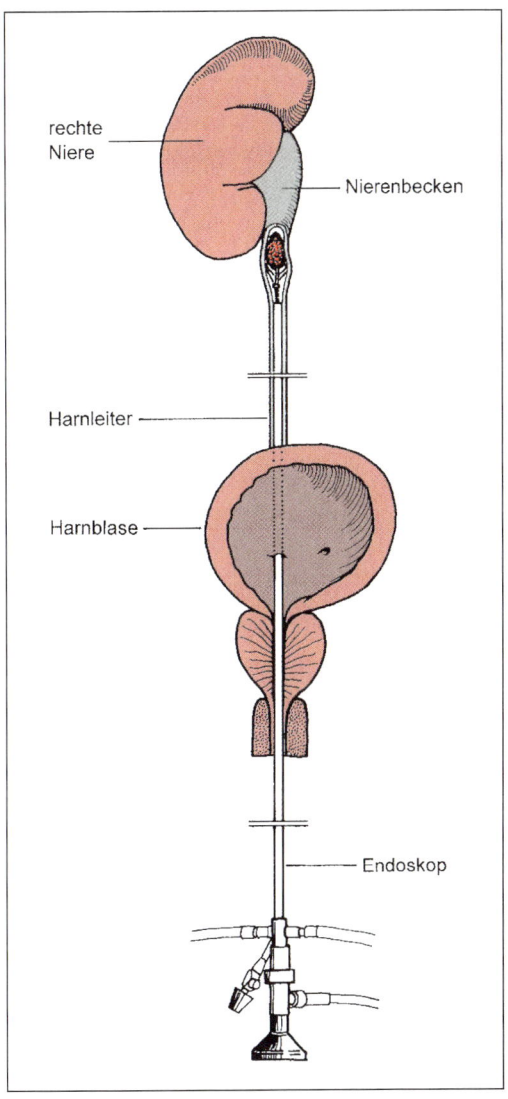

Abb. 9-9 Entfernung eines Harnleitersteins unter endoskopischer Sicht

hervorrufen. Auch auf den Schamhaaren befinden sich Bakterien, die mit dem Urin abgewaschen werden können. Bei der üblichen Uringewinnung (frischer *Mittelstrahlurin*) ist eine bakterielle Verunreinigung des Harns daher die Regel. Kommt es zu einem **Harnwegsinfekt**, steigt die mit dem Urin ausgeschiedene Zahl der Bakterien beträchtlich an. Meist gelangen die Keime durch Schmierinfektion aus dem Darm in die Harnröhre, von wo aus sie sich über die Harnblase und die Harnleiter bis zu den Nieren ausbreiten und dort Entzündungserscheinungen hervorrufen können. Auch die Anhangsdrüsen des Mannes (Samenbläschen und Vorsteherdrüse) können betroffen sein.

> Weniger als 1000 Keime/ml Urin sind unverdächtig, bei mehr als 100000 Keimen/ml liegt sicher ein Harnwegsinfekt vor. Wurde der Urin durch eine Blasenpunktion oder durch Katheterisierung gewonnen, ist jeder Keimnachweis pathologisch.

> **Beachte:**
> Typische Symptome eines **Harnwegsinfektes** können sein:
> - Beschwerden beim Wasserlassen (brennender Schmerz)
> - dauernder Harndrang
> - Jucken und Brennen in der Harnröhre
> - Ausfluß aus der Harnröhre
> - milchig-trüber Urin
> - evtl. blutig gefärbter Urin
> - übelriechender Urin

Die Harnröhrenentzündung

◆ Ursachen

Erreger der *unspezifischen Urethritis* können verschiedene Bakterien, bakterienähnliche Organismen und Einzeller sein.

◆ Krankheitsbild

Typische Symptome einer Harnröhrenentzündung *(Urethritis)* sind Jucken und Brennen in der Harnröhre sowie ein brennender Schmerz beim Wasserlassen. Häufig kommt es zu einem Ausfluß aus der Harnröhre.
Bei Frauen ist die unspezifische Harnröhrenentzündung in vielen Fällen nur das Übergangsstadium zu einer Harnblasenentzündung *(Zystitis)*, da die nur kurze weibliche Harnröhre leicht für Bakterien zu überwinden ist.

Die Harnblasenentzündung

◆ Ursachen

Die Erreger einer Entzündung der Blasenschleimhaut sind meist Kolibakterien, Streptokokken und Staphylokokken. Außer durch *Schmierinfektion* (s.o.) werden die Keime durch *Sexualverkehr* übertragen. Beim alten Menschen sind es häufig Manipulationen im Bereich der Harnröhre und der Blase, die eine Harnblasenentzündung – in schweren Fällen auch eine Pyelitis bzw. Pyelonephritis (s.u.) – hervorrufen. Hier ist an erster Stelle das

Katheterisieren zu erwähnen, bei dem Bakterien von außen eingeschleppt werden können. Schwere Harnwegsinfekte kommen besonders häufig bei Dauerkatheterträgern vor! Auch durch *instrumentelle Untersuchungen* (z.B. bei einer Blasenspiegelung) können Keime in das System der ableitenden Harnwege gelangen.

◆ Krankheitsbild

Zur Symptomatik einer Harnblasenentzündung gehören Beschwerden beim Wasserlassen, was man als *Dysurie* bezeichnet, sowie der dauernde Harndrang, die *Pollakisurie*. Der Urin ist oft trüb, manchmal finden sich geringe Blutbeimengungen.

Die Nierenbeckenentzündung und Entzündung des Nierenzwischengewebes

◆ Definition

Eine Entzündung des Nierenbeckens bezeichnet man als **Pyelitis**. Unter einer **Pyelonephritis** versteht man eine Entzündung des Nierenbeckens und des Zwischengewebes der Niere (Niereninterstitium), vor allem im Bereich des Nierenmarks. Die Erkrankung wird durch Bakterien – meist Kolibakterien – hervorgerufen.

◆ Ursachen

In der Regel nimmt der Harnwegsinfekt einen aufsteigenden Verlauf. Über eine Entzündung der Harnröhre und der Harnblase kommt es zu einer Nierenbeckenentzündung (Pyelitis), die sich dann zu einer Pyelonephritis ausweiten kann. Die Erreger können jedoch auch auf dem Blut- oder Lymphweg (hämatogen bzw. lymphogen) in die Niere gelangen.
Frauen erkranken weit häufiger an einer Pyelitis bzw. Pyelonephritis als Männer. Von Bedeutung ist dabei die Möglichkeit der *Schmierinfektion* (s.o.). Meist liegt gleichzeitig eine Scheidenentzündung vor.
Männer vor dem 50. Lebensjahr sind selten von Harnwegsinfekten betroffen. Ab dem 60. Lebensjahr kommt es bei beiden Geschlechtern zu einer Zunahme der Infektionen in diesem Bereich. Bei Männern im Alter ist es oft eine Vergrößerung der Vorsteherdrüse (*Prostataadenom*; s. S. 233f), die zur Harnstauung und schließlich zur Pyelonephritis führt. Für das Angehen einer bakteriellen Entzündung sind Verlegungen und Funktionsstörungen im Bereich der ableitenden Harnwege also eine wichtige Voraussetzung. Neben einem Prostataadenom kommen auch *Steine* im Bereich der ableitenden Harnwege als Ursache einer Harnstauung und damit als »Wegbereiter« einer Entzündung in Frage. Auch beim *Diabetiker,* dessen Blase sich schlecht entleert, und bei Frauen mit einer *Blasensenkung* (s. S. 241f) kommt es häufiger zu Harn-

wegsinfekten. Wie schon oben erwähnt, treten Nierenbeckenentzündungen besonders oft bei Patienten mit Harnblasenverweilkatethern auf.

> Dauerkatheter führen nach einiger Zeit in mehr als 90% der Fälle zu einem Harnwegsinfekt! Ein Grund, ihren Gebrauch in der Altenpflege gründlich zu überdenken!

Eine weitere Möglichkeit der Keimverschleppung in den Harntrakt stellen urologische Eingriffe dar.

◆ Krankheitsbild

Symptome einer akuten Pyelitis bzw. Pyelonephritis sind vor allem Schmerzen in der Flanke und im Nierenlager sowie meist hohes Fieber.

Wird die Ursache einer Harnstauung nicht beseitigt, kann es zu einer **chronischen Pyelonephritis** kommen. Oftmals findet man dabei nur ein uncharakteristisches Krankheitsgefühl, Appetitlosigkeit und Kopfschmerzen, seltener eine zeitweise erhöhte Körpertemperatur. Auch ein völlig symptomloser Verlauf ist möglich. Im Verlauf der Erkrankung kommt es dann zu einer Schrumpfung einzelner Tubuli. Endzustand ist die **Schrumpfniere**, bei der fast der gesamte Tubulusapparat atrophisch verändert ist. Gleichzeitig ist die Nierenfunktion stark eingeschränkt. Schließlich kommt es zur **Niereninsuffizienz**, zum Nierenversagen (s. S. 197 f).

◆ Therapie und Prophylaxe

Durch die Gabe antibakteriell wirksamer Substanzen (Antibiotika) kann die Erkrankung in der Regel gut ausgeheilt werden. Um einer erneuten Infektion vorzubeugen, ist es wichtig, die Ursache einer eventuellen Harnstauung, den »Wegbereiter« einer Entzündung (z.B. ein Prostataadenom, ein Steinleiden oder eine Blasensenkung), zu finden und zu beseitigen.

Die Harninkontinenz

◆ Definition

Die Harninkontinenz, d.h. der Verlust der Fähigkeit, die Blase kontrolliert zu entleeren, ist ein häufiges Symptom im Alter. Mit zunehmendem Alter leiden immer mehr Menschen darunter, ab dem 70. Lebensjahr ist – in unterschiedlichem Ausmaß – jeder zweite davon betroffen.

> Immer sollte bei unfreiwilligem Urinabgang nach der Ursache gesucht werden. Harninkontinenz ist ein Symptom, keine Diagnose!

Die Streßinkontinenz

◆ Definition

Die Streßinkontinenz tritt bei *körperlichen Belastungen* auf. Durch eine Erhöhung des Innendruckes im Bauchraum (z.B. beim Niesen, Husten, Lachen, Pressen oder Bücken) kommt es zu unwillkürlichem Urinabgang.

◆ Ursachen

Betroffen sind meist Frauen mit einer *Blasensenkung* (Zystozele; s. S. 241) als Folge einer Schwäche der Beckenbodenmuskulatur. Auch *Übergewicht* und ein *Östrogenmangel* in den Wechseljahren spielen dabei eine Rolle. Zu einer Streßinkontinenz kann es beim Mann nach einer Operation der Vorsteherdrüse (Entfernung eines Prostataadenoms) kommen.

◆ Therapie

Als therapeutische Maßnahme bei Frauen mit einer Blasensenkung kommt die Beckenbodengymnastik in Frage. Zusätzlich kann auch eine örtliche Behandlung mit Östrogensalben erfolgversprechend sein. In schweren Fällen ist oft jedoch eine operative Korrektur unumgänglich.

Die Dranginkontinenz

◆ Definition

Typisch für die Dranginkontinenz (Urge-Inkontinenz) ist der sehr starke, plötzliche Harndrang, der nicht willkürlich unterdrückt werden kann. Der Urinabgang erfolgt dann so schnell, daß oft nicht mehr rechtzeitig die Toilette erreicht wird. Häufig tritt zusammen mit einer Dranginkontinenz auch eine Pollakisurie (häufiges Wasserlassen mit nur geringen Harnmengen) und eine Nykturie (vermehrtes nächtliches Wasserlassen) auf.

◆ Ursachen

Blasenentzündungen und eine Einengung der ableitenden Harnwege durch *Tumoren* oder *Steine* kommen als Ursache einer Dranginkontinenz in Frage. Bei anderen Patienten ist diese Form der Inkontinenz durch eine *Störung im Zentralnervensystem* bedingt. Betroffen sind Menschen nach einem Schlaganfall, Patienten mit einer Alzheimer-Krankheit, anderen Formen der Demenz oder Erkrankungen des ZNS, die mit einer Funktionsschädigung einhergehen (s. S. 342 ff). Der Wegfall der zentralen Hemmung führt hier zu einer motorischen Dranginkontinenz.

◆ Therapie

Bei solchen das Nervensystem betreffenden Störungen läßt sich durch Blasen- und Toilettentraining oft eine

Besserung erreichen. Die Blasenentzündung als Ursache einer Dranginkontinenz bedarf der medikamentösen Therapie. Bei Steinleiden und Tumoren ist eine Operation in der Regel nicht zu umgehen.

 Die Dranginkontinenz ist kein Grund, einen Blasenkatheter zu verordnen (Achtung: Harnwegsinfekt!).

Die Reflexinkontinenz

◆ Definition

Bei der Reflexinkontinenz kann der Harnabgang nicht bewußt begonnen oder unterbrochen werden. Der Betroffene spürt keinen Harndrang, der Urin geht »automatisch« ab. Grund dafür ist eine Unterbrechung der Nervenbahnen im Rückenmark oberhalb des Sakralmarks (des Rückenmarksbereichs, dessen Rückenmarksnerven im Bereich des Kreuzbeines austreten). Häufigste Ursache sind Rückenmarksverletzungen (Querschnittslähmungen), aber auch bei Tumoren im Bereich des Rückenmarks, bei der Multiplen Sklerose und beim Morbus Parkinson kann es zur Reflexinkontinenz kommen.
Eine häufige Komplikation der Reflexinkontinenz ist die *Restharnbildung*, d.h. die Blase wird nicht mehr vollständig entleert. Der in der Harnblase verbleibende Urin stellt einen idealen Nährboden für verschiedene Keime dar, so daß in der Folge gehäuft Blasen- und Nierenentzündungen auftreten.

◆ Therapie

Ein spezielles Blasentraining (Reflexauslösung durch Beklopfen des Unterbauches) ist bei einigen dieser Lähmungsformen angebracht. Auch verschiedene Medikamente, die auf die Muskulatur der Blase und des Beckenbodens einwirken, versprechen oft Besserung.

Die Überlaufblase

◆ Ursachen

Die Überlaufblase (**Überlauf-Inkontinenz**) findet man häufig bei älteren und alten Männern mit Blasenentleerungsstörungen infolge eines gutartigen Prostatatumors *(Prostataadenom)*. Auch eine Einengung der Harnröhre nach einer *Entzündung* oder durch einen *bösartigen Tumor* kann Ursache einer Überlaufblase sein. Oft kommt es durch eine Nervenschädigung im Rahmen einer *Zuckerkrankheit* (diabetische Neuropathie) zu einer solchen Inkontinenz bei voller Blase.

◆ Krankheitsbild

Zur Symptomatik der Überlaufblase gehören das Harnträufeln, ein schwacher Urinstrahl und die Pollakisurie (häufiges Entleeren kleiner Urinmengen). Nach der Miktion (dem Wasserlassen) verbleibt in der Regel eine große Menge Restharn in der Blase. Dies kann zu schwerwiegenden Komplikationen führen. Der Urin staut sich bis in die Nieren. Es kommt dort schließlich zu schweren Schäden am Nierengewebe. Endzustand ist das Nierenversagen und die Harnvergiftung (Urämie).

⚠ Achtung: Bestimmte Medikamente (Atropin und ähnlich wirkende Substanzen: z.B. in Spasmolytika [z.B. Buscopan®], einigen Psychopharmaka und Antiparkinsonmitteln) können eine Entleerungsstörung bei Prostataadenom noch verstärken!

◆ Therapie

Therapie der Wahl bei einem Adenom der Vorsteherdrüse ist die Operation (s. S. 233f). Hilfe bei Nervenstörungen, z.B. infolge Diabetes mellitus, bringen Blasentraining und Bauchwandpresse. Bei Harnverhalt ist eine sofortige Katheterisierung oft nicht zu vermeiden. Es sollte jedoch nur in Ausnahmefällen eine dauerhafte Harnableitung mittels Katheter vorgenommen werden. In solchen Fällen ist der suprapubische Blasenkatheter, der durch die Bauchwand oberhalb der Symphyse in die Harnblase eingeführt wird, dem Harnröhrenkatheter vorzuziehen.

Blasentumoren

Das Blasenpapillom

◆ Definition

Die Schleimhaut der ableitenden Harnwege ist Ausgangspunkt von primär gutartigen Tumoren, den Papillomen. Man unterscheidet Nierenbecken-, Harnleiter- und **Blasenpapillome**. Die oft blumenkohlartig in das Innere des Hohlorgans vorwachsenden Geschwülste können karzinomatös entarten, d.h. bösartig werden, und sich dann in den tieferen Wandschichten ausbreiten.

◆ Krankheitsbild

Hauptsymptom eines Blasenpapilloms ist die oft ausgeprägte Hämaturie (Blut im Urin). Sitzt das Papillom in der Nähe des Blasenausgangs, können *Schmerzen beim Wasserlassen* auftreten. Oft haben die Patienten auch einen dauernden *Harndrang*.

◆ Therapie

Blasenpapillome sollten wegen ihrer Tendenz zur Entartung so früh wie möglich operativ entfernt werden.

Achtung: Blasenpapillome haben eine starke Rezidivneigung. Sie können karzinomatös entarten!

Das Blasenkarzinom

◆ Definition

Das Blasenkarzinom ist ein bösartiger Tumor, der vor allem bei älteren Menschen auftritt. Besonders häufig sind Männer zwischen dem 60. und 80. Lebensjahr betroffen.

◆ Krankheitsbild

Leitsymptom ist auch hier die – meist schmerzlose – *Hämaturie*. Der infiltrierend in die Blasenwand hinein-wachsende Tumor kann sich aus einem Blasenpapillom entwickeln. Verlegt die Geschwulst die Einmündungsstellen der Harnleiter, kommt es zum Harnstau und zu gehäuften Harnwegsinfektionen. Tochtergeschwülste von Blasenkarzinomen findet man meist in den örtlichen Lymphknoten (lymphogene Metastasierung). Über den Blutweg metastasiert der Tumor bevorzugt in Leber, Lunge, Skelett und Bauchfell.

 Beachte:
Leitsymptom bei **Blasentumoren** ist die meist schmerzlose Hämaturie!

Pflege

Angela Dühring

Die Ausscheidung als Problem

Ausscheidungen sind ein *Tabuthema* für die ältere Generation, die in einer anderen Zeit mit sehr viel mehr Schamgefühl als heute üblich aufgewachsen ist. Alte Menschen sind, wenn sie in einer stationären Einrichtung leben, oftmals in einem Mehrbettzimmer untergebracht. Das bedeutet gerade für die bettlägerigen unter ihnen, daß sie alle intimsten Verrichtungen vor den anderen Mitbewohnern durchführen müssen. So wird jeder Stuhlgang, jedes Wasserlassen zur Qual. Besteht keine Möglichkeit, ihnen durch mobile Sichtschutzvorrichtungen oder durch andere Maßnahmen die Situation zu erleichtern, kann es zu einer unerträglichen Belastung für den alten Menschen und zu einer Beeinträchtigung seines Selbstwertgefühles kommen.

Die *psychischen Belastungen* haben wiederum Auswirkungen auf die Ausscheidungsvorgänge. So entsteht ein Teufelskreis, in dem Medikamente eingesetzt werden müssen, um die normalen Ausscheidungsvorgänge aufrechtzuerhalten.

Um diesen Problemen wirkungsvoll begegnen zu können, muß sich die Pflegekraft für die Wahrung der Intimsphäre des alten Menschen aktiv einsetzen.

Ausscheidungen können in einem ansonsten sinnentleerten Leben zum Mittelpunkt werden. Sie können als einzige Möglichkeit existieren, Aufmerksamkeit und Fürsorge zu erfahren. Alles Denken und Handeln dreht sich um die eine Funktion des Körpers. Inkontinenz kann als organische Störung entstehen oder auch als Verhalten gelernt werden (s. u.). Pflegekräfte müssen diese Zusammenhänge kennen und ihr Handeln darauf abstimmen. Dies setzt ein genaues Beobachten und ein zielgerichtetes Handeln voraus.

Im folgenden sollen zunächst die Beobachtung der Urinausscheidung und die Unterstützung durch die Pflegekräfte dargestellt werden. Am Beispiel der Inkontinenz werden die möglichen Inhalte einer geplanten Pflege beschrieben.

Beobachtung der Urinausscheidung und des Urins

Urinausscheidung beim gesunden Menschen

Der gesunde Mensch scheidet innerhalb von 24 Stunden je nach Flüssigkeitsaufnahme zwischen 1000 und 2500 ml Urin aus. Die Blasenentleerung (Miktion) kann willkürlich bestimmt werden und geschieht in ca. vier bis fünf Portionen über den Tag verteilt. Nächtliches Wasserlassen (Nykturie) tritt physiologisch bedingt bei erhöhter Flüssigkeitsaufnahme am späten Abend auf, kann aber auch ein Hinweis auf eine Herzinsuffizienz (s. S. 130) sein. Die normale Miktion erfolgt mit einem kräftigen, ununterbrochenen Strahl. Eine Veränderung des Harnstrahles kann auf verschiedene Erkrankungen hinweisen und sollte sorgfältig beobachtet und dokumentiert werden. So kann längeres Nachträufeln auf eine Erweiterung der Harnröhre oder eine Überlaufblase (s. S. 204) hinweisen.

Miktionsstörungen

◆ **Pollakisurie**

> Als **Pollakisurie** werden häufiger Harndrang und die Entleerung von kleinen Mengen bezeichnet.

Sie tritt bei folgenden Erkrankungen auf:
- Blasen- und Harnröhrenentzündungen
- Blasen- und Harnröhrensteinen
- Vergrößerung der Prostata beim Mann, hervorgerufen durch Entzündungen und Tumoren

◆ **Algurie**

> **Algurie** ist die schmerzhafte Harnentleerung.

Sie kommt ebenfalls bei Entzündungen der Blasen- und Harnröhrenschleimhaut sowie -steinen vor und wird vom Betroffenen meist als »Brennen« in der Harnröhre beschrieben.

◆ Dysurie

Unter **Dysurie** versteht man ganz allgemein eine Störung der Harnentleerung.

Beispielsweise kommt es durch Verengungen des Blasenhalses und der Harnröhre zum schmerzhaften und erschwerten Wasserlassen.

◆ Harnretention

Als **Harnretention** wird die Harnverhaltung oder die nur unvollständige Blasenentleerung bezeichnet.

Zur Harnretention kommt es
- bei mechanischen Hindernissen wie Blasensteinen oder Prostatavergrößerung,
- bei erhöhtem Muskeltonus des inneren Blasenmuskels, aber auch
- durch psychische Einflüsse wie z.B. Schamgefühle und Ängste.

Farbe und Geruch des Urins

Der Urin eines gesunden Menschen ist klar und bernsteingelb. Die Harnfarbe ist jedoch von seiner Konzentration abhängig. Mit steigender Konzentration färbt er sich dunkler und wird undurchsichtig.

◆ Veränderungen der Urinfarbe
- _Urintrübung_ entsteht bei abgestandenem Urin, bei Hungerzuständen oder auch durch einseitige alkalische Ernährung, bei Fieber oder körperlicher Anstrengung.
- _Milchig-schleimig_ und _übelriechend_ wird der Urin durch Eiterbeimengungen (Entzündungen).
- _Rötlicher bis schmutzig-braun_ aussehender Urin entsteht durch Blutbeimengungen aufgrund von Blutungsneigung (auch durch Medikamentengabe hervorgerufen – Marcumar®!), durch Nieren- und Harnleitersteine und Tumoren.
- _Bierbrauner_ Urin weist auf eine Erkrankung der Leber und der Anreicherung des Urins mit dem Gallenfarbstoff Bilirubin hin.
- _Brauner_ Urin, der im Licht schwarz wirkt, gibt einen Hinweis auf ein malignes Melanom.

Farbveränderungen des Urins können auch durch bestimmte Lebensmittel (z.B. rote Rüben) und Medikamente hervorgerufen werden. Eine _orange_ Farbe bekommt der Harn beispielsweise durch manche Antibiotika, _grünlich_ wird er bei der Gabe von Vitaminpräparaten.

◆ Geruchsabweichungen
Der Geruch des Harns ist normalerweise unauffällig. Verbleibt er für längere Zeit z.B. in der Kleidung oder in Sitzmöbeln, so entsteht ein beißender Ammoniakgeruch. In vielen Altenheimen schlägt dem Besucher beim Betreten des Gebäudes dieser beißende Geruch entgegen und trägt zum negativen Bild der Altenpflege in der Öffentlichkeit bei. Die Verwendung von Teppichen in Pflegebereichen birgt immer die Gefahr der Geruchsbildung durch Zersetzungsprodukte des Urins.

Unterstützung beim Harnlassen

Die Ausscheidung des Urins kann leicht durch _psychische Einflüsse_, wie oben bereits beschrieben, behindert bzw. eingeschränkt werden. Eine besondere Rolle kommt hierbei der Umgebung zu.
Bei der Aufnahme in ein Heim kann ein zeitweiser _Orientierungsverlust_ den Weg zur Toilette unmöglich machen. Das Auffinden der Toilette kann durch große Hinweisschilder, z.B. ein Bild mit einem großen Herzen darauf, erleichtert werden. Eine dem üblichen Standardhöhenmaß entsprechende Toilette erschwert dem alten Menschen das Hinsetzen darauf und vor allem das Aufstehen. Entsprechende Toilettensitzerhöhungen und hochklappbare Haltegriffe erleichtern eine selbständige Benutzung der Toilette (Abb. 9-10).

Bettlägerige Bewohner benötigen für ihre Notdurft pflegerische Hilfestellung und Hilfsmittel. Hierbei sollten immer die Unterstützung zu einer möglichst selbständigen Verrichtung der Notdurft und der Schutz der Intimsphäre im Vordergrund stehen!

Gebrauch und Handhabung des Toilettenstuhls

In ihrer Beweglichkeit eingeschränkte alte Menschen können mit dem fahrbaren Toilettenstuhl zur Toilette ge-

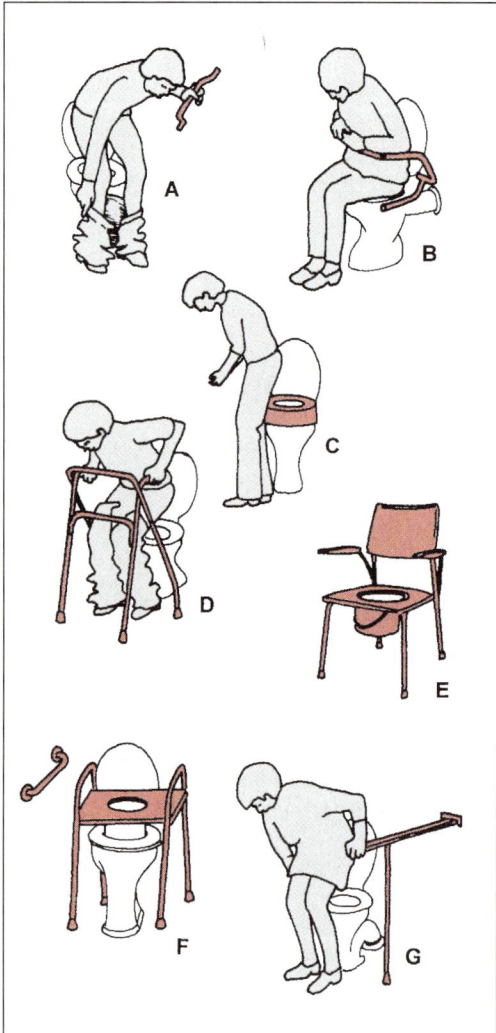

Abb. 9-10 Hilfsmittel zur Toilettenbenutzung. A: Handgriff an der Wand; B. an der Toilette montierte Stütze; C: erhöhte Toilette; D: Gehbock; E: Toilettenstuhl; F: Toilettenaufsatz mit Stützgriffen; G: an der Wand befestigte Stütze

fahren werden und mit dem Stuhl, nach Entfernung des Topfes, über das Toilettenbecken geschoben werden. Dies setzt allerdings eine entsprechend breite Tür und Platz im Toilettenraum sowie ein entsprechend niedriges Becken voraus. Kann der Toilettenstuhl nicht zur Toilette gefahren werden, sollte im Zimmer ein Sichtschutz aufgebaut werden. Mitbewohner werden aufgefordert, das Zimmer zu verlassen.

Nach Benutzung wird der Toilettenstuhl mit einem Desinfektionsmittel abgerieben und der Topf nach Entleerung in der Codraspüle (Spüle mit Desinfektionssystem) gereinigt.

Gebrauch des Steckbeckens und der Urinflasche

Bettlägerige Bewohner müssen ihre Notdurft im Liegen erledigen. Für sie bestehen neben den psychischen Beeinträchtigungen durch die Anwesenheit von Pflegekräften und Mitbewohnern zusätzliche Schwierigkeiten durch die Position, die sie beim Wasserlassen im Bett einnehmen müssen. Es kann dadurch zur Harnverhaltung kommen. Zur *Unterstützung der Blasenentleerung* können einige fördernde Reize eingesetzt werden, z.B. Eintauchen der Hände in warmes Wasser, tröpfelnder Wasserhahn, warmes feuchtes Tuch auf den Unterleib gelegt, Anwärmen des metallenen Steckbeckens vor Benutzung.

◆ **Steckbecken**

▶ Das Steckbecken (Abb. 9-11A) wird von der Seite so unter den Bewohner geschoben, daß das Kreuzbein auf dem Beckenrand liegt. Der Betroffene hebt hierzu das Gesäß an oder legt sich auf die Seite und rollt sich vorsichtig auf das Becken. Der Griff zeigt zum Bettrand.

▶ Um eine dem Sitzen möglichst nahekommende Position zu erreichen, müssen das Kopfteil des Bettes hochgestellt und die Beine des Pflegebedürftigen ausgestreckt sein. Frauen sollten die Beine leicht spreizen, damit der Urin in das Becken abfließen kann.

▶ Soll das Becken entfernt werden, dreht sich der Betroffene zur Seite, während die Pflegekraft das Steckbecken am Griff festhält. Mit Toilettenpapier wird die weibliche Intimregion von vorn nach hinten getrocknet. Bei gleichzeitiger Darmentleerung wird die Analgegend wie folgt gereinigt:
Die Pflegekraft legt sich zunächst die benötigten Materialien in Griffnähe. Hierzu gehören Einmalhandschuhe zum Selbstschutz, Zellstoff, Waschschüssel mit warmem Wasser und gegebenenfalls Seifenlösung, Unterlagen zum Schutz des Bettes und ein Abfallsack. Die Reinigung der Analgegend geschieht mit angefeuchtetem Zellstoff immer von vorn nach hinten, wobei jeder Zellstofflappen nur einmal benutzt wird. Auch hierbei ist nach Möglichkeit der alte Mensch zur Mithilfe aufzufordern.

▶ Das Steckbecken wird unmittelbar nach Gebrauch in der Codraspüle gereinigt und desinfiziert.

◆ **Urinflasche**

Das Steckbecken wird beim Mann durch eine Urinflasche (Abb. 9-11 B) ergänzt, die der Pflegebedürftige nach Möglichkeit selbst anlegt. Die Flasche sollte deshalb in seiner Nähe angebracht sein. Dafür erhältliche Halterungen sollten immer auch einen Flaschenverschluß aufweisen (verhindert Geruchsbelästigung).

▶ Der alte Mann wird aufgefordert, seinen Penis an der Wurzel zu fassen und in die Flasche einzuführen.
▶ Nach Urinentleerung wird die Harnröhrenöffnung mit Zellstoff oder Toilettenpapier trockengetupft.
▶ Die Urinflasche wird regelmäßig geleert und in der Codraspüle desinfiziert.

Katheterisierung der Blase

Die Katheterisierung der Blase ist ein sehr ernstzunehmender Eingriff in die körperliche Unversehrtheit des Menschen. Ein Katheter stellt immer eine Verbindung eines Körperhohlraumes mit den Keimen der Außenwelt dar. Die Katheterisierung ist eine ärztliche Tätigkeit. Dieser Eingriff sollte in der Regel nicht vom Pflegepersonal vorgenommen werden und bedarf einer strengen ärztlichen Indikation. In der Praxis ist das Katheterlegen durch Pflegepersonal allerdings immer noch weit verbreitet. Legt das Pflegepersonal nicht selbst den Katheter, so assistiert es dem Arzt. Aus diesen Gründen werden im folgenden die Gefahren der Katheterisierung und deren Durchführung beschrieben.

◆ **Gefahren der Katheterisierung**
▶ **Infektionsgefahr:** Infektionen der Blase und der Nieren entstehen durch unsauberes Vorgehen. Die Keime werden eingeschleppt durch mangelnde Schleimhautdesinfektion, unsaubere Hände oder einen unsterilen (kontaminierten) Katheter sowie unsachgemäße Katheterpflege.
▶ **Verletzungen** entstehen beim Einführen des Katheters durch gewaltsame Überwindung eines Widerstandes in der Harnröhre oder auch durch unkontrollierte Bewegungen des Betroffenen.
▶ **Blutungen** können durch Verletzungen der Prostata oder der Schleimhaut von Harnröhre und Blase auftreten. Die zu schnelle Entleerung großer Harnmengen (über 600 ml) kann ebenfalls zu Blutungen oder auch zum **Kreislaufkollaps** führen.
▶ **Krampfartige Kontraktionen** der Harnblase können bei langfristiger Anwendung eines Dauerkatheters, ausgelöst durch den mechanischen Fremdkörperreiz, auftreten. Sie sind für den alten Menschen sehr schmerzhaft und unangenehm.

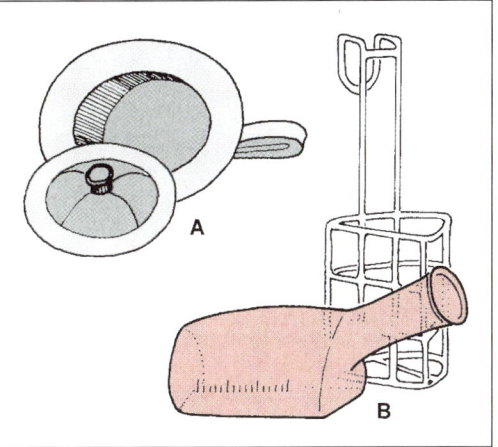

Abb. 9-11   A: Steckbecken mit Deckel; B: Urinflasche mit Halterung

 Aus den genannten Gründen sollte eine Indikation zur Katheterisierung der Blase immer sorgfältig abgeklärt werden und diese nur im Notfall von Pflegekräften vorgenommen werden.

◆ **Gründe für eine Katheterisierung**
● Blasenlähmung (Harnverhalten)
● organische Abflußhindernisse (z.B. Prostatavergrößerung)
● Gewährleistung des Harnabflusses nach Operationen im Bereich der Harn- und Geschlechtsorgane (z.B. Prostataoperationen)
● genaue Ausscheidungskontrolle bei lebensbedrohlichen Erkrankungen (z.B. Schock, Koma, Herzinsuffizienz, Nierenerkrankungen)
● Gewinnung von Untersuchungsmaterial und Restharnbestimmung

Die Katheterisierung der Blase geschieht in der Regel durch die Harnröhre. Sie kann einmalig (Einmalkatheterisierung) oder dauerhaft (Dauerkatheter) sein. Für beide Eingriffe gelten die gleichen Grundprinzipien, es werden aber unterschiedliche Kathetertypen verwendet.

Zur dauerhaften Katheterisierung werden bei der Frau Dauerkatheter vom Typ der selbsthaltenden Ballonkatheter aus Silikon oder Latex Größe Charrière 18-20 (1 Charrière = 0,33 mm Ø) verwandt. Die Größe richtet sich nach dem Lumen der Harnröhre. Der Dauerkatheter enthält zwei Röhren. In einer Röhre wird der Harn abge-

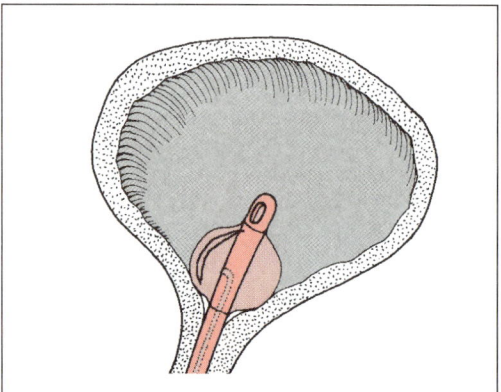

Abb. 9-12   Lage des Ballonkatheters in der Blase

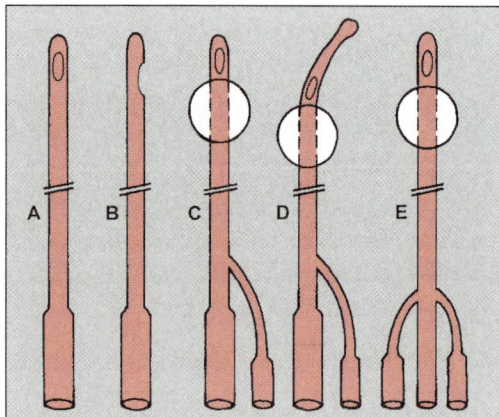

Abb. 9-13   Verschiedene für die transurethrale Harnableitung geeignete Kathetertypen. A, B: Nelaton-Katheter; C: Foley-Ballonkatheter; D: Tiemann-Ballonkatheter; E: doppelläufiger Ballonspülkatheter

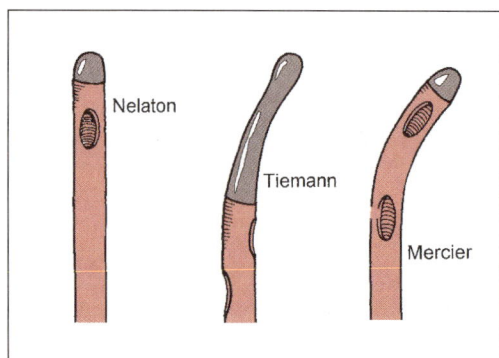

Abb. 9-14   Die gebräuchlichsten Katheterspitzen

führt. Die zweite Röhre dient zur Füllung des Ballons, der den Katheter in der Blase hält und ein Herausrutschen verhindert (Abb. 9-12, 9-13 C–E).

Zur **einmaligen Katheterisierung** der Blase werden dünne, starre Kunststoffkatheter verwandt, für den Mann mit gebogener Spitze vom Typ Tiemann oder Mercier mit dem Durchmesser von 16-18 Charrière, für die Frau mit gerundeter Spitze vom Typ Nelaton, Charrière 8-12 (Abb. 9-14).

Legen eines transurethralen Dauerkatheters bei der Frau

Material:
● zwei Dauerkatheter Charrière 18-20
● Urinabflußbeutel (s.u.)
● Urinbeutelhalter
● gepolsterte Klemme
● fertiges Katheterisierungsset bestehend aus:
  steriler Unterlage (Verpackung)
  steriler Schale
  sechs sterilen Mulltupfern
  steriler Pinzette
  sterilem Schlitztuch
● Schleimhautdesinfektionsmittel (auf Hautverträglichkeit achten)
● Abwurfschale
● Händedesinfektionsmittel
● sterile Handschuhe
● 10-ml-Spritze gefüllt mit Aqua dest.
● Unterlage als Schutz und zur leichten Hochlagerung des Beckens

Vorbereitung:
▶ Betroffene ausführlich über Gründe, die Vorgehensweise und Komplikationen informieren und ihr Einverständnis einholen
▶ Schutz der Intimsphäre gewährleisten und Schutz vor Auskühlung sicherstellen
▶ Betroffene sollte die Rückenlage einnehmen, die Beine seitlich gespreizt aufstellen und das Becken leicht anheben
▶ Kopfteil des Bettes so weit wie möglich herunterstellen
▶ Betroffene bei der Durchführung ihrer Intimtoilette unterstützen

Durchführung:
▶ Während der gesamten Durchführung die Betroffene über die einzelnen Schritte informieren und bezüglich eventueller Komplikationen, Schmerzen usw. beobachten und beruhigen. Um die für die Betroffene un-

angenehme Prozedur möglichst zügig durchführen zu können, sollte grundsätzlich eine zweite Kraft assistieren.

▶ Gründliche Händedesinfektion durchführen!!!

▶ Vorbereitetes fabrikfertiges Katheterisierungsset auf der Abstellfläche öffnen, steriles Tuch unter dem Gesäß plazieren, Set auf das sterile Tuch stellen, die Abwurfschale seitlich daneben

▶ Verpackung der sterilen Pinzette öffnen

▶ Tupfer mit der Schleimhautdesinfektionslösung benetzen

▶ Sterile Handschuhe anziehen und das Schlitztuch auf den Genitalbereich legen (Schlitztuchenden beinwärts, Abb. 9-15a)

▶ Mit dem ersten und zweiten Tupfer jeweils die großen Schamlippen rechts und links von der Symphyse zum Anus hin desinfizieren (Abb. 9-15b). Nach jedem Wischgang den Tupfer verwerfen

▶ Große Schamlippen spreizen und mit dem dritten und vierten Tupfer die kleinen Schamlippen ebenso abwischen (Abb. 9-15c), anschließend mit dem fünften Tupfer die Harnröhrenöffnung desinfizieren (Abb. 9-15d)

▶ Den sechsten Tupfer in den Vaginaleingang legen (Abb. 9-15e)

▶ Inzwischen öffnet die Hilfskraft die äußere Katheterhülle ganz, die innere Hülle zunächst nur am hinteren Ende und befestigt den Katheterbeutel am Katheter.

▶ Erst unmittelbar vor dem Einführen öffnet die Hilfskraft die innere Hülle völlig.

▶ Katheter mit der sterilen Pinzette greifen und vorsichtig in die Harnröhre einführen (Abb. 9-15f)

▶ Katheter vorschieben, bis Urin abfließt, danach noch 3 bis 4 cm weiter

▶ Die Hilfsperson füllt den Katheterballon durch Einspritzen von Aqua dest auf.

▶ Anschließend Katheter etwas zurückziehen, damit der Ballon vor der Harnröhrenöffnung liegt

 Achtung: Darauf achten, daß nicht mehr als ca. 600 ml Urin auf einmal ablaufen! Gegebenenfalls den Katheter mit einer gepolsterten Klemme abklemmen.

▶ Beutel am Bett befestigen

▶ Materialien entsorgen und die Betroffene bequem lagern

▶ Urin bezüglich Farb- und Geruchsabweichung überprüfen (s.o.)

▶ In die Pflegedokumentation folgende Punkte eintragen:
Datum, Größe des Katheters, Beobachtungen während der Durchführung, Situation der Betroffenen

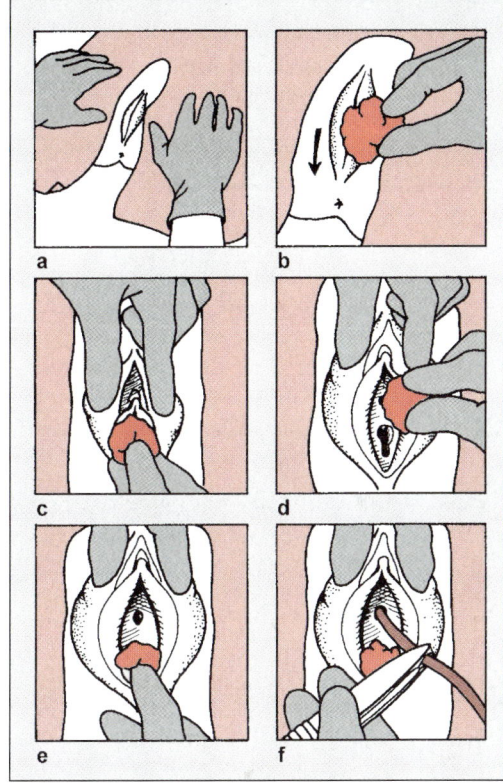

Abb. 9-15 Legen eines transurethralen Katheters bei der Frau (Erläuterung im Text)

(insbesondere die psychische Situation), Angaben zur Urinbeschaffenheit, durchführende Person und Unterschrift

Legen eines transurethralen Dauerkatheters beim Mann

Material:

● zwei Dauerkatheter Charrière 18-20

● Urinabflußbeutel

● Urinbeutelhalter

● gepolsterte Klemme

● fertiges Katheterisierungsset (s.o.)

● steriles Schlitztuch

● Gleitmittel mit Lokalanästhetikum

● Schleimhautdesinfektonsmittel

● 10-ml-Spritze, gefüllt mit Aqua dest.

● Abwurfschale

● Händedesinfektionsmittel

● sterile Handschuhe

Vorbereitung:

▶ Betroffenen ausführlich über Gründe, die Vorgehensweise und Komplikationen informieren und sein Einverständnis einholen

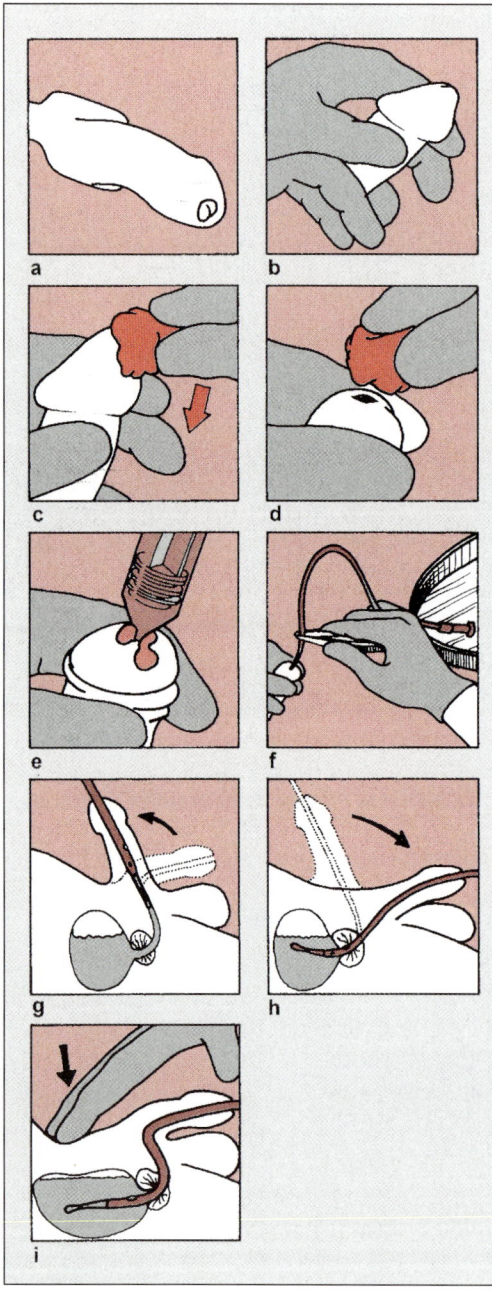

Abb. 9-16 Legen eines transurethralen Katheters beim Mann (Erläuterung im Text)

▶ Schutz der Intimsphäre gewährleisten und Schutz vor Auskühlung sicherstellen

▶ Betroffener sollte die Rückenlage einnehmen, Knie leicht angezogen und gespreizt

▶ Kopfteil des Bettes so weit wie möglich herunterstellen

▶ Betroffenen bei der Durchführung seiner Intimtoilette unterstützen

Durchführung:

▶ Während der gesamten Durchführung Betroffenen über die einzelnen Schritte informieren und auf Besonderheiten hin beobachten. Eine zweite Kraft assistiert und betreut den Betroffenen.

▶ Gründliche Händedesinfektion durchführen!!!

▶ Vorbereitetes fabrikfertiges Katheterisierungsset auf der Abstellfläche öffnen, steriles Tuch unter dem Gesäß plazieren, Set auf das sterile Tuch stellen, die Abwurfschale seitlich daneben

▶ Verpackung der sterilen Pinzette öffnen

▶ Tupfer mit dem Schleimhautdesinfektionsmittel benetzen

▶ Sterile Handschuhe anziehen

▶ Steriles Schlitztuch über den Genitalbereich legen: der Penis bleibt frei, die Schlitztuchenden zeigen kopfwärts (Abb. 9-16a)

▶ Penis mit der linken Hand fassen und die Vorhaut zurückziehen (Abb. 9-16b)

▶ Desinfektion der Penisspitze mit zwei Tupfern immer von der Harnröhrenöffnung weg nach unten (Abb.9-16c)

▶ Desinfektion der Harnröhrenöffnung mit drittem Tupfer (Abb. 9-16d)

▶ Gleitmittel langsam in die Harnröhrenöffnung instillieren (Abb. 9-16e), die Eichel zudrücken, damit das Gleitmittel nicht wieder herausläuft

▶ Penis nicht ablegen und nochmals die Harnröhrenöffnung mit einem Tupfer desinfizieren

▶ Inzwischen entfernt die Hilfsperson die äußere Katheterhülle ganz, öffnet die innere am hinteren Ende und schließt den Urinbeutel an.

▶ Unmittelbar vor Einschieben des Katheters wird die innere Hülle ganz entfernt.

▶ Katheter mit der Pinzette fassen, Penis deckenwärts strecken und Katheter ca. 15 cm tief einführen (Abb. 9-16f, g)

 Klagt der Betroffene über Schmerzen oder scheint der Katheter steckenzubleiben, nicht mit Gewalt weiterschieben! Sofort den Vorgang abbrechen!!!

▶ Penis senken und den Katheter vorschieben, bis der Urin fließt (Abb. 9-16h), danach noch 3 bis 5 cm weiterschieben

▶ Katheterballon von der Hilfskraft mit Aqua dest. auf- füllen lassen

▶ Die Vorhaut über die Eichel schieben und den Kathe- ter etwas zurückziehen, damit der Ballon vor der Harnröhrenöffnung liegt

 Nicht mehr als 600 ml Urin auf einmal ablau- fen lassen!!!

▶ Urinabfluß beobachten, da das Gleitmittel die Katheteraugen verkleben kann. In diesem Fall durch leichten Druck auf die Blase Urinabfluß in Gang bringen (Abb. 9-16i)

▶ Beutel am Bett befestigen, die Materialien ent- sorgen

▶ Betroffenen bequem lagern

▶ In die Pflegedokumentation folgende Punkte ein- tragen: Datum, Größe des Katheters, Beobachtungen während der Durchführung, Situation des Betroffe- nen, Angaben zur Urinbeschaffenheit, durchführende Person, Unterschrift

Pflege eines Bewohners mit transurethralem Dauerkatheter (Katheterhygiene)

Ein Dauerkatheter ist für den alten Menschen eine große Gefährdung. Schon wenige Stunden nach dem erstmali- gen Legen eines Dauerkatheters bildet sich zwischen Ka- theterwand und der Harnröhrenschleimhaut eine Keim- straße. Bakterien und andere Keime finden hier ideale Bedingungen für ihr Wachstum und weiteres Vordringen von der Harnröhrenöffnung in die Blase. Bereits nach drei Tagen läßt sich ein steiler Anstieg der Infektions- rate nachweisen. Deshalb müssen täglich eine **gründ- liche Intimtoilette** und eine **Reinigung** der Katheter- austrittsstelle und des Katheters selbst vorgenom- men werden. Die Wischbewegung mit einer in Desin- fektionslösung getränkten Kompresse sollte immer von der Harnröhre weg führen. Bei männlichen Katheter- trägern ist besonderer Wert auf die Reinigung der Vor- haut zu legen. Sie wird dabei über die Eichel zurück- gezogen.

Zusätzliche Infektionsquellen sind Urinauffangbeutel ohne Rückflußsperre, wenn sie über das Blasenniveau gelangen (s. S. 216). Keime können so mit dem Urin in die Blase gelangen. Die Unterbrechung der Harnablei- tung durch Wechsel der Beutel oder durch Blasenspülun- gen ist jedesmal mit der Gefahr der Keimverschleppung versehen und sollte so selten wie möglich durchgeführt werden.

Bei längerem Liegen des Dauerkatheters kommt es in der Regel zur Bildung von festen Ablagerungen. Diese Kon-

 Die Benutzung eines geschlossenen Harn- ableitungssytems (siehe unten) sollte heute obligatorisch sein!!! Blasenspülungen sollten niemals ohne ausdrückliche ärztliche Anordnung vorgenommen werden!!!

kremente können die Katheteraugen verstopfen und zum Harnrückstau führen.

Eine **ausreichende Flüssigkeitszufuhr** gewährleistet einen ständigen reinigenden Urinfluß von den Nieren in die Blase und von dort durch den Katheter. Nach Mög- lichkeit sollten 2,5 l pro Tag getrunken werden, um ca. 1,5 l Urin ausscheiden zu können und damit eine gute Durchspülung zu erreichen.

Blasenverweilkatheter müssen *regelmäßig gewechselt* werden. Je nach verwendetem Material ist die Liege- dauer unterschiedlich. Bei einem Latexkatheter ge- schieht der **Wechsel** nach 7 Tagen. Wird ein Katheter aus Silikon verwendet, so kann er bis zu 3 Wochen liegenbleiben.

Vorsicht ist beim Lagewechsel und Mobilisation des Bewohners geboten: Es darf kein Zug am Katheter entstehen (Verletzungsgefahr!). Der Katheterbeutel darf nicht über das Blasenniveau angehoben werden (Rück- fluß des Urins). Gegen ein Duschbad ist nichts einzu- wenden. Sitzbäder steigern dagegen das Infektionsrisiko.

Siehe auch den Standard »Pflege bei liegendem trans- urethralen Dauerkatheter« im Anhang des Buches (S. 510f).

Entfernung des Dauerkatheters

Bevor ein Dauerkatheter entfernt wird, sollte über einen längeren Zeitraum der Füllungszustand der Blase trai- niert werden. Dies geschieht über das *intermittierende Abklemmen* des Ableitungssystems mit Hilfe einer ge- polsterten Klemme, die das Ableitungssystem nicht beschädigt. Das Training muß auch nachts erfolgen. In der Anfangszeit erfolgt das Abklemmen jede Stunde. Der Betroffene erlebt wieder das Gefühl der Blasenfüllung. In dieser Phase ist es sinnvoll, bereits mit der Kräftigung der Beckenbodenmuskulatur wie unten beschrieben zu beginnen. Bei intensivem Training ist mit einer Ver- doppelung der Blasenkapazität in 4 bis 6 Wochen zu rechnen.

Nach Erreichen einer Blasenkapazität von ca. 200 ml kann der Dauerkatheter entfernt werden. Danach beginnt ein Toilettentraining (s. S. 220).

Zur Kontrolle der vollständigen Entleerung der Blase kann eine Einmalkatheterisierung notwendig werden.

Einmalkatheterisierung der Blase

Die einmalige Katheterisierung der Blase wird
● zur Bestimmung des Restharns, z.B. nach Entfernung eines Dauerkatheters,
● zur Entnahme von Urin für diagnostische Zwecke (Entzündungen der ableitenden Harnwege) und
● bei Harnverhalten
durchgeführt.

Die einmalige Katheterisierung unterscheidet sich von dem Legen eines Blasenverweilkatheters in der Größe und der Form des gewählten Katheters sowie in der Dauer der Urinableitung.
Zur Einmalkatheterisierung der Frau wird ein Einmal-Nelaton-Katheter Charrière 8-10 verwendet, beim Mann ein Tiemann-Katheter mit gebogener Spitze Charrière 10-14 (s. Abb. 9-14). Das weitere Material und die Vorgehensweise entsprechen dem Legen eines Dauer-katheters. An den Einmalkatheter wird in der Regel kein Beutel angeschlossen. Der abfließende Urin wird zu diagnostischen Zwecken in sterilen Röhrchen aufgefangen. Soll die Blase vollständig entleert werden, geschieht dies in eine entsprechend große Urinschale. Gegebenenfalls wird zur vollständigen Entleerung mit der Hand leicht auf die Blase gedrückt. Der Katheter wird anschließend entfernt. Die Eintragungen in die Pflegedokumentation erfolgen wie oben beschrieben.

Suprapubische Blasendrainage

Die suprapubische Blasendrainage stellt eine Alternative zum transurethralen Dauerkatheter dar. Ihr **Vorteil** liegt unter anderem in einem verminderten Infektionsrisiko, da in der Umgebung des suprapubischen Katheters keine pathogenen Keime vorliegen, wie sie für das untere Ende der Harnröhre typisch sind. Weiterhin fehlt die mechanische Irritation der Harnröhre. Der Betroffene hat weniger Schmerzen, Blasenkrämpfe und Harndrang und erlebt den Katheter als weniger beeinträchtigend. Er kann mehrere Wochen liegenbleiben, bevor er gewechselt werden muß. Der Katheterwechsel ist für den Patienten schmerzlos.
Die normale Blasenfunktion wird durch den suprapubischen Katheter nur wenig beeinflußt. Durch Abklemmen des Katheters läßt sich jederzeit auf einfache Weise überprüfen, ob der Betroffene wieder selbst Wasser lassen kann. Die anschließende Bestimmung des Restharns (Ablassen aus dem suprapubischen Katheter) ist ein wichtiges Entscheidungskriterium, ob der Katheter entfernt werden kann.

Der suprapubische Blasenkatheter wird vom Arzt unter sterilen Bedingungen gelegt und auch gewechselt. Die Pflegekräfte übernehmen die Vorbereitung des alten Menschen, des Materials, assistieren bei der Durchführung und betreuen den Betroffenen.

Material:
● Cystofix-Set bestehend aus
  einem Katheter Charrière 10 (verpackt in sterilem Folienschlauch), 65 cm lang, mit selbstaufrollender Spitze und bereits angeschlossenem sterilem Urinbeutel (Abb. 9-17a)
  spaltbarem Punktionstrokar, 8 bis 12 cm lang (Abb. 9-17a)
  steriler Schlitzkompresse
  Fixierplatte
  Naht- und Verbandmaterial
● steriles Abdecktuch
● Hautdesinfektionsmittel
● Lokalanästhetikum
● 20-ml-Spritze
● Kanüle 8 bis 10 cm lang
● sterile Handschuhe
● Abfallsack

Vorbereitung:
▶ Die Information des Betroffenen und das Einholen seines Einverständnisses ist Aufgabe des durchführenden Arztes.
▶ Bewohner auffordern, viel zu trinken (ca. 500 bis 1000 ml Tee reichen) und die Harnblase nicht zu entleeren. Die Blase muß gut gefüllt sein!
▶ Schutz der Intimsphäre sicherstellen und Schutz vor Auskühlung gewährleisten
▶ Unterbauch bis zum Nabel rasieren
▶ Betroffenen möglichst flach lagern, die Beine sind gestreckt

Durchführung:
▶ Während der gesamten Durchführung Betroffenen über die einzelnen Schritte informieren und auf Besonderheiten hin beobachten
▶ Lokalanästhetikum vorbereiten
▶ Katheterset öffnen und zur sterilen Entnahme bereitlegen
▶ Punktionsstelle und Umgebung desinfizieren (Mittellinie, 2 Querfinger oberhalb der Symphyse) und mit sterilem Tuch abdecken
▶ Sterile Handschuhe anreichen
▶ Der Arzt spritzt zunächst das Lokalanästhetikum, hierbei aspiriert er Urin.
▶ Nach erfolgreicher Urinaspiration wird an der gleichen Stichstelle der Punktionstrokar eingeschoben;

Stichtiefe je nach subkutanem Fettpolster zwischen 3 und 8 cm (Abb. 9-17b). Ist die Blase erreicht, fließt Urin in den Beutel.

▶ Nun wird unter Zurückziehen des Folienschlauches der Katheter durch den Trokar bis zur angebrachten Markierung in die Blase vorgeschoben. Er rollt sich dabei auf (Abb. 9-17c).

▶ Die Punktionskanüle wird zurückgezogen und dann durch Auseinanderbiegen der seitlichen Flügel auseinandergebrochen und entfernt (Abb. 9-17d).

▶ Der Katheter wird mit zwei Stichen an der Haut fixiert und die Punktionsstelle durch eine sterile Schlitzkompresse abgedeckt.

▶ Der Schlauch wird in die Fixierplatte eingelegt, um eine Abknickung zu vermeiden (ist keine Fixierplatte vorhanden, sollte der Katheter mit einer Windung auf eine sterile Kompresse gelegt und mit Pflasterstreifen festgeklebt werden).

▶ Hierauf wird eine sterile Kompresse gelegt und mit einem Vlies überklebt.

▶ Beutel am Bett befestigen, die Materialien entsorgen und Betroffenen bequem lagern

▶ In die Pflegedokumentation folgende Punkte eintragen:
Datum, Beobachtungen während der Durchführung, Situation des Betroffenen, Angaben zur Urinbeschaffenheit, durchführende Personen, Unterschrift

Pflege eines Bewohners mit suprapubischer Blasendrainage

Die Katheteraustrittsstelle und die Ableitung in den Beutel müssen täglich auf Veränderungen hin kontrolliert werden. Die Punktionsstelle wird alle 2 bis 3 Tage desinfiziert und mit sterilen Kompressen unter aseptischen Bedingungen versorgt.

Soweit nicht eine andere ärztliche Anordnung vorliegt, wird der Katheter intermittierend geöffnet. Abklemmen des System mit einer gepolsterten Klemme ist dem Abstöpseln vorzuziehen. Der Betroffene darf baden, wenn die Katheteraustrittsstelle mit einem Folienverband abgeklebt wurde.

Urinableitungssysteme

Infektionsgefahren für einen alten Menschen mit einem Blasenverweilkatheter ergeben sich nicht nur beim Legen des Katheters und durch unsachgemäße Pflege. Zusätzliche Gefahrenquellen sind immer wieder Fehler im Umgang mit dem Urinableitungssystem und der Verwendung von **Systemen ohne Rückflußsperre**. Beim Wechsel des Beutels, der mindestens einmal täglich durchgeführt werden muß, beim Abstöpseln sowie

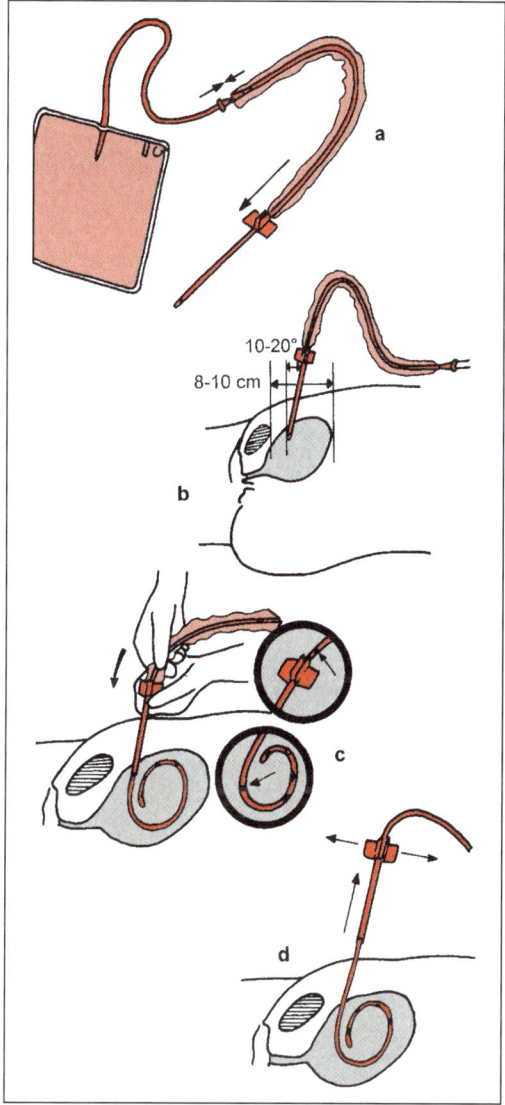

Abb. 9-17 Suprapubische Blasendrainage. a: Darstellung des geschlossenen Punktionssystem aus Splitkanüle mit Katheter und Folienschlauch sowie aufgesetztem sterilem Urinbeutel; b: Punktion; c: Einführen des Katheters bis zur zweiten Markierung; d: Zurückziehen der Kanüle, Lage des Katheters in der Blase.

bei der Entnahme einer Urinprobe zu Untersuchungszwecken findet an der Verbindung Katheter und Ablaufschlauch eine Unterbrechung statt, so daß Keime von außen ungehindert in die Blase aufsteigen können, vor allem dann, wenn keine sterilen Stöpsel verwendet

Tab. 9-1 Grundforderungen für geschlossene Urin-Drainage-Systeme (aus: Sonderdruck aus Hygiene und Medizin, 6/81, mph-Verlag GmbH, Wiesbaden)

- sterile Einzelverpackung (Setsystem)
- Schutzkappe am Konnektor des Drainageschlauchs
- Drainageschlauch, weitgehend unbenetzbar, mit ausreichender Knickfestigkeit und Flexibilität, Lumenweite (0,7 bis 0,8 cm) und Länge (ca. 1 m)
- geeignete Urinprobe-Entnahmestelle für mikrobiologische Untersuchungszwecke
- belüftete, starre Tropfkammer am Übergang vom Drainageschlauch zum Urinauffangbeutel
- Pasteurscher Einlauf aus dem Drainageschlauch in die Tropfkammer
- Urinauffangbeutel, Kapazität 2000 ml, Markierungsskala mit 100 ml graduiert, gut ablesbar und auch bei längerem Gebrauch transparent und nicht verfärbend
- Belüftung des Urinauffangbeutels (sofern die Belüftung nicht über die Tropfkammerbelüftung erfolgt)
- positionsunabhängige Dichtigkeit
- volumendichte Rückflußsperre zwischen Tropfkammer und Urinauffangbeutel
- sichere Aufhängung bzw. Fixierung, wobei die Tropfkammer senkrecht positioniert sein muß (produktbedingte Unzuverlässigkeiten sind durch zusätzliche Anschaffung von Spezialhängern auszugleichen)
- Auslauf am tiefsten Punkt des Urinauffangbeutels, leicht zu bedienen und nicht nachtropfend bei ausreichender Bodenfreiheit für die kontaminationsfreie Harnentsorgung

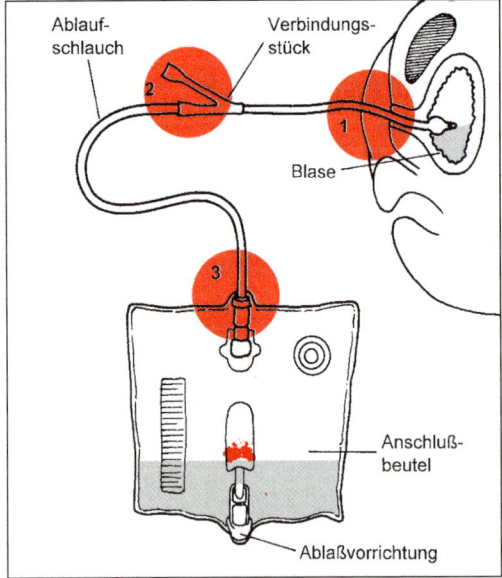

werden. Blasenspülungen stellen eine weitere Gefahr für eine Keimeinschleppung dar. Bei Ableitungssystemen ohne Rückflußsperre können der Urin und darin befindliche Keime bei einer Anhebung des Beutels über Blasenniveau ungehindert in die Blase gelangen.

Die Vorteile eines **geschlossenen Systems** liegen auf der Hand. Das Verbindungsstück zwischen Katheter und Schlauch weist eine Doppelkammer zur Entnahme von Urin oder zum Durchspülen der Blase auf. Der Übergang vom Schlauch zum Beutel ist mit einer Absperrvorrichtung (zur intermittierenden Harnableitung) und einem Rücklaufventil versehen. Am unteren Ende des Beutels befindet sich das Ablaßventil zur Entleerung des Urins. Die Grundforderungen für geschlossene Urin-Drainage-Systeme sind in Tabelle 9-1 aufgelistet. Obwohl auch bei diesem System Keime eindringen können (s. Abb. 9-18), bietet es einen besseren Infektionsschutz. Dieser entscheidende Vorteil rechtfertigt den finanziellen Mehraufwand.

Abb. 9-18 Die drei typischen Eintrittspforten für Bakterien beim geschlossenen Urinableitungssystem sind ① die äußere Harnröhrenmündung, ② die Verbindung zwischen Katheter und Ablaufschlauch (Verunreinigung des Katheterendes, des Ableitungssystems oder des Katheterstöpsels, Verunreinigung bei Blasenspülungen) und ③ der Anschlußbeutel (Ablaufschlauch – Rückschlagventil)

Methoden der Uringewinnung zu diagnostischen Zwecken

Spontanurin

Der Spontanurin wird in der Regel zur *Bestimmung der Harnsubstanzen* und zur *makroskopischen Untersuchung* gewonnen. Vor dem Auffangen des spontan gelösten Urins muß der alte Mensch eine gründliche Intimtoilette durchführen. Der Harn wird in einem sauberen Gefäß aufgefangen.

Mittelstrahlurin

Der Mittelstrahlurin dient in der Diagnostik zur *Bestimmung von Keimen.* Deshalb ist es notwendig, den Urin in einem sterilen Gefäß aufzufangen und anschließend gekühlt aufzubewahren. Das letzte Wasserlassen muß drei Stunden zurückliegen.
Nach der gründlichen Intimtoilette werden bei der Frau die Schamlippen gespreizt und der Intimbereich mit Tupfern (getränkt in Desinfektionslösung) von ventral nach dorsal abgewischt. In gespreizter Stellung über der WC-Schüssel stehend wird der Urin aus der Mitte des Miktionsvorganges in dem sterilen Gefäß aufgefangen. Beim Mann wird vor der Gewinnung des Mittelstrahlurins die Vorhaut zurückgezogen und nach der Intimtoilette die Harnröhrenöffnung mit dem Tupfer abgewischt.

Katheterurin

Katheterurin wird unter sterilen Bedingungen gewonnen und dient ebenfalls in erster Linie zur mikrobiologischen Untersuchung. Er kann aus einem liegenden transurethralen oder suprapubischen Blasenverweilkatheter durch das geschlossene System mit einer sterilen Spritze entnommen werden. Vorher erfolgt die Desinfektion des Konus des Entnahmeschlauches mit einem durch Desinfektionslösung angefeuchteten Tupfer. Der Urin wird in ein steriles, mit einem Deckel versehenes Gefäß verbracht und kühl gelagert.
Katheterurin läßt sich auch durch eine Einmalkatheterisierung gewinnen (s. o.).

24-Stunden-Urin

Das Sammeln des 24-Stunden-Urins erfolgt in der Regel zur *Bestimmung der Ausscheidungsmenge* und zur *Kontrolle der Flüssigkeitsaufnahme* und *-ausscheidung.* Hierzu wird der gesamte Urin über 24 Stunden (meist von 7.00 Uhr bis 7.00 Uhr des Folgetages) aufbewahrt. Auf Anordnung des Arztes kann es notwendig sein, die Menge pro Stunde auf Milliliter genau zu messen.

Beginn 1. Tag, 7.00 Uhr: Der Betroffene wird aufgefordert, die Blase zu entleeren. Dieser Urin wird verworfen. Alle folgenden Harnportionen werden in einem hierzu vorbereiteten sauberen Gefäß mit Deckel gesammelt.
Ende 2. Tag, 7.00 Uhr: Der Betroffene wird noch einmal aufgefordert, Urin zu lassen. Dies ist die letzte Sammelportion.
Für diagnostische Zwecke werden nur kleine Harnportionen benötigt. Vor Entnahme der Probe den Urin gut umrühren und die Gesamtmenge auf dem Begleitzettel vermerken.

Pflege und Betreuung bei Inkontinenz

 Unter **Inkontinenz** wird der unkontrollierte, spontane Abgang von Exkrementen verstanden. Man unterscheidet Harn- und Stuhlinkontinenz, die auch gemeinsam auftreten können.

Die **Harninkontinenz** hat kein einheitliches Erscheinungsbild. Je nach Ursache äußert sie sich in gelegentlichem leichten Harnabgang bis hin zum massiven Urinverlust. Sie wird dementsprechend in drei Schweregrade unterteilt:
- *leicht:* 50 bis 100 ml Harnverlust innerhalb von vier Stunden
- *mittelschwer:* 100 bis 200 ml Harnverlust innerhalb von vier Stunden
- *schwer:* ca. 200 bis 300 ml Harnverlust innerhalb von vier Stunden bei gleichzeitig bestehender Stuhlinkontinenz

Ursachen der Harninkontinenz

Die Harninkontinenz kann verschiedene Ursachen haben (s. auch S. 203 f.). Da ihr häufig organische Erkrankungen zugrunde liegen, ist ein rechtzeitiges Erkennen der ersten Anzeichen für die ärztliche Abklärung notwendig. Anzeichen können sein:

- häufiger Harndrang
- häufiges Wasserlassen, tagsüber mehr als vier- bis fünfmal (nachts ebenfalls häufiger)
- erschwertes Wasserlassen (Unterbrechungen im Harnstrahl, Urinlassen nur durch Betätigung der Bauchpresse)

Inkontinenz tritt beim alten Menschen oft auch bei *Verwirrtheitszuständen* und in *psychischen Belastungssituationen* auf, z.B. durch Tod eines nahen Angehörigen, Ortswechsel, wie eine Einweisung in ein Heim, damit einhergehender Orientierungsverlust, nach Operationen unter Vollnarkose, bei Mobilitätsverlust und Vereinsamung.

Der Kontrollverlust über die Blase kann ebenso durch *Medikamentennebenwirkungen* hervorgerufen werden. Zu den inkontinenzverursachenden Medikamenten gehören: Psychopharmaka, Beruhigungsmittel und Barbiturate, die den Reflex der Blasenentleerung dämpfen. Diuretika werden bei bestehender Herzinsuffizienz zur Ausschwemmung von Körperflüssigkeiten eingesetzt. Sie erhöhen die Harnausscheidung vor allem in der Nacht.

Ob nun der ältere Mensch, der unter häufigem Harndrang leidet, auch inkontinent wird, hängt ab von:

- dem Grad der Dringlichkeit, d.h. der Zeit zwischen Auftreten des Dranges und dem Moment, ab dem der Urin nicht mehr aufgehalten werden kann
- der Wegstrecke zur Toilette
- der leichten und schnellen Aufknöpfbarkeit der Kleidung
- der Geschwindigkeit, mit der sich der alte Mensch fortbewegen kann

(Zu empfehlen ist das Buch »Die Pflege verwirrter alter Menschen« von Prof. E. Grond.)

Situationseinschätzung auf der Grundlage der betroffenen ALs

 Eine schwere Inkontinenz ist heute der häufigste Anlaß für eine Heimeinweisung.

Scheu, Scham und Ängste seitens der Betroffenen und deren Angehörigen erfordern ein behutsames Vorgehen

der Pflegekräfte. Der Kontrollverlust über die Ausscheidungsfunktion wird als Rückfall in die frühe Kindheit gesehen. Die Betroffenen erleben ihre Inkontinenz als persönliches Versagen und versuchen, ihr Problem zu verheimlichen. Die Beschwerden werden verleugnet, auch dann noch, wenn Flecken in der Kleidung und an den Möbeln unübersehbar sind. Frühe Anzeichen der Inkontinenz werden nicht rechtzeitig gemeldet und ein Arzt zur Abklärung aufgesucht. So besteht eine Inkontinenz oft bereits über Jahre, bevor eine Therapie beginnen kann.

 Entscheidend für den Erfolg der Pflege ist daher die Grundeinstellung der Pflegekräfte: Inkontinenz muß nicht als altersbedingt und unabwendbar hingenommen werden, sie ist vielmehr positiv beeinflußbar!

Durch die Inkontinenz werden folgende ALs beeinträchtigt:

◆ **Essen und trinken**

Aus Angst vor dem Einnässen reduzieren viele Betroffene ihre Flüssigkeitsaufnahme. Die Harnwege werden durch die verringerte Flüssigkeitsmenge schlecht durchspült, was die Entstehung von Harnwegsinfekten und Steinen begünstigt. Die Austrocknung des Körpers kann zu Verwirrtheit und Nierenversagen führen. Die Erforschung der Trinkgewohnheiten ist aus diesen Gründen zur Pflegeplanung unbedingt notwendig.

Die Reduzierung der Flüssigkeitsmenge über einen längeren Zeitraum und eine ballaststoffarme Ernährung beeinflussen auch die Ausscheidungsvorgänge des Darmes bis hin zur Verstopfung. Durch das ständige Pressen bei der Darmentleerung wird die Beckenbodenmuskulatur zusätzlich geschwächt, die Inkontinenz dadurch verstärkt. Belastet wird die Beckenbodenmuskulatur ebenfalls durch starkes Übergewicht.

 Eine Reduzierung des Übergewichtes und eine ballaststoffreiche Ernährung können zu einer spürbaren Entlastung der Beckenbodenmuskulatur beitragen.

◆ **Sich pflegen und kleiden**

Durch die aggressiven Substanzen des Urins kommt es sehr schnell zu Hautirritationen bis hin zur Entstehung eines Dekubitus. Die persönliche Hygiene des alten Menschen, die tägliche Reinigung des Genitalbereiches mit hautschonenden Substanzen, ist als prophylaktische Maßnahme besonders wichtig.

Hautschäden können auch durch eine nicht sachgerechte Verwendung von Hilfsmitteln wie Binden oder Vorlagen hervorgerufen werden. Verbleiben durchnäßte Windelhosen längere Zeit auf der Haut, so bildet sich eine feucht-warme Kammer, in der Keime gut wachsen und die Haut angreifen können.

Schlecht zu öffnende, enge Kleidung und mehrere Kleidungsschichten übereinander verhindern ein schnelles Reagieren auf den Harndrang. Sie sollte durch einfach zu öffnende, zweckmäßige und leicht zu reinigende Kleidung ersetzt werden.

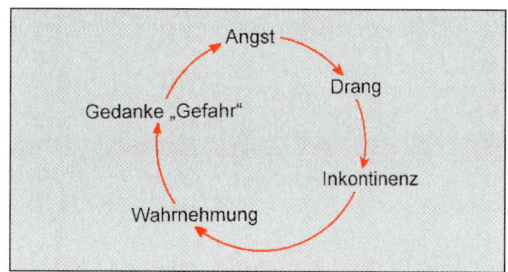

Abb. 9-19   Teufelskreis aus Angst und Inkontinenz

◆ Sich bewegen

Herabgesetzte Beweglichkeit erschwert den Gang zur Toilette und das Abstreifen der Kleidung. Dick auftragende Gummihosen, die an den Oberschenkelinnenseiten reiben, schränken den Bewegungskreis der Betroffenen erheblich ein. Ängste sich zu bewegen entstehen, da beim Lachen oder Husten durch die Bauchpresse Harn gelöst werden kann.

◆ Kommunizieren

Bedingt durch die nasse Hose und den Uringeruch haben Betroffene Angst, mit anderen Menschen in Kontakt zu treten, an Veranstaltungen teilzunehmen, das Haus zu verlassen usw. Das Rascheln der Vorlagen und Gummihosen sind in Gesellschaft auffällig. Dick auftragende Windelhosen lassen korpulent erscheinen. Die Nähe zu einer Toilette wird zur unabdingbaren Voraussetzung. Inkontinente tun alles, um ihr Problem zu verheimlichen, auch vor den engsten Familienangehörigen. Die Beschwerden werden über lange Zeit verleugnet. Das entlastende offene Gespräch unterbleibt, und der Betroffene vereinsamt. Soziale Isolation, Passivität, Resignation und Depressionen sind die Folge.

◆ Sinn finden

Alte Menschen, die nach Urin riechen, werden auch von ihren engsten Angehörigen abgelehnt. Der Kontrollverlust über ihre Blase schädigt das Selbstwertgefühl und ihre Achtung vor sich selbst. Sie fühlen sich nicht mehr als vollwertiger Mensch akzeptiert, sondern eher als kleines Kind, das noch gewickelt werden muß. Die Abhängigkeit von anderen – sie um Hilfe bitten zu müssen, und dann ist es doch schon zu spät, das Bett bereits naß – unterstützt ihre Rückzugstendenz und ihre Vereinsamung. Ein Teufelskreis entsteht, aus dem die Betroffenen allein nicht gelangen können (Abb. 9-19).
Alte Menschen, die sehr einsam sind, erhalten oftmals nur Beachtung über das »Naßsein« und »Trockengelegtwerden«. Hospitalisierung und Sinnentleerung des Lebens lassen inkontinentes Verhalten als unbewußtes

Suchen nach Zuwendung und Beachtung, aber auch als Rache, Rebellion oder Provokation entstehen.

◆ Ruhen und schlafen

Das Ruhebedürfnis der Betroffenen wird durch die besonders nachts auftretende Harninkontinenz beeinträchtigt. Auch Ängste vor dem nächtlichen Einnässen und das Gefühl, nicht rechtzeitig aus dem Bett herauszukommen, stören die Nachtruhe oder lassen sie gar nicht erst zu. Verstärkt wird das nächtliche Wasserlassen durch die Einnahme von harntreibenden Medikamenten (Diuretika), die vielen alten Menschen aufgrund einer Herzerkrankung verschrieben werden. Schlaf- und Beruhigungsmittel können den Reflex zur Blasenentleerung abschwächen oder das rechtzeitige Wachwerden verhindern.

◆ Für Sicherheit sorgen

Die Produktpalette zur individuellen Versorgung bei Inkontinenz wurde in den letzten Jahren ständig erweitert. Der zweckmäßige und richtige Einsatz von Inkontinenzhilfsmitteln ist jedoch vielen Betroffenen und deren Angehörigen nicht bekannt. So kommt es immer wieder zu Situationen, in denen alte Menschen mit viel zu kleinen Vorlagen (die eher zur Monatshygiene als zum Auffangen großer Urinmengen dienen) plötzlich im »Nassen« stehen.

◆ Geschlechtliches Erleben und Verhalten

Das geschlechtliche Erleben der Betroffenen wird durch eine Inkontinenz besonders stark eingeschränkt. Die Sexualität wird beeinträchtigt durch Versagensängste und der mangelnden Akzeptanz der Mitmenschen. Inkontinenzhilfsmittel wie Gummihosen und Vorlagen wirken unerotisierend und lassen den Betroffenen unförmig und nicht attraktiv erscheinen.
Nicht selten wird zur Inkontinenzbehandlung ein transurethraler Dauerkatheter gelegt. Durch ihn wird der Geschlechtsverkehr beim Mann verhindert und bei der Frau stark beeinträchtigt.

Die Intimsphäre Betroffener, die tägliche Hilfestellung beim Trockenlegen und bei der Säuberung benötigen, wird ständig durch Hilfspersonen oder Pflegekräfte verletzt. Wünsche und Gefühle, die hierbei entstehen, finden keine Antwort und müssen unterdrückt werden (s. a. S. 246f).

Pflegeziele

Übergeordnetes Ziel in der Pflege eines von Inkontinenz Betroffenen ist, ihm zu einer größtmöglichen Selbständigkeit und Unabhängigkeit zu verhelfen.

Die Wiederherstellung seines Selbstwertgefühls und seiner Selbstachtung sowie die Ermöglichung eines sinnvollen und erfüllten Lebens, auch mit einer bleibenden Inkontinenz, bilden den Rahmen aller pflegerischen Handlungen. In diesem Kontext wird der alte Mensch als volle Persönlichkeit anerkannt und geschätzt. Er kann am gesellschaftlichen Leben ungehindert und sicher teilnehmen. Ein Dauerkatheter aus rein pflegerischen Gründen wird verhindert.

Pflegemaßnahmen

Kontinenz- und Toilettentraining

Bevor Maßnahmen zur Inkontinenzbeeinflussung ergriffen werden, sollten zunächst einige wichtige Fragen geklärt werden:

► Seit wann besteht die Inkontinenz?
► Wie oft geht Harn im Verlauf von 24 Stunden ab?
► Zu welchen Zeiten geht Urin ab?
► In welchen Mengen geht Urin ab?
► Verspürt der Betroffene den Drang und das Wasserlassen?
► Wieviel Zeit vergeht zwischen dem Dranggefühl und dem Harnabgang?

Diese Daten werden über mehrere Tage (mindestens drei Tage) gesammelt und in der Pflegedokumentation festgehalten. Weitere Informationen werden mit Hilfe eines Pflegeanamnesebogens zur Ermittlung von Kontinenz-/Inkontinenzgraden (Tab. 9-2) gesammelt.

Auf der Grundlage dieser Informationen wird der Betroffene zunächst alle zwei Stunden zum Wasserlassen aufgefordert und das Ergebnis auf einem Erfassungsblatt (Tab. 9-3) festgehalten. Dies geschieht unabhängig davon, ob der Betroffene den Drang zum Wasserlassen verspürt oder nicht. Parallel dazu müssen die zugeführten Flüssigkeiten erfaßt werden. Hier ist wichtig: Menge, Art und Uhrzeit der Einnahme sowie die Auswirkungen

auf das Miktionsverhalten in die Dokumentation einzutragen!

> Das Kontinenztraining sollte immer auf den Betroffenen individuell abgestimmt werden.

Das bedeutet, daß z. B. Betroffene, die um 7.00 Uhr morgens eingenäßt sind, bereits um 6.30 Uhr geweckt und zum Wasserlassen aufgefordert werden.

Durch das *Eintrainieren fester Zeiten* wird die Blase auf einen bestimmten Entleerungsrhythmus eingestimmt. Der Betroffene wird, wie bereits erwähnt, alle zwei Stunden auf die Toilette geführt und zur Entleerung aufgefordert. Mit sanftem Händedruck auf die Blase versucht er dabei jedesmal, eine Entleerung herbeizuführen.

Die Entleerungszeiten werden dem Miktionsschema angepaßt: Ist der Bewohner nach zwei Stunden trocken, aber nach vier Stunden naß, so wird das Toilettentraining alle drei Stunden durchgeführt. Ebenso wird in der Nacht verfahren. Zur ständigen Erinnerung an das Training kann ein großer Wecker dienen, der auf die entsprechende Zeit eingestellt wird. Hat sich der Erfolg eingestellt und der Betroffene war über 10 Tage nicht eingenäßt, wird die Zeit alle vier Tage um 15 Minuten verlängert. Das Blasenfassungsvermögen wird auf diese Weise systematisch gesteigert. Im Lauf des Trainings paßt sich die Blase wieder normalen Urinmengen an.

> Der Betroffene kann durch konsequentes Einhalten der Entleerungszeiten wieder Kontinenz erlangen. Voraussetzung hierfür ist, daß alle an der Pflege und dem Training Beteiligten zusammenarbeiten und eine lückenlose Dokumentation durchgeführt wird.

Das erfolgreiche Toilettentraining wird unterstützt und ergänzt durch die gezielte Stärkung der Beckenbodenmuskulatur in Form eines speziellen Trainingsprogrammes.

Siehe auch den Standard »Inkontinenzversorgung« im Anhang des Buches (S. 511).

Training der Beckenbodenmuskulatur

Wie bereits erwähnt, ist die erschlaffte Beckenbodenmuskulatur vor allem bei der Frau mit an der Entstehung einer Inkontinenz beteiligt. Durch die Beckenbodengymnastik kann die Betroffene aktiv die Harnblasenaufhängung stärken und straffen. Das Training selbst erstreckt sich über mehrere Wochen und sollte mehrmals am Tag von einer geschulten

Tab. 9-2 Pflegeanamnesebogen zur Ermittlung von Kontinenz-/Inkontinenzgraden (aus: 2. G.F. Hennig-Symposium. Apoplex, Inkontinenz, Pflege, Erbe-Verlag, Gelsenkirchen 1987)

Name: Datum:	ja	teilweise	nein	Bemerkungen
1. Ist der Patient über seine Kontinenz/Inkontinenz orientiert?				
2. Bemerkt er, daß er Wasser/Stuhl lassen muß?				
3. Steht ihm ausreichende Zeit zwischen Bemerken und Wasserlassen/Stuhlgang zur gezielten Reaktion zur Verfügung?				
4. Kann er sich alleine bewegen?				
5. Kann er sprechen?				
6. Kommt er an die Klingel?				
7. Kann er diese rasch bedienen?				
8. Kann er sehen?				
9. Kann er aufstehen und zur Toilette gehen?				
10. Kann er sich selbst auf das Steckbecken setzen, die Urinflasche selbst anlegen?				
11. Kann er die notwendige Kleidung für den Toilettengang selbst rasch anziehen?				
12. Kann er Auslöser für das Wasserlassen benennen?				
13. Ist sein Körpergewicht seiner Person angemessen?				
14. Kann er Zeiten wahrnehmen?				
15. Hat er eine regulierte Verdauung?				
16. Kann er auf Medikamente verzichten, die auf die Ausscheidung Einfluß nehmen (Diuretika, Beruhigungsmittel, Schmerzmittel)?				
17. Kann er auf Getränke verzichten, die harntreibend sind?				
18. Ist die Höhe des Bettes für den Patienten angemessen?				
19. Ist der Toilettenstuhl, die Toilette für den Patienten angemessen?				
20. Kann er die Türen öffnen?				
21. Kann er seine Kleidung leicht öffnen?				
22. Kann er die Toilette rasch erreichen?				
23. Kann er seine Trinkgewohnheiten dem Blasentraining anpassen?				
24. Möchte er kontinent werden?				
25. Kann er seine Inkontinenzprobleme akzeptieren?				
26. Kann er die Therapie unterstützen?				

Tab. 9-3 Erfassungsblatt für Toilettentraining

Zeitplan für urin- und stuhlinkontinente Bewohner

Name des Bewohners:

Datum	Zeit h																							
	07.00	08.00	09.00	10.00	11.00	12.00	13.00	14.00	15.00	16.00	17.00	18.00	19.00	20.00	21.00	22.00	23.00	24.00	01.00	02.00	03.00	04.00	05.00	06.00

Kraft (Krankengymnastin, Gymnastiklehrerin) angeleitet werden. Vor Beginn der Übungen muß die Blase entleert werden.

Das Prinzip der Übungen beruht auf vier verschiedenen Stufen, die aufeinander aufbauen:
- Stufe 1: bewußtes Erleben und Wahrnehmen der Beckenbodenmuskulatur
- Stufe 2: Anspannung der Beckenbodenmuskulatur ohne gleichzeitige Anspannung anderer Muskelgruppen
- Stufe 3: Training der Beckenbodenmuskulatur durch verschiedene Übungen
- Stufe 4: Bewältigung von Streßsituationen durch den bewußten aktiven Einsatz der Beckenbodenmuskulatur

Einzelne Übungsbeispiele können z.B. der Broschüre der Firma Hartmann, Thema »Harninkontinenz bei Frauen«, entnommen werden. Eine Besserung der Inkontinenz kann ab ca. 10 bis 12 Wochen intensiven Trainings erwartet werden.

Blasenklopftraining

Das Blasenklopftraining wird insbesondere dann durchgeführt, wenn kein Drang zum Wasserlassen verspürt wird. Der Vorteil dieser Maßnahme liegt in der weitgehenden Kontinenz zwischen den Entleerungszeiten und der nahezu vollständigen Blasenentleerung.

Das Training wird wie folgt ausgeführt:
Die Blasenumgebung wird in regelmäßigen Zeitabständen mit der geschlossenen Faust abgeklopft. Der Betroffene kann dies selbst, möglichst auf der Toilette sitzend, durchführen. Zu Anfang beträgt der Zeitabstand 3 Stunden und wird wie beim Toilettentraining ab 10 Tagen gesteigert. Durch das regelmäßige Abklopfen wird ein Reflex in Gang gesetzt, der zur Blasenentleerung führt.

Versorgung mit Inkontinenzhilfsmitteln

Die Produktpalette der Inkontinenzhilfsmittel ist in den letzten Jahren beständig ausgeweitet worden. Eine individuelle Anpassung der Hilfsmittel sollte deshalb heute kein Problem mehr darstellen. Zur Auswahl aus der umfangreichen Hilfsmittelliste können einige Kriterien formuliert werden:
- ▶ Inkontinenzhilfsmittel müssen so beschaffen sein, daß der alte Mensch sich möglichst selbständig und ohne fremde Hilfe versorgen kann und trotzdem die volle Sicherheit hat.

- ▶ Sie müssen sich bequem und einfach wechseln lassen und den Urin schnell auffangen.
- ▶ Die volle Bewegungsfreiheit des Betroffenen ohne Scheuern und Kratzen sollte möglich sein.

Am besten lassen sich diese Anforderungen durch die körpernahen, aufsaugenden Hilfsmittel ereichen. Körperferne Produkte, wie z.B. Krankenunterlagen, schützen nur im Falle der Bettlägerigkeit die Matratze und die Wäsche vor Verschmutzungen. Nachteile sind das Verrutschen der Unterlagen und die Entstehung von Falten, die wiederum zu Hautirritationen führen können. Die volle Beweglichkeit des Betroffenen wird hiermit nicht ermöglicht. Einen hundertprozentigen Schutz bieten sie nicht. Auch bei Bettlägerigen sollte deshalb auf die körpernahen Produkte zurückgegriffen werden. Körpernahe Hilfsmittel reichen von der Einlage mit Netzhöschen zur Fixierung für die leichte Inkontinenz bis hin zur dicht schließenden Windelhose für schwere Harninkontinenz.

Der Hilfsmitteleinsatz geschieht am sinnvollsten in Abstimmung mit dem Miktionsschema und den Bedürfnissen der Betroffenen. Die Hautverträglichkeit der verschiedenen Produkte kann sehr unterschiedlich sein und muß beobachtet werden. Die Handhabung verschiedener Hilfsmittel wird beispielhaft in den Abbildungen 9-20 bis 9-23 dargestellt.

Beratung und Betreuung

Eine besondere Rolle kommt den Pflegekräften in der Beratung und Betreuung der von Inkontinenz betroffenen alten Menschen zu. Ihre Aufgaben erstrecken sich auf die Bereiche der Beratung in der Auswahl der zweckmäßigen und schnell zu öffnenden Kleidung, der unterschiedlichen Inkontinenzhilfsmittel und deren Handhabung, in Fragen der Ernährung usw. Durch ihr Verständnis ermöglichen sie den Betroffenen, über ihr Problem zu sprechen, Hilfe anzunehmen und sich mit ihrer Inkontinenz auseinanderzusetzen. Um diesen Aufgaben gerecht zu werden, benötigen sie selbst umfangreiche Kenntnisse über Ursachen und Inkontinenzformen, deren Behandlungsmöglichkeiten, die besondere psychische Belastung Inkontinenter und Möglichkeiten einer offenen Gesprächsführung. Hierzu sind ständige Fortbildung und eine kritische Auseinandersetzung mit dem Thema Inkontinenz erforderlich.

Weitere Behandlungsformen

Neben den bereits beschriebenen Behandlungsformen gibt es noch andere Möglichkeiten zur Beeinflussung

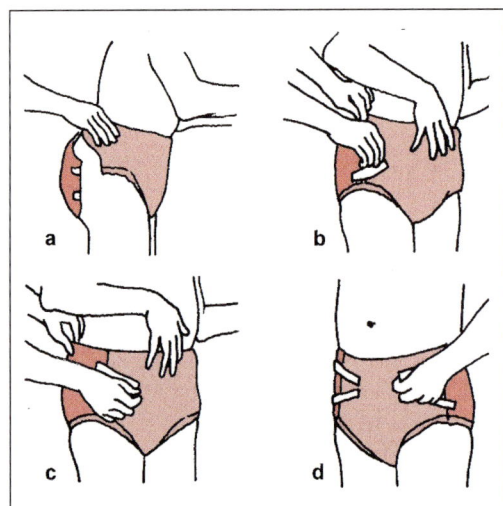

Abb. 9-20 Anlegen einer Windelhose im Stehen. a: Windelhose von hinten nach vorne durch die Beine ziehen. Darauf achten, daß sie genau in der Mitte sitzt; b: zuerst unteren Klebestreifen auf der einen Seite schließen; c: dann auf der gleichen Seite den oberen und auf der anderen Seite den unteren und schließlich d: den oberen und letzten Klebestreifen schließen. Zum Schluß korrekten Sitz kontrollieren.

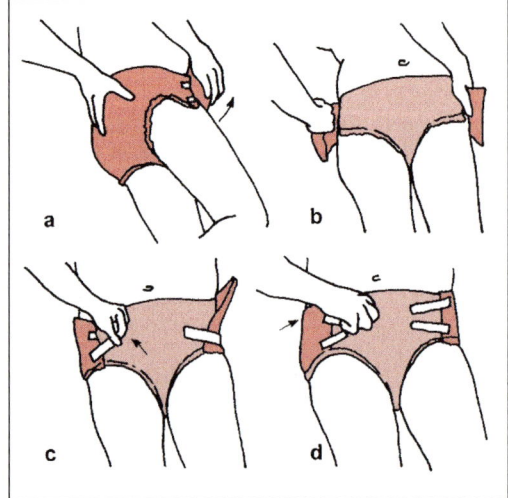

Abb. 9-21 Anlegen einer Windelhose im Liegen. a: Pflegebedürftigen seitlich auf das Bett legen. Windelhose von hinten ausgebreitet an das Gesäß drücken und nach vorne durch die Beine ziehen; b: Pflegebedürftigen auf den Rücken rollen und Windelhose glattziehen; c: zunächst die beiden unteren, dann die beiden oberen Klebestreifen verschließen; d: nach Verschluß des letzten Klebestreifens korrekten Sitz kontrollieren.

einer Inkontinenz, die hier nur kurz angesprochen werden sollen.

◆ Elektrotherapie

Die Elektrotherapie wird insbesondere bei Streßinkontinenz eingesetzt. Elektrische Reize (über Elektroden, die anal eingeführt werden) lösen Kontraktionen der erschlafften Beckenbodenmuskulatur aus. Die Therapie ist sehr aufwendig und wird nur selten durchgeführt.

◆ Reflexzonentherapie

Diese Behandlungsform wird von besonders geschulten Therapeuten durchgeführt. Sie üben verschiedenartige Reize auf die Rezeptoren in den Hautzonen aus. Es können manuelle Reize, wie Kneten, Druck, Zug, Reiben, Vibrationen, Fußreflexzonenmassagen, oder thermische Reize, wie Wärme, kalte Güsse, Packungen oder Wechselbäder, eingesetzt werden. Die Wirkung dieser Therapie erfolgt über eine Steigerung der Hautdurchblutung und der darunterliegenden Organe, Temperatur-

anstieg und Stoffwechselsteigerung der glatten und quergestreiften Muskulatur.

Diese natürliche Behandlungsform stärkt nicht nur den Urogenitalbereich, sondern hat auch positive Auswirkungen auf das Wohlbefinden des gesamten Menschen. Die Reflexzonentherapie könnte das oben beschriebene Kontinenztrainingsprogramm sinnvoll ergänzen.

◆ Die urologische Spirale

Die Spirale wird beim Mann bei einer Verlegung der Harnröhre durch ein Prostataadenom oder -karzinom gelegt. Sie ist wie eine Feder geformt und hält das für den Harnabgang notwendige Lumen der Harnröhre offen. Der Einsatz der Spirale geschieht über einen kleinen Eingriff ohne Vollnarkose. Die Spirale kann komplikationslos gewechselt werden und stellt eine gute Alternative zum sehr risikoreichen Dauerkatheter dar.

◆ Pessartherapie

Ein Pessar wird heute bei einer Gebärmuttersenkung nur noch selten gelegt. An seine Stelle ist die Operation

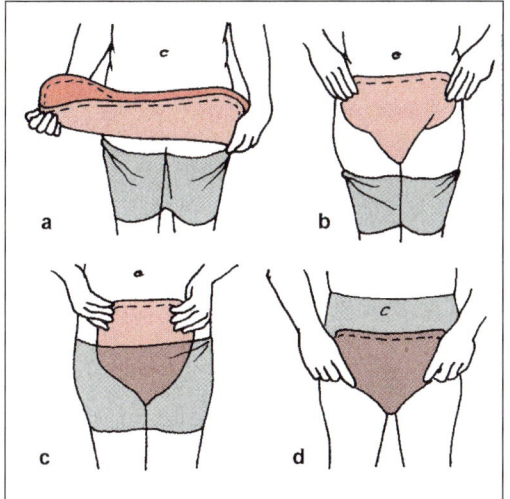

Abb. 9-22 Anlegen eines Vorlagensystems mit Netzhose im Stehen durch den Inkontinenten selbst. a: Vorlage so falten, daß eine Schalenform entsteht. Den breiten Teil vorne anlegen und darauf achten, daß die Vorlage im Schritt gut sitzt. b: Vorlage glatt ziehen und das Fixierhöschen dabei mit den Knien festhalten. c: Vorlage mit den Oberschenkeln festhalten, Rückseite glätten und Fixierhöschen mit beiden Händen hochziehen. d: Vorlage der Körperform anpassen. Nichts darf hervorstehen, das Fixierhöschen muß die Vorlage vollständig bedecken.

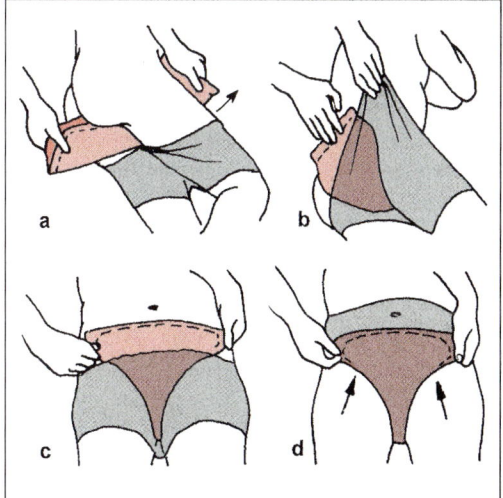

Abb. 9-23 Anlegen eines Vorlagensystems mit Netzhose im Liegen. a: Pflegebedürftigen in Seitenlage auf das Bett legen. Vorlage so falten, daß eine Schalenform entsteht und sie von hinten zwischen den Oberschenkeln durch nach vorne ziehen. b: Nachdem das Fixierhöschen vorne und hinten über die Vorlage gezogen worden ist, diese gut anpassen, vor allem im Schritt. c: Pflegebedürftigen in Rückenlage drehen und Vorlage glattziehen. d: Fixierhöschen leicht hochziehen und korrekten Sitz nochmals überprüfen. Nichts darf hervorstehen, das Fixierhöschen muß die Vorlage vollständig bedecken.

getreten. Das Pessar verhindert eine Herabsenkung der Gebärmutter und die hierdurch ausgelöste Inkontinenz. Es gibt sie in den unterschiedlichsten Formen. Ein Pessar wird in die Scheide eingelegt und muß regelmäßig gewechselt werden, da es sonst zu Infektionen, Blutungen und Druckgeschwüren kommen kann.

◆ Medikamentöse Therapie

Medikamente werden in der Inkontinenztherapie nur begleitend eingesetzt:

- zur Bekämpfung einer Blasen- und Harnwegsinfektion
- zur Steigerung des Blasentonus (z.B. Cholinergika)
- zur Verminderung des Blasenauslaßwiderstandes (z.B. Phenoxybenzamin)
- zur Steigerung des Sphinktertonus (z.B. Adrenergika)
- zur Verminderung des Blasentonus (z.B. Anticholinergika)

Da alle Medikamente nicht unerhebliche Nebenwirkungen haben können, muß ihr Einsatz gründlich erwogen werden.

10. Geschlechtsorgane und weibliche Brust

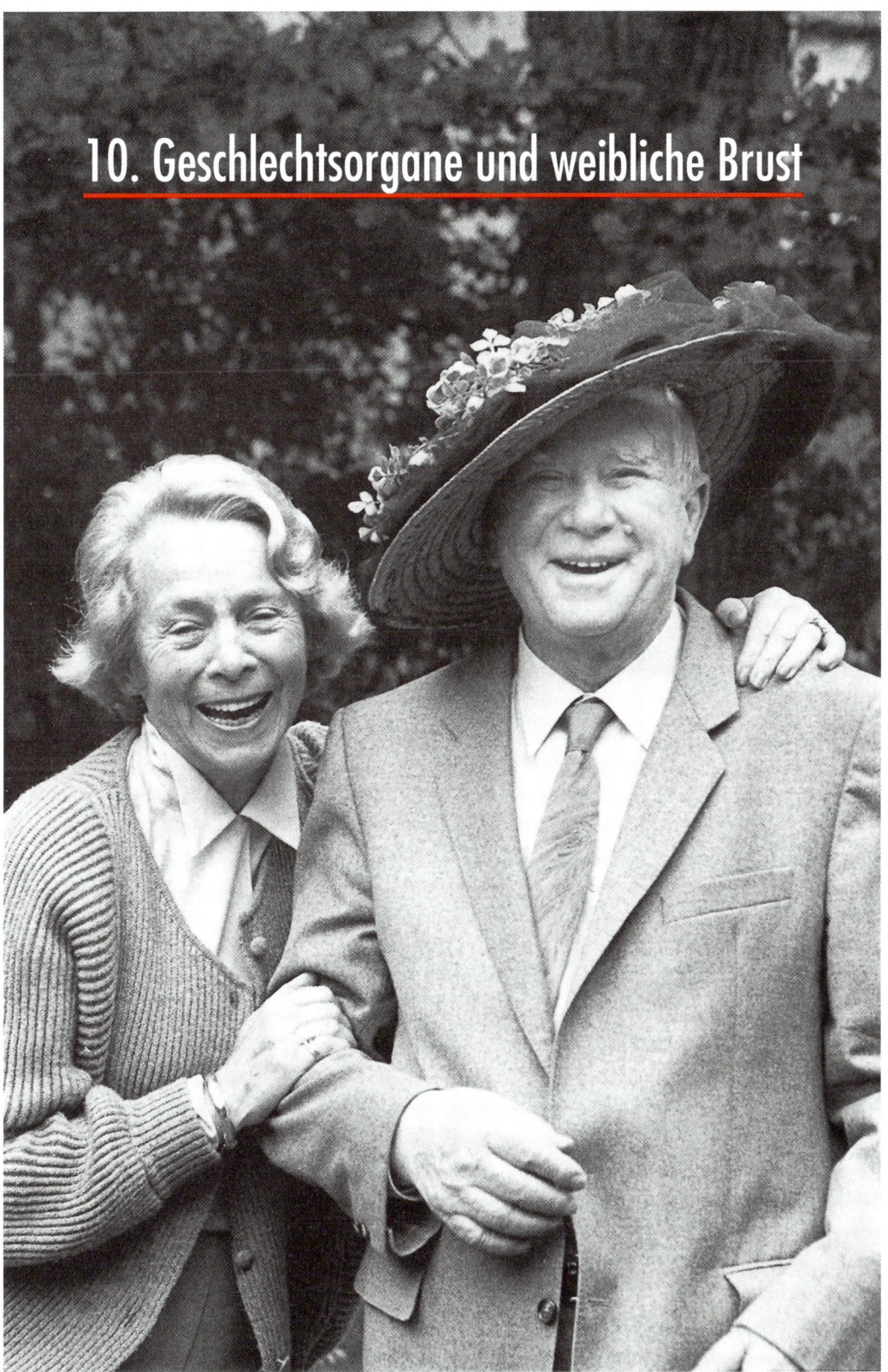

Medizinische Grundlagen

LOTTE HABERMANN-HORSTMEIER

Pflege

ANGELA DÜHRING

10

Medizinische Grundlagen

L̲OTTE H̲ABERMANN-H̲ORSTMEIER

Anatomie der männlichen Geschlechtsorgane

Zu den männlichen Geschlechtsorganen (Abb. 10-1) gehören

- das Glied,
- die Hoden im Hodensack,
- die Nebenhoden,
- die Samenbläschen und
- die Vorsteherdrüse.

Die Hoden

 Die Hoden sind die *Keimdrüsen* des Mannes. Sie produzieren die *männlichen Samenzellen* und *Geschlechtshormone*.

Im Laufe der vorgeburtlichen Entwicklung wandern die Hoden *(Testes)* aus dem Bereich des hinteren Bauch- und Beckenraumes nach unten, d.h. auf den Hodensack *(Skrotum)* zu. Bei der Geburt sollen sie im Skrotum liegen. Nach dem Tiefertreten der Hoden verödet die Verbindung zwischen Bauchraum und Hodenhöhle.

Beide Hoden hängen im Hodensack an je einem bindegewebigen Gefäßstiel, dem *Samenstrang*. Er verläßt den Leistenkanal durch den äußeren Leistenring. Fast immer liegt der linke Hoden etwas tiefer als der rechte. Am hinteren Rand des Hodens tritt der Samenstrang mit Gefäßen, Nerven und dem *Samenleiter* ein bzw. aus. Jedem Hoden liegt hinten oben ein Nebenhoden an.

Die Lage der Hoden im **Hodensack** dient der Temperaturregulation. Die Samenzellen benötigen zu ihrer optimalen Entwicklung eine niedrigere Temperatur, als sie im Inneren der Bauchhöhle herrscht.

Der **Hoden** (Abb. 10-2) eines geschlechtsreifen Mannes besitzt etwa Pflaumengröße. Außen ist er von einer derben Bindegewebskapsel umschlossen. Das Hodengewebe besteht aus 200 bis 300 Läppchen. Jedes von ihnen enthält mehrere gewundene *Samenkanälchen*. Sie münden in das *Hodennetz*. Von diesen weiten, miteinander verbundenen Kanälen werden die Samenzellen über Gänge zum *Nebenhodengang* geleitet. Dieser geht schließlich in den *Samenleiter* über.

Die männlichen Keimzellen (Samenzellen, *Spermien*) werden in der Wand der Samenkanälchen gebildet. Die Wand dieser Samenkanälchen ist vielschichtig. Man unterscheidet zwei Arten von Zellen, die *Sertoli-Zellen* (Fußzellen) und Zellen, aus denen sich die Spermien entwickeln (s. S. 231). Die Sertoli-Zellen dienen dem Schutz

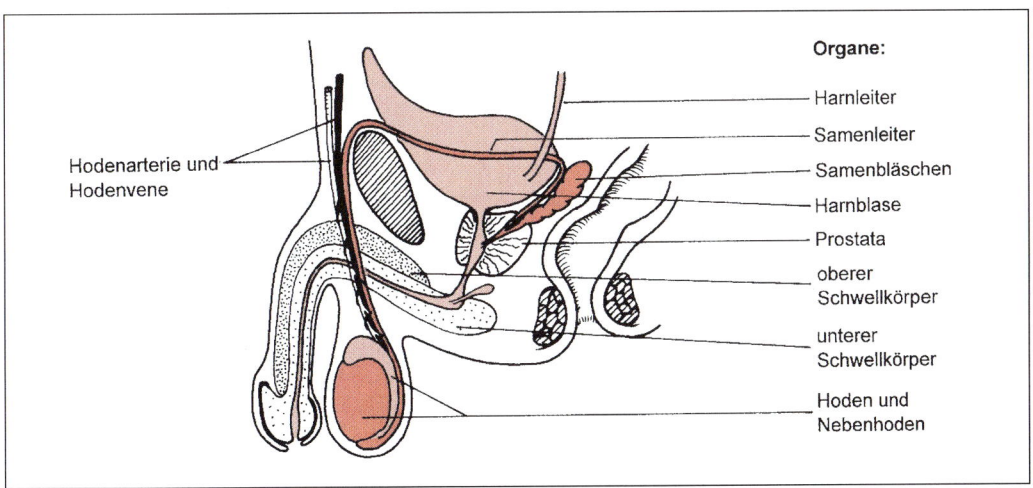

Abb. 10-1 Längsschnitt durch ein männliches Becken

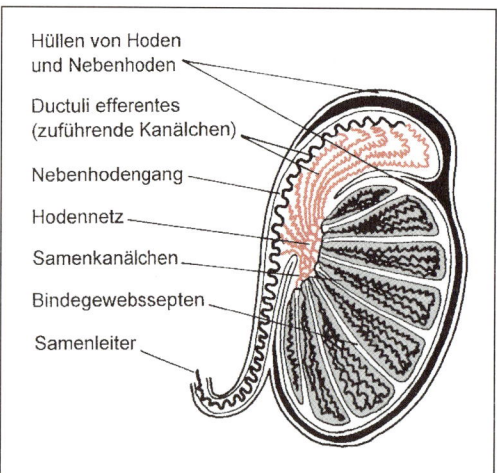

Hüllen von Hoden und Nebenhoden

Ductuli efferentes (zuführende Kanälchen)

Nebenhodengang

Hodennetz

Samenkanälchen

Bindegewebssepten

Samenleiter

Abb. 10-2 Längsschnitt durch einen Hoden mit Nebenhoden

und der Ernährung der Spermien. Außen werden die Samenkanälchen von Bindegewebe umgeben, in der Mitte besitzen sie ein freies Lumen.

Die hormonproduzierenden Zellen des Hodens liegen im Bindegewebe zwischen den Kanälchen. Die *Leydig-Zwischenzellen* produzieren männliche Geschlechtshormone *(Androgene),* vor allem das Testosteron. Aber auch geringe Mengen weiblicher Geschlechtshormone *(Östrogene)* werden hier gebildet.

> Während der Kindheit nehmen die Hoden beständig an Volumen zu. Ihre stärkste Entwicklung erfolgt zwischen dem 20. und 30. Lebensjahr. Vom 50. Lebensjahr an werden sie wieder kleiner.

Die Nebenhoden

Jedem Hoden sitzt ein **Nebenhoden** *(Epididymis)* auf. Die Spermien gelangen über das Hodennetz in das Kanälchensystem der Nebenhoden. Dort reifen die Samenzellen abschließend heran. Im *Nebenhodengang* werden die Spermien dann aufbewahrt und bei Bedarf an den *Samenleiter* abgegeben.

Die Samenleiter

Die **Samenleiter** dienen dem Transport der Spermien. Ein Samenleiter *(Ductus deferens)* ist etwa 50 bis 60 cm

lang und verläuft zusammen mit Gefäßen und Nerven im *Samenstrang* durch den Leistenkanal. Kurz vor seinem Eintritt in die Vorsteherdrüse (Prostata) nimmt er die Mündung des Samenbläschens auf. Als Spritzkanälchen *(Ductus ejaculatorius)* durchbohrt er dann die Prostata und mündet schließlich in die Harnröhre.

Die Samenbläschen

Die **Samenbläschen** *(Vesiculae seminales)* werden auch Bläschendrüsen genannt. Die ca. 5 bis 10 cm langen, sackartigen, S-förmig gewundenen Drüsen produzieren ein alkalisches Sekret, das vor allem Fruchtzucker (Fruktose) enthält. Die Fruktose dient als Energielieferant für die Spermien.

Die Vorsteherdrüse

Die **Vorsteherdrüse** *(Prostata)* besitzt die Größe und Form einer Eßkastanie. Man unterscheidet einen rechten und einen linken Drüsenlappen sowie das Drüsengewebe um die Harnröhre. Das vom Mastdarm aus tastbare Organ wird von der Harnröhre und den beiden Spritzkanälchen durchbohrt. Um den hinteren Harnröhrenbereich herum befinden sich Drüsenzellen, die im Alter – wahrscheinlich durch den relativen Anstieg an weiblichen Geschlechtshormonen – ein starkes Wachstum aufweisen können (s. Prostataadenom, S. 233f). Die Prostata produziert ein dünnflüssiges, trübes, schwach sauer reagierendes Sekret. Es regt die Spermien zur Bewegung an.

> Das Gewicht der Prostata bleibt von der Pubertät bis ins Alter nahezu unverändert. Bei der Mehrzahl der Männer über 50 Jahre kommt es jedoch zu einem verstärkten Wachstum des Drüsengewebes um die Harnröhre herum. Das eigentliche Prostatagewebe wird verdrängt und sitzt schließlich dem Adenomgewebe schalenförmig auf.

Das Glied

Am Glied *(Penis)* unterscheidet man
- die Peniswurzel,
- den Penisschaft mit dem Penisrücken und
- die Eichel (Glans penis).

Der Penisrücken zeigt nach vorne (ventral). Das männliche Glied ist von einer dünnen Haut überzogen, die über dem Schaft verschieblich ist. Im Bereich der Glans penis bildet sie eine Hautfalte, die *Vorhaut* (Präputium). Diese Reservefalte wird bei der Versteifung des Gliedes benötigt. Der *Vorhauttalg*, das Smegma, entsteht aus abgestoßenen Zellen des unverhornten Plattenepithels der Eichel und des inneren Vorhautblattes. An der Spitze der Glans penis mündet die Harnröhre.

Der Penis besteht vor allem aus zwei Schwellkörpern. Der *obere Schwellkörper* ist zweigeteilt, die beiden walzenförmigen Körper sind jedoch nur unvollständig voneinander getrennt. Im Inneren dieses Schwellkörpers findet man ein Maschenwerk aus kollagenen und elastischen Fasern sowie glatten Muskelfasern. Seine Hohlräume (Kavernen) sind im erschlafften Zustand leer und spaltförmig verengt. Bei der Versteifung des Penis strömt Blut aus kleinen Arterien ein. Venen führen das Blut aus den Kavernen wieder ab. Daneben gibt es auch arteriovenöse Anastomosen.

Der *untere Schwellkörper* umgibt die Harnröhre auf seiner ganzen Länge und endet schließlich an der Eichel. In seinem Aufbau ähnelt er dem oberen Schwellkörper. Vor allem im Bereich der Eichel kommen jedoch Venengeflechte vor, die eine weiche Schwellung hervorrufen. Sie helfen, den Harnröhreninhalt zu transportieren und auszupressen.

Physiologie der männlichen Geschlechtsorgane

Die Bildung männlicher Geschlechtshormone

Die in den Leydig-Zwischenzellen der Hoden produzierten **männlichen Geschlechtshormone** *(Androgene)* regen die Samenzellbildung an. Während der Entwicklung vom Jungen zum Mann bewirken sie, daß sich die Geschlechtsorgane vergrößern. Daneben fördern sie die Entwicklung der sekundären Geschlechtsmerkmale wie männliches Aussehen, tiefere Stimme, Bart-, Scham- und Körperbehaarung. Wichtigstes Androgen ist das *Testosteron*. Eine ausreichende Bildung von Testosteron ist Voraussetzung für eine normale geschlechtliche Aktivität beim Mann.

Die Leydig-Zwischenzellen werden durch ein Hormon der Hirnanhangdrüse (das ICSH = interstitial cell stimulating hormone) zur Produktion von Androgenen angeregt. Ein weiteres Hypophysenhormon ist das FSH (= follikelstimulierendes Hormon). Es bewirkt die Reifung der Spermien in den Samenkanälchen (vgl. S. 320).

> Die Anzahl der Leydig-Zwischenzellen nimmt vom dritten Lebensjahrzehnt an kontinuierlich ab. Damit sinkt auch die Testosteronproduktion. Nach dem 60. Lebensjahr ist die Testosteronausscheidung im Harn im Durchschnitt um 50% gegenüber ihrem Maximalwert vermindert.

Die Samenzellbildung

Bei der Samenzellbildung *(Spermatogenese)* in der Wand der Samenkanälchen unterscheidet man

- eine Vermehrungsperiode
- eine Reifungsperiode und
- eine Differenzierungsperiode.

► Während der **Vermehrungsperiode** entstehen durch mitotische Zellteilungen immer mehr Stammzellen, die *Spermatogonien*.

► Diese treten dann in die **Reifungsperiode** ein. Während der Reifeteilung (Meiose) wird der Chromosomensatz der Samenzellen halbiert. Aus zwei Spermatogonien entstehen vier *primäre Spermatozyten*. Während der ersten Reifeteilung bilden sich daraus acht *sekundäre Spermatozyten*, bei der zweiten Reifeteilung schließlich 16 *Spermatiden*.

► Es schließt sich dann eine **Differenzierungsperiode** an, während der sich die Spermatiden zu *Spermien*, den reifen Samenzellen, entwickeln (Abb. 10-3).

> Die Spermatogenese beginnt in der Pubertät und hält meist bis ins hohe Alter an. Durch Ernährungsschäden, Krankheiten und das zunehmende Alter kann die Samenzellbildung jedoch beeinträchtigt werden.

Ein **Spermium** (Abb. 10-4) ist etwa 60 μm lang. Es besteht aus Kopf, Hals und Schwanz. Der *Kopf* enthält den Zellkern mit dem halben Chromosomensatz. Er ist oval und besitzt an der Spitze Enzyme zur Durchstoßung der Eihülle. Mit Hilfe des Schwanzfadens kann sich das Spermium aktiv auf die Eizelle zubewegen.

Die Zusammensetzung der Samenflüssigkeit

Die **Samenflüssigkeit** *(Sperma)* besteht hauptsächlich aus Sekreten von Nebenhoden, Samenbläschen und

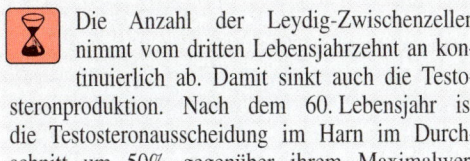

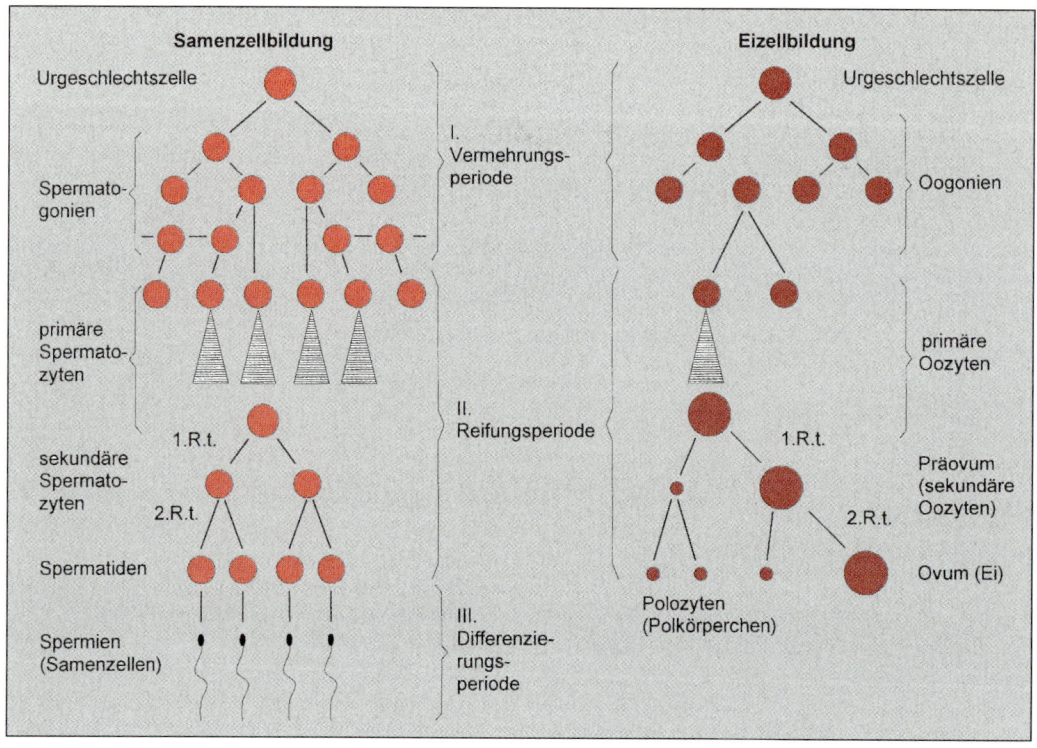

Abb. 10-3 Vergleich der Samenzellbildung (links) und der Eizellbildung (rechts); R.t. = Reifeteilung

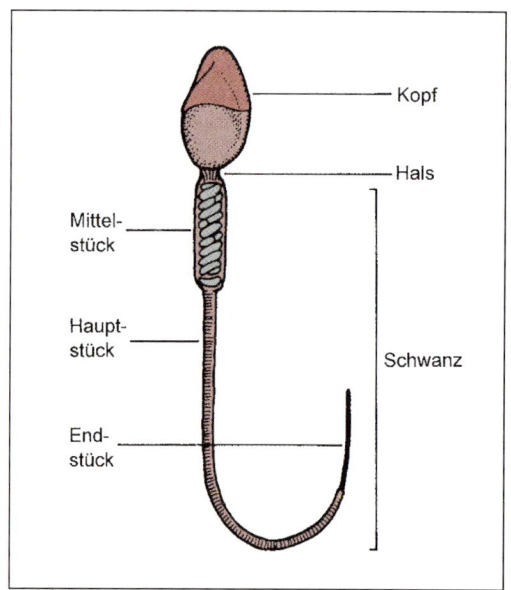

Abb. 10-4 Aufbau eines Spermiums

Vorsteherdrüse sowie den Samenfäden (Spermien). Sie weist einen schwach alkalischen pH-Wert von 7,19 auf. Das Sekret der Samenbläschen enthält hauptsächlich Fruchtzucker, der den Samenfäden als Energielieferant dient. Durch das dünnflüssige, trübe Sekret der Vorsteherdrüse werden die Spermien zu Bewegungen angeregt. Mit einem Samenerguß *(Ejakulation)* werden etwa 3,5 cm^3 Sperma entleert. Normalerweise enthält 1 cm^3 Samenflüssigkeit 60 bis 120 Millionen Spermien.

> Das Volumen der bei einem Samenerguß entleerten Samenflüssigkeit (Ejakulatvolumen) kann mit zunehmendem Alter abnehmen. In der Regel ist der Fruktosespiegel im Ejakulat älterer Männer erniedrigt. Die Beweglichkeit der Spermien kann dadurch leicht eingeschränkt sein. Bei älteren und alten Männern findet man öfter pathologisch veränderte Samenzellen, wobei Schwanzveränderungen besonders häufig auftreten. Vom 40. Lebensjahr an nimmt die Zahl der vererbbaren Veränderungen an den Genen (Genmutation) deutlich zu.

Sexuelle Reaktionen

Als Antwort auf eine sexuelle Erregung kommt es beim Mann zur nervös gesteuerten **Versteifung** *(Erektion)* des Gliedes. Dies geschieht durch eine gesteigerte Blutzufuhr zu den Kavernen des Penis, während der venöse Abfluß gedrosselt wird. Auch die Venengeflechte des unteren Schwellkörpers erweitern sich. Gleichzeitig werden die Spermien durch die beiden Samenstränge schnell in den hinteren Teil der Harnröhre geleitet. Dort gelangen dann auch die Sekrete der Bläschendrüsen und der Prostata in die Harnröhre. Die fertige Samenflüssigkeit wird schließlich durch ein paar kräftige Kontraktionen der Muskeln an der Peniswurzel nach außen

abgegeben (**Samenerguß**, *Ejakulation*). Begleitet wird dies von rhythmischen Kontraktionen der Beckenbodenmuskulatur. Die Erschlaffung des Gliedes beginnt mit dem Verschluß der zuführenden Arterien der Kavernen und einer gleichzeitigen Zunahme des venösen Abflusses.

 Mit zunehmendem Alter läßt sich ein Rückgang der Häufigkeit des Geschlechtsverkehrs *(Kohabitationsfrequenz)* beim Mann feststellen. Die sexuelle Erlebnisfähigkeit kann jedoch bei beiden Geschlechtern bis ins hohe Alter erhalten bleiben.

Die wichtigsten Erkrankungen der männlichen Geschlechtsorgane im Alter

Das Prostataadenom

◆ Definition

Die Vorsteherdrüse (Prostata) besteht aus einem rechten und einem linken Drüsenlappen sowie dem periurethralen Drüsengewebe (Drüsengewebe um die Harnröhre herum). Unter einem Prostataadenom versteht man die Wucherung des periurethralen Drüsengewebes. Das eigentliche Prostatagewebe wird durch das verdrängende Wachstum des gutartigen Tumors von innen heraus abgeflacht und sitzt schließlich dem Adenomgewebe schalenförmig auf (Abb. 10-5). In manchen Fällen erstreckt sich das Adenomgewebe bis in die Blase.

◆ Ursachen

Das Wachstum des periurethralen Drüsengewebes wird durch weibliche Geschlechtshormone angeregt, das der übrigen Prostata durch männliche Geschlechtshormone. Die nachlassende Produktion männlicher Geschlechtshormone im Alter und die dadurch bedingte Verschiebung des Verhältnisses zwischen männlichen und weiblichen Geschlechtshormonen ist möglicherweise der Grund dafür, daß es bei älteren Männern zu einem starken Wachstum des Drüsengewebes um die Harnröhre herum kommt.

 Bei mehr als 50% aller Männer über 50 Jahre entwickelt sich ein Prostataadenom.

◆ Krankheitsbild

Typisch für die – nicht ganz korrekt – auch als Prostatahypertrophie bezeichnete Erkrankung sind die durch

das Tumorwachstum bedingten *Blasenentleerungsstörungen.*

 Das Prostataadenom ist die häufigste Ursache von Blasenentleerungsstörungen beim Mann!

Zu Beginn der Erkrankung klagen die Betroffenen über häufigen Harndrang (tags und nachts), es kommt nur verzögert zu einer Harnentleerung (verzögerter Miktionsbeginn), der Harnstrahl ist schwach. Durch die chronische Überbeanspruchung der Muskulatur der Harnblase kann sich im Laufe der Zeit eine *Balkenblase* entwickeln. In einem späteren Stadium ist der Patient nicht mehr in der Lage, die Harnblase vollständig zu entleeren. Es bleibt immer eine Restharnmenge. Die Zahl der Ent-

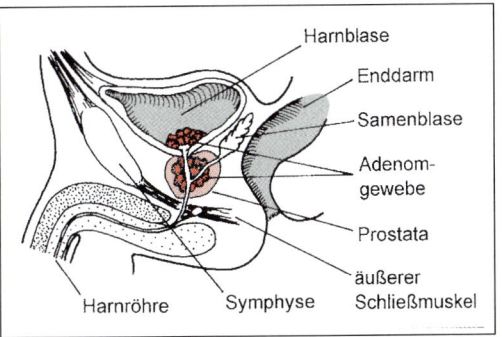

Abb. 10-5 Prostataadenom

leerungen mit jeweils nur einer kleinen Harnmenge steigt weiter an. Schließlich kann so eine *Überlaufblase* entstehen. Ihr typisches Symptom ist das ständige Harnträufeln (s. S. 204). Vom Betroffenen oft unbemerkt staut sich der Urin in diesem letzten Stadium in die Harnleiter und Nieren zurück. Die Nierenfunktion nimmt langsam ab. Endzustand ist eine schleichende Harnvergiftung *(Urämie)*.

Beachte:
Typische Symptome eines **Prostataadenoms** können sein:
1. Stadium:
  - häufiger Harndrang mit nur geringen Harnmengen
  - gehäuftes nächtliches Wasserlassen
  - Verzögerung beim Beginn des Wasserlassens
2. Stadium:
  - weitere Zunahme der Miktionsfrequenz
  - Restharnbildung
3. Stadium:
  - Überlaufblase mit ständigem Harnträufeln
  - Zeichen einer schleichenden Harnvergiftung

◆ Therapie

Therapie der Wahl ist die *operative Entfernung* des Adenomgewebes, heute meist mit Hilfe eines Endoskops, das über die Harnröhre eingeführt wird *(transurethrale Resektion)*.

In einem **frühen Stadium** des Adenomleidens können die Symptome der Erkrankung durch eine ballaststoffreiche, reizlose Kost, eine Einschränkung des Alkoholgenusses und reichlich körperliche Bewegung gemildert werden. Auch Sitzbäder mit Heublumen oder Kamille bringen oft Erleichterung.

Beim **akuten Harnverhalt** ist die Einführung eines Blasenkatheters eine therapeutische Sofortmaßnahme. Nur in seltenen Fällen ist es nötig, einen Verweilkatheter bis zur operativen Adenomentfernung zu belassen (Risiken dazu s. S. 209, 215).

Das Prostatakarzinom

◆ Definition

Das **Prostatakarzinom** ist ein bösartiger Tumor, der vom Drüsengewebe der Vorsteherdrüse ausgeht. Er kommt vor allem beim älteren und alten Mann vor.

Nach dem Lungenkrebs ist der Krebs der Vorsteherdrüse heute die zweithäufigste maligne Geschwulst des Mannes. Bei den über 70 Jahre alten Männern ist er sogar der häufigste bösartige Tumor!

◆ Krankheitsbild

Das Prostatakarzinom entsteht oft in einem harnröhrenfernen Bereich und verursacht dadurch zu Beginn meist keine Symptome. Hat der langsam wachsende Tumor dann die Harnröhre erreicht, können *Blasenentleerungsbeschwerden* ähnlich denen beim Prostataadenom auftreten. Die Stärke des Harnstrahls ist jedoch in der Regel nicht verändert. Seltener finden sich auch *Blutungen*. Erst in einem fortgeschrittenen Stadium kann die Harnblase nicht mehr vollständig entleert werden. Es verbleibt nach jeder Miktion eine *Restharnmenge* in der Blase. Oft sind es jedoch Knochenschmerzen durch eine *frühzeitige Metastasierung* ins Skelettsystem, die auf den Tumor aufmerksam machen. Typischerweise beschreiben die Betroffenen die Schmerzen als »Kreuzschmerzen«, »Ischiasschmerzen« oder »rheumatische Beschwerden«. Sie sollten bei einem Mann über 50 immer auch an einen bösartigen Tumor der Prostata denken lassen!

 Beachte:
Typische Symptome eines **Prostatakarzinoms** können sein:
- Beschwerden beim Wasserlassen
- Blutbeimengungen im Urin
- ischiasähnliche Schmerzen

Es gibt keine Frühzeichen der Erkrankung!
Die genannten Symptome treten in einem bereits fortgeschrittenen Stadium auf.

Durch regelmäßige **ärztliche Vorsorgeuntersuchungen** (in der Regel Abtasten der Vorsteherdrüse vom Mastdarm aus) kann ein Prostatakarzinom oft schon im Frühstadium erkannt werden. Der Untersucher tastet dabei meist einen kleinen harten Knoten.

◆ Therapie

Je nach feingeweblichem Aufbau und klinischem Stadium der Erkrankung können unterschiedliche therapeutische Maßnahmen in Betracht gezogen werden. Zu Beginn der Erkrankung bringt eine totale Entfernung der Vorsteherdrüse *(radikale Prostatektomie)* in ca. 60% der Fälle eine langfristige deutliche Besserung der Symptomatik. Auch eine Strahlentherapie mit Hormonbehandlung kann Erfolg versprechen. In späteren Stadien kommen die Entfernung der Hoden *(Orchiektomie, Kastration)*, eine Hormontherapie mit weiblichen Geschlechtshormonen und/oder eine Therapie mit zellschädigenden Substanzen (Zytostatika) in Frage.

Anatomie der weiblichen Geschlechtsorgane

Zu den weiblichen Geschlechtsorganen gehören
- die Eierstöcke,
- die Eileiter,
- die Gebärmutter,
- die Scheide,
- die großen und kleinen Schamlippen,
- der Kitzler und
- die Vorhofdrüsen.

Man unterscheidet dabei die im kleinen Becken liegenden **inneren weiblichen Geschlechtsorgane** (Eierstöcke, Eileiter, Gebärmutter und Scheide, Abb. 10-6) von den **äußeren weiblichen Geschlechtsorganen**, die man auch zusammenfassend als *Vulva* bezeichnet.

Die Eierstöcke

Die beiden Eierstöcke (*Ovarien,* sing. *Ovarium*) liegen rechts und links im kleinen Becken in der Nähe der Beckenwand. Sie stehen über die Eileiter mit der Gebärmutter in Verbindung. Außen sind die Eierstöcke von Bauchfell (Peritoneum) überzogen. Ihre zur Gebärmutter hin gerichtete Seite wird zur Zeit des Eisprungs vom Eileiter umfaßt.

Ein Eierstock hat etwa die Form einer Mandel. Er ist normalerweise 2,5 bis 5 cm lang und 0,5 bis 1 cm dick. Ein Schnitt durch den Eierstock zeigt eine Rinden- und eine Markschicht. Im *Mark* liegen größere Blutgefäße. Nach außen schließt sich die *Rinde* an, in der man Eibläschen (Follikel) in verschiedenen Entwicklungsstadien findet, die sich über die Oberfläche des Eierstocks vorwölben.

Daneben liegen die zu Gelbkörpern umgewandelten Follikel und vernarbte Reste der Gelbkörper.

 Nach der letzten Regelblutung (in der Postmenopause) bilden sich die Eierstöcke zurück. Ihr Gewicht von ursprünglich etwa 20 g sinkt auf ca. 5 g. Sie sind dann von außen durch die Bauchdecken nicht mehr tastbar.

Die Eileiter

Die beiden Eileiter gehen von der Gebärmutter aus und ziehen zur seitlichen Beckenwand in die Nähe der Eierstöcke. Ein Eileiter (*Tuba uterina*) ist etwa 8 bis 20 cm lang. Das dem Eierstock zugewandte trichterförmige Ende besitzt 1 bis 2 cm lange Fransen, die *Fimbrien.* Zur Gebärmutter hin verengt sich das Innere der Tube zum *Isthmus,* dem engsten Teil des Eileiters. Ein kurzer Teil verläuft noch innerhalb der Gebärmutter.

Die im Inneren der Tuben gelegene Schleimhaut ist in längsverlaufende Falten gelegt. Die Flimmerhärchen des Epithels schlagen zur Gebärmutter hin. Eine nach außen angrenzende Muskelschicht ist in der Lage, peristaltische und antiperistaltische, d. h. gegen die normalen Wellenbewegungen gerichtete Bewegungen auszuführen. Sie dient somit dem Flüssigkeits- und Eitransport ebenso wie der *Spermienbeförderung.* Auch die Fimbrien, die fransigen Enden der Eileiter, werden auf diese Art bewegt.

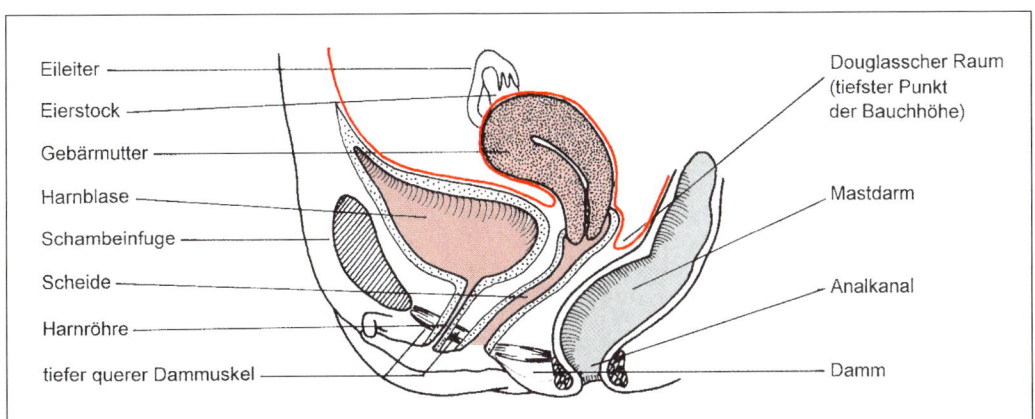

Abb. 10-6 Längsschnitt durch ein weibliches Becken

Die Gebärmutter

Die Gebärmutter *(Uterus)* liegt in der Mitte des kleinen Beckens (Abb.10-7). Von ihr gehen die beiden Eileiter aus, die den Kontakt zu den Eierstöcken herstellen. Eierstöcke und Eileiter bezeichnet man auch als *Adnexe,* als Anhangsgebilde der Gebärmutter.

Der Uterus ist von birnenförmiger Gestalt. Man unterscheidet den **Gebärmutterkörper** *(Corpus uteri)* und den **Gebärmutterhals** *(Cervix uteri).* Als Gebärmuttergrund bezeichnet man die Kuppe des Gebärmutterkörpers, die die Tubenwinkel, die Einmündungsstellen der Eileiter, überragt. Bei der geschlechtsreifen, nicht schwangeren Frau nimmt der Uteruskörper zwei Drittel der Länge, der Uterushals ein Drittel der Länge der Gebärmutter ein. Der Gebärmutterhals ist nach hinten unten gerichtet. Er ragt in das Scheidengewölbe hinein. Diesen in die Scheide ragenden Teil der Cervix nennt man *Portio vaginalis* oder kurz Portio. Sie ist außen von Scheidenepithel überzogen.

Die Uterushöhle ist spaltförmig und hat die Form eines Dreiecks. An den oberen Ecken münden die Eileiter, die untere Ecke geht in den *inneren Muttermund,* den Kanal der Uterusenge, über. Auf den inneren Muttermund folgt der Gebärmutterhalskanal (Zervikalkanal), der von einem Schleimpfropf ausgefüllt ist. Er schützt die Gebärmutter vor aufsteigenden Krankheitskeimen und erleichtert während der Zeit des Eisprungs den Samenzellen den Aufstieg in die Gebärmutter. Der Zervikalkanal endet außen im *äußeren Muttermund.*

Die Gebärmutter ist ein muskulöses Hohlorgan. Ihre Wand besteht aus drei Schichten, der inneren Schleim-haut, der in der Mitte gelegenen Muskelschicht und dem äußeren Bauchfellüberzug.

▶ Die die Uterushöhle auskleidende Schleimhaut nennt man *Endometrium.* Das Endometrium ist 2 bis 8 mm dick und verändert sich während des Menstruationszyklus (s. S. 238).

▶ Die etwa 2 cm dicke Muskelwand *(Myometrium)* besteht aus drei Schichten und ist im Bereich des Gebärmutterkörpers besonders gut entwickelt.

▶ Die äußere Bauchfellschicht *(Perimetrium)* ist fest mit der Muskelschicht verwachsen.

Im Alter treten Rückbildungsvorgänge ein. Der Gebärmutterhals bildet sich dabei stärker zurück als der Gebärmutterkörper. Mit dem Aufhören regelmäßiger Zyklen atrophieren Schleimhaut und Muskulatur des Uterus. Die Grenze zwischen dem äußeren Plattenepithel der Scheide, das auch die Portio bedeckt, und dem inneren Zylinderepithel des Zervikalkanals rückt bei der älteren Frau in den Gebärmutterhalskanal hinein.

Die Scheide

Die Scheide *(Vagina)* verbindet die Gebärmutter mit dem Scheidenvorhof. Sie ist ca. 8 bis 10 cm lang und umfaßt im Inneren die Portio vaginalis des Gebärmutterhalses. Man unterscheidet das flache *vordere* vom tiefen *hinteren Scheidengewölbe.*

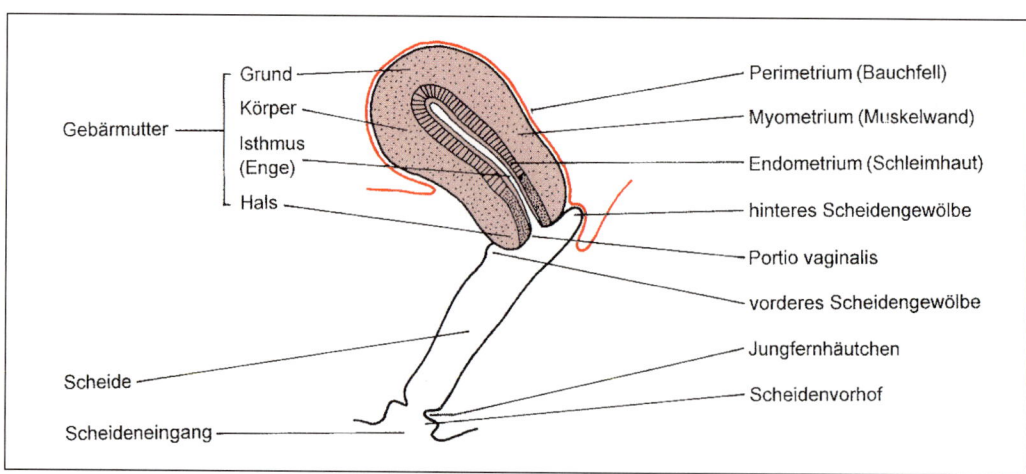

Abb. 10-7 Längsschnitt durch Gebärmutter und Scheide

Die Schleimhaut der Scheide trägt ein kohlenhydratreiches, vielschichtiges, unverhorntes Plattenepithel, das ebenso wie die Gebärmutterschleimhaut zyklischen Veränderungen unterworfen ist. Auf die Schleimhaut folgt eine dünne Muskelschicht, der sich nach außen das Bindegewebe der Scheide anschließt. Es stellt die Verbindung zu den Nachbarorganen Blase und Rektum her.

Das Scheidensekret setzt sich aus den Absonderungen der Drüsen des Gebärmutterhalses (Zervixdrüsen) und abgestoßenen Epithelien zusammen. Das saure Scheidenmilieu (pH 4 bis 4,5) entsteht durch die Milchsäure, die die normalerweise in der Scheide vorhandenen Milchsäurebakterien aus dem Glykogen abgestoßener Zellen erzeugen. Man bezeichnet diese natürliche Scheidenbesiedelung auch als *Döderlein-Flora*. Der saure pH-Wert schützt die Frau vor aufsteigenden Krankheitskeimen.

> 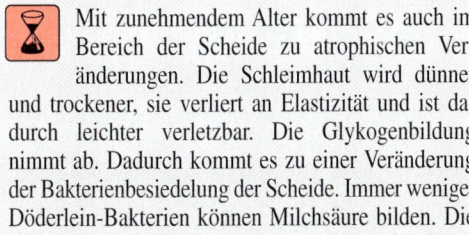 Mit zunehmendem Alter kommt es auch im Bereich der Scheide zu atrophischen Veränderungen. Die Schleimhaut wird dünner und trockener, sie verliert an Elastizität und ist dadurch leichter verletzbar. Die Glykogenbildung nimmt ab. Dadurch kommt es zu einer Veränderung der Bakterienbesiedelung der Scheide. Immer weniger Döderlein-Bakterien können Milchsäure bilden. Die Abwehrleistung der Scheide gegenüber bakteriellen Schädigungen wird dadurch stark reduziert.

Die äußeren Geschlechtsorgane der Frau

Die äußeren weiblichen Geschlechtsteile faßt man unter dem Begriff **Vulva** (Abb. 10-8) zusammen. Hierzu zählen

● die großen Schamlippen
● die kleinen Schamlippen
● der Kitzler
● die beiden großen Vorhofdrüsen
● die kleinen Vorhofdrüsen und
● der Scheidenvorhof.

▶ Die **großen Schamlippen** (*Labia majora* oder große Labien) sind Hautfalten, die die Schamspalte begrenzen. Nach vorne gehen sie in den Schamberg über.

▶ Die **kleinen Schamlippen** (*Labia minora* oder kleine Labien) sind dünne Hautfalten, die den **Scheidenvorhof** umschließen. Nach vorne laufen sie in zwei Bändchen aus, die den Kitzler umgeben.

▶ Der **Kitzler** (*Clitoris*) enthält wie der obere Schwellkörper des Penis Hohlräume, die sich bei geschlechtlicher Erregung mit Blut füllen können. Er ist mit sensiblen Nerven versorgt.

▶ Der **Scheideneingang** ist beim Mädchen meist durch eine Scheidenklappe, das »Jungfernhäutchen« teilweise verschlossen. Beim ersten Geschlechtsverkehr reißt das dünne Häutchen ein.

▶ Die **kleinen Vorhofdrüsen** (*Glandulae vestibulares minores*) liegen zwischen der Harnröhre und der Scheidenmündung.

▶ Die beiden **großen Vorhofdrüsen** (*Glandulae vestibulares majores*), die man auch als *Bartholin-Drüsen* bezeichnet, sind etwa erbsengroß. Sie münden in der Nähe des Scheideneinganges.

> 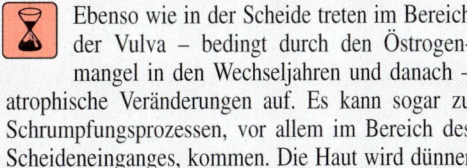 Ebenso wie in der Scheide treten im Bereich der Vulva – bedingt durch den Östrogenmangel in den Wechseljahren und danach – atrophische Veränderungen auf. Es kann sogar zu Schrumpfungsprozessen, vor allem im Bereich des Scheideneinganges, kommen. Die Haut wird dünner und trockener.

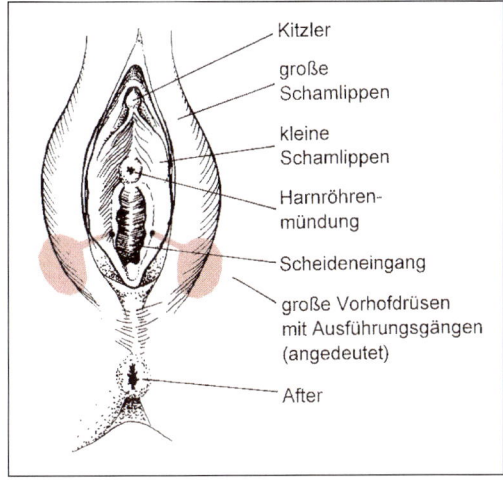

Kitzler

große Schamlippen

kleine Schamlippen

Harnröhrenmündung

Scheideneingang

große Vorhofdrüsen mit Ausführungsgängen (angedeutet)

After

Abb. 10-8   Normale Anatomie der Vulva der erwachsenen Frau

Physiologie der weiblichen Geschlechtsorgane

Die Eizellbildung

Die Eierstöcke sind die Orte der Eizellbildung *(Oogenese)*. Schon während der Entwicklung eines Mädchens im Mutterleib beginnt die erste Phase der Oogenese, die Vermehrungsperiode. Aus den Urkeimzellen werden sog. Oogonien, die dann später als primäre Oozyten in die **erste Reifeteilung** eintreten (vgl. Abb. 10-3, S. 232). In dieser Phase verharren die Oozyten über einen langen Zeitraum. Die erste Reifeteilung wird erst kurz vor dem Eisprung (Ovulation) im Zyklus der geschlechtsreifen Frau beendet. Während der Ovulation beginnt nun die **zweite Reifeteilung**. Nur im Falle einer Befruchtung wird diese Teilungsphase zu Ende geführt. Im Leben einer Frau durchlaufen also nur ganz wenige Eizellen – die, die schließlich befruchtet werden – alle Stadien der Eizellbildung!

Die Follikelreifung

Während der Reifung der Eibläschen (Eifollikel) kann man verschiedene Entwicklungsstadien unterscheiden (s. Abb. 10-9). In jedem Zyklus der geschlechtsreifen Frau reift ein Tertiärfollikel in einem der beiden Eierstöcke zu einem *sprungreifen Follikel* heran. Beim sog. *Eisprung* (Follikelsprung, Ovulation) wird die Eizelle aus dem Follikel freigesetzt. Dies geschieht bei einem normalen 28tägigen Zyklus um den 15. Zyklustag herum. Die von einem Kranz aus Follikelepithelzellen umgebene Eizelle wird vom Eileiter aufgefangen und zur Gebärmutter weitergeleitet.

Während der Follikelreifung produziert die innere Zellschicht des den Follikel umgebenden Bindegewebes (Theca folliculi) weibliche Geschlechtshormone, die *Follikelhormone* oder **Östrogene**. Dies geschieht unter dem Einfluß von *FSH*, dem Follikel-stimulierenden Hormon der Hirnanhangdrüse.

Nach dem Eisprung bilden Follikelepithel und die innere Schicht der Theca folliculi den *Gelbkörper* (Corpus luteum). Man kann die Hormondrüse leicht an ihrer eingefalteten Wand erkennen. Sie produziert unter dem Einfluß von *LH* (luteinisierendes Hormon der Hypophyse) ein weiteres weibliches Geschlechtshormon, das **Progesteron**.

Der Menstruationszyklus

An der Gebärmutterschleimhaut finden während der Zeit der Geschlechtsreife zyklische Veränderungen statt. Die Uterusschleimhaut, die der Muskulatur unmittelbar aufsitzt, trägt ein einschichtiges Zylinderepithel, in das auch Flimmerzellen eingestreut sind. Dazwischen liegen schlauchförmige Drüsen.

Man unterscheidet bei der Gebärmutterschleimhaut
- die etwa 1 mm hohe Basalschicht *(Basalis)* von
- der bis zu 8 mm hohen Funktionsschicht *(Functionalis)*.

Die Basalis bleibt während des Zyklus unverändert, während die Funktionsschicht bei jeder Periodenblutung (Menstruation) abgestoßen wird.

Während der Geschlechtsreife wirken die Hormone der Eierstöcke auf die Uterusschleimhaut ein und bewirken

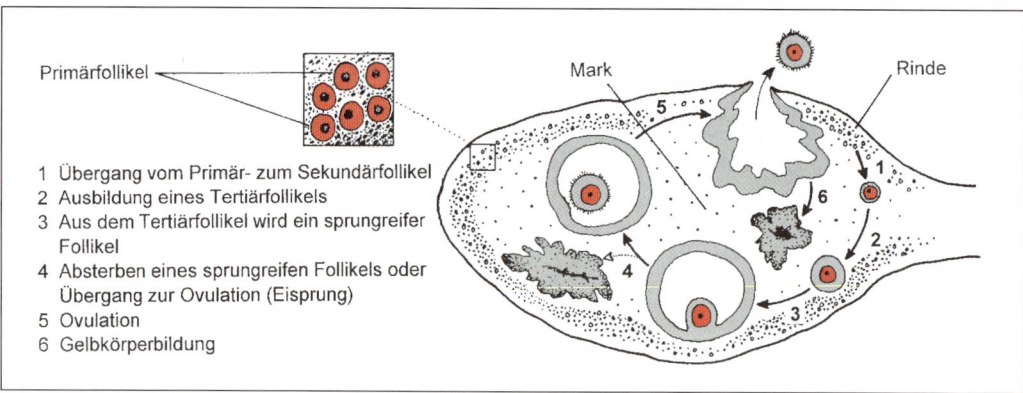

1 Übergang vom Primär- zum Sekundärfollikel
2 Ausbildung eines Tertiärfollikels
3 Aus dem Tertiärfollikel wird ein sprungreifer Follikel
4 Absterben eines sprungreifen Follikels oder Übergang zur Ovulation (Eisprung)
5 Ovulation
6 Gelbkörperbildung

Abb. 10-9 Schnitt durch einen Eierstock; dargestellt sind die verschiedenen Stadien der Follikelreifung.

so den **Menstruationszyklus**. Etwa um das 10. Lebensjahr beginnen die Eierstöcke eines Mädchens *Östrogene* zu bilden. Diese Hormone bewirken die Ausbildung der sekundären Geschlechtsmerkmale (Brüste, Behaarung). Das Mädchen tritt in die *Pubertät* ein. Seine erste Regelblutung – in der Regel zwischen dem 10. und dem 15. Lebensjahr – nennt man **Menarche**. Die Zyklen sind in der ersten Zeit noch unregelmäßig und unvollständig. Nach einiger Zeit haben sie sich stabilisiert. Die Zeit der Geschlechtsreife hat begonnen. Die letzte Regelblutung einer Frau findet während der *Wechseljahre* (Klimakterium) statt. Den Zeitpunkt der letzten Menstruation nennt man **Menopause**. Meist liegt das Ereignis zwischen dem 45. und 52. Lebensjahr.

Das zyklische Geschehen an der Gebärmutterschleimhaut kann man in verschiedene Phasen untergliedern (Abb. 10-10). Bei den meisten Frauen beträgt die *Zykluslänge* 28 Tage. Die Blutung **(Menstruation)** kennzeichnet dabei das Ende und den Beginn eines Zyklus.

Als ersten Zyklustag bezeichnet man den ersten Tag der Regelblutung. Die Regelblutung dauert meist drei bis maximal sechs Tage. Man nennt diese erste Phase

eines Zyklus auch *Abstoßungs- und Regenerationsphase*. Während dieser Zeit wird die Funktionsschicht der Gebärmutterschleimhaut abgestoßen. Der Blutverlust während einer Menstruation beträgt in der Regel ca. 50 ml (30–80 ml). Die Wundfläche schließt sich wieder. Es folgt die *Follikelphase* oder östrogene Phase. Sie dauert bei einem 28tägigen Zyklus meist vom fünften bis zum 15. Tag. Im Eierstock wächst ein Tertiärfollikel zum sprungreifen Follikel heran. Unter dem zunehmenden Einfluß des Follikelhormons Östrogen wächst auch die Funktionsschicht der Gebärmutterschleimhaut. Am Ende der Follikelphase kommt es zum Eisprung, zur Ovulation.

Durch dieses Ereignis steigt die Körpertemperatur um 0,5 bis 1° C an. Man nennt die Zeit nach dem Eisprung *Gelbkörperphase*. Die nun einsetzenden Veränderungen an der Gebärmutterschleimhaut sind Voraussetzungen für die regelrechte Einnistung eines Keimes. Ist nach dem Eisprung keine Befruchtung der Eizelle erfolgt, versiegt am Ende dieser Phase (um den 28. Zyklustag) das Gelbkörperhormon Progesteron. Dadurch ziehen sich die Spiralarterien zusammen. Es kommt zu einem Blutmangel und einer daraus folgenden Schädigung

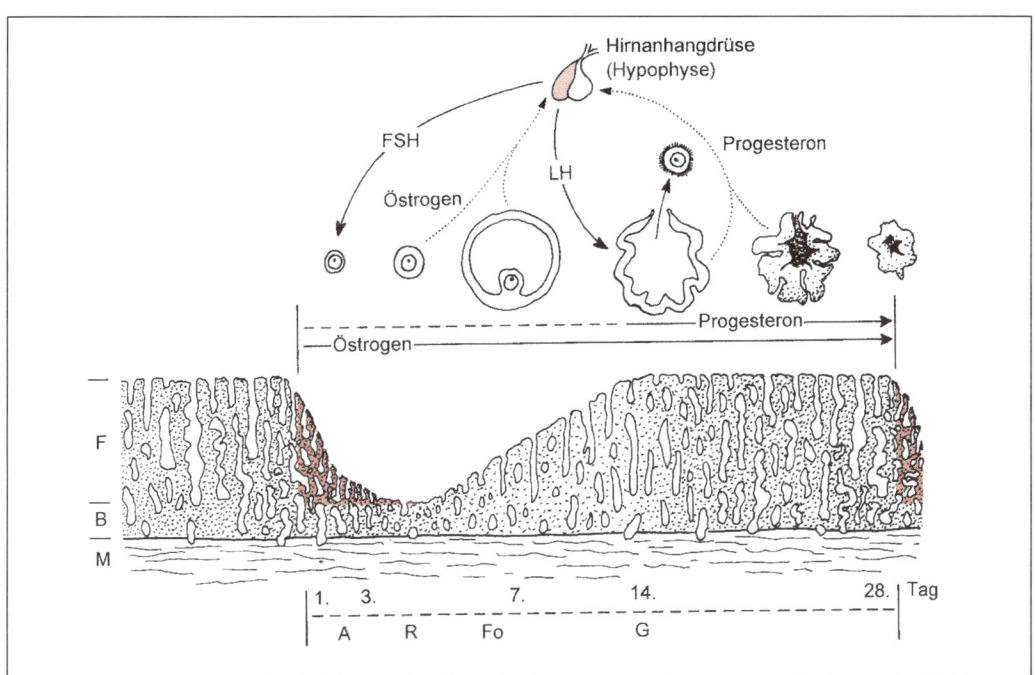

Abb. 10-10 Zyklische Veränderungen an der Gebärmutterschleimhaut (Endometrium); parallel dazu wird die Follikelreifung dargestellt; F = Functionalis; B = Basalis; M = Myometrium; A = Abstoßungsphase; R = Regenerationsphase; Fo = Follikelphase; G = Gelbkörperphase

des Gewebes. Eine erneute Erweiterung der Blutgefäße führt zur Blutung und zur Abstoßung der Funktionsschicht der Gebärmutterschleimhaut. Die Menstruation tritt ein.

Nicht bei jeder Frau dauert der Zyklus genau 28 Tage. Zykluslängen zwischen 25 und 36 Tagen sind noch als normal anzusehen. Bei längeren oder kürzeren Zyklen liegt der Eisprung meist 14 Tage vor dem Eintreten der neuen Menstruation. Die Gelbkörperphase ist also konstant.

Klimakterium, Menopause und Postmenopause

Die *Wechseljahre* (**Klimakterium**) einer Frau liegen meist zwischen dem 45. und 55. Lebensjahr. Während dieser Zeit läßt die Eierstockfunktion langsam nach. Die Zyklen werden unregelmäßiger. Durch die Zunahme der anovulatorischen (d.h. ohne Eisprung ablaufenden) Zyklen kommt es immer häufiger zu Blutungsstörungen. Typisch sind zu lange, zu häufige, zu seltene oder auch übermäßig starke Periodenblutungen. Schließlich hören die Regelblutungen ganz auf. Endometrium und Myometrium der Gebärmutter bilden sich zurück.

Den Zeitpunkt der letzten Regelblutung nennt man **Menopause**. Sie liegt heute meist zwischen dem 45. und 52. Lebensjahr. Schon in der Zeit davor, in der **Prämenopause**, kann es durch die nachlassende Hormonproduktion der Eierstöcke zu den typischen klimakterischen Beschwerden kommen. Hierzu gehören vor allem atrophische Veränderungen im Bereich der Haut und der Schleimhäute. Nicht nur die Haut der Vulva und der Scheide wird trockener, dünner und leichter verletzbar. Die genannten Veränderungen betreffen die Haut generell. Vor allem in der Zeit um und nach der letzten Regelblutung nimmt der *Knochenabbau* zu. Der Verlust an Knochensubstanz kann schließlich zu einer ausgeprägten Osteoporose (s. S. 84f) führen. Eine der Hauptursachen ist auch hier der zunehmende Östrogenmangel, da Östrogene den Knochenabbau hemmen. Viele Frauen entwickeln nach dem Absinken des Östrogenspiegels zunehmend *arteriosklerotische Veränderungen*. Das Risiko, einen Herzinfarkt zu erleiden, steigt stark an. Im Vordergrund stehen jedoch für viele Frauen die »typischen« Begleiterscheinungen der Wechseljahre. Hierzu gehören *Änderungen des seelischen Befindens* (Nervosität, Reizbarkeit, depressive Verstimmung) und *vegeta-*

tive Störungen wie Hitzewallungen, Schweißausbrüche, Schwindel, Herzklopfen, Herzjagen etc.

Die unmittelbar auf die letzte Periodenblutung folgende Zeit nennt man **Postmenopause**. Nach einigen Jahren pendelt sich schließlich die Östrogenproduktion des Körpers auf einem niedrigen Niveau ein. Der Übergang in das **Senium**, die Zeit des Alters, findet seinen Abschluß. In dieser Zeit lassen die typischen klimakterischen Beschwerden nach. Die Folgen des Östrogenmangels (Haut- und Schleimhautveränderungen, Inkontinenz, Osteoporose, Arteriosklerose) bestehen jedoch weiter.

Sexuelle Reaktionen

Als erste Reaktion auf eine sexuelle Erregung kommt es bei der Frau zur Absonderung einer schleimigen Flüssigkeit durch die Scheidenschleimhaut. Die Klitoris schwillt an. Durch eine gesteigerte Durchblutung schwellen auch die Schamlippen an, ebenso Brust und Brustwarzen. Die Scheide erweitert und verlängert sich.

In einer zweiten Phase ist ein Anstieg von Puls, Blutdruck und Atemfrequenz zu verzeichnen. Es kommt zu einer gesteigerten Hautdurchblutung (»Sex-flush«). Die Bartholin-Drüsen sondern ein Sekret ab. Das untere Drittel der Scheide verengt sich.

Schließlich treten rhythmische Kontraktionen der Muskulatur vor allem im Genitalbereich *(Orgasmus)* auf. Sie sind Ausdruck des Höhepunktes und der Befriedigung der sexuellen Erregung.

 Das sexuelle Verlangen nimmt in der Regel bis zum 35. Lebensjahr zu und bleibt dann sehr lange konstant. Einige Frauen geben jedoch nach der Menopause ein Nachlassen der sexuellen Bedürfnisse und der Orgasmusfähigkeit an. Dies kann man zum Teil auf die Auswirkungen des zunehmenden Östrogenmangels zurückführen. Die Absonderung des schleimigen Sekretes durch die Scheidenschleimhaut zu Beginn des Geschlechtsverkehrs ist oft eingeschränkt. Die Gebärmutterkontraktionen beim Orgasmus können von manchen Frauen als schmerzhaft empfunden werden. Die sexuelle Erlebnisfähigkeit kann jedoch bei beiden Geschlechtern bis ins hohe Alter erhalten bleiben. Sie ist dann aber abhängig von der Regelmäßigkeit und Häufigkeit sexueller Beziehungen.

Die wichtigsten Erkrankungen der weiblichen Geschlechtsorgane im Alter

Die Gebärmuttersenkung

◆ Definition

Sinken Teile der inneren weiblichen Geschlechtsorgane und ihre Umgebung im kleinen Becken tiefer herab als es ihrer normalen Beweglichkeit entspricht, bezeichnet man dies als **Senkung** *(Descensus uteri et vaginae)*. Von einem **Vorfall** *(Prolaps)* spricht man, wenn Gebärmutter und Scheide nach unten aus der Vulva heraustreten.

◆ Ursachen

Eine der Ursachen einer Senkung bzw. eines Vorfalls ist die Schwäche der Beckenbodenmuskulatur *(Beckenbodeninsuffizienz)*, meist als Folge vieler und rasch aufeinanderfolgender Geburten sowie einer mangelhaften Rückbildung im Wochenbett. Dazu kommt oft noch eine Erschlaffung des Aufhänge- und Befestigungsapparates der inneren Geschlechtsorgane mit zunehmendem Alter. Auch eine Senkung der Eingeweide, besonders bei Übergewicht, kann Druck auf das kleine Becken ausüben.

◆ Krankheitsbild

Durch die enge Verbindung der Scheidenwand mit der Wand der Harnblase kommt es bei einer Senkung der vorderen Scheidenwand zur Ausbildung einer *Zystozele*. Hierbei senken sich Blasenboden und Blasenhinterwand zusammen mit dem Scheidenrohr nach unten (Abb. 10-11A). Eine Senkung der hinteren Scheidenwand kann mit einer *Rektozele* (Senkung des Mastdarmes) verbunden sein.

Typischerweise kommt es bei der »Senkung« zu *Schmerzen* in der Kreuzbeingegend oder im Unterleib durch den Zug der inneren Geschlechtsorgane an den Aufhängebändern. Die betroffenen Frauen haben ein *Druckgefühl* »nach unten« in der Scheide. Frauen mit einer Zystozele klagen oft über unwillkürlichen Urinabgang. Anfangs geschieht dies nur bei einer Erhöhung des Bauchinnendruckes, z.B. beim Niesen, Husten oder Lachen *(Streßinkontinenz,* s. S. 203). Eine Rektozele kann zur *Verstopfung* führen.

 Die Zystozele infolge einer Gebärmuttersenkung ist die häufigste Ursache der Streßinkontinenz bei älteren und alten Frauen!

Durch das Klaffen des Scheideneingangs und das Hervortreten von Teilen der Scheide wird die dort vorhandene natürliche Bakterienbesiedelung (Döderlein-Flora) zerstört. Oft ist eine Scheidenentzündung *(Kolpitis,* s. S. 242) mit Ausfluß die Folge. Gelegentlich sieht man bei alten Frauen einen *Totalprolaps* (Abb. 10-11B). Scheide und Gebärmutter befinden sich dann vor der Vulva. An der Portio, dem normalerweise in die Scheide hineinragenden Teil des Gebärmutterhalses, bilden sich dadurch *Druckgeschwüre* aus.

 Beachte:
Typische Symptome einer **Gebärmuttersenkung** können sein:
- Schmerzen in der Kreuzbeingegend oder im Unterleib
- Druckgefühl »nach unten«
- unwillkürlicher Urinabgang bei Zystozele
- Verstopfung bei Rektozele

◆ Therapie

Bei leichteren Senkungsbeschwerden mit geringer Harninkontinenz (z.B. nur nach stärkerer körperlicher Belastung) kann durch gezielte *Beckenbodengymnastik* oft eine gewisse Besserung der Symptomatik erreicht werden. Die wichtigste therapeutische Maßnahme bei einer

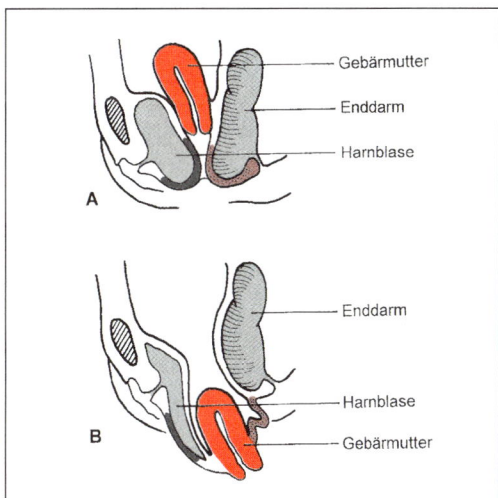

Abb. 10-11 Verschiedene Grade der sogenannten Senkung; A: Gebärmutter- und Scheidensenkung mit Zysto- und Rektozele; B: Totalprolaps des Uterus; dunkelgrau = vorgefallener Anteil der vorderen Scheidenwand; gepunktet = vorgefallener Anteil der hinteren Scheidenwand

Gebärmuttersenkung bzw. einem Vorfall ist die *Operation*. Patientinnen mit einer Senkung sollten aber erst dann operiert werden, wenn diese ihnen Beschwerden bereitet.

Bei Patientinnen, bei denen eine Operation nicht in Frage kommt (z.B. wegen hohem Narkoserisiko bei sehr alten Frauen), kann ein *Pessar,* ein Ring bzw. eine Schale aus Hartgummi oder Kunststoff, als Notbehelf in die Scheide eingesetzt werden. Es wirkt lediglich als Stütze. Ein solches Pessar muß regelmäßig alle 6 bis 8 Wochen gereinigt werden. Oft bilden sich in der Scheide wunde Stellen oder Druckgeschwüre. Bis zur Ausheilung muß die Patientin dann auf das Pessar verzichten. Im Verlauf einer längeren Pessartherapie kommt es so meist zu Vernarbungen und Schrumpfungen im oberen Teil der Scheide.

Die Scheidenentzündung

◆ Definition

Eine Scheidenentzündung bezeichnet man auch als *Kolpitis* oder *Vaginitis.* Greift das entzündliche Geschehen auf die äußeren weiblichen Geschlechtsteile (Vulva) über, spricht man von einer *Vulvovaginitis.*

◆ Ursachen

Die häufigsten Erreger einer Kolpitis bzw. Vulvovaginitis sind Trichomonaden (begeißelte Einzeller), der Soorpilz Candida albicans und verschiedene Bakterien. Eine Soorerkrankung der Scheide sieht man oft bei zuckerkranken Frauen.

Die Scheidenentzündung der alten Frau *(Colpitis senilis)* entsteht auf dem Boden der oben geschilderten Rückbildung des Scheidenepithels im Alter. Die dann stark herabgesetzte Abwehrleistung der Scheide begünstigt das Aufsteigen von Keimen der äußeren Haut.

Eine nur in der Kindheit und ab dem Klimakterium vorkommende Erkrankung ist die Scheidenentzündung bei Gonorrhoe (Tripper, s. S. 441). Die altersbedingte Rückbildung des Scheidenepithels und der Verlust des Säureschutzmantels der Scheide begünstigt bei älteren und alten Frauen die Ausbreitung der Erreger der Gonorrhoe (Gonokokken) in der Scheide und im Bereich der äußeren Geschlechtsorgane.

◆ Krankheitsbild

Scheidenentzündungen gehen meist mit *Juckreiz* (Pruritus) und *Ausfluß* (Fluor vaginalis) einher. Der Ausfluß kann verschieden gefärbt sein, oft ist er grauweißlich, gelbweißlich oder gelbgrünlich.

Der Soorpilz bildet linsengroße, weißliche Auflagerungen auf rötlichem Grund, die später ineinander übergehen können und zu flächenförmigen Belägen werden.

Das atrophierte Scheidenepithel der alten Frau begünstigt kleinere Schleimhautverletzungen. Der sonst meist dünnflüssige, eitrige Ausfluß ist dadurch mitunter etwas blutig gefärbt.

Achtung! Blutig gefärbter Ausfluß kann aber auch durch ein Karzinom verursacht werden!

Vor Therapiebeginn sollte daher immer ein bösartiger Tumor ausgeschlossen werden.

Beachte:
Typische Symptome einer **Scheidenentzündung** können sein:
● Juckreiz
● Ausfluß (meist grauweißlich, gelbweißlich oder gelbgrünlich)

◆ Therapie

Je nach Erreger werden bei einer durch Bakterien, Einzeller oder Pilze hervorgerufenen Kolpitis verschiedene Medikamente (Antibiotika, Antimykotika) verabreicht. Da ein Mangel an Östrogenen der Hauptgrund für die Rückbildung des Scheidenepithels im Alter und der auf diesem Boden entstehenden Scheidenentzündung der alten Frau ist, bessert sich die Symptomatik oft nach der Anwendung östrogenhaltiger Salben.

Der Juckreiz im Genitalbereich

◆ Ursachen

Auch unabhängig von einer Scheidenentzündung kann im Bereich der äußeren weiblichen Geschlechtsorgane starker Juckreiz *(Pruritus vulvae)* auftreten. Als Ursachen kommen Reize von außen (mechanische Reize, mangelhafte Hygiene, Abwaschungen mit desinfizierenden Lösungen etc.) in Frage. Aber auch Ausfluß aus den inneren weiblichen Geschlechtsorganen kann einen solchen Juckreiz hervorrufen. Bei älteren und alten Frauen sind es oft der Östrogenmangel und die daraus resultierenden Veränderungen an den äußeren Geschlechtsorganen, die zum Juckreiz führen. Weitere Auslöser können eine Zuckerkrankheit (Diabetes mellitus), andere Stoffwechselerkrankungen, Blutkrankheiten oder eine Medikamentenüberempfindlichkeit sein.

◆ Krankheitsbild

Typische Symptome, die allerdings auch manchmal fehlen können, sind eine Rötung und Schwellung der großen und kleinen Schamlippen. Durch Kratzen entstehen Risse und Gewebsdefekte, die sich entzünden können und ihrerseits wieder Juckreiz verursachen.

◆ Therapie

Wichtige therapeutische Maßnahmen beim Juckreiz im Genitalbereich sind das Ausschalten äußerer (z. B. mechanischer) Reize und die Behandlung eines eventuell bestehenden Diabetes mellitus. Liegt ein Östrogenmangel vor, helfen oft östrogenhaltige Salben. Hilfreich sind vielmals auch Fettsalben, Hautöle und Kamillen- oder Eichenrinden-Sitzbäder.

Bei anhaltendem Juckreiz ist oft eine Behandlung mit juckreizstillenden Medikamenten oder einem Oberflächenanästhetikum (Mittel zur örtlichen Betäubung) angebracht.

Bösartige Tumoren der weiblichen Geschlechtsorgane

Das Vulvakarzinom

◆ Definition

Das Vulvakarzinom, der bösartige Tumor der äußeren weiblichen Geschlechtsorgane, tritt vor allem im höheren Lebensalter auf. Das Durchschnittsalter der betroffenen Frauen liegt bei ca. 65 Jahren. Meist ist es ein verhornendes Plattenepithelkarzinom, das bevorzugt von den großen Schamlippen ausgeht.

◆ Krankheitsbild

Zu den häufigsten Symptomen eines Vulvakarzinoms gehören Juckreiz (Pruritus), Schmerzen, übelriechende Absonderungen und Blutungen. Ursache des Juckreizes ist oft nicht das Karzinom selbst, sondern die mit ihm einhergehenden atrophischen Veränderungen der Vulva. Meist ist das Karzinomwachstum dann jedoch schon weiter fortgeschritten. Typische Frühsymptome existieren nicht. Die Tumoren werden anfangs oft als »Warzen«, »Narben« oder »wunde Stellen« verkannt. In einem späteren Stadium ist der blumenkohlartig wuchernde oder geschwürig zerfallende Tumor dann nicht mehr zu übersehen. In vielen Fällen findet man jetzt auch eine Geschwulst an der gegenüberliegenden Seite (Abklatschmetastase). Auf dem Lymphweg metastasieren Vulvakarzinome bevorzugt in die Leistenlymphknoten.

Die 5-Jahres-Überlebenszeit bei nichtmetastasierenden Vulvakarzinomen beträgt derzeit – abhängig von der Größe des Tumors – über 70%. Waren die Leistenlymphknoten zum Zeitpunkt der Diagnosestellung schon befallen, sinkt die durchschnittliche 5-Jahres-Überlebensrate auf 35-40%. Auch nach 5 oder 10 Jahren kann es noch zu einem Tumorrezidiv kommen, d.h., auch dann noch können an der gleichen Stelle erneut Tumormassen derselben Art auftreten.

> **Beachte:**
> Typische Frühsymptome eines **Vulvakarzinoms** gibt es nicht! Auf einen sich entwickelnden bösartigen Tumor im Bereich der äußeren weiblichen Geschlechtsorgane können hinweisen:
> - rötliche, leicht erhabene Flecken
> - kleine geschwürige Stellen
> - leichte Verhärtungen
>
> Beim fortgeschrittenen **Vulvakarzinom** findet man:
> - blumenkohlartige Wucherungen
> - breitflächige, in der Mitte geschwürig zerfallene Tumoren mit derbem Rand
> - sog. Abklatschmetastasen an der gegenüberliegenden Seite des Tumors
> - vergrößerte Leistenlymphknoten bei schon erfolgter Metastasierung

◆ Therapie

Die operative Therapie steht bei der Behandlung bösartiger Vulvatumoren an erster Stelle. In einem frühen Stadium wird das Karzinom möglichst im Gesunden entfernt. Bei größeren Geschwülsten entfernt man das Gewebe der Vulva zusammen mit den Leistenlymphknoten. Eine ergänzende Bestrahlung wird dann vorgenommen, wenn der Tumor nicht sicher entfernt werden konnte. Nach einer Bestrahlung des Tumorbereiches kann es zu Strahlengeschwüren und Verengungen an der Harnröhre kommen.

Karzinome der Gebärmutter

◆ Definition

Zu den bösartigen Tumoren der Gebärmutter gehören das Zervixkarzinom und das Korpuskarzinom.

Das **Zervixkarzinom**, das auch als Gebärmutterhalskrebs bezeichnet wird, tritt in der Regel bei der geschlechtsreifen Frau auf. Krebsvorstufen können schon zwischen dem 20. und 35. Lebensjahr entstehen. Die Diagnosestellung ist oft durch die Entnahme eines zytologischen Abstrichs im Rahmen einer Vorsorgeuntersuchung möglich.

Im Gegensatz zum Gebärmutterhalskrebs tritt das **Korpuskarzinom**, der Gebärmutterkörperkrebs, im höheren Lebensalter auf. Die Frauen sind im Durchschnitt 55 bis 65 Jahre alt.

◆ **Krankheitsbild**

Häufiges Symptom eines Korpuskarzinoms sind Blutungen in der Postmenopause, d.h. oft lange nach der letzten regulären Menstruation. Auch dunkler oder übelriechender Ausfluß kann auf einen Gebärmutterkörperkrebs hinweisen. Verdächtig bei Frauen ab 40 Jahren sind Schmierblutungen vor und nach der eigentlichen Menstruation sowie Zwischenblutungen. Der zytologische Abstrich bringt in den meisten Fällen keine Klärung, so daß dann eine Ausschabung der Gebärmutterhöhle vorgenommen werden sollte.

Die zunehmend häufiger auftretenden Korpuskarzinome entstehen meist im Drüsengewebe der Gebärmutterschleimhaut. Von diesem Tumorgewebe können Zellen ausgehen, die schließlich Tochtergeschwülste in den Lymphknoten des Beckenraumes, den Eierstöcken

> **Beachte:**
> Symptome eines **Gebärmutterkörperkrebses** können sein:
> - Blutungen nach der Menopause
> - Zwischenblutungen bei Frauen über 40 Jahren
> - Schmierblutungen direkt vor bzw. nach der Menstruation bei Frauen über 40 Jahren
> - dunkler oder übelriechender Ausfluß

und/oder der vorderen Scheidenwand bilden. In einem fortgeschrittenen Stadium findet man oft Fernmetastasen in Lunge, Leber, Skelettsystem oder Gehirn.

◆ **Therapie**

Je nach Art und Ausdehnung des Korpuskarzinoms kommen verschiedene therapeutische Maßnahmen in Frage. Hierzu gehören die operative Behandlung (Entfernung der Gebärmutter und ihrer Anhangsgebilde sowie ggf. einer Scheidenmanschette), eventuell mit ergänzender Strahlentherapie, seltener die alleinige Strahlentherapie. In einem ausgedehnten, nicht mehr heilbaren Stadium erhofft man sich eine Besserung der Symptomatik durch die Gabe bestimmter Hormone bzw. zellschädigender Substanzen (Zytostatika).

Die Heilungsaussichten eines behandelten Korpuskarzinoms im Frühstadium sind mit 75–90% recht gut, sie nehmen jedoch mit dem Fortschreiten der Erkrankung rasch ab. Die 5-Jahres-Überlebenszeit eines Gebärmutterkörperkrebses mit Fernmetastasen beträgt nur noch 5–10%.

Wie bei allen bösartigen Erkrankungen ist es wichtig, daß sich die Patientin im Anschluß an die Therapie regelmäßigen Kontrolluntersuchungen unterzieht. Je früher eine erneute Tumorausbreitung bzw. eine Komplikation erkannt wird, desto größer ist die Wahrscheinlichkeit, daß noch Hilfe möglich ist.

Anatomie und Physiologie der weiblichen Brust

Die weibliche Brust ist ein sekundäres Geschlechtsmerkmal der Frau. Sie bildet sich während der Pubertät aus. Die in der Brust gebildete Milch dient der Ernährung des Säuglings in den ersten Lebensmonaten.

Die weibliche Brust *(Mamma)* besteht hauptsächlich aus Drüsengewebe und Fettgewebe. Das Drüsengewebe bezeichnet man zusammenfassend auch als **Brustdrüse** oder Milchdrüse. Zwischen den Brüsten der geschlechtsreifen Frau befindet sich eine Rinne, der **Busen.** Die Milchgänge im Inneren des Drüsenkörpers münden mit 12 bis 20 porenförmigen Öffnungen auf der **Brustwarze**. Um die Brustwarze herum liegt der **Warzenvorhof**, dessen Haut etwas dunkler als die normale Haut gefärbt ist.

Mit dem Eintritt der Pubertät beginnt auch die *Knospung der Brust.* Ihre typische Form erhält die weibliche Brust jedoch erst später durch Fetteinlagerungen. Ein starkes Wachstum der Brustdrüse setzt während der Schwangerschaft ein.

Die *männliche Brust* entspricht in ihrer Anlage der der Frau. Sie bleibt jedoch unterentwickelt. In der Pubertät kann es durch das Einwirken der Geschlechtshormone

auch bei Jungen vorübergehend zu einer stärkeren Brustausbildung kommen.

Auf die Brustdrüse wirken verschiedene Hormone ein.
- ▶ *Östrogene* führen zu einem Wachstum des Gangsystems.
- ▶ *Progesteron* veranlaßt die Ausbildung der säckchenförmigen Enden der Milchgänge.
- ▶ Nach der Geburt eines Kindes gibt die Hirnanhangdrüse das Hormon *Prolaktin* ab, das die Milchbildung anregt.
- ▶ Die Milchabgabe wird über das im Hinterlappen der Hirnanhangdrüse gespeicherte Hormon *Oxytozin* gesteuert. Durch das ständige Saugen an der Brust wird die Ausschüttung von Prolaktin und Oxytozin weiter unterhalten.

> Während der Wechseljahre läßt die Eierstockfunktion langsam nach. Östrogen- und Progesteronspiegel im Blut sinken stark ab. Dieser Hormonmangel wirkt sich auch auf die Brustdrüse aus. Das Drüsengewebe bildet sich im Alter zurück. Es kann durch Fettgewebe ersetzt werden.

Die wichtigste Erkrankung der weiblichen Brust im Alter

Der Brustkrebs

◆ **Definition**

 Der Brustkrebs, das *Mammakarzinom*, gehört in Mitteleuropa zu den häufigsten bösartigen Tumoren der Frau. In Deutschland erkrankt etwa jede 16. Frau im Laufe ihres Lebens an Brustkrebs. Meist sind Frauen im Alter zwischen 40 und 75 Jahren betroffen.

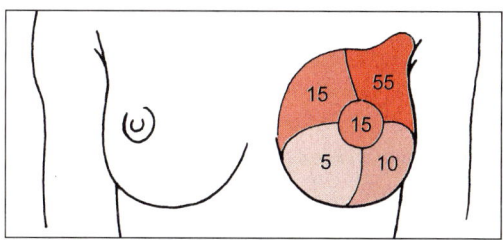

Abb. 10-12 Häufigkeitsangaben beim Brustkrebs in den verschiedenen Quadranten der Brust

Am häufigsten findet man einen Tumor im äußeren oberen Quadranten der Brust (s. Abb. 10-12). In ca. 5% der Fälle sind beide Brüste tumorös verändert. Bei sorgfältiger feingeweblicher Aufarbeitung der wegen eines bösartigen Tumors entfernten Brust findet man oft noch weitere kleine Karzinome bzw. Karzinomvorstufen.

◆ **Krankheitsbild**

Jüngere Frauen bemerken Veränderungen an ihren Brüsten oftmals früher als alte Frauen. In der Regel fällt ein meist *schmerzloser Knoten* in der Brust auf, der die Frau veranlaßt, einen Arzt aufzusuchen. Ebenfalls suspekt erscheinen umschriebene *Verhärtungen* sowie eine geringe Verschieblichkeit des Brustgewebes. Knoten in der Achselhöhle oder ober- bzw. unterhalb des Schlüsselbeins können Anzeichen einer Metastasenbildung in den Lymphknoten sein. Weitere verdächtige Befunde sind Einziehungen oder Vorwölbungen der Haut in einem umschriebenen Bereich (Abb. 10-13), ein neu aufgetretener *Größenunterschied* beider Brüste und eine Einziehung der Brustwarze. Auch das unterschiedliche Verhalten der Brüste beim Anheben der Arme kann auf einen bösartigen Brusttumor hindeuten, ebenso *ekzemartige Veränderungen* der Brustwarze und des Warzenvorhofs. Weitere mögliche Symptome des Mammakarzinoms sind die »Apfelsinenhaut« in einem abgegrenzten Gebiet, die Absonderung einer Flüssigkeit aus nur einer Brustwarze und eine *Rötung* der Brust ähnlich der bei einer Brustentzündung.

In vielen Fällen hat zum Zeitpunkt der Diagnosestellung schon eine *Metastasenbildung* über das Lymphsystem eingesetzt. Bevorzugt betroffen sind die Achsellymphknoten. Auf dem Blutweg entstandene Tochtergeschwülste finden sich später vor allem im Knochensystem, in der Leber, der Lunge und in den Eierstöcken.

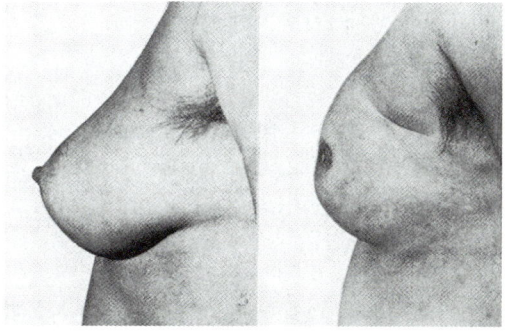

Abb. 10-13 Brustkrebs. Links: gesunde Brust; rechts: die karzinomatöse Brust der gleichen Patientin. Die Aufnahme ist zur besseren Vergleichbarkeit seitenverkehrt dargestellt. Beachte: Die Brustwarze ist eingezogen, das Brustgewebe wölbt sich unterhalb der Brustwarze etwas vor, die Haut ist seitlich eingezogen, die Brust ist verformt. (Aus: Schmidt-Matthiesen H, Hepp H. Gynäkologie und Geburtshilfe. 9. Aufl. Stuttgart, New York: Schattauer 1998)

◆ **Therapie**

Im Vordergrund der Behandlung eines Brustkrebses steht die *Operation.* Haben sich schon Tochtergeschwülste gebildet, können zellschädigende Mittel (Zytostatika) das Tumorwachstum eindämmen. Einige Brusttumoren sind durch Hormone zu beeinflussen. Sie können durch die Zufuhr von Hormonen bzw. das Ausschalten von Hormondrüsen in ihrem Wachstum gehemmt werden.

 Da es beim Brustkrebs auch nach mehr als 20 Jahren noch zu einem erneuten Tumorwachstum (Rezidiv) kommen kann, sollten bei den betroffenen Patientinnen regelmäßig *Nachsorgeuntersuchungen* durchgeführt werden.

Pflege

Angela Dühring

Sexualität im Alter

Die Sexualität im Alter ist nach wie vor ein Tabuthema. Dieses Tabu wird nicht nur von Angehörigen, Pflegekräften und der Gesellschaft aufrechterhalten, sondern auch von den alten Menschen selbst. Besonders für alte Frauen scheint dieses Thema nicht diskutabel. Vorurteile wie »Ältere Männer sind bis ins hohe Alter noch sexuell aktiv« und »Frauen haben nach den Wechseljahren kein sexuelles Interesse mehr« halten sich nach wie vor.

Die Realität ist, daß besonders alte Frauen aufgrund des Männermangels dieser Generation (durch den Krieg bedingt) und ihrer längeren Lebenserwartung (durchschnittliche Witwenzeit ca. 10 Jahre) kaum die Möglichkeit haben, ihre Sexualität mit einem Partner auszuleben. Das bedeutet aber nicht, daß sie keine Bedürfnisse haben. Aufgrund ihrer Erziehung in einer Zeit, in der Sexualität nicht öffentlich diskutiert wurde, fällt es ihnen schwer, über ihre Bedürfnisse zu reden. Vielen ist es geradezu peinlich. Hinzu kommt, daß sie ihr **Körperbild** an den gesellschaftlich geprägten Vorstellungen von Jugendlichkeit und dauerhafter Schönheit orientieren. Ihre unvermeidlichen Falten gelten als nicht attraktiv und sexuell anziehend. Ihr Selbstbild ist negativ geprägt und hindert sie am Ausleben eigener Bedürfnisse.

Weiterhin spielt der bisherige Umgang mit der Sexualität eine Rolle. Spielte sie in jüngeren Jahren eine wichtige Rolle, so wird sie auch im Alter weiterhin wichtig sein. War das bisherige Leben eher von negativen Erlebnissen, nicht befriedigenden oder belanglosen Kontakten durchzogen, so spielen auch das Bedürfnis und das Erleben der Sexualität im Alter keine so große Rolle. Aufgrund der **biographischen Erfahrungen** werden emotionale Nähe und intime Beziehungen eher gemieden.

Dabei ist Sexualität auch im hohen Alter wichtiger Bestandteil des Lebens und bereichert das Leben. Besonders dann, wenn in vielen Bereichen Einschränkungen und Verluste hingenommen werden müssen, kann Sexualität neben dem Lusterleben zur **Selbstbestätigung** und **Selbstsicherheit** beitragen. Besonders wichtig ist neben dem Erleben des Geschlechtsverkehrs die menschliche Nähe zu einem anderen Menschen. Zärtlichkeit und Hautkontakt stellen eine unmittelbare Nähe zu einem Menschen her, die im Alltag für viele alte Menschen selten geworden ist. Sie vermitteln ein Gefühl der Geborgenheit und tragen wesentlich zum gesamten **Wohlergehen** des Menschen bei.

Sexualität und Zärtlichkeiten sind Ausdruck menschlicher Beziehungen, eine Kommunikation der gegenseitigen **Wertschätzung**.

Organische Veränderungen im Alter (wie z.B. Trockenheit der Scheide durch Östrogenmangel nach der Menopause), Krankheiten und Medikamenteneinnahme schränken die sexuelle Erlebnisfähigkeit ein. Einige ärztliche Behandlungsmethoden, wie z.B. das Legen eines transurethralen Dauerkatheters, verhindern direkt die Ausübung des Geschlechtsverkehrs. Die unterdrückten Gefühle und Bedürfnisse können sich auf das Pflegepersonal übertragen. Die Pflegenden sind diejenigen, die den alten Menschen oftmals in sehr intimen Situationen begegnen, z.B. bei der Intimpflege und der Ganzwaschung. Besonders auf Pflegestationen, auf denen für einen Bewohner kaum Rückzugsmöglichkeiten mit einem Partner existieren, sind direkte Konfrontationen des Pflegepersonals mit sexuellem Begehren nicht selten. Einige psychische Erkrankungen im Alter können mit sexuellen Störungen und Abweichungen einhergehen. Bei paranoiden Psychosen können sexuelle Wahnvorstellungen entstehen. Eine sexuelle Enthemmung (Hypersexualität) kann bei seniler Demenz und chronischem Alkoholismus auftreten. Enthemmung und mangelnde Selbstkontrolle können auch als Nebenwirkung der Madopar®-Behandlung bei einer Parkinson-Erkrankung entstehen. Die Enthemmung kann sich in Form von sexueller Belästigung, Exhibitionismus (entblößen, entkleiden) und exzessiver Masturbation (Selbstbefriedigung) äußern. Darüber wird noch zu selten in der Fachöffentlichkeit gesprochen. Es ist zu vermuten, daß bei vielen Pflegekräften die eigene Sexualität ein Tabuthema ist und deshalb die der alten Menschen verdrängt wird. Für beide ist das Thema verbunden mit Gefühlen wie Scham, Peinlichkeit, Lust, Schuld und Ekelgefühlen. Der alte Mensch schämt sich aufgrund eigener Minderwertigkeitsgefühle und seiner Blöße (z.B. bei der Ganzwaschung), die eigentlich der intimen Partnerbeziehung vorbehalten sein sollte. Dem Gefühl der Scham steht das Gefühl der Peinlichkeit bei der Pflegekraft gegenüber.

Auch bei den Pflegekräften wirken die allgemeinen Vorurteile über Sexualität im Alter. Deshalb wird oft der Wunsch an die Ärzte herangetragen, den älteren Herrn oder die ältere Dame doch mit Medikamenten ruhigzustellen.

 Anstatt das Grundbedürfnis zu verdrängen oder totzuschweigen, sollte sich das Pflegeteam offen mit der Thematik auseinandersetzen und Alternativen des Umgangs entwickeln.

◆ **Mögliche Umgangsformen**

▶ An erster Stelle steht die Schaffung und Respektierung der **Privatsphäre** der Heimbewohner. Das bedeutet konkret: Das Zimmer des Bewohners ist seine Wohnung, auch auf einer Pflegestation. Vor dem Betreten sollte angeklopft werden. Der Bewohner kann seine Zimmertür von innen verschließen oder eine bestimmte Zeit (die vorher besprochen wurde) ungestört sein. Pflegemaßnahmen werden entsprechend anders zeitlich geplant.

▶ Das Heim wird von vielen Menschen bewohnt. Die Mitarbeiter sollten die **Kontaktaufnahme** untereinander fördern. Gegenseitige Besuche im Zimmer (auch auf den Pflegestationen) von Männern und Frauen sind selbstverständlich möglich. Immobile Bewohner werden dabei unterstützt.

▶ Eine **gemeinsame Unterbringung** in einer Wohnung oder einem Zimmer sollte Paaren auch ohne Trauschein ermöglicht werden.

▶ Eindeutige **Berührungen** bei der Durchführung intimer pflegerischer Tätigkeiten schaffen Klarheit für beide. Pflegekräfte überprüfen kritisch ihre Vorgehensweise.

▶ Vorsichtige **Gesprächsangebote** und eine klare Sprache (ohne moralische Untertöne) im Umgang mit Betroffenen sollten von allen Mitarbeitern umgesetzt werden.

Diese Liste wurde ohne Anspruch auf Vollständigkeit erstellt. Sie sollte von den Mitarbeitern eines Pflegeteams als Anregung für eigene Ideen und Vorschläge genommen werden.

Ein anderes Thema, über das ebenfalls nicht gesprochen wird ist die intime **Beziehung zwischen Pflegepersonal und Heimbewohner**. Sie kommt gelegentlich vor, aber wird von den Beteiligten unter Verschluß gehalten. Vorgesetzte sollten diesem Konflikt nicht ausweichen. Für sie stellen sich folgende Fragen: Besteht eine Abhängigkeit oder eine gleichberechtigte Beziehung? Kann sie toleriert werden? Wie weit darf sie gehen?
Anstelle von disziplinarischen Maßnahmen sollte das offene Gespräch mit beiden Betroffenen gesucht werden.

In anderen europäischen Ländern wird ein sehr viel offenerer und unkomplizierterer Umgang mit der Thematik gepflegt. In Holland ist es z.B. durchaus möglich, Prostituierte für behinderte Menschen über Sozialhilfe in Anspruch zu nehmen. Dort werden die Kosten wie selbstverständlich zum Lebensunterhalt gezählt. So umstritten auch der Einsatz von Prostituierten sein mag (Sexualität ist für sie eine Ware), so kann er doch im Einzelfall für einen einsamen alten, vielleicht sogar pflegebedürftigen Menschen die einzige Möglichkeit der sexuellen Befriedigung sein.

Wenn es gelingt, die Sexualität als etwas zu begreifen, das zum ganzen Leben des Menschen dazugehört und sein Wohlbefinden ganz entscheidend mit beeinflußt, dann wird dieses Thema auch in der Altenpflege nicht mehr tabu sein.

Zur weiteren Auseinandersetzung mit dem Thema empfiehlt sich das Buch »Alte Liebe rostet nicht. Über den Umgang mit Sexualität im Alter« von R. Butler und M. Lewis, 1996.

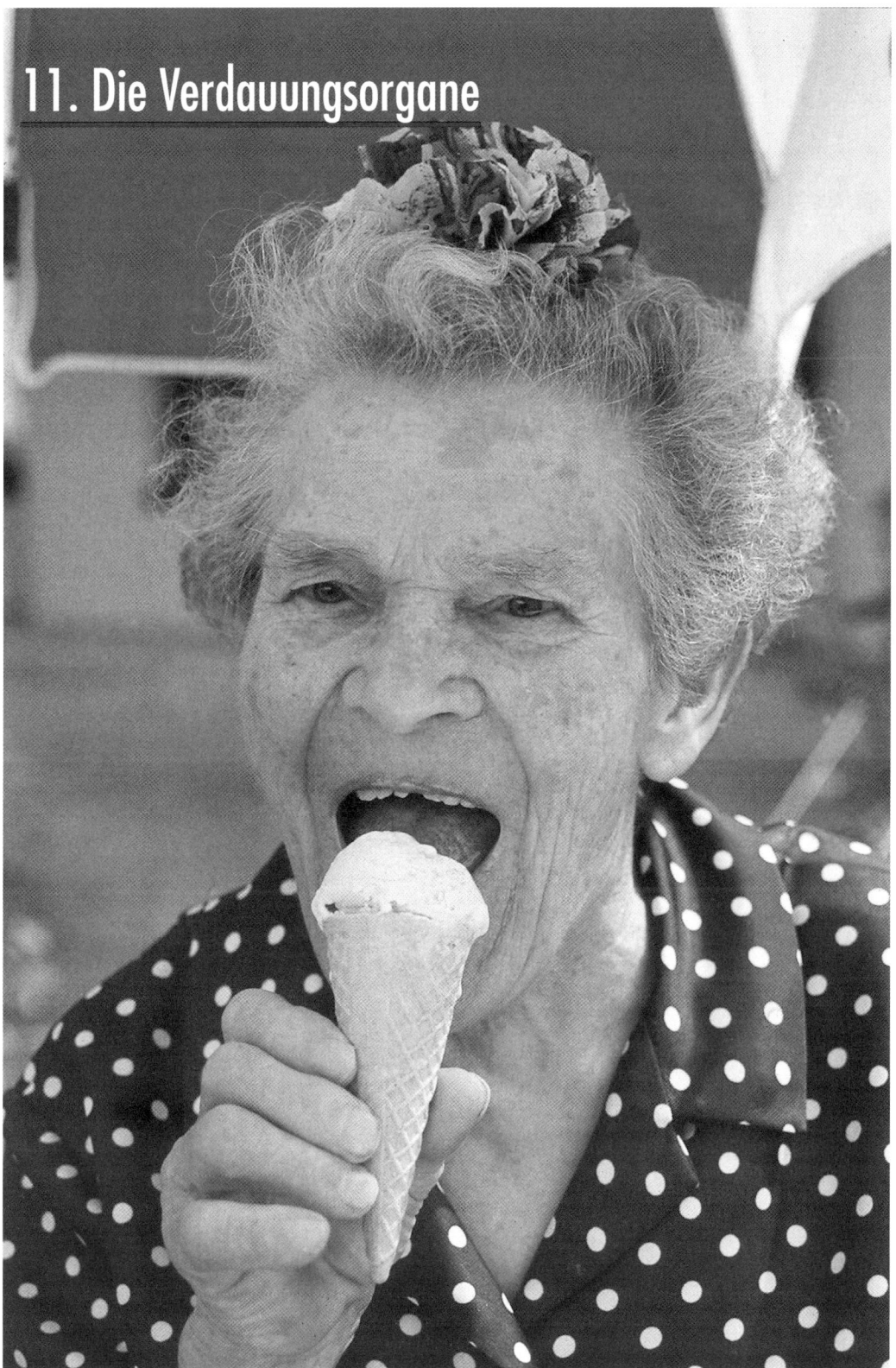

11. Die Verdauungsorgane

Medizinische Grundlagen

LOTTE HABERMANN-HORSTMEIER

Pflege

ANGELA DÜHRING

Medizinische Grundlagen

Lotte Habermann-Horstmeier

Dem Körper werden mit der Nahrung die Stoffe zugeführt, die er benötigt, um seine Lebensvorgänge aufrechtzuerhalten. Mit Hilfe der **Verdauungsorgane** werden die Nährstoffe aus der Nahrung herausgesondert, dann in kleinere Bruchstücke zerlegt und schließlich vom Körper aufgenommen.

Anatomie der Verdauungsorgane

Den **Verdauungsapparat** (Abb. 11-1) untergliedert man in:

▶ einen **oberen Abschnitt**, zu dem die Mundhöhle mit den Speicheldrüsen und Zähnen, der Rachen und die Speiseröhre gehören,

▶ einen **mittleren Abschnitt**, der Magen und Dünndarm (bestehend aus Zwölffingerdarm, Leerdarm und Krummdarm) umfaßt, sowie

▶ einem **unteren Abschnitt**, der durch die einzelnen Teile des Dickdarms (Blinddarm mit Wurmfortsatz,

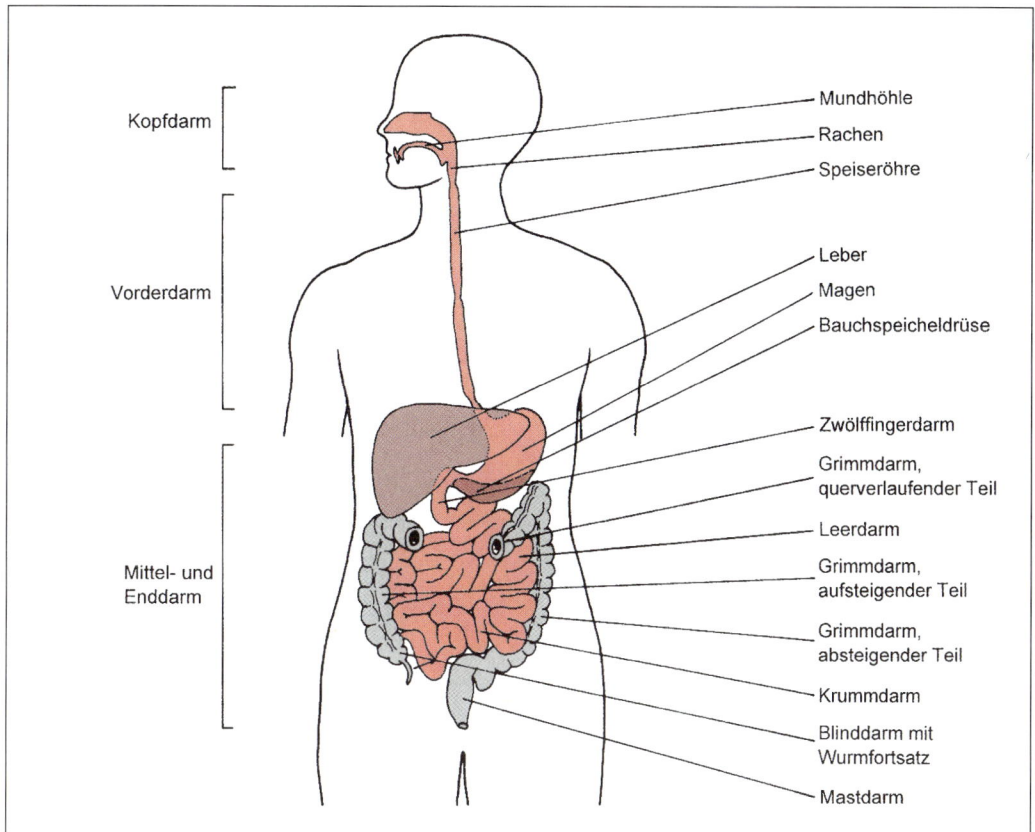

Abb. 11-1 Übersicht über die Gliederung des Verdauungstrakts. Der querverlaufende Grimmdarm (Colon transversum) wurde teilweise entfernt, um Zwölffingerdarm (Duodenum) und Bauchspeicheldrüse (Pankreas) freizulegen.

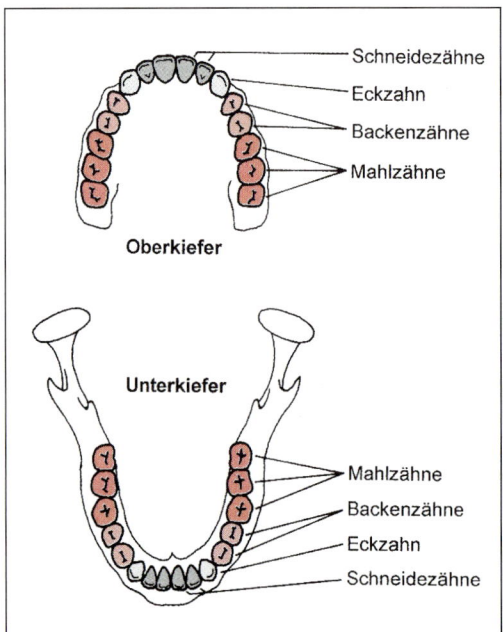

Abb. 11-2 Anordnung der Zähne im bleibenden Gebiß des Erwachsenen

aufsteigender Grimmdarm, querverlaufender Grimmdarm, absteigender Grimmdarm, S-förmige Schlinge und Mastdarm) gebildet wird.

Die Mundhöhle

Den Raum zwischen Wangen, Lippen und Zähnen bezeichnet man als **Vorhof der Mundhöhle**. Daran schließt sich die eigentliche Mundhöhle, der Raum innerhalb der Zähne, an. Nach oben wird die Mundhöhle vom harten und vom weichen Gaumen begrenzt. Den Abschluß nach unten bildet die Muskulatur von Zunge und Mundboden. Nach hinten geht die Mundhöhle in den Rachen über.

Die *Lippen* bilden den Übergang von der Gesichtshaut zur Schleimhaut der Mundhöhle. Durch das Epithel des Lippenrots schimmern feine Haargefäße hindurch und bedingen die rote Farbe. Für einen festen Lippenschluß sorgen verschiedene Ausläufer der *mimischen Muskulatur*.

Das **Innere der Mundhöhle** wird von einer Schleimhaut ausgekleidet. Sie ist im Bereich der Zahnfortsätze von Ober- und Unterkiefer fest mit der Knochenhaut verwachsen und wird dort *Zahnfleisch* (Gingiva) genannt. In den Zahnfortsätzen sind die Zähne verankert.

Die Zähne

Die Zähne dienen dem Abbeißen und der Zerkleinerung der Nahrung.

Als **Milchgebiß** bezeichnet man die in den ersten beiden Lebensjahren erscheinenden Zähne des Säuglings- und Kleinkindalters. Es wird vom **bleibenden Gebiß** des Erwachsenen abgelöst. Die bleibenden Zähne werden in der Zahnleiste der Kiefer schon in den ersten Lebensmonaten hinter den Milchzähnen angelegt. Der *Zahnwechsel* beginnt etwa mit dem sechsten Lebensjahr. Er sollte mit 12 Jahren abgeschlossen sein. Eine Ausnahme hiervon bilden die Weisheitszähne, die gewöhnlich erst im Laufe der ersten Lebensjahrzehnte erscheinen. Der Durchbruch kann jedoch auch ganz ausbleiben.

Das **Dauergebiß** oder bleibende Gebiß umfaßt 32 Zähne (Abb. 11-2). Zur Kennzeichnung der Zähne unterteilt man Ober- und Unterkiefer in je zwei Hälften. In jedem Gebißviertel unterscheidet man zwei Schneidezähne, einen Eckzahn, zwei Backenzähne und drei Mahlzähne. Die hinteren Mahlzähne bezeichnet man auch als Weisheitszähne.

Ein **Zahn** (*Dens*, Abb. 11-3) besteht aus
- der Krone,
- dem Zahnhals und
- der Wurzel.

Als *Krone* bezeichnet man den Teil des Zahns, der aus dem Zahnfleisch herausragt. Er ist von Zahnschmelz überzogen. Den vom Zahnfleisch umfaßten Teil des Zahnes nennt man *Zahnhals*. Die *Zahnwurzel* ist mit Hilfe von Bindegewebsfasern im Zahnfach verankert.

Die harte Zahnsubstanz setzt sich aus drei verschiedenen Stoffen zusammen:
- dem Zahnbein (Dentin),
- dem Zahnschmelz und
- dem Zement.

In ihrem Aufbau ähneln sie dem Knochen. Den größten Teil des Zahnes bildet das *Dentin*. Es umgibt die Pulpahöhle, in der sich die *Zahnpulpa* befindet. Als Pulpa bezeichnet man hier das an Gefäßen und Nerven reiche Bindegewebe in der Zahnhöhle. Es dient der Ernährung des Zahnes. Die Pulpahöhle läuft nach unten im *Wurzelkanal* aus. Durch diesen Wurzelkanal treten Blutgefäße und Nerven in den Zahn ein bzw. aus. Im Wurzelbereich wird das Dentin von einem schmalen *Zementsaum* umgeben. Die Krone wird vom *Zahnschmelz*, der härtesten Substanz des menschlichen Körpers, umhüllt.

Die Zunge

Die Zunge besteht zum größten Teil aus quergestreifter Muskulatur. Man unterscheidet den Zungenkörper von der Zungenwurzel. **Zungenwurzel** nennt man den hinteren, fest mit dem Mundboden verwachsenen Teil der Zunge. Er geht nach vorne in den **Zungenkörper** mit dem Zungenrücken über.

Die Zunge ist von einer Schleimhaut überzogen. An der Zungenunterfläche bildet die Schleimhaut in der Mitte das *Zungenbändchen*. Rechts und links davon münden am Boden der Mundhöhle auf je einer kleinen Erhebung die Ausführungsgänge von Speicheldrüsen. Der Zungenrücken weist eine Reihe warzenförmiger Erhebungen auf, die man als Papillen bezeichnet. Sie dienen der Tastempfindung oder tragen Geschmacksknospen.

Man unterscheidet

- fadenförmige
- pilzförmige
- warzenförmige und
- blattförmige Papillen.

Die Speicheldrüsen

Neben zahlreichen kleinen Speicheldrüsen geben drei große, paarig angelegte **Mundspeicheldrüsen** ihr Sekret in die Mundhöhle ab (Abb. 11-4). Dieses Sekret bezeichnen wir als *Speichel*.

Die größte Mundspeicheldrüse ist die **Ohrspeicheldrüse** (*Glandula parotidea* oder kurz: Parotis). Sie liegt zwischen Unterkiefer und Ohr, vor dem Kaumuskel. Ihr Ausführungsgang führt durch den Kaumuskel hindurch und mündet in Höhe des zweiten oberen Mahlzahns in die Mundhöhle. Innerhalb der Ohrspeicheldrüse zweigt sich der Gesichtsnerv (N. facialis) in zahlreiche kleine Ästchen auf.

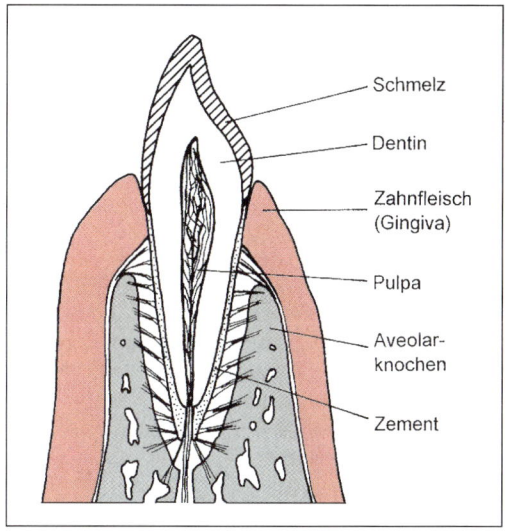

Abb. 11-3 Aufbau des Zahnes und seines Halteapparates

Die **Unterkieferdrüse** (*Glandula submandibularis*) liegt zwischen dem Unterkieferknochen und Muskeln der oberen Zungenbeinmuskulatur. Der Ausführungsgang dieser Speicheldrüse vereinigt sich mit dem Hauptausführungsgang der Unterzungendrüse und mündet auf einer kleinen Erhebung in der Nähe des Zungenbändchens.

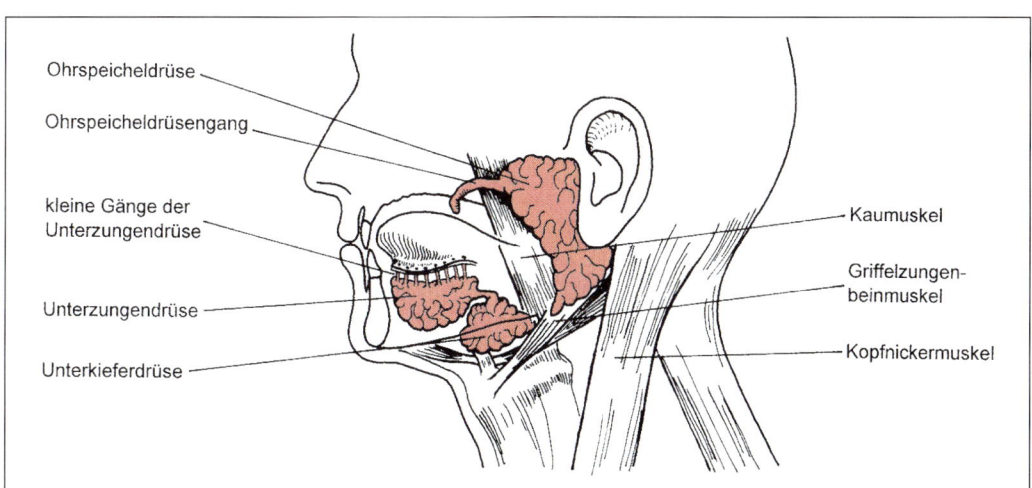

Abb. 11-4 Lage der großen Mundspeicheldrüsen

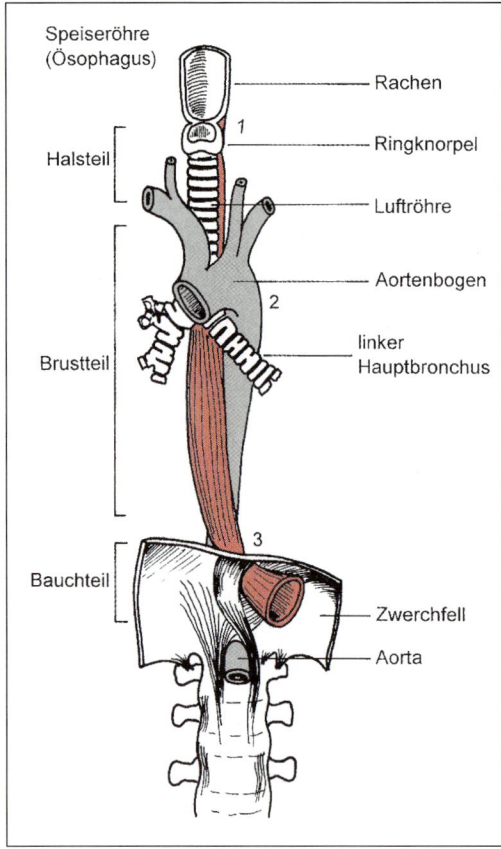

Abb. 11-5 Die Speiseröhre; 1 obere Enge (Ösophagus-mund); 2 mittlere Enge (Aortenenge); 3 untere Enge (Zwerchfellenge)

Die **Unterzungendrüse** *(Glandula sublingualis)* liegt am Mundboden, unterhalb der Zunge. Sie reicht seitlich bis zum Unterkiefer. Neben der Hauptdrüse gibt es noch mehrere kleine Nebendrüsen, die jeweils über eigene Ausführungsgänge ihren zähflüssigen Speichel an die Mundhöhle abgeben.

 Wie alle Schleimhäute des menschlichen Körpers wird auch die *Mundschleimhaut* mit zunehmendem Alter dünner, trockener und leichter verletzlich. Es entstehen oft chronische Entzündungen und kleine Geschwüre.
In der Regel weisen die *Zähne* alter Menschen an den Zahnkronen starke Abnutzungserscheinungen auf. Durch Zahnverluste treten Änderungen der Zahnstellung und Störungen beim Beißen auf. Das Zahn-

fleisch geht zurück, so daß es zu einer scheinbaren Verlängerung der Zahnkronen kommt.
Rückbildungsvorgänge findet man auch an den *Speicheldrüsen.* Die Speichelproduktion ist oft eingeschränkt. Die betroffenen alten Menschen klagen über Mundtrockenheit, ein Brennen im Mund, Zungenschmerzen und Schwierigkeiten beim Haftenbleiben der Zahnprothese. Durch die verminderte Speichelbildung besteht bei alten Menschen auch eine erhöhte Anfälligkeit gegenüber Karies (Zahnfäule).

Der Rachen

Den Verbindungsweg zwischen Mundraum und Speiseröhre nennt man **Rachen** (Pharynx). Die Anatomie des Rachens wurde bereits in Kapitel 8, S. 168 beschrieben.

Die Speiseröhre

Die Speiseröhre *(Ösophagus)* ist ein Muskelschlauch von etwa 25 bis 30 cm Länge. Sie beginnt etwa in Höhe des sechsten Halswirbels bzw. des zum Kehlkopf gehörenden Ringknorpels. Anschließend läuft sie hinter der Luftröhre im Mittelfellraum abwärts zum Magen. Unterhalb des Zwerchfells mündet die Speiseröhre schließlich in den Magen.
Hauptaufgabe der Speiseröhre ist der Transport der Speisen zum Magen. Im Speiseröhrenverlauf muß die Nahrung drei enge Stellen überwinden (Abb. 11-5). Der **Ösophagusmund** in Höhe des Ringknorpels ist die engste Stelle. Sie wird auch als obere Enge bezeichnet und dient als Verschluß. Durch die Kreuzung von Speiseröhre und Aortenbogen (dem Bogen der großen Körperschlagader um den linken Hauptbronchus herum) entsteht die mittlere Enge oder **Aortenenge**. Die **Zwerchfellenge** oder untere Enge liegt im Bereich des Zwerchfelldurchtritts. Etwa 2 bis 5 cm nach ihrem Durchtritt durch das Zwerchfell mündet die Speiseröhre in den Magen.
Die **Wand der Speiseröhre** entspricht in ihrem Aufbau dem Aufbau von Magen und Darm.
▶ Das Innere der Speiseröhre kleidet eine *Schleimhaut* aus.
▶ Auf sie folgt eine *bindegewebige Verschiebeschicht.*
▶ Daran schließt sich eine *Muskelschicht* an.
▶ Diese steht schließlich mit einer *bindegewebigen Außenschicht* in Verbindung.
Die *Schleimhaut* der Speiseröhre besitzt ein mehrschichtiges, unverhorntes Plattenepithel. Sie ist im Ruhe-

zustand in Längsfalten gelegt. Die *Muskelschicht* im Bereich der oberen Speiseröhre besteht aus quergestreifter, aber unwillkürlich arbeitender Muskulatur. Sie geht nach unten hin in glatte Muskulatur über.

 Mit zunehmendem Lebensalter vermindert sich die Zahl der glatten Muskelzellen im unteren Speiseröhrenteil, ebenso die Zahl der diesen Bereich versorgenden Nerven. Die quergestreifte Muskulatur der oberen Speiseröhre bleibt intakt. Durch die Veränderungen im unteren Bereich kann die Speiseröhre die Nahrung nicht mehr optimal in den Magen befördern.

Der Magen

 Der **Magen** (*Ventriculus* oder *Gaster*, Abb. 11-6) ist eine sackförmige Erweiterung des Verdauungskanals. Er liegt größtenteils im linken Oberbauch, unterhalb der linken Zwerchfellkuppel. Aufgabe des Magens ist die chemische Zerkleinerung der zerkauten Nahrung. Der so entstandene Speisebrei wird im Magen hin- und herbewegt und schließlich in den Darm befördert.

Den Übergang von der Speiseröhre zum Magen nennt man **Mageneingang** oder Magenmund *(Kardia)*. Seitlich davon – in der Regel links – liegt eine kuppelförmige Erweiterung des Magens, der **Magengrund** *(Fundus)*. An den Fundus schließt sich der Hauptteil des Magens, der **Magenkörper** *(Korpus)* an. Dieser geht dann in den **Magenausgang** über. Man bezeichnet diesen Teil des Magens auch als den Vorraum des Pförtners *(Antrum pyloricum)*. Die Verbindung zum Zwölffingerdarm stellt der **Pförtner** *(Pylorus)* her.

Der Magen besitzt eine Vorder- und eine Hinterfläche. Die kürzeste Verbindung zwischen Magenmund und Pförtner bezeichnet man als *kleine Magenkrümmung*. Den unteren Magenrand, die längere Verbindung zwischen Kardia und Pylorus, nennt man *große Magenkrümmung*. Im Mageninneren verlaufen entlang der kleinen Magenkrümmung längsgerichtete Schleimhautfalten. Man bezeichnet sie auch als *Magenstraße*. Die Schleimhautfalten im übrigen Magen liegen schräg und quer. Die **Magenwand** ist, wie auch die übrigen Abschnitte des Magen-Darm-Kanals, aus vier Schichten aufgebaut. Mit Blut wird der Magen über Äste der Bauchhöhlenschlagader versorgt. Das venöse Blut des Magens gelangt über die Pfortader zur Leber.

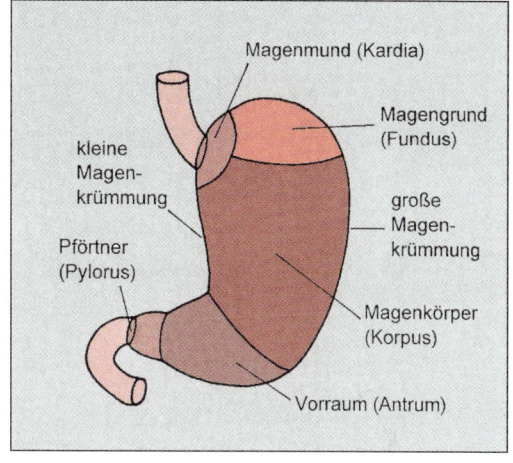

Abb. 11-6 Schematische Darstellung des Magens, von der Seite gesehen

 Bei alten Menschen findet man häufig eine Erschlaffung des Verschlußmechanismus im Bereich der unteren Speiseröhre. Dadurch kann der Magenmund zusammen mit Teilen des Magengrundes leicht durch den Speiseröhrenschlitz im Zwerchfell nach oben gleiten. Man bezeichnet dies als Hiatushernie. Mit zunehmendem Lebensalter bildet sich oft die Schleimhaut des Magenkörpers zurück.

Der Dünndarm

 An den Magen schließt sich der **Dünndarm** (*Intestinum tenue*) an. Seine Aufgabe ist die Verdauung und die anschließende Aufnahme der freigesetzten Nährstoffe in den Körper.

Der Dünndarm (s. Abb. 11-1) ist etwa 3 bis 4 m lang. Man unterteilt ihn in drei Abschnitte:
- Zwölffingerdarm
- Leerdarm
- Krummdarm

Der **Zwölffingerdarm** (*Duodenum*, Abb. 11-7) schließt sich an den Magenpförtner an. Er ist mit etwa 30 cm Länge der kürzeste Teil des Dünndarms. Wie ein nach links offenes Hufeisen (oder ein C) umgibt er den Kopf der Bauchspeicheldrüse. In der Mitte dieses Darmabschnitts mündet der gemeinsame Ausführungsgang der Leber und der Bauchspeicheldrüse. Die Mündung liegt auf einer

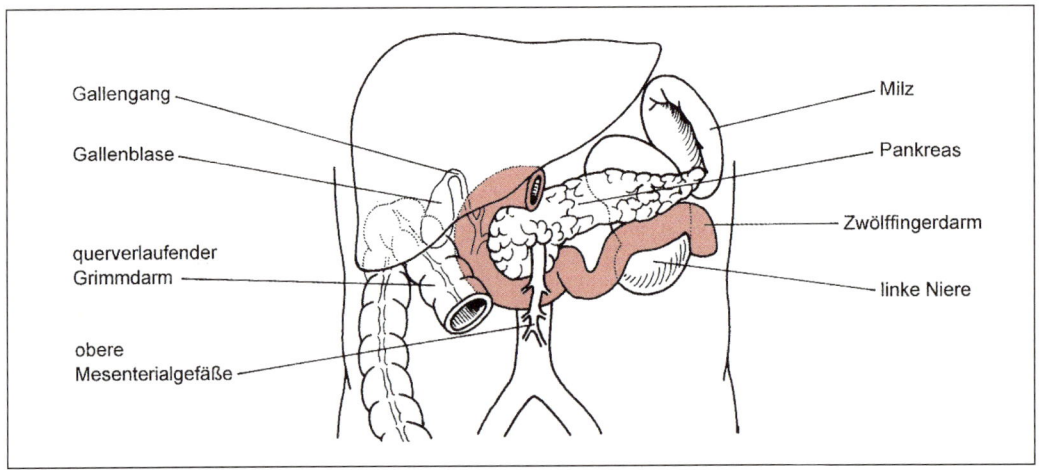

Abb. 11-7 Lagebeziehungen des Zwölffingerdarmes zu den umgebenden Organen

kleinen, warzenförmigen Erhebung. Der Zwölffingerdarm ist als einziger Abschnitt des Dünndarms an seiner
Rückseite nicht von Bauchfell bedeckt.
Der Zwölffingerdarm geht in den **Leerdarm** (*Jejunum*)
über. Als Leerdarm bezeichnet man die oberen zwei

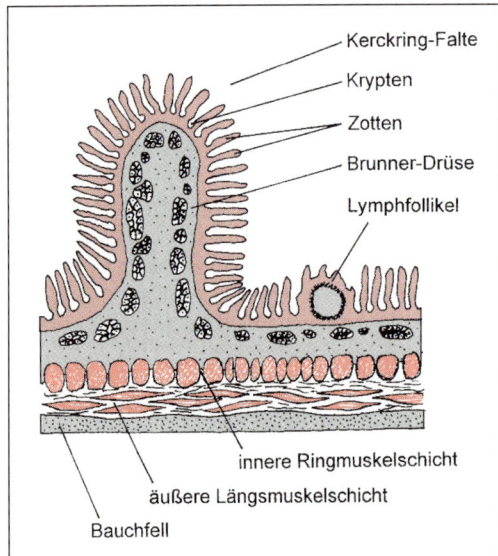

Abb. 11-8 Aufbau der Wand des Zwölffingerdarmes
mit Zotten und Kerckring-Falten. Brunner-Drüsen sind
für den Zwölffingerdarm typische Drüsen. Sie ähneln
vom Aufbau her den Schleimdrüsen, bilden jedoch ein
wäßriges Sekret.

Fünftel des vollständig von Bauchfell umgebenen
Dünndarms.
Die restlichen drei Fünftel dieses Darmabschnitts nennt
man **Krummdarm** oder *Ileum*. Zwischen beiden Teilen
gibt es keine scharfe Grenze.
Die **Wand des Dünndarms** ist, wie auch die übrigen
Abschnitte des Magen-Darm-Kanals, aus vier Schichten
aufgebaut. Die **Schleimhaut** (Abb. 11-8) ist in ringförmige Falten gelegt. Man bezeichnet sie auch als
Kerckring-Falten. Sie entstehen durch die Auffaltung
der Schleimhaut und der darunter liegenden bindegewebigen Verschiebeschicht. Ebenso wie Zotten und die
sog. Mikrovilli (s. u.) dienen sie der Vergrößerung der
Darmoberfläche. Dadurch wird ein intensiver Kontakt
des Speisebreis mit den Darmzellen ermöglicht.
Die ca. 0,5 bis 1,2 mm hohen *Zotten* sind fingerförmige
Ausstülpungen der Schleimhaut. Zwischen ihnen münden kleine Drüsen. Eine weitere Vergrößerung der
Darmoberfläche ermöglichen die *Mikrovilli*. Es sind
kleine Zellplasmafortsätze an der Oberfläche der
Epithelzellen. Diese Gebilde werden auch als Bürstensaum bezeichnet und sind nur mit Hilfe eines Elektro-
nenmikroskops sichtbar.
Das **einschichtige Zylinderepithel** der Dünndarmschleimhaut besteht aus absondernden (sezernierenden)
und aufnehmenden (resorbierenden) Zellen. Zu den
sezernierenden Zellen gehören
● die schleimbildenden Becherzellen,
● die sog. Paneth-Körnerzellen und
● hormonbildende Zellen.
Man findet solche Zellen vor allem in Schleimhaut-
einsenkungen, den *Krypten*. Der von den *Becherzellen*
abgesonderte Schleim macht den Darminhalt gleitfähig

und schützt so die empfindliche Schleimhaut. *Paneth-Körnerzellen* enthalten wahrscheinlich bakterizide, d.h. bakterientötend wirkende Substanzen. Die *hormonbildenden Zellen* des Dünndarms sondern Gewebshormone ab. Solche Gewebshormone haben die Aufgabe, Bewegungsabläufe im Magen-Darm-Trakt und die Abgabe von Verdauungssäften zu steuern (s. dazu auch S. 268f.). **Resorbierende Epithelzellen** findet man vor allem im Bereich der Dünndarmzotten. Ihr Bürstensaum aus Mikrovilli dient der Aufnahme von Nahrungsbausteinen, Flüssigkeiten und Mineralien.

Unter der Schleimhaut des Zwölffingerdarms liegen geknäuelte **Drüsen**, die eine schleimige Flüssigkeit absondern. Man bezeichnet sie als *Brunner-Drüsen*. Ihr Sekret bildet zusammen mit den Absonderungen der schleimbildenden Becherzellen und der kleinen Darmzottendrüsen den **Darmsaft**. Pro Tag werden etwa 1,5 l Darmsaft produziert. Er reagiert alkalisch (pH-Wert zwischen 8 und 9) im Gegensatz zum sauren Magensaft.

In der Darmwand, vor allem im Schleimhautbindegewebe des Krummdarms, findet man Ansammlungen von **lymphatischem Gewebe**. Aufgabe dieser Lymphfollikel ist es, Krankheitserreger abzuwehren, die über den Magen-Darm-Trakt in den Körper eindringen. Auch Fremdkörper werden auf diese Weise unschädlich gemacht. Man bezeichnet das lymphatische Gewebe des Darmes zusammenfassend auch als *Peyer-Plaques* (s. S. 158).

Der Dünndarm ist durch ein **bindegewebiges Aufhängeband** an der hinteren Bauchhöhlenwand befestigt (Abb. 11-9). Man bezeichnet dieses Band auch als Gekröse oder *Mesenterium*. Es gibt dem Darm eine große

Bewegungsmöglichkeit. Im Mesenterium verlaufen die Gefäße und Nerven, die den Dünndarm versorgen. Außen ist das Aufhängeband, in das reichlich Fett eingelagert ist, von Bauchfell überzogen.

Die arterielle **Blutversorgung** des Dünndarms geschieht größtenteils über die *obere Gekröseschlagader* (A. mesenterica superior). Sie entspringt unmittelbar unterhalb der Bauchhöhlenschlagader (Truncus coeliacus) aus der großen Körperschlagader. Nur der obere Teil des Zwölffingerdarms erhält Blut aus der *Bauchhöhlenschlagader*. Das venöse Blut aus dem Darmbereich fließt der *Pfortader* zu.

 Wie auch im Bereich des Magens findet man im Dünndarm alter Menschen zunehmend atrophische Veränderungen. Durch eine Schwächung des Bindegewebes und Störungen in den Bewegungsabläufen des Darmes können sich kleine Darmwandausstülpungen (Divertikel) bilden.

Der Dickdarm

 Den unteren Abschnitt des Verdauungsapparates nennt man **Dickdarm** *(Intestinum crassum)*. Im Dickdarm werden unverdauliche Nahrungsreste zersetzt. Der Stuhl wird eingedickt.

Der Dickdarm (s. Abb. 11-1) weist durchschnittlich eine Länge von 1,5 bis 1,8 m auf. Man unterscheidet beim Dickdarm

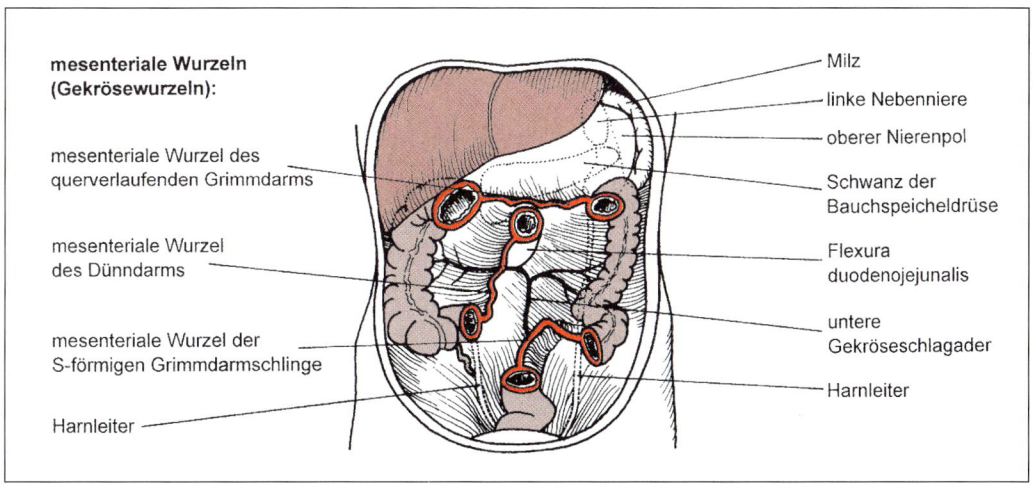

mesenteriale Wurzeln (Gekrösewurzeln):

mesenteriale Wurzel des querverlaufenden Grimmdarms

mesenteriale Wurzel des Dünndarms

mesenteriale Wurzel der S-förmigen Grimmdarmschlinge

Harnleiter

Milz

linke Nebenniere

oberer Nierenpol

Schwanz der Bauchspeicheldrüse

Flexura duodenojejunalis

untere Gekröseschlagader

Harnleiter

Abb. 11-9 Die Aufhängung des Darms an den Mesenterien. Dickdarm und Dünndarm wurden zum Großteil entfernt. Als Flexura duodenojejunalis bezeichnet man den Übergang vom Zwölffingerdarm zum Leerdarm.

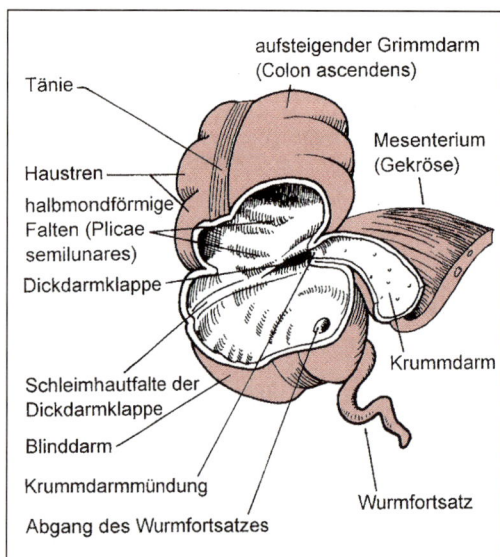

Tänie

Haustren

halbmondförmige
Falten (Plicae
semilunares)

Dickdarmklappe

Schleimhautfalte der
Dickdarmklappe

Blinddarm

Krummdarmmündung

Abgang des Wurmfortsatzes

aufsteigender Grimmdarm
(Colon ascendens)

Mesenterium
(Gekröse)

Krummdarm

Wurmfortsatz

Abb. 11-10 Die Mündung des Dünndarms in den Dickdarm (Ileozäkalklappe)

- den Blinddarm mit dem Wurmfortsatz,
- den aufsteigenden Grimmdarm,
- den querverlaufenden Grimmdarm,
- den absteigenden Grimmdarm,
- die S-förmige Grimmdarmschlinge und
- den Mastdarm mit dem After.

Den sackförmig erweiterten Anfangsteil des Dickdarmes nennt man **Blinddarm** (*Zäkum*, Abb. 11-10). Er liegt im rechten Unterbrauch, in der Nähe der rechten Beckenschaufel. Das Ende des Dünndarmes stülpt sich seitlich in die Wand des nur 6 bis 8 cm langen Blinddarmes ein. Man bezeichnet diese Vorstülpung als *Dickdarmklappe*. Es ist ein Schließmuskel, der sich in periodischen Abständen öffnet, um den Inhalt des Dünndarmes in den Dickdarm austreten zu lassen. Die Klappe verhindert gleichzeitig einen Rückfluß von Dickdarminhalt.
Das wurmförmige Anhangsgebilde des Blinddarmes nennt man **Wurmfortsatz** *(Appendix vermiformis)*. In die Wand des Wurmfortsatzes sind zahlreiche Lymphfollikel eingelagert. Wahrscheinlich spielt das Organ eine wichtige Rolle im Rahmen der Infektabwehr.

An den Blinddarm schließt sich der **aufsteigende Grimmdarm** *(Colon ascendens)* an. Er läuft auf der rechten Bauchseite bis zur Leber, biegt dort um und zieht als querverlaufender **Grimmdarm** *(Colon transversum)* in einem Bogen an der vorderen Bauchwand entlang zur linken Seite. Im linken hinteren Oberbauch, in der

Nähe der Milz, biegt der querverlaufende Grimmdarm nach unten um und läuft als **absteigender Grimmdarm** *(Colon descendens)* an der linken seitlichen Bauchwand abwärts.

Der absteigende Grimmdarm geht etwa in Höhe der linken Darmbeinschaufel in die **S-förmige Grimmdarmschlinge** *(Colon sigmoideum oder Sigmoid)* über. Dieser Dickdarmabschnitt tritt – wie der Name sagt – S-förmig gewunden in das kleine Becken ein.

An die S-förmige Grimmdarmschlinge schließt sich der **Mastdarm** *(Rektum)* an. Sein lateinischer Name Rektum (von rectus: gerade) ist irreführend. Im Gegensatz zum gerade verlaufenden Mastdarm vieler Tiere besitzt das Rektum des Menschen eine annähernde S-Form. Das etwa 15 bis 20 cm lange Endstück des Dickdarms folgt anfangs der Ausbuchtung des Kreuzbeins. In Höhe des Steißbeins biegt es nach hinten um, tritt durch den Beckenboden und endet im After. Im Gegensatz zum übrigen Dickdarm findet man im Mastdarm weder Haustren noch Taenien (s.u.). Dagegen umgibt eine geschlossene Längsmuskelschicht das Organ. Den oberen, stark erweiterungsfähigen Teil des Mastdarms nennt man Ampulle. Dort sammelt sich der Darminhalt an und löst den Stuhldrang aus.

Den Abschluß des Dickdarmes bildet der **After** *(Anus)*. In seinem oberen Teil ist er noch von Dickdarmschleimhaut ausgekleidet. Im unteren Teil findet man eine schwach verhornte, gut mit Nerven versorgte Haut. Sie geht schließlich in die äußere Haut über, die noch etwas in den Analkanal hineinragt. Unterhalb der Schleimhaut des Afters liegen Äste der oberen Mastdarmschlagader. Sie stehen über Anastomosen mit einem Venengeflecht in Verbindung und bilden *Schwellkörper*. Diese Schwellkörper tragen zum Verschluß des Afters bei. Sind sie sackförmig erweitert, bezeichnet man sie als Hämorrhoiden (s. S. 282).
Für den Verschluß des Afters sorgen jedoch in erster Linie die Schließmuskeln (Sphinkteren). Der *innere Afterschließmuskel* ist eine Fortsetzung der Ringmuskelschicht des Mastdarmes. Er besteht wie dieser aus unwillkürlich arbeitender glatter Muskulatur. Der Spinkter ist also nicht dem Willen unterworfen! Dagegen gehört der *äußere Afterschließmuskel* zur quergestreiften Beckenbodenmuskulatur. Er kann willentlich kontrahiert (zusammengezogen) werden. Neben diesen beiden Muskeln sind noch weitere Muskeln des Beckenbodens am Verschluß des Afters beteiligt.

Der Aufbau der **Dickdarmwand** entspricht dem des übrigen Verdauungskanals. Auch hier findet man eine das Innere auskleidende Schleimhaut. Ihr folgen bindegewe-

bige Verschiebeschicht, Muskelschicht und Bauchfellumhüllung bzw. bindegewebige Außenschicht.
Charakteristische **Zeichen des Dickdarms** sind:

● Taenien
● Haustren
● Appendices epiploicae

Als *Taenien* bezeichnet man die drei etwa 1 cm breiten Längsstreifen, die von der Längsmuskulatur des Dickdarms gebildet werden. *Haustren* nennt man die charakteristischen Aussackungen des Dickdarmes. Sie werden durch das Zusammenziehen der Ringmuskulatur hervorgerufen. Dadurch entstehen Einschnürungen, die in das Innere des Dickdarmes als halbmondförmige Falten (sog. Plicae semilunares) hineinragen. Die zipfelförmigen Fettanhängsel der Außenwand des Dickdarmes heißen *Appendices epiploicae.*

Die **Dickdarmschleimhaut** besitzt keine Zotten, dagegen findet man hier besonders tiefe und enggestellte Einstülpungen, die *Krypten*. Das Epithel der Krypten besteht vorwiegend aus schleimbildenden Becherzellen. Andere Epithelzellen tragen sog. Mikrovilli, d.h.

Zellplasmafortsätze, die in die Lichtung des Darmes hineinragen. Sie dienen der Aufnahme (Resorption) von Wasser.

Die **Blutversorgung** des Dickdarms geschieht hauptsächlich über die obere und die untere Gekröseschlagader. Das venöse Blut aus dem Bereich des Dickdarms wird fast ausschließlich über die *Pfortader* (V. portae) der Leber zugeführt.

Ebenso wie im Bereich des Dünndarms findet man im Dickdarm alter Menschen oft kleine Darmwandausstülpungen. Diese Divertikel entstehen durch eine Schwächung des Bindegewebes bei einer gleichzeitig bestehenden Störung der Bewegungsabläufe des Darmes. Häufig tritt im Alter auch eine Schwäche des Afterschließmuskels auf. Die Schleimhaut in diesem Bereich kann nach außen vorfallen. Es kommt dann nicht selten auch zu Inkontinenzerscheinungen. Der Stuhl kann nicht mehr willentlich zurückgehalten werden.

Anatomie der großen Darmdrüsen

Leber und Bauchspeicheldrüse sind die beiden großen Darmdrüsen des Menschen. Sie produzieren Verdauungssäfte, mit deren Hilfe Kohlenhydrate, Fette und Eiweiße in kleinere Bruchstücke zerlegt werden.

Leber und Gallenblase

Die Leber

Die Leber *(Hepar)* liegt im rechten Oberbauch (Abb. 11-11). Der größte Teil des Organs verbirgt sich unter der rechten Zwerchfellkuppel. Der untere Rand der Leber verläuft seitlich mit dem rechten Rippenbogen. Man kann ihn bei tiefem Einatmen als eine scharfe Kante tasten, da sich die Leber dann mit dem Zwerchfell nach unten verschiebt.

Das Äußere der Leber ist von einer derben *Bindegewebskapsel* überzogen. Zusätzlich wird sie noch fast vollständig von einer *Bauchfellschicht* umhüllt. Nur der hintere, obere Teil ist mit dem Zwerchfell fest verwachsen. An der Leber unterscheidet man die nach unten gerichtete *Eingeweidefläche* von der nach oben gewölbten *Zwerchfellfläche*. Betrachtet man das Organ von vorne, erkennt man eine sichelförmige, bandartige Struktur, die die Leber in einen großen **rechten** und einen kleinen

linken Leberlappen unterteilt. Schaut man sich die Leber von der Eingeweidefläche her an, sieht man im Bereich des rechten Leberlappens noch zwei kleinere Gebilde, den **quadratischen Lappen** und den **geschwänzten Lappen**. Sie werden durch eine Nische, die Leberpforte, voneinander getrennt. Die Leberpforte *(Porta hepatis)* ist Ein- bzw. Austrittsstelle der Leberarte-

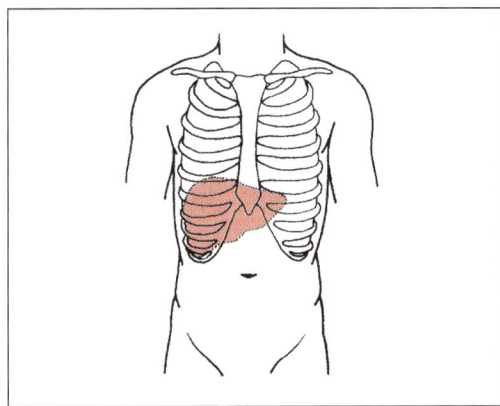

Abb. 11-11 Lage der Leber im rechten Oberbauch, von vorne

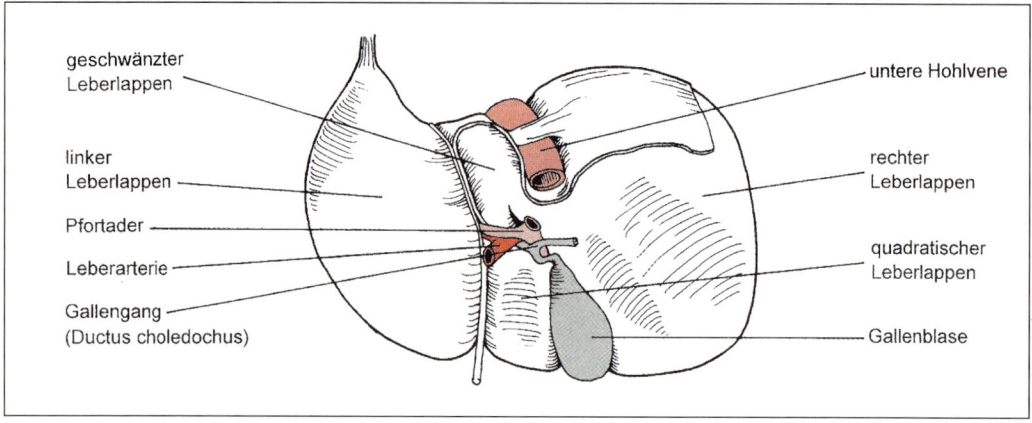

Abb. 11-12   Ansicht der Leberunterfläche mit Leberpforte

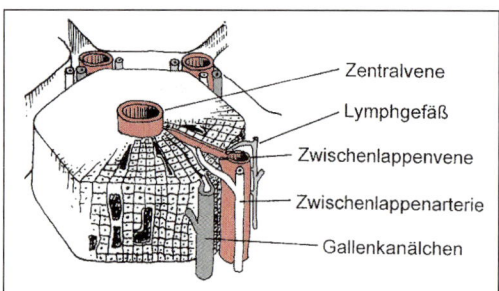

Abb. 11-13   Darstellung eines Leberläppchens

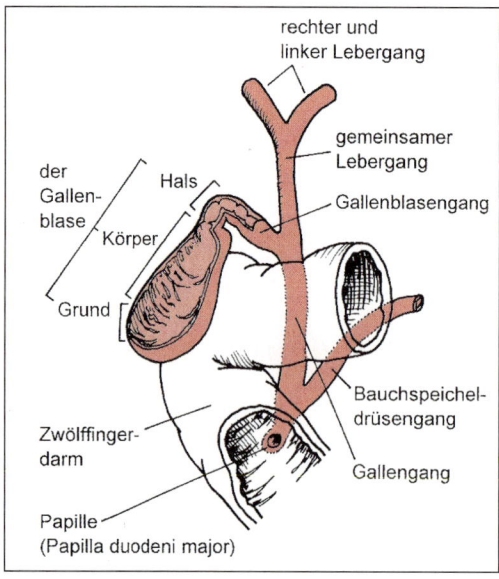

Abb. 11-14   Anatomie des Gallengangsystems

rie (A. hepatica), der Pfortader (V. portae) und des gemeinsamen Lebergangs (Ductus hepaticus communis). In einer seitlich davon verlaufenden Furche liegt vorne die *Gallenblase*, hinten die untere Hohlvene (V. cava inferior) (Abb. 11-12).

Das Lebergewebe besteht aus einer großen Anzahl von **Leberläppchen** (Abb. 11-13). Jedes Leberläppchen besitzt in seinem Zentrum eine *Zentralvene*. Sie sammelt das Blut aus den sternförmig angeordneten Leberkapillaren, den Sinusoiden (Kanälchen). Die einzelnen Leberläppchen sind durch Bindegewebe gegeneinander abgegrenzt. Man nennt dieses Bindegewebe *periportales Bindegewebe*. In ihm verlaufen Äste der Leberarterie, der Pfortader und der Gallengänge von der Leberpforte ins Leberinnere. An den Stellen, an denen verschiedene Leberläppchen zusammenstoßen, bilden sich dreieckige Felder, die *Periportalfelder*.

Gallenblase und Gallenwege

Die Gallenblase *(Vesica fellea)* liegt an der Eingeweidefläche der Leber. Das birnenförmige Hohlorgan ist im Durchschnitt etwa 8 bis 12 cm lang und 4 bis 5 cm breit. Es faßt ca. 30 bis 50 ml Flüssigkeit. Die dünne Wand der Gallenblase ist von einer Schleimhaut ausgekleidet, die ein einschichtiges Zylinderepithel trägt.

Man unterscheidet bei der Gallenblase den **Blasengrund**, den **Blasenkörper** und den nach hinten oben gerichteten **Blasenhals** (Abb. 11-14). Vom Blasenhals geht der Gallenblasengang *(Ductus cysticus)* aus.

Der **Gallenblasengang** *(Ductus cysticus)* mündet spitzwinkelig in den von der Leber kommenden gemeinsamen Lebergang. Der **gemeinsame Lebergang** *(Ductus hepaticus communis)* entsteht an der Leberpforte aus dem rechten und dem linken Lebergang *(Ductus hepaticus* *dexter et sinister).* Rechter und linker Lebergang sind Zusammenflüsse der größeren Gallenwege in der Leber. Durch die Einmündung des Gallenblasenganges in den gemeinsamen Lebergang entsteht der **Gallengang** *(Ductus choledochus)* (Abb. 11-14). Der Gallengang mündet schließlich in den Zwölffingerdarm. Kurz vor der Einmündungsstelle vereinigt er sich bei den meisten Menschen mit dem Bauchspeicheldrüsengang *(Ductus pancreaticus).* Die gemeinsame Mündungsstelle nennt man *Papille* (Papilla duodeni major). Sie wird durch einen Schließmuskel (Sphinkter) verschlossen. Er verhindert den Rückfluß von Galle und Pankreassaft.

> Das Gewicht der Leber nimmt mit zunehmendem Alter langsam ab. Es kann bei sehr alten Menschen bis auf 30 bis 50% des Normalgewichtes der Leber eines Erwachsenen sinken. Die Zahl der Leberzellen (Hepatozyten) nimmt ebenfalls im Alter ab. Dagegen findet man oft vergrößerte Leberzellen. Nicht selten sieht man auch Riesenzellen mit vergrößerten Zellkernen. Häufig kommt es im Alter auch zu einer leichten Zunahme des Bindegewebes zwischen den einzelnen Leberzellen. Die Leberdurchblutung verringert sich zwischen dem zweiten und neunten Lebensjahrzehnt um ca. 30 bis 50%. Besonders deutlich wird dies ab dem 60. Lebensjahr. Frauen sind hiervon stärker betroffen als Männer.

Die Bauchspeicheldrüse

Die Bauchspeicheldrüse (das *Pankreas*) liegt im mittleren Oberbauch (s. Abb. 11-7). Das längliche Organ ist etwa 14 bis 18 cm lang und wiegt durchschnittlich 65 bis 75 g. Außen ist das Pankreas von einer Bindegewebskapsel umgeben. Wie der Zwölffingerdarm ist es nicht von Bauchfell umhüllt.

Den dicksten, zur Körpermitte hin gelegenen Teil der Bauchspeicheldrüse bezeichnet man als **Pankreaskopf**. Er wird vom C-förmigen Teil des Zwölffingerdarmes (der Duodenalschlinge; Abb. 11-15) umfaßt. Das Organ verjüngt sich dann nach links. Der Kopf geht in den **Pankreaskörper** über, dieser endet im **Pankreasschwanz**.

Im Inneren der Bauchspeicheldrüse erkennt man eine Läppchenstruktur. Aus den einzelnen *Läppchen* führen kurze Gänge zum **Bauchspeicheldrüsengang** *(Ductus pancreaticus).* Er zieht längs durch die Drüse und mündet bei den meisten Menschen außerhalb der Bauchspeicheldrüse gemeinsam mit dem Gallengang in der Papille (Papilla duodeni major, s. o.). Bei einigen Menschen mündet ein zweiter Nebenast des Bauchspeicheldrüsenganges einige Zentimeter über der Papille in den Zwölffingerdarm.

Im Pankreasgewebe findet man verschiedene Arten von Drüsenzellen. Der *exokrine Teil* der Bauchspeicheldrüse produziert Verdauungsenzyme. Er besteht aus rein serösen Drüsenzellen, die sich zu beerenförmigen Endstücken zusammenlagern. Um dieses Drüsengewebe herum findet man ein bindegewebiges Stützgerüst, welches das Gewebe in Läppchen untergliedert. Neben den exokrinen Drüsenzellen finden sich in der Bauchspeicheldrüse auch *endokrine Zellen*. Sie sind zu sog. **Langerhans-Inseln** zusammengelagert. Wie alle hormonproduzierenden Drüsenzellen geben sie Hormone

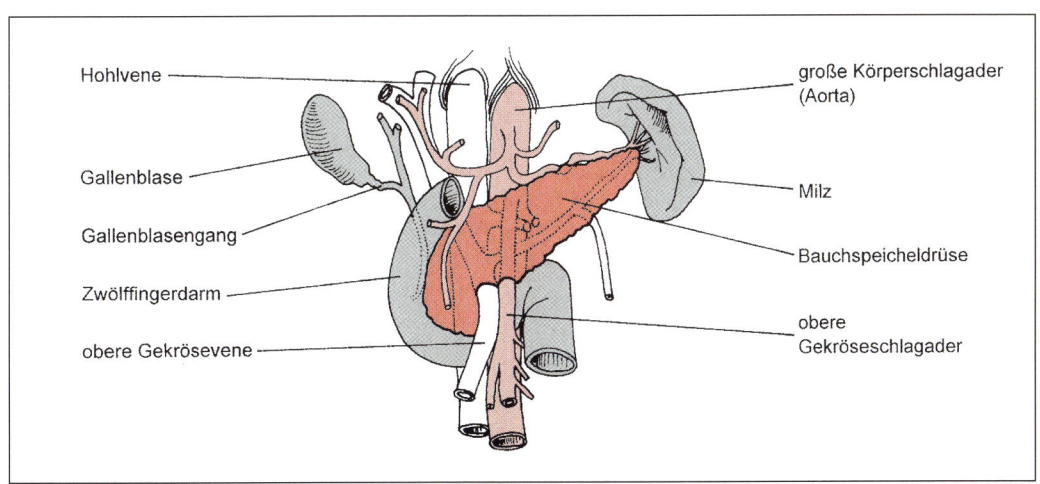

Abb. 11-15   Beziehung der Bauchspeicheldrüse zu den Organen des Oberbauchs

direkt ans Blut ab. Die überwiegende Mehrzahl sind helle B-Zellen, die das Hormon Insulin bilden. Die A-Zellen produzieren Glukagon.

 In den Bauchspeicheldrüsen älterer Menschen findet man oft eine Bindegewebsvermehrung (Fibrose). Das Drüsengewebe bildet sich zurück. Häufig kommt es auch zu einer Vermin-

derung der kleinen Drüsenkanälchen. Das Volumen der Bauchspeicheldrüse nimmt ab. Ein Teil des Drüsengewebes wird durch Fettgewebe ersetzt. Der Durchmesser des Pankreasgangs vergrößert sich mit zunehmendem Alter. Besonders deutlich wird dies ab dem 75. Lebensjahr. In den Blutgefäßen der Bauchspeicheldrüse finden sich zunehmend Verkalkungen.

Nahrung und Stoffwechsel

Die Nahrung des Menschen enthält folgende Bestandteile:
- Eiweiße
- Kohlenhydrate
- Fette
- Vitamine
- Mineralien
- Spurenelemente
- Wasser
- Ballaststoffe

Def. Eiweiße, Kohlenhydrate und Fette bezeichnet man als **Nährstoffe**.

Sie werden im Magen-Darm-Trakt in kleinere Teile gespalten und dann über die Schleimhaut in den menschlichen Körper aufgenommen (resorbiert). Über das Blut und die Lymphflüssigkeit gelangen sie zu den einzelnen Zellen. Ein Teil der Nährstoffe wird dort zu energieärmeren Stoffen abgebaut. Sie dienen also der *Energiegewinnung*. Weitere Nährstoffe und deren Abbauprodukte stehen zum Aufbau körpereigener Substanzen zur Verfügung. Man bezeichnet dies als *Baustoffwechsel*.
Wasser und **Mineralien** werden u.a. zur Erhaltung des inneren Milieus der Körperzellen benötigt. **Vitamine** und **Spurenelemente** nehmen wir nur in äußerst geringen Mengen zu uns. Sie sind jedoch bis auf wenige Ausnahmen für den Körper essentielle Nahrungsbestandteile, d.h., sie müssen ständig mit der Nahrung zugeführt werden. Als (keineswegs unnötige!) **Ballaststoffe** bezeichnet man Kohlenhydrate, die der Mensch nicht verdauen kann. Ein Beispiel hierfür ist die Zellulose, ein häufiger Bestandteil von Pflanzenfasern. Ballaststoffe werden vom Darm zur normalen Verdauungsfunktion benötigt. Sie regen durch ihr Volumen die peristaltischen Darmbewegungen an und fördern den Transport des Darminhalts.

Die Eiweiße

 Die kleinsten Bausteine der **Eiweißkörper** oder *Proteine* nennt man **Aminosäuren**.

Verbinden sich zwei Aminosäuren miteinander, spricht man von einem *Dipeptid*. In einem *Polypeptid* sind viele Aminosäuren kettenartig miteinander verknüpft.
Bevor Eiweiße vom Organismus über den Darm aufgenommen, d.h. resorbiert werden können, müssen sie in einzelne Aminosäuren aufgespalten werden. Aus diesen Aminosäuren setzt der Körper dann seine eigenen Eiweiße zusammen. Proteine dienen in der Regel dem *Baustoffwechsel*, also dem Aufbau körpereigener Substanzen. So bilden sie z.B. Enzyme und Hormone, Antikörper und Transporteiweiße (z.B. Hämoglobin) oder dienen als Stütz- und Gerüsteiweiße (z.B. Kollagen). Im Normalfall werden nur im Überfluß aufgenommene Eiweiße auch zur Energieversorgung herangezogen. Bei schweren Hungerzuständen können allerdings Eiweiße aus Leber, Milz und Muskulatur der Energiegewinnung dienen.
Als **essentielle Aminosäuren** bezeichnet man Eiweißbausteine, die für den Körper unentbehrlich sind (Tab. 11-1). Sie müssen dem Organismus ständig mit der Nahrung zugeführt werden. Die übrigen Aminosäuren kann sich der Mensch aus den schon vorhandenen umformen.
Der **Eiweißanteil der Nahrung** sollte etwa 15% der Gesamtkaloriemenge (s. S. 265) betragen. Kinder, Schwangere und Stillende haben einen höheren Eiweißbedarf pro Kilogramm Körpergewicht als die übrige Bevölkerung. Entgegen der landläufigen Meinung ist auch im Alter eine ausreichende Proteinzufuhr wichtig. Proteinhaltige Nahrungsmittel sind z.B. Fleisch, Fisch, Eier, Milch und Sojabohnen.
Verbindungen zwischen Eiweißkörpern und anderen Stoffen nennt man *Proteide*. Als Nukleoproteide be-

Tab. 11-1 Die zehn essentiellen Aminosäuren

Arginin	Histidin	Isoleucin	Leucin	Lysin
Methionin	Phenylalanin	Threonin	Tryptophan	Valin

zeichnet man beispielsweise Verbindungen zwischen Eiweißen und Nukleinsäuren. Lipoproteide sind Eiweiß-Fett-Verbindungen.

Die Kohlenhydrate

Kohlenhydrate dienen in erster Linie der Energiegewinnung. Sie bilden den Hauptbestandteil der menschlichen Nahrung. Ihre Bausteine sind Kohlenstoff (C), Wasserstoff (H) und Sauerstoff (O).

Einfachzucker oder Monosaccharide haben die chemische Formel ($C_6H_{12}O_6$). Bekanntester Vertreter aus dieser Gruppe ist der *Traubenzucker*. Er wird auch als Glukose oder Dextrose bezeichnet. Auch die *Galaktose* und die *Fruktose* (Fruchtzucker) sind Einfachzucker.

Zu den **Zweifachzuckern** oder *Disacchariden* mit der chemischen Formel ($C_{12}H_{22}O_{11}$) gehören der *Malzzucker* (Maltose), der *Milchzucker* (Laktose) und der *Rohr-* oder *Rübenzucker* (Saccharose). Malzzucker setzt sich aus zwei Molekülen Glukose zusammen. Verbinden sich je ein Molekül Glukose und Galaktose, erhält man Milchzucker. Rohr- oder Rübenzucker entsteht aus je einem Molekül Glukose und Fruktose.

Mehrfach- oder **Vielfachzucker** bezeichnet man auch als *Polysaccharide*. Zu dieser Kohlenhydratgruppe gehören die Stärke, das Glykogen und die Zellulose. *Stärke* ist die pflanzliche Speicherform der Kohlenhydrate. Besonders stärkehaltig sind die verschiedenen Getreidearten und Kartoffeln. Die tierische Speicherform der Kohlenhydrate nennt man *Glykogen*. Hauptspeicherorgane für Glykogen sind Leber und Muskeln. Die *Zellulose*, ein Gerüstbaustein höherer Pflanzen, kann vom menschlichen Organismus nicht verwertet werden, da ihm ein die Zellulose spaltendes Enzym (die Zellulase) fehlt. Verschiedene Tierarten (z.B. Kühe) können Zellulose jedoch mit Hilfe bestimmter Darmbakterien abbauen.

Die vom Menschen mit der Nahrung aufgenommenen Zwei- und Mehrfachzucker werden im Darm in Einfachzucker aufgespalten und dann resorbiert. Ein Überschuß an Kohlenhydraten wird in der Leber und der Muskulatur zu Glykogen aufgebaut und dort gespeichert. Aus Kohlenhydraten kann der Körper rasch

Energie zur *Wärmebildung* und für die *Muskelarbeit* gewinnen.

Pro Tag benötigen wir etwa 10 bis 15 g Kohlenhydrate pro kg Körpergewicht. Eine 50 kg schwere Frau sollte nach dieser groben Regel also täglich 500 bis 750 g Kohlenhydrate zu sich nehmen. **Kohlenhydrathaltige Nahrungsmittel** sind Brot, Getreideprodukte (z.B. Nudeln, Gries, Müsli), Kartoffeln und Hülsenfrüchte. Vor allem Vollkornprodukte sind aus ernährungsphysiologischer Sicht zu empfehlen. Ernährungsphysiologisch bedenklich ist dagegen ein zu hoher Konsum an zuckerhaltigen Nahrungsmitteln (z.B. Backwaren, Süßigkeiten etc.). Zuckerhaltig sind auch Fruchtsäfte und natürlich der Honig.

Die Fette

Fette *(Lipide)* sind die größten Energielieferanten des Menschen. Sie werden jedoch auch zur Resorption fettlöslicher Vitamine und zur Deckung des Bedarfs an essentiellen Fettsäuren benötigt.

Fette sind in Wasser unlösliche Substanzen. Sie entstehen durch die sog. *Veresterung* (Wasserabspaltung) des dreiwertigen Alkohols Glyzerin mit Fettsäuren. Die dazu notwendigen Fettsäuren unterteilt man in *gesättigte* und *ungesättigte Fettsäuren*. Ungesättigte Fettsäuren findet man vor allem in pflanzlichen Ölen. Linolensäure ist z.B. eine dreifach ungesättigte Fettsäure. Sie ist für den menschlichen Körper *essentiell*, d.h., er kann sie nicht selbst aufbauen. Linolensäure kommt in Leinöl und verschiedenen tierischen Fetten vor. Weitere essentielle Fettsäuren sind die Linolsäure und die Arachidonsäure. Hauptbestandteile des Körper- bzw. Nahrungsfettes sind die **Neutralfette** oder *Triglyzeride*. Sie bestehen aus drei Fettsäuren, die an Glyzerin gebunden sind. Man findet sie in tierischer und pflanzlicher Nahrung (z.B. in fettem Fleisch, in Nüssen).

Fettähnliche Stoffe bezeichnet man auch als *Lipoide*. Sie sind wichtige Bestandteile des menschlichen Körpers. Man findet sie beispielsweise in Zellmembranen und – als Phospholipide, Cerebroside etc. – im Nervensystem. Ein für den Menschen außerordentlich wichtiger Fettabkömmling ist das **Cholesterin**. Als Zellbaustein findet es sich in allen Zellen des menschlichen Köpers. Es ist

Ausgangssubstanz für die Gallensäuren, für die Nebennierenrinden- und Sexualhormone sowie des Vitamin D.

Die Vitamine

> **Def.** Vitamine sind Substanzen, die der Körper in der Regel nicht oder nur unzureichend selbst bilden kann. Sie sind für den Organismus *essentiell* und müssen als fertige Vitamine oder Vitaminvorstufen mit der Nahrung aufgenommen werden. Eine Ausnahme bildet das Vitamin K, das von den Darmbakterien im menschlichen Körper gebildet wird und anschließend resorbiert werden kann.

Vitamine sind zur Aufrechterhaltung des Stoffwechsels unbedingt notwendig. Sie dienen dabei z.B. als sog. *Koenzyme*. Hierunter versteht man Substanzen, die an Enzymreaktionen beteiligt sind. Vitamine spielen eine wichtige Rolle bei der *Eiweißsynthese* und beim *Stofftransport durch Membranen*.
Man unterscheidet
- **fettlösliche Vitamine**
- **wasserlösliche Vitamine**

Eine Überdosierung fettlöslicher Vitamine kann zu einer *Hypervitaminose* führen. Entsprechende krankhafte Veränderungen sind bei erhöhter Zufuhr wasserlöslicher Vitamine unbekannt. Bei einer unzureichenden Vitaminzufuhr treten *Mangelerkrankungen* auf.

◆ **Fettlösliche Vitamine**
Zur Gruppe der fettlöslichen Vitamine gehören die Vitamine A, D, E und K.

Vitamin A wird auch als Retinol bezeichnet. Die Vorstufe des Vitamin A, das Provitamin A oder *Karotin*, wird vorwiegend in der Leber zu Vitamin A umgebaut. Vitamin A spielt eine wesentliche Rolle beim Aufbau des Sehfarbstoffes Rhodopsin, ist also für den *Sehvorgang* von großer Bedeutung. Daneben dient es dem *Schutz der Haut* und ist wichtig für das Wachstum.

Im Gegensatz zu anderen Vitaminen kann **Vitamin D** im menschlichen Körper selbst hergestellt werden. Hierzu wird der Cholesterinabkömmling 1,25-$(OH)_2$-Cholecalciferol in der Haut durch die Einwirkung des Sonnenlichts in Vitamin D umgewandelt. Die Aufgabe des Vitamin D liegt in der Regulierung des *Kalziumstoffwechsels*. Es ist unter anderem für die regelrechte Verkalkung des Skeletts vonnöten.

Vitamin E oder Tokopherol kommt hauptsächlich in Pflanzenölen und Getreidekeimlingen vor. Seine genaue biologische Wirkung beim Menschen ist noch nicht vollständig aufgeklärt.

Vitamin K (Phyllochinon) kommt in allen grünen Pflanzen und in der Leber vor. Der Mensch bezieht sein Vitamin K jedoch nicht nur aus der Nahrung. Zusätzlich wird es von den normalerweise im menschlichen Darm lebenden Darmbakterien gebildet. Vitamin K wirkt in der Leber als Koenzym bei der Bildung von Prothrombin und den Gerinnungsfaktoren VII, IX und X. Alle diese Substanzen spielen bei der *Blutgerinnung* eine wichtige Rolle.

Hypervitaminosen (s.o.) kommen vor allem bei einer Überdosierung von Vitamin A und Vitamin D vor.

◆ **Wasserlösliche Vitamine**
Zur Gruppe der wasserlöslichen Vitamine gehören die Vitamine B (Vitamin-B-Komplex), C und H.

Der **Vitamin-B-Komplex** umfaßt eine ganze Reihe von Vitaminen, die allerdings für den Menschen nicht alle von Bedeutung sind. Wichtig sind das Vitamin B_1, das Vitamin B_2, das Vitamin B_6, das Vitamin B_{12} und die ebenfalls zu dieser Gruppe zählenden Vitamine **Folsäure**, **Pantothensäure** und **Nikotinsäureamid**.
Vitamin B_{12} (Kobalamin) ist eine Sammelbezeichnung für eine Reihe chemisch ähnlicher Verbindungen. Zur Aufnahme von Vitamin B_{12} in den Körper ist der von der Magenschleimhaut gebildete *Intrinsic-Faktor* notwendig. Ein Mangel an Vitamin B_{12} führt zu einer schweren Blutbildungsstörung, zur *perniziösen Anämie* (s. S. 161). Typische Symptome sind u.a. Leistungsabfall, Müdigkeit und Schwäche. Diese Krankheitszeichen treten jedoch in der Regel erst nach ein bis zwei Jahren auf, da die Leber in der Lage ist, große Mengen Vitamin B_{12} zu speichern. Ein weiteres Vitamin aus der B-Gruppe ist die **Folsäure**. Ein Folsäuremangel ist auch in Europa nicht selten. Vor allem das blutbildende Gewebe ist davon betroffen. Typisch ist die sog. *Folsäuremangelanämie*. In einem fortgeschritteneren Stadium der Erkrankung kommt es auch zu einer verringerten Antikörperbildung und zu Veränderungen in der Darmschleimhaut.

Vitamin C, die *Ascorbinsäure* findet man reichlich in Früchten (Zitronen, Hagebutten, Apfelsinen), aber auch in Kartoffeln, grünem Blattgemüse und Paprika. Vitamin C wirkt bei vielen Stoffwechselvorgängen mit. Es spielt z.B. bei der Kollagenbildung eine wichtige Rolle. Vitamin C erhöht die natürliche Abwehrkraft gegen Infekte und ist an Entgiftungsreaktionen beteiligt.
Vitamin-C-Mangel führt zu einer erhöhten *Infektanfälligkeit*. Bei einem schweren Mangel kommt es zum *Skorbut*. Die früher bei Seeleuten weit verbreitete Krank-

heit äußert sich in Müdigkeit, Blässe, Schleimhautge-schwüren, Zahnausfall, Muskelschwäche, Herzmuskel-veränderungen und einer Blutarmut.

Vitamin H ist eine veraltete Bezeichnung für *Biotin*. Es wird meist in ausreichendem Maße von den Darmbakte-rien des menschlichen Darms gebildet.

Mineralien und Spurenelemente

Neben Nährstoffen und Vitaminen enthält die Nahrung auch Mineralien und Spurenelemente. Mineralien kom-men im Körper vor allem in Form von Elektrolyten vor. Unter dem Begriff **Elektrolyte** faßt man verschiedene Verbindungen (Säuren, Basen, Salze) zusammen, die in wäßriger Lösung in Ionen, d. h. elektrisch geladene Teil-chen, zerfallen. Zu den im Blut vorkommenden Elektro-lyten gehören die negativ geladenen *Anionen* Chlorid (Cl^-), Bikarbonat (HCO_3^-), anorganisches Phosphat und Sulfate. Positiv geladene *Kationen* sind Natrium (Na^+), Kalium (K^+), Kalzium (Ca^{2+}) und Magnesium (Mg^{2+}). Ein für den Körper besonders wichtiges Mineral ist das *Eisen*. Es wird zum Aufbau des roten Blutfarbstoffes Hämoglobin benötigt (Transport der Atemgase, s. S. 152 und S. 172f). Auch der Muskelfarbstoff Myoglobin ent-hält *Eisen*. Eisen kommt in der Nahrung als dreiwertiges Eisen (Fe^{3+}) vor. Es muß erst durch die Salzsäure des Magens in zweiwertiges Eisen (Fe^{2+}) umgewandelt werden, damit es von der Schleimhaut aufgenommen werden kann. Pro Tag nimmt der Mensch durchschnitt-lich 10 bis 15 mg Eisen mit der Nahrung zu sich. Davon werden jedoch nur etwa 10 bis 15% über den Darm resorbiert.

Spurenelemente werden nur in sehr geringen Mengen mit der Nahrung aufgenommen. Sie sind jedoch essenti-elle Nahrungsbestandteile, müssen also dem Körper stän-dig von außen zugeführt werden. Zu den Spurenelemen-ten zählen Kobalt, Kupfer, Mangan, Selen, Zink, Jod, Chrom, Fluor und Molybdän. Einige Autoren rechnen auch das Eisen zu dieser Gruppe. Der Bedarf an Spuren-elementen ist abhängig vom Alter und Geschlecht eines Menschen. Das mit der Nahrung aufgenommene Jod wird vor allem für den Schilddrüsenstoffwechsel benötigt (s. S. 321).

Der Stoffwechsel

Die dem Körper mit der Nahrung zugeführten Nährstoffe (Kohlenhydrate, Eiweiße und Fette) dienen dem Stoff-wechsel.

 Als **Stoffwechsel** bezeichnet man alle chemi-schen Vorgänge, die in einem Organismus ablaufen. Die dafür notwendige Energie wird beim Abbau der Nährstoffe frei.

Maßeinheit für die freiwerdende Energie war früher die Kilokalorie (kcal). Die Einheit wurde später durch das Joule (J) ersetzt. Auch heute findet man noch häufig Angaben in Kilokalorien.

 Eine **kcal** ist die Energiemenge, die 1 Liter Wasser um 1° C erwärmt.
1 kcal entspricht 4,19 kJ.

Je nachdem, ob der Körper Kohlenhydrate, Eiweiße oder Fette abbaut, werden unterschiedliche Energiemengen frei.
▶ Die Verbrennung von 1 g *Kohlenhydraten* liefert 4,1 kcal (16,8 kJ).
▶ Der Brennwert von 1 g *Eiweiß* liegt ebenfalls bei 4,1 kcal (16,8 kJ).
▶ Hingegen erhält man beim Abbau von 1 g *Fett* mit 9,3 kcal (39 kJ) mehr als die doppelte Energiemenge.

 Unter dem Begriff **Grundumsatz** versteht man die Energie, die der Körper in völliger Ruhe zur Erhaltung seiner Lebensvorgänge benötigt.

Dieser Energiebedarf liegt beim Erwachsenen bei etwa 1500 bis 1700 kcal pro Tag. Der tatsächliche Bedarf eines Erwachsenen ist jedoch um einiges höher, da der Körper auch bei jeder Bewegung (und bei jedem Denkvorgang!) Energie verbraucht. Ein Erwachsener, der eine leichte körperliche Arbeit verrichtet, benötigt täglich ca. 2000 kcal (Frauen) bzw. 2500 kcal (Männer).

Der Ruhestoffwechsel (Grundumsatz) ist im Alter mit ca. 1200 kcal bei der Frau und 1300 kcal beim Mann geringer als in jünge-ren Jahren. Der Bewegungsverbrauch bleibt aber beim körperlich aktiven Menschen noch lange Zeit annähernd so hoch wie beim jungen Erwachsenen mit sitzender Lebensweise. Bis etwa zum 75. Lebensjahr hat daher ein körperlich aktiver Mensch noch un-gefähr denselben Energiebedarf wie ein jüngerer Er-wachsener, der nur leichte körperliche Arbeit verrich-tet. Es gibt jedoch große Unterschiede von Person zu Person. Im Gegensatz dazu geht die Weltgesundheits-organisation (WHO) von einer stetigen Abnahme des Nahrungsbedarfs schon ab dem 25. Lebensjahr aus.

Ernährungswissenschaftler empfehlen für eine gesunde Ernährung eine *gemischte Kost*, in der alle drei Grundnährstoffe in ausreichender Menge enthalten sind. Für ideal hält man eine Zusammensetzung von 66% Kohlenhydraten, 17% Eiweiß und 17% Fett. Wegen der essentiellen Nahrungsbestandteile (essentielle Aminosäuren, essentielle Fettsäuren) kann ein Teil der Nährstoffe nicht vollständig durch einen anderen Teil ersetzt werden. Neben den genannten Nährstoffen sollte die Nahrung auch Vitamine, Mineralien, Spurenelemente und Ballaststoffe in ausreichendem Maße enthalten.

Die Zusammensetzung der Nahrung in den Industrieländern weicht heute jedoch meist erheblich von dem oben genannten Ideal ab. Es werden oft zu viele (»leere«) Kohlenhydrate in Form von Zucker und Weißmehl sowie zu viel tierisches Fett konsumiert. In vielen Industrieländern liegt auch der Eiweißkonsum (v.a. durch Fleisch) viel höher als empfohlen. Duch eine übermäßige Nahrungsaufnahme kommt es zur weitverbreiteten Überernährung. Im Gegensatz dazu ist die Ernährungssituation in den Entwicklungsländern noch immer durch Unter- und Fehlernährung gekennzeichnet.

> Die Ernährungssituation alter Menschen weist in den Industrieländern starke Unterschiede auf. Bei vielen alten Menschen mit schon reduziertem Allgemeinzustand (z.B. infolge einer chronischen Erkrankung) findet man häufig Symptome einer Unterernährung. Oft liegt die kalorienmäßige Nahrungsaufnahme nur im Bereich des Grundumsatzes oder sogar darunter. Andererseits gibt es auch im Alter noch Überernährung. Die betroffenen Personen waren meist schon im mittleren Lebensalter fettleibig und behalten im Alter ihre erhöhte Kalorienzufuhr (meist in Form von Kohlenhydraten und Fetten) bei. Sowohl bei Unter- wie bei Überernährung können Mangelerscheinungen auftreten, die vor allem durch eine ungenügende Versorgung mit biologisch hochwertigem Eiweiß, mit Kalzium, Eisen und Vitaminen bedingt sind.

Physiologie der Verdauungsorgane

Der Geschmackssinn

Mit Hilfe der **Geschmacksknospen** der Zunge kann der Mensch Geschmacksempfindungen registrieren. Die Geschmacksknospen zählt man – wie die Riechzellen der Nase – zu den *Chemorezeptoren*. Diese spezialisierten Zellen und Nervenendigungen wandeln chemische Reize in elektrische Erregung um und leiten sie weiter. Ein *Geschmacksreiz* wird ausgelöst, wenn kleinste Mengen eines sogenannten Schmeckstoffes mit den Sinneszellen einer Geschmacksknospe in Kontakt treten. Der Reiz wird über die Geschmacksfasern dreier Hirnnerven (VII., IX. und X. Hirnnerv) zum Gehirn weitergeleitet. Hier erst kommt es dann zu einer *Geschmacksempfindung*.

Mit Hilfe der Geschmacksknospen der Zunge kann der Mensch vier verschiedene **Geschmacksqualitäten** wahrnehmen.

Man unterscheidet:
- süß
- salzig
- sauer
- bitter

Diese Geschmacksqualitäten werden jeweils an verschiedenen Stellen der Zunge registriert (s. Abb. 11-16). Nicht alle Geschmacksknospen reagieren auf entsprechende Reize gleich. Manche werden nur durch süße oder saure Schmeckstoffe gereizt, andere reagieren auf zwei oder drei Geschmacksqualitäten. Der Geschmack ist ein grob

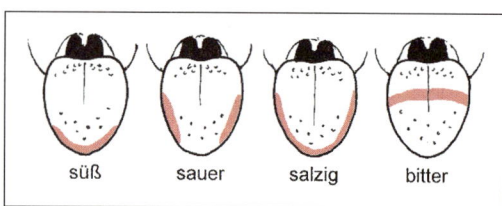

süß sauer salzig bitter

Abb. 11-16 Orte der Geschmacksempfindung auf der Zunge (Schema)

orientierender Sinn. Weitergehende »Geschmacksunterschiede« werden durch den *Geruch* vermittelt. Man schmeckt also nicht »Erdbeereis«, sondern «süß«. Die genaue Bestimmung »Erdbeereis« ist erst durch das Hinzukommen des Geruchs (und des Gesichtssinnes) möglich.

> Die Zahl der Geschmackszellen, aus denen sich die Geschmacksknospen aufbauen, nimmt im Laufe des Lebens ab. Die daraus entstehenden Einschränkungen beim Schmecken können die Lebensqualität des betroffenen alten Menschen ganz erheblich mindern. Durch den Schwellenanstieg für verschiedene Geschmacksreize läßt das Erkennungsvermögen der Speisen nach.

Typische Folgen sind Abnahme der Freude am Essen und oft auch Fehlernährung. Dem kann zum Beispiel durch vermehrte Anwendung von Küchenkräutern (anstelle von Salz) bei der Nahrungszubereitung entgegengewirkt werden.

Physiologie der Mundspeicheldrüsen

Die Mundspeicheldrüsen sondern pro Tag bis zu 1,5 l **Speichel** ab. Die Speichelabsonderung wird reflektorisch durch Kaubewegungen und durch den Geruch und Geschmack der Speisen ausgelöst (»Beim Anblick der Speisen läuft mir das Wasser im Mund zusammen«). Die Menge des pro Tag gebildeten Speichels ist stark vom Wassergehalt des Körpers abhängig. Bei Wassermangel werden Mund und Rachen trocken.

Speichel ist eine klare Flüssigkeit, die überwiegend aus Wasser besteht. Daneben enthält sie in unterschiedlichen Mengen Schleim, der die Speisen gleitfähig macht. Das Speichelenzym *Ptyalin* wird zur Kohlenhydratverdauung benötigt. Ptyalin ist eine α-Amylase, die Stärke schon im Mund bis zur Stufe des Zweifachzuckers Maltose spalten kann. Speichel hat auch eine bakterizide, d. h. bakterienabtötende Wirkung (s. Tab. 11-2).

Speichel kann dünnflüssig sein. Man bezeichnet die salz- und eiweißreiche Flüssigkeit dann als *serös*. Der *muköse* Speichel ist salz- und eiweißarm, zäh, fadenziehend und schleimig. Je weiter vorne im Mundraum sich die Speicheldrüsen befinden, desto zähflüssiger und schleimiger ist ihr Speichel.

Das Schlucken

Der Rachen stellt den Verbindungsweg zwischen Mund und Speiseröhre einerseits und Nase und Kehlkopf andererseits dar. Der Atemweg überkreuzt dabei den Speiseweg. Nur im Säuglingsalter laufen beide Wege noch aneinander vorbei. Ein Säugling kann sich daher nicht verschlucken.

Um zu verhindern, daß Speisen während des Schluckens in die Atemwege gelangen, wird der Luftweg kurzfristig verschlossen. Dies geschieht über einen Reflexmecha-nismus. Das Schlucken wird willkürlich durch das Zusammenziehen der Mundbodenmuskulatur eingeleitet. Die Zunge wird dabei gegen den weichen Gaumen gedrückt. Die nun folgenden Vorgänge laufen reflexartig ab. Zuerst hebt sich das Gaumensegel an und wird gegen die Rachenwand gepreßt, um den *Luftweg nach oben zu verschließen*. Durch das Zusammenziehen der Mundbodenmuskulatur werden Kehlkopf und Zungenbein angehoben. Der Kehlkopf nähert sich dem Kehldeckelknorpel. Dieser senkt sich etwas und *verschließt so den unteren Luftweg*. Nun transportiert die Zunge die Nahrung wie ein Schieber zum Rachen. Der Bissen wird jetzt durch das Zusammenziehen der Rachenmuskulatur in die erweiterte Speiseröhre befördert. Von dort aus rutscht er bei aufrechter Haltung »von selbst«, d. h. durch die Schwerkraft, bis zum Mageneingang. Im Liegen helfen peristaltische (einschnürende) Bewegungen der Speiseröhre der Beförderung nach.

Physiologie des Magens

Das **Fassungsvermögen** des Magens beträgt etwa 1200 bis 1600 ml. Der Speisebrei wird im Magen durch peristaltische Wellenbewegungen weiterbefördert. Auch im leeren Zustand ist die Muskulatur des Magens in einem dauernden Spannungszustand. Man bezeichnet dies als **Tonus**. Füllt sich der Magen, paßt sich die Muskelspannung dem Füllungszustand an. Der Schließmuskel am Magenausgang öffnet sich, wenn der Speisebrei durch peristaltische Wellen herangeführt wird. Auf diese Weise findet eine portionsweise Entleerung des Magens statt. Auch der Mageneingang besitzt einen Verschlußmechanismus. Er verhindert ein Zurückfließen des sauren Mageninhalts in die Speiseröhre.

 Die Drüsenzellen des Magens produzieren pro Tag bis zu 3 l **Magensaft**. Wesentliche Bestandteile des Magensaftes sind:
- eiweißspaltende Enzyme (Pepsine)
- Schleim (Muzin)
- Salzsäure (HCl)

Der Magensaft wird von den schlauchförmigen Drüsen des Magengrundes und des Magenkörpers gebildet.

Tab. 11-2 Hauptaufgaben des Speichels

- Gleitfähigmachen der Nahrung
- Kohlenhydratverdauung: Ptyalin spaltet Stärke bis zur Stufe des Zweifachzuckers Maltose.
- Abwehr von Krankheitserregern durch Immunglobulin A und Lysozym

Diese Drüsen enthalten drei Zellarten:
- Hauptzellen
- Nebenzellen
- Belegzellen

Die **Hauptzellen** der Magenschleimhaut produzieren *Pepsinogene*. Es sind inaktive Vorstufen der eiweißspaltenden *Pepsine*. Erst bei saurem pH-Wert (pH <6,0) werden diese Pepsinogene in verdauungsaktive Enzyme umgewandelt.

Die **Belegzellen** bilden *Salzsäure*. Sie wird zum Ansäuern des Magensaftes benötigt. Nur im sauren Bereich ist die Umwandlung von Pepsinogenen in Pepsine möglich. Daneben bewirkt die Salzsäure eine Ausfällung und Quellung der Eiweißkörper in der Nahrung. Mit den Speisen aufgenommene Krankheitserreger werden durch die bakterientötende Wirkung des niedrigen pH-Wertes unschädlich gemacht. Neben der Salzsäure bilden die Belegzellen der Magenschleimhaut auch noch den sog. *Intrinsic-Faktor*. Diese Substanz ermöglicht die Aufnahme von Vitamin B_{12} über den Dünndarm. Das zur Blutbildung benötigte Vitamin kann nur mit Hilfe dieses Faktors in den Körper aufgenommen werden. Fehlt er, kommt es zur Störung bei der Bildung der roten Blutkörperchen, zur perniziösen Anämie (s. a. S. 161).

Aufgabe der **Nebenzellen** ist die Bildung eines zähen *Schleims*. Er schützt die Magenoberfläche vor der aggressiven Salzsäure und verhindert so, daß es zu einer Selbstverdauung des Magens kommt.

Die Aufnahme von Nahrung in den Mund löst über einen Reflexmechanismus die *Absonderung von Magensaft* aus. Auch Gemütsbewegungen können die Sekretion beeinflussen. Angst hemmt beispielsweise die Magensaftabsonderung, während Aggressionen produktionssteigernd wirken. Eine entscheidende Rolle bei diesen Vorgängen spielt der **Nervus vagus**, der zum parasympathischen Nervensystem gehörende Eingeweidenerv. Eine

Reizung des N. vagus führt zur Freisetzung von **Gastrin**. Gastrin ist ein Gewebshormon, das von den Drüsen im Gebiet des Antrums (Vorraums des Pförtners) gebildet wird. Es gelangt auf dem Blutweg in höhere Magenanteile und bewirkt dort eine gesteigerte Magensaftsekretion (Abb. 11-17). Die Absonderung von Gastrin kann auch durch die Berührung der Antrumwände durch den Speisebrei ausgelöst werden. Die Gewebshormone **Sekretin** und **Pankreozymin-Cholezystokinin** (P-Ch) wirken hemmend auf die Magensaftsekretion. Beide Stoffe steuern auch die Bildung des Bauchspeicheldrüsensaftes. Sie werden in der Schleimhaut des Zwöffingerdarmes gebildet und nach dem Kontakt des fetthaltigen, sauren Speisebreies mit der Wand des Zwölffingerdarmes freigesetzt.

 Mit zunehmendem Alter nimmt die Salzsäureproduktion durch die Belegzellen des Magens ab. Der Gastrinwert verändert sich nicht.

Verdauung und Resorption

Die Kohlenhydratverdauung beginnt bereits im Mund. Die Eiweißverdauung setzt im Magen ein. Ein Großteil der **Verdauungsvorgänge** und die anschließende Aufnahme (**Resorption**) der freigesetzten Nährstoffe in den Körper geschieht jedoch vor allem im Dünndarm. Mit Hilfe von Enzymen wird die Nahrung in resorbierbare Bestandteile abgebaut. Enzyme werden auch *Fermente* oder *Biokatalysatoren* genannt. Es sind Substanzen, die die in lebenden Oganismen ablaufenden chemischen Reaktionen beschleunigen.

So werden
- ▶ **Kohlenhydrate** in Monosaccharide,
- ▶ **Eiweiße** in Aminosäuren und
- ▶ **Fett** in Glyzerin und Fettsäuren zerlegt.

Den überwiegenden Teil der hierzu nötigen Enzyme liefert die *Bauchspeicheldrüse*. Die zur Fettverdauung nötigen Gallensäuren werden in der *Leber* gebildet und in der Gallenblase gespeichert.

Der Speisebrei wird im Dünndarm durch *peristaltische Wellenbewegungen* weitertransportiert. Pendelbewegen und rhythmische Einschnürungen dienen der Durchmischung des Darminhalts. Gesteuert werden diese Bewegungen durch das vegetative Nervensystem (Eingeweidenervensystem). Bis der Darminhalt durch den Dünndarm zum angrenzenden Dickdarm gelangt, vergehen im Durchschnitt 6 bis 10 Stunden.

◆ Die Fettverdauung

Voraussetzung für die Fettverdauung und die anschließende Aufnahme der Spaltprodukte in den Körper

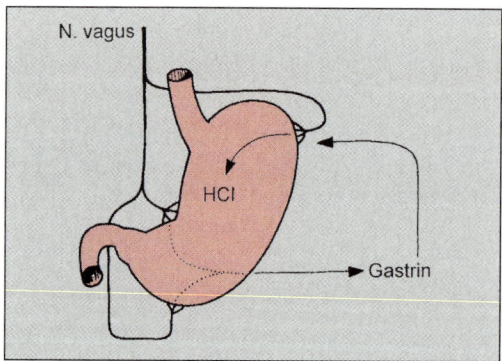

Abb. 11-17   Einfluß des Nervus vagus auf die Magensaftsekretion

ist die Anwesenheit von Galle und Bauchspeicheldrüsensaft. Die Verdauung von Fetten kann daher erst nach der Einmündung des Gallen- und Bauchspeicheldrüsenganges in den Zwölffingerdarm einsetzen. Beendet ist sie im Leerdarm.

Fette müssen mit Hilfe von Enzymen aufgespalten werden, damit die Darmschleimhaut sie aufnehmen (resorbieren) kann. Die fettspaltenden Enzyme stammen größtenteils aus dem Bauchspeicheldrüsensaft. Das wichtigste Enzym ist die **Lipase**, die Fette in ihre Bestandteile Glyzerin und freie Fettsäuren aufspaltet. Auch sie wird in der Bauchspeicheldrüse gebildet.
Monoglyzeride (Verbindung von Glyzerin und einer Fettsäure) und *freie Fettsäuren* bilden mit den *Gallensalzen* aus der Gallenflüssigkeit kleine Molekülzusammenlagerungen, die **Mizellen**. Erst diese Mizellen können den idealen Kontakt zur Darmschleimhaut herstellen, so daß Fettsäuren und Monoglyzeride resorbiert werden können. Die zurückbleibenden Gallensalze werden dagegen erst von der Schleimhaut des Krummdarmes wieder aufgenommen. Sie gelangen über das Blut in die Leber und stehen dort erneut zur Galleproduktion zur Verfügung. Die Gallensalze durchlaufen so einen Kreislauf.
Die von der Dünndarmschleimhaut aufgenommenen *mittel- und kurzkettigen Fettsäuren* werden über das Pfortaderblut abtransportiert. Dagegen werden *langkettige Fettsäuren* und *Monoglyzeride* wieder zu Triglyzeriden (sog. Neutralfetten) zusammengesetzt. Diese lagern sich an spezielle Transporteiweiße an und bilden so kleine Fetttröpfchen, die über die Lymphe abtransportiert werden. Man nennt diese Fetttröpfchen **Chylomikronen**.

◆ Die Kohlenhydratverdauung

Die Kohlenhydratverdauung beginnt bereits im Mund. Hier werden bei neutralem pH-Wert Kohlenhydrate (vor allem Stärke) zu Oligo- und Disacchariden gespalten. Als Oligosaccharide bezeichnet man Verbindungen aus einigen wenigen Einfachzuckern. Disaccharide sind Zweifachzucker (s. S. 263). Das Stärke-spaltende Enzym **Ptyalin** – eine α-Amylase – befindet sich im Speichel.
Im Magen wird die Kohlenhydratverdauung durch den dort herrschenden sauren pH-Wert unterbrochen. Sie wird erst wieder aufgenommen, wenn sich im Verlauf des Zwölffingerdarms ein neutraler bzw. leicht basischer pH-Wert (pH ≤ 7,0) eingestellt hat. Die **Bauchspeicheldrüsen-Amylase** (ebenfalls eine α-Amylase) ermöglicht nun die Aufspaltung der Kohlenhydrate bis zur Stufe der Zweifachzucker. Diese werden mit Hilfe weiterer Enzyme zu Einfachzuckern abgebaut. Solche Enzyme sind z.B. die **Maltasen** und **Isomaltasen**. Sie werden in der Bauchspeicheldrüse und den Drüsen der Krummdarmschleimhaut gebildet und zerlegen den Zweifach-

zucker Maltose in zwei Moleküle des Einfachzuckers Glukose. Die so entstandene Glukose wird größtenteils im Krummdarm aktiv von der Darmschleimhaut aufgenommen und in das Blut abgegeben.

◆ Die Eiweißverdauung

Die Eiweißverdauung setzt im Magen ein. Hier ermöglicht der saure pH-Wert, daß die inaktiven Enzymvorstufen (Pepsinogene) in aktive Enzyme umgewandelt werden. Diese **Pepsine** spalten Eiweiße in kleinere Polypeptide. Das neutrale Dünndarmmilieu unterbricht die Eiweißverdauung durch Pepsine. Die weitere Verdauung der Eiweiße geschieht nun mit Hilfe von Bauchspeicheldrüsenenzymen. Die Bauchspeicheldrüse produziert die Enzymvorstufen **Trypsinogen** und **Chymotrpysinogen**. Sie gelangen über den Bauchspeicheldrüsengang in den Dünndarm. Dort aktivieren Gewebshormone die beiden Substanzen zu **Trypsin** und **Chymotrypsin**. Diese Enzyme spalten Eiweißmoleküle bis zur Stufe der Dipeptide. Die endgültige Aufspaltung der Dipeptide in Aminosäuren geschieht durch die **Dipeptidasen** der Dünndarmschleimhaut. Ein aktiver Transportmechanismus ermöglicht dann die Aufnahme der Aminosäuren in das Blut.

Kurze Zusammenfassung der Verdauungsvorgänge:

- **Im Mund:**
  Beginn der *Kohlenhydratverdauung*: Spaltung von Stärke in Oligo- und Disaccharide durch Ptyalin.
- **Im Magen:**
  Beginn der *Eiweißverdauung*: Spaltung von Eiweißkörpern in kleinere Polypeptide durch Pepsine.
- **Im Dünndarm:**
  Weitere *Kohlenhydratverdauung*: Aufspaltung der Kohlenhydrate bis zur Stufe der Zweifachzucker durch die Bauchspeicheldrüsen-Amylase; Maltasen, Isomaltasen, Laktasen und Saccharasen zerlegen die verschiedenen Zweifachzucker in Einfachzucker.
  Weitere *Eiweißverdauung*: Aufspaltung der Eiweiße bis zur Stufe der Dipeptide durch die Bauchspeicheldrüsenenzyme Trypsin und Chymotrpysin; Dipeptide werden durch Dipeptidasen in Aminosäuren zerlegt.
  Fettverdauung: Fette werden vor allem durch die in der Bauchspeicheldrüse gebildete Lipase in Glyzerin und Fettsäuren aufgespalten.

Außer den Nährstoffen werden auch Wasser und Salze im Dünndarm resorbiert.
Pro Tag nimmt der Mensch mit der Nahrung und in Form von Getränken etwa 2,2 l **Wasser** zu sich (s. S. 195f).

Weitere 6 l Flüssigkeit gelangen durch Speichel, Magensaft, Galle, Bauchspeicheldrüsensaft und Darmsaft in den Verdauungskanal. Der größte Teil dieser Flüssigkeit wird wieder zurückresorbiert. Nur etwa 0,1 l werden pro Tag mit dem Stuhl ausgeschieden. Die Wasserresorption findet vor allem im Leerdarm und im Krummdarm statt, zum geringeren Teil auch im sich anschließenden Dickdarm.

Mineralien wie Natrium, Chlor, Kalium und Kalzium werden in Form von Elektrolyten vor allem im Dünndarm, z. T. aber auch im Dickdarm resorbiert. Gleichzeitig werden Kalium (K^+) und Bikarbonat (HCO_3^-) im Krummdarm und im Dickdarm wieder an den Stuhl abgegeben. Der Stuhl ist daher reich an Kalium (Achtung: Drohende Kaliumverluste bei länger andauerndem Durchfall!).

Von dem mit der Nahrung aufgenommenen Eisen werden nur 10 bis 15% im Zwölffingerdarm resorbiert. Voraussetzung dafür ist eine ausreichende Salzsäureproduktion des Magens. Die Salzsäue setzt das Eisen aus Komplexen frei und fördert seine Aufnahme in den Körper.

Die Resorption der wasserlöslichen Vitamine geschieht hauptsächlich im Leerdarm und Krummdarm (Vitamin B_{12}, Vitamin C). Zur Vitamin-B_{12}-Aufnahme wird der in den Belegzellen des Magens gebildete Intrinsic-Faktor benötigt (s. S. 268). Fettlösliche Vitamine werden in Form von Mizellen im Dünndarm resorbiert.

Physiologie des Dickdarms

Im Dickdarm werden die unverdaulichen Nahrungsreste durch *Gärung* und *Fäulnis* zersetzt. Dies geschieht mit Hilfe von Darmbakterien. Nachdem schon in den unteren Dünndarmabschnitten ein Großteil des Wassers und der Salze zurückresorbiert wurde, wird nun der Stuhl noch weiter *eingedickt*. Eine Verdauung und Resorption von Nährstoffen findet im Dickdarm nicht mehr statt. Diese Vorgänge sind schon im Dünndarm abgeschlossen.

Der Darminhalt wird im Dickdarm durchmischt und durch langsame peristaltische Bewegungen weitertransportiert. Dabei wird der Brei immer weiter eingedickt. Der Transport des Darminhalts geschieht im Dickdarm wesentlich langsamer als im Dünndarm. Die Verweildauer beträgt im Durchschnitt 12 bis 60 Stunden. Durch die zunehmende Füllung der Mastdarmampulle werden dort Druckrezeptoren gereizt. Dies löst einen Stuhldrang aus. Die anschließende Entleerung *(Defäkation)* kann durch Pressen unterstützt werden. Die Entleerungshäufigkeit bezeichnet man auch als *Defäkationsfrequenz.* Sie ist unterschiedlich, je nach Menge der Nahrung und der mit ihr aufgenommenen Ballaststoffe. Als normal bezeichnet man eine Entleerungsrate von dreimal pro Tag bis dreimal pro Woche.

Stuhl (Kot, *Fäzes*) nennt man den eingedickten und durch Darmbakterien zersetzten, unverdaulichen Rest des Nahrungsbreis. Er besteht zu einem Viertel aus Trockensubstanz. Der Rest ist Flüssigkeit (s. Tab. 11-3). Seine braune Farbe verdankt der Stuhl dem Farbstoff *Sterkobilin.* Er entsteht durch die im Darm stattfindende chemische Umwandlung des Gallenfarbstoffs Bilirubin.

Tab. 11-3 Zusammensetzung des Stuhls (durchschnittlich 100 bis 200 g pro Tag)

76% Wasser
8% Darmepithelien
8% Bakterien
8% Nahrungsreste

Physiologie der großen Darmdrüsen

Physiologie der Leber

Die Leber nimmt in unserem Organismus vielfältige Aufgaben wahr:

▶ Sie produziert als exokrine Drüse die Gallenflüssigkeit, die zur Fettverdauung im Darm benötigt wird.
▶ Sie ist von großer Bedeutung für den Kohlenhydrat-, Fett- und Eiweißstoffwechsel (Aufbau von Glykogen, Proteinen und Fetten).
▶ Sie dient der Entgiftung (Abbau von schädlichen Substanzen, Arzneimitteln etc.).
▶ Spezialisierte Abwehrzellen nehmen Fremdstoffe auf und machen sie unschädlich. Überalterte rote Blutkörperchen werden abgebaut.
▶ Und sie ist – ebenso wie die Milz – ein großer Blutspeicher.

◆ Die Ausscheidungsfunktion der Leber

Die Gallenflüssigkeit wird in den *Leberzellen* gebildet. Von dort aus gelangt sie in die *Gallenkapillaren*, die spaltartigen Hohlräume zwischen benachbarten Leberzellen. Die Gallenflüssigkeit fließt nun über die kleinen Gallenkanälchen zu immer größer werdenden Gallenwegen. Diese vereinigen sich schließlich zum *rechten* und zum *linken Lebergang* und münden an der Leberpforte in den *gemeinsamen Lebergang* (s. a. S. 260f). Etwas außerhalb der Leber bilden Gallenblasengang und gemeinsamer Lebergang den *Gallengang* (Ductus choledochus).

Blut und Galle fließen in den Leberläppchen in entgegengesetzter Richtung. In den Gallenkapillaren wird die Galle vom Läppchenzentrum zu den Außenbezirken transportiert. Das Blut fließt dagegen vom Rand der Leberläppchen durch das venöse Kapillarsystem (die Sinusoide) zur Zentralvene im Zentrum des Leberläppchens.

Wird die Leber *verstärkt durchblutet*, nimmt auch die Galleproduktion zu. Eine vermehrte Galleproduktion setzt ebenfalls nach der *Reizung des Eingeweidenervs* ein. Dies geschieht reflektorisch bei jeder Nahrungsaufnahme. Auch das Hormon *Sekretin* regt die Leberzellen zur Bildung von Galle an. Es wird im Dünndarm gebildet. Auslösender Reiz ist ein fetthaltiger Speisebrei.

Gallenflüssigkeit besteht zum größten Teil aus Wasser, Elektrolyten, Gallensäuren, Cholesterin und Bilirubin. Die gelblichbraune Farbe erhält die Galle durch Abbauprodukte des roten Blutfarbstoffs (Hämoglobin). Man bezeichnet diese Abbauprodukte als *Gallenfarbstoffe*. Ihr wichtigster Vertreter ist das Bilirubin. Über die Galle werden auch Hormone und Medikamente ausgeschieden.

◆ Die Stoffwechselfunktion der Leber

Das *Pfortaderblut* transportiert aus dem Bereich der unpaaren Bauchorgane (das sind: Magen, Darm, Milz und Bauchspeicheldrüse) zahlreiche Substanzen heran, die in der Leber verstoffwechselt und entgiftet werden. Dazu muß das Blut großflächig mit den Leberzellen in Berührung kommen. Die Pfortader verzweigt sich daher zwischen den Leberzellen zu einem weitgefächerten *Kapillarsystem*. Nach dem Kontakt mit den Leberzellen wird das Blut in der *Zentralvene* eines Leberläppchens gesammelt. Die Lebervenen führen es schließlich der *unteren Hohlvene* zu.

Die im Mund und im Dünndarm bis zur Stufe der Einfachzucker gespaltenen **Kohlenhydrate** gelangen mit dem Blut der Pfortader in die Leber. Hauptaufgabe der Leberzellen im Rahmen des Kohlenhydratstoffwechsels ist es, *Glykogen* aus überschüssigem Blutzucker aufzubauen. Glykogen ist die tierische bzw. menschliche Speicherform der Kohlenhydrate. Die Leber dient also als *Kohlenhydratspeicher*. Das in der Leber gespeicherte Glykogen wird bei Bedarf wieder zu Glukose (Traubenzucker) abgebaut. Ein solcher Bedarf ist z. B. gegeben, wenn der Blutzuckerspiegel nach einer körperlichen Anstrengung absinkt. Geregelt wird die Freisetzung von

Glukose aus Glykogen durch die Hormone *Glukagon* und *Adrenalin*. Glukagon ist ein Hormon der Bauchspeicheldrüse. Adrenalin wird im Nebennierenmark gebildet. Ein weiterer Hauptweg des Kohlenhydratstoffwechsels ist die *Umwandlung von Glukose in Fettsäuren*. Sie findet v. a. in der Leber und im Fettgewebe statt.

Die in Aminosäuren aufgespaltenen **Eiweiße** gelangen ebenfalls nach der Aufnahme über den Darm mit dem Pfortaderblut in die Leber. Die Leberzellen bauen aus diesen Aminosäuren neue, *vom Körper benötigte Proteine* auf. Hierzu gehören die Bluteiweiße (Albumine und Globuline, s. a. S. 151), Gerinnungsfaktoren und bestimmte Enzyme (z. B. die Transaminasen und die alkalische Phosphatase). In der Leber findet auch ein *Ab- und Umbau von Eiweißen* und Aminosäuren statt. Aus dem beim Eiweißabbau freiwerdenden Stickstoff bildet die Leber den *Harnstoff*. Harnstoff ist das Endprodukt des Aminosäuren- und Proteinstoffwechsels. Pro Tag fallen etwa 18 bis 35 g Harnstoff an, die über die Nieren ausgeschieden werden.

Die Leber übernimmt beim Menschen auch eine wichtige Rolle im Rahmen des **Fettstoffwechsels**. Die bei der Fettverdauung im Zwölffingerdarm und im Leerdarm entstehenden mittel- und kurzkettigen Fettsäuren gelangen über das Blut der Pfortader in die Leber. Dagegen werden langkettige Fettsäuren und Monoglyzeride wieder zu Neutralfetten (Triglyzeriden) zusammengesetzt und über die Lymphe abtransportiert. Diese Triglyzeride werden v. a. im Fettgewebe als sog. Depotfett gespeichert und stellen eine Energiereserve dar.

In der Leber erfolgt die *Bildung von Lipoproteinen*. Lipoproteine sind Verbindungen, die u. a. aus Cholesterin, Triglyzeriden und bestimmten Eiweißen bestehen. Sie werden außer in der Leber auch im Darm gebildet und dienen dem Transport fettlöslicher Substanzen (z. B. von Cholesterin, Lipiden und fettlöslichen Vitaminen).

Eine weitere wichtige Rolle spielt die Leber bei der *Bildung von Ketonkörpern*. Ketonkörper entstehen in geringen Mengen als Zwischen- oder Nebenprodukte des Fettsäurestoffwechsels. Zu einer vermehrten Ketonkörperbildung kommt es jedoch im Hungerzustand. Große praktische Bedeutung hat die Bildung von Ketonkörpern beim Zuckerkranken. Der Nachweis von Ketonkörpern im Urin (Ketonurie) deutet auf eine diabetische Stoffwechsellage hin. Beim Diabetes mellitus tritt – im Gegensatz zum Hungerzustand – kein Glukosemangel, sondern eine Glukoseverwertungsstörung auf. Über einen komplizierten biochemischen Mechanismus kann so der Blutketonkörperspiegel über 100 mg/100 ml ansteigen.

Eine weitere Aufgabe der Leber im Rahmen des Fettstoffwechsels ist der *Abbau des Cholesterins* zu

Gallensäuren (s. dazu auch oben: Ausscheidungsfunktion der Leber).

◆ Die Entgiftungsfunktion der Leber

Für den Körper schädliche Stoffe werden in der Leber auf unterschiedliche *chemische Weise* entgiftet. Die Leber stellt dabei einen Filter für alle über den Darm aufgenommenen Substanzen dar. Das bei der Darmfäulnis in großen Mengen entstehende *Ammoniak* wird in der Leber in ungiftigen Harnstoff umgewandelt und anschließend über die Nieren ausgeschieden. Daneben baut die Leber auch bestimmte Hormone wie z. B. die Steroide der Nebennierenrinde (Östrogene, Androgene, Glukokortikoide etc.) zu unwirksamen Substanzen ab.

◆ Die Abwehrfunktion der Leber

In der Wand der Lebersinusoide finden sich spezialisierte Freßzellen, die Fremdstoffe, Zelltrümmer und Bakterien in sich aufnehmen und speichern können. Man bezeichnet diese Zellen als *Kupffer-Sternzellen*. Sie sind vermutlich auch am Abbau des roten Blutfarbstoffs (Hämoglobin) beteiligt.

◆ Die Speicherfunktion der Leber

Ebenso wie die Milz dient die Leber als *Blutspeicher*. Nach Blut- oder Flüssigkeitsverlusten kann vermehrt Blut aus der Leber zur Auffüllung des in den Gefäßen kreisenden Blutvolumens in den Körperkreislauf geleitet werden.

Wie schon im Abschnitt über die Stoffwechselfunktion der Leber erwähnt, ist die Leber auch ein großer *Kohlenhydratspeicher*. Bei Bedarf wird das Glykogen wieder in Traubenzucker umgewandelt und an das Blut abgegeben.

Physiologie der Gallenblase

Die Leberzellen produzieren täglich etwa 600 bis 800 ml Gallenflüssigkeit. Die Zusammensetzung und Konzentration dieser Gallenflüssigkeit wird in den Gallengängen und in der Gallenblase verändert. Die **Lebergalle** wird so auf 50 bis 80 ml eingedickt. Man bezeichnet die eingedickte Flüssigkeit dann als **Blasengalle**. Sie wird in der Gallenblase gespeichert und bei Bedarf an den Zwölffingerdarm abgegeben.

Sobald fettreiche Nahrung in den Zwölffingerdarm gelangt, zieht sich die Muskulatur der Gallenblase zusammen. Gleichzeitig erschlafft der Schließmuskel der Papille, so daß die Gallenflüssigkeit in den Zwölffingerdarm abfließen kann. Die Kontraktion der Gallenblasenmuskulatur wird durch das in der Dünndarmschleimhaut gebildete Gewebshormon *Pankreozymin-Cholezystokinin* (P-Ch) ausgelöst.

Physiologie der Bauchspeicheldrüse

Die Bauchspeicheldrüse ist
- die wichtigste *Verdauungsdrüse* des menschlichen Körpers und
- eine wichtige *hormonproduzierende Drüse*, deren Hormone vor allem den Kohlenhydratstoffwechsel beeinflussen.

Pro Tag bildet die Bauchspeicheldrüse etwa 2 l Pankreassaft, der an den Dünndarm abgegeben wird. Er enthält vor allem *Bikarbonat-Ionen* (HCO_3^-), die den aus dem Magen kommenden sauren Speisebrei neutralisieren, und *Verdauungsenzyme*.

Das seröse Drüsengewebe der Bauchspeicheldrüse bildet die inaktiven Enzymvorstufen *Trypsinogen* und *Chymotrypsinogen*. Sie werden im Dünndarm zu Trypsin und Chymotrypsin umgewandelt und dienen der **Eiweißverdauung**.

Die Bauchspeicheldrüse produziert auch Enzyme zur **Kohlenhydratverdauung**. Die *Pankreas-Amylase* (eine α-Amylase) spaltet Kohlenhydrate bis zur Stufe der Zweifachzucker. *Maltasen* und *Saccharasen* spalten Zweifachzucker in Einfachzucker.

Daneben liefert die Bauchspeicheldrüse auch einen Großteil der zur **Fettverdauung** nötigen Enzyme. Wichtigstes Enzym ist die *Pankreas-Lipase*; sie spaltet Fette in ihre Bestandteile Glyzerin und freie Fettsäuren.

Gesteuert wird die Abgabe von Bauchspeicheldrüsensaft durch die aus der Schleimhaut des Zwölffingerdarmes stammenden Gewebshormone *Sekretin* und *Pankreozymin-Cholezystokinin* (P-Ch).

Die hormonbildenden Drüsenzellen der Bauchspeicheldrüse liegen wie kleine Inseln inmitten des exokrinen Drüsengewebes. Man nennt sie daher auch **Langerhans-Inseln**. Hier werden die beiden wichtigsten Bauchspeicheldrüsenhormone gebildet, in den B-Zellen das *Insulin* und in den A-Zellen das *Glukagon*.

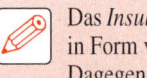

Das *Insulin* hilft, die aufgenommene Nahrung in Form von Glykogen und Fett zu speichern. Dagegen können mit Hilfe des *Glukagons* bei der Arbeit, in Streßsituationen und beim Fasten Energiereserven mobilisiert werden. Beide Hormone dienen auf diese Weise dazu, den Blutzuckerspiegel möglichst konstant zu halten.

Insulin ist ein Eiweißkörper, der aus zwei Peptidketten besteht. Die A-Kette setzt sich aus 21 Aminosäuren zusammen, die B-Kette aus 30 Aminosäuren. Beide sind durch zwei Schwefelbrücken (Disulfidbrücken) miteinander verbunden. Hauptaufgabe des Insulins ist es, *Glykogen* in den Muskeln und in der Leber *aufzubauen*. Es steigert den Transport von Traubenzucker zu den

Muskeln und *senkt dadurch den Blutzuckerspiegel*. Insulin unterstützt auch die Eiweiß- und Fettbildung aus Kohlenhydraten und fördert die Aufnahme freier Fettsäuren, die dann in Form von Neutralfetten als Depotfett gespeichert werden.

Es gibt verschiedene Reize, die zu einer *Insulinausschüttung* ins Blut führen. Wichtigster Reiz ist ein erhöhter Blutzuckerspiegel *(Hyperglykämie)* z. B. nach einer kohlenhydratreichen Mahlzeit. Aber auch nach einer vermehrten Glukagonabgabe (s. u.) kommt es gegensteuernd zu einer Ausschüttung von Insulin. Adrenalin bremst die Insulinabgabe. Das Hormon des Nebennierenmarks mobilisiert Körperreserven (z. B. in Streßsituationen) und benötigt dafür vermehrt Glukose.

Der Gegenspieler des Insulins im Rahmen des Kohlenhydratstoffwechsels ist das **Glukagon**. Es ist ein Polypeptid, das – im Gegensatz zum Insulin – nur aus einer Kette von 29 Aminosäuren besteht. Glukagon *steigert den Glykogenabbau* in der Leber. Zusätzlich fördert es die Traubenzuckerneubildung aus Laktat, dem Salz der Milchsäure. Beides *erhöht den Blutzuckerspiegel*. Daneben steigert Glukagon auch den Abbau von Fettsäuren in der Leber.

Glukagon wird vermehrt an das Blut abgegeben, wenn der Blutzuckerspiegel sinkt *(Hypoglykämie)*. Aber auch eine allgemeine Erregung kann zu einer vermehrten Glukagonausschüttung führen. Ist der Blutzuckerspiegel erhöht, wird die Glukagonabgabe an das Blut gebremst.

Die wichtigsten Erkrankungen der Verdauungsorgane im Alter

Entzündungen der Mundschleimhaut

◆ **Definition, Ursachen**

Eine Entzündung der Mundschleimhaut bezeichnet man als **Stomatitis**. Ursachen sind:

- mangelnde Mundhygiene
- herabgesetzter Allgemeinzustand
- Schwäche des Immunsystems
- Infektionen

Eine Sonderfom der Mundschleimhautentzündung ist die Infektion durch *Candida albicans*, den **Soorpilz** (s. S. 437). Er gehört zu den nichtsporenbildenden Hefen. Bevorzugt befällt er die Haut, die Schleimhäute und den Atmungstrakt. Der Pilz kann sich aber auch im gesamten Körper ausbreiten. Beim gesunden Menschen führt Candida albicans in der Regel nicht zu Krankheitserscheinungen. Erst wenn die Körperabwehr durch besondere Bedingungen geschwächt ist, treten Krankheitszeichen auf. Solche besonderen Bedingungen sind z. B. durch die Einnahme von Antibiotika oder von Zytostatika (s. S. 490f, 492f) gegeben. Auch bei Übergewicht, Diabetes mellitus und schweren Allgemeinerkrankungen wie Karzinomen, Leukämien oder AIDS kommt es gehäuft zum Soor. Die systemische Kandidose ist eine lebensbedrohende, septische Erkrankung mit Fieber, das trotz antibakterieller Therapie fortbesteht.

◆ **Krankheitsbild**

Außer im Säuglingsalter tritt eine Soorpilzerkrankung der Mundschleimhaut häufig auch im höheren Lebensalter – vor allem bei zahnlosen Personen – auf. Es bilden sich weißliche Stippchen oder flächenhafte Beläge. Oft ist nicht nur die Wangenschleimhaut befallen, auch der Zungenrücken oder sogar die ganze Mundhöhle können betroffen sein.

Die »normale«, d. h. nicht durch Candida hervorgerufene Stomatitis geht oft von einer Zahnfleischentzündung aus. Leichte Verlaufsformen bezeichnet man als Stomatitis simplex (einfache Mundschleimhautentzündung).

Kleine weißliche, von einem roten Rand umgebene Defekte in der Mundschleimhaut nennt man Aphthen. Im Erwachsenenalter treten diese sehr schmerzhaften entzündlichen Erscheinungen meist einzeln auf. Bei Kleinkindern kann der ganze Mundraum betroffen sein (Stomatitis aphthosa).

◆ **Therapie**

In schweren Fällen einer Soorpilzerkrankung wird eine Behandlung mit einem das Pilzwachstum hemmenden Mittel (einem Antimykotikum, z. B. Nystatin®) durchgeführt. Bei septischen Formen gibt man Amphotericin B mit Flucytosin.

Die Therapie der nicht durch einen Pilz hervorgerufenen Stomatitis kann nur symptomatisch, d. h. an den Symptomen orientiert sein. Zur lokalen Behandlung kommen z. B. Spülungen mit Myrrhentinktur oder das Bepinseln der entzündlichen Veränderungen mit Pyoktanin-Lösung in Frage.

Die Speiseröhrenentzündung

◆ **Ursachen**

Die Ursache einer Ösophagitis ist meist ein *Reflux*, d. h. ein Zurücklaufen von Magensaft in die unteren Speiseröhrenabschnitte. Zu einem Reflux von Magensaft kann es z.B. bei einem nicht ausreichend funktionierenden Verschluß des Magenmundes kommen.

◆ Krankheitsbild

Die charakteristischen Symptome einer Speiseröhrenentzündung *(Ösophagitis)* sind Aufstoßen, Sodbrennen, ein brennender Schmerz hinter dem Brustbein sowie Schmerzen beim Schlucken. Sie treten meist in bestimmten Körperhaltungen (z.B. im Liegen oder beim Bücken) und nach Aufnahme bestimmter Nahrungs- und Genußmittel auf.

◆ Therapie

Patienten mit den oben genannten Beschwerden sollten auf Nikotin und Alkohol verzichten und eine fett- und eiweißarme Kost zu sich nehmen. In vielen Fällen hilft auch die Gabe von säurebindenden Mitteln (Antazida). Am wirksamsten sind jedoch Medikamente, die die Säurebildung des Magens hemmen (sog. H_2-Rezeptorenblocker, z.B. Cimetidin, Ranitidin).

Der Speiseröhrenkrebs

◆ Definition, Ursachen

Der bei uns zunehmend häufiger auftretende Speiseröhrenkrebs *(Ösophaguskarzinom)* ist in der Regel ein Plattenepithelkarzinom. In Ausnahmefällen können sich jedoch auch Adenokarzinome – bösartige Tumoren, die von Drüsenzellen ausgehen – in der Speiseröhre bilden. Meist sind Männer im fünften oder sechsten Lebensjahrzehnt betroffen. Man vermutet, daß es einen Zusammenhang gibt zwischen Alkohol- und Nikotinkonsum und dem Auftreten eines Ösophaguskarzinoms.

◆ Krankheitsbild

Typische Symptome sind zunehmende Schluckstörungen *(Dysphagie)* bei gleichzeitig auftretendem Leistungsknick und Gewichtsabnahme.

Schon relativ früh bilden sich Tochtergeschwülste in den örtlichen Lymphknoten. Die Prognose ist daher äußerst ungünstig.

Die Magenschleimhautentzündung

◆ Definition

Man unterscheidet bei der Magenschleimhautentzündung *(Gastritis)* eine akute und eine chronische Form.

◆ Ursachen

Ursache einer **akuten Gastritis** sind in der Regel *chemische* oder *bakterielle Einwirkungen* auf die Magenschleimhaut, so z.B. der Genuß von Alkohol, zu heiße, zu kalte oder zu reichlich gewürzte Speisen oder starkes Rauchen. Daneben kommen auch Bakteriengifte und bestimmte Medikamente (!) als Auslöser in Frage. Zu den die Schleimhaut des Magens schädigenden Medikamenten gehören Schmerzmittel und entzündungshemmende Substanzen wie Azetylsalizylsäure (Aspirin®), Indometacin (Amuno®) und Phenylbutazon (Butazolidin®).

◆ Krankheitsbild

Nicht bei jeder akuten Magenschleimhautentzündung treten die charakteristischen Symptome Schmerzen, Übelkeit, Erbrechen und Appetitmangel auf.

Die **chronische Gastritis** bietet im Gegensatz zur akuten Magenschleimhautentzündung kein einheitliches Krankheitsbild. Die Diagnose einer diffusen chronischen Entzündung ohne charakteristische Symptome kann erst mit Hilfe einer Magenspiegelung gesichert werden. In 85% der Fälle ist eine *Helicobacter-pylori-Infektion* nachweisbar.

Eine besondere Form der chronischen Magenschleimhautentzündung ist die mit ca. 5% der Fälle relativ seltene **chronisch atrophische Gastritis**. Frauen im mittleren und höheren Lebensalter sind häufiger davon betroffen als Männer. Die Erkrankung ist durch einen Schwund der Haupt- und Belegzellen der Magenschleimhaut gekennzeichnet. Anstelle der Haupt- und Belegzellen findet man oftmals schleimbildende Becherzellen wie im Dünndarm. Wahrscheinlich führen Autoantikörper (s. S. 162) zu den chronisch atrophischen Veränderungen im Bereich des Magens. Durch den Schwund der Magenschleimhautdrüsen geht die Bildung von Pepsin und Salzsäure stark zurück. Daneben fehlt der normalerweise von den Belegzellen gebildete Intrinsic-Faktor, der die Aufnahme des Vitamin B_{12} im Dünndarm ermöglicht. Das zur Blutbildung benötigte Vitamin wird ungenutzt ausgeschieden. Es kommt zu einer Teilungs- und Reifungsstörung bei der Bildung der roten Blutkörperchen *(perniziöse Anämie,* s. S. 161). Ohne Behandlung kann die perniziöse Anämie zum Tode führen.

Häufiger (in 10% der Fälle; besonders häufig bei alten Menschen) ist die durch Medikamente (z. B. nichtsteroidale Antirheumatika) oder durch einen Gallereflux verursachte Gastritis.

◆ Therapie

Zu den therapeutischen Maßnahmen bei einer akuten Gastritis gehören die Nahrungskarenz (vorübergehender Verzicht auf Nahrung) bzw. die Diät (häufiger kleine, leicht verdauliche Mahlzeiten) und das Ausschalten der auf die Magenschleimhaut einwirkenden Substanzen (Alkohol, Medikamente etc.). Auch die Gabe von Medikamenten zur Neutralisation der Magensäure (Antazida) kann hilfreich sein.

Die chronische Gastritis wird meist rein symptomatisch behandelt. Im Vordergrund steht die Diät, die der bei einer akuten Gastritis entspricht. Eine Ausschaltung des Bakteriums *Helicobacter pylori* durch ein Therapieschema, das unter anderem auch Antibiotika enthält, ist bei *Helicobacter-pylori*-Nachweis und klinischen Beschwerden angezeigt. Ansonsten helfen Salzsäurepräparate, eine fehlende Salzsäureproduktion des Magens zu ersetzen. Die Behandlung einer perniziösen Anämie geschieht durch die parenterale (d.h. intravenöse) Gabe von Vitamin B_{12}. Bei chemisch verursachter Gastritis sollte das auslösende Agens (etwa ein Medikament) gemieden werden.

Die Ulkuskrankheit

◆ Definition

Unter dem Begriff Ulkuskrankheit faßt man
- das Magengeschwür *(Ulcus ventriculi)* und
- das Zwölffingerdarmgeschwür *(Ulcus duodeni)* zusammen.

Als **Magengeschwür** bezeichnet man einen Defekt in der Schleimhaut des Magens, der bis in die tiefen Wandschichten hineinreicht. Männer sind doppelt so häufig betroffen wie Frauen. Mit zunehmendem Lebensalter steigt auch die Zahl der Erkrankten.

Das **Zwölffingerdarmgeschwür** kommt etwa viermal so häufig vor wie das Magengeschwür.

◆ Ursachen

Bei etwa 70–80% der Magengeschwüre läßt sich eine Infektion mit dem Bakterium *Helicobacter pylori* nachweisen. Eine Behandlung der Infektion (s.u.) führt in diesen Fällen zur Ausheilung der Ulkuskrankheit. Magengeschwüre können jedoch nicht nur auf dem Boden einer chronisch atrophischen Gastritis (s.o.) entstehen. Auch das Zurückfließen (der Reflux) von gallehaltigem Duodenalsaft kann zur Bildung eines Ulcus ventriculi führen. Daneben gelten eine Reihe von Medikamenten als geschwürauslösend. Bei alten Menschen sind es in erster Linie *Antirheumatika*. Auch die *psychische Situation* der Betroffenen spielt bei der Entstehung eines Magengeschwürs eine nicht zu unterschätzende Rolle.

◆ Krankheitsbild

Zur Symptomatik eines Magengeschwürs gehören heftige, krampfartige Oberbauchschmerzen, meist (jedoch nicht immer!) direkt nach einer Mahlzeit. Typisch ist auch ein Druck- bzw. Völlegefühl nach der Nahrungsaufnahme. Weitere Symptome sind häufiges Aufstoßen, Sodbrennen, Neigung zum Erbrechen und Gewichtsabnahme.

Typische Symptome eines Zwölffingerdarmgeschwürs sind ebenfalls Unbehagen, Druck- und Völlegefühl im Oberbauch, Aufstoßen, Erbrechen und Gewichtsabnahme. Daneben treten oft $1^{1}/_{2}$ bis 2 Stunden nach einer Mahlzeit oder auch nachts brennende Schmerzen auf.

> **Beachte:**
> Typische Symptome einer unkomplizierten **Ulkuskrankheit** können sein:
> - heftige, krampfartige Oberbauchschmerzen
> - Unbehagen, Druck- und Völlegefühl
> - Aufstoßen, Sodbrennen, Neigung zum Erbrechen
> - fehlendes Hungergefühl, Gewichtsabnahme

Es sind vor allem die **Komplikationen**, die bei einem Magengeschwür zu einem raschen Eingreifen zwingen können.

▶ Ein Magengeschwür kann in die Nachbarorgane Leber, Bauchspeicheldrüse, Milz, Dickdarm oder Zwerchfell eindringen bzw. durchbrechen *(Penetration)*.

▶ Den Durchbruch in die freie Bauchhöhle bezeichnet man als *Perforation*.

▶ Eine weitere Komplikation des Magengeschwürs ist die Blutung. Typische Symptome einer Blutung aus einem Magengeschwür sind das Bluterbrechen *(Hämatemesis)* und/oder der sog. Teerstuhl. Als Teerstuhl bezeichnet man Stuhl, der mit Blut vermischt ist, das aus dem Magen oder den oberen Darmabschnitten kommt und eine teerartige Farbe aufweist. Ständiger geringer Blutverlust über einen längeren Zeitraum hat eine Blutungsanämie (»Blutarmut«) zur Folge.

▶ Nicht selten entwickelt sich auf dem Boden eines Magengeschwürs ein Magenkarzinom. Jedes Geschwür, das nach einer medikamentösen Behandlung nicht abheilt, sollte daher durch eine Gewebeentnahme aus dem Geschwürsrand auf seine Gutartigkeit hin untersucht werden.

Ebenso wie beim Magengeschwür kann es auch beim Zwölffingerdarmgeschwür zu schwerwiegenden Komplikationen (Penetration, Perforation und Blutung) kommen. Eine maligne Entartung (d.h. die Entstehung eines bösartigen Tumors auf dem Boden eines Zwölffingerdarmgeschwürs) kommt jedoch nicht vor.

◆ Therapie

Die Diagnose wird heute in der Regel mit Hilfe der Magenspiegelung (Gastroskopie) bzw. der Darmspiegelung gestellt.

Unkomplizierte Magen- bzw. Zwölffingerdarmgeschwüre werden medikamentös behandelt. Hierbei steht heute die Sanierung einer *Helicobacter-pylori*-Infektion an erster Stelle. Die dabei verwendeten Therapieschemata enthalten neben einem Protonenpumpenhemmer zur Säurehemmung auch Antibiotika (z.B. Clarithromycin) bzw. Chemotherapeutika (z.B. Metronidazol). Patienten mit einem Magengeschwür sollten die Speisen und Getränke meiden, die von ihnen schlecht vertragen werden. Häufig hilft auch die Gabe von säurebindenden Mitteln (Antazida). Wichtige Medikamente zur Behandlung eines Magengeschwürs bei fehlender H.-p.-Infektion sind heute neben den Protonenpumpenhemmern (z. B. Omeprazol) die *H$_2$-Rezeptoren-Blocker*, die die Säureproduktion des Magens fast vollständig hemmen. Operative Verfahren sind im Falle akuter Komplikationen angezeigt.

Der Magenkrebs

◆ Definition
Der mit Abstand häufigste Tumor des Magens ist das Magenkarzinom *(Carcinoma ventriculi)*. Obwohl die

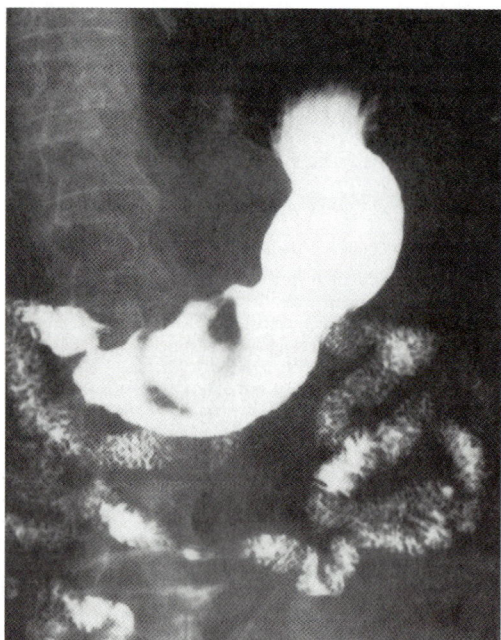

Abb. 11-18 Karzinom im Vorraum des Magenpförtners (Antrum) an der kleinen Magenkrümmung. Im Magen befindet sich Röntgenkontrastmittel. Man sieht den Füllungsdefekt durch den tumorösen Randwall und ein zentrales Geschwür. (Aus: Gross R, Schölmerich P, Gerok W [Hrsg]. Die Innere Medizin. 9. Aufl. Stuttgart, New York: Schattauer 1996)

Zahl der Erkrankten in den westlichen Industrieländern in den letzten 40 Jahren kontinuierlich abgenommen hat, ist der Magenkrebs neben dem Dickdarm- und dem Bauchspeicheldrüsenkrebs der häufigste bösartige Tumor des Verdauungsapparates. Betroffen sind meist ältere Männer, wobei der Häufigkeitsgipfel zwischen dem 50. und 60. Lebensjahr liegt. Das Verhältnis zwischen männlichem und weiblichem Geschlecht beträgt bei den Erkrankten 3 : 2.

◆ Ursachen
Magenkarzinome können auf dem Boden einer *chronisch-atrophischen Gastritis* (s. S. 274) oder eines *Magengeschwürs* (s. S. 275) entstehen. Auch bei Personen mit einer *Helicobacter-pylori*-Gastritis (s.S. 274) kommt es häufiger zur Entwicklung eines bösartigen Magentumors.

◆ Krankheitsbild
Die überwiegende Zahl der Magenkarzinome sind *Drüsenkrebse*. Sie können blumenkohlartig in das Mageninnere hineinwachsen, andere durchsetzen wie ein Geschwür die Wandschichten des Magens.

In einem frühen Stadium verhalten sich Magenkarzinome oft »klinisch stumm«, es gibt keine Krankheitszeichen, die auf einen Magentumor hinweisen. Manche Patienten klagen über Schmerzen in der Magengrube oder Appetitlosigkeit. Treten dann stärkere Schmerzen, Gewichtsabnahme, Völlegefühl, Widerwillen gegen bestimmte Speisen (z.B. Fleisch) und ein Leistungsknick auf, ist die Tumorausbreitung in der Regel schon weit fortgeschritten. Manche Tumoren wachsen durch die Magenwand weiter und dringen über die Bauchfellschicht in die Bauchspeicheldrüse, in die Leber oder in die Speiseröhre ein.

Die sehr bösartigen Tumoren metastasieren in der Regel früh. Tochtergeschwülste findet man vorwiegend in den örtlichen und weiter entfernten Lymphknoten *(lymphogene Metastasierung)* sowie in Leber, Lunge, Gehirn und Skelett *(hämatogene Metastasierung)*.

 Beachte:
Sog. **Magenfrühkarzinome** verhalten sich oft klinisch stumm oder zeigen nur eine geringe, uncharakteristische Symptomatik.
Symptome eines **fortgeschrittenen Magenkarzinoms** können sein:
● Schmerzen
● Gewichtsabnahme
● Leistungsknick
● Appetitlosigkeit, Völlegefühl
● Widerwillen gegen bestimmte Speisen
● Blutung (Bluterbrechen, Teerstuhl)

◆ Therapie

Nur die möglichst frühzeitige *radikale Operation* (Entfernung des Magens, evtl. auch zusammen mit den umliegenden Organen) kann beim Magenkarzinom erfolgversprechend sein. Der Tumor spricht in der Regel nicht oder nicht ausreichend auf eine Strahlen- oder Chemotherapie an.

Akute Durchfallerkrankungen

◆ Ursachen

Ursache einer akuten Durchfallerkrankung ist in der Regel ein sog. Darmkatarrh. Hierunter versteht man eine akute Entzündung im Bereich des Dünndarms *(Enteritis)* und/oder des Dickdarms *(Kolitis)*. Nicht selten ist auch der Magen in das entzündliche Geschehen mit einbezogen *(Gastroenteritis)*.

Akute Durchfallerkrankungen werden meist durch *Bakterien* oder *Viren* hervorgerufen. Eine große Bedeutung haben in den letzten Jahren Salmonellen als Auslöser einer akuten Gastroenteritis erlangt. Sie produzieren z.T. auch Giftstoffe, sog. Bakterientoxine, die den meist stark wäßrigen Durchfall hervorrufen (s. S. 439).

◆ Krankheitsbild

Hauptsymptom einer akuten Durchfallerkrankung ist – wie der Name schon sagt – der Durchfall (die *Diarrhö*). Als Durchfall bezeichnet man die häufige Entleerung von reichlich dünnflüssigem Stuhl. Er kann Blut- oder Schleimbeimengungen enthalten. Die Entleerungshäufigkeit ist beim Durchfall oft erheblich gesteigert. Meist kommt es daneben auch zu krampfartigen Bauchschmerzen. Ist der Magen beteiligt, klagen die Betroffenen oft über Übelkeit, Erbrechen und Magenschmerzen. Im Rahmen einer Allgemeininfektion können auch Kopf- und Gliederschmerzen sowie eine Temperaturerhöhung auftreten.

◆ Therapie

Bei jeder Durchfallerkrankung besteht die Gefahr der Austrocknung. Dies gilt besonders für alte Menschen. Wichtig ist daher, dem Erkrankten ausreichend Flüssigkeit (z.B. gesüßten Tee mit etwas Salz, besser ist eine speziell darauf abgestimmte glukosehaltige Elektrolytlösung) zu trinken zu geben. In schweren Fällen muß die Flüssigkeitszufuhr u.U. durch eine Infusionsbehandlung sichergestellt werden.

Chronisch entzündliche Darmerkrankungen

Zu den chronisch entzündlichen Darmerkrankungen zählen
● der Crohn-Krankheit und
● die Colitis ulcerosa.

Die Crohn-Krankheit

◆ Definition

Die chronische Darmerkrankung tritt in der Regel vor dem 30. Lebensjahr erstmals auf. Beide Geschlechter erkranken gleich häufig. Es zeigt sich jedoch ein zweiter Häufigkeitsgipfel bei etwa 70 Jahren. Betroffen sind dann in erster Linie Frauen.

◆ Ursachen

Die genaue Ursache der Crohn-Krankheit ist bislang unbekannt. Man nimmt jedoch an, daß krankhafte Reaktionen des Immunsystems bei der Krankheitsentstehung eine Rolle spielen. Diskutiert werden auch bakteriell-infektiöse Ursachen und eine gewisse erbliche Veranlagung.

◆ Krankheitsbild

Die Crohn-Krankheit (auch *Enteritis regionalis Crohn*) kann den gesamten Verdauungstrakt befallen. Meist findet man die entzündlichen Veränderungen jedoch im Bereich des Dünn- und des Dickdarms, bevorzugt im unteren Krummdarm (Ileum). Die Erkrankung erhielt daher auch den Namen *Ileitis terminalis*, d.h. Entzündung des Krummdarmendes. Sie äußert sich in *kolikartigen Schmerzen*, meist im rechten Unterbauch. Es treten häufige, breiige *Durchfälle* auf, die nur selten Schleim- oder Blutbeimengungen enthalten. Durch die häufigen Durchfälle verlieren die Patienten an Gewicht.

Typische **Komplikationen** bei der Crohn-Krankheit sind Abszesse und Fisteln. Die Erkrankung verläuft in der Regel chronisch fortschreitend. An den entzündlich veränderten Darmabschnitten kommt es schließlich zu Einengungen *(Stenosen)*. Nicht immer ist das Krankheitsgeschehen auf den Darm beschränkt. Auch andere Organe, vor allem Gelenke, Leber und Augen können betroffen sein.

◆ Therapie

In der Regel werden Patienten mit der Crohn-Krankheit so lange wie möglich *konservativ*, d.h. heute vor allem medikamentös, eventuell auch diätetisch und psychotherapeutisch behandelt. Schwere Komplikationen wie ein Darmverschluß oder ein Abszeß im Bauchraum zwingen allerdings zu chirurgischem Eingreifen. Bei einem akuten Schub mit alleinigem Befall des Krummdarms verabreicht man meist Kortikoide (z. B. Prednisolon) über einen längeren Zeitraum. Ist auch das *Kolon* befallen, gibt man zusätzlich noch Salazosulfapyridin (SASP, z. B. Azulfidine®) oder 5-Aminosalicylsäure (5-ASA, z. B. Salofalk®). Bei schweren Verläufen wird oft Azathioprin (Imurek®), ein das Immunsystem unterdrückendes Medikament, gegeben. Eine spezielle Diät (»Astronautenkost«) kann zur Beschleunigung der Genesung bzw. Remission beitragen.

Die Colitis ulcerosa

◆ Definition
Die Colitis ulcerosa ist eine chronische, unspezifische Entzündung des Dickdarms. Meist erkranken junge Menschen, Frauen häufiger als Männer. Die Krankheit kann jedoch auch beim alten Menschen erstmals auftreten und nimmt dann im allgemeinen einen recht dramatischen Verlauf.

◆ Ursachen
Wie bei der Crohn-Krankheit ist auch bei der Colitis ulcerosa die Ursache letztlich ungeklärt. Diskutiert werden bei der familiär gehäuft auftretenden Erkrankung psychische Einflüsse und autoimmunologische Prozesse (d. h. Prozesse, bei denen das Immunsystem des Organismus sich gegen körpereigene Gewebe und Substanzen richtet).

◆ Krankheitsbild
Alle Dickdarmabschnitte können befallen sein. Am häufigsten (in etwa 90% der Fälle) findet man die typischen geschwürig-eitrigen Veränderungen im Mastdarm.

◆ Therapie
Abhängig vom Schweregrad und der Ausbreitung der Krankheit werden Zäpfchen *(Suppositorien)* mit 5-ASA (z. B. Salofalk®) bei mäßiger .Aktivität und/oder Steroidschäume (z. B. Colifoam® Rektalschaum) bei mittlerer Aktivität verabreicht. Bei schweren Verläufen müssen zusätzlich zu diesen örtlich angewandten Medikamenten noch systemisch hochdosiert Steroide gegeben werden. Eine spezielle Diät ist nur zur Verbesserung des Ernährungszustandes sinnvoll. Im Gegensatz zu den genannten symptomatischen medikamentösen Therapiemaßnahmen kommt es durch die Proktokolektomie (Entfernung von Rektum und Kolon; bei schweren Verläufen) zu einer Heilung der Colitis ulcerosa.

Die Appendizitis

◆ Definition
Die häufigste akute Darmerkrankung ist die Entzündung des Wurmfortsatzes, die Appendizitis. Die umgangssprachlich als »Blinddarmentzündung« bezeichnete Krankheit kann in jedem Lebensalter auftreten, beim alten Menschen weist sie jedoch einige Besonderheiten auf.

◆ Ursachen
Ursache ist oft eine vom Darm ausgehende *Infektion* zusammen mit einer *Stauung von Darminhalt* im Inneren des Wurmfortsatzes.

◆ Krankheitsbild
In der Regel kommt es zu plötzlich einsetzenden Schmerzen in der Magen- oder Nabelregion, die sich nach einigen Stunden in den Unterbauch verlagern. Die Betroffenen klagen über Appetitlosigkeit, Schluckauf, Übelkeit, Brechreiz oder Erbrechen. Die Zunge ist belegt. Typische Symptome sind der begrenzte Druckschmerz im rechten Unterbauch sowie das Nachlassen des Schmerzes bei Rumpfbeugung oder Anziehen der Beine. Meist ist die Körpertemperatur leicht erhöht. Temperaturen über 39° C deuten auf ein fortgeschrittenes Stadium oder auf einen komplizierten Verlauf hin. Beim alten Menschen beginnt die Erkrankung oft schleichend. Vielfach besteht eine deutliche Unstimmigkeit zwischen den geringen Beschwerden, die die Betroffenen angeben, und den zu dieser Zeit schon vorliegenden schweren krankhaften Veränderungen. Der entzündliche Prozeß kann rasch fortschreiten.

Typische **Komplikationen** einer nicht rechtzeitig erkannten und behandelten Appendizitis sind die Phlegmone, das Empyem und die Gangrän. Als Folge dieser Komplikationen kann es zum Durchbruch der Entzündung in die freie Bauchhöhle kommen. Eine solche *freie Perforation* führt zu einer eitrigen Bauchfellentzündung (Peritonitis) mit diffusen Bauchschmerzen. Innerhalb kürzester Zeit tritt eine komplette Magen-Darm-Lähmung ein. Man bezeichnet dieses Krankheitsbild als *»akutes Abdomen«* (»akuter Bauch«, s. a. S. 462).

◆ Therapie
All diese schwerwiegenden Komplikationen machen es nötig, möglichst frühzeitig zu operieren. Die operative Entfernung des Wurmfortsatzes bezeichnet man als *Appendektomie.* Der Heilungsverlauf im Anschluß an eine Operation ist bei alten Menschen oft durch Wundinfektionen und eine gestörte Wundheilung kompliziert. Eine weitere Komplikation ist die postoperative (d. h.

nach einer Operation auftretende) Lungenentzündung. Sie trägt erheblich zu der erhöhten Sterblichkeit alter Menschen mit Appendizitis bei.

Gefäßbedingte Darmerkrankungen

◆ Krankheitsbild

Akute Durchblutungsstörungen des Dünn- und Dickdarms führen in der Regel zu lebensbedrohlichen Situationen. Man unterscheidet hierbei:

- den einen Darmabschnitt (Segment) betreffenden Infarkt,
- den akuten Verschluß der unteren oder der oberen Gekröseschlagader (A. mesenterica sup./inf.) durch eine Thrombose oder Embolie und
- den Verschluß einer Gekrösevene (V. mesenterica) infolge einer Thrombose.

Akute arterielle Durchblutungsstörungen führen zu plötzlich einsetzenden starken Schmerzen im Bauchraum (Vernichtungsschmerz). Es entwickelt sich meist eine Schocksymptomatik (s. S. 460f), gefolgt von einem Darmverschluß (Ileus) mit Bauchfellentzündung (Peritonitis). Akute venöse Durchblutungsstörungen im Darmbereich können ähnlich verlaufen. Meist ist das Bild aber weniger dramatisch, da sich die Symptomatik nicht so rasch entwickelt.

Chronisch arterielle Durchblutungsstörungen im Bereich der Darmgefäße lösen bei vielen Betroffenen etwa 15 bis 30 Minuten nach Nahrungsaufnahme Schmerzen im Bauchraum aus. Man bezeichnet dies als *Angina abdominalis*. Aus Angst vor Schmerzen nehmen die meisten alten Menschen immer weniger Nahrung zu sich.

◆ Therapie

> Bei akuten Mesenterialarterien- und -venenverschlüssen besteht die einzige Überlebenschance in einer sofortigen Operation!

Bei chronischen Durchblutungsstörungen können häufige kleine Mahlzeiten die Beschwerden lindern. Die einzige Möglichkeit, einen drohenden Darminfarkt zu verhindern, ist jedoch die Operation.

Reizkolon und Verstopfung

◆ Definition, Ursachen

Beim **Reizkolon** oder *Colon irritabile* kommt es im Wechsel zu Durchfall *(Diarrhö)* und Verstopfung *(Obstipation, s. u.)*.

Die Erkrankung tritt selten erstmals im Alter auf. Betroffen sind häufig Frauen in den mittleren Lebensjahren. Die Beschwerden können jedoch beim älteren Menschen zunehmen, da die Darmpassage in der Regel verlangsamt ist. Weitere Gründe sind der oftmals geringe Anteil an Ballaststoffen in der Nahrung und der häufig langjährige Abführmittelmißbrauch.

Als **Stuhlverstopfung** oder *Obstipation* bezeichnet man eine verzögerte Kotentleerung. Der schließlich entleerte Stuhl ist hart.

Neben denen für das Colon irritabile genannten Ursachen können folgende Faktoren zu einer Obstipation führen:

- funktionelle Störung der Darmmotorik
- Verletzungen des Afters
- Darmverengungen (Stenosen) durch Divertikel oder bösartige Tumoren
- Stoffwechsel- und Hormonstörungen
- Gabe von Verstopfung-auslösenden Medikamenten (z.B. Eisen-, Aluminium-, Morphin- und Kodeinpräparate!)

◆ Krankheitsbild

Typische Symptome des Reizkolons sind Blähungsbeschwerden infolge einer vermehrten Darmgasbildung und Schmerzen im Bauchraum.

Eine Komplikation ist der sog. Kotstein, das *Fäkalom*. Kotsteine können sich im Mastdarm oder in der S-förmigen Schlinge des Grimmdarmes bilden, wenn der Darm über einen längeren Zeitraum nur ungenügend und unvollständig entleert wurde. Der Kot trocknet dann zu einem steinartigen, harten Gebilde aus. Dieser behindert die normale Stuhlentleerung. Typische Symptome sind Blähungen, Völlegefühl, unwillkürlicher Stuhlabgang und häufiges »falsches« Entleerungsbedürfnis.

◆ Therapie

Wichtigste therapeutische Maßnahme bei der primären, d.h. nicht durch eine andere Erkrankung ausgelösten Verstopfung ist die Erhöhung der Menge unverdaulicher Substanzen im Stuhl, beispielsweise durch mehr Gemüse- und Getreidekost, die Gabe von Kleie, Leinsamen etc., zusammen mit genügend Flüssigkeit.

Reichen diese Maßnahmen nicht aus, kann es anfangs erforderlich sein, Klysmen (Klistiere, Darmeinläufe) und Glyzerinzäpfchen zu verabreichen.

Bei der Behandlung des Reizkolons steht das Gespräch im Vordergrund, das dem Patienten deutlich machen soll, daß der Erkrankung keine organischen Ursachen zugrunde liegen. Das Weglassen von Abführmitteln und rückstandsreiche Normalkost (bei der unverträgliche Speisen weggelassen werden), verteilt auf fünf bis sechs Mahlzeiten, helfen die Stuhlentleerung zu normalisieren. In schwierigen Fällen kann eine gezielte psychotherapeutische Behandlung notwendig werden.

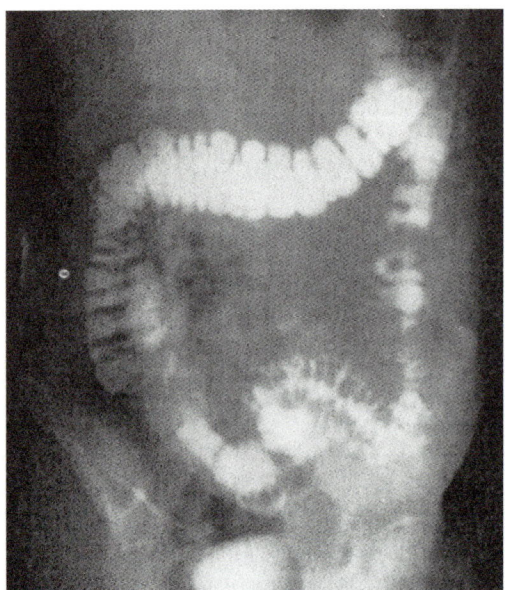

Abb. 11-19 Zahlreiche Divertikel im Dickdarm (Röntgenkontrastaufnahme) (aus: Gross, Schölmerich, Gerok. Die Innere Medizin. Gerok W, Huber Chr, Meinertz T, Zeidler H, Hrsg. 10. Aufl. Stuttgart, New York: Schattauer 2000)

Dickdarmdivertikel

◆ Definition
Dickdarmdivertikel sind pilz- oder sackförmige Ausstülpungen der Dickdarmwand. Ihre Häufigkeit nimmt mit dem Alter zu. Während nur etwa 8% der unter 60jährigen solche Darmausstülpungen aufweisen, sind bei den 70jährigen bereits 40% davon betroffen.

◆ Ursachen
Als mögliche Ursachen der Divertikelbildung werden eine Drucksteigerung im Darminneren sowie die meist ballaststoffarme Nahrung älterer Menschen angesehen. Auch seelische Einflüsse scheinen eine Rolle zu spielen. Dickdarmdivertikel treten bevorzugt in der S-förmigen Grimmdarmschlinge auf. Sie können jedoch auch so zahlreich sein, daß das ganze Kolon davon befallen ist (s. Abb. 11-19).

◆ Krankheitsbild
In der Mehrzahl der Fälle (80%) werden Divertikel zufällig entdeckt. Sie verursachen keine Symptome. Etwa 20% der Betroffenen klagen über Beschwerden. Ähnlich wie beim Reizkolon (s. S. 279) wechseln sich Verstopfung und Durchfälle ab. Charakteristisch sind auch krampfartige Schmerzen im linken Unterbauch. Vor allem bei

älteren Menschen kann es auch zu Blutungen kommen. Wenn sich in den Darmausstülpungen Stuhl ansammelt, treten nachfolgend meist Entzündungserscheinungen auf. Typische Komplikationen einer solchen *Divertikulitis* sind der – meist gedeckte – Divertikeldurchbruch (Perforation) und die Abszeßbildung.

Tumoren im Darmbereich

Zu den mit zunehmendem Alter immer häufiger auftretenden Tumoren im Darmbereich gehören:
● die primär gutartigen Dickdarmpolypen und
● das bösartige Dickdarmkarzinom.

Dickdarmpolypen

◆ Definition
Als Darmpolypen oder *Adenome* bezeichnet man vom Drüsenepithel des Darmes ausgehende, gestielte oder breitbasig aufsitzende gutartige Neubildungen. Diese Schleimhautvorwölbungen können einzeln oder auch sehr zahlreich auftreten. Bei mehr als 100 Polypen im Dickdarm spricht man von einer *Polyposis coli*.
Die Häufigkeit von Dickdarmpolypen nimmt mit dem Alter zu. Bei etwa 75% der 70jährigen lassen sich solche Tumoren nachweisen. Dickdarmpolypen sind primär gutartig, haben aber ein relativ hohes Entartungsrisiko. Es handelt sich also um sog. *Präkanzerosen*, d.h. mögliche Vorstadien eines Karzinoms (hier: des Dickdarmkrebses).

◆ Ursachen
Umwelteinflüsse haben einen großen Einfluß auf die Entstehung von Dickdarmpolypen. Eine Ausnahme hiervon bildet nur die erbliche Polyposiserkrankung. Bei den übrigen Polypen ist es vor allem die *Ernährung* (speziell ein hoher Fleisch- und Fettanteil bei gleichzeitig niedrigem Anteil an Pflanzenfasern in der Nahrung), die zur Adenombildung beiträgt.

◆ Krankheitsbild
Kleine Kolonpolypen sind in der Regel klinisch stumm, sie verursachen keine Symptome. Auf größere Polypen wird man oft durch okkultes (Hämokkulttest!) oder sichtbares Blut im Stuhl aufmerksam. Weitere Symptome sind Verstopfung, Durchfälle und in Abständen auftretende Schmerzen.

◆ Therapie
Kolonpolypen müssen endoskopisch (d.h. im Rahmen einer Darmspiegelung) abgetragen werden. Durch eine anschließende feingewebliche Untersuchung muß ausge-

schlossen werden, daß bereits eine karzinomatöse Entartung eingetreten ist. Die Prognose ist bei rechtzeitiger Entfernung der Polypen gut.

Das Dickdarmkarzinom

◆ Definition

Im Gegensatz zu den sehr seltenen Tumoren des Dünndarms gehört das Dickdarmkarzinom zu den häufigsten malignen Geschwülsten des Menschen. Bevorzugt betroffen sind Männer und Frauen zwischen dem 40. und 60. Lebensjahr. In über 95% sind es Drüsenkrebse (Adenokarzinome), etwa 70% dieser Tumoren findet man im Mastdarm und der S-förmigen Grimmdarmschlinge (s. Abb. 11-20).

◆ Krankheitsbild

In der Regel liegt beim Auftreten von Symptomen bereits ein fortgeschrittenes Tumorwachstum vor.

Beachte:
Die folgenden Symptome können auf ein **Dickdarmkarzinom** hinweisen:
- Verstopfung und Durchfälle, oft im Wechsel, z. T. mit Blut oder Schleimauflage
- krampfartige Bauchschmerzen
- Völlegefühl
- vermehrter Abgang von Winden
- Gewichtsabnahme
- Leistungsknick

◆ Diagnose, Therapie

Bei Verdacht auf einen bösartigen Dickdarmtumor muß der Stuhl regelmäßig auf geringe, nicht sichtbare Mengen Blut im Stuhl (sog. okkultes Blut) untersucht werden. Wichtig ist ebenfalls die digitale, d.h. mit dem Finger vorgenommene Rektumaustastung. Eine Sicherung der Diagnose erfolgt dann mit Hilfe einer Darmspiegelung, bei der Gewebeproben aus den tumorverdächtigen Bezirken entnommen werden.
Wichtigste therapeutische Maßnahme ist beim Dickdarmkarzinom die operative Entfernung des tumorös veränderten Darmabschnitts. Häufig ist dabei die Schaffung eines künstlichen Darmausgangs *(Stoma, Anus praeternaturalis* s. S. 310) unumgänglich.

Der Leistenbruch

◆ Definition

Als Leistenbruch oder *Leistenhernie* bezeichnet man einen angeborenen oder später erworbenen Bruchsack

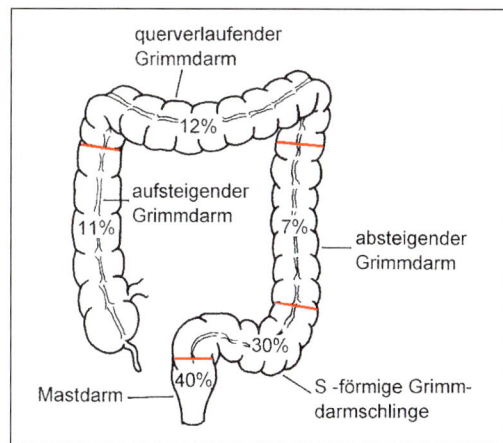

Abb. 11-20 Relative Häufigkeit der Karzinome in den verschiedenen Dickdarmabschnitten

aus Bauchfell (Peritoneum), der durch den Leistenkanal aus dem Bauchraum austritt. In ihm befinden sich Eingeweide.
Dazu eine kurze Erläuterung: Der Leistenkanal ist ein etwa 4 bis 5 cm langer Kanal in der Bauchwand der Leistengegend, der beim Mann den Samenstrang enthält. Die **erworbene direkte Leistenhernie** (Abb. 11-21) ist eine im Alter häufig auftretende Erkrankung. Bei den betroffenen Männern entwickelt sich der Bruchsack nicht auf dem anatomisch vorgegebenen Weg, durch den die Hoden während der vorgeburtlichen Entwicklung in den Hodensack gelangen, sondern mehr zur Körpermitte hin. Nicht selten entsteht im Alter eine beidseitige Hernie.
Bei der **indirekten Leistenhernie** verläuft der Bruchsack dagegen entlang des schrägen Leistenkanals vom inneren zum äußeren Leistenring.

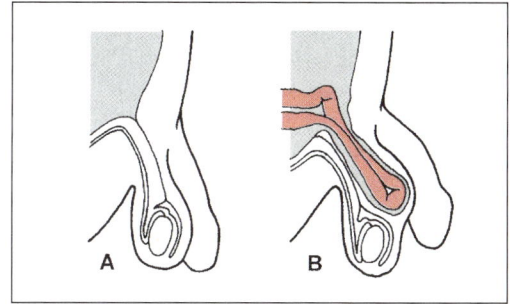

Abb. 11-21 Leistenhernie; A: Normalbefund; B: erworbene Leistenhernie

◆ **Ursache**

Ursache der Hernienbildung ist eine mit dem Alter zunehmende Schwäche der Muskeln und Faszien in der Wand des Leistenkanals.

◆ **Krankheitsbild**

Typische Symptome einer Leistenhernie sind Brennen, Druckgefühl und Schmerzen in der Leiste. Oft kommt es auch zu Verdauungsstörungen und Stuhlunregelmäßigkeiten.

Wird die Leistenhernie nicht rechtzeitig operiert, können die Eingeweide bis in den Hodensack gelangen. Endzustand ist dann die sog. **Skrotalhernie**. Dabei wächst die Gefahr der Brucheinklemmung *(Inkarzeration)*. Die Enge der Bruchpforte verhindert ein Zurückgleiten des Bruchinhalts (d.h. der Eingeweide) in den Bauchraum.

◆ **Therapie**

Jede erworbene Leistenhernie muß *operiert* werden! Nur bei sehr alten Menschen und Patienten mit schweren Lungen- und Herz-Kreislauf-Erkrankungen (eingeschränkte Operationsfähigkeit) kann eine Ausnahme gemacht werden. Die Versorgung mit einem sog. *Bruchband* sollte diesen Ausnahmefällen vorbehalten sein.

Hämorrhoiden

◆ **Definition**

Hämorrhoiden sind erweiterte Blutgefäße im Bereich des Afters (Abb. 11-22). Sie entstehen bei anlagebedingter Bindegewebsschwäche, besonders wenn eine sitzende Lebensweise und häufige Verstopfungen hinzukommen. Viele alte Menschen leiden daher unter Hämorrhoiden!

◆ **Krankheitsbild**

Durch den vorübergleitenden, meist harten Stuhl fangen die erweiterten Blutgefäße leicht an zu bluten. Meist bemerken die Betroffenen hellrote Blutauflagerungen auf dem Stuhl. Typisch sind auch Nässe und Juckreiz im Bereich des Afters.

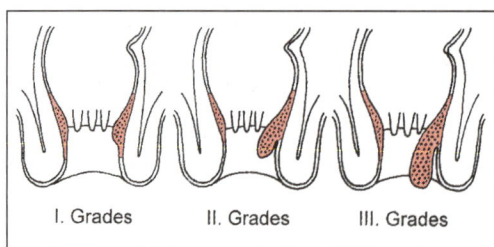

Abb. 11-22 Gradeinteilung der Hämorrhoiden

◆ **Therapie**

Vor Beginn einer Therapie muß vor allem beim älteren Menschen ein Dickdarm- bzw. Mastdarmkarzinom ausgeschlossen werden, das sich ebenfalls oft durch eine Blutung bemerkbar macht. Die heute übliche Hämorrhoidentherapie ist die *Verödung*. Durch Einspritzung eines verhärtenden (sklerosierenden) Mittels werden die betroffenen knotenförmig erweiterten Blutgefäße verödet. Eine weitere Möglichkeit ist die operative Entfernung der Gebilde.

Der Darmverschluß

◆ **Definition**

Als Darmverschluß oder *Ileus* bezeichnet man eine Störung der Darmpassage. Der Darminhalt kann nicht mehr weitertransportiert werden.

Man unterscheidet:
● den mechanisch bedingten Ileus
● vom paralytischen Ileus.

Beim **mechanisch bedingten Ileus** kommt es zu einer Verlegung *(Obstruktion)* des Darmlumens.

Der **paralytische Ileus** ist durch eine Darmlähmung gekennzeichnet.

◆ **Ursachen**

Auslöser eines mechanischen Ileus können Gallensteine, Kotsteine, Fremdkörper, Würmer oder auch Tumormassen sein, die das Innere des Darmes stark einengen oder vollständig verlegen. Auch entzündliche oder narbige Einengungen *(Stenosen)* können einen mechanischen Darmverschluß bewirken. Weitere Ursachen sind Mißbildungen, Eingeweidebrüche, Darmverschlingungen und Einstülpungen eines Darmabschnitts in einen anderen.

Ein paralytischer Ileus kann die Folge vieler verschiedener Erkrankungen sein. Eine häufige Ursache ist die Reizung des Bauchfells z.B. bei einer Blutung in die Bauchhöhle, beim Durchbruch eines Hohlorgans oder bei einer Bauchspeicheldrüsenentzündung. Auch nach embolischen oder thrombotischen Verschlüssen der Darmgefäße kann es zu einer Darmlähmung kommen. Weitere Ursachen sind Harnvergiftung (s. S. 197f), diabetisches Koma (s. S. 285), Sepsis (s. S. 440) sowie Nerven- und Rückenmarksverletzungen.

◆ **Krankheitsbild**

Beim mechanischen Ileus versucht der Darm anfangs durch vermehrte peristaltische Bewegungen, die sich in heftigen *kolikartigen Schmerzen* äußern, das Hindernis zu überwinden. Weitere Symptome sind Blähungen, Stuhl- und Windverhaltung sowie Erbrechen. In einem späteren Stadium kommt es zur *Darmlähmung*. Der Patient gerät rasch in einen *Schockzustand* (s. S. 460f). Im

Bereich des Bauches ist eine zunehmende Abwehrspannung festzustellen. Aus dem mechanischen Ileus ist ein paralytischer Ileus geworden.

Die Darmperistaltik fehlt beim paralytischen Ileus. Hört man den Darm mit einem Stethoskop ab, herrscht »*Totenstille*«. Der Darm ist stark gebläht (Abb. 11-23).

◆ Therapie

Der mechanische Ileus erfordert ein sofortiges chirurgisches Eingreifen. Das Hindernis muß operativ beseitigt werden. Dagegen ist eine Operation beim paralytischen Ileus nur in bestimmten Fällen angezeigt. Im Vordergrund der therapeutischen Bemühungen stehen beim paralytischen Ileus die medikamentöse Anregung der Darmperistaltik sowie die Bekämpfung des Schocks.

Die Bauchfellentzündung

◆ Definition

Das Bauchfell (*Peritoneum*) kleidet als seröse Haut die Bauch- und Beckenhöhle aus und überzieht einen Großteil der Organe des Bauch- und Beckenraumes. Eine Entzündung dieses Bauchfells bezeichnet man als *Peritonitis*.

◆ Ursachen

Als Erreger einer *bakteriell bedingten Bauchfellentzündung* kommen vor allem Staphylokokken, Streptokokken und Kolibakterien in Frage. Eine *chemisch-toxische Peritonitis* kann durch den Durchbruch von Hohlorganen (wie Magen, Darm, Gallenblase oder Harnwege) entstehen. Dabei gelangen Sekrete in die Bauchhöhle und rufen Entzündungserscheinungen hervor. Auch Bauchspeicheldrüsenentzündungen und Blutungen in die Bauchhöhle gehen meist mit einer chemisch-toxischen Peritonitis einher.

◆ Krankheitsbild

Die *diffuse Peritonitis* verläuft dramatisch unter dem Bild eines **»akuten Abdomens«** (»akuter Bauch«). Dabei treten Schockzeichen, Bauchdeckenspannung und Darmlähmung (s. paralytischer Ileus) auf. Die Prognose einer diffusen Peritonitis ist äußerst schlecht.

Über- und Unterernährung, Verdauungsstörungen

Bei älteren Menschen steigt die Häufigkeit einer verminderten Glukosetoleranz stark an. Hierunter versteht man eine Beeinträchtigung des **Kohlenhydratstoffwechsels**. Die Blutzuckerwerte liegen nach einer Mahlzeit über den Normalwerten, der Nüchternblutzucker ist jedoch noch normal (vgl. Diabetes mellitus, S. 284 ff). Besonders deutlich

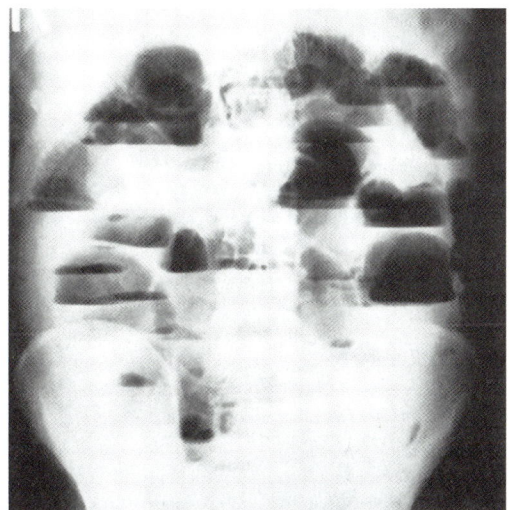

Abb. 11-23 Ausgeprägte Spiegelbildung bei Dünndarmileus. Abdomenleeraufnahme im Stehen. Man sieht die stark geblähten Dünndarmschlingen. Die Flüssigkeit im Darm sinkt im Stehen nach unten. In den oberen Abschnitten sammeln sich die Darmgase. (Aus: Gross, Schölmerich, Gerok. Die Innere Medizin. Gerok W, Huber Chr, Meinertz T, Zeidler H, Hrsg. 10. Aufl. Stuttgart, New York: Schattauer 2000)

ist die Zunahme der gestörten Glukosetoleranz mit zunehmendem Alter beim weiblichen Geschlecht. Nur ein kleiner Teil dieser Patienten erkrankt jedoch später an einem Diabetes mellitus. Eine Glukoseverwertungsstörung im Alter muß also nicht zwangsweise zur Zuckerkrankheit führen. Sie stellt jedoch ein Risiko dar. Eine verminderte Glukosetoleranz kann auch durch eine Reihe von Medikamenten ausgelöst werden.

Etwa ein Drittel aller Patienten mit einem Altersdiabetes sind übergewichtig. Ein weiteres Drittel leidet sogar unter Fettsucht. Nur 30% der Betroffenen sind normal- bis untergewichtig. Übergewichtigkeit bzw. Fettsucht ist ein bedeutender Risikofaktor der Zuckerkrankheit. Auch bei anderen »typischen« Alterserkrankungen wie der Arteriosklerose, der Arthrose oder der Gebärmuttersenkung ist Übergewicht ein nicht zu unterschätzender Risikofaktor. Früher sprach man von Fettleibigkeit (Adipositas), wenn das Körpergewicht eines Mannes um mehr als 20 bis 30% über dem »Idealgewicht« lag. Das »Idealgewicht« errechnet man wie folgt:

- beim Mann: Körpergröße (in cm) minus 100 minus 10%
- bei der Frau: Körpergröße (in cm) minus 100 minus 15%

Heute wendet man auch in Deutschland zunehmend den international verbreiteten bodymass-Index (BMI, Körpermasseindex, s. a. S. 294) zur Beurteilung des Körpergewichts an.

Übergewichtige Menschen nehmen in der Regel zu viel Nahrung in einer falschen Zusammensetzung zu sich. Dazu kommt oft eine Verringerung der körperlichen Aktivität. Zuckerkrankheit und Fettstoffwechselstörungen entwickeln sich oft erst im Verlauf einer Adipositas, sind also Folge, nicht Ursache der Gewichtsprobleme.

Eine andere Gruppe alter Menschen leidet an **Unter-** und **Fehlernährung**. Die Betroffenen nehmen meist nicht ausreichende Mengen Eiweiß zu sich. Ein zusätzlicher Proteinverbrauch durch krankheitsbedingte körperliche Belastungen kann zu einer relativen Unterversorgung des Körpers mit (essentiellen) **Aminosäuren** führen.

Mit zunehmendem Lebensalter sinkt auch die Aufnahmefähigkeit des Darmes für bestimmte Vitamine, so z.B. für Vitamin B_1, B_{12}, A, für Carotin und Folsäure. Die Vitamin-C-Aufnahme in den Körper ist jedoch nicht beeinträchtigt. **Vitaminmangelerscheinungen** im Alter sind jedoch eher auf eine einseitige Ernährung als auf Absorptionsstörungen zurückzuführen. Der oft verminderte Energiebedarf alter Menschen führt bei ungünstiger Nahrungswahl leichter zu einem Vitaminmangel als in jüngeren Jahren. Aber auch durch die im Alter häufigen chronischen Erkrankungen ist eine ausreichende Versorgung mit Vitaminen oft nicht gewährleistet. Ein weiterer Grund für eine unzureichende Vitaminversorgung im Alter sind die zunehmend häufiger auftretenden Nahrungsmittelunverträglichkeiten. Schlecht vertragen werden oft Kuhmilch, rohes Obst und Gemüse sowie Vollkornprodukte. Betroffen ist damit die Versorgung mit Vitamin B_1, B_2, B_6, C und Folsäure. Der Vitaminversorgung im Alter sollte generell mehr Aufmerksamkeit geschenkt werden, da unter Vitaminmangel nicht selten Störungen des seelischen Gleichgewichts auftreten.

Stoffwechselerkrankungen

Die wichtigsten Stoffwechselerkrankungen des Menschen sind.
- der Diabetes mellitus,
- die Gicht und
- verschiedene Fettstoffwechselstörungen.

Der Diabetes mellitus

Welche Rolle die Zuckerkrankheit *(Diabetes mellitus)* in unserer Gesellschaft spielt, machen die folgenden Zahlen (Stand: 1998) deutlich:
- Heute sind etwa 5 Millionen Menschen in Deutschland an Diabetes mellitus erkrankt, das sind ca. 6,25% der Bevölkerung. Man geht davon aus, daß sich die Zahl der Zuckerkranken bis zum Jahr 2010 verdoppelt.
- Die durchschnittliche Lebenserwartung eines Diabetes-Kranken ist – gerechnet vom Zeitpunkt der Diagnosestellung – um ein Drittel verkürzt gegenüber einem gesunden, d.h. nicht an *Diabetes mellitus* erkrankten Gleichaltrigen.
- Bei etwa 70% der an Schlaganfall gestorbenen Menschen war ein Diabetes mellitus ausschlaggebende Ursache des Todes.
- Bei etwa 25 000 Diabetes-Kranken müssen pro Jahr in Deutschland wegen arterieller Verschlußkrankheiten und diabetischer Gangrän Amputationen vorgenommen werden.
- Etwa 4 000 Diabetes-Kranke werden jährlich zu Blindengeldempfängern. Die Zahl der neu hinzukommenden schweren Augenschäden aufgrund eines Diabetes mellitus liegt wesentlich höher.
- Ca. 14 000 Diabetes-Kranke sind dialysepflichtig.
- Insgesamt sind es mindestens 25 Milliarden DM pro Jahr, die für die Behandlung Diabetes-Kranker in Deutschlang ausgegeben werden. Der größte Teil des Geldes wird für Patienten benötigt, die an Folgekrankheiten durch eine ungenügende Diabetes-Einstellung leiden!

◆ **Definition**

Die Zuckerkankheit *(Diabetes mellitus)* ist eine erbliche chronische Stoffwechselerkrankung. Sie beruht auf einem relativen oder absoluten *Insulinmangel*. Von einem relativen Insulinmangel spricht man, wenn es bei normaler, eingeschränkter oder gar erhöhter Insulinabgabe zu einer verminderten Insulinempfindlichkeit der Gewebe kommt.

Man unterscheidet zwei Arten der Zuckerkrankheit,
- den jugendlichen Diabetes (Typ-1-Diabetes) und
- den Erwachsenen- oder Altersdiabetes (Typ-2-Diabetes).

Beim **jugendlichen** (juvenilen) **Diabetiker** kommt es zu einem rasch fortschreitenden Insulinmangel, der nur durch Insulingaben ausgeglichen werden kann.

Dem **Diabetes vom Erwachsenentyp**, dem nichtinsulinabhängigen Diabetes liegt eine verminderte Insulinempfindlichkeit des Körpers zugrunde. Sie tritt meist zusammen mit einer Störung der Insulinabgabe durch die B-Zellen der Bauchspeicheldrüse auf. In den westlichen Industrieländern leiden ca. 90% der Zuckerkranken an einem Typ-2-Diabetes.

◆ **Ursachen**

Sowohl juveniler als auch Erwachsenendiabetes haben eine erbliche Grundlage. Beim juvenilen Diabetes scheinen Virusinfektionen bei der Krankheitsauslösung eine wichtige Rolle zu spielen. Im Gewebe der Bauchspeicheldrüse lassen sich Antikörper gegen die Inselzellen nachweisen. Die Betroffenen erkranken in der Regel vor dem 20. Lebensjahr.

Beim Erwachsenendiabetes spielen wie beim juvenilen Diabetes Erbfaktoren eine Rolle. Erst zusätzliche äußere Einflüsse führen jedoch schließlich zum Ausbruch der Erkrankung. Es sind in der Regel Patienten in der zweiten Lebenshälfte (nach dem 40. Lebensjahr), die an einem Typ-2-Diabetes leiden. Fast 80% davon sind übergewichtig.

◆ Krankheitsbild

Häufig auftretende Symptome des juvenilen Diabetes sind vermehrter Durst *(Polydipsie)*, häufiges Wasserlassen *(Polyurie)*, Gewichtsabnahme und Leistungsminderung. Die Patienten neigen zu Pilzerkrankungen im Bereich der Schleimhäute und zu eitrigen Entzündungen, die schlecht abheilen.

Beim Diabetes vom Erwachsenentyp sind die genannten Symptome meist nicht so stark ausgeprägt. Oft wird die Erkrankung zufällig bei einer Harnuntersuchung festgestellt. Der Patient scheidet vermehrt Traubenzucker mit dem Urin aus *(Glukosurie)*.

Patienten mit einem Diabetes mellitus sind akut gefährdet, wenn es zu einem deutlichen Mißverhältnis zwischen der erforderlichen und der vorhandenen Insulinmenge kommt. Die schwerste Form der *akuten Stoffwechselentgleisung* ist das **Coma diabeticum**. Auslösende Ursachen hierfür sind oft Infekte oder aber – bei insulinspritzenden Diabetikern – die eigenmächtige Insulinreduzierung bei Appetitlosigkeit oder verminderter Nahrungszufuhr. Auch Gefäßerkrankungen und bestimmte Medikamente (z. B. Steroide und Diuretika) können eine Entgleisung des Kohlenhydratstoffwechsels bewirken. Das Coma diabeticum ist gekennzeichnet durch einen stark erhöhten Blutzuckerspiegel *(Hyperglykämie)*. Die typischen Symptome Durst, schneller flacher Puls, niedriger Blutdruck und trockene Zunge entstehen durch einen zunehmenden Flüssigkeitsverlust. Infolge des hohen Blutzuckergehaltes gelangt die Körperflüssigkeit aus den Zellen in den Extrazellulärraum und wird verstärkt ausgeschieden. Der Flüssigkeitsverlust kann wegen der *zunehmenden Bewußtseinstrübung* nicht mehr durch vermehrtes Trinken ausgeglichen werden. Zur Symptomatik des Coma diabeticum gehören weiterhin eine beschleunigte Atmung, ein Azetongeruch in der Ausatemluft, Bauchbeschwerden (Übelkeit, Erbrechen, Ileus) und eine rosige Haut. Die Letalität (Sterblichkeit) ist u. a. abhängig vom Alter der Patienten. Bei alten Menschen kann sie 50% erreichen.

Unter bestimmten Umständen kann es beim Diabetiker zur **Unterzuckerung** *(Hypoglykämie)* kommen. Beson-

ders häufig sind ältere Menschen betroffen. Von einer Hypoglykämie spricht man bei Blutzuckerwerten unter 50 mg/100 ml. Faktoren, die das Risiko der Unterzuckerung erhöhen, sind z. B. körperliche Belastung, Gewichtsabnahme, Leber- und Nierenerkrankungen, die Umstellung auf ein anderes Insulinpräparat sowie bestimmte Medikamente und Alkohol.

Typische Symptome sind Kopfschmerzen, Schweißausbrüche, Zittern, Heißhunger, Herzklopfen und Sehstörungen. Wird die Stoffwechselentgleisung nicht rechtzeitig behandelt, kann es zum **hypoglykämischen Schock** kommen. Das Gehirn wird dann nicht mehr ausreichend mit Glukose versorgt. Die betroffenen Patienten werden zunehmend müde, sie zeigen Sprach- und Verhaltensstörungen, Krampfanfälle. Schließlich fallen sie in tiefe Bewußtlosigkeit (Koma). Die Sterblichkeit bei einer Hypoglykämie beträgt bis zu 10%. Etwa 5% der Erkrankten erleiden irreversible, d. h. nicht mehr behebbare Hirnschädigungen.

Besteht ein Diabetes mellitus über einen längeren Zeitraum, bildet sich das sog. **diabetische Spätsyndrom** aus. Hierbei kommt es zu Veränderungen an den großen und kleinen Blutgefäßen. Bei Patienten mit einem Typ-2-Diabetes steht meist die Makroangiopathie (Erkrankung der großen Blutgefäße) im Vordergrund des Krankheitsgeschehens. Dagegen kommt es beim juvenilen Diabetes häufiger zu mikroangiopathischen Veränderungen (d. h. Veränderungen an den kleinen Blutgefäßen).

Als **diabetische Makroangiopathie** bezeichnet man eine *Arteriosklerose* der großen Blutgefäße. Die Häufigkeit solcher arteriosklerotischer Veränderungen liegt bei Diabetikern weit über dem Durchschnitt der Bevölkerung. Häufige Komplikationen sind der Herzinfarkt (s. S. 128f), der Hirninfarkt (s. S. 342ff) sowie die arterielle Verschlußkrankheit (s. S. 135), vor allem im Bereich der Beine.

Mikroangiopathische Veränderungen findet man vorwiegend am Auge und an den Nieren. Im Bereich der Netzhaut des Auges bezeichnet man sie als diabetische *Retinopathie*. Sie kann schließlich zur Erblindung führen (s. S. 383). Ursache einer diabetischen *Nephropathie* (s. S. 198) sind Veränderungen an den kleinen Nierengefäßen. Sind alle Nierenkörperchen betroffen, kann es schließlich zum Nierenversagen kommen.

Diabetiker leiden oft an geschwürigen und nekrotischen Veränderungen, vorwiegend im Fußbereich. Man bezeichnet diese als **diabetische Gangrän**. Die diabetische Gangrän ist vor allem Folge arteriosklerotischer Veränderungen an den kleinen und großen Blutgefäßen. Eine weitere Rolle spielen auch Nervenschädigungen (s. u.) und eine generell erhöhte Infektionsbereitschaft (Achtung: Pilzinfektionen!).

Die wohl häufigste Komplikation beim Diabetes mellitus ist die **diabetische Neuropathie** (s. S. 341). Die Störungen im Bereich des peripheren sensiblen und motorischen Nervensystems werden jedoch nur von einem Teil der Patienten wahrgenommen. Ein oft anzutreffendes Problem in der Pflege diabeteskranker alter Menschen sind auch Blasenfunktionsstörungen auf Basis einer diabetischen Neuropathie. Männer klagen über zunehmende Potenzstörungen (erektile Dysfunktion).

Beachte:
Typische Symptome eines Diabetes mellitus sind:
- vermehrter Durst (Polydipsie)
- häufiges Wasserlassen (Polyurie)
- Gewichtsabnahme
- Leistungsminderung
- schlecht abheilende eitrige Entzündungen
- Pilzerkrankungen im Bereich der Schleimhäute
- evtl. schon Zeichen eines diabetischen Spätsyndroms (Veränderungen an den großen und kleinen Blutgefäßen)

◆ Diagnose

Diagnostiziert wird ein Diabetes mellitus anhand **erhöhter Blut- und Harnzuckerwerte** sowie der Bestimmung von **Ketonkörpern** im Urin.

Normalerweise beträgt der Blutzuckerwert bei nüchternen Personen 70 bis 100 mg/100 ml (3,88 bis 5,55 mmol/l).

Im Sammelurin sind im Normalfall pro Tag weniger als 0,2 g bzw. weniger als 1,1 mmol Zucker zu finden. Liegen die ermittelten Werte bei einem Patienten über den hier angegebenen Normwerten, sollte ein **oraler Glukosetoleranztest** durchgeführt werden. Dazu gibt man dem Patienten Anweisung, sich drei Tage vor dem Test kohlenhydratreich zu ernähren. Am Untersuchungstag erhält der Patient nüchtern 75 bzw. 100 g Glukose (Traubenzucker) in ca. 300 bis 400 ml Tee oder Wasser zu trinken. Zuvor wird der Nüchternblutzucker bestimmt. Anschließend erfolgt je eine Blutzuckerbestimmung nach 30, 60, 90 und 120 Minuten.

- ▶ Bei *gesunden Personen* liegt der maximale Wert unter 160 mg/100 ml. Der nach 2 Stunden gemessene Wert liegt unter 120 mg/100 ml.
- ▶ Eine sicher *diabetische Stoffwechsellage* ist bei einem Maximalwert über 200 mg/100 ml und einem 2-Stunden-Wert über 140 mg/100 ml zu diagnostizieren.
- ▶ Im Zwischenbereich besteht der *Verdacht auf einen Diabetes mellitus.*

◆ Therapie

Im Vordergrund einer umfassenden Diabetesbehandlung stehen

- die Behandlung akuter Stoffwechselentgleisungen und
- die Vermeidung diabetischer Spätschäden.

Hierzu ist eine *intensive Schulung des Patienten* nötig. Er sollte über die Ursachen, Komplikationen und Therapiemöglichkeiten beim Diabetes mellitus aufgeklärt werden. Wichtig ist vor allem die Vermittlung der Grundlagen einer *Diättherapie*. Der Patient muß über die Notwendigkeit der Gewichtsreduktion (beim übergewichtigen Diabetiker), das strikte Einhalten der Essenszeiten, die häufigen Mahlzeiten und die Extranahrungszufuhr bei körperlicher Belastung hingewiesen werden.

Läßt sich beim Typ-2-Diabetes durch eine Diättherapie keine ausreichende Einstellung des Blutzuckerspiegels erreichen, kann er mit Hilfe von *oralen Antidiabetika* (s. Kap. 19, S. 489, Antidiabetika) gesenkt werden. Achtung: Sulfonylharnstoffe wirken nicht beim Typ-1-Diabetes!

Wird in den B-Zellen nicht mehr genügend *Insulin* (s. Kap. 19, S. 489, Antidiabetika) gebildet, muß das Hormon von außen zugeführt werden. Dies ist in der Regel beim jugendlichen Diabetes und beim schwer einzustellenden Typ-2-Diabetes der Fall. Die bei jedem Patienten individuell zu bestimmende Dosis wird subkutan (s. c. = unter die Haut), intramuskulär (i. m. = in den Muskel) oder intravenös (i. v. = in die Vene) verabreicht. Eine internationale Einheit (IE) entspricht 0,04167 mg Insulin.

Insulinpflichtige Diabetiker müssen streng auf eine regelmäßige Nahrungszufuhr achten. Dennoch kann eine ungewohnte körperliche Betätigung zur Stoffwechselentgleisung (Hypoglykämie, s.o.) führen.

Bei einer Unterzuckerung werden schnell resorbierbare Kohlenhydrate (Traubenzucker) oral gegeben. Ist bereits eine Bewußtlosigkeit eingetreten, muß Glukose intravenös verabreicht werden.

Die wichtigsten therapeutischen Maßnahmen bei einem Coma diabeticum (Hyperglykämie) sind der Flüssigkeitsersatz und die Infusion von Normalinsulin. Weitere intensivmedizinische Maßnahmen helfen, die Prognose der Patienten zu bessern.

Die Gicht

◆ Definition, Ursachen

Die Gicht *(Urikopathie)* ist durch einen erhöhten Harnsäurespiegel im Blut gekennzeichnet. Dieser entsteht durch eine Störung im Nukleinsäurestoffwechsel. Übermäßiges, eiweißreiches Essen und Alkohol fördern die Ausbildung der Gicht. Betroffen sind vor allem Männer ab dem 25. Lebensjahr.

◆ Krankheitsbild

Die Harnsäure kristallisiert aus und lagert sich dann in Form von Uraten (das sind harnsaure Salze) vor allem in den Weichteilen des Körpers ab. Solche *Uratablagerun-*

gen finden sich bevorzugt an der Ohrmuschel, an Händen und Füßen und am Ellenbogen. Sie führen zu akuten Entzündungserscheinungen im Bereich der Gelenke (*Arthritis urica*, Abb. 11-24). Meist ist beim **akuten Gichtanfall** das Großzehengrundgelenk betroffen. Ein Gichtanfall dauert in der Regel 3 bis 5 Tage. Im **chronischen Stadium** kommt es zu einer zunehmenden Bewegungseinschränkung, da die häufigen Gelenkentzündungen zur Verformung und Versteifung der Gelenke führen. Eine schwerwiegende Komplikation der Erkrankung ist die **Gichtniere** (s. S. 198f). Sie entsteht durch Ablagerungen von Harnsäurekristallen im Nierenmark, besonders in den Papillenspitzen. In ausgeprägten Fällen kann es schließlich zur Harnvergiftung (Urämie) kommen. Der erhöhte Harnsäurespiegel im Blut führt auch häufig zur Bildung von Harnsäuresteinen (*Nephrolithiasis*, s. S. 199f) im Bereich der ableitenden Harnwege.

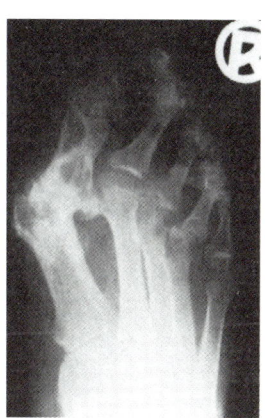

Abb. 11-24   Sehr ausgeprägte Uratablagerungen (sog. Gichttophi) im Bereich der rechten Großzehe sowie der dritten und vierten Zehe (aus: Gross, Schölmerich, Gerok. Die Innere Medizin. Gerok W, Huber Chr, Meinertz T, Zeidler H, Hrsg. 10. Aufl. Stuttgart, New York: Schattauer 2000)

◆ Therapie
Durch diätetische Maßnahmen ist es oftmals möglich, die Häufigkeit akuter Gichtanfälle zu senken. Wichtig ist die Verringerung der Zufuhr purinreicher Kost (z.B. Innereien, Rind- und Schweinefleisch, Erbsen und andere Hülsenfrüchte) sowie der Verzicht auf Alkohol.

Fettstoffwechselstörungen
◆ Definition
Zustände mit erhöhten Konzentrationen an einzelnen oder mehreren Blutfettanteilen (Fraktionen) im Nüchternserum bezeichnet man als *Hyperlipoproteinämien*.

◆ Ursachen
Viele Patienten mit Fettstoffwechselstörungen sind übergewichtig und/oder leiden an einem Diabetes mellitus.

Auch vermehrter Alkoholkonsum und bestimmte Medikamente (z.B. Kortison) erhöhen den Blutfettspiegel. Ein hoher Cholesterinspiegel im Blut (Hyperlipoproteinämie Typ IIa) erhöht – ebenso wie Bluthochdruck und Zigarettenrauchen – das Risiko, an einer Arteriosklerose zu erkranken.

◆ Therapie
Ziel einer Therapie ist es, den Blutfettspiegel zu senken. Dies kann in vielen Fällen durch eine kalorienreduzierte Kost, vermehrte körperliche Bewegung und Einschränkung des Alkoholkonsums erreicht werden. Erst wenn dadurch kein ausreichender Erfolg zu erzielen ist, sollten den Blutfettspiegel senkende (lipidsenkende) Medikamente verabreicht werden.

Die wichtigsten Erkrankungen der großen Darmdrüsen im Alter

Entzündliche Lebererkrankungen
Eine entzündliche Erkrankung der Leber bezeichnet man als **Hepatitis**. Man unterscheidet:
- die akute Virushepatitis,
- die chronische Hepatitis und
- die durch verschiedene Ursachen hervorgerufene Hepatitis.

Die akute Virushepatitis
◆ Erreger und Übertragung
Eine akute Virushepatitis kann durch verschiedene Viren hervorgerufen werden.

Erreger der **Hepatitis A** ist das Hepatitis-A-Virus. Da die Erkrankung epidemieartig auftreten kann, wurde sie früher auch als epidemische Hepatitis bezeichnet. Die Zeit zwischen der Ansteckung und dem Auftreten erster Krankheitserscheinungen (= Inkubationszeit) ist im Gegensatz zur Hepatitis B relativ kurz. Sie beträgt nur etwa 15 bis 20 Tage. Eine Übertragung der Hepatitis-A-Viren kann sowohl *oral* (über den Mund, z.B. durch verunreinigte Speisen) als auch *parenteral* (unter Umgehung des Magen-Darm-Traktes, beispielsweise durch infiziertes Blut) erfolgen.

Das Virus wird mit dem Stuhl ausgeschieden und kann durch fäkale Verschmutzung übertragen werden. So gelangen die Viren nicht selten über Nahrungsmittel, die mit menschlichen Ausscheidungen gedüngt wurden, in den menschlichen Körper. Aber auch Blut und Speichel eines Erkrankten sind infektiös.

In Ländern, in denen die Hepatitis A häufig vorkommt (Mittelmeergebiet, Orient, Südamerika), tritt sie bevorzugt bei Kindern und Jugendlichen auf. Mitteleuropäer infizieren sich meist auf Reisen in die entsprechenden Länder. Der Übergang von einer akuten Hepatitis A in eine chronische Hepatitis ist unwahrscheinlich.

Erreger der **Hepatitis B** ist das Hepatitis-B-Virus. Im Gegensatz zur Hepatitis A wurde sie früher als Hepatitis mit langer Inkubationszeit bezeichnet. Die Zeit zwischen der Ansteckung und dem Auftreten erster Krankheitserscheinungen beträgt meist 50 bis 180 Tage. Das Virus wird vor allem *parenteral*, d.h. durch Bluttransfusion oder verunreinigte Spritzen, übertragen. Eine Ansteckung auf oralem Wege (über den Magen-Darm-Trakt) ist jedoch auch möglich. Alle Körperflüssigkeiten (Blut, Speichel, Schweiß, Urin, Sperma, Menstrualblut etc.) sind als infektiös zu betrachten.

Im Gegensatz zur Hepatitis A läßt sich bei der Hepatitis B kein bevorzugtes Erkrankungsalter feststellen. Kinder wie alte Menschen können gleichermaßen erkranken. Die Erkrankung hinterläßt eine *lebenslange Immunität* gegen das Hepatitis-B-Virus, nicht jedoch gegen die Erreger anderer Hepatitisformen.

In etwa 5 bis 10% der Erkrankungsfälle geht die akute Hepatitis B in eine *chronische Lebererkrankung* über. Da medizinisches und zahnmedizinisches Personal (auch in der Altenpflege tätige Personen!), Dialysepatienten und Patienten mit häufigen Bluttransfusionen besonders gefährdet sind, an Hepatitis B zu erkranken, wird ihnen eine **Hepatitis-B-Schutzimpfung** empfohlen (s. S. 442).

Die übrigen Formen der akuten Virushepatitis faßte man früher unter dem Begriff »Non-A-non-B-Hepatitiden« (Nicht-A-nicht-B-Hepatitiden) zusammen. Heute unterscheidet man in dieser Gruppe die Hepatitis C, die Hepatitis D, die Hepatitis E und (fraglich) die Hepatitis F. Erreger der **Hepatitis C** ist das Hepatitis-C-Virus. Die Inkubationszeit beträgt in der Regel 7 bis 8 Wochen. Die Dauer der Infektiosität (Ansteckungsfähigkeit) ist bei der Hepatitis C bislang noch nicht bekannt. In den letzten Jahren war dieses Virus die häufigste Ursache der sog. *Posttransfusionshepatitis.* Hierbei gelangt das Virus über verunreinigte Blutkonserven in den Körper des Betroffenen. Aber auch durch unsterile Spritzen etc. kann das Hepatitis-C-Virus übertragen werden. Ebenso wie bei der Hepatitis B sind alle Körperflüssigkeiten als möglicherweise infektiös zu betrachten. Die Prognose der Erkrankung ist nicht einheitlich. Die Hepatitis C geht häufiger

noch als die Hepatitis B in eine *chronische Verlaufsform* über. Der Erreger der **Hepatitis D** (früher Delta-Hepatitis) wird zusammen mit dem Hepatitis-B-Virus übertragen. Es ist ein unvollständiges Virus, das sich nur in Gegenwart des Hepatitis-B-Virus vermehren kann. Die Erkrankung verläuft meist akut.

◆ Krankheitsbild

Aufgrund des klinischen Bildes ist es in der Regel nicht möglich, die einzelnen Formen der akuten Virushepatitis zu unterscheiden. Sie ähneln sich sehr in ihrer Symptomatik. Neben einer anfänglichen Appetitlosigkeit kommt es zu Übelkeit, Brechreiz und Blähungen. Die Patienten fühlen sich erschöpft. Häufig klagen sie auch über einen Widerwillen gegen Fett, Alkohol und Nikotin.

Erst nach diesem uncharakteristischen Vorläuferstadium (Prodromalstadium) kommt es zur Gelbsucht, zum *Ikterus*. Die Gelbfärbung der Haut, der Schleimhäute und der Augenbindehaut wird durch einen Anstieg des Bilirubins im Serum verursacht. Bilirubin ist ein Abbauprodukt des roten Blutfarbstoffs Hämoglobin und wird normalerweise über die von der Leber produzierte Gallenflüssigkeit ausgeschieden. Durch die Entzündung des Lebergewebes wird die Gallebildung und -ausscheidung gestört. Das Bilirubin gelangt mit dem Blut in den Körper. Der Urin zeigt eine dunkelbraune Farbe, der Stuhl entfärbt sich. Die Gelbsucht hält im allgemeinen 2 bis 6 Wochen an. Die Krankheit selbst kann bis zu 5 Monate dauern. Bei manchen Patienten kommt es jedoch – im Gegensatz zum oben beschriebenen typischen Verlauf – nicht zu einem Übertritt von Bilirubin ins Blut. Man bezeichnet eine solche Form als *anikterische Hepatitis*. In der Regel, d.h. in 80 bis 90% der Fälle, heilt die akute Virushepatitis innerhalb von 12 Wochen aus. Bei den restlichen 10 bis 15% geht die Erkrankung in eine *chronische Verlaufsform* über.

Beachte:
Typische Symptome einer akuten **Virushepatitis** können sein:
- Appetitlosigkeit
- Übelkeit, Brechreiz
- Blähungen
- Abgeschlagenheit
- Widerwillen gegen Fett, Alkohol und/oder Nikotin
- Gelbsucht (Ikterus)
- dunkelbrauner Urin
- entfärbter Stuhl

◆ Therapie

Eine spezifisch medikamentöse Therapie der akuten Virushepatitis gibt es nicht. Der Patient sollte Bettruhe einhalten. Er erhält Wunschkost, die reich an Kohlenhydraten ist, leicht verdauliches Eiweiß und wenig Fett enthält.

Die chronische Hepatitis

◆ Definition

Als chronische Hepatitis bezeichnet man eine fortschreitend verlaufende Leberentzündung. Sie kann schließlich in eine Leberzirrhose (eine narbige Umwandlung des Lebergewebes, s. u.) übergehen. Man betrachtet die chronische Hepatitis daher als ein mögliches Vorstadium dieser Erkrankung.

◆ Ursachen

Die häufigste Ursache einer chronischen Hepatitis ist die akute Virushepatitis. Wahrscheinlich sind es jedoch nur *Hepatitis B* und *Hepatitis C*, die in ein chronisches Krankheitsstadium übergehen können. Auch Drogen und bislang unbekannte Mechanismen (autoimmunologische Vorgänge?) kommen als Auslöser einer chronischen Hepatitis in Frage. Die sog. *drogeninduzierte chronische Hepatitis* kann nicht nur durch Drogen im engeren Sinne, sondern auch durch Alkohol und bestimmte Medikamente hervorgerufen werden.

Die Hepatitis bei Infektionskrankheiten

◆ Ursachen

Es gibt zahlreiche infektiöse und nichtinfektiöse Ursachen einer Leberentzündung. Häufig kommt es im Verlauf verschiedener Infektionskrankheiten (z.B. beim Pfeifferschen Drüsenfieber) zu einer akuten (Begleit-) Hepatitis. Eine Reihe anderer Erkrankungen führt zur Bildung von kleinen, abgekapselten Knötchen (Granulome) in der Leber. Eine solche granulomatöse Hepatitis kann beispielsweise im Verlauf einer Tuberkulose oder einer Salmonellose auftreten.

Die Leberzirrhose

◆ Definition

Die Leberzirrhose ist eine chronische Lebererkrankung, die diffus die ganze Leber befällt. Nach dem Untergang des normalen Lebergewebes kommt es zu einer bindegewebigen Narbenbildung in diesem Bereich. Die Bindegewebsstränge schnüren Gewebsinseln ab und zerstören so den normalen Läppchenaufbau der Leber. Eine Wiederherstellung der ursprünglichen Struktur ist nicht mehr möglich.

◆ Ursachen

Die häufigste Ursache einer Leberzirrhose ist hierzulande der *Alkoholmißbrauch*! Folge dieses Mißbrauchs ist eine zunehmende **Leberverfettung** und die direkte toxische (d.h. auf der Giftwirkung des Alkohols beruhen-

de) Schädigung der Leberzellen. Dies führt zu einer schubweise auftretenden Leberentzündung *(Alkoholhepatitis)*. Es kommt zum Untergang von Lebergewebe und zur Ausbildung einer **Leberzirrhose**.

Die **posthepatitische Zirrhose** tritt meist 1 bis 3 Jahre nach einer Virushepatitis auf.

Auch ein lange bestehender Aufstau von Galleflüssigkeit im Bereich der Gallenwege der Leber kann über eine chronische **Gallenwegsentzündung** zur Entstehung einer Leberzirrhose führen (s. S. 290).

Bei älteren Menschen kommt es nicht selten infolge eines Rechtsherzversagens zu einer chronischen **Stauungsleber** und in der Folge zu einem zirrhotischen Umbau des Organs (s. S. 130f).

◆ Krankheitsbild

Bei der **inaktiven Form** der Leberzirrhose ist die Leberfunktion nur leicht gestört. Die Leber ist vergrößert. Die betroffenen Patienten klagen über uncharakteristische Symptome wie Appetitlosigkeit, Blähungen, Fettunverträglichkeit und Müdigkeit. Sie sind in ihrer Leistungsfähigkeit eingeschränkt.

Wenn die Erkrankung weiter fortschreitet, spricht man von einer **aktiven Leberzirrhose**. Typisch für dieses Stadium der Erkrankung sind verschiedene Hautveränderungen (Abb. 11-25). Vor allem im Nacken, im Gesicht, an Oberarmen und Handrücken bilden sich *Gefäßsternchen* aus. Die Handinnenflächen – hauptsächlich im Bereich des Daumen- und des Kleinfingerballens – sind gerötet. Man bezeichnet diese Erscheinung als *Palmarerythem*. Auch Behaarungsanomalien wie der Verlust der Achsel- und Schambehaarung kommen häufiger vor. Bei Männern findet man oft eine ein- oder beidseitig auftretende Brustdrüsenschwellung. Die Nägel sind in vielen Fällen uhrglasartig gebogen.

Durch den fortschreitenden Verlust an funktionstüchtigem Lebergewebe kommt es zum **Leberversagen** *(Leberinsuffizienz)*. Die Leber ist nicht mehr in der Lage,

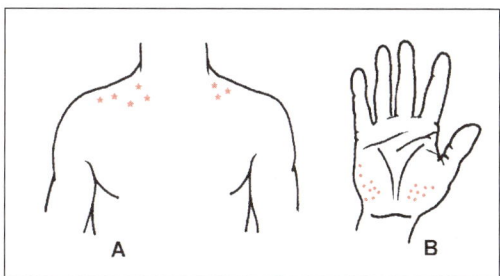

Abb. 11-25 Hautveränderungen bei Leberzirrhose-Patienten; A: Gefäßsternchen (Spider-Naevi) im Nackenbereich; B: Palmarerythem

ihre vielfältigen Funktionen wahrzunehmen. Eine typische Folgeerkrankung der Leberzirrhose ist der **Bluthochdruck im Bereich der Pfortader**. Er entsteht durch eine Erhöhung des Widerstandes in der Leber (u. a. durch den bindegewebigen Umbau des Lebergewebes). Eine Erhöhung des Blutflusses spielt dabei ebenfalls eine Rolle. Mit Hilfe sackartiger Erweiterungen der Speiseröhrenvenen versucht der Körper, das Abflußhindernis (die zirrhotische Leber) zu umgehen. Solche erweiterten Speiseröhrenvenen nennt man **Ösophagusvarizen**. Sie lassen sich bei etwa 70% der an einer Leberzirrhose Erkrankten nachweisen. Das venöse Blut aus dem Magen-Darm-Bereich gelangt so – unter Umgehung der Leber – direkt in die obere Hohlvene. Eine große Gefahr für die Betroffenen ist die Blutung aus den erweiterten Speiseröhrenvenen. Etwa 30% der Patienten mit einem Pfortaderhochdruck infolge Leberzirrhose sterben an ihrer ersten *Ösophagusvarizenblutung!*

Durch die Stauung im Leberbereich kann sich seröse Flüssigkeit in der freien Bauchhöhle ansammeln. Es entsteht eine **Bauchwassersucht** *(Aszites)*. In einem weit fortgeschrittenen Stadium der Erkrankung kommt es bei den Betroffenen zur **hepatischen Enzephalopathie** (Hirnschädigung infolge eines chronischen Leberleidens). Ursache ist zum einen die mangelhafte Entgiftungs- und Stoffwechselfunktion der erkrankten Leber. Zum anderen führt der Umgehungskreislauf über die erweiterten Speiseröhrenvenen Substanzen aus dem Magen-Darm-Bereich direkt der oberen Hohlvene zu, ohne daß eine Entgiftung durch die Leber erfolgen konnte. Typische Symptome einer solchen Hirnschädigung sind Störungen des Bewußtseins, örtliche und zeitliche Unorientiertheit und Verwirrtheit bis hin zur tiefen Bewußtlosigkeit, zum Koma. Erstes Zeichen ist oft eine verminderte Merkfähigkeit. Häufig kommt es auch zu wechselnden neurologischen Ausfällen (z.B. Lähmungen). Charakteristisch ist ein grobschlägiges Zittern (sog. Flattertremor).

Etwa 30 bis 40% aller Leberzirrhosepatienten sterben im Leberkoma. Weitere häufige Todesursachen sind die Blutung aus Ösophagusvarizen (s. o.), das Nierenversagen und Infektionen.

◆ Therapie

Die Behandlung einer Leberzirrhose kann nur rein symptomatisch, d.h. an den Symptomen orientiert sein.

Toxische Leberschäden

◆ Definition, Ursachen

Toxische Leberschäden entstehen durch den direkten Einfluß von schädigenden Substanzen auf die Leberzellen.

Häufigste Ursache einer toxischen Leberschädigung ist in der Bundesrepublik Deutschland – ebenso wie in den meisten westlichen Industrieländern – der *Alkohol*. Durch die schädigende Wirkung des Alkohols bilden sich Fetttropfen in den Leberzellen. Es entsteht eine *Fettleber*. Die Fettleber ist die häufigste Form einer alkoholischen Leberschädigung. Starker Alkoholgenuß ist jedoch nicht die einzige Ursache, die zur Ausbildung einer Fettleber führt. Fehl-, Mangel- und Überernährung können ebenso wie ein Diabetes mellitus eine Verfettung der Leberzellen bewirken.

Wegen ihrer wichtigen Rolle im Arzneimittelstoffwechsel ist die Leber auch besonders gefährdet, durch die sich dort ansammelnden *Arzneimittel* und ihre Spaltprodukte geschädigt zu werden.

Man unterscheidet hierbei akute Leberschädigungen von chronischen Schäden.

Bei einer Vielzahl von Medikamenten kommt zu einer Galleabflußbehinderung noch eine Schädigung der Leberzellen hinzu. Zu dieser Gruppe von Medikamenten gehören z.B. Antibiotika wie Erythromycin, Phenothiazine (Medikamente, die man u. a. bei Psychosen einsetzt) und Sulfonylharnstoffe (Antidiabetika). Eine besonders schwere Form der Leberschädigung entsteht bei einer Überdosierung des Schmerzmittels Paracetamol. Tödliche Ausgänge sind nicht selten.

◆ Krankheitsbild

Bei übermäßigem Alkoholgenuß werden die normalen Stoffwechselvorgänge in der Leber zugunsten des Alkoholabbaus zurückgedrängt. Im weiteren Krankheitsverlauf kommt es zur *Alkoholhepatitis*, die nicht selten in eine *Leberzirrhose* (s. o.) übergeht. In einigen Fällen entwickelt sich nach Jahren aus einer Leberzirrhose ein *Leberkrebs*.

Eine Schädigung der Leber durch Arzneimittel und ihre Spaltprodukte kann unter sehr verschiedenen klinischen Bildern und Symptomen auftreten. Einige Medikamente rufen eine Gelbsucht (Ikterus) z.T. mit Hepatitis-ähnlichen Symptomen hervor, andere führen zu einer Verfettung der Leberzellen, zu einer gutartigen Tumorbildung, zu einem fibrotischen Umbau des Lebergewebes oder gar zum akuten Gewebsuntergang.

Gallenwegs- und Gallenblasenentzündung

Die Gallenwegsentzündung

◆ Ursachen

Zu einer Gallenwegsentzündung *(Cholangitis)* kommt es meist nach einer Behinderung des Galleabflusses oder infolge eines nichtfunktionierenden Verschlusses der Papille (Papilla duodeni major). *Darmkeime* können auf diese Weise in das Gallenwegssystem eindringen und zu Entzündungserscheinungen führen. Hauptursache einer Gallestauung sind Steine, z.B. im Bereich des Gallengangs (Ductus choledochus).

◆ Krankheitsbild

Typische Symptome einer **akuten Gallenwegsentzündung** sind Schmerzen im rechten Oberbauch, Fieber und eine Gelbfärbung der Haut (Gelbsucht, Ikterus) durch die Gallestauung.

Wird die Ursache einer akuten Cholangitis nicht beseitigt, kommt es zu **chronisch-rezidivierenden Gallenwegsentzündungen**. Immer wieder treten entzündliche Schübe auf. Die Entzündung greift schließlich auf das Lebergewebe über. Das eigentliche Lebergewebe wird zerstört und durch narbiges Bindegewebe ersetzt. Eine solche Leber ist vergrößert und hart. Es hat sich eine *Leberzirrhose* (s. S. 289f) auf dem Boden einer chronisch-rezidivierenden Gallenwegsentzündung ausgebildet.

◆ Therapie

Die Therapie der Gallenwegsentzündung besteht in der Beseitigung des Abflußhindernisses (operativ auf konventionellem Wege oder über ein Endoskop). Wichtig ist daneben auch die Infektionsbekämpfung durch Antibiotika.

Die Gallenblasenentzündung

◆ Ursachen

In über 90% der Fälle tritt eine Entzündung der Gallenblase, die *Cholezystitis*, zusammen mit einem Gallensteinleiden (s. u.) auf.

◆ Krankheitsbild

Die **akute Gallenblasenentzündung** ist eine Erkrankung, die vorwiegend im höheren Lebensalter vorkommt. Typische Symptome sind Fieber und Schmerzen im rechten Oberbauch, auch Übelkeit und Erbrechen treten auf. Manchmal kommt es zu einer leichten Gelbfärbung der Haut. Bei alten Menschen können Fieber und Entzündungszeichen fehlen.

Die **chronische Gallenblasenentzündung** ist oft Folge wiederholt auftretender Entzündungen. Zu ihrer Symptomatik gehören rechtsseitige Oberbauchbeschwerden. Manchmal kommt es abends zu einem leichten Temperaturanstieg. Einige Patienten berichten über eine zeitweise auftretende Gelbsucht. Die Gallenblasengegend ist oft druckempfindlich. Dauert die Erkrankung längere Zeit

an, entsteht eine Verdickung der Gallenblasenwand und eine Schrumpfung der Gallenblase. Auch die ableitenden Gallenwege und sogar das angrenzende Lebergewebe können in das entzündliche Geschehen mit einbezogen werden. Eine weitere Komplikation der Cholezystitis ist die Bauchspeicheldrüsenentzündung (*Pankreatitis*, s. S. 292).

Das Gallensteinleiden

◆ Definition, Ursachen

Die häufigste Erkrankung der Gallenblase und der Gallenwege ist das Gallensteinleiden, die *Cholelithiasis*. Nach dem 40. Lebensjahr lassen sich bei etwa 40% der Frauen und 30% der Männer Gallensteine nachweisen. Sehr häufig sind *übergewichtige Frauen* betroffen. Aber auch Patienten mit einem erhöhten Blutzuckerspiegel *(Diabetes mellitus)* und Patienten mit gestörtem Fettstoffwechsel *(Hyperlipidämie Typ IV)* neigen zur Gallensteinbildung.

Die meisten Gallensteine (ca. 90%) sind **Cholesterin-** und **Cholesterinkalksteine**. Häufigste Ursache für die Entstehung von Gallensteinen ist ein *zu hoher Anteil an Cholesterin* (im Verhältnis zur Gallensäure und zum Lezithin) in der Gallenflüssigkeit. Normalerweise bilden Cholesterin, Gallensäuren und Lezithin in der Gallenflüssigkeit Zusammenlagerungen von Molekülen, sog. Mizellen. Sie halten das sonst wasserunlösliche Cholesterin in Lösung. Ist der Anteil an Cholesterin jedoch relativ hoch, kristallisiert die Substanz aus. Es bilden sich Steine. Weitere Ursachen für die Entstehung von Gallensteinen können eine *Gallestauung* oder eine *Entzündung* im Bereich der Gallenwege sein.

Nicht jeder Gallenstein verursacht Symptome. Man nimmt an, daß bei etwa 30 bis 40% der Gallensteinträger überhaupt keine oder nur leichte Beschwerden auftreten. Zu den typischen Symptomen eines Gallensteinleidens gehören:

▶ *Magen-Darm-Störunge*n mit Völlegefühl, Übelkeit, manchmal auch Durchfall oder Erbrechen. Die Patienten klagen über eine Unverträglichkeit fetter und blähender Nahrungsmittel. Auch Kaffee und kalte Getränke werden schlecht vertragen.

▶ *Schmerzen*. Ursache einer **Gallenkolik** ist in vielen Fällen der Verschluß des Gallenganges (Ductus choledochus) oder des Gallenblasenganges (D. cysticus) durch einen Stein. Um dieses Abflußhindernis zu beseitigen, muß sich die Gallenblase verstärkt kontrahieren (zusammenziehen). Diese Kontraktionen sowie die dabei akut auftretenden Drucksteigerungen sind äußerst schmerzhaft.

▶ *Gelbsucht.* In einigen Fällen tritt eine meist nur kurze Zeit andauernde Gelbsucht auf, oft begleitet von starkem Juckreiz.

▶ *Entzündungszeichen.* Akute Gallenkoliken sind fast immer von einer Temperaturerhöhung begleitet. Eine chronische Gallenblasenentzündung (s. o.) läßt sich in den meisten Fällen auf ein Gallensteinleiden zurückführen.

◆ Therapie

Bei der Behandlung einer Gallensteinkolik haben sich örtliche Wärmeanwendungen und die intravenöse Gabe von krampflösenden Substanzen bewährt. Die Patienten sollten während des Anfalls keine Speisen oder Getränke zu sich nehmen.

Nach einem Anfall ist es wichtig, den Patienten diätetisch zu beraten, um durch Speisen ausgelöste Koliken zu verhindern. In der Regel werden Patienten mit Beschwerden aufgrund eines Gallensteinleidens im beschwerdefreien Intervall operiert *(Cholezystektomie).*

Die Bauchspeicheldrüsenentzündung

◆ Ursachen

Zu einer Entzündung der Bauchspeicheldrüse *(Pankreatitis)* kann es in jedem Lebensalter kommen. Patienten im mittleren Lebensalter sind jedoch am häufigsten betroffen.

Die akute Form der Pankreatitis tritt gehäuft bei Patienten mit einem hohen *Alkoholkonsum* und bei Patienten mit *Gallenwegserkrankungen* auf. Bei Männern überwiegt die akute Alkoholpankreatitis, während es bei Frauen häufiger zu einer Bauchspeicheldrüsenentzündung auf dem Boden eines Gallensteinleidens kommt.

◆ Krankheitsbild

In der Regel entstehen zuerst im Bereich des Organbindegewebes entzündliche Veränderungen. Greift der Entzündungsprozeß auch auf das Drüsengewebe über, kann die Bauchspeicheldrüse ihre sekretorische Funktion nicht mehr wahrnehmen. In schweren Fällen kommt es schließlich zur Selbstverdauung des Gewebes.

Typische Symptome einer leichten Bauchspeicheldrüsenentzündung sind Übelkeit, Erbrechen und uncharakteristische Oberbauchbeschwerden. Die schwere **akute Pankreatitis** verläuft jedoch äußerst dramatisch und führt in vielen Fällen zum Tod des Betroffenen. Die Patienten geben massive Bauchschmerzen an, die in den Rücken ausstrahlen können. Der Darm ist gebläht, die Bauchdecke elastisch gespannt. Es kann schließlich zum Darmverschluß (Ileus), zur Bauchwassersucht (Aszites) und zum Kreislaufschock mit akutem Nierenversagen kommen. Auch heute noch sterben trotz Intensivtherapie bis zu 80% der Erkrankten.

Im Gegensatz dazu ist die **chronische Pankreatitis** durch Gewichtsverlust, Fettunverträglichkeit, eine erhöhte Stuhlfettausscheidung und die Zeichen einer Zuckerkrankheit (Diabetes mellitus) gekennzeichnet. Schmerzen können ganz fehlen oder auch in Abständen auftreten. Durch den bindegewebigen Umbau des Bauchspeicheldrüsengewebes kommt es im Laufe der Zeit zu einem Funktionsverlust des Pankreasgewebes. Das Organ ist nicht mehr in der Lage, Verdauungssäfte und Hormone zu bilden.

◆ Therapie

Wichtige therapeutische Maßnahme bei einer chronischen Pankreatitis ist – soweit möglich – der Ersatz von Pankreasenzymen und -hormonen.

Der Bauchspeicheldrüsenkrebs

◆ Definition

Der Bauchspeicheldrüsenkrebs (das *Pankreaskarzinom*) ist eine typische Erkrankung des fortgeschrittenen Lebensalters. Der Häufigkeitsgipfel liegt zwischen dem 50. und 60. Lebensjahr. Männer sind öfter betroffen als Frauen.

◆ Krankheitsbild

Die meisten bösartigen Tumoren treten im Bereich des Pankreaskopfes auf. Beim *Pankreaskopfkarzinom* kommt es – infolge der Nähe zum Gallengangssystem – in 75% der Fälle zu einer Gelbsucht, da der Galleabfluß durch das Tumorwachstum gestört ist. Häufig klagen die Betroffenen auch über unklare Oberbauchbeschwerden. Fast immer tritt ein starker Gewichtsverlust ein. Die Prognose der Erkrankung ist äußerst schlecht, da oft schon Metastasen vorhanden sind, wenn die Diagnose gestellt wird.

Pflege

ANGELA DÜHRING

Ernährung und Ausscheidung

Zur **Entleerung von Darm und Blase** tragen in erheblichem Maße *feste Gewohnheiten* bei. So kann sich ein Mensch durch die Reihenfolge bestimmter Vorgänge auf die Entleerung vorbereiten, z. B. morgens nach dem Aufstehen ein Glas Wasser trinken, nach dem Frühstück eine Zigarette rauchen und dann ins Bad gehen usw. Werden die Gewohnheiten gestört, kann eine Verstopfung die Folge sein. Auch *Aufregung* und *Angst* können die Verdauung beschleunigen oder verlangsamen. So ist bekannt, daß die Angst vor Prüfungen oder anderen aufregenden Ereignissen häufig zu Durchfällen führt.

Einen entscheidenden Einfluß auf Verdauung und Entleerung haben die **Ernährung** und die Ernährungsgewohnheiten. Für die Verdauung vorteilhaft sind
- die Ballaststoffe und
- der Flüssigkeitsgehalt der Nahrungsmittel.

Die Ballaststoffe regen die Darmbewegungen an und fördern den Transport der Nahrung. Ausreichend Flüssigkeit macht den Stuhl geschmeidig und verstärkt die Wirkung der Ballaststoffe.

Im krassen Gegensatz dazu stehen die **Ernährungsgewohnheiten** breiter Bevölkerungskreise. Bevorzugt werden vor allem Nahrungsmittel, in denen wenige oder keine Ballaststoffe enthalten sind, wie z. B. Fleisch. Dies trifft auch auf die Ernährungsgewohnheiten alter Menschen zu. Bei ihnen kommt eine geringe Flüssigkeitsaufnahme bedingt durch ein herabgesetztes Durstgefühl dazu. Dies ist besonders fatal, da der Flüssigkeitsbedarf im Alter höher ist als in jüngeren Jahren. Es entsteht ein Flüssigkeitsdefizit, das sich u. a. auf die Verdauung negativ auswirkt. Eine chronische Verstopfung ist die Folge.

Die **Ausscheidungen** haben für einige Menschen eine besondere Bedeutung. Für sie ist der Ausscheidungsvorgang zu einem Ritual und einem Mittelpunkt in einem ansonsten unausgefüllten Leben geworden. Die Sinnentleerung des Alltags und mangelnde Kommunikationsmöglichkeiten führen dazu, daß dieses Verhalten besonders bei pflegebedürftigen Heimbewohnern zu beobachten ist. Alles, auch die Aufmerksamkeit des Pflegepersonals, rankt sich um das Ritual der Ausscheidung und dessen Erfolg. Kann einmal nicht ausgeschieden werden, ist der Betroffene unglücklich, fühlt sich voll und aufgebläht. Sehr schnell greifen alle Beteiligten dann auf Abführmittel zurück. Dabei wären andere Maßnahmen sinnvoller, z. B. Ablenkung, Bewegung und Ernährungsumstellung. Solange nicht anders als mit Abführmitteln auf dieses Ritual geantwortet wird, solange wird es vielleicht die einzige Möglichkeit des Betroffenen sein, Abwechslung und Aufmerksamkeit zu erlangen und solange wird er es auch beibehalten.

Beobachtung der Verdauung und der Ernährung

Ernährungszustand

Der Ernährungszustand eines Menschen läßt sich an seiner gesamten Vitalität und seinem Aussehen erkennen. Liegen Störungen vor, so wird dies an der Farbe seiner Haut, der physischen und psychischen Konstitution deutlich. Diese Einschätzung und Beurteilung kann allerdings nur subjektiv vorgenommen werden. Objektiv meßbar ist lediglich das Körpergewicht.
Das **Körpergewicht** wird mittels geeichter Waagen immer zur gleichen Tageszeit und mit den gleichen Kleidungsstücken (sinnvoll ist z. B. Nachthemd und Unterwäsche) gemessen. Ein genauer Wert läßt sich nur ermitteln, wenn der Betroffene immer nüchtern (vor dem Frühstück) gewogen wird, da die Meßwerte durch den unterschiedlichen Füllungszustand des Magens und des Darmes (je nach Umfang des Frühstücks) erheblich beeinflußt werden. Gehfähige Personen stellen sich auf die Waage, immobile Menschen können auf einer Sitzwaage gewogen werden.
Der Begriff »**Normalgewicht**« unterlag in den letzten Jahren einem steten Wandel. Während noch vor 10 Jahren das Idealgewicht, Körpergröße in cm minus 100 minus 10% bei Männern und minus 15% bei Frauen von

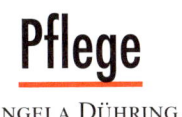

Medizinern propagiert wurde, gilt heute der Body mass index (engl.) = Quotient aus Körpergewicht und dem Quadrat der Körpergröße (kg/m^2), der schnell aus entsprechenden Tabellen zu ermitteln ist (Zetkin, Schaldach 1999).

Inzwischen überwiegt die Ansicht, daß jeder Mensch ein eigenes Gewicht hat, bei dem er sich wohlfühlt. Erhebliche Abweichungen darüber werden als **Adipositas** (Fettleibigkeit) bezeichnet. Sie führen zu erheblichen Belastungen des Herz-Kreislauf-Systems, der Knochen und Gelenke. Erkennbar ist eine Adipositas durch die sichtbaren Fettpolster. Eine Zunahme des Gewichtes ist meist auf die erhöhte Zufuhr von Kohlenhydraten und Fetten zurückzuführen. Bei alten Menschen muß berücksichtigt werden, daß die erhöhte Kalorienzufuhr der Kompensation von Langeweile und als Ersatz für Kontakte zu anderen Menschen (Liebe) dienen kann. Eine *Reduzierung des Gewichtes* kann also nicht allein über eine Diät erreicht werden. Als Maßnahmen eignen sich Beschäftigungsangebote, spielerische Gymnastik und Ausflüge. Eine ausgewogene Ernährung und genügend Bewegungsmöglichkeiten ersetzen in der Regel eine Reduktionskost und machen zudem mehr Spaß.

Abweichungen erheblich unter dem Normalgewicht werden als **Kachexie** (Auszehrung) bezeichnet. Kachektische Menschen haben eine geschwächte Abwehr gegen Krankheiten. Sie klagen über einen allgemeinen Kräfteverfall, Müdigkeit und Mattigkeit. Ihr Körper wirkt sehr dünn, Knochen und Gelenke treten deutlich hervor.

Meist wird die Kachexie begleitet von einem Flüssigkeitsdefizit, der **Exsikkose** (Austrocknung). Ein Flüssigkeitsmangel läßt sich an der Haut erkennen. Sie ist pergamentartig und faltig. Die Oberhaut läßt sich von der Fettschicht (die bei der Kachexie stark vermindert ist) abheben und faltig zusammenschieben. Die Schleimhäute sind ausgetrocknet und rissig aufgesprungen. Schwerer Flüssigkeitsmangel kann zu Orientierungsstörungen und Verwirrtheit (s. S. 504 f) führen.

 Eine Exsikkose ist bei älteren Menschen aufgrund ihres herabgesetzten Durstgefühles und des erhöhten Flüssigkeitsbedarfes recht häufig anzutreffen. Verstärkt wird der Flüssigkeitsmangel durch Fieber, Erbrechen und Durchfall. Es entstehen schnell lebensbedrohliche Zustände.

Schneller Wasserverlust von mehr als 15%, wie er z.B. nach längerem Erbrechen und Durchfall auftreten kann, ist lebensbedrohlich!

Der Exsikkosegrad wird nach klinischen Kriterien eingeteilt in:

- Leichte Exsikkose: Symptome sind Durst und Unruhe, Flüssigkeitsdefizit 40–50 ml/kg Körpergewicht

- Mittlere Exsikkose: Symptome wie oben, zusätzlich Hypotonie (niedriger Blutdruck), trockene Haut, schneller flacher Puls; Flüssigkeitsdefizit 60–90 ml/kg Körpergewicht
- Schwere Exsikkose: Symptome sind Benommenheit, Tachypnoe (beschleunigte Atmung), Blutdruckabfall; Flüssigkeitsdefizit 100–110 ml/kg Körpergewicht

Neben der Beobachtung der oben erwähnten Exsikkosezeichen empfiehlt sich eine systematische Erfassung der Trinkgewohnheiten und Trinkmengen (Einfuhrplan) bei besonders gefährdeten Personen. Gefährdet sind alte Menschen, die Diuretika einnehmen und/oder an Demenz, Diabetes mellitus, Niereninsuffizienz, Fieber, Erbrechen, Durchfall und starkem Schwitzen leiden. Siehe auch den Standard »Exsikkoseprophylaxe« im Anhang des Buches (s. S. 509 f).

Schluckstörungen

Fehlernährung und Flüssigkeitsmangel können auch durch Schwierigkeiten beim Kauen oder Schlucken hervorgerufen bzw. verstärkt werden. Ist der Kau- bzw. Schluckakt gestört, verbleiben Speisereste in den Wangentaschen. Die Speisen werden nicht ausreichend zerkleinert, der Betroffene verschluckt sich, hustet oder würgt, und Flüssigkeit tritt beim Schluckakt durch die Nase aus.

Zu Schluckstörungen führen:

- Entzündungen der Mundhöhle und des Kiefers
- Entzündungen des Kehlkopfes und des Gaumensegels
- Lähmungen der Nerven, die den Schluckakt auslösen (Schlaganfall)
- Befall der Mundhöhle mit Soorpilzen
- schmerzhafte Risse in der Mundschleimhaut
- Störungen im Speichelfluß (z.B. bei Parotitis = Entzündung der Ohrspeicheldrüse)
- mangelnde Kaufähigkeit aufgrund von fehlenden Zähnen oder schlecht sitzender Prothesen
- Medikamentengabe mit hemmender Wirkung auf den Schluckvorgang und/oder den Speichelfluß (z.B. Atropin)
- Erkrankungen des zentralen Nervensystems wie z.B. Parkinson- oder Alzheimer-Krankheit

Neben der ursächlichen Behandlung können folgende **Maßnahmen** die Schluckstörungen positiv beeinflussen:

- ▶ Öfter am Tag kleinere Mahlzeiten anbieten
- ▶ Zu den Mahlzeiten Flüssigkeiten reichen oder breiige, flüssige Kost anbieten (auch diese kann und sollte appetitlich angeboten werden!)
- ▶ Lieblingsspeisen anbieten, Abneigungen herausfinden und vermeiden

Tab. 11-4 Die häufigsten Beimengungen im Erbrochenen und deren Ursachen

---

Magenüberfüllung: unverdaute Speisereste

Magengeschwüre: dunkelrotes Blut (kaffeesatzartig)

Magenschleimhautentzündung: Schleimbeimengungen

Dünndarmverschluß: braune, übelriechende Beimengungen (Stuhlerbrechen)

▶ Hilfsmittel wie Strohhalm oder Schnabeltasse zur Verfügung stellen

▶ Einnahme der Mahlzeiten in aufrechter, gerader Haltung ermöglichen

▶ Genügend Zeit zum Speisen einräumen

Eine anschließende gründliche Mundpflege (s. S. 297) verhindert ein Verbleiben der Nahrungsreste in den Wangentaschen und deren Aspiration (Einatmung).

Erbrechen

Das Erbrechen erfolgt aufgrund eines *reflektorischen Brechreizes*. Vorgeschaltet ist eine kürzere oder längere Zeit der Übelkeit und des Würgens. Die Atmung wird während des Würgeaktes eingestellt, der Kehldeckel geschlossen, Mageninhalt durch Zusammenziehen der Bauchmuskulatur und des Zwerchfells nach oben gedrückt und herausbefördert. Der Würgereflex kann nicht willentlich unterdrückt werden. Begleitet wird der Brechreiz von Speichel- und Tränenfluß.

Das Erbrechen ist für den alten Menschen ein besonders anstrengender und belastender Vorgang. Die Betroffenen fühlen sich hinterher matt und erschöpft. Bei länger dauerndem Erbrechen kann es zu einem *Kreislaufzusammenbruch* kommen. Dieser läßt sich durch Puls- und Blutdruckkontrollen rechtzeitig erkennen, und Gegenmaßnahmen können eingeleitet werden. In einem solchen Fall ist der Arzt umgehend zu benachrichtigen. Pflegekräfte sollten auf den Betroffenen beruhigend einwirken und Hilfestellung beim Würgen geben, z.B. den Kopf und die Brechschale halten. Der Betroffene ist nach Möglichkeit in eine aufrechte, sitzende Position zu bringen. Bewußtlose müssen auf der Seite gelagert werden, da sie sonst an dem Erbrochenen ersticken können. Anschließend erfolgt die Hilfestellung bei der Reinigung des Gesichtes und der Mundhöhle; bei Bewußtlosen wird eine Mundpflege durchgeführt.

Die **Ursachen** des Erbrechens sind vielfältig. Zu ihnen zählen:

● Erkrankungen des Verdauungstraktes (vor allem die in der Altenpflege gefürchtete Salmonellenerkrankung, s. S. 439)

● Vergiftungen

● Reizung des Brechzentrums im Gehirn

● mechanische Reizung des Gaumensegels

● starke Schmerzen

● psychische Befindlichkeiten wie Ekelgefühle oder Angst

Art und Beschaffenheit des Erbrochenen sowie Beimengungen (s. Tab. 11-4) sind für die Ursachenforschung wichtig und sollten deshalb sorgfältig dokumentiert werden. In die *Pflegedokumentation* gehört ebenfalls die Menge und der Zeitpunkt des Erbrechens.

Stuhlentleerung

Der Stuhl ist normalerweise dunkelbraun, weich und geschmeidig. Die Häufigkeit der Entleerung ist von der Beschaffenheit und Menge der Nahrung sowie von

Tab. 11-5 Die wichtigsten Veränderungen der Stuhlfarbe und Beimengungen

hellrote Blutauflage:	Blutung im letzten Abschnitt des Darmes, z.B. bei Hämorrhoiden oder Darmtumoren
schwarze Färbung des Stuhls (Teerstuhl):	Blutungen im Magen und Zwölffingerdarmbereich, z.B. bei Geschwüren; die Schwarzfärbung entsteht durch Zersetzung des Blutes durch die Magensäure, aber auch bei der Gabe von Eisenpräparaten
lehmfarbiger bis grauer Stuhl:	Leber- und Gallenerkrankungen; die Farbe entsteht durch das Fehlen des Gallenfarbstoffes
Schleimfäden:	Entzündungen der Dickdarmschleimhaut
Schleim- und Blutbeimengungen:	entzündliche Erkrankungen der Dünn- und Dickdarmschleimhaut, z.B. Colitis ulcerosa oder Morbus Crohn (s. S. 277)
Würmer auf dem Stuhl:	Bandwürmer, Madenwürmer oder Spulwürmer

der individuellen Aktivität der Verdauungsorgane abhängig. Eine Entleerungshäufigkeit von dreimal täglich bis zu einmal alle drei Tage gilt als normal. Die Beobachtung des Stuhls auf **Verfärbungen** und **Beimengungen** läßt Rückschlüsse auf einige Erkrankungen zu (s. Tab. 11-5).

Durchfall (Diarrhö)

 Hat ein Mensch mehr als drei Stuhlentleerungen pro Tag und ist der Stuhl wäßrig, so spricht man von einer Diarrhö.

Ist sie durch Angst oder Aufregung verursacht, legt sie sich meist nach Abklingen der Ursache von allein wieder. Eine Darminfektion dagegen kann mit Fieber und Kreislaufschwäche einhergehen. Länger dauernde Durchfälle sind besonders für den alten Menschen gefährlich, da der Verlust von Flüssigkeit über die erhöhte Stuhlausscheidung und eventuell durch Fieber zum Kreislaufversagen führen kann. Über die erhöhte Wasserausscheidung wird ein großer Teil der für den Körper wichtigen Elektrolyte (s. S. 265) ausgeschwemmt. So kann es neben einer Austrocknung auch zu schweren Stoffwechselstörungen durch Elektrolytverlust kommen.

In der pflegerischen Betreuung müssen deshalb neben der ursächlichen Behandlung der Diarrhö auch genügend Elektrolyte und Flüssigkeit zugeführt werden. Dies ist insbesondere bei chronischen Durchfallerkrankungen notwendig.

Verstopfung (Obstipation)

 Von einer **Verstopfung** (s. a. S. 279) spricht man, wenn die Stuhlentleerungshäufigkeit unter dreimal pro Woche sinkt.

Der Entleerungsprozeß ist meist schmerzhaft. Dem Stuhl ist durch die lange Verweildauer im Dickdarm viel Flüssigkeit entzogen worden, er ist stark eingedickt und trocken. Der Betroffene muß zur Entleerung heftig pressen. Ausstülpungen der Darmschleimhaut (Divertikel) oder Hämorrhoiden (Erweiterung und Aussackung der Analvenen) können die Folge sein. Es kommt zu Einrissen (Fissuren) in der Darmschleimhaut und im Bereich des Afters.

Die Obstipation ist bei alten Menschen recht häufig anzutreffen. Ihre **Ursachen** liegen vor allem in der reduzierten Flüssigkeitszufuhr, Bewegungsmangel und einer nicht ausgewogenen und ballaststoffarmen Ernährung (vgl. S. 308). Hinzu kommen *psychische Faktoren*, wie die Unterdrückung des Entleerungsreizes aus Angst und Scham. Dies trifft besonders auf Menschen zu, die in ungewohnter Umgebung (Entleerungsgewohnheiten können nicht eingehalten werden), in ungewohnter Sitzposition (z.B. im Liegen auf dem Steckbecken) oder unter Menschen (im Zweibettzimmer im Heim) ihre Notdurft verrichten müssen. Pflegekräfte sollten die Einhaltung von Entleerungsgewohnheiten und -zeiten auch im Heim ermöglichen. Durch Mobilisationstraining und Einsatz von Hilfsmitteln (z.B. Toilettenstuhl und Sichtschutz) kann die Intimsphäre des Betroffenen geschützt werden.

Stuhlinkontinenz

 Als Stuhlinkontinenz wird der unkontrollierte Stuhlabgang bezeichnet.

Ursachen einer Stuhlinkontinenz können sein:
- Erkrankungen des Darmes oder des Schließmuskels
- neurologische Schädigungen des Defäkationszentrums im Rückenmark und Gehirn
- lang andauernde Stuhlverhärtung und damit verbundene Überdehnung des Schließmuskels

In der Regel tritt neben der Stuhlinkontinenz auch eine Harninkontinenz auf. Die Pflege und Betreuung eines inkontinenten alten Menschen erfolgt wie in Kapitel 9 eingehend beschrieben.

Blähungen

Die Entstehung von Darmwinden ist ein natürlicher Vorgang. Durch die Zersetzung der Nahrung entstehen in den unteren Darmabschnitten Gase. Diese Darmgase werden als Blähungen bezeichnet. Normalerweise gehen sie beschwerdefrei durch den Schließmuskel ab.

Vermehrte Gasbildung im Darm wird physiologisch durch bestimmte Nahrungsmittel hervorgerufen. Hier stehen die Hülsenfrüchte (z.B. Bohnen) an erster Stelle. Können die Winde nicht ungehindert entweichen, entstehen ein unangenehmes Völlegefühl und Druck im Magen-Darm-Bereich. Es kann zur Blähsucht, einer Ansammlung von Gas im Darmbereich, kommen. Diese **Blähsucht** wird auch *Meteorismus* genannt und ist für den Betroffenen sehr schmerzhaft. Der aufgeblähte Leib drückt das Zwerchfell nach oben. Als Folge können Atemnot und Engegefühl in der Brust auftreten. Für Abhilfe sorgen viel Bewegung, Kümmeltropfen, Kümmeltee oder andere blähungstreibende Mittel aus Pflanzenextrakten. In besonders hartnäckigen Fällen kann das Legen eines Darmrohres (s. S. 309f) Linderung verschaffen.

Unterstützung bei Ernährung, Verdauung und Entleerung

Hilfestellung bei der Nahrungsaufnahme

Die Umgebung spielt bei der Nahrungsaufnahme eine entscheidende Rolle. Voraussetzungen für eine **angenehme Mahlzeit** sind:

- eine ruhige Atmosphäre
- ansprechendes Geschirr und Besteck
- ein schön gedeckter Tisch
- appetitliche, frisch zubereitete und servierte Speisen

Sie sollten auch für einen bettlägerigen Menschen, der sein Zimmer nicht verlassen kann, gelten. Mit kleinen Mitteln kann das Essen verschönert werden.

Um den Schluckvorgang nicht unnötig zu behindern, sollte der Speisende nach Möglichkeit eine *sitzende Position* einnehmen. Zahnprothesen sollten gut sitzen und vor dem Essen eingesetzt werden.

Auch ein in seiner Bewegung eingeschränkter Mensch kann durch den gezielten Einsatz von Hilfsmitteln seine Mahlzeit weitestgehend selbständig zerkleinern und einnehmen. Spezielle **Hilfsmittel** gibt es inzwischen in vielen Ausführungen (Abb. 11-26).

- *Zerkleinerungshilfen:* z.B. Spezialbestecke für die rechte oder linke Hand, Brettchen mit Nägeln, die das Wegrutschen des Brotes verhindern
- *Eßhilfen:* z.B. Teller mit erhöhtem Rand, Eierbecher mit Saugfuß, Besteckhalter mit Handschlaufen
- *Trinkhilfen:* z.B. Trinkbecher mit Mundstück, auch Schnabelbecher genannt, Trinkbecher und -tassen mit Spezialöffnung für Strohhalme oder Handgriffen

Die Unterstützung und Beratung zur *selbständigen Nahrungsaufnahme* sollte immer an erster Stelle stehen. Die Essenseingabe durch Dritte bedeutet für den Betroffenen eine unangenehme Situation, die seine Abhängigkeit von der Hilfe anderer besonders deutlich macht. Er fühlt sich an die Zeit seiner Kindheit erinnert und in die Rolle des Kindes versetzt. Pflegekräfte sollten in dieser Situation großes Einfühlungsvermögen aufbringen. Es kommt sehr auf das »Wie« der **Essenshilfe** an. Diese pflegerische Handlung wird leider viel zu oft unter Zeitdruck durchgeführt. Ist der erste Bissen im Mund, wird nicht allzu lange gewartet und der nächste nachgeschoben. Daher rührt noch der alte Begriff des »Fütterns«. Alte Menschen, vor allem verwirrte, reagieren auf den Zeitdruck in der Regel mit Nahrungsverweigerung. Zudem sind Schluckstörungen im Alter nicht selten und verzögern an sich bereits die Nahrungsaufnahme. Die Hilfestellung sollte deshalb mit genügend Zeit und auf die individuellen Wünsche des Betroffenen abgestimmt durchgeführt werden.

Die Rahmenbedingungen einer angenehmen Nahrungsaufnahme sollten auch für den alten Menschen gelten. Nur durch die Berücksichtigung dieser Faktoren kann für einen Menschen, der Hilfe bei der Nahrungsaufnahme benötigt, eine ausreichende Ernährung sichergestellt werden. Eine Leseempfehlung ist die empirische Studie »Essen reichen in der Pflege« von S. Borker (1995).

Mundpflege

Nach jeder Mahlzeit sollte eine gründliche Mundpflege erfolgen, die nach Möglichkeit von dem Bewohner selbst vorgenommen wird. Sie dient der Reinigung der Zähne, des Zahnfleisches und der Wangentaschen von Speiseresten. Die einfachste Methode der Mundpflege ist das **Zähneputzen** mit anschließendem Ausspülen der Mundhöhle.

Die **Reinigung von Zahnprothesen** ist besonders wichtig, da sich unter der Prothese viele Speisereste ansammeln und zu einer Entzündung der Mundschleimhaut oder, vor allem bei bettlägerigen Personen, zu einer Aspiration führen können. Die Reinigung der Prothese erfolgt am besten mit einer Zahnbürste und wenig Zahncreme. Prothesen können leicht durch Herunterfallen beschädigt werden. Es empfiehlt sich deshalb, das Waschbecken vor der Reinigung mit Wasser zu füllen. Fällt die Prothese herab, so bremst das Wasser den Aufprall.

Eine besondere Bedeutung hat die regelmäßige Mundpflege im Rahmen der **Soor-** und **Parotitisprophylaxe**, vor allem bei abwehrgeschwächten, bewußtlosen oder komatösen Bewohnern, da durch Pilzbefall eine lebensbedrohliche Pneumonie (Lungenentzündung) entstehen kann. Die Prophylaxe verhindert:

- ein Austrocknen der Mundschleimhaut bei Menschen, die keine oder nur wenig Flüssigkeit aufnehmen können
- die Entstehung einer Mundschleimhautentzündung (*Stomatitis*) bei gestörter Abwehrkraft
- die Entzündung der Ohrspeicheldrüse (*Parotitis*) durch fehlende Kautätigkeit und Speichelfluß
- den Befall mit *Soorpilzen* bei abwehrgeschwächten alten Menschen
- die Bildung von kleinen runden, schmerzhaften Schleimhautdefekten (*Mundaphthen*) in der Mundhöhle
- die Entstehung von Rissen (*Rhagaden*) an Mund- und Nasenwinkeln
- die Bildung und Ausbreitung von Schwellungen und kleinen Bläschen (*Herpes labialis*) vor allem an den Lippen und Mundwinkeln

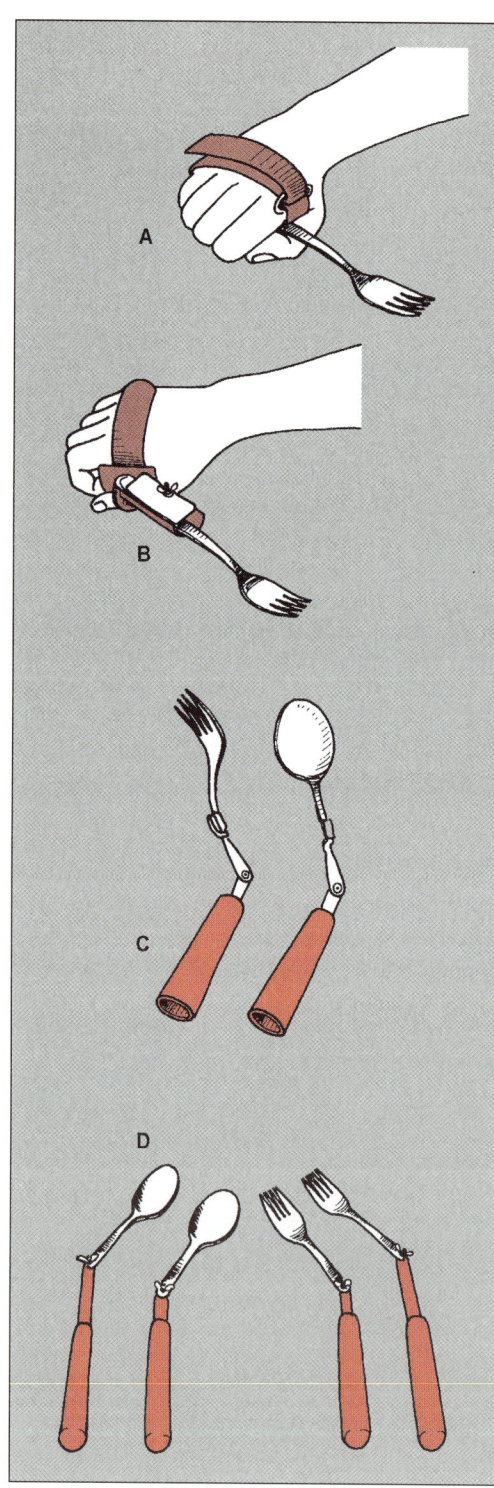

Abb. 11-26 Eßhilfen

Vorbeugende Maßnahmen gegen Soor und eine Parotitis sind in Tabelle 11-6 aufgelistet.

◆ Maßnahmen der Mundpflege bei bestehenden Munderkrankungen

Die therapeutischen Maßnahmen werden mit dem behandelnden Arzt abgesprochen und durch ihn angeordnet. Sie werden immer nach den Mahlzeiten und nach einer gründlichen Reinigung der Zähne, des Zahnfleisches und der Mundhöhle durchgeführt.

Mundschleimhautentzündung

Sie macht sich durch eine gerötete und geschwollene Mundschleimhaut bemerkbar. Der Betroffene klagt über ein Spannungsgefühl und Schmerzen in der Mundhöhle. Gleichzeitig können ein Trockenheitsgefühl und Mundgeruch auftreten.
Maßnahmen: Spülung oder Auswischen der Mundhöhle mit Kamillentee, Myrrhentinktur oder Hexoral® Lösung unverdünnt

Entzündung der Ohrspeicheldrüse

Zeichen einer vorliegenden Parotitis ist die Schwellung der Ohrspeicheldrüse. Sie liegt vor dem Ohr und ist nur bei einer Entzündung tastbar. Auch die Parotitis ist für den Betroffenen sehr schmerzhaft.
Maßnahmen: Massage der Ohrspeicheldrüse und Anregung der Kautätigkeit (s.o.).

Infektion mit Soorpilzen

Die Mundhöhle ist mit weißen, fleckigen Belägen ausgekleidet, die sich nur schwer entfernen lassen. Die Betroffenen klagen über Schmerzen und Appetitverlust.
Maßnahmen: Spülung oder Auswischen der Mundhöhle mit Moronal®- oder Pyoktaninlösung 2%.

Mundaphthen

Die kleinen, runden, schmerzhaften Schleimhautdefekte befinden sich vor allem am Zahnfleisch, Gaumen und den Wangen.
Maßnahmen: Spülung oder Auswischen der betroffenen Stellen mit Myrrhentinktur

Mundrhagaden

Die schmerzhaften Risse in der Mundschleimhaut befinden sich in Mund- und Nasenwinkeln. Ursachen sind Vitamin- und/oder Eisenmangel.
Maßnahmen: ausgewogene Ernährung, nach Diagnosestellung zusätzliche Gaben von Eisen- und Vitamin-B-Präparaten, regelmäßiges Eincremen der Lippen mit fetthaltiger Creme

Tab. 11-6 Vorbeugende Maßnahmen im Rahmen der Soor- und Parotitisprophylaxe

Austrocknen der Mundschleimhaut verhindern	• Anfeuchten der Atemluft, z. B. mit Luftbefeuchtern
	• regelmäßiges Spülen des Mundes, z. B. mit Kamillentee oder Mineralwasser
	• Auswischen der Mundschleimhaut mit einem Glyzerin-Lemon-Stäbchen oder mit einem in Tee getränkten Tupfer
	• Flüssigkeitszufuhr erhöhen
	• Reinigung der Mundhöhle nach den Mahlzeiten
Kautätigkeit und Speichelfluß anregen	• je nach Zustand und Belieben des Betroffenen Brot, Obst oder bißfestes Gemüse (Vorsicht bei Gebißträgern!) zum Kauen reichen
	• Speichelfluß wird durch einen Biß in Obst (Äpfel, Orangen, Mandarinen) angeregt; bei Bewußtlosen Auswischen der Mundhöhle mit einem Tupfer, der in leicht säuerlichem Obstsaft getränkt wurde
	• Massage der Wangen vor den Ohren regt die Tätigkeit der Ohrspeicheldrüse an

Herpes labialis

Die schmerzhaften Schwellungen und Bläschenbildungen an den Lippen und Nasenflügeln treten häufig durch allgemeine Abwehrschwäche oder in Folge von Fieberschüben auf. Hervorgerufen werden sie durch ein Herpesvirus.
Maßnahmen: Behandlung der Abwehrschwäche oder des Fiebers, Auftragen von speziellen Cremes, z. B. Viru-Merz® Creme, regelmäßiges Eincremen der Lippen mit fetthaltiger Creme

Nahrungsanreichung und Pflege eines Bewohners mit Ernährungssonde

Besondere Umstände machen bei älteren Menschen eine künstliche Ernährung unter Umgehung von Mund und Speiseröhre unumgänglich. Eine Ernährungssonde leitet die Nahrung direkt in den Magen oder den Darm. Die Gründe für das Legen einer Ernährungssonde sind in Tabelle 11-7 zusammengestellt.

Eine Magensonde kann auf zweierlei Wegen in den Magen gelegt werden:
• durch den Nasen-Rachen-Raum
• durch die Bauchdecke

Nasale Ernährungssonde

Das Legen einer Ernährungssonde durch die Nase (Abb. 11-27) empfiehlt sich nur bei kurzfristiger Verweildauer, da die **Beeinträchtigungen** für den Betroffenen recht umfangreich sind. Die Nasensonde behindert nicht nur beim Sprechen und Schlucken. Da sie für alle sichtbar aus der Nase ragt, macht sie Außenstehende auf die Probleme des Betroffenen aufmerksam und behindert die Teilnahme am gesellschaftlichen Leben. Zudem muß

Tab. 11-7 Gründe für das Legen einer Ernährungssonde

• Kau- und Schluckstörungen neurologisch bedingt: z. B. bei einem Schlaganfall, Erkrankungen des zentralen Nervensystems wie Alzheimer- oder Parkinson-Krankheit mechanisch bedingt: z. B. bei Tumoren und Verengungen im Mundhöhlen-, Rachen- oder Speiseröhrenbereich
• Verwirrtheitszustände, in deren Folge die Nahrungsaufnahme massiv gestört ist
• schlechter Allgemeinzustand durch Abneigung gegen Flüssigkeits- und Nahrungsaufnahme
• starkes Untergewicht und allgemeine Kraftlosigkeit

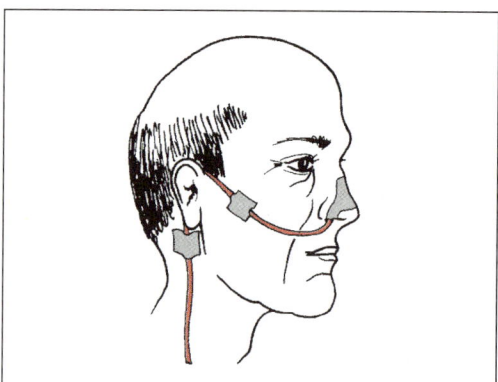

Abb. 11-27 Die nasale Ernährungssonde

die Nasensonde öfter gewechselt werden. Jeder Wechsel ist für den Betroffenen äußerst unangenehm und mit Würgereiz verbunden. Des weiteren können schmerzhafte Druckstellen an der Nasenschleimhaut entstehen. Besonders verwirrte Personen ziehen sich die störende Sonde selbst.

Das Legen einer nasalen Ernährungssonde muß durch den Arzt verordnet werden und wird von ihm vorgenommen. Da die Durchführung gelegentlich an examiniertes Pflegepersonal delegiert wird und Pflegekräfte dem Arzt assistieren müssen, wird im folgenden das Legen einer Sonde einschließlich der Vor- und Nachbereitung dargestellt.

◆ Legen der nasalen Ernährungssonde

Material:
- Plastiknährsonde (mit Verschlußkappe)
- Nierenschale, Zellstoff
- Bettschutz, z.B. Handtuch
- Pflaster (auf Empfindlichkeiten achten!)
- Schere
- 20-ml-Sondenspritze
- Stethoskop
- Klemme oder Stöpsel
- Schutzhandschuhe
- Tasse mit Tee
- wasserfester Filzstift

Vorbereitung:
- ▶ Betroffenen über die geplante Vorgehensweise und den eventuell auftretenden Würgereiz informieren und seine Einwilligung einholen, Aufklärung über die Notwendigkeit sollte der Arzt vornehmen
- ▶ Nase schneuzen lassen

- ▶ Zahnprothese entfernen
- ▶ Betroffenen in eine sitzende Position bringen, eventuell den Oberkörper hochlagern

Durchführung:
- ▶ Hände desinfizieren
- ▶ Bettschutz bereitlegen
- ▶ Sonde mit Wasser befeuchten (bessere Gleitfähigkeit)
- ▶ Sondenlänge abmessen, dazu die Strecke von der Nasenspitze über das Ohr bis zum Magen abmessen
- ▶ Kopf nach hinten beugen, Sonde durch Nasenöffnung in den Rachen einführen
- ▶ Kopf wieder nach vorne beugen, Bewohner zum Schlucken auffordern (evtl. etwas Tee zu trinken geben)
- ▶ während des Schluckens Sonde bis zur abgemessenen Länge magenwärts schieben
- ▶ Lage der Sonde kontrollieren:
  Kontrolle im Mund- und Rachenraum (aufgerollte Sonde?)
  5 bis 8 ml Luft mit der Sondenspritze durch die Sonde geben, gleichzeitig mit dem Stethoskop zwei Finger breit unterhalb des Rippenbogens abhören (deutlich hörbares Geräusch bei richtiger Lage der Sonde)
  Aspiration von Magensaft mit Hilfe der Spritze
- ▶ Sonde mit Pflaster fixieren und die Stelle unmittelbar am Naseneingang mit Filzstift auf der Sonde markieren

> **Gefahren bei unsachgemäßer Ausführung:**
> Die Schleimhaut der Nase und der Speiseröhre kann verletzt werden. Deshalb niemals die Sonde gegen einen Widerstand schieben!
> Die Sonde kann in die Luftröhre oder Bronchien gelangen. Deshalb muß bei Hustenreiz die Sonde sofort gezogen werden. Der Bewohner wird auf Atemnot oder Blaufärbung beobachtet. Dies gilt besonders bei bewußtlosen Bewohnern. Bei ihnen darf die Sonde grundsätzlich nur durch den Arzt gelegt werden, da die Mithilfe des Bewohners entfällt und der Hustenreiz als Alarmsignal fehlt!

Nachbereitung:
- ▶ Bewohner bequem lagern und über die Handhabung der Sonde informieren
- ▶ Benutztes Material entsorgen
- ▶ In der Pflegedokumentation Reaktionsweisen des Bewohners beim Legen, Datum und Uhrzeit sowie ausführende Personen vermerken

◆ Pflege bei liegender Magensonde

Die Sonde darf nicht gegen die Nasenwandflügel drücken. Es besteht die Gefahr eines Nasendekubitus.

Bei der täglichen Reinigung der Nase sollte deshalb die Position der Sonde geändert werden. Das Befestigungspflaster wird ebenfalls täglich auf eine andere Stelle geklebt. Nase und Mund müssen regelmäßig gepflegt werden. Die Schleimhäute werden angefeuchtet und Beläge entfernt.

Vor jeder Gabe von Sondennahrung wird die Sondenlage durch Aspiration von Magensaft mittels einer Spritze kontrolliert. Zur Verabreichung der Sondenkost muß der Betroffene den Oberkörper hochlagern. So werden ein Rückfluß der Flüssigkeit und eine Aspiration verhindert. Damit die Sonde nicht verstopft, wird sie nach der Nahrungsverabreichung mit reichlich Tee gespült.
Eine Nahrungsaufnahme neben der nasalen Sonde her kann nicht erfolgen. Die Sonde behindert den Schluckakt. Lediglich Flüssigkeiten können nebenher zugeführt werden.

◆ Wechsel der Sonde
Je nach Sondenmaterial muß die Sonde nach ca. 8 bis 14 Tagen gewechselt werden.

◆ Entfernen der nasalen Magensonde
Zum Entfernen der Sonde wird der Betroffene in eine sitzende Position gebracht. Ein Handtuch wird zum Schutz der Kleidung und Bettwäsche auf den Oberkörper gelegt. Der Betroffene hält etwas Zellstoff in den Händen. Die Pflegekraft zieht Einmalhandschuhe an. Sie löst zunächst das Befestigungspflaster und zieht die Sonde zügig heraus. Anschließend sollte sich der Bewohner die Nase gründlich putzen. Datum, ausführende Person und Beobachtungen werden in die Pflegedokumentation eingetragen.

◆ Duodenalsonden
Eine Duodenalsonde wird nasal oder durch die Bauchdecke in den Dünndarm gelegt. Sie kommt vor allem bei Erkrankungen des Magens zum Einsatz. Die verwendeten Sonden haben einen kleineren Durchmesser (7–10 Charrière) als die Magensonden und sind ca. 120 cm lang. In die Wand der Sonde ist ein Metallfaden eingearbeitet, der die Sonde bei einer Röntgenkontrolle sichtbar macht.
Die Duodenalsonde wird immer vom Arzt gelegt. Die Vorgehensweise ist die gleiche wie bei der Magensonde. Ausnahme: Die Sonde wird weiter vorgeschoben, die Kontrolle der richtigen Lage wird durch die Färbung des roten Lackmuspapiers vorgenommen. Hierzu wird mit einer großen Spritze Dünndarmsekret entnommen und auf das Lackmuspapier gegeben. Das Lackmuspapier färbt sich durch den Kontakt mit dem alkalischen Dünn-

darmsekret blau. Die richtige Lage der Sonde wird zusätzlich durch eine Röntgenaufnahme bestätigt.

Perkutane endoskopisch kontrollierte Gastrostomie (PEG)

Unter einer PEG versteht man das Legen einer Ernährungssonde, die mittels einer Bauchspiegelung (Endoskopie) durch die Bauchdecke in den Magen (Abb. 11-28) oder in den Dünndarm gelegt wird. Dies wird von einem Arzt in der Regel im Krankenhaus vorgenommen. Die PEG-Sonde bietet sich bei Menschen an, die über einen längeren Zeitraum eine Ernährungssonde benötigen. Nicht gelegt werden darf sie bei Personen mit Bauchfellentzündung oder bei Gerinnungsstörungen wegen der Blutungsgefahr.

◆ Vorteile
▶ Eine PEG-Sonde kann im Gegensatz zur nasalen Sonde unter der Kleidung *verborgen* werden.
▶ Personen mit Schluckstörungen, z.B. nach einem Schlaganfall, können ihr *Schlucktraining* auch mit Sonde durchführen.
▶ Das *Essen und Trinken* werden nicht beeinträchtigt, durch die PEG-Sonde wird die normale Nahrungsaufnahme ergänzt.
▶ Irritationen im Halsbereich treten nicht auf.
▶ Ein Entfernen der Sonde ist für Verwirrte aufgrund ihrer besonderen Fixierung erschwert.
▶ Eine PEG-Sonde kann bis zu 3 Jahre liegenbleiben, ohne gewechselt zu werden.
▶ Der Betroffene kann baden oder im Schwimmbad schwimmen gehen, wenn ein Anus-praeter-Beutel (s. S. 311) über den abgestöpselten Schlauch auf die

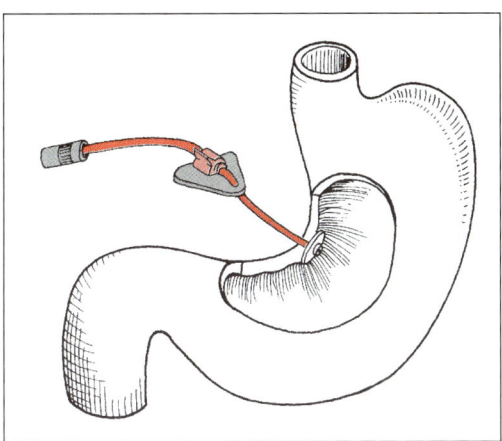

Abb. 11-28 Lage einer PEG-Sonde

Bauchdecke geklebt wird. Der Schlauch und die Einstichstelle sind so vor Wasser geschützt und können unter dem Badeanzug versteckt werden.

◆ Komplikationen

▶ Bei nicht richtig fixierter Halteplatte kann Magensekret aus dem Magen in den Bauchraum gelangen und eine *Bauchfellentzündung* (Peritonitis) hervorrufen.

▶ Eine zu fest fixierte Halteplatte führt nicht selten zu einem *Druckgeschwür* an der Bauchdecke.

▶ Eine *Wundinfektion* an der Einstichstelle kann durch unsauberen Verbandswechsel entstehen.

▶ Durch ständiges Drehen an der Fixierplatte durch den Betroffenen (Verwirrte!) kann die Platte in die Magenschleimhaut eingedreht werden.

◆ Pflege eines Bewohners mit PEG

Nach dem Legen einer PEG-Sonde sollte zunächst ein- bis zweimal pro Woche der Verband gewechselt werden.

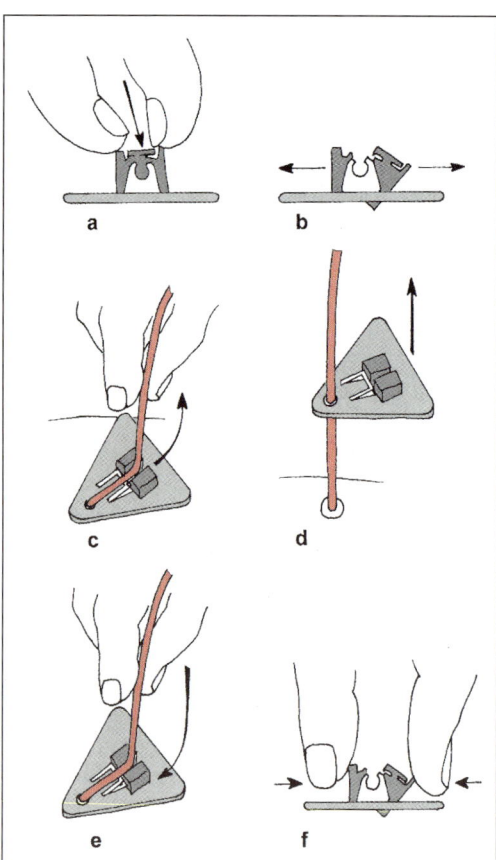

Abb. 11-29 Pflege einer PEG-Sonde (Erläuterung im Text)

Bei späterer Vernarbung der Einstichstelle reicht ein Verbandswechsel alle 2 Wochen. Die Fixierplatte muß jedes Mal gelöst und gereinigt werden, damit sich kein Dekubitus bildet. Dabei geht man folgendermaßen vor:

▶ Klemmvorrichtung in der Fixierplatte durch Eindrücken der Kerbe öffnen (Abb. 11-29a, b)

▶ Sonde aus dem Führungskanal herausnehmen (Abb. 11-29c)

▶ Fixierplatte lösen und zurückziehen (Abb. 11-29d)

▶ Wundbereich, Ober- und Unterseite der Fixierplatte mit Desinfektionsmittel reinigen (angegebene Einwirkzeit beachten)

▶ Sterile Schlitzkompresse zwischen Wundbereich und Fixierplatte legen

▶ Sonde wieder bis zur Markierung leicht anziehen, Fixierplatte über die Sondenaustrittsstelle auf die Schlitzkompresse zurückschieben und fixieren. Dazu die Sonde spannungsfrei in die Fixierplatte einlegen (Abb. 11-29e) und Klemmvorrichtung schließen (Abb. 11-29f)

▶ Fixierplatte mit steriler Kompresse abdecken und diese mit Pflaster fixieren

Sondenernährung

Sondennahrung ersetzt oder ergänzt normale Nahrung. Wenn keine Verdauungs- oder Stoffwechselerkrankungen vorliegen, richtet sich die Zusammensetzung nach den Grundsätzen der optimalen Ernährung.

 Sondenkost wird grundsätzlich mit genauer Kalorien- und Flüssigkeitsmenge vom Arzt verordnet.

◆ Anforderungen

Die Sondenkost muß folgende Anforderungen erfüllen:

● bedarfsdeckender Gehalt an allen lebensnotwendigen Nährstoffen

● ausgewogene Zusammensetzung der Nährstoffe in physiologischer Konzentration

● gebrauchsfertige (flüssige) Zubereitung

● frei von unerwünschten Inhaltsstoffen, insbesondere Laktose (Milchzucker mit abführender Wirkung)

● gute Fließeigenschaften

● leichte Verdaulichkeit und Bekömmlichkeit

● schnelle Verfügbarkeit

◆ Sondenkostformen

Selbstgemachte Sondenkost

Die Sondenkost kann selbst hergestellt werden. Am besten wird sie aus natürlichen Nahrungsmitteln wie Milch, Sahne, Eiweißkonzentrat, Maltodextrin, Glukose,

Saccharose, Öl (z.B. Sonnenblumenöl), Eiern, Salz, Wasser, Säften und eventuell Gewürzen zusammengestellt. Der *Nachteil* der selbstgemachten Sondenkost ist die schwere Einschätzbarkeit der Zusammensetzung. Die Nährstoffe sind nur ungenau bilanzierbar. Zudem besteht die Gefahr, daß die Nahrung längere Zeit stehen bleibt, und sich Bakterien oder auch die gefürchteten Salmonellen (Erreger von Durchfallerkrankungen) bilden können. Deshalb kann die selbstgemachte Sondenkost nur eine Ernährung ergänzen, niemals ersetzen. Sie eignet sich z.B. als Nahrungsergänzung bei bestehender Schlucklähmung oder erhöhtem Kalorienbedarf.

Der *Vorteil* der selbst hergestellten Sondenkost ist die Einbeziehung des Betroffenen in die Nahrungsauswahl und Herstellung.

Industriell hergestellte Sondenkost

Verschiedene Firmen stellen Nährstoffgemische aus natürlichen Rohstoffen her. Zusätze an Vitaminen, Mineralien und Spurenelementen werten die Nahrung auf. Sie sind entsprechend den Vorschriften deklariert und lassen eine genaue Dosierung zu.

Die industriell hergestellte Sondenkost hat gegenüber der selbst hergestellten viele *Vorteile*. Sie wird keimfrei hergestellt und ist einfach zu handhaben. Die Zusammensetzung der Nahrung kann genau auf die Bedürfnisse des Betroffenen abgestimmt werden (s. Tab. 11-8). Die Sondenkost läßt sich längere Zeit lagern und ist besonders für die Verabreichung durch dünne Sonden (Duodenalsonden) geeignet.

◆ Verabreichung

Bei der Verabreichung der Sondennahrung sind einige **Prinzipien** zu beachten:

▶ Je tiefer die Sonde liegt, um so langsamer muß die Verabreichung erfolgen.
▶ Die Sonde wird vor und nach der Verabreichung sowie bei Unterbrechungen sofort mit Tee oder Mineralwasser gespült (Verstopfungsgefahr!).
▶ Die Sondennahrung wird auf Körpertemperatur angewärmt.
▶ *Nasale Magensonden* werden in der Regel mittels einer großen Spritze portionsweise mit Sondennahrung versorgt. Der Bewohner muß mit dem Oberkörper hochgelagert werden, da sonst Aspirationsgefahr durch hochkommende Nahrung besteht. Die Verabreichungsgeschwindigkeit sollte nicht mehr als 50 ml pro 5 Minuten betragen, da sonst Erbrechen provoziert wird.
▶ *PEG-Sonden* werden aufgrund ihrer geringen Volumina mit Infusionsbeuteln oder -flaschen kontinuierlich über Stunden gespeist. Die Geschwindigkeit sollte hier 250 ml pro Stunde nicht überschreiten. Auch bei

Tab. 11-8 Angebotsformen industriell hergestellter Sondenkost

- 500-ml-Flaschen (Klar- und Braunglas)
- 200-ml-Flaschen oder Tetrabrik (rechteckige Pappschachtel)
- pulverisierte Form (Beutel, Pakete) zum Anrühren
- ballaststoffarm, ballaststofffrei, ballaststoffangereichert
- besonders hoher Kaloriengehalt
- Diätformen
- Zusatznahrung mit hohem Eiweißgehalt und diversen Geschmacksrichtungen von süß bis pikant

dieser Sonde besteht die Gefahr des Erbrechens bei zu schneller Gabe.

▶ Bei *duodenalen Sonden* muß die Nahrungsverabreichung kontinuierlich per Schwerkraft oder über eine Pumpe erfolgen.

Nahrungsverabreichung per Schwerkraft

Material:
- Sondennahrung (Flasche mit Aufhängevorrichtung)
- Überleitungssystem
- Ständer

Durchführung:
▶ Überleitungssystem mit der Flasche verbinden (Abb. 11-30a)
▶ Klemme des Überleitungssystems schließen (Abb. 11-30b)
▶ Aufhängevorrichtung über die Flasche ziehen und diese am Ständer aufhängen
▶ Tropfkammer durch Zusammenpressen bis maximal zur Hälfte füllen (Abb. 11-30c)
▶ Klemme öffnen (Abb. 11-30d) und gesamtes Überleitungssystem mit Sondennahrung füllen
▶ Klemme schließen und Überleitungssystem mit der Sonde verbinden (Abb. 11-30e)
▶ Klemme bis zur gewünschten Tropfgeschwindigkeit öffnen

Nahrungsverabreichung mit Hilfe einer Pumpe

Material:
- Sondennahrung
- Ernährungsbeutel zur Aufnahme der Sondennahrung
- Überleitungssystem
- Pumpe
- Ständer mit Aufhängevorrichtung

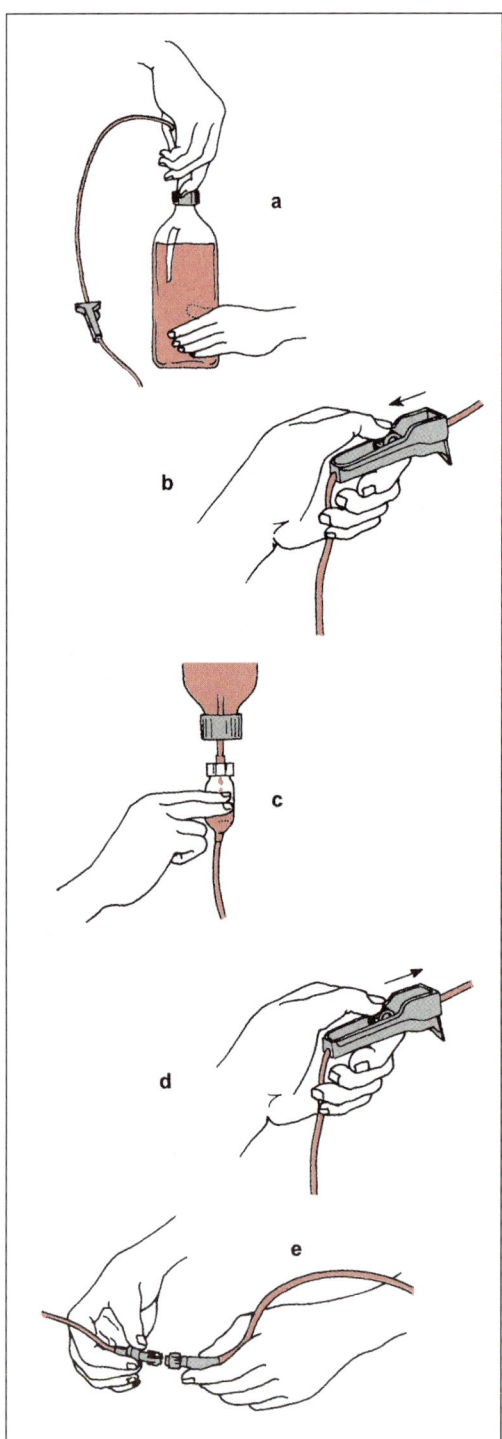

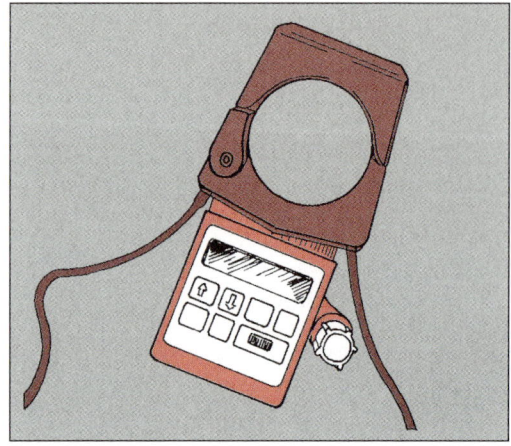

Abb. 11-31 Verabreichung von Sondennahrung per Pumpe: Einlegen des Pumpsegmentes des Überleitungssystems in die Pumpe (weitere Erläuterung im Text)

Durchführung:

► Klemme des Überleitungssystems schließen (s. Abb. 11-30b)
► Sondennahrung in den Ernährungsbeutel füllen und überschüssige Luft herauspressen
► Überleitungssystem an den Ernährungsbeutel anschließen und diesen an den Ständer hängen
► Tropfkammer durch Zusammenpressen bis maximal zur Hälfte füllen (s. Abb. 11-30c)
► Pumpsegment in die Pumpe einlegen und gewünschte Durchflußmenge einstellen (Abb. 11-31)
► Klemme öffnen (s. Abb. 11-30d), Pumpe in Betrieb setzen und gesamtes Überleitungssystem mit Sondennahrung füllen
► Pumpe ausschalten, Klemme schließen und Überleitungssystem mit der Sonde verbinden (s. Abb. 11-30e)
► Pumpe wieder einschalten und Klemme öffnen

◆ **Komplikationen**

Bei der Verabreichung von Sondennahrung kann es zum Auftreten von **Diarrhö** kommen. Die Nahrungszufuhr ist sofort zu verringern oder zu stoppen. Während der Ursachenforschung ist für den Betroffenen eine Teepause einzuhalten, der Elektrolythaushalt wird kontrolliert und ein Mittel gegen den Durchfall nach Absprache mit dem Arzt verabreicht.

Ursachen: Sondennahrung zu kalt, zu schnell verabreicht, zu große Mengen, keine indikationsgerechte Diät, zu viel Laktose in der Nahrung (abführende Wirkung!), bakterielle Verunreinigung der Nahrung, verrutschte Sonde.

Abb. 11-30 Verabreichung von Sondennahrung (Erläuterung im Text)

Weitere Komplikation ist die **Aspiration** von Sondennahrung. Sie kann durch zu schnelle Zufuhr, falsche Lagerung, Erbrechen oder falsche Sondenlage hervorgerufen werden. Deshalb bei der Nahrungsverabreichung
grundsätzlich Oberkörper hochlagern, und danach noch
30 Minuten lang mindestens in 30° Hochlagerung belassen. So wird ein Rückfluß und eine Aspiration der Nahrung verhindert. Bei der Aspiration von Sondennahrung
die Gabe sofort unterbrechen! Eventuell muß der Arzt
verständigt werden.
Eine zu schnelle Verabreichung kann zu **Erbrechen** und
Völlegefühl führen. Die Gabe der Nahrung sollte unterbrochen und zu einem späteren Zeitpunkt langsamer fort-
gesetzt werden.

Parenterale Ernährung

Unter Umgehung des Magen-Darm-Traktes wird dem
Körper Nahrung und Flüssigkeit mittels Infusion
direkt zugeführt. Die parenterale Ernährung kann die
Ernährung vollständig sicherstellen oder ergänzend zum
normalen Essen und Trinken eingesetzt werden. Diese
Ernährungsmethode wird immer dann gewählt, wenn
▶ eine ausreichende oder komplette Ernährung und das
    Legen einer Sonde nicht möglich sind oder
▶ der Magen-Darm-Trakt nicht mit Nahrung belastet
    werden soll.
Dies ist z.B. bei entzündlichen Erkrankungen des Verdauungstraktes (Morbus Crohn), bei Bewußtlosen, vor
und nach größeren Darmoperationen oder bei schweren
Eßstörungen der Fall.
Ist die parenterale Ernährung nur vorübergend geplant,
wird eine Venenverweilkanüle (Abb. 11-32) in eine periphere Vene am Unterarm gelegt. Soll die parenterale
Ernährung für längere Zeit bestehen, wird ein zentraler
Venenkatheter in die Vena cava superior (über die V. sub-
clavia oder V. jugularis) gelegt (Abb. 11-33).

> 🖉 Das Anlegen einer Infusion sowie die Ver-
> ordnung der Infusionslösungen obliegen
> ausschließlich dem Arzt. Pflegekräfte über-
> wachen die Infusionsgabe, bereiten die Infusionen
> vor und versorgen die Punktionsstelle.

◆ Vorbereitung einer Infusion
Material:
● Infusionslösung in einem entsprechenden Behälter
    (sterile Lösung nach Verordnung in einer Glas- oder
    Plastikflasche)
● Infusionsbesteck (steriles Schlauchsystem; Abb. 11-34)

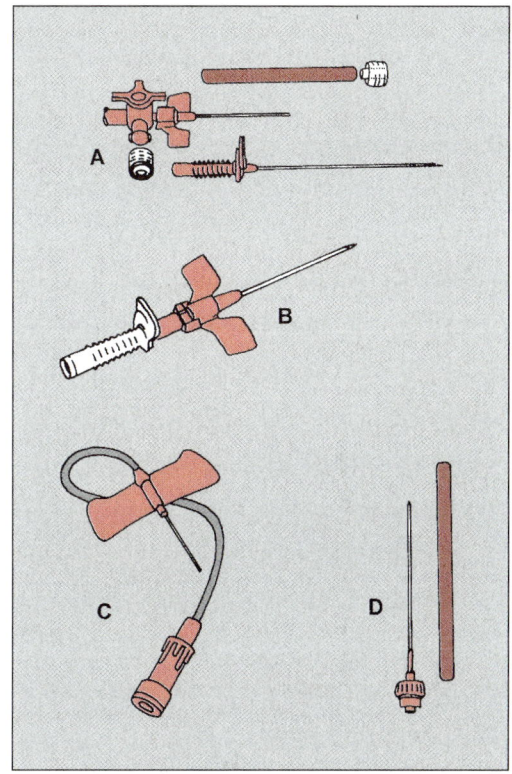

Abb. 11-32 Venenverweilkanülen. A: Verweilkanüle
mit eingebautem Dreiwegehahn; B: Verweilkanüle mit
transparentem Blutindikator, der eine sofortige Kontrolle
der Lage in der Vene ermöglicht; C: Verweilkanüle mit
Kurzkatheter (Butterfly); D: Luer-Lock-Verschluß für
die intermittierende Therapie (Obturator, Verschluß-
mandrin)

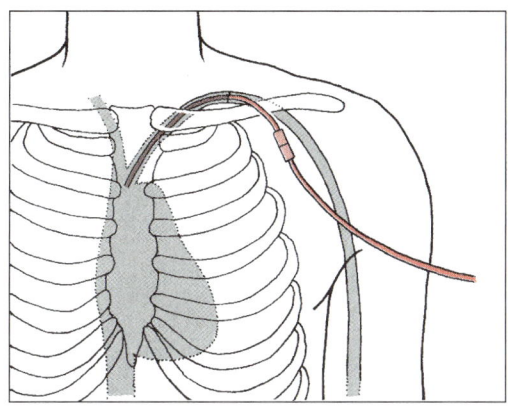

Abb. 11-33 Lage des zentralen Venenkatheters, wegen
seiner Lage auch Cavakatheter genannt

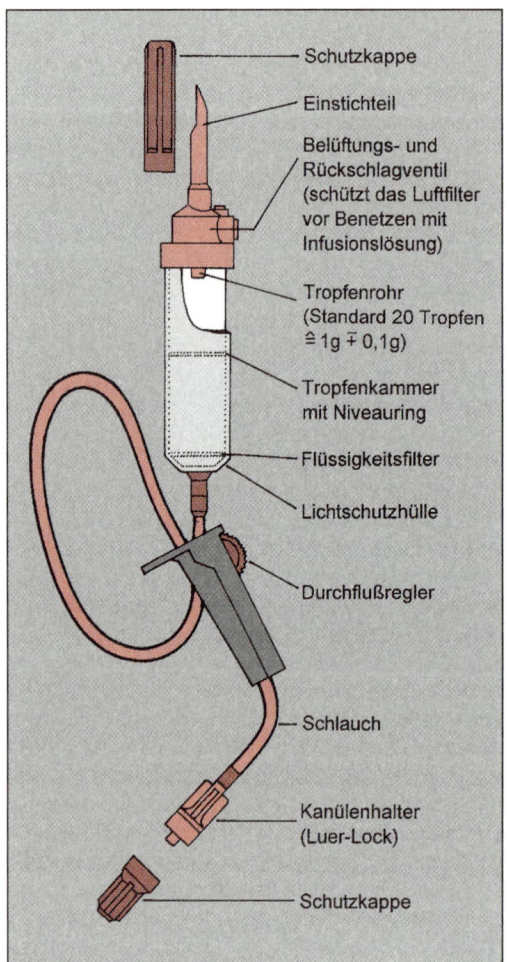

Schutzkappe

Einstichteil

Belüftungs- und Rückschlagventil (schützt das Luftfilter vor Benetzen mit Infusionslösung)

Tropfenrohr (Standard 20 Tropfen $\triangleq$ 1g $\mp$ 0,1g)

Tropfenkammer mit Niveauring

Flüssigkeitsfilter

Lichtschutzhülle

Durchflußregler

Schlauch

Kanülenhalter (Luer-Lock)

Schutzkappe

Abb. 11-34 Schematische Darstellung eines Infusionsbestecks

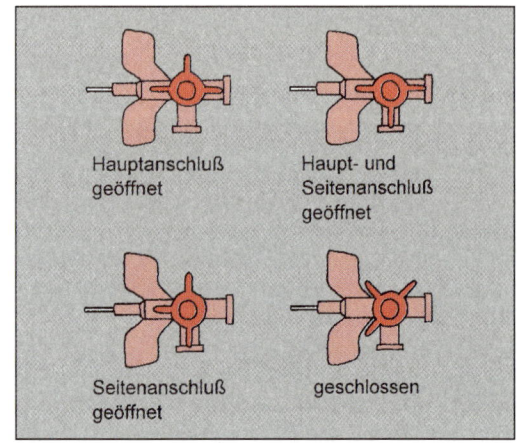

Hauptanschluß geöffnet

Haupt- und Seitenanschluß geöffnet

Seitenanschluß geöffnet

geschlossen

Abb. 11-35 Positionen des Dreiwegehahns

▶ Schutzkappe vom Einstichteil des Infusionsschlauches entfernen und die Einstichspitze tief in den Gummipfropfen einstechen
▶ Infusionsflasche umdrehen (Gummipfropfen zeigt nach unten) und die Tropfkammer durch wiederholtes kurzes Zusammendrücken bis zum Niveauring (gut die Hälfte) mit Infusionslösung füllen
▶ Flasche an den Infusionsständer hängen und das gesamte Schlauchsystem durch Öffnen des Durchflußreglers mit Infusionslösung füllen. Dabei darf keine Luft mehr im System verbleiben (Emboliegefahr!)

◆ **Anschluß bzw. Wechsel der Infusion**
▶ Einmalhandschuhe anziehen zum Schutz vor Kontamination mit Blut
▶ Sterile Kompresse unter den peripheren oder zentralen Venenkatheter legen
▶ Verschlußkappe am Kanülenhalter des (neuen) Infusionsschlauchs entfernen und gegebenenfalls alte Infusion stoppen.
▶ Dreiwegehahn des Venenkatheters, wenn vorhanden, schließen (Abb. 11-35)
▶ (alte Infusion entfernen und neues) Infusionsbesteck anschließen
▶ Dreiwegehahn des Venenkatheters öffnen und Durchflußregler auf die errechnete Tropfenzahl einstellen (s. u.)
▶ Laufzeit der Infusion auf der Infusionsflasche markieren (Abb. 11-36)

Zur Berechnung der *Infusionszeit* verwendet man die Formel

● Verbindungsstücke (sterile Drei- oder Mehrfachwegehähne) und sterile Verschlußkappen

Durchführung:
▶ Infusion erst unmittelbar vor Gebrauch vorbereiten, vorher Hände gründlich desinfizieren
▶ Verschlußkappe der Infusionsflasche entfernen und das Infusionsbesteck aus der Hülle nehmen. Die Schutzkappe des Ansatzstücks auf dem Besteck belassen, bis der Ansatz zur Verweilkanüle oder zum zentralen Venenkatheter angeschlossen wird
▶ Gummipfropfen der Infusionsflasche mit Desinfektionsspray desinfizieren

$$\text{Stunden} = \frac{\text{Infusionsmenge in ml} \times 20}{\text{Tropfenzahl/min} \times 60}$$

Sind Infusionsmenge und Infusionsdauer vorgegeben, errechnet sich die *Tropfenzahl pro Minute* nach der Formel:

$$\text{Tropfen/min} = \frac{\text{Infusionsmenge in ml}}{\text{Infusionsdauer in Stunden} \times 3}$$

Pflege einer peripheren Verweilkanüle

Die Punktionsstelle muß täglich auf Veränderungen beobachtet werden. Sie wird mit einem durchsichtigen Fixationsverband versorgt, damit sie ohne Verbandswechsel beobachtet werden kann (Abb. 11-37). Geachtet wird auf

● Zeichen einer Entzündung,
● auf Unverträglichkeitsreaktionen und
● auf die korrekte Lage der Verweilkanüle.

Schwellungen im umliegenden Gewebe deuten darauf hin, daß die Vene nicht mehr durchgängig ist und die Infusionsflüssigkeit in das Gewebe läuft. Die Infusion ist in diesem Falle sofort zu unterbrechen und der Arzt zu informieren. Die Verweilkanüle wird entfernt und an anderer Stelle (Armwechsel) neu gelegt. Der betroffene Arm wird zum besseren Ablaufen des Ödems hochgelagert, mit Alkoholumschlägen gekühlt und mit heparinhaltigen Salben eingerieben.
Die Punktionsstelle wird alle 2 bis 3 Tage desinfiziert und mit durchsichtigem Verbandsvlies neu verbunden.

Pflege eines zentralen Venenkatheters

Wie bei der peripheren Verweilkanüle muß die Punktionsstelle täglich auf Veränderungen beobachtet werden. Auch hier kommen durchsichtige Verbandsvliese zum Einsatz. Der Katheter wird durch ein schmales Klebeband zusätzlich fixiert, um ein Verrutschen zu verhindern.
Der Verbandswechsel sollte alle 2 bis 3 Tage nur durch geschultes Personal (besser noch vom Arzt) vorgenommen werden, da ein Verrutschen des Katheters in der Vene zu einer Thrombose führen kann!

 Infusionsflaschen und -besteckwechsel nur bei geschlossenem System (geschlossener Dreiwegehahn) vornehmen, da Luft in die Vene gelangen kann (Luftembolie!).
Bei Verrutschen des Katheters, auftretenden Entzündungen oder Unverträglichkeitserscheinungen beim Betroffenen sofort den Arzt benachrichtigen und die Infusion stoppen!

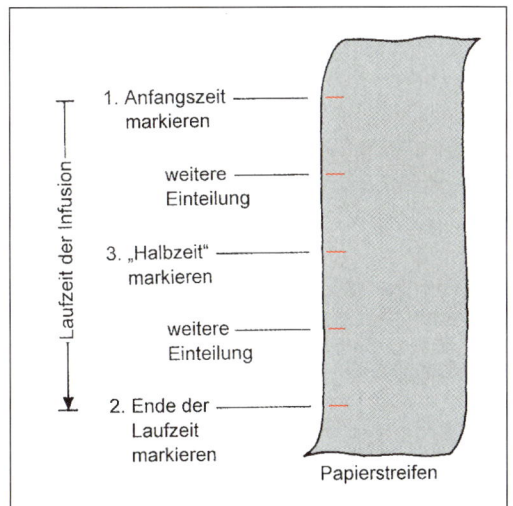

Abb. 11-36 »Fahrplan« für die Infusionslaufzeit. Dauer der Laufzeit markieren, z.B. 8 bis 8 Uhr → Mitte des Streifens = Halbzeit, also 20 Uhr markieren, Streifen nochmals unterteilen: 14 Uhr und 2 Uhr. Damit hat man fünf Orientierungszeiten. Der Streifen wird auf die Flasche geklebt.

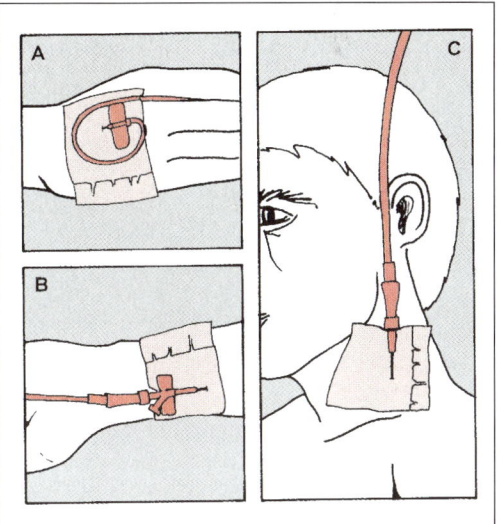

Abb. 11-37 Schutz der Punktionsstelle mit durchsichtigen Verbandmembranen. A: Anwendung bei Butterfly, B: bei Venenkanülen mit einem Injektionsanschluß (mit steriler Schere ein kleines »V« einschneiden und die Folie über den Flügeln fest andrücken), C: bei Jugulariskatheter

Die zentrale Infusion muß beständig mit Infusionslösung versorgt werden. Eine längerfristige Unterbrechung der Infusion kann zur Verstopfung des Katheters durch Blutpfropfen führen.

 Ein zentraler Venenkatheter darf wegen der Thrombosegefahr nur vom Arzt gespült werden!

Förderung der Verdauung

Obstipationsprophylaxe

Bei chronischer Verstopfung wird der Abführmittelgebrauch schon nach kurzer Zeit zur Gewohnheit. Die jahrelange Anwendung der Medikamente kann zu einer Veränderung der Darmschleimhaut führen, so daß ein gegenteiliger Effekt eintritt. Der Darm wird immer träger und benötigt immer höhere Dosen, um zur Entleerung zu gelangen, die wiederum die Schleimhaut schädigen usw. Ein Teufelskreis beginnt, der nur schwer zu durchbrechen ist. Deshalb ist eine Obstipationsprophylaxe in der Altenpflege besonders wichtig.

Zur Prophylaxe gehören einige wichtige Maßnahmen, die von jedem ohne großen Aufwand vorgenommen werden können. An erster Stelle steht die Umstellung der Ernährung auf *faser- und ballaststoffreiche Nahrungsmittel*. Ballaststoffe sind enthalten in naturbelassenen Vollkornprodukten, rohem Gemüse, Salaten, Früchten und Milchprodukten. Hervorragend geeignet zur Prophylaxe, aber auch zur Behandlung bei Verstopfungen ist die Einnahme von Getreidekleie oder Leinsamen mit entsprechend viel Flüssigkeit. Diese Stoffe quellen mit der Flüssigkeit zusammen im Darm auf und schieben den Darminhalt vor sich her.
Als weitere Maßnahme gilt die ausreichende Zufuhr von *Flüssigkeit*. Ein alter Mensch benötigt ca. 2,5 l Flüssigkeit pro Tag!
Viel *Bewegung*, die Einhaltung von *Entleerungsgewohnheiten*, Training der Bauch- und Beckenbodenmuskulatur und bewußte Wahrnehmung des Entleerungsreizes ergänzen eine wirkungsvolle Obstipationsprophylaxe.

Mechanische Hilfestellung

Bei einer Verstopfung kann es zur massiven Stuhlverhärtung kommen. Dies ist besonders unangenehm für den Betroffenen, da Blähungen, Völlegefühl oder auch Leibschmerzen die Folge sind. Es können sich Kotsteine bilden, die den Darmausgang verstopfen und entfernt werden müssen. Dies kann durch ein Klistier (s. u.)

oder durch eine manuelle Entfernung geschehen. Ein Zäpfchen oder etwas Glyzerin in den After eingeführt kann die Kotsteine aufweichen und geschmeidig machen.

Medikamente mit verdauungsfördernder Wirkung

Akute oder chronische Obstipationen machen es in einigen Fällen erforderlich, auf medikamentösem Wege der Verdauung nachzuhelfen. Diese Medikamente sollten sparsam und nach ärztlicher Verordnung verabreicht werden. Die bekanntesten Medikamente sind:
● Gleitmittel wie Agarol®,
● die Darmperistaltik stimulierende Mittel wie Liquidepur® oder Bifiteral® und
● als Reizmittel das bekannte Rizinusöl.

Verabreichung von Suppositorien, Klistieren, Einläufen

◆ Suppositorien (Stuhlzäpfchen)

Unter dem Begriff Suppositorien versteht man Medikamente in halbfester Form. Sie werden in Zäpfchenform mit Hilfe eines über den Zeigefinger gestülpten Fingerlings mit der Spitze voran in den Darm eingeführt. Das Zäpfchen muß bis hinter den Schließmuskel gebracht werden, da es sonst wieder herausgepreßt wird. Durch die Körpertemperatur schmilzt das Zäpfchen, und die Wirkstoffe werden frei.
Suppositorien werden u. a. eingesetzt
● zur Darmentleerung, z. B. bei Verstopfungen, und
● zur Behandlung von Hämorrhoiden (venöse Aussackungen im Analbereich, s. S. 282).

◆ Klistiere

Ein Klistier ist ein kleiner Einlauf. Flüssigkeit (ca. 100 bis 200 ml) wird mit Hilfe eines Einlaufrohres in den Darm gebracht. Klistiere sind in der Regel industriell gebrauchsfertig hergestellt und mit einem Einlaufrohr versehen. Je nach Inhaltsstoff werden sie
● zur Entleerung des letzten Darmabschnittes oder
● zur Behandlung von Darmerkrankungen, z. B. der Colitis ulcerosa,
eingesetzt.
In der Altenpflege verwendet man Klistiere vor allem zur Behandlung hartnäckiger Verstopfungen. Diese Klistiere enthalten Substanzen, die den Kot aufweichen und gleitfähig machen.

Vorbereitung:
▶ Betroffenen informieren, sein Einverständnis einholen und mit angezogenen Knien auf die linke Körperseite lagern
▶ Bett durch eine Unterlage vor eventuell auslaufender Klistierflüssigkeit schützen und flach stellen

▶ Die Toilette sollte schnell erreichbar sein; bei bewegungseingeschränkten alten Menschen einen Toilettenstuhl oder ein Steckbecken in die Nähe stellen und wenn möglich einen Sichtschutz zum Schutz der Intimsphäre aufstellen

▶ Flüssigkeit des Klistieres vor der Verabreichung in warmem Wasser aufwärmen, Ende des Einlaufrohres mit etwas Vaseline gleitfähig machen

▶ Einmalhandschuhe, Abfallbeutel und etwas Zellstoff bereitlegen

Durchführung:

▶ Einmalhandschuhe anziehen

▶ Etwas Zellstoff vor dem Gesäß ablegen

▶ Mit zwei Fingern das Einlaufrohr zusammendrücken und die Verschlußklappe abbrechen

▶ Einlaufrohr ca. 5 bis 7 cm vorsichtig in den Darm einführen

▶ Druck der Finger lösen und die Flüssigkeit einlaufen lassen

▶ Plastikbeutel von hinten aufrollen, bis alle Flüssigkeit im Darm ist

▶ Plastikbeutel aufgerollt lassen und den Einlaufschlauch mit zwei Fingern zusammendrücken

▶ Schlauch langsam herausziehen und mit den Handschuhen zusammen in den Abfallsack werfen

▶ Betroffenen auffordern, das Gesäß fest zusammenzukneifen und die Flüssigkeit 5 bis 10 Minuten zu halten

▶ Eventuell Hilfestellung bei der Benutzung der Toilette geben oder Steckbecken unter den Betroffenen schieben

▶ Datum und Ergebnis in die Pflegedokumentation eintragen

◆ Einläufe

Ein Einlauf wird durchgeführt

● bei besonders hartnäckigen Verstopfungen,

● zur Vorbereitung von Darmuntersuchungen und

● zur Verabreichung von Kontrastmitteln.

Ein Einlauf wird immer ärztlich verordnet. Im Gegensatz zu einem Klistier werden zwischen 1,5 und 2 Liter Flüssigkeit in den Darm gebracht. Dies erfolgt mit Hilfe eines speziellen Darmrohres. Es besteht aus durchsichtigem, halbflexiblem Kunststoff und ist an der Spitze abgerundet. Damit die Flüssigkeit austreten kann, ist das Rohr mit zwei seitlichen Öffnungen versehen. Am anderen Ende des Rohres befindet sich ein Ansatzstück für den Verbindungsschlauch.

Die große Flüssigkeitsmenge ist für den alten Menschen besonders belastend. Der Druck und der Reiz der Flüssigkeit bewirken eine besonders heftige Darmentleerung. Hinzu kommt bei einem Reinigungseinlauf die Wirkung der hinzugegebenen Mittel. Diese sind z.B. Glyzerin

2% (200 ml/l), NaCl-Lösung (1 Teel./l) oder Rizinusöl (2-4 Eßl./l). Die heftige Entleerung kann besonders bei geschwächten alten Menschen zu einem Kreislaufzusammenbruch führen. Aus diesem Grund wird in der Altenpflege zur Behandlung von hartnäckigen Verstopfungen eher ein Klistier eingesetzt.

Die Durchführung von Darmuntersuchungen, z.B. Spiegelungen, machen eine gründliche, vollständige Reinigung des Darmes erforderlich. Zu diesem Zweck wird ein großer Einlauf ca. 1 Stunde vor der Untersuchung verabreicht.

Vorbereitung:

▶ Bewohner gründlich informieren und vorbereiten: Lagerung auf der linken Seite mit leicht angezogenen Knien; bei geschwächten alten Menschen Blutdruck- und Pulskontrolle durchführen

▶ Bett durch eine Unterlage schützen und flach stellen

▶ Toilettenstuhl in unmittelbarer Nähe (neben dem Bett) bereitstellen und Sichtschutz aufbauen

▶ Flüssigkeit entsprechend der Verordnung mit warmem Wasser in einem entsprechenden Behältnis (Irrigator) vorbereiten

▶ Topf mit Vaseline und einen Spachtel bereitstellen

▶ Verpackung des Darmrohres am Ansatzstück öffnen und das Darmrohr über den Verbindungsschlauch mit dem Irrigator verbinden

▶ Verbindungsschlauch mit Flüssigkeit aus dem Irrigator füllen und mit einer Klemme verschließen

▶ Irrigator an einem Infusionsständer aufhängen und in das Zimmer bringen

▶ Einmalhandschuhe, Zellstoff und einen Abfallsack bereitlegen

Durchführung:

▶ Einmalhandschuhe anziehen und Zellstoff vor das Gesäß legen

▶ Schutzhülle vom Darmrohr abziehen und die Spitze (ca. 10 cm) mit der Vaseline einfetten (dazu den Spachtel benutzen)

▶ Betroffenen auffordern, normal ein- und auszuatmen

▶ Darmrohr unter leicht drehenden Bewegungen *ohne Druck* ca. 10 bis 15 cm tief einführen (**Vorsicht:** nicht mit Gewalt und Druck einführen, die Darmwand kann durchstoßen werden!)

▶ Mit der einen Hand das Darmrohr in dieser Position halten und mit der anderen die Verschlußklemme öffnen

▶ Flüssigkeit aus ca. 60 cm Höhe *langsam* in den Darm fließen lassen

▶ Reaktionen des Betroffenen beobachten, bei Schmerzen sofort abbrechen!

▶ Nachdem die Hälfte der Flüssigkeit eingelaufen ist, den Betroffenen nach Möglichkeit auf die rechte Seite drehen lassen

▶ Restliche Flüssigkeit einlaufen lassen

▶ Verschlußklemme schließen und das Darmrohr langsam herausziehen

▶ Handschuhe über das Darmrohr stülpen und beides zusammen in den Abfallsack geben

▶ Betroffenen auffordern, die Flüssigkeit nach Möglichkeit bis zu 5 Minuten zu halten

▶ Den alten Menschen bis zur Entleerung nicht allein lassen und gegebenenfalls Hilfestellung geben

▶ Irrigator und Verbindungsschlauch reinigen

▶ Datum, Einlauf und verwendete Substanzen sowie die Beobachtungen und Entleerungserfolg in der Pflegedokumentation vermerken

Pflege eines Bewohners mit Anus praeter (künstlichem Darmausgang)

Ein Anus praeter oder auch Stoma ist ein künstlich geschaffener Ausgang des Darmes. In einer Operation wird der Darm an die vordere Bauchwand herangeführt und festgenäht. Der Stuhl wird aus dieser künstlichen Öffnung heraus ausgeschieden. Es kann ein Dünndarmausgang, das **Ileostoma**, oder ein Dickdarmausgang, das **Colostoma**, gelegt werden. Der künstliche Darmausgang wird vorübergehend, als Entlastung eines Darmabschnittes, angelegt oder permanent, wenn ein Teil des Darmes entfernt werden muß.

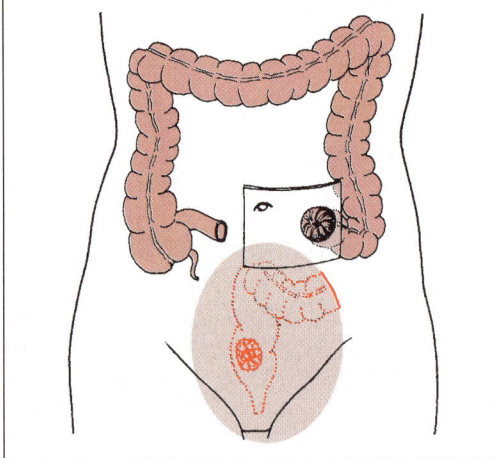

Abb. 11-38 Endständiges Colostoma. Der untere Teil des Dickdarms wurde wegen eines Tumors zusammen mit dem Schließmuskel entfernt. Das Ende des verbleibenden Dickdarms wird als endständiger Anus praeter ausgeleitet.

Ein Anus praeter kann notwendig werden bei:

● entzündlichen Darmerkrankungen wie der Divertikulitis (Entzündung von sackförmigen Ausstülpungen der Darmschleimhaut), der Colitis ulcerosa (s. S. 278) und dem Morbus Crohn (s. S. 277f)

● Darmverschluß, z. B. durch Verwachsungen

● Polypen (gutartige Geschwülste der Dickdarmschleimhaut, s. S. 280)

● Darmkrebs (Dickdarmkrebs ist einer der häufigsten bösartigen Tumoren)

In der Regel wird ein permanenter Anus praeter *endständig* gelegt. Das heißt, es wird ein Teil des nach unten führenden Darmes mit dem Schließmuskelapparat entfernt und das Endstück des Darmes an die Bauchdecke herangeführt und festgenäht (Abb. 11-38). Die Darmschleimhaut ragt ein wenig aus dem Hautniveau heraus. Sie ist rot, glänzend und schmerzunempfindlich. Der Ausgang befindet sich im linken Mittelbauch.

Für die Versorgung des Anus praeter ist die *Beschaffenheit des Stuhls* von großer Bedeutung. Er ist von der Lage des Stomas, von der individuellen Verdauungsgeschwindigkeit und von der Ernährung abhängig.

Ileostoma

Die Versorgung des Ileostoma stellt den Betroffenen und Pflegekräfte vor einige Probleme. Der Stuhl ist im Dünndarm flüssig und mit Verdauungssäften durchsetzt, die die Haut in der unmittelbaren Umgebung des Anus praeter angreifen können. Die Entleerung ist sehr häufig. Alle 30 bis 60 Minuten geht der Stuhl schwallartig ab. Diese Faktoren führen dazu, daß für die Haut spezielle Schutzmaßnahmen notwendig werden wie die Verwendung einer Abdeckplatte und Ausstreifbeuteln zur mehrfachen Benutzung (s.u.). Das Ileostoma ist durch die Operation bereits so angelegt, daß die Schleimhaut ca. 2 bis 3 cm aus der Bauchdecke herausragt. Dadurch kann der Stuhl bei fachgerechter Versorgung direkt in einen Beutel laufen, ohne mit der Haut in Berührung zu kommen.

Durch eine besondere **Diät** können die Stuhlbildung, Stuhlbeschaffenheit und die Entleerungshäufigkeit positiv beeinflußt werden. Ballaststoffreiche Ernährung ist zu vermeiden, da sie die Stuhlmenge erhöht. Verdauungstreibend wirken auch Bier, Kaffee und Buttermilch. Rohes Obst erhöht durch die Fruchtsäure die Aggressivität des Dünndarmstuhles. Da neben dem Stuhl auch Blähungen austreten, sollten gasbildende Nahrungsmittel wie Hülsenfrüchte, Kohl und Hefe gemieden werden.

Eine besondere Gefahr für den Ileostomaträger ist die **Austrocknung** durch die Ausscheidung des flüssigen

Stuhls. Hinzu kommt die häufige Stuhlentleerung. Die Flüssigkeitsausscheidung über den Anus praeter muß deshalb zu dem normalen Bedarf hinzugerechnet und zusätzlich zugeführt werden. Eine Überwachung von Flüssigkeitsaufnahme und -ausscheidung ist sinnvoll. Zur Verhinderung eines Flüssigkeitsdefizits kommen in manchen Fällen auch Medikamente, die die häufige Darmentleerung unterdrücken, zum Einsatz.

 Eine intensive Beratung und Betreuung des Betroffenen durch den Arzt und den Ernährungsberater sind in der ersten Zeit nach Anlage eines Anus praeter notwendig.

Colostoma

Die Versorgung eines Colostoma ist im Vergleich zum Ileostoma günstiger, da der Nahrungsbrei im Dickdarm eingedickt wird und der ausgeschiedene Stuhl dadurch fester ist. Bei genauer Diäteinhaltung und regelmäßigen Mahlzeiten kann die Zahl der Entleerungen auf ein bis zwei pro Tag und zu bestimmten Zeiten trainiert werden. Für den Betroffenen bedeutet dies eine ungeheure Erleichterung in der Versorgung des Anus praeter und Sicherheit im Umgang mit anderen Menschen.

Stomaversorgung

In den letzten Jahren wurde von der Industrie eine Fülle unterschiedlicher Versorgungsprodukte für den Anus praeter entwickelt. Hierdurch kann die Versorgung individuell abgestimmt, das Leben mit dem künstlichen Darmausgang leichter gestaltet werden und der einzelne ein nahezu normales Leben führen. Besonders ausgebildete Spezialisten, die *Stomatherapeuten*, können zur Beratung und Anpassung der verschiedenen Systeme herangezogen werden.

Die Versorgung eines Anus praeter geschieht vorzugsweise mit einer Abdeckplatte und darauf befestigtem Stuhlauffangbeutel.
Die flexible **Abdeckplatte** wird individuell zugeschnitten, damit sie die Haut um den Schleimhautring vollständig abdeckt. Sie schützt die Haut vor den Verdauungssäften und kann bis zu 4 Tage auf der Haut verbleiben. Auf diese Platte wird der Stuhlauffangbeutel geklebt. Vorteil der Abdeckplatte: Der Beutel muß nicht auf die Haut geklebt werden. Dies ist besonders wichtig, wenn er häufig gewechselt werden muß.

Die **Stuhlauffangbeutel** sind in verschiedenen Ausführungen und Größen erhältlich. Es gibt geschlossene

Klebebeutel zur einmaligen Benutzung (Abb. 11-39 A), und *Ausstreifbeutel* mit Verschluß, die bei Füllung geleert werden können, ohne von der Abdeckplatte entfernt werden zu müssen (Abb. 11-39 B). Zur Sicherheit kann ein Beutel mit Gürtelbefestigung gewählt werden. Er ist besonders für sportlich aktive Menschen geeignet. In einigen Fällen kann der Anus praeter durch einen Stöpsel dicht verschlossen werden, so daß auch ein Schwimmbadbesuch möglich ist.

Die Beutel müssen folgende Anforderungen erfüllen:
- geruchsfest
- hautfreundlich
- unauffällig, z. B. nicht knistern
- absolut dicht
- einfache Handhabung

Grundsätzlich kann sich der Betroffene selbst versorgen. Die Handhabung der Beutelsysteme ist einfach und leicht zu lernen. Der Betroffene muß allerdings seine Scheu vor dem Anus praeter verlieren und den Schock der

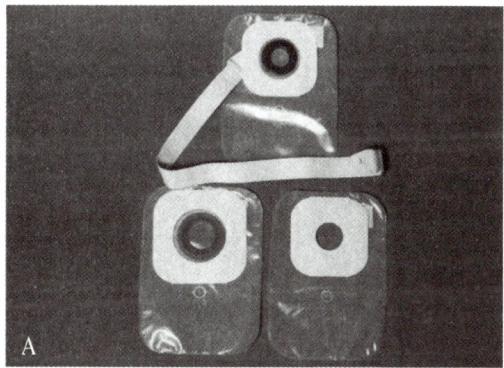
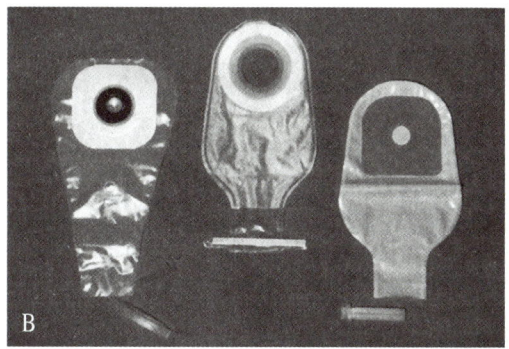

Abb. 11-39 Verschiedene Stuhlauffangbeutel. A: Klebebeutel (oben mit Gürtel); B: Ausstreifbeutel (aus: Huber F. Anus praeter Fibel. Versorgung von Ileostomie und Colostomie in der Praxis. Stuttgart, Jena: Fischer 1991)

Operation überwinden. Die seelische Unterstützung und Vorbereitung auf seine neue Situation sollte schon vor der Operation beginnen und nach dem Eingriff verstärkt werden. Ist der Betroffene selbst nicht in der Lage, die Versorgung zu übernehmen, können auch Familienangehörige mithelfen. Pflegekräfte unterstützen, beraten und helfen ihnen bei dieser Aufgabe.

Hilfe und Unterstützung bietet auch die *Deutsche Vereinigung für Stomaträger*, die ILCO. Sie wurde 1972 als Arzt-Patienten-Initiative gegründet und bietet den Betroffenen und ihren Angehörigen:

● Interessenvertretung z. B. gegenüber den Krankenkassen
● Beratung und Erfahrungsaustausch u. a. über Versorgungssysteme
● seelische Unterstützung durch Selbsthilfegruppen und Besucherdienste

(Kontaktadresse: Deutsche ILCO e.V., Kepserstraße 50, D-85356 Freising)

◆ Vorgehensweise bei der Stomaversorgung

Bei der Versorgung wird kein Handschuh getragen, da die Lösung der Platte, des Beutels und das Aufkleben eines neuen Beutels in der Regel nicht ohne Beschädigung der Handschuhe vonstatten gehen. Die eventuelle Säuberung des Stomas von großen Kotmengen sollte allerdings mit Schutzhandschuhen geschehen.

Material:
► Abfallbeutel
► 2 unsterile Mullkompressen
► 2 unsterile Mullkompressen feucht mit milder Seife getränkt
► 2 unsterile Mullkompressen mit Wasser getränkt
► evtl. neue Abdeckplatte, Loch vorgeschnitten
► neuer Beutel
► evtl. Hautschutzpaste

Durchführung:
► Die Versorgung kann im Sitzen oder Stehen vorgenommen werden

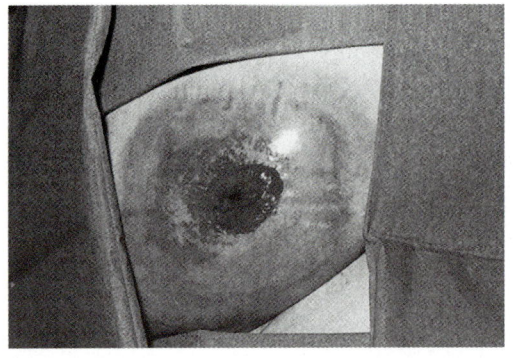

A

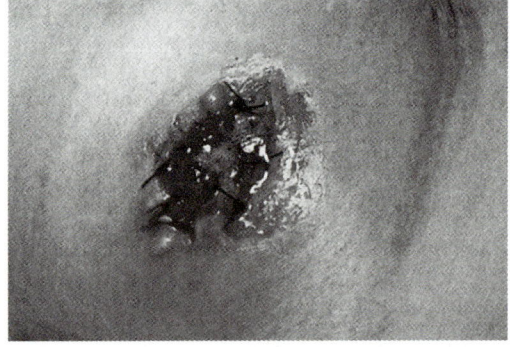

B

C

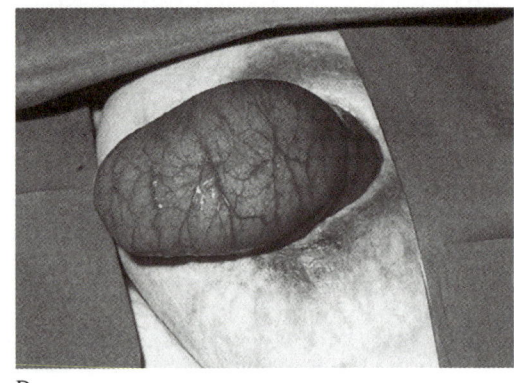

D

Abb. 11-40 Mögliche Komplikation bei einem Anus praeter. A: Dermatitis; B: Stomanekrose mit beginnender Einziehung (Retraktion); C: Stomabruch; D: Prolaps (aus: Huber FT. Anus praeter Fibel. Versorgung von Ileostomie und Colostomie in der Praxis. Stuttgart, Jena, New York: Fischer, 1991)

► Alte Abdeckplatte mitsamt dem darauf klebenden Beutel (nur alle 4 Tage nötig) vorsichtig lösen. Dabei langsam vorgehen, damit die Haut nicht verletzt oder Haare ausgerissen werden (Gefahr einer Entzündung durch im Stuhl enthaltene Kolibakterien!)

► Abdeckplatte und/oder Beutel in den Abfallsack geben

► Mit kreisenden Bewegungen das Stoma von außen nach innen mit in Seifenlösung getränkten Mullkompressen säubern

► Seife ebenfalls von außen nach innen mit feuchten Kompressen entfernen

► Haut um das Stoma sorgfältig mit den letzten beiden Kompressen trocknen. Die Haut muß absolut trocken sein, da sonst die neue Platte nicht ausreichend haftet und Stuhl daneben laufen kann! Die Schleimhaut kann leicht einreißen und bluten. Kleine Blutungen sind jedoch ungefährlich. Blut sorgfältig abtupfen

► Hautunebenheiten mit Stomapaste ausgleichen

► Bei Verwendung einer neuen Abdeckplatte Folie von der Platte abziehen, ohne die Klebefläche zu berühren

► Abdeckplatte um das Stoma herum zunächst mit dem Zeigefinger andrücken, anschließend die ganze Platte auf die Haut kleben. Eventuell Platte vorher mit dem Fön anwärmen. Sie wird dadurch flexibler und klebt auch in Hautfalten.

► Neuen Beutel auf die Abdeckplatte kleben, dabei ebenfalls vom Stoma ausgehen

► Eventuell Gürtel befestigen oder einen Schonbezug über den Beutel ziehen

► Material entsorgen

► Durchführung und Beobachtungen in die Pflegedokumentation eintragen

Mögliche Komplikation bei einem Anus praeter, ihre Ursachen und Maßnahmen zur Abhilfe sind in der Tabelle 11-9 zusammengestellt. Weitere Informationen und prak-

Tab. 11-9 Mögliche Komplikationen bei einem Anus praeter, ihre Ursachen und Maßnahmen zur Abhilfe

Komplikationen	Ursachen	Maßnahmen
Entzündung der Haut um das Stoma (Abb. 11-41 A)	Öffnung des Beutels zu groß	genaue Anpassung der Beutelöffnung z. B. mit Hilfe einer Schablone
	unsaubere Pflege	Reinigung mit hautschonenden Substanzen, Enthaarung regelmäßig vornehmen
	Schweißbildung unter dem Beutel	Schutzbeutel aus Stoff über den Beutel ziehen
	Überempfindlichkeit der Haut	Umstellung auf andere Versorgungsmaterialien, insbesondere auf Karaya-Platten, evtl. Allergietest
Abszeß neben dem Stoma	Reaktionen auf Nahtmaterial, Fremdkörper oder Verletzungen	Arzt legt Abfluß für den Eiter, Abdeckplatte wird so weit ausgeschnitten, daß das eitrige Sekret abfließen kann
kleine Blutung anhaltende Blutung	Reinigung des Stomas Verletzungen	Druck mit einer weichen Kompresse Arzt informieren, evtl. Elektrokoagulation notwendig
Stomanekrose, Einziehung des Stomas (Abb. 11-41 B)	Verstopfung, chronische Minderdurchblutung	Versorgung mit Spezialverschlußsystem oder Abdeckplatte strahlenförmig einschneiden und mit Stomapaste abdichten, Verstopfung bekämpfen
Stomabruch (Abb. 11-41 C)	Öffnung in der Bauchwand zu groß, Belastung der Bauchmuskulatur	Arzt informieren, kleinere Brüche werden mit einem Bruchband behandelt
Prolaps (Darmvorfall; Abb. 11-41 D)	siehe oben	Arzt informieren, Darm zurückdrängen; Versorgung nur im Liegen, da in dieser Lage der Darm nicht vorfällt, zusätzlich einen Gürtel verwenden
Blut im Stuhl	neue Tumoren- oder Polypenbildung	Arzt informieren, evtl. neue Operation

tische Hinweise auch zu Fragen der Ernährung können der »Anus praeter Fibel« von Huber entnommen werden.

Pflege eines Bewohners mit Hämorrhoiden und Fissuren

◆ Hämorrhoiden

Hämorrhoiden sind Aussackungen der Blutgefäße im Analbereich (s. a. S. 282). Vor allem im fortgeschrittenen Stadium ist die Stuhlentleerung äußerst schmerzhaft. Die Entstehung der Hämorrhoiden wird durch ständige Verstopfung und daraus folgendem Pressen bei der Entleerung begünstigt. Aus diesem Grund besteht die Prävention und Behandlung vor allem in der Vermeidung einer Verstopfung. Bei bestehenden Hämorrhoiden ist die regelmäßige Einnahme von Weizenkleie oder Leinsamen angezeigt.

Die Reinigung des Analbereiches sollte nach jedem Stuhlgang mit weichem, feuchtem Toilettenpapier gründlich vorgenommen werden. Schmerzen können nach ärztlicher Verordnung mit Salben oder Zäpfchen, z.B. Scheriproct®, bekämpft werden.

◆ Fissuren

Fissuren sind schmerzhafte, juckende Einrisse in der Schleimhaut des Analbereiches. Da die offenen Hautdefekte täglich bei der Stuhlentleerung gereizt werden, heilen sie schlecht ab. Bewohner mit Fissuren sollten eine gründliche Intimtoilette und Reinigung nach jedem Stuhlgang vornehmen. Zur Schmerzlinderung und zur Reinigung sind Sitzbäder in Kamillosan®-Lösung zu empfehlen. Da die Entleerung vor allem bei hartem Stuhl sehr schmerzhaft ist, sollten Maßnahmen der Obstipationsprophylaxe angewandt werden.

Pflege und Betreuung bei Diabetes mellitus

Situationseinschätzung auf der Grundlage der betroffenen ALs

Die Zuckerkrankheit ist eine der häufigsten chronischen Stoffwechselerkrankungen überhaupt. Im Alter überwiegt der Typ-2-Diabetes, der nicht insulinabhängige Diabetes mellitus. Er läßt sich in der Regel mit der Einhaltung einer Diät und der Gabe von oralen Antidiabetika erfolgreich behandeln.
Der Altersdiabetes wird häufig nicht oder sehr spät erkannt, so daß Folgeschäden der Erkrankung die Lebensqualität des alten Menschen einschränken.
Für die Verarbeitung der Diagnose spielt das soziale Umfeld eine herausragende Rolle. Akzeptieren die Mitmenschen des Betroffenen seine Krankheit und unterstützen sie ihn in seinem Bemühen um die Einhaltung der Diät, wird es ihm leichter fallen. Seine Diabetes-Diät wird zur Normalität, zum Alltag.

◆ Essen und trinken

Ein starkes Übergewicht begünstigt die Entstehung eines Altersdiabetes. Die leichte Form des Diabetes kann allein durch die strikte Einhaltung einer *Diät* behandelt werden. Dies bedeutet für den Betroffenen, Maßnahmen zur Gewichtsreduzierung und eine Umstellung der Ernährung entsprechend den Diätvorschriften vorzunehmen. Von liebgewordenen Lebensmitteln wie z.B. der Sahnetorte

muß Abschied genommen werden. Eine radikale Umstellung der Ernährung erscheint fragwürdig. Was vielleicht 70 Lebensjahre lang anders gemacht wurde, kann nur langsam oder nur in Teilbereichen geändert werden. Eine Diät sollte deshalb auf die Bedürfnisse und Wünsche der Betroffenen abgestimmt werden. Intensive Beratung und Unterstützung durch den Arzt und die Ernährungsberaterin helfen zu einem maßvollen Ernährungsstil für jeden einzelnen Diabetiker zu finden, damit die Diät nicht zur Qual wird.

Die Tätigkeit der B-Zellen kann durch die Gabe von oralen Antidiabetika, z.B. Euglucon®, unterstützt werden. Reicht die Insulinbildung in den B-Zellen nicht aus, muß *Insulin* von außen zugeführt werden. Dies geschieht durch regelmäßige Injektion unter die Haut (zur Injektionstechnik s. S. 424 f). Die Injektion erfolgt immer vor dem Essen, und die Einheiten sind auf die folgende Mahlzeit abgestimmt. Das bedeutet, daß die Mahlzeit anschließend vollständig verzehrt werden muß, da sonst eine *Unterzuckerung* (Hypoglykämie) entstehen kann. Typische Symptome sind Kopfschmerzen, Schweißausbrüche, Zittern, Heißhunger, Herzklopfen und Sehstörungen. Es kann zu einem lebensbedrohlichen Zustand, dem hypoglykämischen Schock, kommen. Der Betroffene ist nicht ansprechbar und bewußtlos. Als Gegenmaßnahme ist die sofortige Glukosezufuhr erforderlich. Dies geschieht bei Bewußtlosen nur intravenös (Erstickungsgefahr), bei ansprechbaren Betroffenen über Getränke. Ohne Behandlung tritt der Tod ein.

Eine Unterzuckerung kann vor allem nachts auftreten, wenn die Spätmahlzeit nicht eingehalten wurde und die Zeit zwischen Abendbrot und Frühstück sehr lang ist (im Heim ca. 14 Stunden!).

◆ Für Sicherheit sorgen

Ein insulinpflichtiger Diabetiker muß regelmäßig seine Injektionen erhalten und anschließend eine Mahlzeit zu sich nehmen können. Von der Industrie sind unterschiedliche Injektionsgeräte entwickelt worden, die dem einzelnen eine größtmögliche Unabhängigkeit bieten. Mit Hilfe eines *Insulinpens* (Abb. 11-41) kann sich auch ein bewegungseingeschränkter Diabetiker die nötige Insulingabe selbst injizieren. Die Handhabung ist einfach zu lernen. Wie bei einem Füller sind im Insulinpen statt der Tintenpatronen Insulinpatronen eingesetzt. Sie halten zum Teil monatelang. Der Betroffene stellt die benötigte Insulindosis am Dosierknopf ein. Dieser ist für Sehgeschädigte auch mit einer akustischen Kontrolle versehen. Der Betroffene sticht die Nadel des Pens in die Haut und drückt den Dosierknopf ein. Die gewünschte Menge wird in den Körper abgegeben (s. S. 425).

Mittels einer *Insulinpumpe* werden dem Körper regelmäßig kleine Insulingaben, entsprechend dem Bedarf, zugeführt.

Die Unkenntnis der Ursachen und der Entstehung eines hypoglykämischen Schocks können für den Diabetiker lebensgefährlich werden. Zur Sicherheit sollte der Patient immer einen *Diabetikerausweis* und eine *Notfallampulle* (Glukoselösung) bei sich haben. Sind die ersten Anzeichen eines Schocks bereits eingetreten, ist der Betroffene nicht mehr in der Lage, sich selbst zu helfen oder bemerkbar zu machen. Der Aufklärung und *Schulung* des Betroffenen und seiner Angehörigen über erste Anzeichen und Gegenmaßnahmen kommt deshalb eine besondere Bedeutung zu. Weitere Hilfe und Unterstützung bieten Selbsthilfegruppen.

◆ Sich pflegen und kleiden

Durch die *Störung der Wundheilung* können Geschwüre (diabetische Gangrän) entstehen. Situationen mit Verletzungsgefahr sollten gemieden werden. Die Nagelpflege und Entfernung der Hornhaut an den Füßen sind besondere Gefahrenmomente, da die Haut im Fußbereich und am Schienbein besonders gefährdet ist. Bereits kleinste Einrisse können zu eitrigen Geschwüren führen. Nässe und Schmutz zwischen den Zehen müssen ebenfalls vermieden werden. Eine gründliche Fußpflege ist deshalb notwendig. Die Füße sollten täglich mit lauwarmem Wasser gewaschen und gründlich zwischen den Zehen getrocknet werden. Druckstellen, z.B. durch zu enges Schuhwerk, können zum Absterben des Gewebes führen.

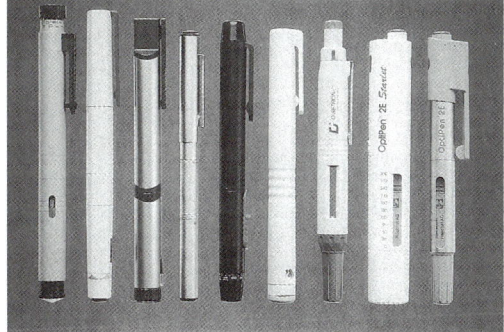

Abb. 11-41 Insulinpens verschiedener Hersteller in spritzbereitem Zustand (Hoechst AG 1995)

Besondere Gefahr droht auch durch das *herabgesetzte Temperatur-* und *Schmerzempfinden*. Den Betroffenen ist oft kalt. Dies führt dazu, daß besonders heiße Wärmflaschen benutzt werden, die zu Verbrennungen führen können. Diese werden oft aufgrund des fehlenden Schmerzempfindens nicht wahrgenommen. Auch das Druckempfinden am Gesäß oder anderen Stellen ist herabgesetzt. So entsteht häufig ein Dekubitus. Besondere Aufmerksamkeit sollte deshalb auch der korrekten Lagerung der Betroffenen geschenkt werden.

◆ Kommunizieren

Eine Spätfolge des Diabetes ist eine Schädigung der Netzhaut der Augen. Sie kann bis zur völligen Erblindung gehen. Die Kommunikationsmöglichkeiten und der Bewegungsradius werden hierdurch stark eingeschränkt. Der Diabetiker muß im hohen Alter lernen, sich ohne die Hilfe seiner Augen zurechtzufinden. Gezielte Unterstützung und Hilfestellung durch Angehörige und Pflegepersonal kann ihm trotz der Sehbehinderung ein sinnvolles Leben ermöglichen. (Unterstützungsmöglichkeiten s. Kap. 14).

Weitere Anregungen zu diesem Thema können dem Buch »Diabetes in der Geriatrie« von R. Fischer 1995 entnommen werden.

Pflegeziele

Übergeordnetes Ziel in der Pflege eines alten Menschen mit Diabetes mellitus ist, ihm zu einer größtmöglichen Selbständigkeit und Unabhängigkeit zu verhelfen. Das Pflege- und Diätkonzept wird auf die Wünsche und Bedürfnisse des Betroffenen abgestimmt und geplant. Die Achtung und Wahrung seines Selbstwertgefühles bilden

den Rahmen aller pflegerischen und diätetischen Maßnahmen. Akute Stoffwechselentgleisungen und diabetische Spätkomplikationen werden vermieden bzw. aufgefangen.

Pflegemaßnahmen
Ernährungsberatung

Der Diabetes ist eine Störung, die behandelt werden muß. Er wird den Menschen bis an sein Lebensende begleiten. Aufklärung ist deshalb eine der wichtigsten Maßnahmen für eine erfolgreiche Behandlung. Die Behandlung von Diabetes besteht vor allem in der Vermeidung eines hohen Blutzuckerspiegels. Etwa 80% der Altersdiabetiker sind stark übergewichtig. Die Blutzuckerwerte werden durch eine Reduktion des Übergewichtes bereits erheblich gesenkt. Die Ernährung muß aus diesem Grund geändert werden. Sie wird auch nach der Reduktion des Gewichtes beibehalten.

Die Zusammensetzung der Nahrung sollte die Formel
- 60% Kohlenhydrate
- 25% Fette
- 15% Eiweiß

berücksichtigen.

Der Fett- und Eiweißanteil der Nahrung wird zugunsten der Kohlenhydrate kräftig gesenkt. Die Kohlenhydrate sollten nicht schnell resorbierbar, wie z. B. Traubenzucker oder Rohrzucker, sein, sondern langsam und kontinuierlich. Kohlenhydrate sind in stärkehaltigen Nahrungsmitteln wie Gemüse, Kartoffeln und Getreideprodukten enthalten. Die Diät unterscheidet sich in der Nahrungszusammenstellung nicht von der, die auch für Nichtdiabetiker erstrebenswert wäre. Kleine Portionen auf sechs bis sieben Mahlzeiten am Tag verteilt, stellen ein konstantes Zuckerverhältnis im Blut her. Übermäßiger Alkoholgenuß sollte vermieden werden, da er zu einem hypoglykämischen Schock führen kann.

Die Zusammenstellung der Ernährung geschieht am besten in Absprache und Beratung durch eine geschulte Ernährungsberaterin.

Selbstkontrolle

Der Diabetiker kann und sollte seinen Blutzuckerwert regelmäßig kontrollieren. Eine grobe Orientierung erlaubt die einfache Bestimmung der Glukose im Urin mit Hilfe von industriell vorgefertigten Sticks. Je höher der Blutzuckerwert ist, desto mehr Glukose wird über den Harn ausgeschieden.

Der Patient muß auf Umstände achten, die zu einer Stoffwechselentgleisung führen können, wie Weglassen einer Mahlzeit, große körperliche Anstrengungen, grippaler Infekt oder die Wirkung von Alkohol. Die Frühsymptome einer drohenden Entgleisung müssen ihm und seiner Umgebung bekannt sein.

Des weiteren sollte ein Betroffener täglich seine Füße, Fußsohlen und die Haut der Schienbeine auf Veränderungen hin kontrollieren. Die Fußsohlen können bei bewegungseingeschränkten Diabetikern mit Hilfe eines Spiegels betrachtet werden. Der einzelne kann damit zur Vermeidung und rechtzeitigen Erkennung von Spätfolgen beitragen und gleichzeitig lernen, Verantwortung für sich selbst zu übernehmen.

Mobilisation

Die Umstellung der Ernährung und die Reduktion des Übergewichtes können und sollten durch ein Bewegungstraining unterstützt werden. Dieses Training sollte auch nach der Gewichtsabnahme weiter regelmäßig eingehalten werden. Durch die Muskelarbeit wird der Energieverbrauch gesteigert und überschüssiger Zucker aus dem Blut abgebaut.

Ein Bewegungsplan muß auf die Möglichkeiten und die Situation des Betroffenen abgestimmt sein und sollte ein tägliches Training beinhalten.

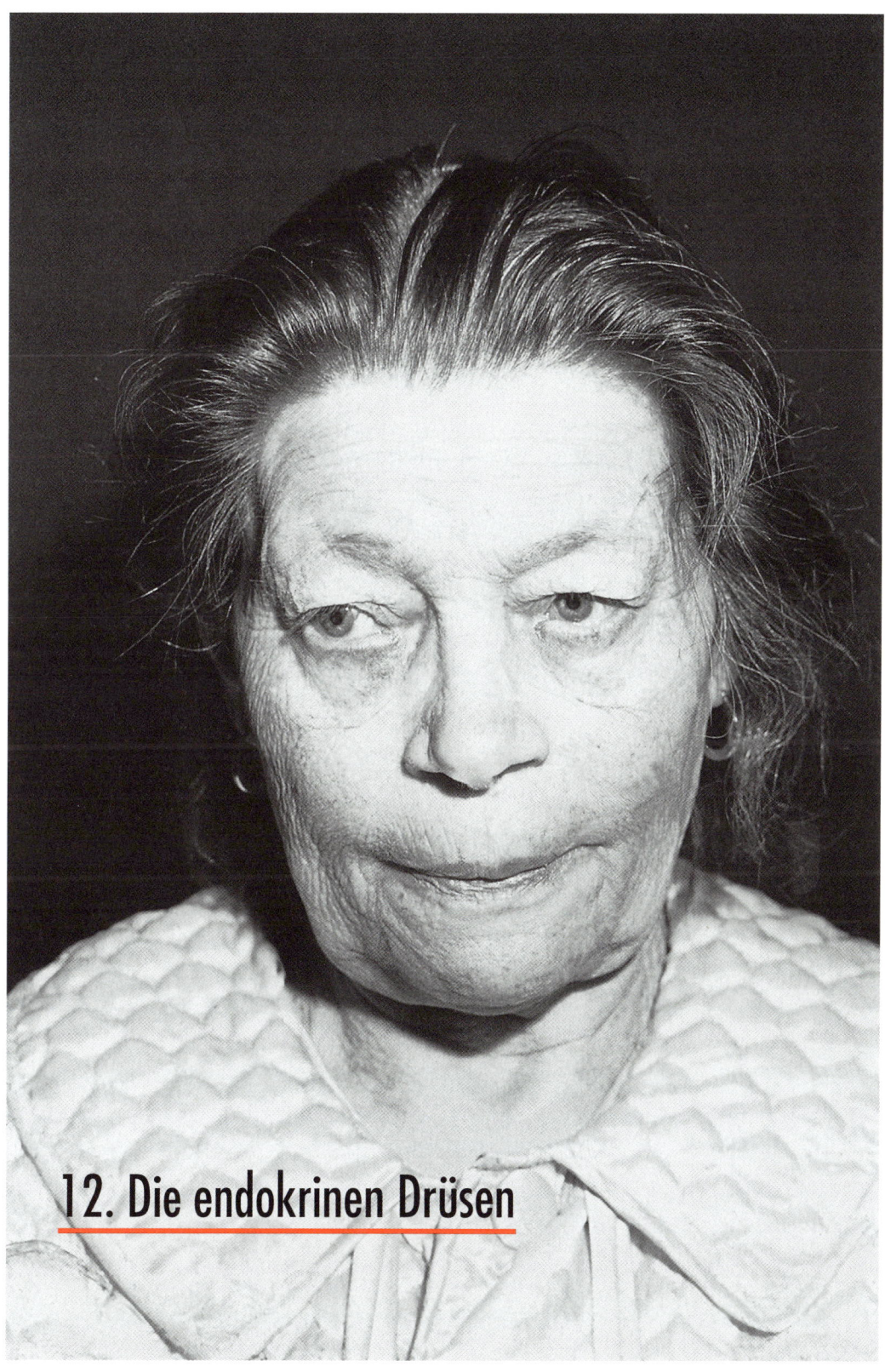

12. Die endokrinen Drüsen

Medizinische Grundlagen

Lotte Habermann-Horstmeier

Medizinische Grundlagen

LOTTE HABERMANN-HORSTMEIER

> Ebenso wie das Nervensystem dient das **endokrine System** der Regelung der Lebensvorgänge im menschlichen Körper. Endokrine Drüsen geben *Hormone* über den Blutkreislauf in den ganzen Körper ab. Diese äußerst geringen Hormonmengen aktivieren Enzyme und greifen so in komplizierte Stoffwechselvorgänge ein. Auch das Verhalten des Menschen kann auf diese Weise beeinflußt werden.

Hormondrüsen stehen nicht nur in vielfältigen Beziehungen zum Nervensystem, sondern auch zum Abwehrsystem des Menschen. Die von ihnen produzierten Hormone dienen als Vermittler zwischen den äußeren Einflüssen der Umgebung und dem menschlichen Körper.

Anatomie und Physiologie der endokrinen Drüsen

Zu den endokrinen Drüsen (Abb. 12-1) zählt man:
- den Hypothalamus als übergeordnetes Steuerorgan,
- die Hirnanhangdrüse (Hypophyse),
- die Zirbeldrüse,
- die Schilddrüse,
- die Epithelkörperchen,
- die Nebennieren,
- das Inselorgan der Bauchspeicheldrüse,
- die weiblichen und männlichen Keimdrüsen: Eierstöcke und Hoden.

Der Hypothalamus

Übergeordnetes Steuerorgan der endokrinen Drüsen ist der Hypothalamus. Er ist ein Teil des *Zwischenhirns* (s. Abb. 13-3, S. 329).
Spezialisierte Nervenzellen bilden dort Hormone, die vor allem auf die Hirnanhangdrüse einwirken. Man nennt diese Hormone auch *Steuerungshormone* oder mit dem englischen Begriff »releasing factors«. Sie veranlassen die Freisetzung bestimmter Hormone der Hirnanhangdrüse.
Daneben bildet der Hypothalamus noch die beiden Hormone *Vasopressin* und *Oxytozin*. Sie wirken direkt auf ihre Erfolgsorgane Niere bzw. Gebärmutter und weibliche Brust ein. Vom Hypothalamus gelangen die Hormone in den hinteren Teil der Hirnanhangdrüse (Hypophysenhinterlappen), wo sie gespeichert und bei Bedarf an das Blut abgegeben werden. Vasopressin wird auch als antidiuretisches Hormon (ADH) bezeichnet. Es steigert den Blutdruck und fördert die Rückgewinnung von Wasser aus den Nierenkanälchen. Das Hormon Oxytozin beeinflußt die glatte

Muskulatur. Es regt die Gebärmutter am Ende der Schwangerschaft zu Wehen an und führt beim Stillen zur Milchabgabe.

Die Hirnanhangdrüse

Die Hirnanhangdrüse oder *Hypophyse* ist ein kleines bohnenförmiges Organ. Sie wiegt nur etwa 0,6 g und liegt im sog. Türkensattel des Keilbeines (mittlere

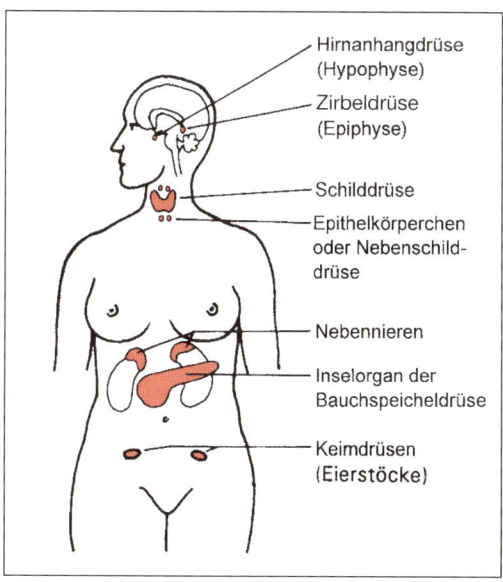

Abb. 12-1   Lage der endokrinen Drüsen

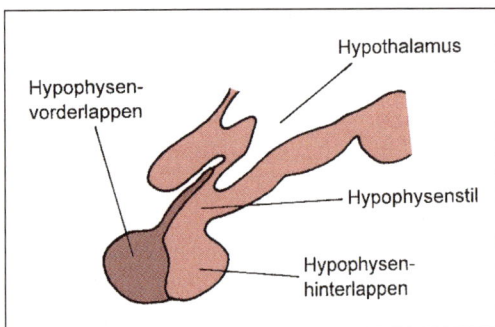

Abb. 12-2 Hirnanhangdrüse (Schema)

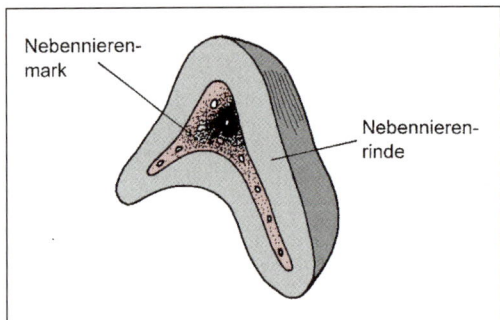

Abb. 12-3 Schnitt durch eine Nebenniere

Schädelgrube, s. S. 76, Abb. 5-18). Über einen Stiel ist sie mit dem Hypothalamus verbunden (Abb. 12-2).
Man unterscheidet

● einen vorderen Drüsenteil (Hypophysenvorderlappen, *HVL*) von
● einem hinteren Hirnteil (Hypophysenhinterlappen, *HHL*).

Im *Hirnteil der Hirnanhangdrüse* werden die Hypothalamushormone Oxytozin und Vasopressin gespeichert. Dagegen wirken die ebenfalls im Hypothalamus gebildeten Steuerungshormone auf den *Drüsenteil der Hypophyse* ein und bewirken dort die Freisetzung von Hormonen.

 Die Hypophysenhormone unterteilt man in Hormone, die auf Drüsen einwirken, und solche, die direkt auf ihre Endorgane wirken.

Zur Gruppe der auf andere endokrine Drüsen einwirkenden Hypophysenhormone gehören das FSH, das LH, das ACTH und das TSH.

▶ Das Follikel-stimulierende Hormon (**FSH**) bewirkt bei der Frau die Eifollikelreifung, beim Mann die Samenzellbildung.
▶ Das luteinisierende Hormon (**LH**) regt bei Frauen den Eisprung und die darauf folgende Gelbkörperbildung des Eifollikels an. Beim Mann wird es auch **ICSH** (engl.: interstitial cell stimulating hormone, d. h. Hormon, das die Zwischenzellen des Hodens anregt) genannt. Es ist für die Abgabe des männlichen Geschlechtshormons Testosteron verantwortlich.
▶ **ACTH** fördert das Wachstum der Nebennierenrinde und bewirkt die Abgabe von Nebennierenrinden-Hormonen.
▶ Das Thyreotropin (**TSH**) regt das Wachstum der Schilddrüse an und veranlaßt die Abgabe von Schilddrüsenhormonen.

Hypophysenhormone, die direkt auf ihre Endorgane einwirken, sind das STH, das MSH und das PR1.

▶ Als Somatotropin (**STH**) bezeichnet man ein Hormon, das das Körperwachstum anregt.
▶ Das Melanotropin (**MSH**) spielt wahrscheinlich bei der Einlagerung von Farbstoffen in die Haut eine Rolle.
▶ Prolaktin (**PR1**) fördert während der Schwangerschaft das Wachstum der Brustdrüse und bewirkt nach der Geburt die Milchbildung.

Die Zirbeldrüse

Die Zirbeldrüse *(Epiphyse)* ist ein Teil des Zwischenhirns. Das kleine, zapfenförmige Organ beeinflußt wahrscheinlich den Stoffwechsel-, den Hormon- und den Wärmehaushalt des Menschen. Daneben vermutet man, daß es der inneren Zeitsteuerung (Kontrolle des Tag-Nacht-Rhythmus) dient.

Die Nebennieren

Die Nebennieren *(Glandualae suprarenales)* sitzen den beiden Nieren kappenartig auf. Eine Nebenniere wiegt ungefähr 5 bis 8 g. Ein Querschnitt durch das Organ (Abb. 12-3) zeigt deutlich, daß es aus zwei verschiedenen Teilen aufgebaut ist:

● dem Nebennierenmark *(NNM)* und
● der Nebennierenrinde *(NNR)*.

Den größten Teil des Organs nimmt die **Nebennierenrinde** ein. Sie bildet verschiedene Hormone, die man zusammenfassend als *Kortikosteroide* bezeichnet.

▶ Zur Gruppe der **Mineralokortikoide** gehört das Hormon *Aldosteron,* das das Gleichgewicht von Natrium- und Kaliumsalzen und damit den Wasserhaushalt des Körpers reguliert.

▶ Als **Glukokortikoide** bezeichnet man Hormone, die den Zuckerverbrauch in den Zellen herabsetzen und so einen Anstieg des Blutzuckerspiegels bewirken. Daneben steuern sie die Neubildung des Zuckers Glukose, unterdrücken die zellvermittelten Immunreaktionen, hemmen Entzündungserscheinungen und bekämpfen – ganz allgemein gesagt – Streßsituationen. Wichtigste Vertreter aus der Gruppe der Glukokortikoide sind das *Kortison* und das *Kortisol.* Glukokortikoide werden u. a. auch zur Therapie chronischer Entzündungen, zur Bekämpfung allergischer Erkrankungen und zur Unterdrückung von Immunreaktionen nach Organtransplantationen eingesetzt.

Die vom **Nebennierenmark** gebildeten Hormone *Adrenalin* und *Noradrenalin* dienen im sympathischen Nervensystem als Überträgersubstanzen (Transmitter). Sie werden auch in spezialisierten Zellen, die in der Nähe von sympathischen Nervenfasern liegen, gebildet. Adrenalin und Noradrenalin bewirken eine Blutdrucksteigerung und die Erhöhung des Herzschlagvolumens. Die Ausschüttung von Adrenalin führt zu einem Anstieg des Blutzuckerspiegels.

Die Schilddrüse

Die Schilddrüse (*Glandula thyreoidea,* Abb. 12-4) liegt beidseits von Luftröhre und Kehlkopf etwa in Höhe des zweiten bis vierten Luftröhrenknorpels. Sie besteht aus zwei Lappen, die durch eine Brücke miteinander verbunden sind. Bei etwa der Hälfte der Bevölkerung zieht ein länglicher Fortsatz, der Pyramidenlappen, über die Brücke nach oben zum Zungenbein.

Den größten Teil des Schilddrüsengewebes bilden bläschenförmige Gebilde, die *Schilddrüsenfollikel.* Hier wird das Schilddrüsenhormon **Thyroxin** – an Eiweiß gebunden – gespeichert. Die Drüsenbläschen sind von einem einschichtigen Epithel umgeben. In diesen Epithelzellen wird Thyroxin gebildet und anschließend an den Hohlraum abgegeben. Die Schilddrüse baut aus dem mit der Nahrung aufgenommenen Jod und der Aminosäure Tyrosin neben dem Tetrajodthyronin (T_4 oder Thyroxin) auch das Hormon Trijodthyronin (T_3) auf. T_3 ist um ein Vielfaches wirksamer als Thyroxin. Beide Hormone regen den Zellstoffwechsel an und sind für das normale Körperwachstum erforderlich.

Zwischen den Follikelepithelzellen und im Bindegewebe der Schilddrüse liegen die *C-Zellen.* Sie bilden ein weiteres Schilddrüsenhormon, das **Kalzitonin.** Es senkt den Blutkalziumspiegel und fördert die Knochenbildung. Kalzitonin wirkt entgegengesetzt zum Hormon der Epithelkörperchen, dem Parathormon.

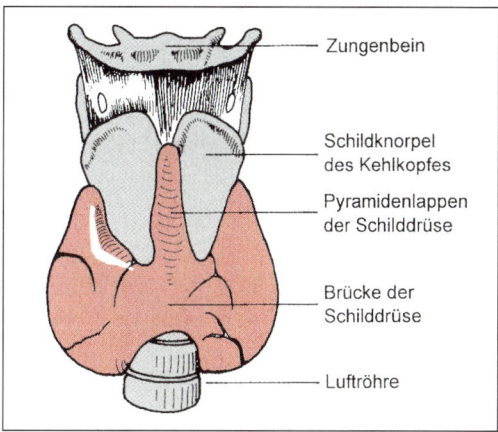

Abb. 12-4 Lage der Schilddrüse (Glandula thyreoidea)

◆ **Der hormonelle Regelkreis am Beispiel der Schilddrüse**

Das Hormonsystem ist eines der großen Regelsysteme des menschlichen Organismus. Die Tätigkeit der peripheren Drüsen wird durch die Hirnanhangdrüse (Hypophyse) gesteuert. Diese wird wiederum durch die im Hypothalamus gebildeten Steuerungshormone beeinflußt (Abb. 12-5).

Sinkt der Spiegel an Schilddrüsenhormonen (T_3, T_4) im Blut ab, wird dies im *Hypothalamus* registriert. Spezialisierte Zellen bilden dort ein Steuerungshormon, das **TRH** (engl.: thyreotropine releasing hormone). Es bewirkt, daß in der *Hirnanhangdrüse* ein weiteres Hormon, das **TSH** oder Thyreotropin, freigesetzt wird. TSH veranlaßt die *Schilddrüse,* mehr Jod aufzunehmen und mehr T_3/T_4 zu erzeugen. Steigt nun der Spiegel an Schilddrüsenhormonen im Blut an, wirkt dies als Bremse für die Bildung von TRH und TSH. Man bezeichnet diesen Vorgang als negative Rückkoppelung (engl.: negative feedback).

Der gleiche Vorgang der negativen Rückkoppelung läuft auch ab, wenn die entsprechenden Hormone von außen dem Körper (z.B. als Medikamente) zugeführt werden. Nimmt ein Patient Schilddrüsenhormone ein, wird dies im Hypothalamus registriert. Ist der Hormonspiegel im Blut erhöht, werden weniger TRH und TSH gebildet, um so die Produktion von T_3 und T_4 in der Schilddrüse zu drosseln.

Die Epithelkörperchen

Die Epithelkörperchen oder *Nebenschilddrüsen (Glandulae parathyroideae)* liegen an der Rückseite oder seit-

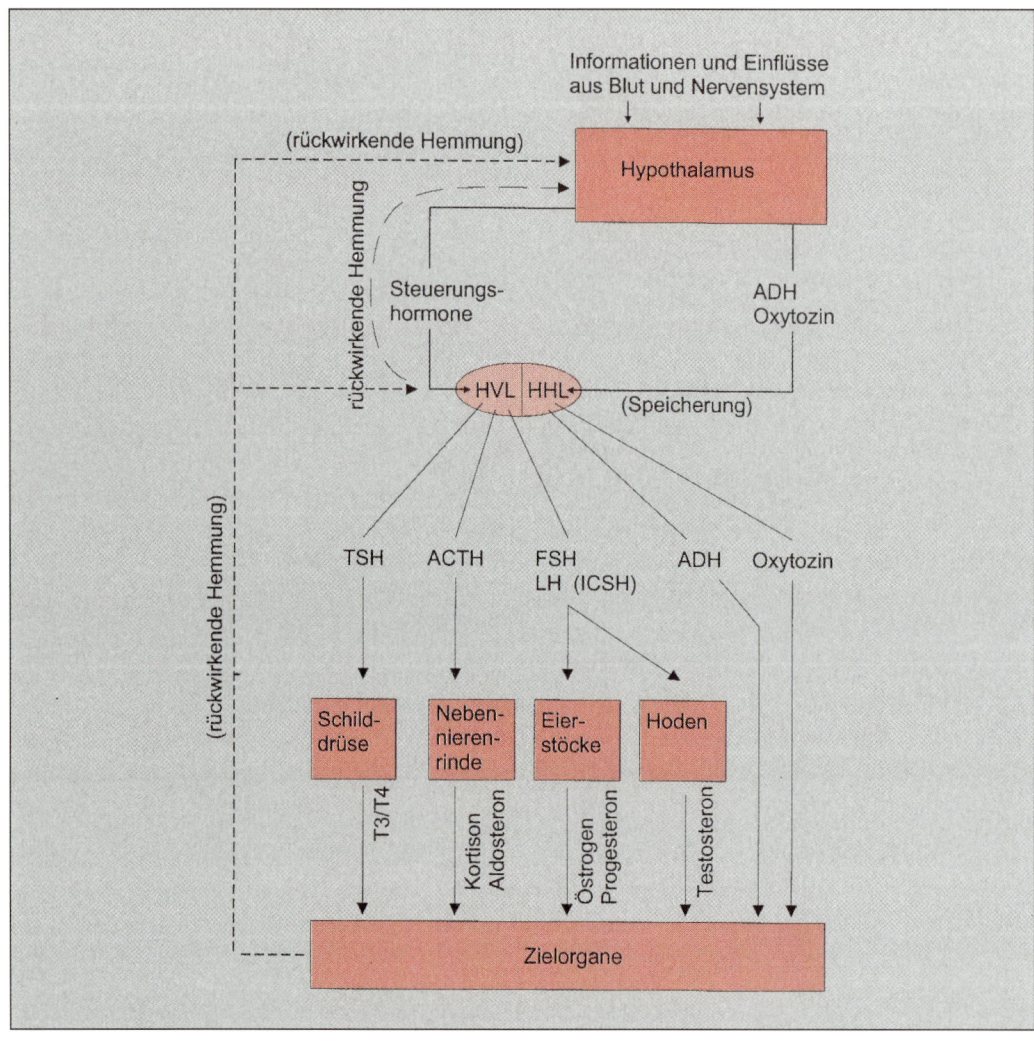

Abb. 12-5 Hormoneller Regelkreis; HVL: Hypophysenvorderlappen; HHL: Hypophysenhinterlappen; ADH: antidiuretisches Hormon; TSH: Thyreotropin; ACTH: adrenokortikotropes Hormon; FSH: Follikel-stimulierendes Hormon; LH: luteinisierendes Hormon; ICSH: interstitial cell stimulating hormone

lich der Schilddrüse. Die meist vier linsenförmigen, kleinen Drüsen sind in ihrer Lage recht variabel. Unter dem Mikroskop lassen sich drei verschiedene Zelltypen nachweisen, u. a. die sog. dunklen Hauptzellen. Sie bilden das **Parathormon**. Es reguliert den Kalzium- und Phosphatstoffwechsel und regt die Knochenabbauzellen zum Abbau der Knochensubstanz an. Gegenspieler des Parathormons ist das in den C-Zellen der Schilddrüse gebildete Kalzitonin.

Veränderungen des Zellstoffwechsels und ein verlangsamter Verbrauch der Hormone im Körper bewirken beim alten Menschen eine Abnahme der Hormonproduktion (z.B. der Nebennierenrinde oder der Schilddrüse). Hierbei handelt es sich um eine Anpassung der einzelnen Drüsen an den Zellstoffwechsel im Alter, nicht um ein Organversagen! Dagegen kommt es in den Keimdrüsen durch den Verlust an hormonproduzierenden Zellen zu einer starken Verminderung der Hormonbildung.

Die wichtigsten Erkrankungen des Endokriniums im Alter

Überfunktion der Nebenniere

◆ Definition
Eine Überfunktion der Glukokortikoide-produzierenden Zellen der Nebennierenrinde führt zum **Cushing-Syndrom**. Das Cushing-Syndrom kann in jedem Lebensalter auftreten.

◆ Ursachen
Als Ursachen kommen gut- und bösartige Nebennierenrinden-Tumoren sowie Hypophysenvorderlappen-Tumoren in Frage. Häufigste Ursache eines Cushing-Syndroms ist heute jedoch die therapeutische Gabe von *Glukokortikoiden* (z.B. von Kortison).

◆ Krankheitsbild
Bei den Erkrankten kommt es zu einer Gewichtszunahme, von der besonders der Körperstamm betroffen ist. Typisch ist auch ein »Vollmondgesicht« (Abb. 12-6). Im Verlauf der Erkrankung entwickelt sich oft ein Bluthochdruck. An den Knochen treten Entkalkungen auf. Durch eine Schädigung der elastischen Fasern kommt es zu einer anfangs blaurötlichen, später gelblichweißen Streifenbildung in der Haut. Die Haut wird dünner und durchscheinender. Frauen klagen oft über eine verstärkte Körperbehaarung. Wundheilungsstörungen können auftreten. Bei vielen Betroffenen entwickelt sich schließlich auch eine Zuckerkrankheit.

Als *iatrogenes Cushing-Syndrom* (von *iatros* [gr.]: Arzt; *iatrogen:* durch den Arzt hervorgerufen) bezeichnet man einen Symptomenkomplex, der durch eine Überdosierung mit synthetisch hergestellten Glukokortikoiden bedingt ist.

Typische Symptome sind auch hier:
- »Vollmondgesicht«,
- Rundrücken,
- Muskelschwund bzw. Muskelschwäche an den Extremitäten,
- aufgetriebener Bauch durch haltlose Bauchdecken,
- blaurote Streifen in der Haut (Striae),
- dünne, durchscheinende Haut,
- Wundheilungsstörungen,
- häufige Pilzerkrankungen,
- Entkalkungen an den Knochen,
- Bluthochdruck,
- diabetische Stoffwechsellage,
- besonders bei Frauen eine verstärkte Körperbehaarung,
- Ausbleiben der Regelblutung (Amenorrhoe) bei Frauen,
- Potenzstörungen beim Mann.

Die genannten Symptome treten in der Regel nach einer länger dauernden Einnahme von mehr als 7,5 mg Prednison bzw. Prednisolon (sog. *Cushing-Schwelle*) auf.

Schilddrüsenfunktionsstörungen

Die häufigsten endokrinen Erkrankungen – auch im Alter – sind Schilddrüsenerkrankungen.

Die Schilddrüsenüberfunktion

◆ Definition
Bei einer Überfunktion der Schilddrüse *(Hyperthyreose)* kommt es zu einer allgemeinen Stoffwechselsteigerung.

◆ Krankheitsbild
Die Patienten leiden an einer Übererregbarkeit. Weitere Symptome sind Abmagerung, verstärktes Schwitzen, Haarausfall und Herzklopfen. Beim alten Menschen

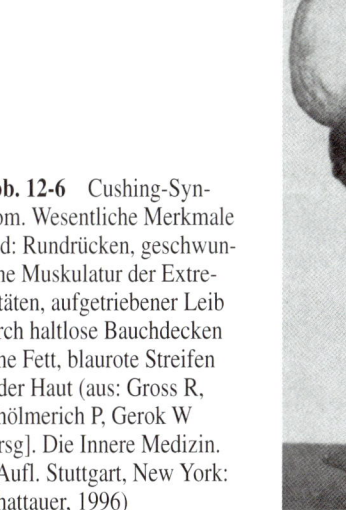
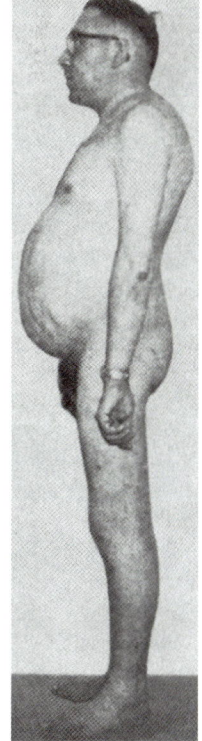

Abb. 12-6 Cushing-Syndrom. Wesentliche Merkmale sind: Rundrücken, geschwundene Muskulatur der Extremitäten, aufgetriebener Leib durch haltlose Bauchdecken ohne Fett, blaurote Streifen in der Haut (aus: Gross R, Schölmerich P, Gerok W [Hrsg]. Die Innere Medizin. 9. Aufl. Stuttgart, New York: Schattauer, 1996)

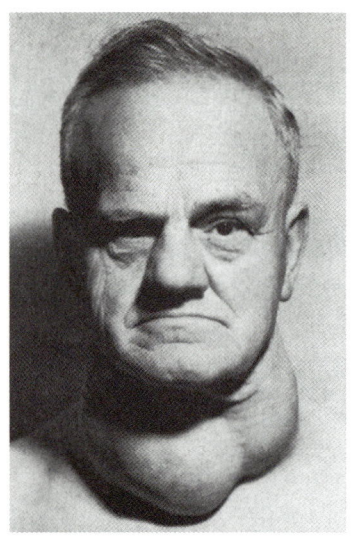

Abb. 12-7 Kropfbildung (euthyreote Knotenstruma: Kropf bei normaler Schilddrüsenfunktion) (aus: Habermann-Horstmeier L. Anatomie, Physiologie und Pathologie, 3. Aufl. Stuttgart, New York: Schattauer, 1996)

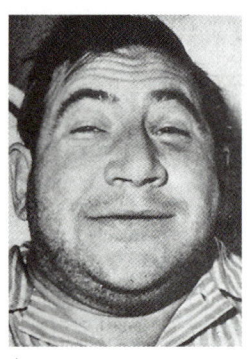 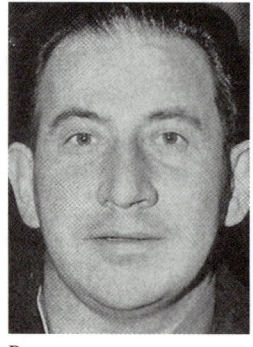

A   B

Abb. 12-8 Bild eines Patienten mit Schilddrüsenunterfunktion; A: vor und B nach der Behandlung mit Schilddrüsenhormonen (aus: Gross, Schölmerich, Gerok. Die Innere Medizin. Gerok W, Huber Chr, Meinertz T, Zeidler H, Hrsg. 10. Aufl. Stuttgart, New York: Schattauer, 2000)

treten die Symptome meist schleichend auf. Manchmal ist es nur ein schneller Puls oder ein Zittern der Finger, die auf eine Störung der Schilddrüsenfunktion hindeuten. Nicht selten werden die Beschwerden dann als »Alterserscheinungen« verkannt.

Die häufigste Form der Hyperthyreose im Alter ist der **Knotenkropf** (*multinoduläre Struma*, Abb. 12-7).

Eine Kropfbildung muß jedoch nicht zwangsläufig mit einer Überfunktion der Schilddrüse einhergehen. Eine mangelnde Jodzufuhr (Deutschland ist ein Jodmangelgebiet!) kann z. B. die Drüse zu verstärktem Wachstum anregen. Die Menge an Schilddrüsenhormon im Körper kann so auf einem normalen Wert gehalten werden. Es gibt außerdem Kröpfe, die mit einer Unterfunktion der Schilddrüse einhergehen. Zu Komplikationen kann es bei einer Struma durch die Einengung der Nachbarorgane (Luft- und Speiseröhre) kommen.

Auch Patienten mit **Basedow-Krankheit** (eine Autoimmunerkrankung der Schilddrüse) leiden an einer Schilddrüsenüberfunktion. Typisch für die Erkrankung ist das starke Hervortreten der Augen (Exophthalmus).

Die Schilddrüsenunterfunktion

◆ Definition

Eine Unterfunktion der Schilddrüse bezeichnet man auch als *Hypothyreose*. Durch den Mangel an Schilddrüsenhormon laufen alle Stoffwechselvorgänge verlangsamt ab.

◆ Krankheitsbild

Es kommt zu Haut- und Schleimhautveränderungen. Das Haar wird trocken und struppig (Abb. 12-8). Beim alten Menschen wird eine Hypothyreose oft als ein beschleunigter Alterungsprozeß verkannt. Typische Symptome sind Müdigkeit und eine allgemeine psychische Verlangsamung. Die Betroffenen leiden unter Gedächtnisschwund. Die Haut ist trocken und blaß. Es kommt zu Haarausfall. Häufig tritt auch eine bislang ungewohnte Kälteempfindlichkeit auf. Die Stimme wird tiefer und klingt rauh, das Sprechen ist verlangsamt. Auch das Herz schlägt langsamer.

◆ Therapie

Die Behandlung einer Hypothyreose besteht in der Gabe von Schilddrüsenhormon (Thyroxin).

Hormonproduktion im Rahmen eines Tumorleidens

Verschiedene Tumorzellen können Hormone bilden, die dann über den Blutweg in den Körper gelangen. Da Tumoren im Alter recht häufig vorkommen, sollte man bei der Feststellung eines erhöhten Hormonspiegels im Blut immer auch an ein Tumorleiden denken. Die meisten hormonell aktiven Tumoren bilden Vasopressin (ADH), ACTH oder Parathormon. Am häufigsten kommt eine Hormonbildung beim Lungenkrebs vor.

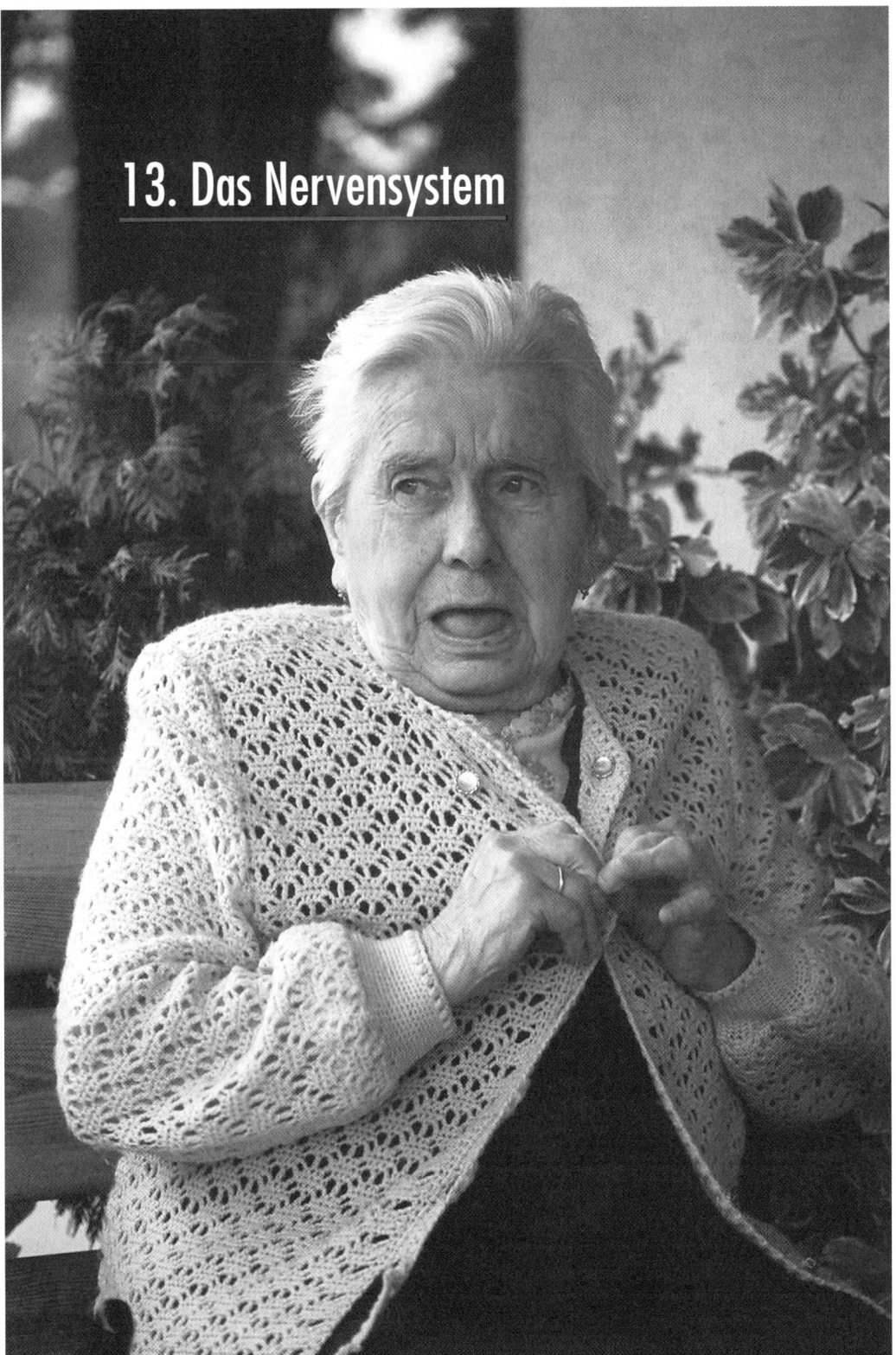

13. Das Nervensystem

Medizinische Grundlagen

LOTTE HABERMANN-HORSTMEIER

Pflege

ANGELA DÜHRING

Medizinische Grundlagen

<small>Lotte Habermann-Horstmeier</small>

Nervensystem und Hormonsystem (s. Kap. 12) sind die übergeordneten Steuerungssysteme des menschlichen Körpers. Zwischen beiden besteht eine enge funktionelle Verknüpfung. Das Nervensystem erlaubt es uns, bestimmte Informationen über unsere Umwelt aufzunehmen und auf diese zu reagieren.

In der Regel unterscheidet man beim Nervensystem (Abb. 13-1)

- einen zentralen Anteil, das **Zentralnervensystem (ZNS)** von
- einem peripheren Anteil, dem **peripheren Nervensystem**.

Zum Zentralnervensystem zählt man *Gehirn* und *Rückenmark*. Das periphere Nervensystem bilden die

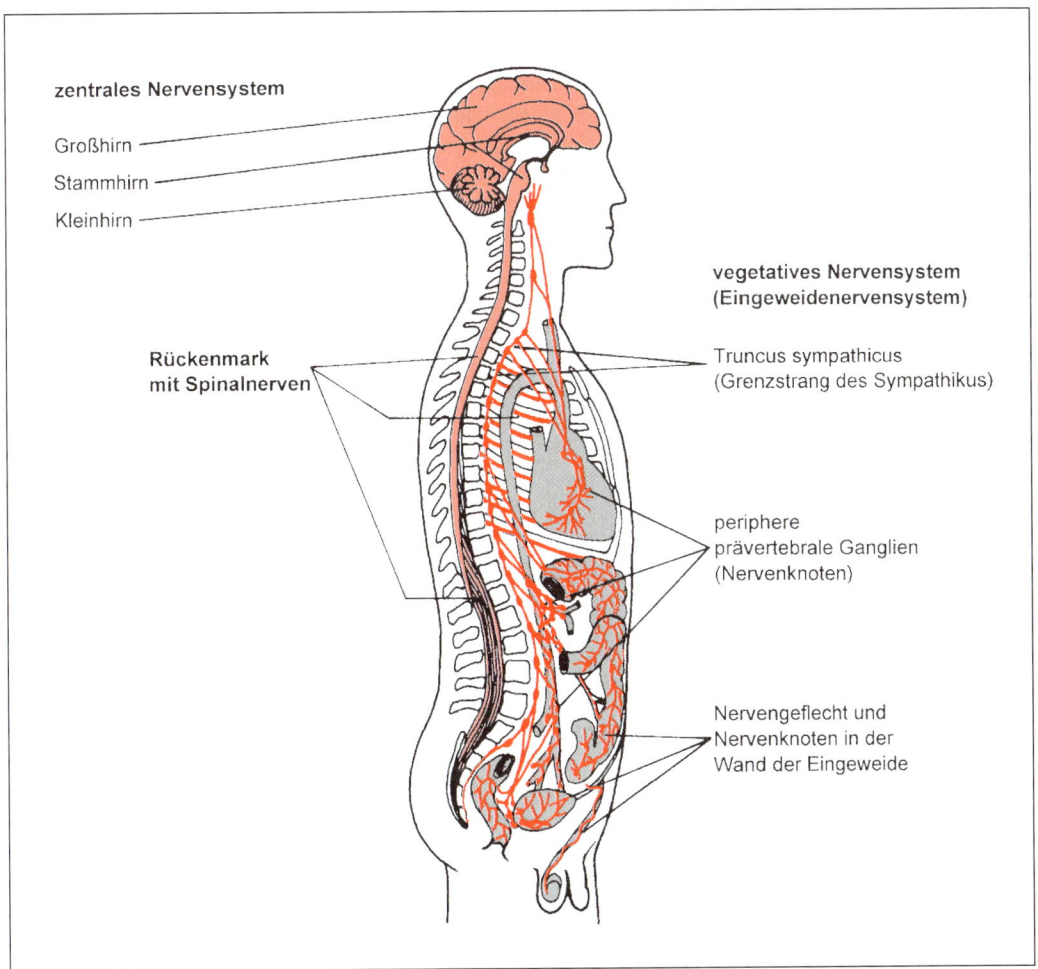

zentrales Nervensystem

Großhirn
Stammhirn
Kleinhirn

Rückenmark mit Spinalnerven

vegetatives Nervensystem (Eingeweidenervensystem)

Truncus sympathicus (Grenzstrang des Sympathikus)

periphere prävertebrale Ganglien (Nervenknoten)

Nervengeflecht und Nervenknoten in der Wand der Eingeweide

Abb. 13-1   Elementare Gliederung des Nervensystems

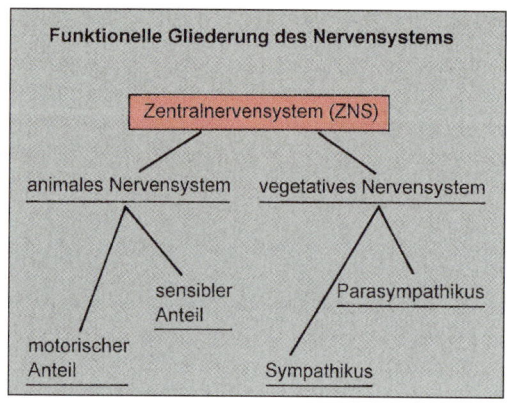

Funktionelle Gliederung des Nervensystems

Zentralnervensystem (ZNS)

animales Nervensystem — vegetatives Nervensystem

motorischer Anteil — sensibler Anteil — Parasympathikus — Sympathikus

Abb. 13-2 Funktionelle Gliederung des Nervensystems

malis = belebt, beseelt) und einen vegetativen Anteil (Abb. 13-2).

Das **animale Nervensystem** regelt die willkürlichen Funktionen des Organismus. Dabei steuert der *motorische Teil* die willkürlichen Bewegungen der quergestreiften Skelettmuskulatur. Der *sensorische Teil* leitet die durch Reize hervorgerufenen Erregungen von den Sinnesorganen zu höheren Zentren des ZNS, wo sie als Sinneseindrücke wahrgenommen werden.

Das **vegetative Nervensystem** wird auch *autonomes Nervensystem* oder *Eingeweidenervensystem* genannt. Es dient der Konstanterhaltung des inneren Milieus des Organismus und der Anpassung der Organfunktion an wechselnde Umwelterfordernisse. Das vegetative Nervensystem ist nicht unserem Willen unterworfen. Es setzt sich aus den beiden meist antagonistisch (d.h. entgegengesetzt) wirkenden Anteilen *Symphatikus* und *Parasympathikus* zusammen.

Nerven und die dazugehörigen *Ganglien*. Als Ganglien bezeichnet man Ansammlungen von Nervenzellen, in denen Nervenimpulse umgeschaltet werden.

Eine weitere Untergliederung des Nervensystems kann man nach seiner Funktion vornehmen. Man unterteilt das Nervensystem dabei in einen sog. animalen (lat. ani-

Das Nervensystem steht über zahlreiche Verbindungswege nicht nur mit dem Hormonsystem in Kontakt. Es »versteht« auch die Signale der Körperabwehr und sendet chemische Botschaften an die Zellen des Immunsystems aus.

Anatomie des Nervensystems

Das Gehirn

Das Gehirn (*Cerebrum* oder *Enzephalon*) liegt – eingebettet in ein schützendes Flüssigkeitspolster – in einer festen Kapsel, dem knöchernen Schädel. Seine Unterfläche ruht auf der Schädelbasis. Das Hirngewicht eines Erwachsenen beträgt durchschnittlich 1300 bis 1500 g. Größere Menschen haben in der Regel auch größere Gehirne. Das Hirngewicht gibt aber keinen Hinweis auf den Intelligenzgrad des betreffenden Menschen!

Man kann das menschliche Gehirn (Abb. 13-3) aufgrund seiner Entwicklungsgeschichte einteilen in:

- Das *Endhirn*. Es besteht u.a. aus den beiden Großhirnhälften, dem Balken und den Stammganglien.
- Das *Zwischenhirn*. Hierzu gehören der Thalamus mit der Epiphyse sowie der Hypothalamus mit der Hypophyse.
- Das *Mittelhirn*. Zu diesem kleinsten Hirnteil zählt u.a. die Vierhügelplatte.
- Das *Hinterhirn*. Wichtigste Teile sind die Brücke und das Kleinhirn.
- Das *Nachhirn*. Das verlängerte Mark stellt die Verbindung zum Rückenmark her.

◆ Das Endhirn

Das Endhirn besteht im wesentlichen aus

- den beiden Großhirnhemisphären (Hemisphären = Halbkugeln) mit ihren Zwischenverbindungen und
- den sog. Stammganglien (Basalganglien).

Die beiden **Großhirnhemisphären** sind durch eine Längsfurche voneinander getrennt. Sie bedecken das Zwischenhirn und den größten Teil des Hirnstammes. Die Oberfläche des Endhirns ist beim Menschen in zahlreiche *Windungen* und *Furchen* gelegt. Dadurch liegt nur ein Drittel der Hirnrinde (s.u.) an der Oberfläche der Halbkugeln. Zwei Drittel liegen in der Tiefe der Furchen. Betrachtet man einen Querschnitt durch den Hirnmantel (Abb. 13-4), sieht man die graue Substanz der *Hirnrinde* (Cortex) und das innere, weiße *Marklager* (Medulla). Die graue Substanz wird durch die Ganglienzellen, die weiße Substanz von den Nervenfasern gebildet.

Man untergliedert die Großhirnrinde in je vier Hirnlappen. Der *Stirnlappen* (Lobus frontalis) wird durch die Zentralfurche vom *Scheitellappen* (Lobus parietalis) getrennt. Unterhalb der seitlichen Großhirnfurche liegt der *Schläfenlappen* (Lobus temporalis). Nach hinten schließt sich der *Hinterhauptlappen* (Lobus occipitalis) an.

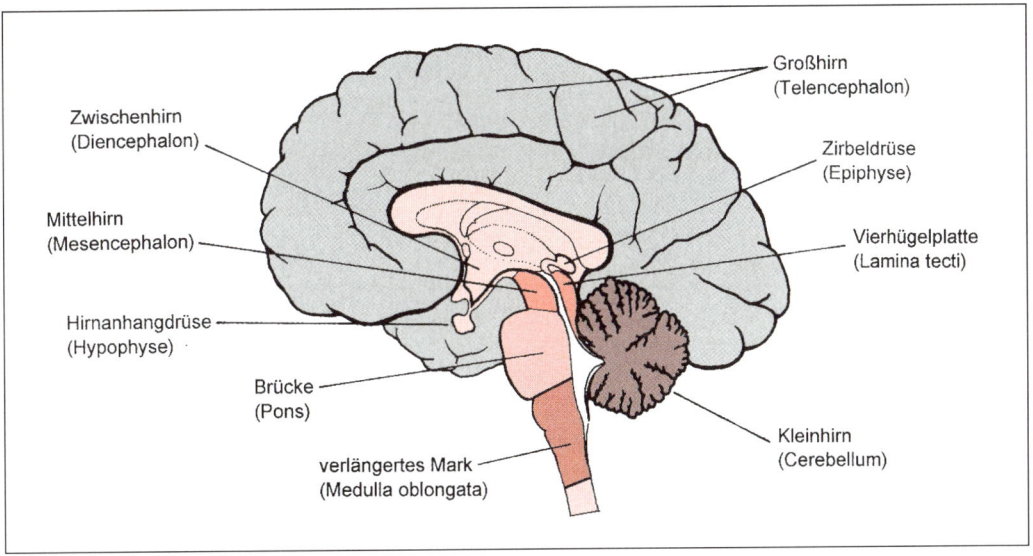

Abb. 13-3   Längsschnitt durch das Gehirn

Verbunden werden die beiden Großhirnhemisphären durch den *Balken* (Corpus callosum) in der Tiefe des Endhirns. Sog. Kommissurenfasern verbinden Gebiete der rechten und der linken Halbkugel miteinander. Der größte Teil dieser Fasern zieht dabei durch den Balken. Die verschiedenen Abschnitte der Großhirnrinde stehen jedoch auch über zahlreiche andere Verbindungen mit weiteren Bereichen der Großhirnrinde, mit den übrigen Hirnabschnitten und – über das Rückenmark – mit dem peripheren Nervensystem in Verbindung.

In der Tiefe des Endhirns liegen verschiedene Kerngebiete, die man unter dem Begriff **Stammganglien** (oder Basalganglien) zusammenfaßt. Zu den Stammganglien gehört der *Streifenkörper* (Corpus striatum).

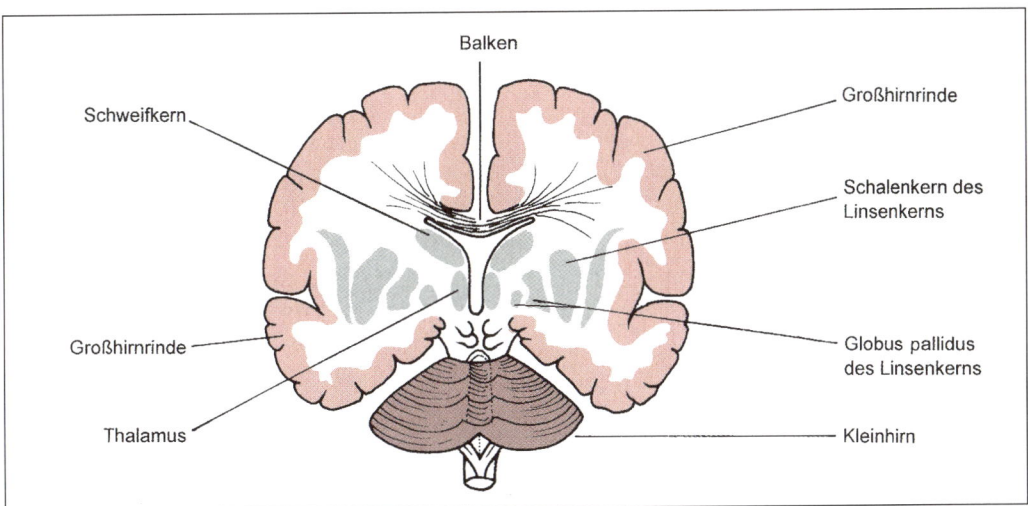

Abb. 13-4   Querschnitt durch das menschliche Gehirn auf der Höhe des Thalamus und der Stammganglien. Der Streifenkörper besteht aus dem Schalenkern, dem eigentlichen Linsenkern und dem Schweifkern.

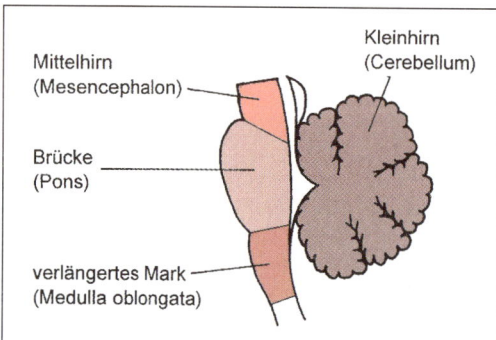

Abb. 13-5 Hirnstamm mit Kleinhirn

Weitere Kerngebiete sind die sog. *Vormauer* (Claustrum) und der *Mandelkern* (Nucleus amygdalae).

Zu den entwicklungsgeschichtlich ältesten Teilen des Endhirns gehören der *Hippocampus* und das *Gewölbe* (Fornix). Man zählt sie zum sog. limbischen System (s. S. 336).

◆ Das Zwischenhirn

Das Zwischenhirn wird fast vollständig von den Großhirnhemisphären bedeckt. Es besteht aus vier übereinanderliegenden Stockwerken:
● dem Epithalamus,
● dem Thalamus,
● dem Subthalamus und
● dem Hypothalamus.

Die verschiedenen Abschnitte liegen neben dem III. Ventrikel und unterhalb der beiden Seitenventrikel. Als Ventrikel bezeichnet man die flüssigkeitsgefüllten Hohlräume des Gehirns (s. u.).

Zum oberen Abschnitt des Zwischenhirns, dem **Epithalamus**, gehört auch eine kleine, zapfenförmige Vorwölbung, die Zirbeldrüse (*Epiphyse*, s. a. S. 320).

Der Sehhügel oder **Thalamus** grenzt an die äußere Wand des III. Ventrikels. Seitlich davon liegt der zu den Stammganglien gehörende Schweifkern. Im Thalamus werden verschiedene auf- und absteigende Bahnen (d.h. Nervenleitungen) umgeschaltet, unter anderem auch die Sehbahn und die Hörbahn. Von allen Kerngebieten des Thalamus verlaufen Bahnen zur Großhirnrinde, aber auch zu anderen Hirnteilen.

Der **Subthalamus** liegt zwischen Thalamus und Mittelhirnhaube und steht mit Teilen des motorischen Systems in Verbindung.

Der **Hypothalamus** (s. S. 319) bildet den Boden des III. Ventrikels. Hier befinden sich die Zentren des vegetativen Nervensystems. Beidseits der Sehnervenkreuzung liegen im Hypothalamus zwei Kerne, der Nucleus supraopticus und der Nucleus paraventricularis. Sie sind über Nervenfortsätze mit dem hinteren Teil der Hirnanhangdrüse verbunden und bilden die Hormone Vasopressin (ADH) und Oxytozin. Beide Hormone werden im Hypophysenhinterlappen gespeichert. Daneben werden im Hypothalamus auch sog. Releasing-Hormone gebildet, die die Hormonproduktion und -freisetzung aus dem vorderen Teil der Hypophyse beeinflussen.

◆ Das Mittelhirn

Zum Mittelhirn, dem kleinsten Hirnabschnitt, gehören
● das Mittelhirndach, das auch Vierhügelplatte genannt wird,
● die Haube,
● die beiden Großhirnschenkel und
● verschiedene Kerngebiete, u.a. die sog. schwarze Substanz (Substantia nigra) und der rote Kern (Nucleus ruber).

Mittelhirn, Brücke (s.u.) und verlängertes Mark faßt man auch unter dem Begriff »Hirnstamm« zusammen.

◆ Das Hinterhirn

Hauptbestandteile des Hinterhirns sind
● die Brücke *(Pons)* und
● das Kleinhirn *(Cerebellum)*.

Die **Brücke**, ein Wulst an der Hirnbasis, verbindet das verlängerte Mark mit dem Mittelhirn. Es ist eine wichtige Umschaltstation zwischen Endhirn und Kleinhirn.

Das **Kleinhirn** liegt in der hinteren Schädelgrube. Es besteht aus den beiden *Kleinhirnhemisphären*. Sie werden durch ein Mittelstück, den Wurm, miteinander verbunden. Die Oberfläche des Kleinhirns ist in zahlreiche Furchen und Windungen gelegt. Betrachtet man einen Querschnitt durch das Kleinhirn, so kann man ebenso wie beim Endhirn die äußere *Rinde* von der inneren, weißen Substanz, dem *Markkörper*, unterscheiden.

Zwischen Brücke bzw. verlängertem Mark und Kleinhirn liegt der *IV. Ventrikel*, ein mit Hirnflüssigkeit (Liquor) gefüllter Hohlraum. Er steht über einen schmalen Gang mit den übrigen flüssigkeitsgefüllten Hohlräumen des Gehirns in Verbindung.

◆ Das Nachhirn

Das **verlängerte Mark** (Medulla oblongata) verbindet das Rückenmark mit der Brücke. In ihm verlaufen auf- und absteigende Nervenbahnen. Unterhalb der Brücke verdicken sich absteigende Bahnen zu den Pyramiden. Etwa 80 bis 90% aller Fasern kreuzen hier auf die Gegenseite *(Pyramidenkreuzung)*. Seitlich davon sieht man die Olive, die eine Ansammlung von Nervenzellen – den Olivenkern – enthält.

Im Bereich des verlängerten Marks liegen die Ein- bzw. Austrittsstellen des fünften bis zwölften Hirnnervenpaares (s. u.). Hier befinden sich auch die Kerngebiete dieser

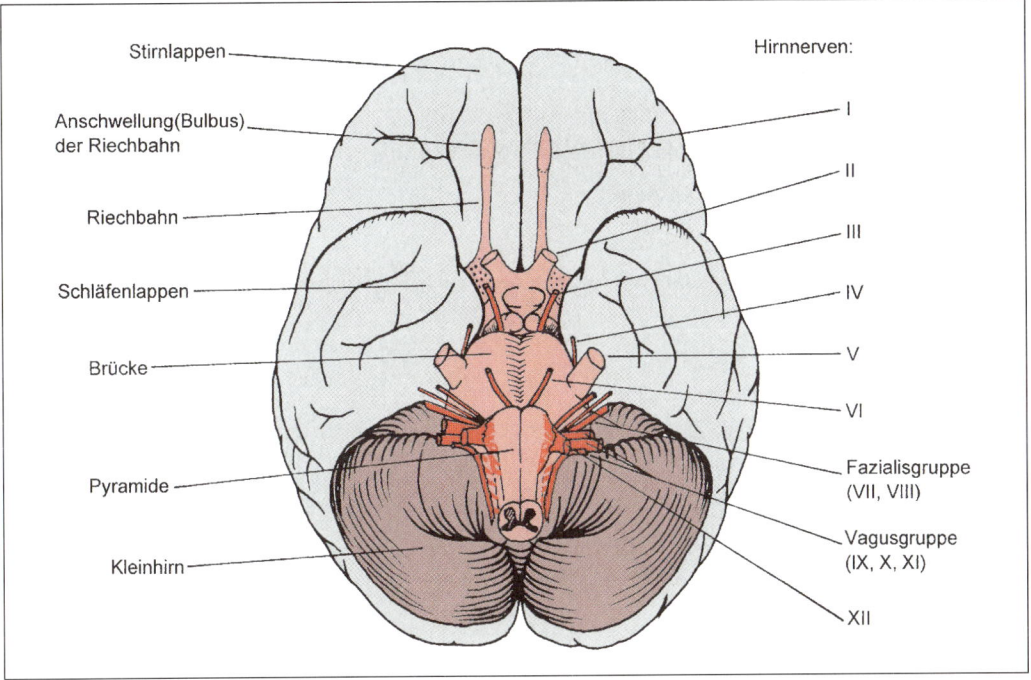

Abb. 13-6 Blick auf den Hirnstamm von unten mit den Abgängen der Hirnnerven (römische Zahlen)

Nerven. Die *Hirnnervenkerne* werden von einem weitge-fächerten Netzwerk von Nervenzellen umgeben, das man als *Formatio reticularis* bezeichnet. Es erstreckt sich bis zum vorderen Mittelhirn.

Tab. 13-1 Hirnnerven

I.	Hirnnerv:	Riechnerv (N. olfactorius)
II.	Hirnnerv:	Sehnerv (N. opticus)
III.	Hirnnerv:	Augenmuskelnerv (N. oculomotorius)
IV.	Hirnnerv:	Augenmuskelnerv (N. trochlearis)
V.	Hirnnerv:	Drillingsnerv (N. trigeminus)
VI.	Hirnnerv:	Augenmuskelnerv (N. abducens)
VII.	Hirnnerv:	Gesichtsnerv (N. facialis)
VIII.	Hirnnerv:	Hör- und Gleichgewichtsnerv (N. vestibulocochlearis)
IX.	Hirnnerv:	Zungen-Rachen-Nerv (N. glossopharyngeus)
X.	Hirnnerv:	Eingeweidenerv »Vagus« (N. vagus)
XI.	Hirnnerv:	»Akzessorius« (N. accessorius)
XII.	Hirnnerv:	motorischer Zungennerv (N. hypoglossus)

◆ Die Hirnnerven

An der Hirnbasis kann man zwölf paarig angelegte Hirnnerven (Abb. 13-6, Tab. 13-1) erkennen. Die ersten beiden Paare (Riechnerv und Sehnerv) sind keine echten Nerven. Der *Riechnerv* besteht aus Fortsätzen der Sin-neszellen des Riechepithels, der *Sehnerv* ist eigentlich eine Faserbahn des Gehirns. Die übrigen Hirnnerven sind echte Nerven. Da sie sehr unterschiedliche Aufgaben wahrzunehmen haben, führen sie z. T. motorische, z. T. sensorische (d. h. der Empfindung dienende), aber auch parasympathische Fasern. Sensorische Nervenfasern zie-hen zu den Sinnesorganen Auge, Ohr, Nase und Zunge.

◆ Das Ventrikelsystem

Im Bereich des Gehirns unterscheidet man vier mit Gehirnflüssigkeit *(Liquor)* gefüllte Hirnkammern:
- die beiden **Seitenventrikel** im Endhirn,
- den **III. Ventrikel** im Zwischenhirn und
- den **IV. Ventrikel** im Bereich des Hirnstammes.

Diese vier Hirnkammern (Abb. 13-7) stehen miteinander in Verbindung. Der III. Ventrikel wird durch einen dün-nen Kanal, den Aquaeductus (= Wasserleitung), mit dem IV. Ventrikel verbunden.

Zusammenfassend bezeichnet man das Ventrikelsystem auch als *innere Liquorräume*. Sie stehen über drei Verbindungswege mit den *äußeren Liquorräumen* (dem

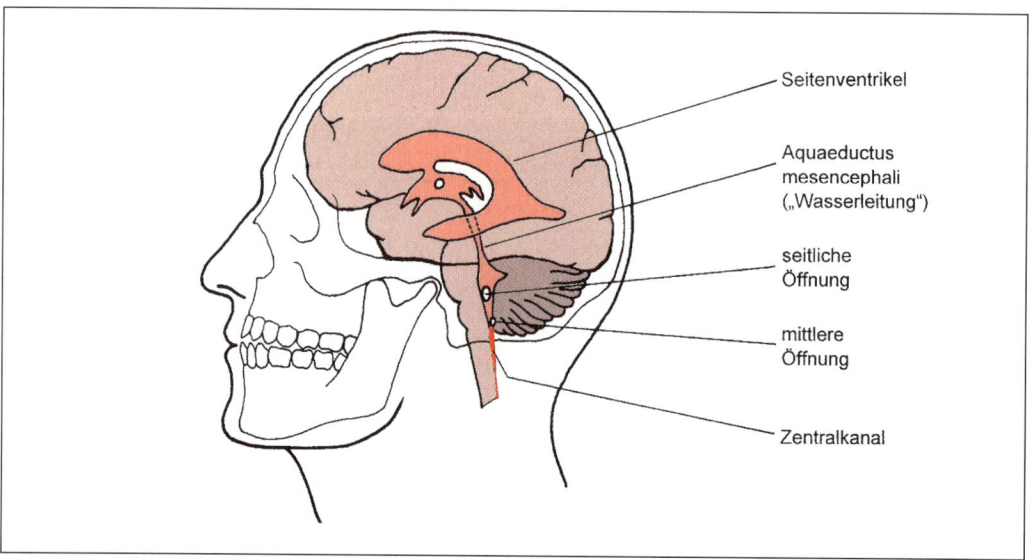

Abb. 13-7 Die Liquorräume des Gehirns (Ventrikelsystem)

Subarachnoidalraum, s. u.) in Verbindung. Die Gehirn-flüssigkeit, der **Liquor**, wird in einem Adergeflecht gebildet, das in die Hirnkammern hineinragt.

◆ Die Hüllen des Rückenmarks und des Gehirns

Das Zentralnervensystem (Gehirn und Rückenmark) wird von drei Hüllen, den **Hirn- bzw. Rückenmarks-häuten** oder *Meningen* umgeben. Die äußere, derbe Hül-le wird harte Hirn- bzw. Rückenmarkshaut *(Dura mater)* genannt. Die beiden zarten inneren Hüllen sind die Spinnwebenhaut *(Arachnoidea)* und die weiche Hirn-

bzw. Rückenmarkshaut *(Pia mater)*. Im Spalt zwischen Arachnoidea und Pia mater, dem *Subarachnoidalraum*, befindet sich die Hirnflüssigkeit (Liquor). In der harten Hirnhaut verlaufen die venösen Blutleiter des Gehirns, die sog. *Sinus.*

◆ Die Blutversorgung des Gehirns

Die arterielle Blutversorgung des Gehirns erfolgt über Äste der beiden inneren Kopfschlagadern *(Aa. carotides internae)* und der beiden Wirbelarterien *(Aa. vertebra-les)*. Die inneren Kopfschlagadern teilen sich jeweils in zwei große Blutgefäße auf, die vordere Hirnschlagader *(A. cerebri anterior)* und die mittlere Hirnschlagader *(A. cerebri media)*. Die hinteren Hirnschlagadern *(Aa. ce-rebri posteriores)* erhalten hingegen den größten Teil des Blutes aus den Wirbelarterien, die sich zur Basalschlag-ader (A. basilaris) vereinigen und erst dann in die beiden hinteren Hirnschlagadern aufteilen. Abb. 13-8 zeigt eine Seitenansicht des Gehirns, eingezeichnet sind die arteri-ellen Versorgungsbezirke der drei großen Hirnarterien. Die Stromgebiete der inneren Kopfschlagadern (vorne) und Wirbelarterien (hinten) stehen über die hinteren Verbindungsschlagadern *(Aa. communicantes posterio-res)* miteinander in Verbindung. Den auf diese Weise ge-schlossenen arteriellen Ring an der Basis des Gehirns nennt man *Circulus arteriosus cerebri* oder *Circulus Willisii*. Die Anastomosen sind allerdings meist so dünn, daß über sie im Notfall – etwa bei einem plötzlichen Ver-schluß im Bereich der mittleren Hirnschlagader – kein

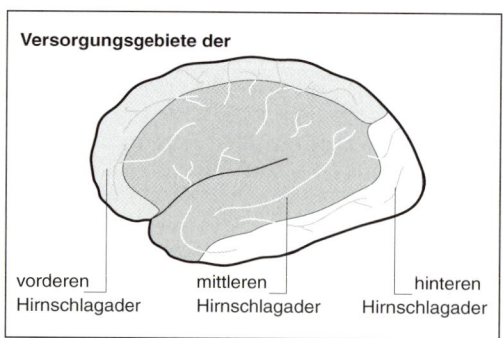

Abb. 13-8 Arterielle Blutversorgung des Gehirns (Ver-sorgungsgebiete; Seitenansicht des Gehirns)

ausreichender Blutaustausch stattfinden kann, um die Versorgung der betroffenen Hirnbezirke sicherzustellen.

 Charakteristischerweise kommt es im höheren Lebensalter zu einer Abnahme des Hirngewichtes, bedingt zum größten Teil durch den Verlust an weißen Leitungsbahnen, zu einem kleineren Teil durch Abnahme der grauen Substanz (Ganglienzellen). Parallel dazu erweitert sich der Zwischenraum zwischen Gehirn und Schädelkalotte. Mit zunehmendem Alter findet man Ablagerungen verschiedener Substanzen innerhalb und außerhalb der Nervenzellen des Gehirns (z. B. Lipofuszin in den Nervenzellen, aber auch in bestimmten Gliazellen, sog. senile Drusen in der grauen Substanz). Alzheimersche Fibrillen konnten auch im Gehirn gesunder alter Menschen nachgewiesen werden. Alle genannten Ablagerungen kommen in geringem Umfang als physiologische Altersveränderungen vor. Bei der Alzheimer-Krankheit (s. S. 505f) sind diese Veränderungen jedoch wesentlich ausgeprägter. Die Durchblutung des Gehirns nimmt nach dem 50. Lebensjahr ab. Dagegen steigt der Gefäßwiderstand der Hirngefäße im gleichen Zeitraum an.

Das Rückenmark

Das ca. 40 bis 45 cm lange Rückenmark (Medulla spinalis) geht ohne scharfe Grenze aus dem verlängerten Mark hervor und endet etwa in Höhe des ersten bis zweiten Lendenwirbels (Abb. 13-9). Es liegt geschützt im Wirbelkanal der Wirbelsäule. Man unterscheidet das Hals-, das Brust-, das Lenden- und das Sakralmark. Am unteren Ende geht es in einen dünnen, 20 bis 25 cm langen Endfaden (Filum terminale) über.

Aus dem Rückenmark treten seitlich 31 bis 32 paarige **Rückenmarksnerven** aus. Sie verlassen den Wirbelkanal durch die Zwischenwirbellöcher. Sie verlaufen – entwicklungsgeschichtlich bedingt – zuerst ein Stück im Wirbelkanal nach unten, bevor sie ihr Zwischenwirbelloch erreichen. Die unterhalb des ersten bis zweiten Lendenwirbels verlaufenden Rückenmarksnerven bezeichnet man zusammen mit dem Filum terminale als *Pferdeschweif* (Cauda equina).

Die Rückenmarksnerven (Spinalnerven) stehen mit dem Rückenmark über eine vordere und eine hintere Wurzel in Verbindung. Die **hintere Wurzel** enthält nur zuleitende (afferente) Fasern aus der Körperperipherie. Über die **vordere Wurzel** ziehen wegleitende (efferente) Fasern in den Körper. Kurz vor der Vereinigung der beiden

Wurzeln schwillt die hintere Wurzel zum *Spinalganglion* an. In ihm liegen die Ganglienzellen.

Betrachtet man einen Querschnitt durch das Rückenmark (Abb. 13-10), kann man – wie auch beim Gehirn – zwei unterschiedlich gefärbte Schichten unterscheiden:

- eine schmetterlingsförmige, graue Innenzone **(graue Substanz)** und
- eine weiße Außenzone **(weiße Substanz)**.

Im Bereich der grauen Substanz erkennt man das Vorderhorn, das Hinterhorn und das kleine Seitenhorn. Die beiden »Schmetterlingshälften« sind durch eine schmale Verbindungsbrücke, durch die der Zentralkanal zieht, miteinander verbunden. Von den Nervenzellen des *Vorder-, Hinter-* und *Seitenhorns* gehen motorische, sensible bzw. vegetative Nervenfasern aus (bzw. führen zu ihnen hin). In der weißen Substanz verlaufen die Nervenfasern (Axone) in verschiedenen Strängen. Man unterscheidet in jeder Rückenmarkshälfte den *Vorder-*, den *Seiten-* und den *Hinterstrang*. **Absteigende Bahnen** leiten die Erregung vom Gehirn zu den motorischen Zellen des Vorderhorns (Ziel: Bewegungen auslösen). **Aufsteigende Bahnen** leiten sensible Impulse zum Gehirn (Ziel: Sinnesempfindungen). Die Ursprungszellen dieser aufsteigenden Bahnen liegen in den Spinalganglien.

Das vegetative Nervensystem

Das vegetative Nervensystem regelt die Funktion der inneren Organe. Es dient der Konstanterhaltung des inneren Milieus des Organismus (z.B. des Salzgehaltes im Blut) und paßt die Organfunktionen wechselnden Umwelterfordernissen an (Beispiel: Temperaturregulation). Man nennt es daher auch *Eingeweidenervensystem* oder *autonomes Nervensystem*.

Das vegetative Nervensystem setzt sich aus

- einem **sympathischen** und
- einem **parasympathischen Anteil** zusammen.

Beide Anteile wirken meist antagonistisch (s. S. 338). Der bedeutendste parasympathische Nerv ist der *Eingeweidenerv* (N. vagus, X. Hirnnerv). Aus dem Rückenmark austretende sympathische Neurone ziehen zum sog. *sympathischen Grenzstrang*. Er besteht aus einer Kette sympathischer Ganglien, die beidseits der Wirbelsäule liegen.

Periphere Nerven

Die **gemischten Rückenmarksnerven** teilen sich nach dem Austritt aus dem Zwischenwirbelloch in drei Äste. Der *hintere Ast* versorgt Teile der Haut und der

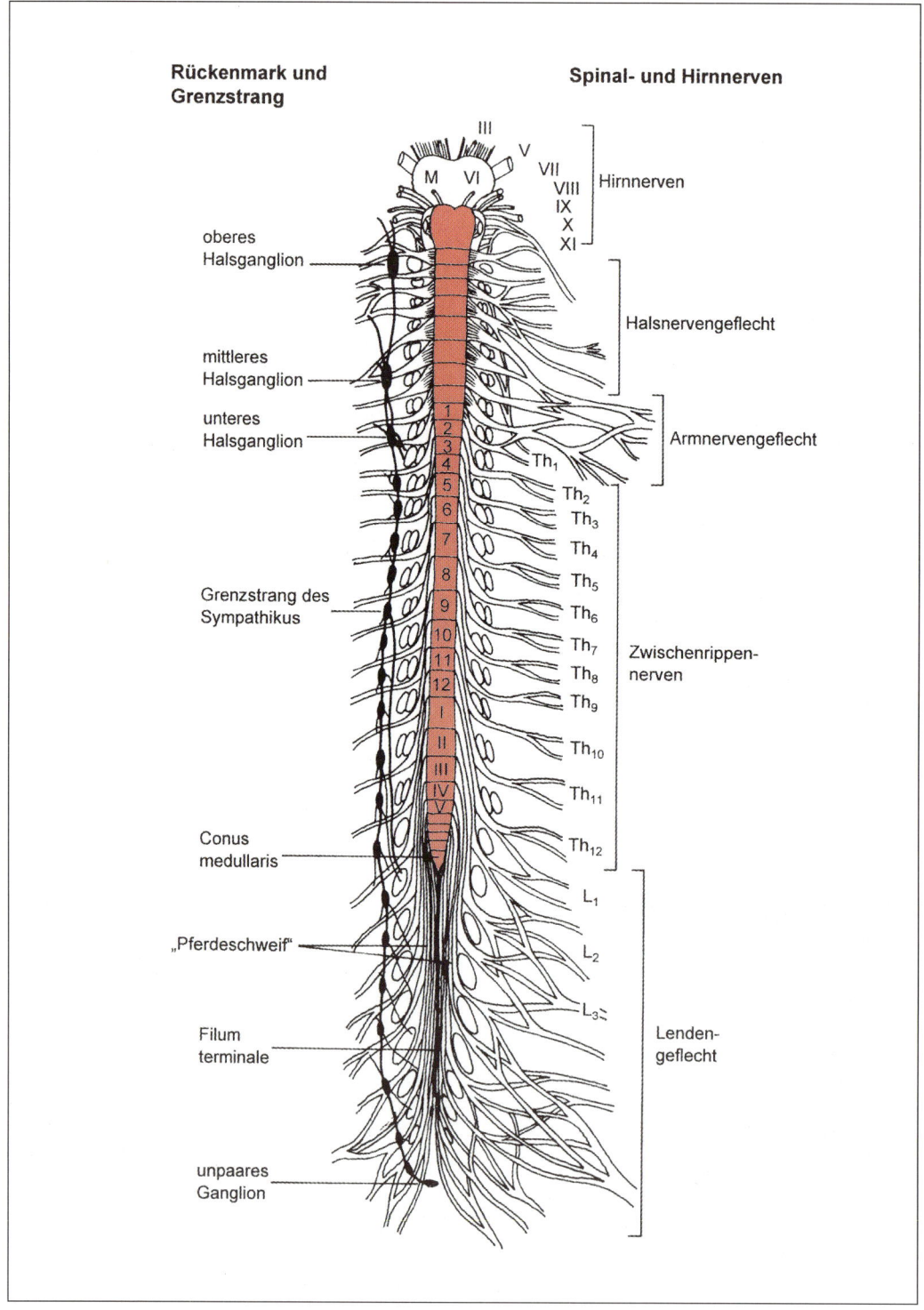

Rückenmark und Grenzstrang

Spinal- und Hirnnerven

Hirnnerven

oberes Halsganglion

Halsnervengeflecht

mittleres Halsganglion

unteres Halsganglion

Armnervengeflecht

Grenzstrang des Sympathikus

Zwischenrippen-nerven

Conus medullaris

„Pferdeschweif"

Filum terminale

Lenden-geflecht

unpaares Ganglion

Abb. 13-9 Das Rückenmark mit Hirn- und Rückenmarksnerven sowie dem sympathischen Grenzstrang

Wirbelsäulenmuskulatur. Der *vordere Ast* innerviert den übrigen Rumpf und die Gliedmaßen. Der *dritte Ast* verbindet das sympathische Nervensystem des Grenzstranges (s. S. 338) mit dem sensiblen und motorischen Nervensystem.

Die vorderen Äste mehrerer Rückenmarksnerven bilden Geflechte (**Plexus**). Aus diesen gehen die **peripheren Nerven** hervor.

▶ Das *Halsnervengeflecht* versorgt die Hals- und Schulterregion, die tiefen Halsmuskeln und über den Zwerchfellnerven (N. phrenicus) motorisch auch das Zwerchfell.

▶ Das *Armnervengeflecht* gibt kleine Äste zur sensiblen und motorischen Versorgung von Brust und Rücken ab. Aus ihm gehen auch die großen Armnerven (Speichennerv = N. radialis, Ellennerv = N. ulnaris, Mittelnerv = N. medianus) hervor.

▶ Das *Lendengeflecht* gibt sensible und motorische Nerven ab, die die Bauchmuskulatur und die Muskulatur des Oberschenkels innervieren. Daneben versorgen sie Teile des Ober- und des Unterschenkels sensibel.

▶ Das *Kreuzgeflecht* ist das stärkste Nervengeflecht des menschlichen Körpers. Es bildet den Ischiasnerv (N. ischiadicus), der vor allem die Muskulatur und die Haut des Unterschenkels und des Fußes innerviert. In der Kniehöhle teilt er sich in den Schienbeinnerv (N. tibialis) und den Wadenbeinnerv (N. peroneus).

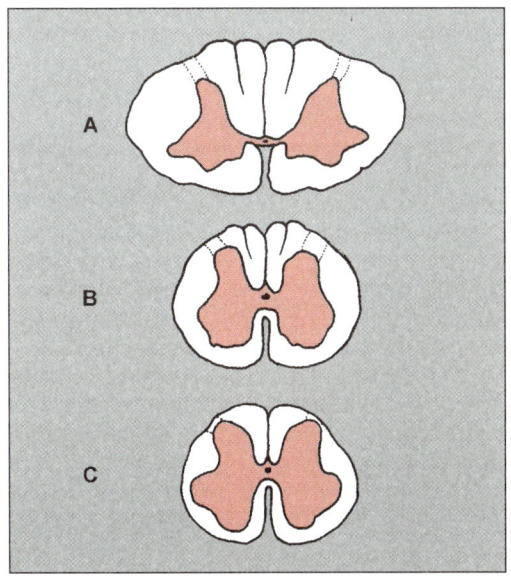

Abb. 13-10   Querschnitte durch das Rückenmark; A: in Höhe des Halsmarks; B: in Höhe des Lendenmarks; C: in Höhe des Sakralmarks

Physiologie des Nervensystems

Die wichtigsten Funktionen des Endhirns

Noch vor wenigen Jahren ging man davon aus, daß der **Cortex**, die Großhirnrinde, in seiner Funktion den übrigen Hirnabschnitten übergeordnet ist. Immer mehr Wissenschaftler sind heute jedoch überzeugt, daß es keine hierarchische Ordnung im Zentralnervensystem gibt. Viel wahrscheinlicher sind »Parallelschaltungen« verschiedener Hirnabschnitte, so zum Beispiel des limbischen Systems mit der Großhirnrinde.

Bewußtsein, Persönlichkeit und *geistige (intellektuelle) Leistungen* sind an ein funktionsfähiges Endhirn gebunden. Ebenso sind *Lernen, Erinnern* und *Sprache* ohne Endhirn nicht möglich. Hier werden »Entscheidungen gefällt«. Begriffs- und Sprachbildung und ihre Verarbeitung sind ungleich auf die beiden Großhirnhälften ver-

teilt. Die linke Hirnhälfte ist fast immer Sitz des Sprechvermögens (auch bei vielen Linkshändern!), während die rechte Hirnhälfte nur ein einfaches Sprachverständnis, aber kein Sprechvermögen besitzt. Sie ist der linken Hemisphäre jedoch z. B. in bezug auf Formerkennung und Musikverständnis überlegen.

Die *vordere Zentralwindung,* die im Bereich des Stirnlappens direkt vor der Zentralfurche liegt, ist für die Willkürmotorik zuständig. Hier nimmt die Pyramidenbahn ihren Ausgang, die für die feinmotorischen Bewegungen der Gliedmaßen (u. a. für die Bewegung der Finger und der Sprechwerkzeuge) zuständig ist. Grobmotorische Bewegungen werden von den Basalganglien gesteuert.

Die *hintere Zentralwindung* im Bereich des Scheitellappens, direkt hinter der Zentralfurche, wird der Körperfühlsphäre zugeordnet. Hier gehen Meldungen über Körperstellung, Muskeltonus, Berührungs-, Temperatur-

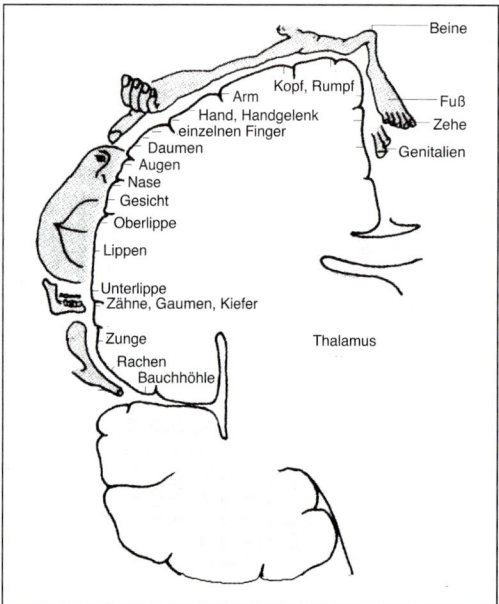

Abb. 13-11 Somatosensorischer Homunculus. Jedes Körperteil ist einem bestimmten Rindenbereich zugeordnet, so daß eine verzerrte Abbildung eines Menschen entsteht. (Aus: Silbernagel S, Despopoulos A. Taschenatlas der Physiologie. 4. überarb. Aufl. Stuttgart: Thieme 1991.)

und Schmerzempfindung ein. Jeder Körperteil ist – ebenso wie bei der vorderen Zentralwindung – einem bestimmten Bereich in diesem Rindenfeld zugeordnet (Abb. 13-11). Auf diese Weise kann der gesamte Körper auf diesem Teil der Hirnoberfläche abgebildet werden. Es entsteht dabei ein verzerrtes Bild des Menschen, da das entsprechende Rindenfeld, das einem bestimmten Körperteil zugeordnet ist, nicht der relativen Größe des Körperteils entspricht. Die Größe dieses Rindengebietes entspricht vielmehr der Bedeutung, die diesem Körperteil bei der Sinnesempfindung zukommt. So sind z.B. die Areale, die dem Gesicht (speziell dem Mund) zugeordnet sind, viel größer als die entsprechenden »Rumpfgebiete«. Durch diese sog. somatotopische Gliederung der hinteren Zentralwindung ist es auch zu erklären, daß Beinamputierte bei der Reizung eines Nervenstumpfes von Kalt-, Warm- oder Berührungsempfindungen in der nicht mehr vorhandenen Großzehe berichten können.

Im *Hinterhauptlappen* befinden sich wesentliche Teile unseres Sehsystems (z.B. das sog. primäre »Sehzentrum«). Der *Schläfenlappen* enthält die wichtigsten Gebiete des Hörsystems. Der mittlere und untere Teil des Schläfenlappens spielt eine große Rolle bei der Gestaltwahrnehmung und der Wahrnehmung ganzer bildhafter Szenen. Im mittleren Bereich des Schläfenlappens liegt bei den meisten Menschen auch das sog. sensorische Sprachzentrum, das für das Sprachverstehen zuständig ist (s. o.). Bei einem Ausfall dieses Gebietes kann Sprache noch gehört, aber nicht mehr verstanden werden (einschließlich der eigenen Sprache!). Der vordere Teil des *Stirnlappens* ist wichtig für die Planung unserer Handlungen. Er dient auch der Sprachkontrolle und spielt eine Rolle bei der Bildung von Persönlichkeitsempfindungen.

Das **»Ich«-Bewußtsein** des Menschen entsteht jedoch erst durch das Zusammenwirken vieler Gehirnteile. Wird der Balken – das Faserbündel, das rechte und linke Großhirnhemisphäre miteinander verbindet – operativ durchtrennt (wie dies z. B. bei den sog. *Split-Brain-Patienten* zur Beherrschung einer schweren Epilepsie geschehen ist), tragen die Patienten schwerste Schäden davon. Die Betroffenen besitzen nun zwei funktionell getrennte Gehirne und zwei »Ichs«.

Die verschiedenen Bereiche der Großhirnrinde sind nicht nur untereinander in vielfacher Weise verbunden, sondern auch mit Gebieten des Thalamus und der Stammganglien. Über diese Gebiete stehen sie in Kontakt mit nahezu allen anderen Hirnteilen.

Die **Stammganglien** (Basalganglien) haben eine wichtige Funktion bei der *Handlungsplanung* und *Bewegungssteuerung*. Sie stehen in enger Verbindung mit der Großhirnrinde, dem Thalamus, der schwarzen Substanz (Substantia nigra), dem limbischen System (s. u.) und der Formatio reticularis.

Die ältesten Teile des Endhirns sind das Riechhirn und der Mandelkern. Das Riechhirn ermöglicht Riechempfindung. Der Mandelkern dient als Teil des **limbischen Systems** der gefühlsmäßigen (emotionalen) Verhaltensbeeinflussung. Ein weiterer Teil des limbischen Systems ist z.B. der Hippocampus. Das limbische System steht eng mit dem Stirnhirn und dem Hypothalamus in Verbindung. Seine Hauptaufgabe besteht in der *emotionalen Verhaltensbeeinflussung* und *Verhaltensbewertung*. Es reguliert vor allem unbewußte Verhaltensweisen wie Wut, Angst, Freude und Lust und beeinflußt auch die Tätigkeit der inneren Organe. Jede unserer Handlungen und Empfindungen wird auf diese Weise emotional beeinflußt. Daneben übernimmt das limbische System jedoch auch eine Funktion bei der Speicherung und dem Abruf von Gedächtnisinhalten sowie beim Lernen.

Wie das **Speichern von Gedächtnisinhalten** letztendlich in unserem Gehirn vor sich geht, darüber sind sich die Wissenschaftler heute noch nicht völlig einig. Das folgende **Modell nach Markowitsch** unterscheidet vier Gedächtnisarten:

- das episodische Gedächtnis,
- das semantische Gedächtnis,
- das prozedurale Gedächtnis und
- das sogenannte Priming.

Als *episodisches Gedächtnis* bezeichnet man die Art des Gedächtnisses, die vor allem bestimmte Ereignisse im Lebenslauf speichert. Das *semantische Gedächtnis* oder Wissenssystem ist für das Schulwissen bzw. das allgemeine Wissen um die Welt zuständig. *Prozedural* nennt man das Gedächtnis, das mechanische oder motorische Fertigkeiten und Handlungsabläufe gespeichert hat (z. B. die Bewegungsabläufe beim Autofahren). *Priming* ist der englische Ausdruck dafür, daß man sich leichter an ähnlich erlebte Situationen oder Sinneseindrücke erinnert bzw. diese wiedererkennt (z. B. erinnert der Geruch frisch gewachster Holzdielen viele ältere Menschen an ihre Schulzeit). Diese vier Gedächtnisarten betreffen jedoch nicht grundsätzlich getrennte Funktionssysteme. Alle vier Gedächtnisarten können ineinandergreifen (z. B. beim Sprechen). Die Hirngebiete, die bei der Einspeicherung, der Abspeicherung und schließlich dem Abrufen der Gedächtnisinhalte eine Rolle spielen, sind je nach Art des Gedächtnisses unterschiedlich. Wichtig sind z. B. verschiedene Teile der Großhirnrinde (Cortex), das limbische System, die Basalganglien und auch das Kleinhirn. Bei Gedächtnisstörungen ist normalerweise eine der vier Gedächtnisarten betroffen. Nur sehr ausgedehnte Hirnschädigungen können dazu führen, daß alle vier Arten in Mitleidenschaft gezogen sind.

Zusätzlich zu diesen vier Hauptgedächtnisarten scheint es noch ein älteres, willentlich ganz schwer zu beeinflussendes System zu geben, das z. B. bei Schockerlebnissen eine Rolle spielt. Markowitsch nennt es *autonomes Gedächtnis*. Es kommt dabei zu unwillkürlichen, schwer beherrschbaren körperlichen Reaktionen (»das Herz stand mir still«).

Die wichtigsten Funktionen des Zwischenhirns

Die wichtigste Struktur des **Epithalamus** ist die Epiphyse, die Zirbeldrüse. Das lichtempfindliche Organ spielt bei der Kontrolle des Tag-Nacht-Rhythmus eine entscheidende Rolle.

Der **Thalamus** enthält zahlreiche Kerne, die der Verarbeitung von Seh- und Hörreizen und von Körperempfindungen dienen. Der seitliche und der mittlere Kniehöcker sind wichtige Umschaltorte der Seh- und Hörbahn. Andere Kerne des Thalamus sind als Teil des limbischen Systems (s. o.) an der gefühlsmäßigen Verhaltensbeeinflussung beteiligt.

Der **Subthalamus** dient der Bewegungssteuerung.

Der **Hypothalamus** koordiniert lebenswichtige Körperfunktionen und Verhaltensweisen, so z. B. Schlafen, Wachen, Hunger und Sättigung, Atmung, Blutdruck, Schweißsekretion, Fettstoffwechsel, Wasserhaushalt, Sexualität und Aggression. Über die Hirnanhangdrüse steuert er außerdem den Hormonhaushalt des Körpers (s. S. 319 f und S. 330).

Die wichtigsten Funktionen des Mittel-, Hinter- und Nachhirns

◆ Mittelhirn

Das *Mittelhirndach* enthält wichtige Seh- und Hörzentren sowie Zentren der Körperempfindung. Sie spielen eine Rolle bei der Blick- und Kopforientierung.

In der *Haube* befinden sich Zentren, die für die Bewegungs- und Handlungskontrolle wichtig sind (so z. B. die Substantia nigra und Anteile der Formatio reticularis).

◆ Hinterhirn

Die *Brücke* ist eine wichtige Umschaltstation zwischen dem Vorderhirn (= Endhirn und Zwischenhirn) und dem Kleinhirn bei der Steuerung von Bewegungen.

Das *Kleinhirn* dient als allgemeines motorisches Koordinationszentrum der Feinabstimmung der Muskeln. Es ist ein wichtiger Ort des Bewegungslernens. Im Kleinhirn laufen Erregungen aus dem Gleichgewichtssystem, den Muskelspindeln, den Hautsinnesrezeptoren, aus Auge und Ohr ein und werden verarbeitet.

◆ Nachhirn

Das *verlängerte Mark* enthält die sensorischen und motorischen Kerngebiete der hier austretenden Hirnnerven. Die Formatio reticularis, die sich vom verlängerten Mark bis zum vorderen Mittelhirn erstreckt, spielt eine wichtige Rolle bei der Kontrolle lebenswichtiger Körperfunktionen wie z. B. des Schlafens, des Wachens, des Blutkreislaufs (sog. sympathisches Herz- und Kreislaufzentrum) und der Atmung (sog. medulläres Atemzentrum). Auch der Grad des Bewußtseins (Aufmerksamkeit) wird von hier aus beeinflußt. Bei diesen als »Zentren« bezeichneten Zellverbänden handelt es sich meist jedoch nicht um klar abgrenzbare anatomische Strukturen, sondern um funktionell zusammenarbeitende Nervenzellverbände.

Reflexe

Das Rückenmark ist nicht nur Leitungsorgan. Über das Rückenmark laufen reflektorische Vorgänge ab, die es uns erlauben, blitzschnell auf bestimmte Umweltbedingungen zu reagieren.

 Def. Unter einem **Reflex** versteht man die immer gleichbleibende unwillkürliche Reaktion des Körpers auf einen bestimmten sensiblen Reiz.

Grundlegend dafür ist der Reflexbogen (s. Abb. 13-12). Ein motorischer Reflexbogen besteht z.B. aus
- einem Rezeptor, der den Reiz aufnimmt,
- einer zuleitenden (afferenten) sensiblen Nervenfaser,
- einer Synapse im Vorderhorn des Rückenmarks,
- einer wegleitenden (efferenten) motorischen Faser und
- dem Erfolgsorgan, dem Muskel.

Ein solcher motorischer Reflex ist z.B. der Patellarsehnenreflex, der durch einen Schlag auf die Sehne des vierköpfigen Oberschenkelmuskels ausgelöst werden kann. Bei komplizierteren Reflexen sind mehrere Synapsen in den Reflexbogen eingeschaltet.

Weitere wichtige Reflexe sind
- der Pupillenreflex (Verengung der Pupille, wenn Licht auf das Auge trifft),
- der Lidschlußreflex (Lidschluß bei Berührung der Hornhaut des Auges) und
- der Würgereflex (Zusammenziehen der Rachenmuskulatur bei Berührung der Rachenhinterwand).

Die wichtigsten Funktionen des vegetativen Nervensystems

Das vegetative Nervensystem dient zum einen der
- Konstanthaltung des inneren Milieus im Körper, zum anderen der
- Anpassung der Organfunktion an die aktuellen Umwelterfordernisse.

Dies geschieht über die beiden meist antagonistisch (= entgegengesetzt) arbeitenden Teile des vegetativen Nervensystems, über Sympathikus und Parasympathikus.

 Hauptaufgabe des **Sympathikus** ist es, eine Leistungssteigerung in Streß- und Notfallsituationen zu bewirken. Der **Parasympathikus** dient dagegen dem Stoffwechsel, der Erholung, der Wiederherstellung und dem Aufbau körperlicher Reserven (s. Tab. 13-2).

Alle inneren Organe, aber auch das Auge, werden durch das vegetative Nervensystem erreicht. Viele Organe sind jedoch in ihrer Funktion im Prinzip selbständig (z.B. das Herz durch sein Erregungsbildungs- und Erregungsleitungssystem) und werden durch das vegetative Nervensystem nur in ihrer Aktivität entsprechend den Erfordernissen des Gesamtorganismus beeinflußt.

Tab. 13-2 Die wichtigsten Wirkungen der beiden Anteile des vegetativen Nervensystems

Die wichtigsten Wirkungen des **Sympathikus:**
- Erhöhung des Blutdrucks
- Beschleunigung des Herzschlags
- Beschleunigung der Atemfrequenz
- Erweiterung der Pupillen
- Schweißabsonderung
- Erhöhung des Muskeltonus
- Hemmung der Magen-Darm-Funktion

Die wichtigsten Wirkungen des **Parasympathikus:**
- Verengung der Pupillen
- Erweiterung der Blutgefäße
- Verengung der Bronchien
- Verlangsamung des Herzschlags und Verengung der Herzkranzgefäße
- Förderung der Magen-Darm-Tätigkeit
- Entleerung von Blase und Enddarm

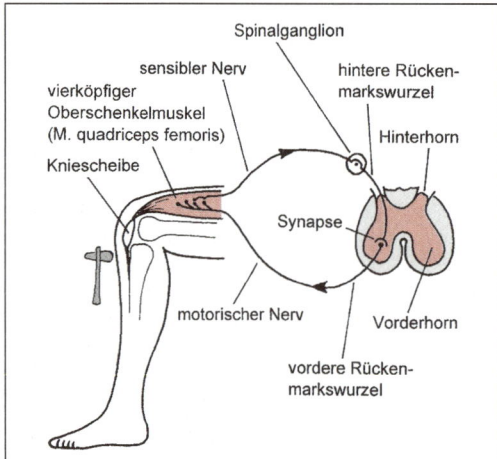

Abb. 13-12 Reflexbogen (Patellarsehnenreflex)

Physiologie des Schlafs

Als **Schlaf** bezeichnet man einen in bestimmten Abständen regelmäßig wiederkehrenden physiologischen Zustand der Erholung. Mit dem Schlaf gehen *Veränderungen der Bewußtseinslage* einher, wie eine stark verminderte Spontanaktivität und eine herabgesetzte Reaktion auf äußere Reize. Anders als im Koma oder während einer Narkose kann der Schlafende jedoch jederzeit geweckt werden!

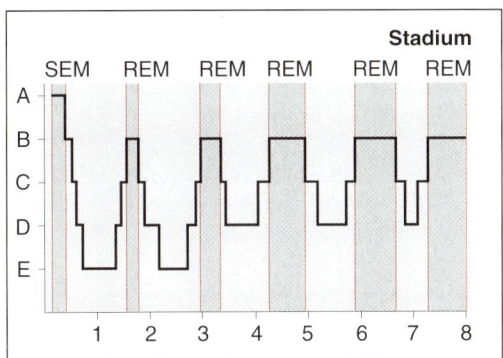

Abb. 13-13   Schlafperiodik bei einem gesunden erwachsenen Menschen (Erläuterungen s. Text)

Viele Körperfunktionen sind während des Schlafs verändert. Ganz allgemein überwiegt während der meisten Zeit das **parasympathische Nervensystem**, d. h. es kann unter anderem zu einer Verengung der Pupillen, zu einer Erweiterung der Blutgefäße, einer Verengung der Bronchien, einer Verlangsamung des Herzschlags, einer Verengung der Herzkranzgefäße und einer Anregung der Magen-Darm-Peristaltik sowie der Drüsentätigkeit im Magen-Darm-Kanal kommen (s. Tab. 13-2). Die Körperabwehr läuft während des Schlafs auf Hochtouren. Es stimmt also, wenn wir zu Kranken sagen: »Schlaf dich gesund!« Bei Männern treten während bestimmter Schlafphasen (s.u.) auch Erektionen auf. In diesen Phasen ist, anders als während der übrigen Zeit, die Herzschlag- und Atemfrequenz erhöht.

Beim gesunden erwachsenen Menschen kann man die in Abb. 13-13 dargestellte **Schlafperiodik** feststellen. Der Übergang vom Wachsein (A) bis zum Tiefschlaf (B) dauert in der Regel 35 bis 40 Minuten. Die Zeit des Tiefschlafs kann von 30 bis 60 Minuten in der ersten Schlafperiode bis zu nur wenigen Minuten in der letzten Schlafperiode dauern. Die Einschlafphase bezeichnet man auch als **SEM-Phase** (engl.: **s**low **e**ye **m**ovements, d. h. langsame Augenbewegungen), da in dieser Zeit nur langsame Augenbewegungen auftreten. Die SEM-Phase geht schließlich in den regulären *(orthodoxen)* Schlaf unterschiedlicher Schlaftiefe (Stadien B, C, D und E) über. Bei der Untersuchung des Schlafs haben Schlafforscher schon relativ früh festgestellt, daß es im Laufe des Nachtschlafs typische Phasen gibt, die sich ganz erheblich von den übrigen Schlafphasen unterscheiden. Diese auch als **REM-Phasen** (engl.: **r**apid **e**ye **m**ovements, d. h. schnelle Augenbewegungen) bezeichneten Schlafabschnitte sind durch schnelle Augenbewegungen und plötzliche Gesichts- und Fingerzuckungen gekennzeichnet, der Großteil der Skelettmuskulatur ist jedoch schlaff (atonisch). Herzschlag- und Atemfrequenz sind erhöht, bei Männern kommt es zu Erektionen. Leitet man in dieser Phase ein EEG (**E**lektro**enze**phalo**g**ramm = Hirnstrommessung) ab, ähnelt es dem im Leichtschlaf (Phase B). Weckt man die betroffenen Personen aus einer REM-Phase, berichten sie von anschaulichen (sensorischen) *Träumen*, meist mit optischen oder akustischen, manchmal auch Geruchs- oder Geschmackserlebnissen. REM-Schlaf nennt man auch paradoxen Schlaf oder Traumschlaf. Dagegen werden alle Schlafphasen außer dem REM-Schlaf unter dem Begriff **N**icht-**REM**-Schlaf (**N**on-**REM**-Schlaf, NREM) zusammengefaßt.

Gesunde Personen lagern sich während des Schlafes unbewußt immer dann um, wenn die Durchblutung der aufliegenden Hautflächen unter das für die Versorgung des Gebietes notwendige Maß sinkt. Unbewußt unterscheiden wir während des Schlafes auch die für uns wichtigen äußeren Signale von unwichtigen. So wacht etwa eine Mutter schon bei leisen Unmutsäußerungen ihres Säuglings auf, während sie durch das laute Geknatter der am Haus vorbeifahrenden Lastwagen nicht geweckt wird.

Beide Formen des Schlafes – REM- und NREM-Schlaf – sind für den Menschen überlebenswichtig. Totaler *Schlafentzug* über längere Zeit führt zum Tod. Lebensnotwendig ist jedoch nicht die gesamte Schlafdauer von durchschnittlich 6,5 bis 9 Stunden beim Erwachsenen, sondern nur die ersten 2 bis 3 Tiefschlaf- und REM-Schlaf-Phasen. An der Regulation des **Schlaf-Wach-Rhythmus** sind Nervenzellen beteiligt, deren Botenstoffe (Nervenüberträgerstoffe, Transmittersubstanzen) *Serotonin* und *Noradrenalin (= Norepinephrin)* sind. Veränderungen der vorhandenen Menge dieser Botenstoffe führen dort zu einer Änderung im Wachheitsgrad der betroffenen Personen. Solche spezialisierten Nervenzellen liegen vor allem in der *Formatio reticularis* des Hirnstamms. Aber auch andere Hirnteile wie die Großhirnrinde *(Cortex)*, das Mittelhirn, der Thalamus und der Hypothalamus sind an der Schlafregulation beteiligt.

Mit zunehmendem Alter kommt es bei vielen Menschen zu einem *geänderten Schlafverhalten*. Einige normale Altersveränderungen des Schlafs sind:

- Zunahme des leichten Schlafs (Stadium 1)
- Stadium 2 bleibt unverändert
- zwischen dem 40. und 70. Lebensjahr vermindert sich die Zeit des Tiefschlafs (Stadium 3 und 4) stufenweise
- der REM-Schlaf nimmt ab
- es kommt häufiger zu nächtlichen Wachperioden
- der Erholungswert des Schlafs nimmt ab

Regulation der Körpertemperatur

Die Körpertemperatur des Menschen ist normalerweise in recht engen Grenzen konstant. Man bezeichnet Lebewesen, die ihre Körpertemperatur konstant halten, auch wenn die Umgebungstemperatur fällt oder steigt, als **homoiotherm** (gr.: gleichwarm; im Gegensatz zu wechselwarmen Tieren wie etwa den Schlangen oder Eidech-

Tab. 13-3 Maßnahmen, die der Körper ergreifen kann, um sich an eine geänderte Außentemperatur anzupassen.

Maßnahmen bei **niedriger Außentemperatur**:
- Drosselung der Wärmeabgabe durch Verengung der Hautblutgefäße (so daß die Hautdurchblutung sinkt) und Stoppen der Schweißsekretion
- Erhöhung der Wärmeproduktion durch willkürliche Muskelbewegungen (Herumlaufen, Hände zusammenschlagen, Füße bewegen) und Muskelzittern
- Änderung des Verhaltens (z. B. Anziehen warmer Kleidung, Aufsuchen geheizter Räume, Trinken warmer Getränke etc.)

Maßnahmen bei **hoher Außentemperatur**:
- Verstärkung der Hautdurchblutung, um den Wärmetransport vom Körperkern zur Haut zu erhöhen (Rückstrom des Blutes in die tiefen Venen wird zu den oberflächlichen Venen umgeleitet)
- Verstärkte Schweißsekretion, um die Hautoberfläche abzukühlen (Verdunstungskälte)
- Änderung des Verhaltens (z. B. möglichst wenig Bewegung, da durch Muskelbewegung Wärme entsteht, Aufsuchen von Schatten oder kühlen Plätzen, Anziehen leichter Kleidung, Trinken kalter Getränke, Essen kalter Speisen etc.)

sen). Dies gilt jedoch nur für den Körperkern, d. h. das Innere von Kopf und Rumpf. Haut und Gliedmaßen passen sich in gewissem Umfang der Außentemperatur an.

Gesteuert wird die Regulation der Körpertemperatur auf nervalem Wege. *Das Steuerungszentrum der Temperaturregulation* ist der **Hypothalamus**. In diesem Hirnbereich liegen temperaturempfindliche Fühler, die als *Thermorezeptoren* bezeichnet werden. Weitere Thermorezeptoren findet man in der Haut und im Rückenmark. Von hier laufen alle Informationen zum Hypothalamus. Dort, im Steuerungszentrum, wird nun die tatsächliche Körpertemperatur, die man auch als »Istwert« bezeichnet, mit dem »Sollwert«, der beim Menschen etwa 37 °C beträgt, verglichen. Weicht der Istwert vom Sollwert ab, werden vom Körper Maßnahmen ergriffen, um den Istwert an den Sollwert anzupassen (s. Tab. 13-3).

Auch die **Körperkerntemperatur** unterliegt jedoch gewissen Schwankungen. So schwankt der »Sollwert« tageszeitabhängig um ± 0,5 °C. Das Temperaturminimum wird etwa um drei Uhr morgens registriert, das Maximum abends um 18 Uhr. Eine längerfristige Sollwertverstellung kann man im Rahmen des Menstruationszyklus der Frau feststellen. Kurz nach dem Eisprung erhöht sich die Basaltemperatur um etwa 0,5 °C und sinkt dann wieder am Ende der Gelbkörperphase auf den Ausgangswert ab. Zu Beginn einer Schwangerschaft bleibt der Basaltemperaturwert erhöht und fällt erst ab dem 4. Schwangerschaftsmonat kontinuierlich ab.

 Als **Fieber** bezeichnet man eine Erhöhung der Körpertemperatur infolge einer hypothalamischen Sollwertverstellung auf ein höheres Niveau. Es stellt sich beispielsweise als Reaktion auf eine Entzündung ein.

Fieber (s. dazu auch S. 411 f) wird durch bestimmte Eiweißsubstanzen ausgelöst, die man **Pyrogene** nennt. Solche Pyrogene können zum einen von außen in den Körper gelangen (z. B. mit bestimmten Krankheitserregern), sie werden zum anderen auch vom Körper selbst gebildet. So geben etwa die großen Freßzellen *(Makrophagen)* die Substanzen Interleukin 1 und 6 ab, die unter anderem als körpereigene Pyrogene wirken. Auch der Zerfall von Körperzellen (z. B. aus großen Blutergüssen, Tumornekrosen oder Hirngewebsnekrosen) kann Fieber auslösen. Pyrogene beeinflussen das Temperaturregulationszentrum im Hypothalamus, indem sie den Temperatur-Sollwert nach oben verstellen. Da der Körper relativ zum erhöhten Sollwert anfangs zu kalt ist, kommt es in dieser Phase oft zu Muskelzittern (Schüttelfrost). Fällt das Fieber später wieder auf den Normalwert ab, ist der Körper anfangs noch relativ zu warm. Als Reaktion darauf erweitern sich die Blutgefäße und es kommt zu Schweißausbrüchen.

Fieber beeinflußt auch die Atemtätigkeit. Sowohl eine Erhöhung der Körpertemperatur (d. h. der Anstieg auf fieberhafte Werte), als auch das Absinken der erhöhten Temperatur führen zu einer Steigerung der Atemfrequenz. Für die Betroffenen besonders unangenehm sind die **subjektiven Begleitsymptome** des Fiebers, wie Kopfschmerzen, allgemeines Krankheitsgefühl, Appetitlosigkeit etc.

Man hat lange Zeit über den Sinn des Fiebers gerätselt. Heute ist man der Meinung, daß er darin liegt, daß eine mäßig erhöhte Körpertemperatur (leichtes bis mäßiges Fieber) die **Abwehrvorgänge** beispielsweise über eine *Beschleunigung biochemischer Reaktionen* **unterstützt**. Leichtes bis mäßiges Fieber sollte daher nicht sofort medikamentös gesenkt werden. Dem Patienten ist statt dessen genügend Ruhe und Schlaf zu lassen, da die Zellen des Immunsystems ihre Aktivität im Schlaf steigern. Dies alles gilt jedoch nicht für hohe Temperaturen über 40 °C. Hohes und vor allem lang andauerndes Fieber kann zu einer Austrocknung des Körpers und ganz allgemein zu einer Schwächung des Betroffenen führen. Besonders abwehrgeschwächte, kachektische Personen können dadurch leicht in einen kritischen Zustand geraten.

Die wichtigsten Erkrankungen des Nervensystems im Alter

Die Polyneuropathie

◆ Definition
Die Polyneuropathie ist eine Erkrankung, die das gesamte periphere Nervensystem betrifft. In der Regel ist sie Teilerscheinung einer Allgemeinkrankheit (s. u.).

◆ Ursachen
Häufigste Ursache einer Polyneuropathie ist der *Diabetes mellitus* (s. S. 284 ff). Betroffen sind in der Regel Diabetiker jenseits des 50. Lebensjahrs. In etwa einem Drittel der Fälle treten schon neurologische Beschwerden auf, bevor die Zuckerkrankheit diagnostiziert wird. Typisch für die diabetische Polyneuropathie sind nächtliche Mißempfindungen, Reflexabschwächungen und eine Beeinträchtigung der Vibrationsempfindung.

Weitere Ursachen einer Polyneuropathie im Alter sind die *rheumatoide Arthritis* (»Gelenkrheuma«, s. S. 93 ff), die *Urämie* (Harnvergiftung, s. S. 197 f) und der *Alkoholismus (s. S. 507).*

◆ Krankheitsbild
Hauptsymptome sind schlaffe Lähmungen, Mißempfindungen, Empfindungsausfälle und Ernährungsstörungen in den betroffenen Gliedmaßen. Die Patienten berichten über ziehende Schmerzen, Druckschmerzhaftigkeit der Muskulatur, »brennende Füße« und Ausfälle bei der Berührungs-, Schmerz- und Temperaturempfindung. Im Vordergrund steht der Befall der Gliedmaßen, die Beine sind meist stärker betroffen als die Arme. Die Erkrankung entwickelt sich in der Regel chronisch fortschreitend.

Die Hirnhautentzündung

◆ Ursachen
Als Erreger einer Hirnhautentzündung *(Meningitis)* kommen Bakterien, Viren, Pilze oder auch Einzeller in Frage. Pilzmeningitiden findet man nicht selten bei abwehrgeschwächten Patienten (z. B. Diabetikern oder Tumorkranken).

◆ Krankheitsbild
Typische Symptome einer Meningitis sind Kopfschmerzen, Erbrechen, Bewußtseinsstörungen und plötzliches hohes Fieber. Auch ein Krampfanfall kann erstes Zeichen einer Hirnhautentzündung sein. Um die entzündeten Hirn- und Rückenmarkshäute zu entspannen, beugt der Patient den Kopf in den Nacken (Nackenstarre). Gleichzeitig krümmt er die Wirbelsäule nach vorne im Sinne einer Lordose und zieht die Beine an.

◆ Diagnose
Die Diagnose »Hirnhautentzündung« wird in der Regel durch eine Untersuchung der Gehirn-Rückenmark-Flüssigkeit (Liquor) gestellt. Man findet dort, je nach Art der Meningitis, weiße Blutkörperchen (Lymphozyten, Granulozyten) und/oder die Erreger der Erkrankung.

◆ Therapie
Der Erfolg der Behandlung einer bakteriellen Meningitis hängt von einem möglichst frühzeitigen Antibiotikaeinsatz ab. Daneben sollte auch unverzüglich mit Intensivpflegemaßnahmen begonnen werden. Trotz

Tab. 13-4 Risikofaktoren für eine Durchblutungsstörung des Gehirns

---

Die wichtigsten **Risikofaktoren**, die die Wahrscheinlichkeit, an einer akuten Durchblutungsstörung des Gehirns zu erkranken, erheblich ansteigen lassen:

- Bluthochdruck *(Hypertonie)*
- Herzkrankheiten (z. B. koronare Herzkrankheit, Herzinsuffizienz, offenes Foramen ovale [»Loch im Herzen«], schwere Herzrhythmusstörungen wie Vorhofflimmern)
- Übergewicht
- Zigarettenrauchen
- Gicht *(Arthritis urica)*
- Zuckerkrankheit *(Diabetes mellitus)*
- Fettstoffwechselstörungen *(Hyperlipidämien)*
- bei alten Menschen mit arteriosklerotischen Veränderungen der Blutgefäße auch ein plötzlich einsetzender Blutdruckabfall *(Hypotonie)* oder ein akuter Flüssigkeitsmangel

---

aller Bemühungen lassen sich oft bleibende Schäden wie Intelligenzdefekte, Krampfanfälle, Seh- und Hörstörungen oder Lähmungen nicht verhindern.

Durchblutungsstörungen des Gehirns

◆ Ursachen
Ursache der Durchblutungsstörungen sind meist *arteriosklerotische Veränderungen an den Hirngefäßen.* Am häufigsten betroffen sind die innere Halsschlagader (A. carotis interna) und die mittlere Gehirnschlagader (A. cerebri media). Die Risikofaktoren der Erkrankung sind in Tab. 13-4 zusammengefaßt.

Vorübergehende Durchblutungsstörungen

◆ Definition
Begrenzte, voll rückbildbare Durchblutungsstörungen im Bereich des Gehirns bezeichnet man als **transitorische ischämische Attacken** (TIA). Die hierbei auftretenden neurologischen Ausfälle verschwinden innerhalb eines Tages wieder. TIA stellen ein Alarmzeichen dar! Sie können Vorboten eines Hirninfarkts (s.u.) sein.

◆ Krankheitsbild
Typischerweise verliert der Patient, der eine transitorische ischämische Attacke erleidet, kurz das Bewußtsein.

Oft ist er für einige Stunden desorientiert und verwirrt. Es können Wortfindungsstörungen auftreten. Manche Patienten erwachen mit vorübergehenden Lähmungen, andere stoßen mit der Zunge an oder haben ein vorübergehendes Schwächegefühl in einem Arm oder Bein.

Der Schlaganfall

◆ Definition
Der Schlaganfall oder Gehirnschlag *(zerebraler Insult, Apoplexie)* ist die schwerwiegendste Folge einer umschriebenen arteriellen Durchblutungsstörung des Gehirns. In Deutschland steht er an dritter Stelle der Todesursachenstatistik. Frauen und Männer sind etwa gleich häufig betroffen.

◆ Ursachen
Ursache ist in der Regel ein embolischer oder thrombotischer Verschluß eines Hirngefäßes, seltener eine Hirnblutung. Hierdurch kommt es zu einer Mangeldurchblutung im Versorgungsgebiet des betroffenen Gefäßes. Da das Gehirn besonders empfindlich auf einen Sauerstoffmangel reagiert – schon nach 10 Minuten ist mit dem Tod der betroffenen Ganglienzellen zu rechnen –, ist es für die Prognose des Patienten wichtig, wieviel Hirngewebe unwiderruflich geschädigt ist und wieviel der Hirnsubstanz lediglich vorübergehende Funktionsstörungen aufweist.

Nicht mehr rückbildbare Durchblutungsstörungen, z.B. durch die Thrombose eines arteriellen Hirngefäßes, führen zu einem *Infarkt* im Versorgungsgebiet des betroffenen Blutgefäßes. Hirninfarkte verursachen typische *Kolliquationsnekrosen.* Charakteristisch für eine solche Kolliquationsnekrose ist die Einschmelzung des betroffenen Hirngewebes. Das verflüssigte Gewebe wird abtransportiert. Zurück bleiben schließlich mit einer milchigen Flüssigkeit gefüllte Hohlräume, sog. Pseudozysten.

Neben dem Hirninfarkt ist die *hypertone Massenblutung* (Abb. 13-14) die zweithäufigste Ursache eines Schlaganfalls (Verhältnis 85:15). Ein längere Zeit bestehender Bluthochdruck kann zu Einengungen der Gefäßhohlräume und zu örtlich begrenzten, sich wiederholenden Durchblutungsstörungen führen. Die Blutgefäße werden starr und brüchig. Sie können dadurch leicht einreißen (rupturieren). Es kommt zu Blutungen in das Hirngewebe. Neben dem Bluthochdruck kann auch die Therapie mit gerinnungshemmenden Substanzen (Antikoagulanzien, z. B. Marcumar®) Auslöser einer Hirnblutung sein. Hypertone Massenblutungen treten am häufigsten im Bereich der Stammganglien (Durchblutungsgebiet der Aa. lenticulostriatae) auf, seltener im Bereich des Hirnstamms oder des Kleinhirns. Die Sterblichkeit bei einer hypertonen Massenblutung beträgt etwa 50%.

◆ Krankheitsbild

Zur Symptomatik eines »klassischen« Schlaganfalls gehört die plötzlich, meist im Schlaf oder aus völligem Wohlbefinden heraus auftretende **Halbseitenlähmung** *(Hemiplegie)* auf der dem Herd gegenüberliegenden Körperhälfte. Gelegentlich geht dem Anfall jedoch auch ein allgemeines Unwohlsein voraus. Einige Patienten berichten über Kopfschmerzen vor dem Ereignis. In selteneren Fällen bilden sich die neurologischen Ausfälle nicht schlagartig, sondern erst innerhalb von Stunden aus. Etwa die Hälfte der Betroffenen ist kurze oder längere Zeit bewußtlos.

Bei der Halbseitenlähmung ist der Muskeltonus anfangs schlaff. Bewußtlose Patienten halten grundsätzlich den Kopf und die Augen vom Herd weggewendet. Die Sensibilität ist in der Regel nicht oder nur gering betroffen. Außer Gesichtsfeldausfällen können auch Störungen der Sprache und andere Kommunikationsstörungen auftreten. Eine sogenannte *Broca-Aphasie (Aphasie:* zentral bedingte Sprachstörung) tritt als Folge einer Schädigung im »motorischen Sprachzentrum« *(»Broca-Zentrum«)* im unteren hinteren Bereich des meist linken Stirnlappens auf. Sie ist gekennzeichnet durch eine **Störung bei der Sprachhervorbringung**. Das Sprachverständnis ist weitgehend erhalten. Häufigste Ursache ist ein Schlaganfall im vorderen Versorgungsgebiet der mittleren Hirnarterie *(A. cerebri media).* Die sogenannte *Wernicke-Aphasie* ist Folge einer Schädigung im Bereich des sensorischen Sprachzentrums *(»Wernicke-Zentrum«)* im oberen Teil des in der Regel linken Schläfenlappens sowie der angrenzenden Gebiete des Scheitellappens. Typischerweise kommt es hierbei zu einer **Störung des Sprachverständnisses**. Die Betroffenen sprechen viel, ihre Rede ist jedoch meist ohne Sinn. Auch in diesem Fall ist die häufigste Ursache eine Durchblutungsstörung im – hier jedoch hinteren – Verzweigungsbereich der A. cerebri media. Man nimmt an, daß die *Wernicke-Aphasie* für eine bestimmte Patientengruppe typisch ist. Es sind dies ältere Menschen, die zusätzlich zu den eng umschriebenen Schlaganfallschäden noch weitere Allgemeinveränderungen der Gehirnstruktur aufweisen. Solche Veränderungen können zum Beispiel von einer chronischen Erkrankung der Blutgefäße des Gehirns herrühren.

In einem späteren Stadium, meist nach Tagen oder Wochen, tritt dann eine **Spastizität** (s. S. 96) der Muskulatur auf. Typischerweise wird der betroffene Arm gebeugt, das Bein weist eine Streckspastizität auf (Abb. 13-15). Kopf und Augen sind der Herdseite zugewendet.

Etwa die Hälfte der Patienten sind nach einem Schlaganfall arbeitsunfähig und bedürfen einer umfassenden rehabilitativen Betreuung.

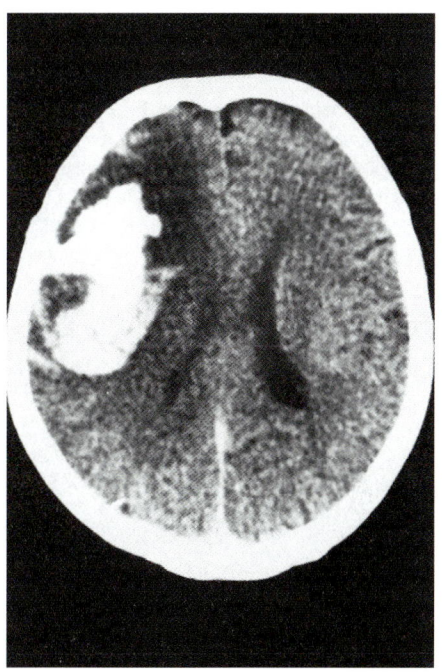

Abb. 13-14 Computertomogramm bei hypertoner Massenblutung im Bereich der Stammganglien mit Durchbruch nach außen (aus: Thomas C [Hrsg]. Grundlagen der klinischen Medizin – Bd. 4: Nervensystem. Stuttgart, New York: Schattauer 1992)

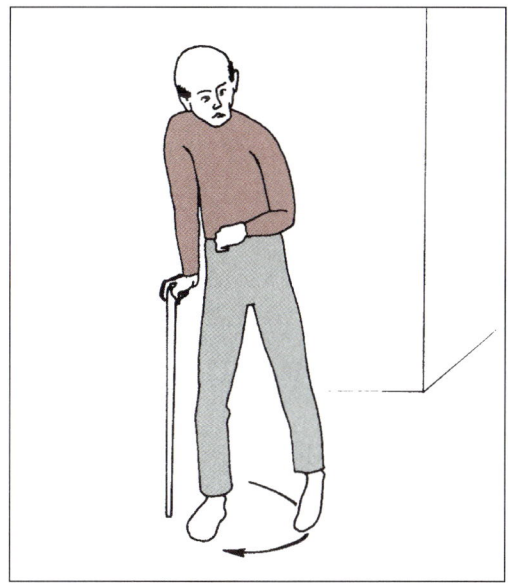

Abb. 13-15 Typische Haltung eines Mannes mit Halbseitenlähmung nach einem Schlaganfall

◆ **Therapie**

Im Akutfall steht die Überwachung von Atmung und Kreislauf im Vordergrund der therapeutischen Bemühungen. Die medikamentöse Therapie des Schlaganfalls richtet sich nach der jeweiligen Ursache. In letzter Zeit werden zunehmend schwerpunktmäßig sogenannte »Stroke units« eingerichtet, das sind spezialisierte Notfallabteilungen. Man verspricht sich von einer möglichst frühen umfassenden Notfallbehandlung eine Verringerung der bleibenden Folgeschäden. Schlaganfallpatienten sollten so früh wie möglich krankengymnastisch behandelt werden. Weitere wichtige rehabilitative Maßnahmen sind das Mobilitätstraining, die Beschäftigungstherapie und die Sprachtherapie.

Krampfanfälle

Prinzipiell kann jedes menschliche Gehirn auf eine Reihe verschiedener Auslöser hin mit einem Krampfanfall reagieren. Als Auslöser kommen akute Erkrankungen und Schädigungen des Zentralnervensystems in Frage (z. B. Meningitis, Hirnblutungen), aber auch Vergiftungen und hochfieberhafte Infekte. Doch erst bei wiederholten Krampfanfällen spricht man von einer Epilepsie. Bei etwa 10% aller Menschen besteht eine erhöhte Krampfbereitschaft, die sich in EEG-Veränderungen und einer abnorm leichten Ansprechbarkeit auf zentrale Krampfgifte äußert. 0,5% der Bevölkerung sind Epilepsiekranke.

Die Epilepsie

◆ **Definition**

Die Epilepsie oder Fallsucht ist eine der häufigsten neurologischen Erkrankungen. Es kommt dabei zu Anfällen mit Krämpfen, Störungen der Wahrnehmung und/oder des Bewußtseins. Die epileptischen Anfälle werden durch überschießende plötzliche Entladungen vieler Nervenzellen im Gehirn ausgelöst. Dies geschieht bei den generalisierten Anfallsformen (s. u.) im gesamten Hirnbereich, während beim fokalen Anfall nur die Neurone eines bestimmten Hirnbereichs (des epileptogenen Herdes) betroffen sind. Meist kann man während des Anfalls die für die Erkrankung typischen elektroenzephalographischen (EEG-)Veränderungen ableiten.

◆ **Ursachen**

Sog. **Gelegenheitskrämpfe** können in jedem Lebensalter vorkommen. Auslöser sind in der Kindheit meist Infektionskrankheiten. Man spricht dann auch von Fieberkrämpfen. Jenseits der Pubertät kommt es nicht selten durch Alkoholmißbrauch und Schlafentzug zur Anfallsauslösung. Im höheren Alter treten einzelne oder wiederholte epileptische Anfälle z. B. bei Stoffwechselentgleisungen und Durchblutungsstörungen des Gehirns auf.

Unter einem **symptomatischen Anfallsleiden** versteht man ein Anfallsleiden aufgrund einer akuten oder chronischen Hirnkrankheit oder nach einer organischen Hirnschädigung. Häufigste Ursache ist eine frühkindliche Hirnschädigung. Im späteren Lebensalter können Hirntumoren, Gefäßmißbildung im Gehirn, Hirnverletzungen, Entzündungen des Gehirns und der Hirnhäute sowie Stoffwechselkrankheiten Auslöser eines Anfallsleidens sein.

Im Gegensatz zur symptomatischen Epilepsie lassen sich bei der **genuinen Epilepsie** (genuin bedeutet hier: angeboren) keine organischen Hirnkrankheiten oder Stoffwechselstörungen finden, die als Auslöser der Epilepsie angesehen werden könnten. Es gilt jedoch als erwiesen, daß nicht die Epilepsie selbst, sondern lediglich die der Anfallsbereitschaft zugrundeliegende Veranlagung (Disposition) erblich ist. Es müssen immer noch zusätzliche Faktoren vorliegen, damit es zum Ausbruch der Erkrankung kommt.

◆ **Krankheitsbild**

Das Krankheitsbild der Epilepsie ist vielfältig. Nach der jeweils im Vordergrund stehenden Symptomatik unterscheidet man
- primär generalisierte kleine Anfälle (Petit mal),
- fokale Anfälle (Herdanfälle) und
- generalisierte große Anfälle (Grand mal).

Zu den zahlreichen Formen von **primär generalisierten kleinen Anfällen** (Petit mal) gehören z. B. die Absencen und die myoklonisch-astatischen Anfälle. Es sind vorwiegend Kinder betroffen. Unter einer *Absence* versteht man eine etwa 5 bis 20 Sekunden dauernde Bewußtseinspause. Die Betroffenen halten plötzlich inne, der Blick geht ins Leere. Eine begonnene Tätigkeit wird unterbrochen. Absencen können sich zu einem Stunden anhaltenden Status epilepticus häufen. Bei den *myklonisch-astatischen Anfällen* stürzen die Betroffenen nach einem kurzen Rucken der Arme oder blitzartigen Zuckungen der Gesichtsmuskulatur zu Boden (Sturzanfälle).

Typische **fokale Anfälle**, denen eine Funktionsstörung in einem umschriebenen Hirnbezirk zugrunde liegt, sind die *elementaren fokalen Anfälle* (einfache Herdanfälle). Hierbei ist das Bewußtsein in der Regel nicht getrübt. Es kommt in einer bestimmten Körperregion oder einem Sinnesgebiet zu motorischen oder sensiblen Reizerscheinungen (z. B. Zuckungen oder Mißempfindungen). Bei den *komplexen fokalen Anfällen* (psychomotorische Anfälle) kommen zu den genannten Erscheinungen noch

Bewußtseinsstörungen, unbewußte Handlungen (Automatismen wie Schmatzen, Kauen, Schlucken, Nesteln) u. a. m. Diese relativ häufige Anfallsform findet man im Kindes- wie auch im Erwachsenenalter.

Der **generalisierte große Anfall** wird auch als generalisierter tonisch-klonischer Anfall oder Grand-mal-Anfall bezeichnet. Dieser »typische« epileptische Anfall ist ein Symptom, das nicht nur im Rahmen einer genuinen Epilepsie, sondern auch als Gelegenheitskrampf oder als Zeichen einer Hirnschädigung (symptomatisches Anfallsleiden) auftreten kann. Die Betroffenen stürzen meist ohne Vorboten bewußtlos zu Boden. Andere berichten von einer Aura, d. h. von unterschiedlichen, in der Regel unangenehmen sensorischen Wahrnehmungen (z. B. Geschmacksempfindungen, Gerüche, Wärme- oder Beklemmungsgefühl, Veränderungen der Sinneswahrnehmung) vor dem eigentlichen Krampfanfall. Zu Beginn des epileptischen Anfalls wird das Gesicht zunächst blaß, später verfärbt es sich blaurot. Die Muskeln verkrampfen sich. Als typische vegetative Symptome treten Schweißausbruch und vermehrter Speichelfluß auf. Der Speichel kann später auch schaumig aus dem Mund austreten. In einer zweiten Phase des Anfalls kommt es zu rhythmischen Muskelzuckungen. Die Atmung setzt stoßartig ein. Nach dem Abklingen dieser etwa eine Minute anhaltenden Phase sind die Patienten erschöpft und fallen in einen meist tiefen Schlaf, aus dem sie abgeschlagen und oft mit Kopfschmerzen erwachen.

Als **Status epilepticus** bezeichnet man eine lang anhaltende Folge von Krampfanfällen. Ein solcher Zustand ist lebensbedrohlich. Epileptische Status können die Hirnzellen schädigen und so zu einer Intelligenzminderung führen.

> **Beachte:**
> Typische Zeichen eines **generalisierten großen epileptischen Anfalls** sind:
> - evtl. vorher eine Aura
> - Bewußtlosigkeit
> - Verfärbung des Gesichts (anfangs blaß, später blaurot)
> - Muskelverkrampfung, Muskelzuckungen
> - Schweißausbruch, vermehrte Speichelabsonderung (auch schaumig)
> - evtl. Urin- oder Kotabgang
> - später stoßweise Atmung
> - nach Anfall Erschöpfung und tiefer Schlaf
> - nach dem Schlaf Abgeschlagenheit, Kopfschmerzen

◆ **Therapie**

Im Vordergrund der Epilepsiebehandlung steht die Gabe von *Antiepileptika* (antikonvulsive Therapie). Je nach Art der Anfälle können unterschiedliche Medikamente wirksam sein. Eine operative Behandlung der Epilepsie ist in der Regel nur bei fokalen Anfällen angezeigt. Wichtig für den Epilepsiekranken ist ein geregeltes Leben, d. h. vor allem ausreichender Nachtschlaf und möglichst ein Verzicht auf Alkohol.

Kommt es trotz der genannten Maßnahmen zu einem **epileptischen Anfall**, sollte man in erster Linie Ruhe bewahren. Man kann versuchen, den Patienten vor Verletzungen zu schützen, indem man ihn auf den flachen Boden legt (Decke!) und Gegenstände aus seiner Umgebung entfernt. Früher wurde oft empfohlen, dem Anfallspatienten einen Keil zwischen die Zähne zu schieben, um einen Zungenbiß zu vermeiden. Dies ist jedoch meist nicht möglich und kann den Betroffenen zusätzlich verletzen. Am sinnvollsten ist es, einfach das Ende des Anfalls abzuwarten. Dauert der Anfall länger als 5 Minuten, muß ein Notfallmedikament (Diazepam) verabreicht werden, um das Anfallsgeschehen zu unterbrechen. Es besteht die Gefahr eines Status epilepticus. Im Gegensatz zu einem einfachen epileptischen Anfall muß bei einem Status epilepticus immer sofort ein Notarzt hinzugezogen werden. Da der Patient im Anschluß an einen einfachen Krampfanfall meist todmüde ist, sollte man ihn in Ruhe ausschlafen lassen. Es ist allerdings zweckmäßig, wegen der Gefahr eines erneuten Anfalls (Achtung: Status epilepticus!) ab und zu nach ihm zu sehen.

> ⚠ Im Gegensatz zu einem einfachen epileptischen Anfall muß bei einem **Status epilepticus** immer sofort(!) ein Notarzt hinzugezogen werden. Es besteht Lebensgefahr!

Die multiple Sklerose

◆ **Definition**

Bei der multiplen Sklerose (MS) handelt es sich um die häufigste rein neurologische Erkrankung Mitteleuropas. Sie ist gekennzeichnet durch einen Zerfall der Markscheiden um die Nerven herum und eine Wucherung der Gliazellen.

◆ **Ursachen**

Bei der Suche nach den Ursachen der Erkrankung ist man bisher zu keinem eindeutigen Ergebnis gekommen. Man nimmt an, daß autoimmunologische Prozesse bei der Entstehung der Krankheit eine Rolle spielen. Aber auch die Beteiligung von sog. langsamen Viren (»slow virus«) an der Entstehung der multiplen Sklerose wird diskutiert.

◆ **Krankheitsbild**

Der Beginn der Erkrankung – meist zwischen dem 20. und 40. Lebensjahr – ist in der Regel schleichend. Die multiple Sklerose verläuft dann *chronisch fortschreitend* oder *in Schüben*. Die Prognose der Krankheit ist schlecht. 25 Jahre nach Diagnosestellung leben nur noch etwa 6% der Erkrankten. Es kommen auch perakute Verlaufsformen vor, bei denen die Krankheit innerhalb von Wochen zum Tode führt. Bei zwei Dritteln der Multiple-Sklerose-Kranken tritt schon innerhalb der ersten 10 Jahre nach dem Krankheitsbeginn eine Behinderung auf, die je nach Krankheitsverlauf unterschiedlich ausgeprägt sein kann.

Häufige Symptome einer multiplen Sklerose sind *Sensibilitätsstörungen* wie Kribbeln, Prickeln, Taubheitsgefühl oder schmerzhafte Berührungsempfindungen. Die Hände zittern bei Willkürbewegungen. Daneben können *Blasenstörungen, Schwindelgefühle* und *Augensymptome* (Augenmuskellähmungen, vorübergehende Erblindung) auftreten. Die Sprache ist meist erst in fortgeschrittenen Stadien der Erkrankung verändert. Typisch ist dann eine langsame, schleppende Sprache, bei der die einzelnen Silben abgehackt und durch längere Pausen voneinander getrennt werden. Bei einem Großteil der Betroffenen entwickeln sich im Laufe der Erkrankung spastische doppelseitige Lähmungen (s. dazu S. 96). Besonders im höheren Lebensalter kann eine solche fortschreitende *spastische Paraparese* einziges Symptom der Krankheit sein. Der Gang dieser Multiple-Sklerose-Kranken ist spastisch oder auch spastisch-ataktisch, d.h. unsicher und torkelnd.

Bei einigen Patienten kommt es auch zu *psychischen Veränderungen.* Es fällt eine oft unangemessene Euphorie (gehobene Stimmung) und Kritiklosigkeit gegenüber der Erkrankung auf. Angehörige anderer Patienten berichten über Symptome eines sog. *organischen Psychosyndroms* (s. dazu auch S. 503). Es ist gekennzeichnet durch Störungen des Denkens, der Auffassungsgabe, des Gedächtnisses und der Urteilsfähigkeit aufgrund der krankheitsbedingten Hirnschädigung. Das organische Psychosyndrom tritt bei ca. einem Viertel der Patienten mit chronisch fortschreitendem Verlauf auf und kann zum völligen geistigen Verfall (Demenz) führen.

◆ **Therapie**

Eine die Ursachen bekämpfende Therapie der multiplen Sklerose ist nicht bekannt. Wichtig ist eine frühzeitig einsetzende krankengymnastische Behandlung. Unter der Annahme, daß es sich bei der multiplen Sklerose um ein autoimmunologisches Geschehen handelt, versucht man, dieses mit einer immunsuppressiven Therapie (d.h. durch Medikamente, die die immunologischen Reaktionen unterdrücken) zu beeinflussen. Bislang hat man jedoch immer nur zeitlich begrenzte Erfolge erzielen können. Der Krankheitsprozeß schreitet auch während der Phasen relativen Wohlbefindens fort.

Die Parkinson-Krankheit

◆ **Definition**

Die Parkinson-Krankheit wird – nicht ganz korrekt – auch als Paralysis agitans oder »Schüttellähmung« bezeichnet. Sie entsteht infolge eines fortschreitenden degenerativen Prozesses in den Stammganglien des Gehirns.

◆ **Ursachen**

Ursache der Erkrankung ist ein *Mangel der Überträgersubstanz Dopamin* an den Rezeptoren der Stammganglien des Gehirns.
Gründe hierfür können sein

- eine unzureichende Dopaminbildung (wie sie bei der Parkinson-Krankheit vorkommt) oder
- eine medikamentös bedingte Hemmung (wie beim sog. Parkinsonismus nach der Einnahme von Neuroleptika, s. S. 491).

In den Stammganglien lassen sich *cholinerge* (d.h. auf den Überträgerstoff **Azetylcholin** ansprechende) und *dopaminerge* (d.h. auf den Transmitter **Dopamin** ansprechende) Nervenzellsysteme mit entgegengesetzter Wirkung finden. Beide Systeme stehen normalerweise in einem gut austarierten Gleichgewicht. Bei der Parkinson-Krankheit kommt es nun aufgrund degenerativer Veränderungen in den Stammganglien zu einem Dopaminmangel und zu einem funktionellen Überwiegen des cholinergen Systems. Beide Faktoren tragen zum typischen Bild des Parkinson-Kranken bei (s. u.).

Beachte:
Zur Symptomatik einer **multiplen Sklerose** gehören:
- Sensibilitätsstörungen
- Intentionstremor
- Blasenstörungen
- Schwindelgefühle
- Augensymptome (Augenmuskellähmungen, vorübergehende Erblindung)
- skandierende Sprache
- spastische Paraparese
- psychische Veränderungen
- organisches Psychosyndrom

◆ Krankheitsbild

Männer sind von dieser Krankheit häufiger betroffen als Frauen. Der Beginn der Erkrankung liegt in den meisten Fällen zwischen dem 40. und dem 60. Lebensjahr. Die Parkinson-Krankheit nimmt in der Regel einen ungünstigen spontanen Verlauf. Etwa ein Viertel der Patienten wird innerhalb von 5 Jahren arbeitsunfähig. 5 bis 9 Jahre nach Ausbruch der Erkrankung sind es bereits 80%.

Zu Beginn der Krankheit klagen die Betroffenen oft über Schmerzen in den Gliedmaßen. Häufig kommt es schon relativ früh zu der für die Erkrankung typischen *depressiven Verstimmung*. Im Laufe der Zeit bilden sich dann die klassischen Parkinson-Symptome aus:

● Tremor (Zittern),
● Akinese (Bewegungsarmut, Bewegungsstarre) und
● Rigor (Steifheit oder Starre der Muskulatur bei erhöhtem Muskeltonus).

Die Patienten fallen durch eine Verarmung der Ausdrucks- und Mitbewegungen auf. Zielgerichtete Bewegungen fallen ihnen schwer. Die Symptome können anfangs asymmetrisch sein, später treten sie jedoch in der Regel beidseitig auf. Da jede Bewegung eine schier unüberwindbare Schwierigkeit darstellt, vernachlässigen sich Parkinson-Kranke zunehmend. Mit der Zeit werden auch ihre Denkabläufe immer langsamer, die Betroffenen werden depressiv. Ihre Interessen engen sich immer mehr ein. Viele Betroffene klagen auch über *vegetative Begleitsymptome* wie starken Speichelfluß und Schwitzanfälle. Typisch ist das sog. Salbengesicht. Das Glänzen der Gesichtshaut kommt durch eine vermehrte Talgabsonderung zustande.

Die Hauptsymptome Tremor, Akinese und Rigor sind nicht immer gleich stark ausgeprägt. Die Ausprägung ist stark vom seelischen Befinden abhängig. Vor allem das Zittern stört die Betroffenen sehr bei den Verrichtungen des täglichen Lebens (Essen, Schreiben etc.). Der leblose Gesichtsausdruck entsteht durch die Erstarrung der Motorik. Das Sprechen ist verlangsamt. Es wird leise, monoton und mit der Zeit stimmlos. Dies ist nicht nur Folge eines verlangsamten Denkens, sondern auch einer Mitbeteiligung der Mundmotorik am Krankheitsgeschehen. Die Schrift wird während des Schreibens immer kleiner, so daß oft das Ende eines langen Wortes nicht mehr zu lesen ist. Die genannten Symptome täuschen eine Minderung der geistigen Fähigkeiten (Demenz) und eine Gemütsarmut vor. Die meisten Patienten leiden sehr unter dieser Verkennung.

Der **Verlauf der Erkrankung** ist über viele Jahre langsam fortschreitend. Ein zeitweise rascheres Fortschreiten kann sich mit Phasen des scheinbaren Krankheitsstillstandes abwechseln. Im Endstadium der Parkinson-Krankheit liegt der Patient mit angezogenen, gebeugten

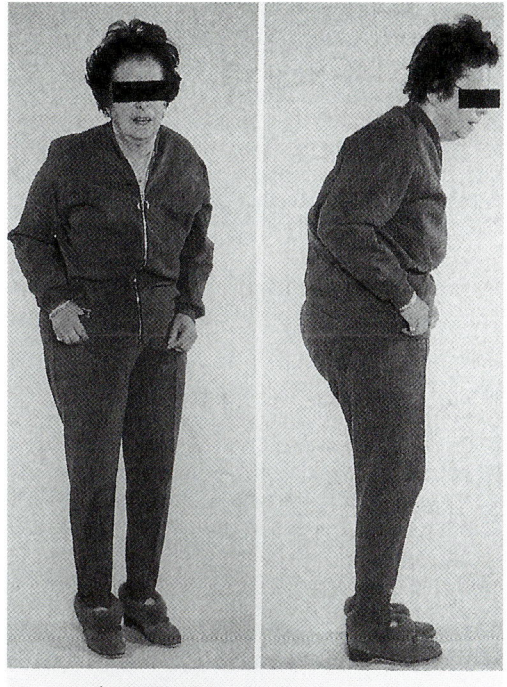

Abb. 13-16 a Typische Körperhaltung bei Parkinson-Syndrom. **b** Längere Schriftprobe mit Kleinerwerden der Schrift. Aus: Poeck K, Hacke W. Neurologie. 10. Aufl. Berlin, Heidelberg, New York: Springer 1998

Gliedmaßen im Bett. Die Gelenke sind versteift und sehr schmerzhaft. Typisch ist auch der vermehrte Speichelfluß und das bereits oben beschriebene Salbengesicht.

◆ Therapie

Wichtigste therapeutische Maßnahme ist die Gabe von *L-Dopa*, einer Vorstufe des Nervenüberträgerstoffes Dopamin. Es wird in den Nervenzellen zu Dopamin umgewandelt. Andere Anti-Parkinson-Mittel wirken z. B. auf die cholinergen Nervenzellsysteme ein. Durch eine Kombinationstherapie zweier oder mehrerer Anti-Parkinson-Mittel mit unterschiedlichem Wirkungsmechanismus kann eine niedrige Dosierung der Einzelmedikamente erreicht werden, um die Nebenwirkungen möglichst gering zu halten. Besonders wichtig für die

Patienten ist eine regelmäßige *krankengymnastische Behandlung* (aktive und passive Übungen). Auch aktivierende Spiele und handwerkliche Übungen helfen, Gelenksversteifungen vorzubeugen und die Betroffenen aus ihrer Passivität herauszuholen.

Tumoren des Nervensystems

◆ Definition

Die Gut- oder Bösartigkeit eines Tumors spielt bei den Hirntumoren eine geringere Rolle als bei anderen Tumoren des Körpers. Ihnen steht innerhalb der Schädelkarlotte nur ein begrenzter Raum zur Verfügung. Durch das Wachstum des Tumors kommt es oft rasch zu Symptomen und schließlich zum Hirntod. Die Auswirkungen des Tumorwachstums im Schädel sind daher auch beim biologisch gutartigen Tumor als bösartig (maligne) zu betrachten.

Die häufigsten malignen Hirntumoren des Erwachsenenalters sind die sehr bösartigen **Glioblastome**. **Meningeome** sind gutartige Geschwülste, die von den Hirnhäuten ausgehen. Sie wachsen sehr langsam und verdrängend. Es sind Tumoren des mittleren und höheren Erwachsenenalters. Frauen sind häufiger davon betroffen als Männer.

Mit unterschiedlicher Häufigkeit (10 bis 25%) kommen Metastasen bösartiger Tumoren anderer Körperregionen im ZNS vor. **Hirnmetastasen** findet man vor allem bei Lungen- und Nierenkarzinomen sowie beim Brustkrebs.

◆ Krankheitsbild

Symptome eines Hirntumors sind sog. **Hirndruckzeichen** (u. a. Kopfschmerzen, Erbrechen, Schwindel, Hirnnerven-, Bewußtseins- und Atemstörungen), psychische Veränderungen oder epileptische Anfälle.

Psychoneuroimmunologie

> **Def.** Die **Psychoneuroimmunologie** beschreibt das Zusammenspiel, d. h. die Wechselwirkungen zwischen den Anpassungs- und Abstimmungsvorgängen von Nerven-, Immun- und Hormonsystem und dem menschlichen Verhalten.

Versteht man den Menschen als »ganzheitliches Wesen«, bei dem sich Körper und Geist (Seele) nicht voneinander trennen lassen, wird bald klar, daß kein Organteil und kein Organsystem isoliert arbeitet, sondern daß es vielfa-

che Beziehungen zwischen dem, was wir als Psyche bezeichnen, und dem Körper gibt. Erst in der letzten Zeit hat ein neuer Wissenszweig, die **Psychoneuroimmunologie**, damit begonnen, die bis dahin bruchstückhaften Erkenntnisse aus der Hirnforschung, der Immunologie (der Wissenschaft, die sich mit der Körperabwehr beschäftigt) und der Endokrinologie (der Wissenschaft vom Hormonsystem) zusammenzufügen.

Schon recht bald fand man in allen Organen des Immunsystems Nervenfasern, die einen direkten Kontakt zu den Immunzellen herstellen. Bis zu diesem Zeitpunkt war man allgemein davon ausgegangen, daß zwischen den Zellen des Immunsystems und dem Nervensystem kein Informationsaustausch stattfindet. Doch nun fand man auch auf der Oberfläche von Immunzellen (z. B. von Lymphozyten) Rezeptoren für Nervenüberträgerstoffe. Sie können die von den präsynaptischen Membranen vegetativer Nerven ausgeschütteten Botenstoffe auffangen und so zu einer Veränderung der Funktion dieser Immunzellen führen. Es besteht also eine direkte Verbindung zwischen vegetativem Nervensystem, dem u. a. für den Stoffwechsel zuständigen unbewußten Teil unseres Nervensystems, und den Zellen des Immunsystems. All dies spricht dafür, daß das Nervensystem einen direkten Einfluß auf das Immunsystem hat.

Man folgerte daraus, daß die täglichen Streßreaktionen, denen wir normalerweise ausgesetzt sind, über das Nervensystem auch Auswirkungen auf das Immunsystem haben können. Hormone und Neurotransmitter können die Aktivität des Immunsystems beeinflussen und umgekehrt beeinflussen die Produkte des Immunsystems das Gehirn. Dies ist sicher so in Zeiten, wo wir emotional belastet sind (z. B. durch Streß oder Einsamkeit), vermutlich aber auch unter ganz normalen, entspannten Bedingungen.

Schon länger ist bekannt, daß bei bestimmten seelischen Störungen Veränderungen im Hormonhaushalt zu beobachten sind. So bewirkt z. B. Angst, daß das sympathische Nervensystem die Abgabe von Adrenalin und Noradrenalin aus den Nebennieren veranlaßt. Neu ist nun die Erkenntnis, daß einige dieser Signale auch Auswirkungen auf das Immunsystem haben können. Man hat herausgefunden, daß die Tatsache, daß ein Mensch keine Kontrolle über eine bestimmte Situation hat (Beispiele: ärztliche Untersuchung, Eintritt in ein Pflegeheim), diese Situation also nicht selbst steuern kann, einer der Faktoren ist, die zu einer abgeschwächten Immunreaktion führen. Ein anderer, ebenso wichtiger Faktor ist, ob ein Mensch sich einsam fühlt oder nicht. Das bedeutet nicht, daß eine Depression beispielsweise für sich allein schon ausreicht, um vorauszusagen, daß der betreffende Mensch eine verminderte Immunreaktion und daraufhin eine erhöhte Krankheitsanfälligkeit zeigen wird. Man hat jedoch festgestellt, daß die Immunabwehr um so schwächer wird, je schwerer eine Depression ist. Am deutlichsten war dieser Zusammenhang bei älteren Menschen zu beobachten.

Eine Reihe von Studien zeigt, daß Gemütszustände wie Ängstlichkeit, Hoffnungslosigkeit und Verzweiflung, die über einen längeren Zeitraum anhalten, eine starke negative Wirkung auf das Immunssystem haben. Positiv wirkt sich dagegen die Fähigkeit eines Menschen aus, Ärger nicht einfach »hinunterzuschlucken«, sondern ihn auszudrücken. Ebenfalls positive Auswirkungen auf das Immunsystem hat es, wenn Menschen ihr eigenes Leben selbst steuern können, d. h. wenn sie in ausreichendem Maße über Kontroll- und Entscheidungsmöglichkeiten verfügen.

 Das Gefühl, selbst über das eigene Leben bestimmen zu können, beeinflußt indirekt nicht nur die Leistungsfähigkeit und das Wohlbefinden eines Menschen im Alter, sondern auch den körperlichen Prozeß des Alterns.

Nach Betty Friedan, einer amerikanischen Psychologin und Gerontologin, ist es für ein »erfolgreiches«, vitales Altern entscheidend, daß ein Mensch bis zu seinem Lebensende Ziele hat. Er muß fähig sein, diese Ziele seinem Alter und Gesundheitszustand anzupassen oder – falls das unmöglich ist – neue Ziele zu finden.

Eine Besprechung der wichtigsten psychiatrischen Erkrankungen im Alter finden Sie im Anhang dieses Buches auf den Seiten 500 bis 508.

Pflege

ANGELA DÜHRING

Folgen einer gestörten psychischen Leistungsfähigkeit

Organische Veränderungen, Erkrankungen des Gehirns und des Nervensystems gehen in der Regel mit Beeinträchtigungen und Störungen der psychischen Leistungsfähigkeit und Verhaltensänderungen einher. Diese Störungen sind vorübergehend oder dauerhaft und in ihrer Ausprägung sehr unterschiedlich. Für den Betroffenen sind sie immer besonders einschneidend, da er selbst oder andere an seinem Verstand zweifeln.

Für viele Menschen ist der Verlust der psychischen Leistungsfähigkeit höher zu bewerten als der der körperlichen Funktionen. Erkrankten wird daher mit viel Unsicherheit und Verständnislosigkeit begegnet. Hinzu kommen viele *Vorurteile.* Mit »Der spinnt doch« oder »Der ist doch verrückt« wird auf Ausfallerscheinungen

oder von der »Normalität« abweichendes Verhalten reagiert. Gesunde Anteile und Fähigkeiten werden oftmals nicht mehr wahrgenommen, der einzelne als »irre« abgetan.

Diese abwertende Haltung trifft die Betroffenen hart. Mit dem eigenen Versagen und der Ablehnung durch die Umwelt konfrontiert ziehen sie sich zurück, versuchen Situationen zu vermeiden, in denen sie versagen oder die sie nicht mehr beherrschen können. Notwendige medizinische und soziale Hilfe wird nicht gesucht. *Verzweiflung* und *Verelendung* sind die Folge. Neben der Inkontinenz führen psychische Veränderungen und Verhaltensauffälligkeiten sehr häufig zu einer Heimeinweisung.

Beobachtung

In der Betreuung alter Menschen spielt die Beobachtung von Veränderungen der psychischen Leistungsfähigkeit und Verhaltensauffälligkeiten eine zentrale Rolle. Dabei ist zu beachten, daß Beobachtungen und Bewertungen immer von der *Zufälligkeit des Moments* der Beobachtung und der *Sichtweise* der beobachtenden Person abhängig sind. Eventuell nimmt die beobachtende Person nur das wahr, was sie sehen will und übersieht andere wichtige, vor allem gesunde Aspekte.

Wichtig ist das Zusammentragen von Beobachtungen von *möglichst vielen Personen,* die den Betroffenen in unterschiedlichen Situationen erleben, z. B. im Heim neben dem Pflegepersonal Therapeuten, der Besuchsdienst usw. Die Beobachtungen sind stets *kritisch zu hinterfragen,* da sie in der Regel sehr subjektiv sind. Welche eigenen Anteile sind in der Beobachtung? Sind eigene Gefühlsregungen im Spiel?

Menschen verhalten sich in verschiedenen Situationen verschiedenen Personen gegenüber und zu verschiedenen Zeiten oftmals ganz unterschiedlich. Dies alles muß berücksichtigt werden, um ein möglichst klares Bild von der Situation des Betroffenen und eventuellen Hilfsmöglichkeiten zu bekommen.

Bewußtsein und Bewußtseinsstörungen

| Def. | Mit dem Begriff **»Bewußtsein«** wird der Zustand der psychischen Wachheit beschrieben. Das bedeutet, das Gehirn ist in der Lage, Empfindungen und Reize aufzunehmen, zwischen unterschiedlichen Reizen zu unterscheiden und auf diese in adäquater Weise zu reagieren. |

Ein »bewußter« Mensch nimmt sich selbst mit seinen eigenen Gedanken und Vorstellungen, Hoffnungen und Vermutungen wahr. Das Bewußtsein bezieht sich demnach nicht nur auf die *Wahrnehmung der Umwelt* und seiner Mitmenschen, sondern auch auf den Menschen selbst, seine *Selbstwahrnehmung.*

Für die **Beurteilung** des Bewußtseinszustandes eines Menschen ist das auffälligste Kriterium seine Fähigkeit, sich über sein eigenes Erleben und das Erleben seiner Umwelt sprachlich mitzuteilen. Die Bewußtseinszustände werden nach Klarheit und Deutlichkeit des Erlebens unterschieden. Sie entziehen sich einer direkten objektiven Messung.

Schlaf

Ein veränderter Bewußtseinszustand, der natürlich bedingt ist, ist der Schlaf. Im Schlaf wird das Bewußtsein zeitweilig ausgeschaltet. Der Mensch reagiert nicht mehr direkt auf Reize aus seiner Umgebung, ist aber durch sie weckbar. Der regelmäßig wiederkehrende Zustand der Ruhe wird vom Organismus benötigt, um sich zu regenerieren. Nahezu alle Körpersysteme sind auf »Sparflamme« geschaltet. Die Aufnahmefähigkeit ist vermindert. Die Atmung ist langsam, und in der Regel sind die Atemzüge tiefer. Die Muskulatur ist locker und entspannt.

Der Schlaf ist in seiner **Dauer** sehr individuell ausgeprägt (6 bis 10 Stunden) und verläuft in einzelnen Zyklen von ca. 90 Minuten Dauer. Bei einem gesunden Menschen folgen zwischen vier und sechs Zyklen aufeinander.

Ein **Schlafzyklus** (vgl. S. 339f) wird in fünf Phasen unterteilt:
- *Phase 1* beginnt kurz nach dem Einschlafen. Der Schlafende befindet sich in einem Zustand der leichten Weckbarkeit durch äußere Reize. Die Muskulatur entspannt sich allmählich.
- *Phase 2* folgt nach ca. 15 Minuten. Der Schlafende schläft jetzt tiefer, ist aber immer noch leicht weckbar. Träume und Gedankenfetzen werden wahrgenommen.
- *Phase 3* beginnt nach ca. 30 Minuten. Die Muskulatur ist jetzt völlig entspannt, die Körperfunktionen und die Atmung sind verlangsamt. Die Weckbarkeit nimmt ab, nur noch besonders auffällige Reize führen zum Wachwerden.
- *Phase 4* setzt ca. 60 Minuten nach dem Einschlafen ein. Der Schlafende ist nur noch schwer weckbar und völlig entspannt.
- *Phase 5* beginnt nach ca. 70 Minuten. Der Schlafende ist in dieser Traumschlafphase für ca. 10 Minuten. Die Augen bewegen sich schnell hin und her. Wird der Schlafende jetzt geweckt, so erinnert er sich an seine Träume. Diese Phase wird auch *REM-Phase* genannt (von der englischen Bezeichnung »rapid eye movements« = rasche Augenbewegungen).

Nach der Phase 5 kehrt der Schlafende zum zweiten Zyklus in die Phase 2 zurück und startet die Schlafphasen erneut. Die REM-Phasen werden im weiteren Schlafverlauf länger.

Der REM-Schlaf ist nach den neuesten Erkenntnissen für die Gesundheit und das Wohlbefinden des Menschen besonders wichtig. Offensichtlich erholt sich der Mensch in dieser Schlafphase erst richtig. Wird der Schlafende in dieser Phase gestört oder erreicht er die REM-Phase nicht, so tritt Schlafmangel auf.

◆ Schlafmangel

Der tägliche Schlaf ist ein Grundbedürfnis des Menschen. Ein Mensch, der längere Zeit nicht richtig oder nicht lange genug geschlafen hat, ist in seiner Leistungsfähigkeit stark eingeschränkt. In Untersuchungen wiesen Testpersonen, die drei aufeinanderfolgende Tage und Nächte nicht geschlafen hatten, folgende Veränderungen auf:
- Sie konnten einfache Aufgaben nicht mehr lösen.
- Ihre Sprache wurde zunehmend unzusammenhängend.
- Sie wurden desorientiert, und einige hatten sogar Halluzinationen (Täuschung der Sinneswahrnehmung).

Chronischer Schlafentzug kann zu Reizbarkeit, Aggressivität und verminderter Resistenz gegen Infektionen führen. Ein nicht erholter Organismus ist in seiner Abwehrfunktion gegenüber Krankheitskeimen geschwächt. Zur Unterstützung eines Heilungsprozesses spricht man nicht umsonst vom »Gesundschlafen«. Der Körper versucht, den Schlafmangel durch eine längere Schlafzeit auszugleichen.

 Das Wissen über die Zusammenhänge von Schlafmangel und dem Auftreten von Desorientiertheit (s. S. 354) ist für die Altenpflege besonders wichtig, da das Schlafvermögen und die Schlaftiefe im Alter Veränderungen unterworfen sind (s. Abb. 13-17).

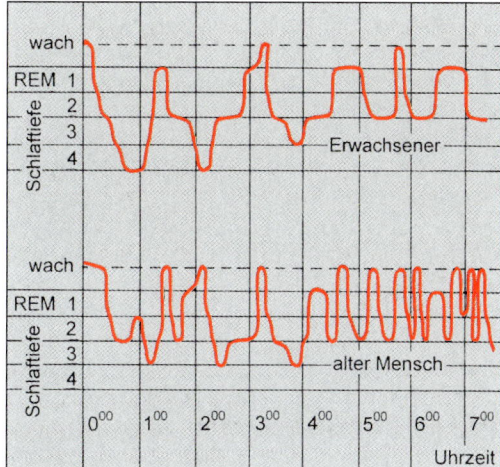

Abb. 13-17 Schlafphasen und -tiefe beim Erwachsenen und beim alten Menschen

◆ Der Schlaf des älteren Menschen

Der Schlaf eines alten Menschen unterscheidet sich von dem des jüngeren durch die Abnahme der REM-Phasen. Der Schlaf ist insgesamt flacher und nur ca. 5 bis 7 Stunden lang. Die Weckbarkeit durch äußere Reize ist sehr viel größer. Der Schlaf wird in seinem gesamten Verlauf öfter durch Phasen der motorischen Unruhe unterbrochen. Diese Unterbrechungen werden durch Blutdruckschwankungen oder durch Unterzuckerung verursacht.

Einfache **Hilfsmittel**, um wieder schlafen zu können, sind eine Tasse Kaffee mit viel Milch und Zucker oder bei Unterzuckerung auch ein Milchmixgetränk. Milch enthält Stoffe, die das Einschlafen fördern, der Koffeingehalt des Kaffees stabilisiert den Blutdruck.

Viele alte Menschen klagen über **Einschlafstörungen**. *Organisch bedingt* können als Ursache Herzinsuffizienz, Bronchitis, Asthma oder ganz allgemein Schmerzen in Frage kommen.

In der Regel überwiegen allerdings *psychische Faktoren*. Hier ist vor allem das Abweichen von Schlafgewohnheiten und -ritualen zu nennen. Dies können z.B. die viel zu frühen und zu langen Schlafzeiten im Altenheim sein (von 18–19 Uhr bis 6 Uhr in der Frühe = 11 bis 12 Stunden!). Des weiteren verhindern nicht verarbeitete Probleme und Konflikte, Angst, Wut und Trauer die notwendige Entspannung. Nicht zu unterschätzen sind *Störungen in der Umgebung* des Schlafenden wie Lärm und helles Licht (z.B. bei der pflegerischen Versorgung inkontinenter oder pflegebedürftiger Mitbewohner), das ungewohnte Bett, die Umgebungstemperatur oder auch die fremde Umgebung im Heim oder Krankenhaus.

Ebenfalls recht häufig sind **Durchschlafstörungen**. Die nächtliche Ruhe wird häufig durch organisch bedingte Störungen unterbrochen; hier ist insbesondere das nächtliche Wasserlassen zu nennen. Andere Störungen kommen besonders im Altenheim vor. Zum einen sind es die oben angesprochenen Einflüsse aus der unmittelbaren Umgebung, zum anderen auch mangelnde körperliche und sinnvolle Aktivitäten während des Tages.

Pflegekräfte können entscheidend zu einem erholsamen Schlaf beitragen, indem sie

- ▶ die nächtlichen Pflege- und Betreuungsaktivitäten leise und ohne grelles Licht durchführen,
- ▶ auf den persönlichen Schlafrhythmus des alten Menschen Rücksicht nehmen und z.B. das Kontinenztraining darauf abstimmen,
- ▶ die Einhaltung der Schlafgewohnheiten ermöglichen und unterstützen,
- ▶ die Schlafenszeit sinnvoll auf den einzelnen abgestimmt verkürzen,

- ▶ durch einen Spätimbiß eine Unterzuckerung vermeiden helfen,
- ▶ durch die Gabe von Kaffee Blutdruckschwankungen beheben helfen,
- ▶ die Sorgen und Ängste der alten Menschen ernst nehmen und ihnen Hilfe anbieten,
- ▶ vor dem Einschlafen und während der Nacht zu Gesprächen bereit sind,
- ▶ mögliche Schmerzen noch vor dem Einschlafen bekämpfen,
- ▶ für Entspannung am Abend und zur Vorbereitung der Nachtruhe beitragen,
- ▶ tagsüber für ausreichende Bewegung und sinnvolle Beschäftigung sorgen.

Einteilung der Bewußtseinszustände

Die Bewußtseinszustände werden nach Klarheit und Deutlichkeit des Erlebens unterschieden (s. Tab. 13-5). Sie reichen von der Bewußtlosigkeit bis zum Zustand der hellwachen Klarheit, dem »vollen Bewußtsein«. Veränderungen im Bewußtseinszustand des Betroffenen deuten immer auf eine Störung hin, die weiterer Behandlung bedarf. (Ausnahme bildet der natürliche Sterbeprozeß, s. Kap. 18). Die einzelnen Grade des Bewußtseins können fließend sein, sie sind nicht immer klar abgrenzbar. Eine gezielte Beobachtung ist deshalb notwendig.

Bewußtseinsstörungen

Erkrankungen und organisch bedingte Veränderungen des Gehirns und des Nervensystems können zu Einschränkungen, Störungen oder zum dauerhaftem Verlust von Teilaspekten des Bewußtseins führen. Sie beeinträchtigen den einzelnen in allen seinen Aktivitäten des Lebens und führen oft zu Ausgrenzung, sozialer Isolation und zu Pflegebedürftigkeit.

◆ Sensibilitätsstörungen

Unter **Sensibilität** versteht man im physiologischen Sinne die Empfindungsfähigkeit des Menschen. Mit Hilfe von Rezeptoren in der Haut, den Schleimhäuten und in den Muskeln kann der Mensch Berührung, Schmerz, Temperatur, Bewegung, Druck, Lageveränderung und Erschütterungen wahrnehmen.

Die Empfindungsfähigkeit ist lebenswichtig. Die Wahrnehmung von Temperaturunterschieden schützt den Organismus vor Verbrennungen oder Unterkühlung. Die Wahrnehmung von Druck veranlaßt z.B. eine Lageänderung und verhindert die Entstehung von Druckgeschwüren. Das Gefühl für Bewegung und Lage dient der Wahrnehmung der eigenen Körperlichkeit.

Tab. 13-5 Die klinische Einteilung der Bewußtseinszustände

volles Bewußtsein	Betroffener ist ansprechbar, wach, reagiert adäquat, kann Fragen gezielt beantworten, ist zeitlich, räumlich und zur Person orientiert
Benommenheit	Aufmerksamkeit ist herabgesetzt; Leistungen und Reaktionen sind verlangsamt; der Betroffene wirkt schläfrig, seine Sprache ist verwaschen
Somnolenz	Betroffener schläft, kann ohne Mühe geweckt werden, wirkt apathisch, antriebsarm und desinteressiert an seiner Umgebung
Sopor	entspricht dem tiefsten Schlafzustand; Betroffener ist nur noch durch Kneifen weckbar; normale physiologische Reflexe sind auslösbar
Präkoma	Betroffener läßt sich nicht mehr wecken; einzelne physiologische Reflexe sind nicht mehr auslösbar; auf Schmerzreize sind noch Abwehrreaktionen beobachtbar; das Bewußtsein kehrt dabei nicht mehr zurück
Koma	tiefe Bewußtlosigkeit; die meisten physiologischen Reflexe sind erloschen, krankhafte Reflexe treten auf; auch durch starke Schmerzreize läßt sich keine Abwehrreaktion mehr provozieren; wird der zu diesem Zustand führende Prozeß nicht aufgehalten, tritt der Tod ein

Störungen der Empfindung sind vor allem
- die herabgesetzte oder erhöhte Schmerzempfindung,
- Mißempfindungen wie Kribbeln und Brennen sowie
- eine herabgesetzte Berührungsempfindung.

◆ Psychomotorik

Mit dem Begriff »Psychomotorik« wird die Übereinstimmung von Gestik/Mimik und der Situation bzw. den Gefühlen der betreffenden Person umschrieben.

Bei einem gesunden Menschen stimmen diese überein, d.h. wenn man fröhlich ist, lacht man usw. Diese Übereinstimmung unterliegt nicht der willkürlichen Steuerung und kann nur zum Teil »beherrscht« werden. In der menschlichen Kommunikation spielt die Psychomotorik eine große Rolle, da auf die Körperhaltung und die Sprache gleichermaßen geachtet wird. Bei Übereinstimmung erscheint die Person glaubhaft oder auch authentisch.
Störungen der Psychomotorik machen sich z.B. dadurch bemerkbar, daß in einer traurigen Situation der Betreffende lacht und überzogen fröhlich erscheint. Gestik und Mimik sind nicht auf die jeweilige Situation abgestimmt. In der Kommunikation mit anderen Menschen führt diese Störung zu Mißverständnissen und Irritationen.

◆ Koordinationsstörungen
Die Durchführung einer Bewegung ist ein komplexes Zusammenspiel von Muskeln, Sehnen, Bändern, Nerven und Gehirn. Die einzelnen beteiligten Faktoren müssen fein aufeinander abgestimmt agieren (= Koordination),

um eine Bewegung zielgerichtet, mit dem angemessenen Kraftaufwand und der notwendigen Dauer auszuführen. Auch die aufrechte Körperhaltung und das Gehen sind nur aufgrund einer genauen Koordination möglich.

Störungen der Koordination werden mit dem Begriff **Ataxie** (= Unordnung) umschrieben.

Sie treten in der Bewegung selbst und in der Ausführung der Bewegung auf, obwohl die Aufgabe verstanden wird und die motorischen Funktionen unversehrt sind.
Beispiele:
- Bewegungen können nicht zielgerichtet ausgeführt werden; die Hand greift z.B. an der Tasse vorbei.
- Der »Finger-Nase-Versuch« mißlingt.
- Bewegungen sind fahrig und überschießend; die Hand wirft z.B. das Glas, das sie greifen will, mit einer heftigen Bewegung um.
- Der Betroffene kann nicht aufrecht gehen, sondern kippt ständig zu einer Seite um.
- Der Betroffene kann nicht aufrecht sitzen, er fällt zu einer Seite um.
- Die Feinabstimmung der Finger ist gestört, die Handschrift wird unleserlich.

◆ Sprachstörungen
Die Sprache ist das wichtigste Kommunikationsmittel des Menschen. Sprachstörungen sind für den Betroffenen besonders gravierend, da er sich nicht mehr verständlich machen kann. Mit der Veränderung der Sprache gehen oft Störungen der Schrift und des Lesevermögens einher.

Sprachstörungen werden unter dem Oberbegriff **Aphasie** zusammengefaßt.

Unterschieden werden:
- *globale Aphasie*: kein Sprachverständnis vorhanden, Lesen und Schreiben sind gestört, sinnlose Laute werden ständig wiederholt, z. B. »mimimimi«;
- *sensorische Aphasie*: Verlust des Sprachverständnisses, leeres inhaltloses Geplapper ohne Hauptwörter, Lesen und Schreiben sind unverständlich;
- *motorische Aphasie*: Sprache ist mühsam, abgehackt, wie im Telegrammstil; Sprache wird verstanden, Lesen und Schreiben sind gestört;
- *amnestische Aphasie*: Sprachverständnis vorhanden; Wortfindungsstörungen treten auf, z. B. wird der Satz nicht beendet, da das Hauptwort nicht gefunden oder ein falsches eingesetzt wird, z. B. Stuhl für Tisch.

◆ Agnosie

 Agnosie ist das Unvermögen, früher bekannte Gegenstände, Reize und die Umgebung zu erkennen und zu identifizieren trotz unversehrter sensorischer Fertigkeiten.

So wird z. B. mit dem Begriff Stuhl nicht mehr die Funktion und der Gebrauch als Sitzgelegenheit verstanden, der Gegenstand wird nicht als Stuhl identifiziert.

◆ Akalkulie

 Akalkulie ist eine Störung des logischen Denkens, die mit dem Verlust der Rechenfähigkeit einhergeht.

Der Betroffene ist nicht in der Lage, eine einfache Rechengleichung vorzunehmen.

◆ Wahnvorstellungen

 Wahn ist eine aus krankhafter Ursache entstehende, irrige, gegenwärtig nicht korrigierbare Überzeugung von unmittelbarer Gewißheit.

Wahnthemen sind Beziehungs- Größen-, Verfolgungs- und Versündigungswahn. Eine **wahnhafte Störung** liegt immer dann vor, wenn eine Person Ideen und Vorstellungen hat, die sich auf eine Beeinträchtigung ihrer Person beziehen. Der Betroffene gelangt zu der Überzeugung, jemand wolle ihn vergiften oder bestehlen und hält trotz aller gegenteiligen Beweise anderer Menschen daran fest. Reale Situationen werden in den Wahn einbezogen.

So werden z. B. mitgehörte Gespräche auf die eigene Person bezogen, »man rede über ihn«. Der Betroffene entwickelt anderen Menschen gegenüber Mißtrauen und Feindseligkeit. Er ist innerlich unruhig, ängstlich und reizbar. Seine Gedanken sind sprunghaft, er kann sich selbst auf kleine Aufgaben nicht lange konzentrieren.

◆ Halluzinationen
Im Gegensatz zum Wahn beziehen sich die Halluzinationen auf nicht vorhandene Sinneseindrücke, die für den Betroffenen aber real sind bzw. empfunden werden.
Halluzinationen treten häufig akustisch (Stimmen oder Geräusche werden gehört, obwohl sie nicht existieren) und/oder visuell auf (Personen oder Gegenstände werden gesehen, obwohl sie nicht existieren, z. B. der vor Jahren verstorbene Ehemann). Die Sinnestäuschungen beziehen sich auch auf Geschmack, Geruch, Schmerzen, Hitze oder Kälte.

◆ Delir
Ein Delir tritt in der Regel im Zusammenhang mit oder als Folge einer länger bestehenden Abhängigkeit von Suchtmitteln, z. B. dem Alkohol, auf, kann aber auch durch hohes Fieber ausgelöst werden. Der Betroffene ist unruhig und erregt, die Gedanken sind bruchstückhaft. Die Sprache ist verwaschen und undeutlich. Optische Halluzinationen treten auf, z. B. werden Ratten auf der Gardinenstange gesehen. Die Hände und Füße zittern stark (= Tremor), der Puls rast, der Blutdruck schwankt. Neben den Kreislaufstörungen wird z. B. tatsächlich Vorhandenes im Zimmer umgedeutet und in einen bedrohlichen Zusammenhang gebracht. Der Betroffene glaubt beispielsweise, in einem Raubtierkäfig eingeschlossen zu sein und springt aus dem Fenster, ohne die Gefahr des Sturzes zu erkennen.

◆ Verwirrtheitszustände
Sehr häufig in der Altenpflege anzutreffen sind Verwirrtheitszustände. Mit dem Begriff Verwirrtheit wird keine Krankheit, sondern ein Symptomenkomplex beschrieben. Die Hauptsymptome treten vorübergehend für Stunden, Tage oder Wochen auf. Sie sind in ihrem Erscheinungsbild sehr schwankend. Mal treten mehrere Symptome gleichzeitig auf, dann wieder nur ein Symptom. Im Gegensatz zu anderen dementiellen Erkrankungen, wie z. B. der Alzheimer-Krankheit, bei der ein konstanter Abbauprozeß zu beobachten ist, wechseln Phasen der Verwirrtheit mit Phasen »normaler« Reaktionsweisen ab.

Hauptmerkmal ist die *zeitliche, örtliche* und *situative Desorientiertheit* der Betroffenen. Sie finden sich nicht mehr in ihrer Umgebung zurecht, alltägliche Wege und die Reihenfolge von Tätigkeiten werden vergessen, z. B.

wissen sie nicht mehr, daß nach dem Aufstehen und Waschen das Frühstück eingenommen wird. Der Verlust der zeitlichen Orientierung bedeutet, daß die Nacht zum Tage wird. Der Schlafrhythmus ist gestört.

Die *Sprache* wird ausdrucksarm oder wirr und unzusammenhängend. *Stimmungsschwankungen* treten auf. Betroffene sind ohne erkennbaren Grund ängstlich, euphorisch, apathisch, aggressiv oder weinerlich.

Weiteres Symptom ist die *motorische Unruhe*. Betroffene werden von einem Bewegungsdrang getrieben, laufen ständig auf und ab, nesteln an der Kleidung oder drehen »Würstchen« in die Schlafdecke.

Die *Konzentration* auf Vorgänge in der Umgebung läßt in erheblichem Maße nach. Diese Störung geht mit Einschränkungen der Gedächtnisfunktion einher. Angehörige und Bekannte werden von den Betroffenen nicht mehr erkannt. Früher oder gerade Erlebtes wird vergessen, z.B. daß gerade das Mittagessen eingenommen wurde. Der Betroffene ißt noch einmal.

Hinzu kommt oft der Kontrollverlust über die Ausscheidungsorgane, *Harn- und Stuhlinkontinenz* treten auf.

> Die Verwirrtheit führt in der Regel zu einer Heimeinweisung, da der alte Mensch nicht mehr in der Lage ist, allein und ohne Unterstützung zu leben. Findet sich der Betroffene in seiner vertrauten häuslichen Umgebung schon nicht mehr zurecht, so wird sich durch den Schock der Heimeinweisung und die notwendige Anpassung an eine neue, unbekannte Umgebung die Problematik verschärfen. Der Betroffene ist dann massiv desorientiert.

Die **Ursachen**, die zur Verwirrtheit führen, sind sehr unterschiedlich (s. S. 504f). Häufig werden sie jedoch nicht ausreichend erforscht und vorschnell ein altersbedingter Abbau diagnostiziert. Die rechtzeitige Erkennung und Behandlung können dem Betroffenen einiges Leid ersparen. So kann eine rechtzeitige Vorbereitung des alten Menschen und eine vertrauensvolle Begleitung in der ersten Zeit im Heim eine Verwirrtheit verhindern oder zumindest eingrenzen. Dies setzt eine Pflegeplanung der Heimaufnahme und der Eingewöhnungszeit voraus. Kontakte vor dem Heimeintritt, Probewohnen und die Zuteilung einer Bezugsperson sind dabei wichtige Maßnahmen. Auch die Sorge für einen ausreichenden Schlaf (s.o.), eine ausgewogene Ernährung und insbesondere ausreichende Flüssigkeitszufuhr können helfen, einer Verwirrtheit vorzubeugen.

Neben dem vorübergehenden Verlust der oben genannten Fähigkeiten scheinen bei verwirrten alten Menschen die gefühlsmäßigen Wahrnehmungen für die Umgebung eher geschärft zu sein. Dies wird an ihren Verhaltensweisen deutlich. Verwirrte reagieren auf gefühlsmäßige Wahrnehmungen meist spontan. Sie spüren z.B. Hektik und Nervosität bei anderen Menschen und reagieren ebenfalls gefühlsmäßig, indem sie sich verweigern. Diese Verhaltensweisen irritieren im normalen Pflegealltag und erfordern ein besonders einfühlsames Verhalten aller Beteiligten.

Verwirrte alte Menschen erleben ihr Versagen in vielen alltäglichen Situationen. Besonders die Inkontinenz trifft sie schmerzlich. Unverständnis und ablehnende Reaktionsweisen in ihrer Umgebung verstärken das Gefühl des »Andersseins«. Durch Rückzug versuchen sie, Situationen des Versagens und der Bloßstellung zu vermeiden. Ein Teufelskreis entsteht: Aus Angst wird selbst der Gang zum Einkaufen um die Ecke vermieden. Dies hat eklatante Auswirkungen auf die Ernährung. Die Nahrung wird einseitig oder sogar reduziert. Mangelerscheinungen treten auf, die wiederum die Verwirrtheit verstärken können. Die Angst verhindert den Kontakt zu anderen Menschen. Einsamkeit und depressive Verstimmungen sind die Folge. Sie verschlimmern ebenfalls die Problematik. Angehörige und Bekannte sind oftmals überfordert. Sie stehen den Problemen der verwirrten Personen hilflos gegenüber. Oft werden so die Eltern durch ihre Hilfsbedürftigkeit zu Kindern. Die Rollen kehren sich um.

Angehörige geraten in den Konflikt zwischen Schuldgefühlen und eigenen Bedürfnissen. Gerade das Zusammenleben mit einem Demenzkranken verlangt von den pflegenden Angehörigen ständige Beaufsichtigung, Beschäftigung und Hilfeleistung bei den einfachsten Verrichtungen des täglichen Lebens. Diese Pflege führt zu einer immensen zeitlichen, physischen und psychischen Beanspruchung. Auf Dauer können Angehörige den Belastungen im Zusammenleben mit einem Demenzkranken nur standhalten, wenn sie ihre Möglichkeiten richtig einschätzen, d.h. auch die eigenen Grenzen erkennen können. Insbesondere bei fortschreitender Erkrankung mit neu auftretenden Verwirrtheitssymptomen ist die Grenze der Belastbarkeit schnell überschritten.

Spätestens an dieser Stelle sollte professionelle Hilfe ohne Schuldgefühle in Anspruch genommen werden! Nicht Aufopferung, sondern Gelassenheit, wohlwollende Distanz sowie eine gewisse spielerische Leichtigkeit im täglichen Umgang miteinander sind die beste Voraussetzung für einen angenehmen Lebensabend verwirrter alter Menschen. Ein geeigneter äußerer Lebensrahmen und eine fachlich geschulte Betreuung tragen wesentlich zum Wohlbefinden bei.

Da die Betroffenen häufig nicht mehr in der Lage sind eine Entscheidung zu treffen, müssen auch hier Angehörige tätig werden und gegebenenfalls eine Betreuung auf Veranlassung des Vormundschaftsgerichtes übernehmen. Das bedeutet, daß sie die Entscheidungen über das Aufenthaltsbestimmungsrecht (z.B. die Übersiedlung in ein Heim), die Einwilligung in gesundheitliche Maßnahmen (z.B. die Behandlung mit Psychopharmaka), die Entscheidung über freiheitsentziehende Maßnahmen (z.B. Fixierungen) und über Geld und Vermögenswerte übernehmen. Sie bestimmen damit weitgehend über das Leben und die Gesundheit des Betroffenen. Eine schwere und verantwortungsvolle Bürde, bei der sie professionelle Hilfe und Unterstützung (wie sie z.B. in Betreuungsvereinen gegeben wird) benötigen.

Im täglichen Umgang werden die tatsächlichen Möglichkeiten der Betroffenen häufig überschätzt. Gerade Angehörige interpretieren das »Nichtkönnen« der Betroffenen als »Nichtwollen«. Die Folge ist, daß der verwirrte alte Mensch ständig überfordert wird und darauf mit noch größerer Unruhe, Unsicherheit und evtl. auch mit Aggression reagiert. Hier muß professionelle Hilfe einsetzen. Mit einer umfangreichen und genauen Erfassung der vorhandenen Defizite und Fähigkeiten (Pflegeplanung) können Angehörige und Betreuer lernen, adäquate Forderungen, die weder über- noch unterfordern, zu stellen. Mit viel Verständnis für die Situation des Betroffenen und seinen Angehörigen kann ein Klima geschaffen werden, in dem nicht mehr das Versagen im Vordergrund steht. Der Betroffene soll Situationen erleben, die er bewältigen kann. Durch spezielle Angebote wird die Bewältigung des Alltags geübt (s. S. 359 ff). Hierdurch kann das Selbstwertgefühl des Betroffenen wieder aufgebaut und der Kreislauf der Verwirrtheit wirkungsvoll durchbrochen werden.

Zur weiteren Vertiefung empfiehlt sich das Buch »Die Pflege verwirrter alter Menschen« von Prof. E. Grond. Speziell für Familienangehörige und Betreuer von Alzheimer-Patienten gedacht ist ein Ratgeber, der von der Alzheimer-Forschungsinitiative e. V. mit dem Titel »Leben mit der Alzheimer-Krankheit« (1998) kostenlos herausgegeben wird. Weiterer Rat und Unterstützung (z.B. Adressen für Angehörigengruppen) können von der Deutschen Alzheimer-Gesellschaft angefordert werden.

Gedächtnis und Gedächtnisstörungen

> **Def.** Das **Gedächtnis** ist die Fähigkeit einer Person, etwas Erfahrenes behalten und sich daran erinnern zu können. Es dient der Aufbewahrung oder Speicherung von etwas Gelerntem. Aus dem Gedächtnis können Informationen oder Erlebnisse abgerufen werden (vgl. S. 336 f).

Das Gedächtnis besitzt zwei verschiedene **Speicher**,
- einen Kurzzeit- und
- einen Langzeitspeicher.

Voraussetzung, damit eine Information überhaupt in den Kurzzeit- und dann in den Langzeitspeicher gelangt, ist die Aufmerksamkeit (Konzentration) einer Person. Ist sie unkonzentriert, wird die Information noch vor der Aufnahme in den Kurzzeitspeicher vergessen.
Ist die Information in den Kurzzeitspeicher gelangt, muß sie ständig wiederholt werden, sonst wird sie wieder vergessen. In Experimenten wurde festgestellt, daß ohne Wiederholungen bereits nach 1 Minute alles vergessen wird.

Da ständige Wiederholungen für die Speicherung im Kurzzeit- und später im Langzeitgedächtnis notwendig sind, hat das Kurzzeitgedächtnis nur eine geringe Speicherkapazität. Kommen also mehr Informationen an, als Speicherkapazität vorhanden ist, werden die älteren Informationen entweder vergessen oder ins Langzeitgedächtnis weitergeleitet. Im Langzeitgedächtnis werden alle Informationen sehr lange gespeichert, entsprechend groß ist seine Kapazität.

Wie gelangt eine Information aus dem Kurzzeit- in das Langzeitgedächtnis und wird behalten?
Entscheidend für die Übertragung ist die Verschlüsselung der Information. Dies geschieht z.B. mit Hilfe von Bildern. Stellt man sich bei bestimmten Begriffen, die man behalten will, ein Bild vor, so wird diese Verschlüsselung in den Langzeitspeicher aufgenommen.
Beispiel: Der Städtename Hamburg soll behalten werden, das dazugehörige Bild könnte der Hamburger Hafen sein. Jedesmal, wenn der Begriff Hamburg gefragt ist, erscheint das Bild des Hafens vor dem geistigen Auge, und der Name fällt einem sofort ein. Man spricht in diesem Zusammenhang auch vom »auditiven Kodieren« (visuelle Speicherung eines gehörten Begriffes).
Gut behalten werden auch Informationen, die an früher Erlebtes anknüpfen oder deren Wortklang angenehm und gut aussprechbar ist.

Informationen oder Erlebtes können auch im Langzeitspeicher vergessen werden. Dies geschieht immer dann, wenn die Information lange Zeit nicht abgerufen wurde. Manche Informationen sind dagegen nur scheinbar »vergessen«, d.h., sie sind aus verschiedenen Gründen zum bestimmten Zeitpunkt nicht verfügbar. Jeder kennt solche Situationen: Man kann sich im Moment nicht daran erinnern, die Sache, der Name »liegt auf der Zunge«, aber man kommt nicht darauf. Zu einem späteren Zeitpunkt fallen einem die gesuchten Begriffe wieder ein. Gibt man einige Hinweise, die auf den gesuchten Begriff deuten, so kann die Information wieder abgerufen werden. Das bedeutet, daß vergessen Geglaubtes durch Hinweisreize (Eselsbrücken) wieder verfügbar gemacht werden kann. Wichtig ist diese Erkenntnis für die Betreuung verwirrter alter Menschen. Hier werden Hinweisreize gezielt eingesetzt.

Zusammenfassung:

1. Die Konzentrationsfähigkeit bei der Aufnahme von Informationen ist für die Speicherung im Kurzzeit- und spätere Übertragung in den Langzeitspeicher von entscheidender Bedeutung.

2. Der Kurzzeitspeicher ist begrenzt. Informationen müssen wiederholt und verschlüsselt werden, um in den Langzeitspeicher zu gelangen. Werden viele Informationen innerhalb kurzer Zeit angeboten, so werden die meisten vergessen, bevor sie in den Kurzzeitspeicher gelangen können. Das Informationstempo muß aus diesem Grund individuell angepaßt sein.

3. Hinweise oder Gedächtnishilfen erleichtern die Erinnerung. Viele beziehungslos aneinandergereihte Fakten werden schnell vergessen. Weniger ist oft mehr!

4. Früh im Laufe des Lebens erworbene Fähigkeiten werden lange Zeit behalten und noch beherrscht, auch wenn sie lange Zeit nicht ausgeübt wurden (z.B. das Fahrradfahren). Dies steht im Gegensatz zum schnellen Vergessen sprachlicher Informationen. Die ständige Übung und Wiederholung des Fahrradfahrens hat offensichtlich dazu beigetragen, die Fähigkeit länger zu behalten. Je öfter etwas wiederholt wurde, um so länger bleibt es im Langzeitspeicher.

◆ **Gedächtnisstörungen**

Gedächtnisstörungen können im Kurzzeit- und im Langzeitspeicher auftreten. Eine Störung im Kurzzeitspeicher ist die **retrograde Amnesie**, die z.B. bei einer schweren Gehirnerschütterung auftritt. Die Betroffenen können sich nicht mehr an Ereignisse kurz vor dem Eintritt der Gehirnerschütterung (den Unfall) erinnern. Das Langzeitgedächtnis bleibt unberührt erhalten.

Eine Gedächtnisstörung im Kurzzeitspeicher kann ein Symptom des **Korsakow-Syndroms** sein (s. S. 507). Sie tritt bei chronischem Alkoholismus auf. Die Betroffenen können sich an neue Ereignisse nicht länger als wenige Sekunden oder Minuten erinnern. Ereignisse, die länger zurückliegen (vor der Erkrankung), werden behalten und können abgerufen werden.

Besonders **schwere Gedächtnisstörungen** im Kurzzeit- und Langzeitspeicher treten auf bei Verwirrtheit, der Alzheimer-Krankheit und der Demenz.

Stimmungen und Stimmungsschwankungen

Stimmungen geben den inneren Zustand einer Person und deren Gefühle wieder. In der Regel ist die Stimmungslage ausgeglichen. Durch äußere Reize werden Veränderungen der Stimmungen verursacht. Lustige Situationen verführen z.B. zum Lachen und Fröhlichsein; traurige verdüstern die Stimmung, führen zum Weinen.

Stimmungen eines Menschen werden vor allem in der Gesichtsmimik, dem Gesichtsausdruck und in der Körperhaltung eines Menschen sichtbar.

Beispiele: Ein fröhlicher Mensch geht locker und beschwingt, das Gesicht ist entspannt, der Mund zu einem Lächeln verändert, die Augen strahlen. Ein trauriger Mensch geht in sich zusammengesunken, der Blick ist nach unten gerichtet, die Schritte sind verlangsamt, die Mundwinkel herabgezogen.

◆ **Depressive Verstimmungen**

 Von einer **depressiven Verstimmung** spricht man, wenn eine traurige Stimmung über einen längeren Zeitraum besteht (s. S. 501 f).

Die Traurigkeit wird von *körperlichen Erscheinungen* begleitet. Symptome sind z.B. Zittern, Druckgefühl auf der Brust, Gefühl der Einsamkeit, Hilflosigkeit, nachlassende körperliche Aktivität, pessimistische Gedanken, Ängste, Libidoverlust, Verdauungsstörungen, Appetitlosigkeit, Antriebslosigkeit, Lustlosigkeit, Schlaflosigkeit, das Gefühl, das tägliche Leben nicht mehr bewältigen zu können.

Ein depressive Verstimmung schränkt den Betroffenen in seinem Lebensgefühl stark ein. Er leidet unter den Symptomen. Die **Ursachen** der depressiven Verstimmung sind für Außenstehende nicht immer nachvollziehbar. Depressiv kann jeder Mensch in jedem Alter und in jeder Situation werden. Allerdings gibt es für alte Menschen viele Gründe, depressiv zu sein. Dies sind die Häufung von Krankheiten und Bewegungseinschränkungen, Gedächtnis- und Konzentrationsverlust, soziale Isolation, Tabletten- und Alkoholabhängigkeit, der Verlust des Partners und der Freunde. Hinzu kommen Veränderungen des Selbstbildes, hervorgerufen durch altersbedingte körperliche Veränderungen wie z.B. Zahnverlust und Altersflecken an Gesicht und Händen. Das körperbezogene Verlusterleben geht

Tab. 13-6 Krankhafte Formen der Depression

Neurotische Depression:	Depression wurde in der Lebensgeschichte des Betroffenen durch eine Situation, einen Konflikt ausgelöst (z. B. Berentung, Tod des Partners, Auszug der Kinder) Symptome: Angst, Trauer, Niedergeschlagenheit, Antriebsminderung
Endogene Depression:	Depression entsteht »von innen heraus«, d. h. ohne erkennbare Ursache. Symptome: Selbstanklage, Selbstzweifel, Schuldwahn, schwere Schlafstörungen mit Antriebstief in den Morgenstunden, Appetitstörungen, Verdauungsstörungen
Somatogene Depression:	Begleitdepression von Erkrankungen des Gehirns oder Folge einer solchen Erkrankung, Veränderung der Gefäße im Gehirn mit Durchblutungsstörungen, Gehirntumoren oder Spätfolge einer Gehirnverletzung Symptome: neben den bei der neurotischen Depression beschriebenen besonders Merkstörungen, Konzentrationsschwäche, Desorientierung bezüglich Zeit, Ort, zur eigenen Person, rascher Wechsel vom Lachen zum Weinen

meist mit psychischen Verlusten einher, die eher verdrängt werden, z.B. der Auszug der Kinder aus dem Haus.

Ob eine depressive Verstimmung entsteht, hängt von den im Leben gewonnenen Erfahrungen im Umgang mit Verlusterlebnissen und der hieraus gewonnenen Zukunftsorientierung ab. Hat der Betroffene nach einem Verlust wieder einen Sinn im Leben gefunden, sich neuen Aufgaben gestellt oder sich zurückgezogen, Selbstmitleid aufgebaut?
Sind keine oder weniger sinnvolle Bewältigungstrategien entwickelt worden, so wird der einzelne versuchen, über bestimmte Verhaltensweisen das Geschehen zu kompensieren. Dies geschieht z.B. über *regressive Verhaltensweisen*. Der Betroffene verhält sich wieder wie in früheren Entwicklungsphasen, trotzig, aggressiv oder hilflos, abhängig.
Eine andere Form der Kompensation sind die depressiven Verhaltensweisen. Der einzelne zieht sich in sich selbst zurück oder klagt andere an, ihn z.B. allein gelassen zu haben, er ist verzweifelt, hat Angst vor dem Alleinsein usw. Übergänge zu krankhaften Depressionen (s. Tab. 13-6) sind fließend.
Zum Thema depressive Verstimmungen und Depression wird auf das Buch »Altern und Depressivität« von Rolf D. Hirsch verwiesen.

◆ Aggression

> **[Def.]** In der Psychologie werden unter **Aggression** auf Verletzung eines anderen Lebewesens oder auf die eigene Person abzielende Handlungen, Gedanken und Gefühle verstanden.

Aggression ist eine Überlebensstrategie, die u.a. der Verteidigung dient. Sie ermöglichte früher das Überleben in einer feindlichen Umwelt. Vor allem bei persönlicher Bedrohung war die direkte körperliche Gewaltanwendung eine häufig eingesetzte Maßnahme. In der heutigen Gesellschaft ist die direkte persönliche Bedrohung eher selten anzutreffen. Auslöser für Aggressionen sind in der Regel *Frusterlebnisse*. Die Aggression wird durch die Frustration eines Bedürfnisses mobilisiert und zielt auf dessen Beseitigung. Körperlich aggressives Verhalten und Gewaltanwendung werden durch die Umwelt nicht gebilligt, eher sanktioniert. Aggressive Energien können sich dann in Handlungen gegen andere Lebewesen entladen, die nicht Auslöser der Aggression sind und als schwach angesehen werden, z.B. gegen mißliebige Minoritäten oder gegen Tiere. Die Gewaltanwendung ist eher psychisch in Form von Verletzungen, Beleidigungen usw. Sie wird offen oder verdeckt vorgenommen. Nichtsdestoweniger trifft sie den anderen.
Aggressives Verhalten kann sich auch gegen sich selbst richten, z.B. in Form der Selbstverstümmelung oder des Suizids (Selbsttötung).

Aggressionen alter Menschen können neben den oben genannten weitere **Ursachen** haben:
- Erkrankungen, wie z.B. Chorea Huntington, Hirntumoren
- Parkinson-Krankheit, Epilepsie
- Hirnverletzungen
- beginnendes Leber- und Nierenversagen
- Schilddrüsenüberfunktion
- Blutdruckschwankungen
- Unterzuckerung
- dauerhafte Lärmbelästigung
- Hunger

Tab. 13-7 Verhaltensweisen und Störungen, die Aggression widerspiegeln

Abwehrverhalten:	Betroffene wehren Hilfe ab, sie lassen sich z. B. nicht waschen oder anziehen
sozial störendes Verhalten:	z. B. ständiges lautes Schreien, Schimpfen, Beleidigungen
Beschuldigungen:	z. B. die Behauptung, andere Personen hätten ihnen Geld gestohlen oder wollten ihnen etwas antun
Nahrungsverweigerung:	Die Nahrung wird nicht in ausreichenden Mengen aufgenommen oder gänzlich verweigert
Halluzinationen:	Bedrohung durch andere, Vergiftungswahn

● Einnahme aggressivitätsteigernder Medikamente, z. B. Antiepileptika, Testosteron, Adrenalin, Weckamine

Neben den körperlichen Auslösern spielen *psychische Faktoren* wie Trauer, Angst, Ärger, Kränkungen, Abhängigkeitsgefühl und Zeitdruck eine wichtige Rolle bei der Entstehung von aggressiven Verhaltensweisen.

Die Aggression kann sich bei alten Menschen in unterschiedlichen Verhaltensweisen äußern, die nicht direkt als solche zu erkennen sind (Tab. 13-7).

 Für den Betreuer ist es wichtig, diese möglichen Verhaltensweisen zu kennen und entsprechend zu reagieren. Eigene Reaktionen auf die Verhaltensweisen sollten kritisch überprüft werden: Gibt es einen konkreten Anlaß für diese Verhaltensweisen, welchen Anteil hat der Betreuer selbst an der Entstehung der Aggressivität und welche Umstände können den alten Menschen frustrieren? Vielleicht hat der Betroffene keine andere Möglichkeit, als durch Aggressivität auf seine Einsamkeit und Hilflosigkeit aufmerksam zu machen.

Unterstützung bei Erkrankungen des Nervensystems

Ziel der Hilfestellung ist die Erreichung eines inneren psychischen und sozialen Gleichgewichtes des Betroffenen. Bei seiner Pflege und Betreuung sind einige grundsätzliche **Prinzipien** zu beachten:

1. Die *Erhaltung von Fähigkeiten* ist oberstes Gebot, da einmal verlernte Fertigkeiten nur noch mühsam oder nicht mehr wiedererlangt werden können. Hierfür wird eine genaue Ressourcenermittlung benötigt. Was kann der Betroffene noch selbständig, weitestgehend selbständig, mit Hilfe teilweise selbständig, und welche Aktivitäten beherrscht er nicht mehr? Genau auszubalancieren ist jenes Maß an Hilfe, das gleichzeitig Überforderung und Ratlosigkeit verhindert.
2. *Integration* des Betroffenen in den natürlichen Tagesablauf: Der Tag wird strukturiert, der einzelne kann sich sinnvoll einbringen und sich wieder zeitlich orientieren.
3. Situationen schaffen, die der einzelne *bewältigen kann*, die ihm Lob und Anerkennung verschaffen.

Dies kann durch Aufgaben geschehen, die an seine Lebensgeschichte anknüpfen. Eine individuell ausgerichtete Pflege ist hierfür Voraussetzung.

4. Für die Durchführung der täglichen Aktivitäten wird ein *angemessener Zeitrahmen* festgesetzt, der auf die Situation des Betroffenen abgestimmt ist.
5. *Überschaubarkeit* der Lebenssituation wird dort gegeben, wo vieles dem Betroffenen (wieder) fremd wird und die Fremdheit überhand nimmt.
6. *Sicherheit* wird dort vermittelt, wo Ängste auf die eigene Person gerichtet sind und der alte Mensch eine gesteigerte Selbstwahrnehmung entwickelt.
7. *Stetigkeit* des täglichen Lebens und der Bezugspersonen wird dort wichtig, wo der Lebensfaden reißt, die eigene Geschichte verlorenzugehen droht.
8. *Nähe zu Bezugspersonen* wird hergestellt, besonders bei denjenigen, bei denen die Beziehung zu anderen Menschen reduziert ist und ausschließlich gefühlsmäßig besteht.

Tab. 13-8 Beeinträchtigungen des Verhaltens und der Persönlichkeit bei verwirrten und dementen Personen, Reaktionen der Umwelt und Hilfsmöglichkeiten von Pflegenden, Betreuenden und Angehörigen (aus: Gutzmann H. Der dementielle Patient. Bern, Göttingen, Toronto: Huber, 1992; S. 172)

Symptom	Problematische Verhaltensweisen	Reaktion der Umwelt	Hilfreiches Verhalten
zunehmende Störung des Kurzzeitgedächtnisses »Vergeßlichkeit«	dauernde Fragen, Suchen nach Gegenständen, Beschuldigung von anderen, Fehlhandlungen (Selbst- und Fremdgefährdung)	Ungeduld, Ärger, Fehlattribution als »Schikane«	Gedächtnisstützen, Konzentrationsübungen, Strukturierung der Umwelt, Strukturierung des Tagesablaufs, Beruhigung, Vermittlung von Sicherheit
Orientierungsstörungen	Sichverlaufen, Nichterkennen enger Bezugspersonen	Einweisung in die Institution, Angst, Besorgnis, Ratlosigkeit, Trauer	Sicherung der Umgebung, des Ausgangs Markierung von Räumen, Aktivierung des Altgedächtnisses
Störung der Einsicht und Kritikfähigkeit	Überschätzung der eigenen Kompetenz, Leugnen des Abbaus, Vertuschen von Fehlern	Ärger, Wut, Angst, Besorgnis	Übernahme »fürsorglicher Autorität«: Entscheidungen und Maßnahmen zur notwendigen Sicherung treffen und dabei Würde und Individualität soweit möglich wahren
Störung (bis zur Umkehr) des Schlaf-wach-Rhythmus	Dösen am Tage, Schlaflosigkeit, ruheloses Wandern nachts	Schlafstörungen der Betreuer, Erschöpfung, Affekthandlungen, Heimunterbringung	Integration in den natürlichen Tagesablauf: einfache Aufgaben, an vertraute Gewohnheiten anknüpfend, Bewegung an frischer Luft, Hausmittel, Nachtbeleuchtung zur Orientierung

9. Verständnis und Toleranz für die besondere Situation des Betroffenen werden entwickelt.

In der Tabelle 13-8 werden Beeinträchtigungen des Verhaltens und der Persönlichkeit sowie Hilfsmöglichkeiten von Pflegenden, Betreuenden und Angehörigen übersichtsartig dargestellt. In der Betreuung dieses Personenkreises ist besonders die enge Zusammenarbeit des Pflegepersonals und der therapeutischen/sozialen Dienste erforderlich.

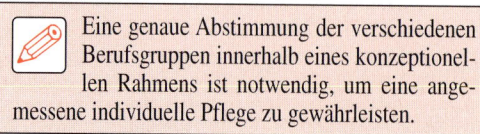

Eine genaue Abstimmung der verschiedenen Berufsgruppen innerhalb eines konzeptionellen Rahmens ist notwendig, um eine angemessene individuelle Pflege zu gewährleisten.

Die Begegnung mit dem Betroffenen wird auf möglichst viele Personen verteilt. Die Belastung für den einzelnen Betreuer hält sich so in Grenzen, da sie sich auf viele Schultern verteilt. Der Betroffene hat die Möglichkeit, mit vielen Menschen in Kontakt zu treten, die ihn in unterschiedlichen Situationen erleben. Beispiel: Der einzelne ist in der Kochgruppe beim selbständigen Kuchenbacken anders als in der Situation des Hilfsbedürftigen z. B. bei der Körperpflege oder beim Ankleiden am Morgen.

Realitäts- und Orientierungstraining (ROT)

Diese Therapieform wurde in den 80er Jahren entwickelt. Das **Ziel** war hoch gesteckt und sollte Verwirrte zu einer zeitlichen, örtlichen und situativen Orientierung führen. Das ROT wurde ohne Einbettung in normale sinnvolle Zusammenhänge und den Alltag des Betroffenen durchgeführt und wurde deshalb als »Pflichtübung« abgelehnt. Die früher geäußerten Erwartungen an das ROT, verwirrten Menschen wieder eine vollständige Orientierung zu ermöglichen, erwiesen sich als überhöht. Bestimmte Abbauprozesse lassen sich nicht umkehren, allenfalls aufhalten. Erfolge sind, wenn sie denn eintreten, nur in »Millimetereinheiten« meßbar. Bei vielen Erkrankungen (z.B. Alzheimer-Krankheit) ist selbst das Aufhalten der Abbauprozesse ein unrealistisches Ziel. Für diesen Betroffenenkreis kann das ROT in der heutigen Form Hilfe geben, sich in der veränderten Situation zurechtzufinden und weitestgehend selbständig zu bleiben. Das ROT wird heute modifiziert als eine Hilfe für den einzelnen eingesetzt, sich im Alltag wieder selbständig zurechtzufinden und ihn zumindest in Teilbereichen wieder bewältigen zu können. Die »Pflichtübungen« wurden zugunsten eines auf den jeweiligen Betroffenen individuell abgestimmten Konzeptes verändert.

Zum ROT gehören jetzt *Mut zum Experimentieren* und *Gewährenlassen*. Es wird nicht für den Betroffenen gehandelt, sondern der Betroffene selbst soll den Alltag und die hierzu gehörenden Tätigkeiten wieder in die Hände nehmen; dies auch dann, wenn sich z.B. Verletzungen nicht verhindern lassen.

Beispiel: Für das Mittagessen sollen Kartoffeln geschält werden. Der verwirrte ältere Mensch erhält ein scharfes Küchenmesser, um selbst die Kartoffeln zu schälen. Es kann wie in jedem normalen Haushalt passieren, daß er sich mit dem Messer schneidet. Dies ist an und für sich keine Besonderheit, wird aber in einer Betreuungssituation gerade von Außenstehenden mißverstanden. Für sie muß der Betroffene besonders geschützt werden. Altenheime haben in der Betreuung verwirrter alter Menschen auch eine besondere Fürsorgepflicht. Die Frage ist, wie weit sie gehen muß und inwieweit der Wille eines verwirrten alten Menschen respektiert werden muß, auch wenn er sich Schaden zufügen kann.

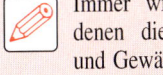 Immer wieder treten Situationen auf, in denen die Betreuer zwischen Eingreifen und Gewährenlassen abwägen müssen. Eine schwierige Aufgabe, für die es keine Patentrezepte gibt und die immer wieder im Einzelfall neu gelöst werden muß.

Das ROT wird überwiegend von Mitarbeitern der sozialen und betreuenden Dienste und Therapeuten durchgeführt. Die Maßnahmen des ROT finden sich auch in anderen im Anschluß an diesen Abschnitt näher beschriebenen Pflege- und Betreuungskonzepten wieder, vor allem in den tagesstrukturierenden Maßnahmen.

◆ Prinzipien des ROT

1. Strukturierung der Umgebung
Orientierung im Raum ermöglichen durch farbliche Kennzeichnung bestimmter Räumlichkeiten, Benutzung von Symbolen wie z.B. ein Herz an der Toilettentür

2. Strukturierung der Zeit
Orientierung im Tagesablauf ermöglichen durch Tagesstrukturierung (s.u.)

3. Aufgaben, die an die Lebensgeschichte anknüpfen
Biographiearbeit bedeutet, die Vergangenheit zu erforschen und Tätigkeiten anzubieten, die an die Vergangenheit anknüpfen. Dies sind z.B. Tätigkeiten aus dem früheren Beruf oder aus der Versorgung eines großen Haushaltes mit Kindern. Diese Tätigkeiten dienen der Erhaltung von Fertigkeiten und der Stärkung des Selbstwertgefühles. Darüber hinaus werden Erinnerungen geweckt, die zum Erzählen anregen. Ergänzt werden diese Aufgaben durch alltägliche Tätigkeiten, die zu bestimmten Tageszeiten im normalen Alltag durchgeführt werden. Betreuer backen zusammen mit den Bewohnern am Nachmittag einen Kuchen, kochen Kaffee usw.

4. Schaffung positiver Erlebnisse
Aktivierung des Langzeitgedächtnisses und Erleben von Zuwendung und Nähe durch gemeinsames Singen und Musizieren. Besonders vorbehaltlose Zuwendung erfahren Betroffene in der Versorgung von Tieren, z.B. Stationshunde, Katzen, Hühner, Schafe usw.

Tagesstrukturierende Maßnahmen

Der Tagesablauf zeitlich und örtlich desorientierter Menschen hat sich gegenüber dem natürlichen verschoben. Nicht selten ist die Nacht zum Tage geworden.

 Verwirrten Menschen wieder zur Orientierung zu verhelfen bedeutet, sie wieder mit dem natürlichen Tagesablauf vertraut zu machen. Hierbei ist zu beachten, daß der Tagesablauf in einem Heim nicht dem normalen entspricht, den die alten Menschen gewöhnt sind.

Vom natürlichen Tagesablauf abweichend sind vor allem die Essenszeiten im Heim. Es wechseln sich Zeiten großer Hektik, z.B. von 6.30 bis 10 Uhr Waschen, Bettenmachen und Frühstück, mit denen großer Langeweile ab. Diese langweiligen Zeiten sind z.B. vom Frühstück bis zum Mittagessen, am Nachmittag, am Wochenende und besonders am Abend, wenn Bewohner eines Heimes schon um 19 Uhr ins Bett gebracht werden.

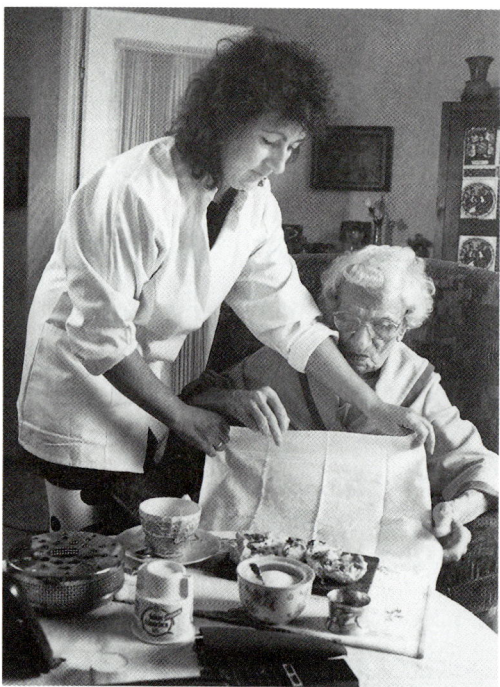

Abb. 13-18 Heimbewohner und Betreuer nehmen gemeinsam ihr Frühstück ein.

Wünschenswert wäre eine gleichmäßige Verteilung von Aktivitäten über den *gesamten* Tagesverlauf, die in einem *sinnvollen* Zusammenhang mit der Tageszeit stehen.

Die Tagesstrukturierung wird in Form einer Gruppenaktivität, immer zur gleichen Zeit, am gleichen Ort und mit den gleichen Bewohnern durchgeführt. Die Kontinuität der Durchführung ist wichtig, da sie den Betroffenen eine feste, verläßliche Orientierung bietet. Auch die Betreuer sollten immer die gleichen sein.

In einer **Tagesgruppe** sollen *vorhandene Kompetenzen* der Betroffenen erhalten und gefördert werden. Hierzu gehören insbesondere:

● Körperpflege
● Ankleiden
● selbständiges Aufsuchen der Toilette
● Mahlzeiteneinnahme
● Mahlzeitenzubereitung

Sinnvolle Beschäftigung und individuelle Zuwendung regen die geistige Aktivität an und mobilisieren den Körper. Die *Einzel- und Gemeinschaftsangebote* setzen sich wie folgt zusammen:

● spielerisches Gedächtnistraining
● gemeinsames Singen
● spielerische Bewegung
● Einkäufe tätigen
● Markt-, Kaufhaus- und Cafébesuch
● Frisörbesuch
● Kontinenztraining

Diese täglich stattfindenden Betreuungsangebote werden ohne Leistungsdruck durchgeführt. Der Betroffene soll sich geborgen und kompetent fühlen und sich in seiner Gefühlswelt verstanden wissen.

◆ **Tagesverlauf**

Zu einer Tagesgruppe gehören acht bis zehn verwirrte Bewohner. Mit Beginn der Frühschicht holen die Betreuer die Teilnehmer aus ihren Zimmern ab und geben ihnen Hilfestellung bei der Körperpflege und dem Ankleiden. Anschließend versammeln sich alle in einem Raum, der wie ein gemütliches Wohnzimmer mit einer offenen Küche eingerichtet ist und in dessen unmittelbarer Nähe sich eine besonders gekennzeichnete Toilette (großes Herz und Hinweistafeln, die den Weg weisen) befindet. Hier bereiten die Bewohner ihr gemeinsames Frühstück mit den Betreuern vor (Abb. 13-18).

Jeweils nach den Fähigkeiten und Wünschen der Anwesenden decken sie den Tisch, stellen das Geschirr zusammen usw. Nach dem Frühstück wird gemeinsam abgeräumt, das Geschirr gespült und der Tisch abgewischt. Anschließend finden verschiedene Einzel- oder Gemeinschaftsangebote statt (s. o.).

Das Mittagessen wird wieder gemeinsam vorbereitet und in der kleinen Tagesgruppe eingenommen. Wiederum gemeinsam wird abgeräumt, der Tisch gewischt und das Geschirr gespült. Nach dem Mittagessen sind die Bewohner in der Regel müde und werden von den Betreuern wieder in ihre Zimmer zur Mittagsruhe begleitet. Die Betreuer helfen ihnen, soweit dies notwendig ist, und verabschieden sich.

Den Nachmittag und den Abend verbringen die Teilnehmer der Tagesgruppe gemeinsam mit den anderen Bewohnern des Hauses, damit auch zu ihnen Kontakte möglich sind und gepflegt werden können.

Die Tagesgruppe soll sich nicht separieren, sondern ein Zusammenleben von verwirrten und nichtverwirrten Menschen ermöglichen. Der Erfolg solcher zeitlich begrenzten Gruppenangebote zeigt sich in der Regel recht schnell: Aggressive Bewohner werden ohne Medikamentengabe ruhig und wirken ausgeglichen, nervöse und unruhige Bewohner können wieder ruhig schlafen und fühlen sich insgesamt wohler.

Tab. 13-9 Wichtige Psychopharmaka, ihre Wirkungen, Nebenwirkungen und Anwendungsgebiete (vgl. S. 491f)

Psychopharmaka	Wirkungen	Nebenwirkungen und Gefahren	Anwendungsgebiete
1. Neuroleptika schwach: z. B. Melleril® mittelstark: z. B. Megaphen® stark: z. B. Psyquil® sehr stark: z. B. Haldol®	antipsychotisch, beruhigend (sedierend), dämpfend auf die durch psychische Vorgänge beeinflußten Bewegungen	Parkinson-Krankheit (s. S. 342), Einschränkung der Spontanaktivität, Beeinflussung des peripheren vegetativen Nervensystems (z. B. Senkung der Körpertemperatur)	akute Psychosen, Schizophrenie, in der Narkose (Neuroleptanalgesie)
2. Antidepressiva trizyklische: z. B. Equilibrin® nicht trizyklische: z. B. Ludomil®	antriebssteigernd und stimmungsaufhellend oder angstlösend und antriebsdämpfend	Beeinflussung des peripheren vegetativen Nervensystems (Kreislaufregulationsstörungen, schneller Puls, Mundtrockenheit, Miktionsbeschwerden u. a.), Gefahr deliranter Zustände, Steigerung des Augeninnendrucks, Urinretention bei Prostatahypertrophie	endogene Depression, z. T. reaktive Depression
3. Beruhigungsmittel (Tranquilizer) Benzodiazepine (am häufigsten eingesetzte Substanzgruppe): z. B. Valium®, Librium®, Tranxilium®, Adumbran®, Praxiten®	je nach Zusammensetzung beruhigend, angstlösend, schlaffördernd oder muskelerschlaffend	Achtung: Mißbrauchgefahr: Patienten werden mit Tranquilizern »ruhiggestellt«! Gefahr der Entwicklung einer körperlichen und seelischen Abhängigkeit!	Angst- und Spannungszustände
4. Schlafmittel Einschlafmittel: z. B. Benzodiazepine (s. o.) Durchschlafmittel: z. B. Barbiturate: z. B. Luminal®	schlaffördernd	Gefahr der Entwicklung einer körperlichen und seelischen Abhängigkeit! Nach Absetzen der Medikamente i. d. R. Auftreten von Ruhelosigkeit und Schlafstörungen (Risiko der Zerstörung der Schlafstruktur)	Schlafstörungen

◆ **Grundsätze zum Aufbau einer Tagesgruppe**

▶ *Musik* spielt zur Dämpfung von Aggressionsbereitschaft eine wichtige Rolle und trägt zum Wohlbefinden bei. Räume mit vielen Fenstern und Blumen lassen das Gefühl von Offenheit und Wärme entstehen.

▶ Ausreichende *Beleuchtung* ist stimmungsaufhellend.

▶ *Kleine Gruppen* von acht bis zehn Betroffenen ermöglichen eine individuelle Betreuung und schonen auch die Betreuer!

▶ *Feste Zeiten*, an jedem Tag zur selben Zeit stattfindende Angebote sind wichtig (auch am Wochenende). So findet der einzelne seinen Rhythmus wieder.

▶ *Feste Bezugspersonen* geben das Gefühl der Bekanntheit und Vertrautheit.

▶ Bewegungsdrang muß ausgelebt werden können. Hierzu sollten *Bewegungsspiele*, Spaziergänge oder Gymnastik angeboten werden.

▶ Reizmangel macht müde und führt zum beschleunigten intellektuellen Abbau, *sanfte Aktivierung* erhält die Konzentrationsfähigkeit.

Tagesstrukturierende Maßnahmen sind eine Möglichkeit, alten verwirrten Menschen in ihrem alltäglichen Leben Hilfestellung und Wertschätzung zu geben. Daneben gibt es eine Reihe anderer Unterstützungsformen, die je nach Schweregrad der Verwirrtheit und Leidensdruck der Betroffenen sinnvoll eingesetzt werden können (s.u.).

Medikamentöse Therapie

Zur Behandlung von Störungen und Erkrankungen des Gehirns und des Nervensystems werden unter anderem Psychopharmaka eingesetzt. Tabelle 13-9 zeigt eine Übersicht über gängige Psychopharmaka und ihre Nebenwirkungen.

Therapeutische Intervention

Therapie ist der Versuch, einem Menschen zu helfen, wenn andere Unterstützung und Pflege (s. o.) nicht mehr ausreicht oder ein krankhafter Prozeß vorliegt. Das Wort »Intervention« kommt aus dem Lateinischen und bedeutet »dazwischengehen«.
Therapie setzt Diagnose, spezifische Methoden und einen Therapieplan voraus. Sie kann sich auf die Bereiche Körper, Seele, geistige Funktionen und Beziehungen zur äußeren Realität beziehen. Beim psychiatrischen Krankheitsgeschehen ist die innere und äußere Welt gleichzeitig in Unordnung, aus dem Gleichgewicht.

Eine wirksame Hilfestellung sollte sich deshalb auf beide Bereiche beziehen. Beispiele sind die Psychotherapie und die Sozio-/Milieutherapie. Sie werden im folgenden nur kurz angerissen. Zur weiteren Information empfiehlt sich das Buch »Psychologisches Grundwissen für Altenpflegeberufe« von Kurt Wirsing.

◆ **Psychotherapie**

Die Psychotherapie umfaßt alle Methoden, bei denen es um die Verarbeitung der *inneren Realität* eines Menschen geht: seiner Gefühle, Wünsche, Phantasien, Erlebnisse, Träume und Erinnerungen.

◆ **Soziotherapie/Milieutherapie**

In diesen Therapieformen werden alle Methoden zusammengefaßt, bei denen sich ein Mensch mit seiner *äußeren Realität* auseinandersetzt: mit seinen Mitmenschen und Anforderungen im Zusammenhang mit der Teilnahme am gemeinsamen Leben (wie Zeit, Umgangsformen, Gefühle anderer usw.).
Die **Milieutherapie** befaßt sich mit der gesamten Umwelt (Lebenswelt) eines Menschen unter dem Gesichtspunkt der heilenden Wirkungen (oder der verstörenden).
Die **Soziotherapie** befaßt sich hingegen mit dem wichtigsten Ausschnitt dieser Lebenswelt: den Beziehungen zu den anderen Menschen (Pflegende, Angehörige, Pfarrer usw.) unter dem Gesichtspunkt der positiven oder negativen Wirkungen.

Diese Therapieformen zielen darauf ab
▶ soziale Kompetenzen zu erhalten,
▶ Kontinuität im alltäglichen Leben zu schaffen,
▶ Übereinstimmung zwischen der Realität und der Deutung der Welt durch den Betroffenen zu ermöglichen,
▶ Veränderungen der Kommunikation mit dem Fortschreiten der Verwirrung durch nonverbale Kommunikationsformen (Gestik, Mimik) aufzufangen.

Validation (Wertschätzung)

> **[Def.]** **Validation** ist der Versuch, eine Erklärung für das Verhalten verwirrter desorientierter alter Menschen zu finden, ihre Problematik in unterschiedliche Stadien einzuteilen und ihnen entsprechende Hilfe zukommen zu lassen.

Begründerin der Validation ist die Amerikanerin Naomi Feil. Sie entwickelte ihre Methode aus der Erfahrung in der Betreuung verwirrter alter Menschen. Nach Naomi Feil ist die Verwirrtheit alter Menschen der Versuch, sich der als unerträglich empfundenen Umwelt zu entziehen.

Verwirrte Menschen haben sich demnach eine eigene Realität aufgebaut, die für sie Gültigkeit hat. In der Regel ist diese Realität ihre eigene Kindheit.

In der Validation sollen die alten Menschen nicht in ihrem Verhalten korrigiert werden, sondern ihre Realität wird akzeptiert als ein Versuch, mit Verlusten umzugehen oder sich ihnen zu entziehen. In der Einstellung der Betreuer bedeutet dies, Demenz nicht als Tragödie zu sehen, sondern als bestimmte Weise, das Alter zu erleben.

Die Validation gibt den Weg frei,
▶ das Normale im Verwirrten zu sehen,
▶ die Suche nach Bedeutungen von Verhalten aufzunehmen,
▶ Akzeptanz und Wertschätzung für den alten Menschen zu entwickeln.

Die Validationsmethoden dienen der *Kontaktaufnahme* und der *Vertrauensbildung* zwischen dem verwirrten Menschen und dem Betreuer. Da die Validation inzwischen in vielen Pflegebereichen angewandt wird, sollen im folgenden ihre Grundzüge dargestellt werden.

◆ Methoden der Validation
Mit Hilfe der Validation sollen nicht die Situation und die Ursachen der Verwirrtheit analysiert werden, sondern der Betroffene soll in seiner gesamten Person und seiner Realität akzeptiert und wertgeschätzt werden. Die Betreuer unterstützen und begleiten den verwirrten Menschen mit Empathie. Sie achten seine Gefühle und akzeptieren die Entscheidung, in der Vergangenheit leben zu wollen. Durch **Gesprächstechniken** und gezielt eingesetzte **Berührungen** soll sich der einzelne angenommen und akzeptiert fühlen. Die Berührungen sollen Wohlgefühle auslösen.

Diese beiden Methoden führen dazu, daß verwirrte Menschen entspannter und glücklicher leben. Validation wirkt sich ebenfalls positiv auf die Helfer aus und beugt Frustrationen vor.

◆ Stadien der Desorientierung
Naomi Feil unterteilt die Desorientierung in vier Stadien und richtet an ihnen die Maßnahmen der Validation aus. Die vier Stadien sollen im folgenden kurz dargestellt werden (zur weiteren Auseinandersetzung mit der Validation ist das Buch von Naomi Feil, »Validation. Ein neuer Weg zum Verständnis alter Menschen«, zu empfehlen):

1. Mangelhaft orientiert und unglücklich verwirrt
Auffälligkeiten: schrille Stimme, Körperhaltung drückt Abwehr aus, der Betroffene wirkt steif und ungelenkig.

Im Verlaufe ihres Lebens haben die Betroffenen überwiegend andere für ihr Versagen und für Mißgeschicke in ihrem Leben verantwortlich gemacht. Jetzt alt geworden, werden alte Konflikte nicht direkt geäußert, sondern auf Symbole oder andere Personen der Gegenwart projiziert. Frau Feil beschreibt z.B. eine Bewohnerin eines Heimes, die eine andere Bewohnerin des Diebstahls bezichtigt. Sie macht dies, weil sie in der Bewohnerin ihre Schwester sieht, auf die sie ihr Leben lang eifersüchtig war. Beispiel eines Symbols, das zur Projektion benutzt wird, ist das Essen. Ein Betroffener sagt, das Essen sei vergiftet. Das Essen ist ein Symbol für Liebe. Die Anschuldigung »das Essen sei vergiftet« ist ein Hinweis auf die Liebesbedürftigkeit des Betroffenen.

Regeln der Validation:
Die Betroffenen sind sehr verletzend und kränken unbewußt ihre Mitmenschen. Die Anschuldigungen sind jedoch nicht persönlich gemeint. Die Betreuer sollten sich nicht persönlich angegriffen fühlen und offen und ehrlich mit den Betroffenen umgehen. Berührungen sollten in diesem Stadium vermieden werden, da sie als Bedrohung empfunden werden könnten.

Beispiel einer Gesprächssituation:
Betroffene: »Sie stehlen mein Geld.«
Die normale Antwort wäre: »Das kann nicht stimmen ...«
Validation: »Wie oft? Stehlen sie alles?« oder »Gibt es auch Zeiten, in denen sie nichts stehlen? War das, als ihr Mann lebte, auch schon so?«
Die Betroffene erhält Gelegenheit zum Erzählen. Die Fragestellungen gehen auf den Sinngehalt des Gesagten und nicht auf den Wahrheitsgehalt ein. Die Wahrheit wollen die Betroffenen nicht hören. Es wäre also sinnlos, sie ihnen wieder und wieder mitzuteilen. Wird der Sinngehalt angesprochen, kann der Betroffene seine Gefühle ansprechen und fühlt sich eher als Mensch ernstgenommen.

2. Zeitverwirrtheit
Auffälligkeiten: Der Bezug zur Realität wurde aufgegeben. Die Vergangenheit ist in den Vordergrund getreten. Die Selbstkontrolle wird aufgegeben. Gefühlsschwankungen treten auf. Logisches Denken und das Gefühl für die Tageszeit sind verlorengegangen. Der Betroffene stellt sich selbst in den Mittelpunkt, die Kommunikation mit anderen Menschen wird aufgegeben. Die Körperhaltung ist ein eingezogener Kopf, die Schultern sind nach vorne gebeugt, und der Gang ist schlurfend.

Regeln der Validation:
Betroffene in diesem Stadium brauchen Körperkontakt und Zuwendung. Da die Sinneswahrnehmung stark

eingeschränkt ist, sollte die Stimme der Betreuer klar und deutlich sein. Bei der Ansprache ist Blickkontakt notwendig. Die Betreuer sollten wie oben auf den Gefühlsgehalt des Gesagten eingehen.

Beispiel:
Eine alte Frau sagt »Ich muß zu meinem Sohn« und steht auf. Die Betreuerin reagiert: »Sie sind besorgt. Ist Ihr Sohn jetzt allein?«
Die Atmosphäre kann mit Musik und Liedern aus der Vergangenheit entspannt werden. Betroffene erinnern sich an die alten Liedertexte und singen mit.

3. Sich wiederholende Bewegungen
Auffälligkeiten: In diesem Stadium ersetzen Bewegungen die Worte, z. B. stapft eine Betroffene mit den Füßen so lange auf, bis ihre Wut vorbei ist. Mit Worten könnte sie diese Wut nicht ausdrücken. Die schmerzlich empfundene Realität mit den durch das Alter hervorgerufenen Einschränkungen und Behinderungen bewirkt einen weiteren Rückzug in die Vergangenheit. Die Betroffenen sind inkontinent, weinen häufig, und starker Bewegungsdrang tritt auf.

Regeln der Validation:
Die Betreuer passen sich den Stimmungen des Betroffenen an. Sie sprechen den Gefühlsgehalt des Gesprochenen an. Musik und Lieder geben vertraute Stimmungen

wieder. Gebete und vertraute Gedichte oder Kinderreime werden gemeinsam mit den Betroffenen aufgesagt. Das gibt Gelegenheit zum Lachen und etwas gemeinsam zu tun.

4. Vegetieren
Auffälligkeiten: Dieses Stadium ist gekennzeichnet von dem völligen Rückzug der Betroffenen. Der eigene Antrieb ist minimal und die körperliche Aktivität auf dem Nullpunkt angelangt. Sie schlafen häufig am Tage ein, die Muskeln sind schlaff, der Blick ziellos. Angehörige und Freunde werden nicht mehr erkannt.

Regeln der Validation:
Die Betreuer sollten sich fürsorglich dem Betroffenen zuwenden und ihn gelegentlich berühren. Massagen und Musik können eine angenehme Atmosphäre schaffen. Die Massagen entspannen die Muskulatur und sprechen die Gefühle, die nicht mehr über Worte erreicht werden können, an. Musik weckt Erinnerungen und trägt zur Entspannung bei.

Das letzte Stadium ist die Vorbereitung auf den Tod. Die Validation kann eine Methode der Vorbereitung und der Hilfestellung in der letzten Phase des Lebens sein. Auf die Sterbebegleitung wird in Kapitel 18 näher eingegangen.

Pflege und Betreuung nach einem Schlaganfall

Ein Schlaganfall (Apoplex; s. a. S. 342 ff) ist die dritthäufigste Todesursache. Jedes Jahr erleiden nach Schätzungen des KDA (Kuratorium Deutsche Altershilfe) ca. 103 000 Menschen in der Bundesrepublik einen Schlaganfall. Dies ist jedoch nur die Anzahl derer, die in ärztlicher Behandlung standen. Die nicht gemeldeten und unbehandelten Schlaganfälle bleiben als Dunkelziffer nicht einschätzbar.
Das Durchschnittsalter aller Schlaganfallpatienten liegt bei 63 Jahren. In der Gruppe der Hoch- und Höchstbetagten findet sich der Schlaganfall bis zu sechsmal häufiger als in anderen Altersgruppen. Etwa 30 % der Betroffenen überleben die ersten 5 Jahre nach dem Schlaganfall. Die Sterberate ist in den ersten 3 Wochen nach dem Ereignis besonders hoch.

71 % der Betroffenen haben eine Hemiplegie (komplette Halbseitenlähmung), weshalb oftmals für Erkrankte der Begriff »Hemiplegiker« verwendet wird. Dieser Begriff

stellt jedoch lediglich ein Symptom des Schlaganfalls in den Vordergrund. Je nach Schwere des Apoplexes und betroffener Hirnhälfte treten verschiedene Symptome (s. Tab. 13-10) unterschiedlich stark ausgeprägt auf.

Der Schlaganfall ist ein plötzlich eintretendes Ereignis. Von einer Sekunde zur anderen wird der Betroffene aus der gewohnten Umgebung herausgerissen und findet sich in einem total veränderten Körper wieder. Durch die Halbseitenlähmung ist das Gefühl für die betroffene Körperseite massiv gestört, eventuell kann der Patient nicht mehr sprechen. Der Kontakt zur Umwelt ist abgebrochen. Diese Veränderungen verunsichern und ängstigen. Aus einem selbständig im Leben stehenden Menschen ist durch das plötzliche Ereignis ein für den Rest seines Lebens pflegeabhängiger Mensch geworden.

Der Schlaganfall hat weitreichende *soziale Folgen*, die oft gravierender sind als die körperlichen Einschränkungen. Dazu kommt eine weit verbreitete Unsicherheit im Umgang mit den Problemen des Betroffenen seitens der Angehörigen. Durch seine mangelnden Äußerungsmöglichkeiten kommt es eher zu einer Überversorgung als zu einer konsequenten Förderung der Selbständigkeit. Einer frühzeitig einsetzenden Rehabilitation in Spezialeinrichtungen kommt deshalb eine zentrale Rolle zu.

Die Wahrscheinlichkeit, nach einem Schlaganfall wieder gesund zu werden, hängt stark vom Alter und Gesundheitszustand des Betroffenen ab. Untersuchungen in Kliniken ergaben: Je älter der Mensch ist, desto schlechter ist der Therapieverlauf und je mehr zusätzliche Erkrankungen vorliegen, desto höher liegt die Sterberate.

Tab. 13-10   Symptome nach einem Schlaganfall

- Kopfschmerzen, Schwindel, Ohrensausen
- Minderung der Hirnleistung
- Verwirrung, Apathie
- Harn- und Stuhlinkontinenz
- schwere Bewußtseinstrübung
- komplette oder inkomplette Halbseitenlähmung
- Oberflächen- und Tiefensensibilitätsstörungen
- Sprachstörungen (Aphasie)
- Unfähigkeit, erlernte Bewegungen auszuführen trotz erhaltener Wahrnehmungs- und Bewegungsfähigkeit (Apraxie)
- Affektinkontinenz (Stimmungslage ist klagsam-weinerlich bis depressiv)

Situationseinschätzung auf der Grundlage der betroffenen ALs

◆ Kommunizieren

Die Sprache der Betroffenen ist auf vielfältige Weise beeinträchtigt. Art und Ausprägung der Aphasie (s. a. S. 354) sind von der Lokalisation der Schädigung im Gehirn abhängig. Sie reichen von Wortfindungsstörungen bis hin zu massiven Einschränkungen in Sprachproduktion und Sprachverständnis. Die Kommunikation ist deshalb in unterschiedlichem Ausmaße behindert oder gar über Sprache nicht mehr möglich. Die Betroffenen leiden unter dieser Symptomatik besonders, da sie weder Mißfallen noch Wünsche und anderes äußern können.

 Menschen mit ausgeprägter Aphasie sind eines der wichtigsten Kommunikationsmittel, der Sprache, beraubt. Gelingt es nicht, über andere Ausdrucksformen (z.B. über Schrift oder Körpersprache) die Kommunikation mit der Umgebung wiederherzustellen, versinkt der Betroffene in schwere Depressionen und wird zum Objekt der pflegerischen Versorgung.

◆ Für Sicherheit sorgen

Das Sicherheitsbedürfnis ist bei den Erkrankten sehr groß. Hier steht vor allem die Angst vor der Zukunft im Vordergrund. Der Schock durch das plötzlich eintretende Ereignis und die massiven Behinderungen stellen eine Bedrohung für den einzelnen dar. Die Hilflosigkeit von Verwandten und Freunden tragen zur Verunsicherung bei. Gespräche und Informationen über den Schlaganfall, Rehabilitation sowie Verhaltensmöglichkeiten können die erste Verunsicherung überbrücken helfen.

Darüber hinaus sollten Betroffene Gelegenheit haben, Situationen zu erleben, die sie trotz ihrer Behinderungen meistern können. Das bedeutet, daß Pflegekräfte herausfinden müssen, welche Aktivitäten des Lebens sie noch selbst ausführen können und sie hierin unterstützen.
Die Anwesenheit von nahen Angehörigen kann zur Stabilisierung ganz entscheidend beitragen. Sie sollten nach Möglichkeit in die Pflege und Betreuung einbezogen werden.

Durch Störungen der Oberflächen- und Tiefensensibilität in den betroffenen Körperteilen besteht eine extreme *Verletzungsgefahr*. Es werden in diesen Körperteilen keine Druckgefühle oder Schmerzen, z.B. durch starke Hitze, wahrgenommen und an das Gehirn weitergeleitet. Hierdurch besteht eine erhöhte Dekubitus- und Verbrennungsgefahr.
Ein weiteres Symptom des Schlaganfalls ist das eingeschränkte Gesichtsfeld auf der gelähmten Seite. Gegenstände oder Personen werden auf der gelähmten Seite nicht wahrgenommen. Die Gefahr von Verletzungen und Stürzen steigt.

◆ Sich bewegen

Die Bewegung der Betroffenen ist insbesondere durch die Halbseitenlähmung eingeschränkt. Das *Gleichgewicht* und das Gefühl der Körpermitte sind verlorengegangen. Dies hat zur Folge, daß die gewohnte Haltung nicht eingehalten werden kann. Die gelähmte Seite wirkt schwerer als die gesunde und hängt herab. Der aufrecht sitzende Oberkörper neigt sich oder fällt zur gelähmten Seite.
Koordinationsstörungen der Bewegungsabläufe schränken die Fortbewegung und die Durchführung alltäglicher Tätigkeiten, z.B. das Waschen und Ankleiden, ein. Hinzu

kommen *spastische Bewegungsmuster*, die gezielte und kontrollierte Bewegungen, wie z.B. das Trinken aus einem Glas, unmöglich machen. Eine frühzeitig beginnende Rehabilitation kann dazu beitragen, daß die Koordination der Bewegungen wieder zurückgewonnen, die gelähmte Seite wieder als ein Teil des Körpers empfunden wird und spastische Bewegungsmuster abgebaut werden.

Eine der wichtigsten rehabilitativen Methoden ist das Bobath-Konzept (s.u.). Die Methoden sind in der Krankengymnastik und in der Pflege anwendbar.

◆ Essen und trinken

Die Ernährung der Betroffenen ist vor allem durch die gelähmte Gesichtshälfte beeinträchtigt. Der Kopf neigt sich zur betroffenen Seite. Bei der Nahrungsaufnahme fließt die flüssige Nahrung zur gelähmten Seite durch den herabhängenden Mundwinkel wieder heraus. Die Bewegungen von Zunge und Kehlkopf sind durch die Lähmung erschwert. Dadurch werden der Kau- und Schluckakt behindert. Vermehrte Ansammlung von Sekret im Mundraum und Verschlucken bei der Nahrungsaufnahme bedeuten eine massive Gefahr für den Betroffenen.

 Es besteht Aspirationsgefahr! Die Nahrungsaufnahme sollte deshalb immer im Sitzen erfolgen.
Die Mahlzeit erfordert unter diesen Umständen sehr viel Zeit und Geduld von allen Beteiligten.

◆ Sich pflegen und kleiden

Die Lähmung der Körperhälfte und die hierdurch verursachte Bewegungseinschränkung hat auf die selbständige Durchführung der Aktivität sich pflegen und kleiden Auswirkungen. Ist bei einem Rechtshänder die rechte Seite von der Lähmung betroffen, kann er die tägliche Körperpflege nicht oder nur teilweise selbständig durchführen. Auch Koordinationstörungen und Störungen der Oberflächen- und Tiefensensibilität erschweren die Körperpflege sehr. Der Betroffene braucht viel Anleitung, Ermutigung und gezieltes Wasch- und Anziehtraining, um eine größtmögliche Unabhängigkeit zu erlangen.

◆ Ausscheiden

Die Folgen eines Schlaganfalles sind häufig Harn- und Stuhlinkontinenz. Zur Pflege und Betreuung inkontinenter alter Menschen siehe Kapitel 9, Harnsystem.

◆ Sexualität

Die Sensibilitätsstörungen der gelähmten Seite behindern die Wahrnehmung von Berührungen.

◆ Ruhen und schlafen

Die Lähmung der Körperseite und dadurch eingeschränkte Bewegungsmöglichkeiten behindern den Lagewechsel während der Ruhephase. Werden Lagewechsel vom Pflegepersonal vorgenommen, wird der Schlaf unterbrochen. Bei drohender Dekubitusgefahr findet dieser Lagewechsel eventuell alle zwei Stunden statt. Die Nachtruhe wird also sehr häufig unterbrochen. Schlafmangel mit allen oben beschriebenen Auswirkungen ist die Folge.

Pflegeziele

Menschen mit einem Schlaganfall sind in ihren Aktivitäten des Lebens massiv eingeschränkt. Da viele Symptome des Schlaganfalles bis zum Lebensende bestehen bleiben, sollte das oberste Ziel der Pflege die Erhaltung der Unabhängigkeit und Selbständigkeit des Betroffenen sein. Das Pflege- und Betreuungskonzept wird auf die vorhandenen Fähigkeiten und Möglichkeiten des Betroffenen abgestimmt. Überversorgung und Überforderung werden erkannt und vermieden. Passivität wird mit pädagogischem Geschick umgangen. Der Betroffene wird im Rahmen seiner Möglichkeiten aktiviert und rehabilitiert. Er erhält die Gelegenheit, Situationen zu erleben, die er bewältigen kann. Die Teilnahme am gesellschaftlichen Leben wird sichergestellt. Der Betroffene erhält durch gezielte Hilfestellung die Möglichkeit, ein sinnerfülltes Leben trotz bleibender Behinderungen zu führen.

Pflegemaßnahmen

Die Pflege und Betreuung erfordert eine besonders enge Zusammenarbeit und Abstimmung zwischen Therapeuten und Pflegepersonal. Sie ist notwendig, um

▶ die vorhandenen Fähigkeiten und Möglichkeiten zu erkennen und

▶ gemeinsam abgestimmt ineinandergreifend zum Rehabilitationserfolg beitragen zu können.

Sprachtherapie

Die Sprachtherapie, auch *Logopädie* genannt, setzt an der gravierendsten Einschränkung eines Menschen mit Schlaganfall an, der Aphasie. Eine rechtzeitige und intensive Sprachtherapie trägt ganz entscheidend zur Bewältigung des Krankheitsgeschehens bei.

Zur Aphasie gehören Störungen des Schreib- und Sprachverständnisses. Der Betroffene kann sich in einem solchen Fall weder durch Sprache noch durch Schreiben verständlich machen. Andere therapeutische Angebote wie Krankengymnastik und Ergotherapie (Arbeitstherapie) können nicht greifen, da der Betroffene aufgrund der Aphasie Anweisungen nicht versteht und nicht entsprechend handeln kann.

Die besten Erfolge zeigt eine intensive Sprachtherapie, wenn sie innerhalb von drei Monaten nach Beginn der Aphasie durchgeführt wird. Nach etwa einem Jahr begonnen, zeigt sie nur noch geringe Erfolge, da sich oftmals falsche Sprachgewohnheiten einschleichen und den Sprachgebrauch behindern. Die Sprachtherapie sollte deshalb *so früh wie möglich* begonnen werden.

Das Sprachtraining sollte von ausgebildeten Sprachtherapeuten (Logopäden) aufgebaut und begleitet werden. Das Tempo der Sprachtherapie muß sehr genau auf die Situation des einzelnen abgestimmt werden, da eine Überforderung leicht zur Verzweiflung führt. Die Störungen eines Menschen mit einer ausgeprägten Aphasie werden insbesondere von Angehörigen häufig unterschätzt. Betroffene sind z.B. nicht in der Lage, eine Zeitung zu lesen und zu verstehen.
Die Therapie bei ausgeprägter Aphasie beginnt deshalb langsam aufbauend mit dem Nachsprechen von Vokalen. Anschließend folgen Lautkombinationen oder mechanische Wortreihen, z.B. eins – zwei – drei – vier, Montag – Dienstag – Mittwoch, morgens – mittags – abends.

Begleitet wird das Sprachtraining mit der *Schulung der nonverbalen Kommunikation* durch Gestik, Mimik, Zeichnungen und Symboltafeln. Hiermit wird ein erstes Kommunizieren mit der Umwelt möglich und führt zur Stimmungsaufhellung der Betroffenen.

Die **Ziele** der Sprachtherapie werden auf die Form der Sprachstörung abgestimmt, z.B. steht bei der motorischen Aphasie die Sprachaktivierung, bei der sensorischen die Hemmung der Sprachüberproduktion (Verdoppelung von Satzteilen) im Vordergrund.

Die **Erfolge** der Sprachtherapie sind abhängig von
- dem Beginn der Therapie,
- der Schwere der Störung und
- der psychischen Situation des Betroffenen.

Eine *Integration des Sprachtrainings* in die allgemeine aktivierende Pflege erhöht die Erfolgsaussichten. Auch Angehörige sollten in das Programm einbezogen werden. So besteht die Möglichkeit, alltägliche

Situationen zum Training zu nutzen, z.B. kann die Zahnbürste, bevor sie genutzt wird, zunächst mit dem Namen benannt werden. Die häufige Schulung der Wortbildung und Aussprache bringt mehr als nur kurze Trainingssequenzen. Pflegekräfte oder Angehörige werden bei entsprechender Anweisung zu wichtigen Trainingshelfern.

Im **Umgang mit Betroffenen** sind einige Regeln wichtig:
▶ Einfache Sätze bilden, die mit ja oder nein beantwortet werden können.
▶ Den Betroffenen nicht unterbrechen und den Satz selbst zu Ende formulieren lassen.
▶ Nur eine Frage auf einmal stellen.
▶ Jede Gelegenheit zum Sprachtraining und zur Kommunikation nutzen.
▶ Dem Betroffenen Zeit lassen und ihn ermutigen.

Häufig gelingt es nach einer Phase der vollkommenen Sprechunfähigkeit, den Betroffenen so weit zu aktivieren, daß eine einfache Ja-Nein-Kommunikation bei klarer Fragestellung möglich wird. So bescheiden dieses Ergebnis für Außenstehende scheinen mag, so ist es für den Betroffenen ein (lebens-)wichtiger Fortschritt.

Bobath-Pflege und -Therapie

Die Bobath-Pflege wurde 1943 von Bertha Bobath und ihrem Mann entwickelt. Frau Bobath, eine Krankengymnastin, entdeckte bei halbseitig gelähmten Menschen, daß bei bestimmten Bewegungen oder Stellungen die Muskelspannung zunahm und bei anderen wieder abnahm. Ihr Mann, Arzt von Beruf, lieferte den theoretischen Hintergrund für das Bobath-Konzept. 1960 gelangte die Bobath-Therapie auch nach Deutschland.

 Die Bobath-Pflege ist ein Konzept, das die Bedürfnisse von Bewohnern und Pflegenden gleichermaßen berücksichtigt. Es orientiert sich an dem Betroffenen, seinen Fähigkeiten und Möglichkeiten. Es soll nicht starr gegen den Willen des Betroffenen durchgeführt werden, sondern ausschließlich mit ihm.

Der Bobath-Pflege liegen folgende **Prinzipien** zugrunde:
▶ Die betroffene Seite mit einbeziehen
Die gelähmte Seite wird vergessen oder vom Betroffenen ignoriert. Alles, was mit dem Betroffenen geschieht, geschieht über die gelähmte Seite, damit er sie wieder wahrnimmt.
▶ Die Spastik hemmen, um Bewegungen zu ermöglichen

Damit die gelähmte Seite wieder beweglich werden kann, muß die Spastizität gehemmt werden. Sie verhindert die aktive und passive Beweglichkeit.

▶ Hilfe zur Selbsthilfe
Verbliebene Fähigkeiten müssen erfaßt und gestützt werden. Detaillierte Beurteilung des Ausmaßes der Beeinträchtigungen ist deshalb eine wichtige Voraussetzung für die weitere Unterstützung.

Das **Ziel** der Bobath-Pflege ist, gemeinsam mit dem Betroffenen die größtmögliche Selbständigkeit zu erlangen. Hierzu gehören

● die Erhaltung vorhandener Funktionen,
● die Vermeidung von Folgeschäden und
● die aktive Förderung wiederkehrender Funktionen.

Das Bobath-Konzept sollte nicht nur von Therapeuten, sondern von allen an der Pflege und Betreuung beteiligten Personen durchgeführt werden. Auch die Angehörigen werden mit in die Maßnahmen einbezogen und übernehmen einen wichtigen Part in der Therapie.

Das Konzept greift über 24 Stunden am Tag und umfaßt Lagerungen, Haltungen und Bewegungen. Bei der Raumgestaltung wird das Bett so ausgerichtet, daß die gelähmte Seite des Patienten zur Tür, zum Eintretenden

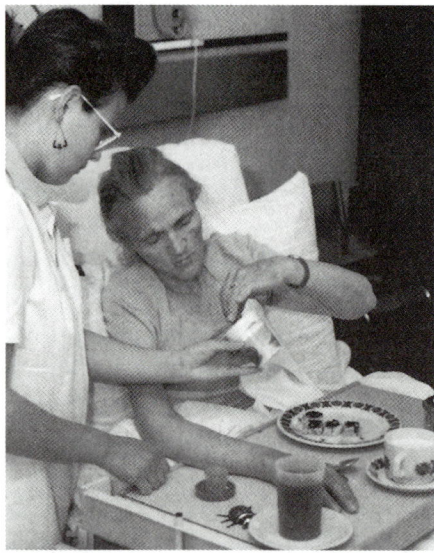

Abb. 13-19 Öffnen eines Joghurtbechers nach dem Bobath-Konzept: Die Pflegekraft gibt Hilfestellung und hält den Becher, die alte Dame öffnet den Deckel selbst. (Aus: Geissler T. Halbseitenlähmung. Hilfe zur Selbsthilfe. Berlin, Heidelberg: Springer 1991)

gerichtet ist. Der Nachttisch steht ebenfalls auf der gelähmten Seite (s. Abb. 5-41, S. 107). Der Betroffene wird so angeregt, über diese Seite hinweg zu agieren. Er bezieht auf diese Weise die gelähmte Seite in Bewegungsabläufe mit ein.

 Alle Aktivitäten des täglichen Lebens sind therapeutische Übungsmaßnahmen, die dazu beitragen, die Selbständigkeit zu fördern.

Der Betroffene soll alle Tätigkeiten selbst ausführen. Die Therapeutin oder Pflegekraft führt die Hand und hilft bei der Ausführung der Bewegungen (Abb. 13-19). Dies geschieht ganz langsam, damit der Betroffene die Bewegungsabläufe und die Handlung selbst spürt.

Die Bobath-Pflege trägt auch zur *Entlastung der Pflegekräfte* bei. In ihr integriert sind rückenschonende Arbeitsweisen. Durch die Anwendung bestimmter Grifftechniken gelingt es, Betroffene ohne zusätzliche Hilfe von einer Person zu bewegen. Dies geschieht unter Einbeziehung der vorhandenen Fähigkeiten des Betroffenen.

Weiterer Bestandteil des Konzeptes sind *Hilfsmittelangebote*, die selbständiges Handeln bei den Aktivitäten des Lebens ermöglichen (z. B. Nagelbretter, verdickte Griffe bei Messer und Gabel usw.; s. S. 297, Abb. 11-26). Auswahl, Anpassung und Training im Umgang mit den Hilfsmitteln orientieren sich an der Häuslichkeit und dem Alltagsleben der Betroffenen.

 Die Bobath-Pflege ist ein wichtiger Bestandteil der rehabilitativen Pflege nach einem Schlaganfall mit hohen Erfolgsaussichten. Sie setzt voraus, daß Therapeuten und Pflegepersonal sehr eng zusammenarbeiten. Pflegekräfte und Angehörige müssen Lagerungen, Haltungen und Bewegungen erlernen und in der alltäglichen Pflege umsetzen. Nur so kann das 24-Stunden-Konzept greifen und dem Betroffenen zu seiner größtmöglichen Selbständigkeit verhelfen.

Ergotherapie

Der Begriff »Ergotherapie« enthält das aus dem Griechischen stammende Wort »*ergon*« = Tätigkeit, Arbeit. Die Ergotherapie dient dem Wiedererlernen alltäglicher Tätigkeiten und Handlungen und wird von speziell ausgebildeten Ergotherapeuten durchgeführt. Sie wird in der Regel vom Arzt verschrieben. Einige Altenheime beschäftigen fest angestellte Ergotherapeuten, die allen dort lebenden alten Menschen Unterstützung und Beschäftigung anbieten.

Tab. 13-11   Ziele der Ergotherapie

Motorisch-funktioneller Bereich:	● Erhaltung der Beweglichkeit ● Förderung der Grob- und Feinmotorik ● Muskelkräftigung der oberen Extremitäten
Kognitiver Bereich:	● Förderung von Konzentration (geistig, intellektuell) und Ausdauer ● Auffrischen des Langzeitgedächtnisses ● Verbesserung der Orientierung zu Person, Raum, Zeit
Sozio-emotionaler Bereich:	● Förderung der Kommunikation und Kontakte ● Stärkung des Selbstbewußtseins ● Erhöhung der Konfliktfähigkeit

Schwerpunkt der ergotherapeutischen Arbeit ist die Rehabilitation. Ihre **Ziele** sind in Tabelle 13-11 zusammengefaßt.

Die **Maßnahmen** der Ergotherapie dienen immer mehreren Zielen gleichzeitig. Funktionelle Übungen werden im Sinne des Bobath-Konzeptes durchgeführt. Das bedeutet, daß alle Übungen in einem Zusammenhang mit alltäglichen Tätigkeiten stehen. Eine solche Übung ist z. B., mit der betroffenen Hand über die Stirn zu streichen. Diese Übung bereitet vor auf das spätere selbständige Waschen des Gesichtes. Die funktionellen Übungen trainieren die spätere Selbständigkeit und Unabhängigkeit.

Ergotherapeuten unterstützen bei der Auswahl, Anpassung und Handhabung unterschiedlicher Hilfsmittel. In der Betreuung alter Menschen mit einem Schlaganfall sind dies insbesondere Rollstühle, Geh- und Eßhilfen. Darüber hinaus beraten Ergotherapeuten in Fragen der Einrichtung und Ausstattung behindertengerechter Wohnungen.

Die Anpassung und Handhabung verschiedener Hilfsmittel wird begleitet durch **Beschäftigungsangebote**, in denen das Erlernte spielerisch umgesetzt und trainiert werden kann:

◆ Funktionelle Spiele
Beispiel: Mühlespiel. Bei diesem Spiel wird nicht mit normalen Spielsteinen gespielt. Die Steine werden je nach Behinderungsgrad durch entsprechend dicke und große Stäbe ersetzt. Das Spielbrett hat Löcher, in die die Spieler die Stäbe bei den einzelnen Spielzügen stecken. Dabei wird die Koordination von Auge und Hand geübt.

◆ Künstlerische Aktivitäten
Beispiel: Seidenmalerei. Sie kann auch mit Bettlägerigen durchgeführt werden. Die Materialien bestehen neben der Farbe, Seide und Pinseln aus einem Gestell und einer entsprechend großen, flachen Schale. Auf das Gestell wird ein kleines Seidentuch (Taschentuchgröße) gespannt. Die Bewohnerin wird im Bett sitzend bequem gelagert. Die Bettwäsche und das Nachthemd werden durch eine Plastikschürze geschützt. Die Pinselgröße wird auf ihre spezielle Situation abgestimmt und ausprobiert. Die Schale mit dem darauf befindlichen Seidentuchgestell wird direkt auf das Bett gestellt.

Bei dieser Beschäftigung werden verschiedene Fähigkeiten gefördert. Die Feinmotorik: Der Pinsel muß gehalten und geführt werden. Die kognitiven Fähigkeiten: Über die Farbe und die Gestaltung des Tuches wird diskutiert. Die sozio-emotionalen Fähigkeiten: Die Freude über ein schönes, gelungenes Tuch kann die Anstrengung dieser komplexen Tätigkeit wieder wettmachen. Lob und Anerkennung von anderen stärken das Selbstwertgefühl.

◆ Gymnastik mit Musik
Beispiel: Sitztanz. Die gymnastischen Übungen werden im Sitzen durchgeführt. Dies hat den Vorteil, daß die Teilnehmer nicht so schnell ermüden und auch Betroffene, die nicht stehen können, an dem Tanz teilnehmen können.

Die Bewohner sitzen im Kreis und werfen sich Bälle zu, halten sich an der Hand und schunkeln zur Musik. Die Übungen können mit Tüchern oder Luftballons variiert werden. Eine wichtige Rolle spielt die Auswahl der Musik. Die Begleitmusik sollte zum Mitmachen animieren und dem Geschmack der Bewohner entsprechen. Neben den Übungen, die abwechselnd zur An- und Entspannung anregen, trägt die Musik ganz entscheidend zum Wohlbefinden bei.

Ein besonders beliebter Sitztanz ist die »Reise in den Süden«. Neben den gymnastischen Übungen sind hier Fantasie und Erinnerung gefragt. Die Therapeutin gibt einen großen gelben Ball, der die Sonne darstellen soll, in den Kreis. Sie wirft ihn den Bewohnern zu und stellt ihnen Fragen, wo die Reise hingehen soll, welches Meer oder Gebirge überquert wird usw. Die Bewohner antworten oder stellen selbst Fragen und werfen den Ball zurück. Diese Form der Übung verbindet die Bewegung mit der Freude an der Fantasie und dem gemeinsamen Erzählen.

◆ Jahreszeitliche Angebote

Beispiel: Anfertigung von Osterschmuck. In der Gruppe werden gemeinsam Ostereier bemalt, die anschließend im ganzen Haus aufgehängt oder verteilt werden. Die gemeinsame Aktivität hat nicht den Sinn, ein besonders gelungenes Osterei zu produzieren, vielmehr steht die gemeinsame Tätigkeit im Vordergrund. Das bemalte Osterei ist dabei nur Mittel zum Zweck.

Neben der Übung der Feinmotorik können Bewohner Initiative entwickeln, Ideen und Fantasie in der Bemalung zum Ausdruck bringen. Geduld und Einschätzen der eigenen Grenzen werden spielerisch geübt. Geschichten über frühere Ostererlebnisse schulen das Langzeitgedächtnis und das Sprachvermögen. Das Ergebnis trägt zum Gemeinwohl bei.

An diesen Beispielen wird deutlich, wie vielfältig ergotherapeutische Beiträge in der Pflege und Betreuung von alten Menschen nach einem Schlaganfall sind. Die Maßnahmen der Ergotherapie sind auf die Selbständigkeit und Unabhängigkeit des alten Menschen ausgerichtet. Sie sind deshalb eine sinnvolle Ergänzung zur Pflege.

14. Auge und Ohr

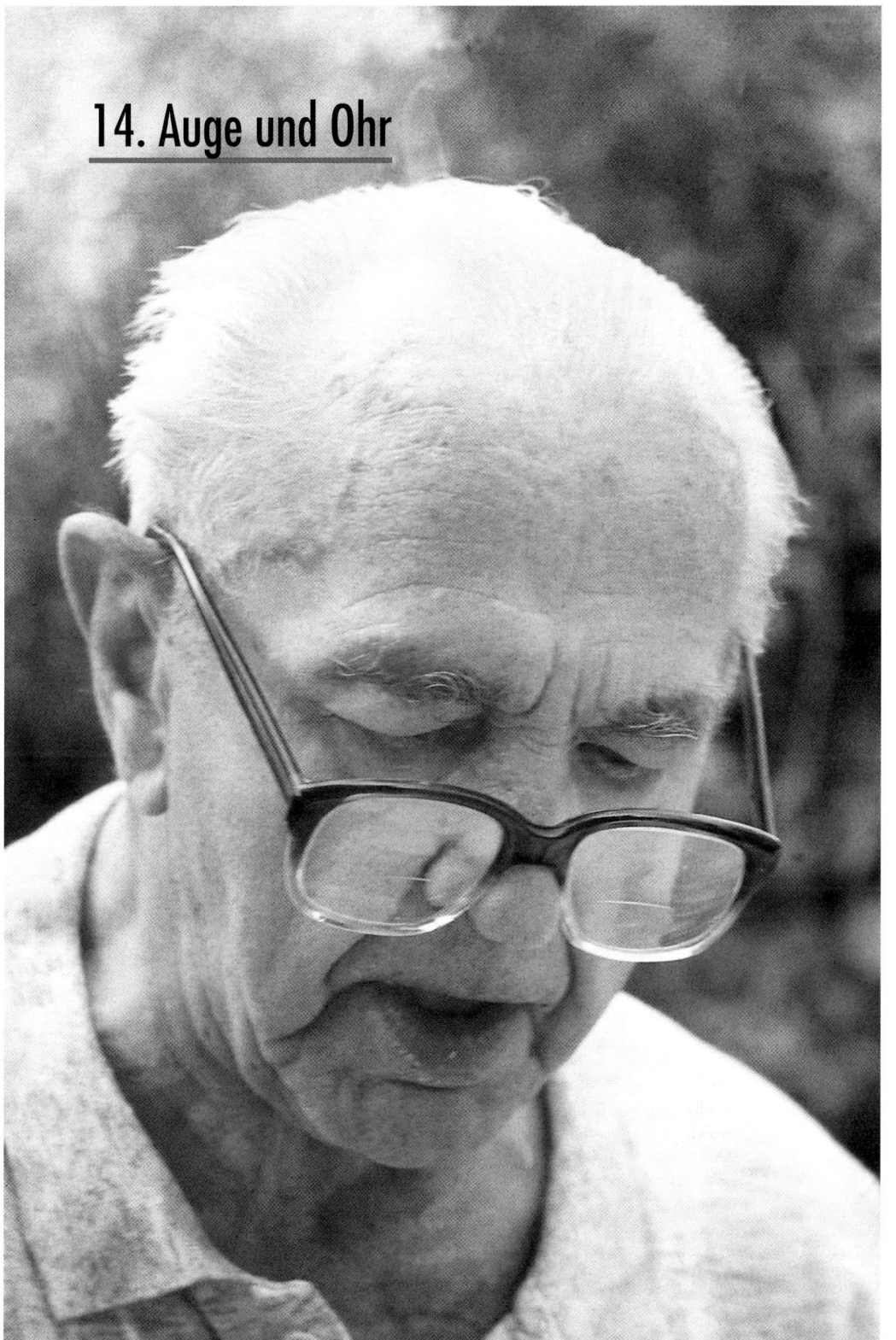

Medizinische Grundlagen

LOTTE HABERMANN-HORSTMEIER

Pflege

ANGELA DÜHRING

Medizinische Grundlagen

LOTTE HABERMANN-HORSTMEIER

Auge und Ohr sind die wichtigsten **Sinnesorgane** des Menschen. Die Sinnesorgane sind unsere Fenster zur Außenwelt. Sie nehmen äußere Signale auf, verarbeiten sie und leiten die so gewonnenen Informationen weiter. Auf komplizierten Wegen kommt es dann zu Empfindungen und Wahrnehmungen. Diese wiederum prägen unsere Vorstellungen und Überlegungen.

Die Sinnesorgane sind in ihrer Funktion sehr spezialisiert und in ihrem Empfindlichkeitsbereich eng begrenzt. So können wir über das Auge z.B. nur elektromagnetische Wellen (d.h. Licht) im Bereich von 380 bis 760 nm wahrnehmen. Da das Bild unserer Welt durch unsere Sinnesorgane geprägt ist, ist die Welt des Menschen vor allem eine **Sehwelt**.

Anatomie des Auges

Die Hilfsorgane des Auges

Zu den Hilfsorganen des Auges gehören
- die Augenlider,
- die Wimpern,
- die Augenbindehaut und
- der Tränenapparat.

Der Augapfel ist in die Augenhöhle eingebettet. Nach vorne hin wird er von den **Augenlidern** bedeckt. Man unterscheidet das Unterlid vom Oberlid. Beide begrenzen die *Lidspalte*. Am Lidschluß und der Öffnung der Augenlieder wirken verschiedene Muskeln mit, die zur mimischen Muskulatur (s. S. 81) zählen.

Die Lidspalte endet im inneren Augenwinkel mit einer Ausbuchtung. In ihr befindet sich das *Tränenwärzchen*. Hier sammelt sich die Tränenflüssigkeit und wird über ein Gangsystem (s.u.) in die Nase abgeleitet. An der hinteren Kante des Lidrandes münden die *Meibom-Drüsen*. Ihr Sekret hindert die Tränenflüssigkeit am Austritt über die Lidränder. An der vorderen Lidkante gehen mehrere Reihen von **Augenwimpern** ab. Sie schützen das Auge vor Staub und anderen Fremdkörpern.

Die Innenseite der Lider wird von der **Augenbindehaut** (*Tunica conjunctiva* oder kurz: Konjunktiva) ausgekleidet. Die Bindehaut des Auges verbindet die Augenlider mit dem Augapfel. Sie geht von den Augenlidern auf die Vorderfläche des Augapfels über und zieht bis zum Rand der Hornhaut. Das nicht verhornende Plattenepithel der Bindehaut ist mit zahlreichen sensiblen Nerven versorgt und daher sehr schmerzempfindlich!

Zum **Tränenapparat** (Abb. 14-1) gehören die *Tränendrüsen* und die *ableitenden Tränenwege*. Die Tränendrüsen liegen jeweils über dem äußeren Lidwinkel. Über

ihre Ausführungsgänge geben sie ständig Tränenflüssigkeit ab, die die Vorderfläche des Augapfels feucht hält. Die Tränenflüssigkeit sammelt sich im inneren Augenwinkel. An der Innenfläche von Ober- und Unterlid befinden sich zwei kleine Öffnungen, die *Tränenpünktchen*. Es sind die Öffnungen der Tränenkanälchen, die sich vereinigen und in den *Tränensack* münden. Vom Tränensack führt der *Tränennasengang* zu einer Öffnung im unteren Teil der Nase. Durch den Lidschlag wird nicht nur die Tränenflüssigkeit über die Vorderfläche des Augapfels verteilt, sondern auch der Tränennasengang erweitert und verengt. Es entsteht ein Sogeffekt, der für den Abfluß der Tränenflüssigkeit sorgt.

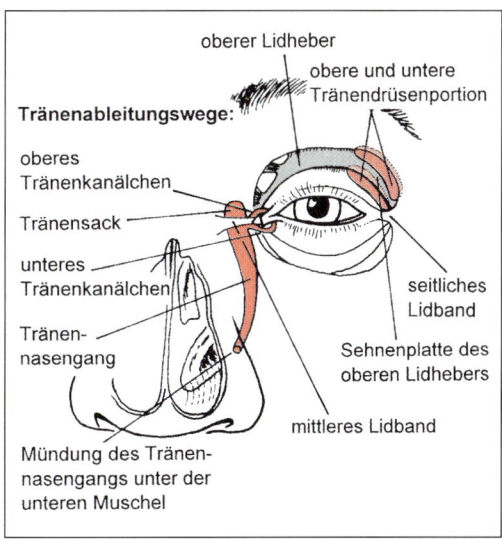

Abb. 14-1 Der Tränenapparat des Auges

Der Aufbau des Auges

Der Augapfel (Abb. 14-2) ist annähernd kugelförmig. Er liegt im vorderen Teil der knöchernen Augenhöhle und ist in schützendes Fettgewebe eingebettet. Von der Rückseite des Augapfels geht der Sehnerv (der II. Hirnnerv) aus und zieht durch den knöchernen Sehnervenkanal als runder Strang zum Gehirn.

An der Vorderfläche des Auges befindet sich die durchsichtige **Hornhaut** *(Kornea)*. Durch sie treten die Lichtstrahlen in das Auge ein. Dahinter liegt die **Linse** *(Lens)*. Ihr liegt vorne die **Regenbogenhaut** *(Iris)* auf. Die Regenbogenhaut besitzt eine runde Öffnung in der Mitte, die *Pupille*. Im vorderen Augenabschnitt befindet sich eine klare Flüssigkeit, das Kammerwasser.

An die Linse schließt sich das Augeninnere mit dem **Glaskörper** an. Die geleeartige Substanz des Glaskörpers besteht zum größten Teil aus Wasser und ist glasklar.

Bei der Gliederung des Augapfels kann man einen vorderen und einen hinteren Abschnitt unterscheiden. Der **vordere Abschnitt** enthält den sog. bildentwerfenden Apparat. Der **hintere Abschnitt** umfaßt die lichtwahrnehmende Fläche, die Netzhaut. Man hat das Auge – sehr vereinfachend – früher auch mit einer Kamera verglichen. Der vordere Abschnitt entspricht hierbei dem Linsensystem und der Blende, der hintere Augenabschnitt dem lichtempfindlichen Film.

Die Wand des Augapfels besteht aus drei Schichten:
● der Lederhaut (Sklera),
● der Gefäßhaut (Uvea) und
● der Netzhaut (Retina).

Die **Lederhaut** ist zusammen mit dem Augeninnendruck für die Form des Augapfels verantwortlich.

Die **Gefäßhaut** bildet in ihrem vorderen Abschnitt die Regenbogenhaut und den Ziliarkörper (s. u.), im hinteren Abschnitt die Aderhaut *(Chorioidea)*.

In ihrem vorderen Teil enthält die **Netzhaut** farbstoffhaltige Zellen (Pigmentzellen), in ihrem hinteren Teil die lichtempfindlichen Sinneszellen.

◆ Die Hornhaut

Die Hornhaut sitzt dem Augapfel vorne wie ein Uhrglas auf. Durch sie treten die Lichtstrahlen in das Innere des Auges ein. Wegen ihrer starken Krümmung wirkt sie als *Sammellinse*. Die Hornhaut enthält Nervenfasern, jedoch keine Blutgefäße. Sie wird durch das Kammerwasser, die Tränenflüssigkeit und arterielle Blutgefäße am Hornhautrand ernährt. Am Übergang zwischen Hornhaut und Lederhaut befindet sich ein venöses Gefäß, der *Schlemm-Kanal*. Er ermöglicht den Abfluß des Kammerwassers.

◆ Die Regenbogenhaut

Die Regenbogenhaut liegt der Vorderfläche der Linse auf. Der freie Rand der Regenbogenhaut umschließt das

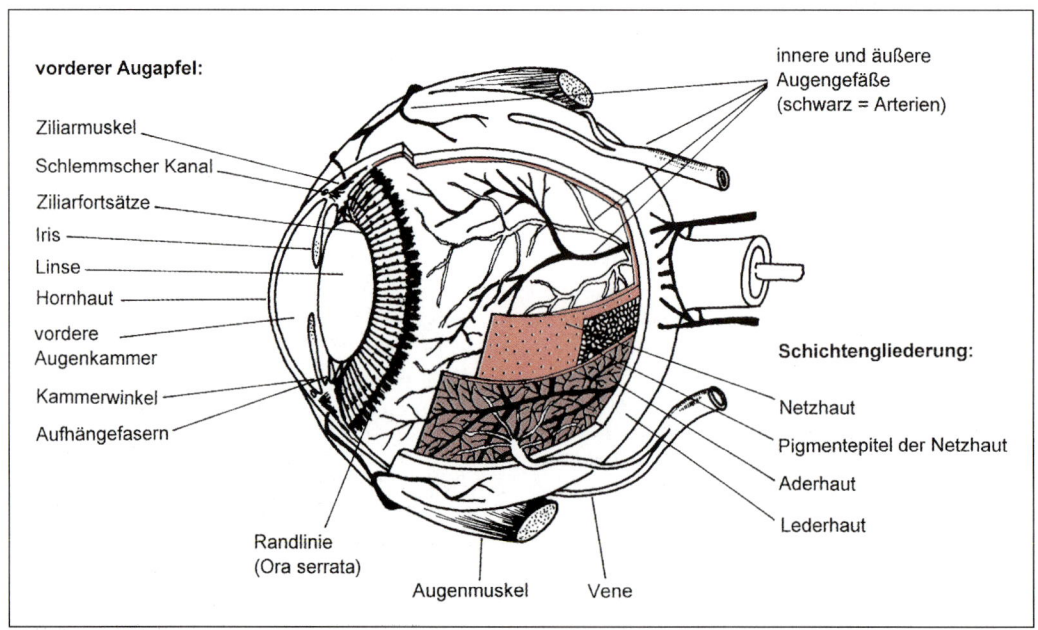

vorderer Augapfel:

Ziliarmuskel
Schlemmscher Kanal
Ziliarfortsätze
Iris
Linse
Hornhaut
vordere Augenkammer
Kammerwinkel
Aufhängefasern

Randlinie (Ora serrata)
Augenmuskel   Vene

innere und äußere Augengefäße (schwarz = Arterien)

Schichtengliederung:

Netzhaut
Pigmentepitel der Netzhaut
Aderhaut
Lederhaut

Abb. 14-2   Der Bau des Auges

Sehloch, die *Pupille*. Die Pupille wirkt wie die Blende einer Kamera. Ihre Weite kann reflektorisch durch glatte Muskelfasern geändert werden.

Die Regenbogenhaut ist sehr gefäßreich und besteht überwiegend aus einer zarten Bindegewebsschicht, deren Rückseite von einer Pigmentschicht überzogen ist. Je mehr Farbstoff diese Schicht enthält, um so dunkler ist die Augenfarbe.

◆ Der Ziliarkörper

Der Ziliarkörper besteht hauptsächlich aus dem *Ziliarmuskel*. Er ist über feine Fasern mit der Linse verbunden. Der Ziliarmuskel reguliert über diesen Aufhängeapparat den Krümmungsgrad der Linse. Er stellt so die Sehschärfe beim Nah- und Fernsehen ein. Unterschiedlich weit entfernte Gegenstände können auf diese Weise scharf auf der Netzhaut abgebildet werden. Vom Ziliarkörper führen Fortsätze zur Regenbogenhaut. Sie bilden das Kammerwasser.

◆ Die Linse

Die Linse ist ein kreisrundes, durchsichtiges Gebilde. Durch einen Kranz von Aufhängefasern ist sie am Ziliarkörper befestigt. Sie ist der wichtigste Bestandteil des lichtbrechenden Apparates. Aufgrund ihrer Elastizität kann sie sich stark krümmen und dadurch ihre *Brechkraft erhöhen*.

Außen wird die Linse von einer elastischen Linsenkapsel umgeben. Auf sie folgt die Rindenschicht, die ohne scharfe Grenze in den Linsenkern übergeht. Im Inneren der Linse finden sich weder Nerven noch Blutgefäße.

◆ Der Glaskörper

Den Raum zwischen Linse und Netzhaut füllt der Glaskörper aus. Aufgabe der glasklaren, geleeartigen Substanz ist es, dem Augapfel eine bestimmte Spannung zu verleihen. Der Glaskörper besteht zu 98 bis 99% aus Wasser.

◆ Die Aderhaut

Die Aderhaut liegt zwischen der äußeren Lederhaut und der inneren Netzhaut. In der Aderhaut verzweigen sich zahlreiche *Blutgefäße*, die die angrenzenden Schichten der Wand des Augapfels ernähren. Weiterhin befinden sich in der Aderhaut *Pigmentzellen*, die den Farbstoff Melanin enthalten. Sie verleihen der Aderhaut ihre dunkle Farbe.

Alle arteriellen Gefäße des Auges entspringen aus der *Augenarterie*, einer Abzweigung der inneren Kopfschlagader. Das Gefäßsystem des Auges dient nicht nur der Versorgung des Organs mit Sauerstoff und Nährstoffen, sondern auch der Erhaltung des Augendrucks und der Spannung des Augapfels.

◆ Die Netzhaut

Die Netzhaut setzt sich aus zwei Blättern zusammen,
- der äußeren Pigmentschicht und
- der inneren Sinneszellschicht.

Nur im Bereich einer Randlinie (Ora serrata) sind beide Blätter fest miteinander verwachsen.

Die **Pigmentschicht** liegt der Innenseite der Gefäßhaut auf. Ihre Epithelzellen enthalten reichlich *Melanin*. Schmale Fortsätze dieser Epithelzellen ragen zwischen die Stäbchen und Zapfen der angrenzenden Sinneszellschicht (s. u.). Treffen Lichtstrahlen auf die Netzhaut, wandert der Farbstoff Melanin in die Fortsätze und schützt so das Augeninnere vor zuviel Licht. Im Dunkeln zieht sich das Pigment wieder in den Zellkörper zurück. Eine weitere Aufgabe der Pigmentschicht ist die Ernährung der Sinneszellen.

An das Pigmentepithel schließt sich nach innen die **Sinneszellschicht**, die eigentliche Netzhaut (Abb. 14-3) an. Sie ist aus mehreren Schichten aufgebaut. Die lichtempfindlichen Empfangsorgane, die **Stäbchen** und **Zapfen**, grenzen an die Pigmentschicht. Es gibt ca. 3 bis 4 Millionen Zapfen, aber 75 Millionen Stäbchen in der Netzhaut des Auges. Die Stäbchen reagieren empfindlich auf Hell-dunkel-Unterschiede. Sie ermöglichen das *Schwarz-weiß-Sehen in der Dämmerung*. Den

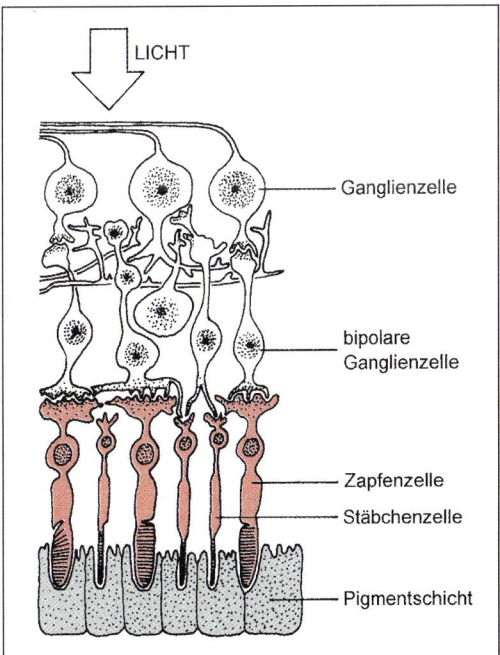

Abb. 14-3 Schematische Darstellung des Feinbaus der Netzhaut (Innenseite oben)

Zapfenzellen wird eine Farbempfindlichkeit zugeschrieben. Durch sie sehen wir *Farben* am hellen Tag.

An die Zellkerne der Stäbchen und Zapfen schließt sich eine Schicht aus sog. **bipolaren Ganglienzellen** an. Es sind Nervenzellen, von denen – anders als bei den »normalen« Nervenzellen – zwei Axone ausgehen. Sie sind zwischen die Sinnesepithelzellen und die darauf folgenden großen Ganglienzellen geschaltet.

Die oberste Zellschicht ist die **Ganglienzellschicht.** Die besteht aus großen Nervenzellen, deren Fortsätze (Axone) den Sehnerv bilden.

Das Licht, das auf die Netzhaut trifft, muß erst die beiden Nervenzellschichten durchdringen, bevor es auf die Stäbchen und Zapfen trifft.

Betrachtet man das Innere eines Auges durch einen Augenspiegel, sieht man die Austrittsstelle des Sehnerven (Papille) im Augenhintergrund als **weißen Fleck**. Im Zentrum dieses weißen Fleckes verzweigen sich Äste der Netzhautarterie und der Netzhautvene. In diesem Bereich der Netzhaut liegen keine Sinneszellen. Die Stelle ist daher blind. Man bezeichnet sie deshalb auch als *»blinden Fleck«*. Etwa 4 mm seitlich des blinden Flecks liegt eine gelblich gefärbte Stelle, der **gelbe Fleck**. Es ist die Stelle des schärfsten Sehens. In diesem Bereich ist die Netzhaut verdünnt. Hier liegen ausschließlich Zapfenzellen, die nur von einer dünnen Schicht bipolarer Nervenzellen bedeckt sind. Die Zahl der Zapfen nimmt nach den Seiten hin immer stärker ab. Dort überwiegen die Stäbchen.

Die Augenmuskeln

Der Augapfel kann durch sechs quergestreifte Augenmuskeln nach allen Richtungen bewegt werden. Sie entspringen zum Großteil an einem Sehnenring in der Umgebung des Sehnervenkanals im Inneren der Augenhöhle und setzen seitlich am Auge an. Zu ihnen führen die drei *Augenmuskelnerven* (N. oculomotorius = III. Hirnnerv, N. trochlearis = IV. Hirnnerv und N. abducens = VI. Hirnnerv).

 Veränderungen am Auge gehören zu den auffallendsten Alterserscheinungen. Erst durch die Einschränkung ihrer Sehfähigkeit wird vielen Menschen bewußt, daß sie altern.

Die **Linse** nimmt während des ganzen Lebens an Dicke und Volumen zu, da sich in der Linsenrinde ständig neue Zellen bilden, die die älteren Zellen immer mehr nach innen drücken. Mit zunehmendem Alter verliert die Linse meist viel von ihrer ursprünglichen Durchsichtigkeit. Der Linsenkern wird gelblich bis dunkelbraun, die Linse trübt ein. Eine solche Trübung der Augenlinse bezeichnet man als *Katarakt* (s. S. 381f).

Die geleeartige Substanz des **Glaskörpers** verflüssigt sich mit zunehmendem Alter. Bei älteren Menschen sind oft mehr als 50% der Masse flüssig. Dadurch kann es zu einer hinteren Glaskörperabhebung mit der Gefahr der Netzhautablösung kommen.

In der **Netzhaut** alter Menschen findet man oft Ansammlungen von Zellabbauprodukten. Der vor intensivem Licht schützende Farbstoff Melanin in den Pigmentzellen nimmt mit zunehmendem Alter erheblich ab. Die reduzierte Sehleistung im Alter hängt wahrscheinlich auch mit der fortwährenden Strahlenbelastung der Netzhaut (durch die Lichtstrahlen) zusammen.

Die Funktionen des Auges

Über das Auge können wir *elektromagnetische Wellen* einer bestimmten Wellenlänge (380 bis 760 nm) wahrnehmen. Wir bezeichnen diese elektromagnetischen Wellen als **Licht.**

Der bildwerfende Apparat

Das Licht, das auf das Auge trifft, wird im Bereich der vorderen Augenabschnitte mehrfach gebrochen. Die Strukturen, die eine **lichtbrechende Wirkung** haben, sind *Hornhaut, Kammerwasser, Linse* und *Glaskörper*. Durch die Brechung des Lichtstrahls an diesen Flächen wird auf die Netzhaut ein umgekehrtes, verkleinertes Bild der betrachteten Gegenstände geworfen (Abb. 14-4).

 Die **Brechkraft** von optischen Systemen wird in Dioptrien (dpt) angegeben.

$$\text{Brechkraft (dpt)} = \frac{1}{\text{Brennweite (m)}}$$

Das menschliche Auge verfügt über eine Brechkraft von 59 dpt, allein die Hornhaut trägt dazu 43 dpt bei. Die Brechkraft der Linse beträgt in Ruhestellung 14,5 bis 15 dpt.

Durch eine Formveränderung der Linse ändert sich auch ihre Brechkraft. Unterschiedlich weit entfernte Gegenstände können dadurch scharf auf der Netzhaut abgebil-

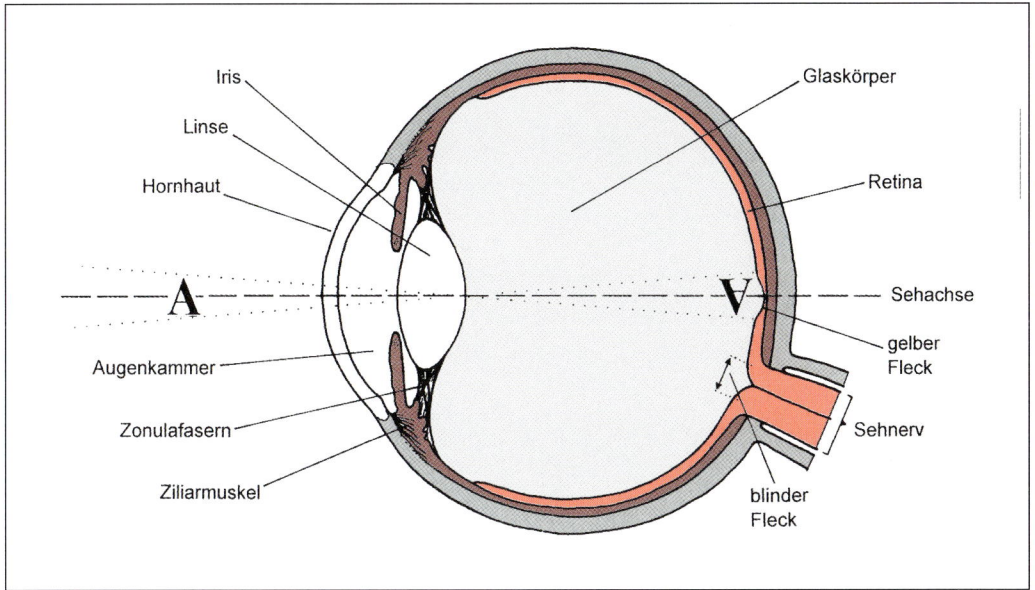

Iris
Linse
Hornhaut
Glaskörper
Retina
A
V
Sehachse
gelber Fleck
Augenkammer
Sehnerv
Zonulafasern
Ziliarmuskel
blinder Fleck

Abb. 14-4   Schematische Darstellung des Sehvorgangs

det werden. Man nennt diesen Vorgang **Akkomodation** oder Anpassung.

▶ Bei der *Fernakkomodation* ist der ringförmige Ziliarmuskel entspannt. Die Aufhängefasern werden dadurch angespannt, die Linse flacht ab.

▶ Bei der *Nahakkomodation* zieht sich der Ziliarmuskel zusammen. Dies geschieht, wenn Gegenstände näher als 5 m vom Betrachter entfernt sind. Die Spannung der Aufhängefasern wird aufgehoben. Die Linse nimmt aufgrund ihrer Elastizität eine stärkere Krümmung an. Die Brechkraft erhöht sich.

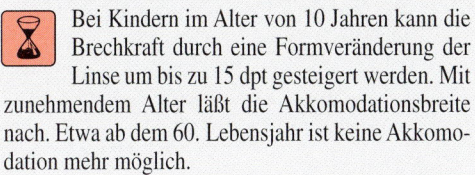

Bei Kindern im Alter von 10 Jahren kann die Brechkraft durch eine Formveränderung der Linse um bis zu 15 dpt gesteigert werden. Mit zunehmendem Alter läßt die Akkomodationsbreite nach. Etwa ab dem 60. Lebensjahr ist keine Akkomodation mehr möglich.

Der Sehvorgang

Die Lichtstrahlen treten durch die Hornhaut in das Auge ein. Die Regenbogenhaut wirkt dabei als Blende und schützt uns vor zu intensivem Sonnenlicht. Die Strahlen werden nun durch die Linse erneut gebrochen. Eine

schwach lichtbrechende Wirkung hat auch der sich anschließende Glaskörper. Schließlich treffen die Lichtstrahlen auf die lichtempfindliche Netzhaut. Der oben beschriebene **reizleitende Apparat** des Auges hat die Aufgabe, auf der Netzhaut ein *scharfes Bild der Umwelt* zu erzeugen. Nur ein kleiner Teil des Gesehenen wird jedoch auf dem Augenhintergrund scharf abgebildet. Wir sehen nur im Bereich des gelben Flecks scharf. Daher richten wir den Blick immer so, daß das Bild des uns interessierenden Gegenstandes auf den gelben Fleck fällt und damit scharf abgebildet wird.

In der **Netzhaut** befinden sich zwei Typen von Sinneszellen, die *Zapfen* und die *Stäbchen*. Die Stäbchen ermöglichen uns das Schwarz-weiß-Sehen (**Dämmerungssehen**). Die Zapfenzellen sind weniger lichtempfindlich als die Stäbchen. Durch sie sehen wir **Farben**.
In die Sinneszellen sind *Sehfarbstoffe* eingelagert. Es sind lichtempfindliche Verbindungen, die bei der Aufnahme von Licht ihren chemischen Aufbau ändern und dadurch Nervenimpulse auslösen. Der »Sehpurpur« (Rhodopsin) ist der Sehfarbstoff der Stäbchen. Die Zapfen besitzen drei verschiedene Sehfarbstoffe, die dem Sehpurpur in ihrem Aufbau ähneln.

Über die bipolaren Nervenzellen wird die elektrische Erregung an die **Ganglienzellschicht** weitergegeben.

Eine Ganglienzelle ist mit vielen Sinneszellen verschaltet. Die Nervenzellen der Netzhaut stehen auch untereinander in Wechselwirkung. In den Ganglienzellen finden nun schon erste nervöse Verarbeitungsprozesse statt. Die Zellen der Ganglienschicht bilden schließlich lange Nervenfortsätze (Axone) aus, die als **»Sehnerv«** zum Gehirn ziehen.

Etwa die Hälfte der Nervenfasern des Sehnerven kreuzen in ihrem Verlauf auf die jeweils andere Hirnseite. Dies geschieht im Bereich der **Sehnervenkreuzung** am Boden des Zwischenhirns. Alle Nervenfasern, die Gegenstände aus der seitlichen Gesichtshälfte abbilden, kreuzen auf die Gegenseite. Dagegen bleiben alle die Nervenfasern, die Gegenstände abbilden, die in Richtung Nase liegen, auf der gleichen Seite (s. Abb. 14-5). In verschiedenen **Umschaltstationen** wird der Reiz weiter verarbeitet und schließlich zur sog. **primären Sehrinde** im Bereich des Hinterkopfs (Hinterhauptlappen des Gehirns) geleitet. Von dort aus geht die elektrische Erregung noch zu mehr als 30 Gebieten in der Hirnrinde,

wo immer kompliziertere Verarbeitungsvorgänge ablaufen. Ein Beispiel hierfür ist, daß wir trotz blindem Fleck kein »Loch« in unserem Gesichtsfeld sehen. Die Verarbeitungsprozesse im Gehirn ergänzen das Muster des Umfeldes, so daß wir ein vollständiges Bild sehen. Alle diese Hirnfelder sind wechselseitig miteinander verknüpft. Es gibt also kein »höchstes Zentrum«, in dem ein Gegenstand schließlich mit all seinen Merkmalen »gesehen« wird. Erst durch das Zusammenwirken der vielen Gebiete im Gehirn entsteht bei uns ein Seheindruck, der entsprechende Empfindungen, Vorstellungen und Überlegungen auslöst.

Zusammenfassung:

1. In der Netzhaut des Auges werden Lichtwellen unterschiedlicher Wellenlänge empfangen und in elektrische Erregung umgewandelt.
2. Die Erregung wird zu den Netzhautganglienzellen weitergeleitet.

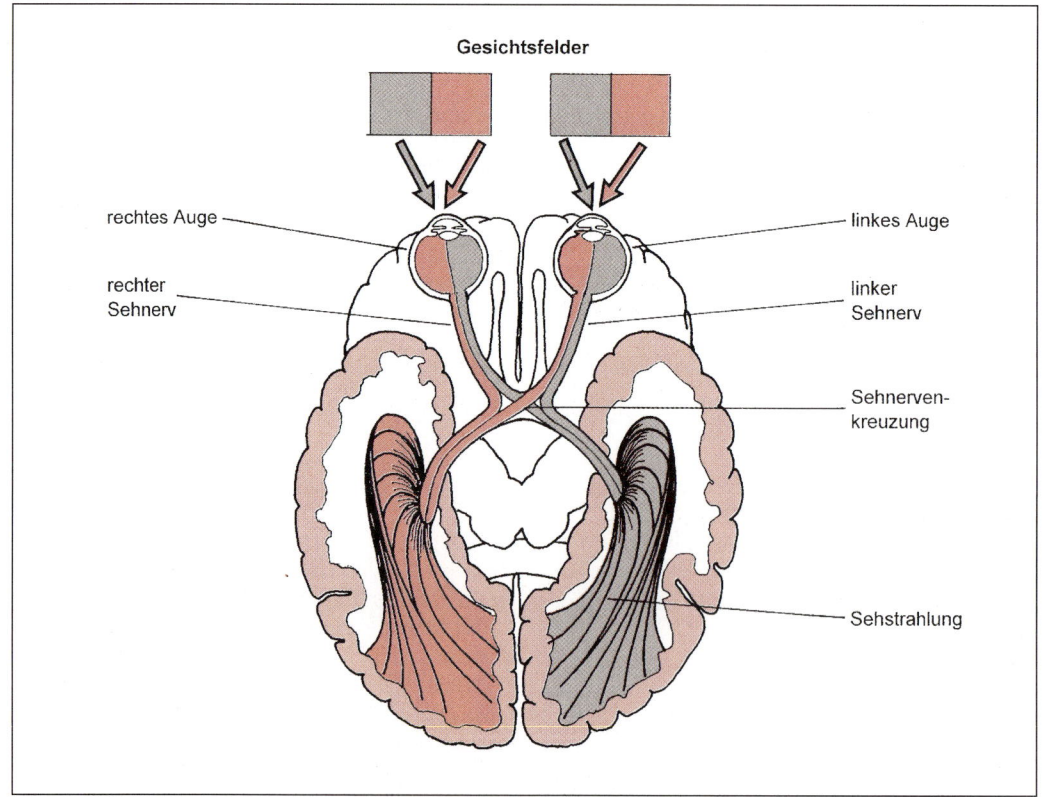

Abb. 14-5 Verlauf der Sehbahn im menschlichen Gehirn (die Augen liegen oben, der Hinterkopf unten) mit Darstellung der zugehörigen Gesichtsfelder

3. Die Axone der Ganglienzellen ziehen als Sehnerv ins Gehirn.
4. Von verschiedenen Umschaltstationen verlaufen Fasern zur primären Sehrinde.

5. Von der primären Sehrinde aus geht die Erregung auffächernd in 30 oder mehr Rindengebiete. Der Verarbeitungsprozeß wird immer komplizierter. Es entsteht schließlich ein Seheindruck.

Die wichtigsten Erkrankungen des Auges im Alter

Die Bindehautentzündung

◆ Ursachen

Die Erkrankung kann durch Bakterien und Viren hervorgerufen werden. Sie tritt dann stets beidseitig – oft aber im Abstand von einigen Tagen – auf. Andere Ursachen sind mechanische oder physikalisch-chemische Einwirkungen wie z. B. Rauch, Staub, Fremdkörper, Strahlen, Säuren oder Laugen. Daneben kommen auch Allergien oder Medikamente als Auslöser in Betracht. Eine nicht seltene Alterserscheinung ist die **trockene Bindehautentzündung** *(Conjunctivitis sicca)*, die ihre Ursache in einer herabgesetzten Tränensekretion hat.

◆ Krankheitsbild

Typische Symptome einer Bindehautentzündung (Konjunktivitis) sind Jucken, Brennen, Lichtscheu und ein Fremdkörpergefühl im Auge. Das Auge ist rot, angeschwollen und tränt. Es kommt meist zu einem Lidkrampf.

◆ Therapie

Die Therapie der Bindehautentzündung richtet sich nach der jeweiligen Ursache der Erkrankung. So versucht man z. B. die Symptomatik der trockenen Bindehautentzündung alter Menschen durch die Gabe synthetisch hergestellter Tränenflüssigkeit (z. B. Liquifilm®) zu bessern. Bei einer bakteriellen Konjunktivitis helfen antibiotikahaltige Augensalben bzw. -tropfen.

Der Herpes zoster des Auges

◆ Ursachen

Eine häufige Alterserkrankung ist die Gürtelrose *(Herpes zoster)*. Wenn sie im Bereich des Gesichts auftritt, bezeichnet man sie als **Gesichtsrose**. Erreger ist das Varizella-Zoster-Virus aus der Gruppe der Herpesviren (s. dazu S. 439f). Im Bereich des Gesichts können der Drillingsnerv (N. trigeminus) und der Gesichtsnerv (N. facialis) betroffen sein. Bei einem Befall des ersten Trigeminusastes kommt es zum sog. **Zoster ophthalmicus**, dem Herpes zoster des Auges.

◆ Krankheitsbild

Streng halbseitig bilden sich Bläschen an der Kopfhaut, im Bereich der Stirn, des Oberlides und der Nasenwurzel. Die Schmerzen im Anfangsstadium können heftig, aber auch relativ gering sein. Im Verlauf der Erkrankung brechen die Bläschen meist auf. Komplizierend kommen oft eine Bindehautentzündung und eine Entzündung der Hornhaut hinzu.

Der sogenannte Greisenbogen der Hornhaut

◆ Definition, Ursache

Eine häufige Alterserscheinung ohne nennenswerten Krankheitswert ist der *Arcus senilis corneae*, der sogenannte »Greisenbogen« in der Hornhaut des Auges. Es ist eine ringförmige, weißliche Trübung am äußeren Hornhautrand. Sie entsteht durch Fett- und Kalkeinlagerungen. Auch im jugendlichen Alter kann es bei einem erhöhten Blutfettspiegel schon zu solchen Einlagerungen kommen.

Der graue Star

◆ Definition

Unter einem grauen Star (Katarakt) versteht man eine Trübung des Linsengewebes. Als **Altersstar** *(Cataracta senilis)* bezeichnet man eine Form der Linsentrübung, die in der Regel erst um das 60. Lebensjahr auftritt.

◆ Ursachen

Die Katarakt ist z. B. eine häufige Komplikation der *Zuckerkrankheit* (Diabetes mellitus). Man findet sie bei älteren Diabetikern etwa drei- bis viermal häufiger als bei stoffwechselgesunden Gleichaltrigen. Trübungen der hinteren Linsenrinde können auch als Komplikation einer langdauernden *Kortisontherapie* auftreten. Sie bilden sich bei rechtzeitigem Absetzen in der Regel wieder zurück.

Mit zunehmendem Alter verhärtet und vergrößert sich der Linsenkern. Die weiche, verformbare Rindensubstanz nimmt ab. Der Linsenkern verfärbt sich gelblich. Er wird später rötlich oder braun.

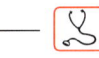

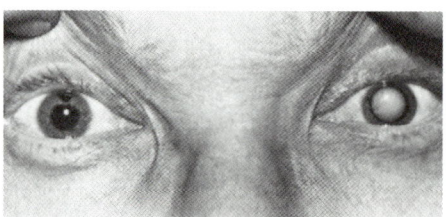

Abb. 14-6 Altersstar (Cataracta senilis); linkes Auge: vollständige Linsentrübung; rechtes Auge: Zustand nach Staroperation, linsenloses Auge, Einschnitt in die Regenbogenhaut bei 12 Uhr (aus: Hollwich. F. Augenheilkunde. 11. Aufl. Stuttgart, New York: Thieme, 1988)

◆ **Krankheitsbild**

Anfangs kommt es meist noch nicht zu einer Einschränkung der Sehschärfe. Erst in einem fortgeschrittenen Stadium stört die Trübung das Sehen. Bei einer vollständigen Linsentrübung ist das betroffene Auge erblindet (Abb. 14-6). Meist findet man Linsentrübungen an beiden Augen, oft aber in unterschiedlichen Entwicklungsstufen.

◆ **Therapie**

Eine sichere medikamentöse Behandlung der fortgeschrittenen Linsentrübung gibt es bislang nicht. Das *operative Vorgehen* richtet sich u. a. nach dem Alter des Patienten. Es gibt verschiedene Methoden, die trübe Linse zu entfernen. In das linsenlose Auge kann anschließend eine *Kunststofflinse* eingesetzt werden. Ist dies nicht möglich, läßt sich durch das Tragen einer sog. *Starbrill*e (ein Sammelglas von etwa +11 bis +12 Dioptrien) die Brechkraft der fehlenden Linse ersetzen. Eine weitere Möglichkeit ist die Anpassung von *Kontaktlinsen*, die das Fehlen der Linse ausgleichen sollen. In der Regel sind jedoch ältere Menschen mit der Handhabung von Kontaklinsen überfordert, so daß oft nur die ersten beiden Möglichkeiten in Frage kommen.

Die Alterssichtigkeit

◆ **Definition**

Unter der Alterssichtigkeit *(Presbyopie)* versteht man eine altersbedingte Weitsichtigkeit. Das Auge ist nicht mehr fähig, von Nahgegenständen ein scharfes Bild auf der Netzhaut zu entwerfen. Typisch ist der ältere Mensch, der beim Lesen sein Buch oder seine Zeitung weiter entfernt halten muß, um die Buchstaben zu erkennen.

◆ **Ursachen**

Ursache ist der altersbedingte *Elastizitätsverlust der Linse und des Ziliarmuskels*. In der Kindheit und im Jugendalter ist das Auge noch sehr anpassungsfähig. Durch eine Formveränderung der Linse kann die Brechkraft um bis zu 15 dpt gesteigert werden. Diese Fähigkeit nimmt im Laufe des Lebens ständig ab. Mit etwa 60 Jahren ist keine Akkomodation mehr möglich.

◆ **Therapie**

Zur Korrektur dieses Sehfehlers werden für das Nahsehen *Sammelgläser* (sog. Plusgläser) verordnet. Sie vergrößern das Bild. Eine Brille mit Sammelgläsern ist die Lesebrille. Daneben gibt es für Alterssichtige auch Mehrstärkengläser, die einen Fern- und einen Nahteil enthalten. Bei manchen Mehrstärkengläsern geht der Nahteil kontinuierlich in den Fernteil über, so daß Alterssichtige mit einem zusätzlichen Sehfehler (z.B. Kurzsichtigkeit) in verschiedenen Entfernungen wieder scharf sehen können.

Der grüne Star

◆ **Definition**

Unter dem grünen Star *(Glaukom)* versteht man eine Erhöhung des Augeninnendrucks.

Als **Primärglaukom** bezeichnet man eine Erhöhung des Augeninnendrucks, der sich ohne Beziehung zu einer anderen Erkrankung des Auges entwickelt. Es gibt zwei Hauptformen des Primärglaukoms:

● das einfache chronische Glaukom und
● das akute Glaukom

◆ **Ursachen**

Eine entscheidende Rolle bei der Entstehung des einfachen chronischen Glaukoms spielen z.B. Altersveränderungen am Ziliarkörper und im Bereich des Abflußgebietes des Kammerwassers.

Vom akuten Glaukom sind oft ältere Menschen mit einer gewissen seelischen Labilität betroffen, die Streßsituationen ausgesetzt waren. Solche Streßsituationen können körperliche oder seelische Überanstrengungen sein, wie z.B. Hetze, Angst, Schreck oder Trauer. Durch die bei seelischer Erregung eintretende Erweiterung der Pupille kommt es bei einer entsprechenden Anlage (z.B. kurzes Auge mit flacher Vorderkammer und engem Kammerwinkel) zur Blockierung des Kammerwasserabflusses. Ein akuter Glaukomanfall tritt ein.

◆ **Krankheitsbild**

Sowohl das chronische als auch das akute Glaukom findet man häufiger bei älteren Menschen.

Das **einfache chronische Glaukom** bezeichnet man auch als *Weitwinkelglaukom*. Es entwickelt sich langsam und oft unmerklich. In der Regel sind beide Augen betroffen, oft aber in einem gewissen zeitlichen Abstand. Der Abfluß des Kammerwassers ist erschwert, obwohl der Kammerwinkel weit und völlig offen ist.

Anfangs geben die Betroffenen keinerlei Beschwerden an. Das Auge sieht unverändert aus. Die zentrale Sehschärfe für Ferne und Nähe bleibt lange erhalten. Später kann man einen vom blinden Fleck ausgehenden *Gesichtsfeldausfall* erkennen. Es kommt zu einem Schwund der Sehnerven. Meist sind dann nur noch Reste der Sehfähigkeit erhalten.

Das **akute Glaukom** kann sich innerhalb von wenigen Stunden entwickeln. Durch einen Verschluß des Kammerwinkels kommt es zu einer anfallsweisen Erhöhung des Augeninnendrucks. Man bezeichnet diese Form des grünen Stars deshalb auch als *Winkelblockglaukom*.

Beachte:
Typische Symptome eines **akuten Glaukomanfalls** sind:

- Kopfschmerzen
- oft Vernichtungsgefühl wie bei akuter Herzenge
- Übelkeit, Erbrechen
- Schüttelfrost, Fieber
- Augapfel fühlt sich steinhart an
- prall gefüllte Blutgefäße des betroffenen Auges
- Hornhaut matt und glanzlos
- Pupille weit, entrundet und starr
- stark herabgesetzte Sehschärfe

◆ Diagnose

Eine Frühdiagnose des einfachen chronischen Glaukoms ist nur bei routinemäßigen Messungen des Augeninnendrucks älterer Patienten möglich (z. B. anläßlich der Verordnung einer Altersbrille). Das Fortschreiten der Erkrankung kann dann durch eine rechtzeitige medikamentöse oder chirurgische Behandlung (s. u.) verhindert werden.

◆ Therapie

Ein rechtzeitig erkannter akuter Glaukomanfall kann in den meisten Fällen gut mit drucksenkenden und die Pupille verengenden Medikamenten behandelt werden. Im anfallsfreien Intervall sollte dann eine Operation (totale oder teilweise Entfernung der Regenbogenhaut) zur Verhütung weiterer Anfälle vorgenommen werden.

Auch beim einfachen chronischen Glaukom läßt sich der erhöhte Augeninnendruck oft durch Medikamente (z. B. Pilocarpin; es beeinflußt das vegetative Nervensystem und mindert so den Augeninnendruck) senken. Reicht eine medikamentöse Behandlung nicht aus, kommen zahlreiche operative Verfahren in Frage. Sie alle haben das Ziel, den Abfluß des Kammerwassers sicherzustellen.

Durch eine Behandlung des Glaukoms kann immer nur die Sehfähigkeit erhalten werden, die bei Beginn der Therapie noch vorhanden war.

Gefäßerkrankungen der Netzhaut

◆ Ursachen, Krankheitsbilder

Ein **Zentralarterienverschluß** ist immer ein Notfall! Meist entsteht er durch einen *Gefäßkrampf* bei vorbestehendem Bluthochdruck und/oder *arteriosklerotischen Veränderungen* im Bereich der Netzhautgefäße.

Der Sehverlust beim Zentralarterienverschluß tritt plötzlich ein. Er ist einseitig und verläuft völlig schmerzlos. Die Betroffenen können im günstigsten Fall nur noch Handbewegungen wahrnehmen. Die Wiederbelebungszeit der völlig blutleeren Netzhaut beträgt maximal 60 bis 120 Minuten. Kann innerhalb dieses Zeitraums keine erneute Durchblutung der Netzhaut erreicht werden, sind die Chancen gering, die Sehfähigkeit wieder zu verbessern.

Auch ein **Verschluß der Zentralvene** muß als Notfall behandelt werden! Weit häufiger als durch eine Embolie entstehen Venenverschlüsse im Bereich der Netzhaut bei allgemeinen *Gefäßveränderungen* (Sklerose), bei *Bluthochdruck* und bei *Blutverteilungs- und Gerinnungsstörungen*.

Eine längere Zeit bestehender **Bluthochdruck** (Hypertonie) führt in der Regel auch zu Netzhautveränderungen. In einem frühen Stadium bestehen meist noch keine Funktionsstörungen. Im Spätstadium findet man dann eine Verhärtung (Sklerose) der Gefäße am Augenhintergrund. Es kommt zu Veränderungen in der Netzhaut selbst und zu Netzhautblutungen.

Netzhautveränderungen bei **Diabetes mellitus**, der Zuckerkrankheit, sind sichtbarer Ausdruck des den ganzen Körper betreffenden diabetischen Gefäßschadens (Mikroangiopathie). Die Blutgefäße am Augenhintergrund weisen eine Wandverdickung und unregelmäßige Einengungen auf. Häufig bilden sich Gefäßaussackungen im Bereich der Netzhautkapillaren. Es kommt zu Blutungen und zum Einwachsen von Blutgefäßen in den Glaskörper. Solche Veränderungen findet man in der Regel dann, wenn der Diabetes schon länger als 5 Jahre besteht. Die Prognose ist um so ungünstiger, je früher die Zuckerkrankheit auftritt.

Der Diabetes mellitus ist in Mitteleuropa heute eine der häufigsten Erblindungsursachen!

Die Netzhautablösung

◆ **Ursachen**

Nach Netzhautrissen kommt es in der Regel zu einer Netzhautablösung *(Ablatio retinae)*.

Netzhautrisse treten meist infolge
- Kurzsichtigkeit,
- Alter und/oder
- Linsenlosigkeit auf.

◆ **Krankheitsbild**

Nach einem Netzhautriß dringt Glaskörperflüssigkeit in das Loch ein. Dadurch hebt sich die Sinnesepithelschicht (Stäbchen und Zapfen) von ihrer ernährenden Unterlage ab.

Die Netzhautablösung führt zu einer plötzlich und ohne Schmerzen auftretenden Sehstörung. Typischerweise sehen die Betroffenen dunkle Schleier, Schatten oder einen »Vorhang«. Anfangs tritt über Nacht eine Besserung des Sehvermögens auf. Dagegen kommt es tagsüber, besonders nach körperlicher Anstrengung wie Bücken oder Heben, zu einer raschen Zunahme der Symptomatik. Manche Patienten berichten, daß sie schon einige Tage vor der Netzhautablösung flüchtige Lichtreizerscheinungen wie z. B. Lichtblitze gesehen haben. Vielfach kommen die Betroffenen jedoch erst zum Arzt, wenn sich das zentrale Sehen verschlechtert. Dann ist bereits die Stelle des schärfsten Sehens in den Ablöseprozeß miteinbezogen.

◆ **Therapie**

Durch örtliche punktförmige Kälte- oder Hitzeeinwirkung auf die Netzhaut versucht man, im Bereich der Netzhautablösung eine Entzündungsreaktion hervorzurufen. Dadurch kommt es zu einer Verklebung des Risses. Die Netzhaut legt sich wieder an ihren Untergrund an. Nach dem gleichen Prinzip funktioniert die Laserbehandlung (Laser: Lichtstrahlung mit extrem hoher Energie).

Anatomie des Ohres

Das Sinnesorgan Ohr dient
- dem Hören und
- dem Gleichgewichtssinn.

Beide Funktionen werden durch das *Innenohr* wahrgenommen.

Am Ohr unterscheidet man drei Abschnitte:
- das äußere Ohr,
- das Mittelohr und
- das Innenohr.

Das äußere Ohr

Das äußere Ohr besteht aus
- der Ohrmuschel und
- dem äußeren Gehörgang.

Die **Ohrmuschel** besitzt ein Gerüst aus elastischem Knorpel. Ausgenommen davon ist nur das Ohrläppchen. Unter der Haut des **äußeren Gehörgangs** liegen Drüsen, die das Ohrschmalz bilden. Das *Trommelfell* schließt den Gang nach innen ab. Es ist eine grau schimmernde Bindegewebsmembran, in deren Mitte man einen hellen Streifen erkennt. Hier setzt der Hammer, eines der Gehörknöchelchen, am Trommelfell an.

Das Mittelohr

Das Mittelohr besteht aus
- der Paukenhöhle und
- der Ohrtrompete.

Die Abgrenzung zwischen **Paukenhöhle** (Abb. 14-7) und äußerem Gehörgang bildet das *Trommelfell*. In der Paukenhöhle befinden sich die drei *Gehörknöchelchen* Hammer, Amboß und Steigbügel. Sie gehören ebenso wie das Trommelfell zum *Schalleitungsapparat* des Ohres. Aufgabe der Gehörknöchelchen ist es, die durch die Schallwellen am Trommelfell hervorgerufenen Schwingungen zum Innenohr weiterzuleiten und zu verstärken. Dazu muß der Hammergriff fest mit dem Trommelfell verbunden sein. Die Gehörknöchelchen stehen über gelenkige Verbindungen miteinander in Kontakt. Die Fußplatte des Steigbügels verschließt schließlich das *Vorhoffenster*. Diese Öffnung in der Wand der Paukenhöhle führt zum Innenohr. Eine weitere Verbindung zum Innenohr ist das *Schneckenfenster*.

Von der Paukenhöhle ausgehend zieht die **Ohrtrompete** schräg nach unten und mündet am Übergang vom Nasen- zum Rachenraum. Die Wand der Ohrtrompete bilden Knorpel und Knochen. Innen ist sie von einem Flimmerepithel ausgekleidet.

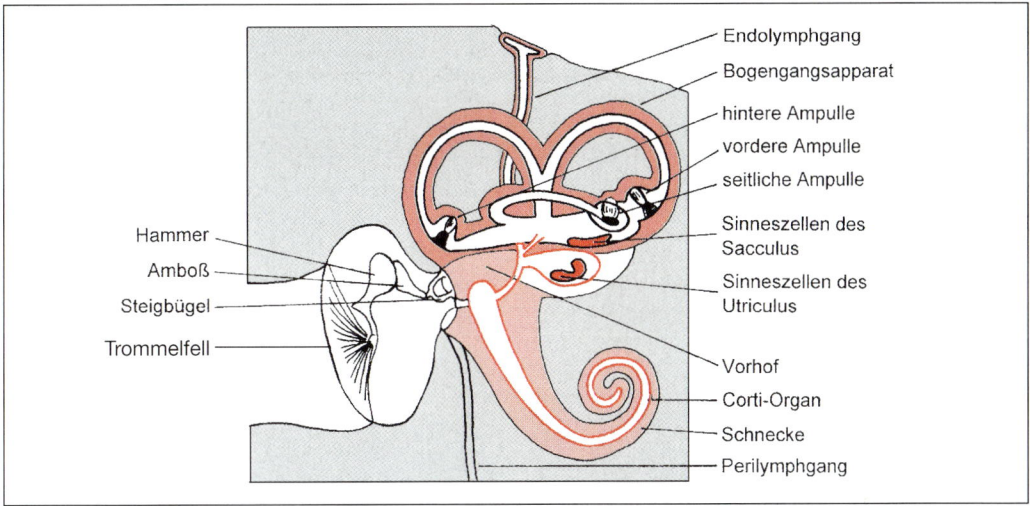

Abb. 14-7 Schematische Zeichnung des Mittelohrs und des Innenohrs

Aufgabe der Ohrtrompete ist der *Druckausgleich* zwischen der luftgefüllten Paukenhöhle und der Außenluft (über den Rachen). Einen solchen Druckausgleich führen wir unwillkürlich durch mehrmaliges Schlucken herbei, wenn wir innerhalb kürzerer Zeit einen größeren Höhenunterschied überwunden haben. Der Druck im Ohr läßt dann nach.

Das Innenohr

Das Innenohr oder *Labyrinth* liegt im Felsenteil des Schläfenbeines (s. S. 77). Man unterscheidet
- ein häutiges Labyrinth vom
- knöchernen Labyrinth.

Das häutige Labyrinth schwimmt in der wasserklaren Flüssigkeit *(Perilymphe)* des knöchernen Labyrinths. Im häutigen Labyrinth befindet sich die etwas zähere *Endolymphe*. Die Mitte des knöchernen Labyrinths bildet der **Vorhof** (Abb. 14-7). Er steht über das *Vorhoffenster* mit dem Mittelohr in Verbindung. In der Nähe des Vorhoffensters mündet die Schnecke – das Hörorgan des Menschen – in den Vorhof. Vom hinteren Bereich des Vorhofs gelangt man zu den Bogengängen, die zum Gleichgewichtsapparat gehören.

Zum Vorhof zählt man auch die beiden häutigen Bestandteile des Gleichgewichtsapparates, **Sacculus** (d.h. kleines Säckchen) und **Utriculus** (d.h. kleiner Schlauch). Sie enthalten Sinneszellen, die auf geradlinige *Beschleunigungsbewegungen* reagieren. Sacculus und Utriculus sind über einen Kanal miteinander verbunden.

Ebenfalls zum Gleichgewichtsorgan gehören die vom Vorhof ausgehenden **Bogengänge**. Die drei knöchernen Bogengänge sind halbkreisförmige Röhren, die jeweils senkrecht zueinander stehen. In ihnen befinden sich die häutigen Bogengänge. Am Übergang zum Utriculus bildet jeder Bogengang eine Erweiterung (Ampulle). Diese Erweiterungen enthalten Sinneszellen, die *Drehbeschleunigungen* registrieren.

Auch das Hörorgan des Menschen, die **Schnecke**, geht vom Vorhof aus. Die knöcherne Schnecke erinnert an ein Schneckenhaus (Abb. 14-8). Sie besitzt zweieinhalb

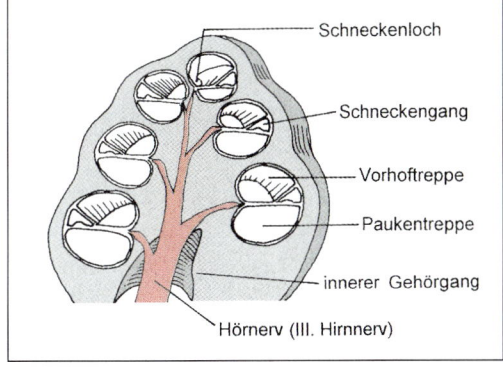

Abb. 14-8 Querschnitt durch die Schnecke mit dem spiralig gewundenen Schneckengang. Im Schneckengang befindet sich das Corti-Organ. Als Schneckenloch bezeichnet man die Verbindung zwischen Vorhoftreppe und Paukentreppe.

Windungen und endet blind. Über und unter der häutigen Schnecke befinden sich zwei mit Perilymphe gefüllte Räume. Den oberen Teil des Perilymphraumes nennt man *Vorhoftreppe*. Er öffnet sich zum Vorhof hin. Der untere Teil, die *Paukentreppe,* wird durch das Schneckenfenster verschlossen. Zwischen Vorhoftreppe und Paukentreppe liegt in der seitlichen Hälfte des Schneckenganges die häutige Schnecke mit dem **Corti-Organ**. Der häutige Schneckengang ist mit Endolymphe gefüllt. Die Sinneszellen des Corti-Organs registrieren die durch die *Schallwellen* erzeugten Schwingungen der Endolymphflüssigkeit.

Physiologie des Ohres

Das Hören

Die Schallwellen werden von der trichterförmigen Ohrmuschel aufgenommen und über den äußeren Gehörgang zum **Trommelfell** weitergeleitet. Es gerät dadurch in Schwingungen. Diese Schwingungen werden auf die **Gehörknöchelchen** übertragen und von ihnen verstärkt. Die Flußplatte des Steigbügels im Vorhoffenster leitet die Schwingungen auf die Perilymphflüssigkeit der **Vorhoftreppe** weiter. Die so erzeugten Wellen laufen bis zur Schneckenspitze und dann über ein Verbindungsloch weiter die **Paukentreppe** entlang zum Schneckenfenster. Ein feines Häutchen im Schneckenfenster fängt die Schwingungen ab. Durch die Wellenbewegung erfolgt einer Übertragung der Schallwellen von der Perilymphe auf die Endolymphe in der häutigen Schnecke. Die *Schwingungen* wirken als Reiz auf die Sinneszellen des **Corti-Organs**. Je nach der *Frequenz* der Schallwellen (d.h., ob wir hohe oder tiefe Töne zu hören bekommen) werden verschiedene Abschnitte dieser Sinneszellen erregt.

Von den Sinneszellen des Corti-Organs gehen Nervenfasern aus, die den **Hörnerv** bilden. Sie leiten den Reiz weiter zum Gehirn. In verschiedenen Stationen der **Hörbahn** wird der Reiz umgeschaltet und weiterverarbeitet. Schließlich gelangt er zur sog. **primären Hörrinde** im Schläfenlappen des Großhirns. Dieses Gebiet steht noch mit zahlreichen anderen Hirnteilen, u.a. den sog. **sekundären Hörregionen**, in Kontakt. Der Höreindruck entsteht also durch das Zusammenwirken vieler Hirnteile.

 Durch eine Verminderung der Hörzellen im Innenohr kann es mit zunehmendem Alter zu einem *Hörverlust* kommen. Hiervon sind vor allem die höheren Frequenzen betroffen. Menschen, die an einer Altersschwerhörigkeit leiden, haben oft Schwierigkeiten, Stimmen zu unterscheiden, wenn gleichzeitig noch Hintergrundgeräusche auftreten.

Die Funktionen des Gleichgewichtsapparates

Das **Gleichgewichtsorgan** besteht aus:
● Sacculus,
● Utriculus und
● den drei Bogengängen.
Es dient der Orientierung im Raum und der Registrierung von Beschleunigungen bzw. Lageveränderungen.

Über den Sinneszellen von **Sacculus** und **Utriculus** liegt eine Gallertschicht. Auf ihr befinden sich kleine Kristalle aus Kalziumkarbonat, die sog. *Statolithen* oder Gleichgewichtssteinchen. Bei zunehmender **geradliniger Beschleunigung** (waagrechte und senkrechte, z.B. beim Auto- oder Aufzugfahren) verschiebt sich die Gallertschicht mit den Gleichgewichtssteinchen gegen die Sinneszellschicht. Dies löst einen Nervenimpuls aus, der über den *Gleichgewichtsnerv* zum Gehirn weitergeleitet wird.
Im **Bogengangsapparat** wird die Endolymphflüssigkeit durch **Drehbeschleunigungen** in Bewegung gesetzt. Dadurch werden die feinen Härchen der Sinneszellen umgebogen. Der Reiz wird ebenfalls über den *Gleichgewichtsnerven* zum Gehirn weitergeleitet.

Die wichtigsten Erkrankungen des Ohres im Alter

Die Altersschwerhörigkeit

◆ Definition

Als Altersschwerhörigkeit *(Presbyakusis)* bezeichnet man eine im fortgeschrittenen Alter auftretende Innenohrschwerhörigkeit. Es ist eine *Schallempfindungsschwerhörigkeit*, die auf beiden Ohren auftritt und vor allem die hohen Töne betrifft. Diese Altersveränderungen können schon ab dem 40. Lebensjahr beginnen. Meist sind jedoch ältere Menschen jenseits des 60. Lebensjahres betroffen.

◆ Ursachen

Mehrere Faktoren wirken bei der Entstehung einer Altersschwerhörigkeit zusammen. Zum einen sind es allgemeine *biologische Alterungsprozesse* im Ohr. Es kommt z. B. mit zunehmendem Alter zu einer Versteifung des Trommelfells. Die Beweglichkeit der Gehörknöchelchen läßt nach. Daneben treten Durchblutungsstörungen im Ohr auf. Die Zahl der Sinneszellen (Hörzellen) im Innenohr nimmt ab, ebenso die Zahl der reizverarbeitenden Nervenzellen in den verschiedenen Abschnitten der Hörbahn. Auch *Lärmschäden* spielen bei der Entstehung einer Altersschwerhörigkeit eine Rolle, ebenso chronische Ohrenkrankheiten. Einfluß auf das Gehör haben auch viele *Grunderkrankungen* (z. B. Herz-Kreislauf-Krankheiten, Diabetes mellitus), Alkohol- und Nikotinkonsum und verschiedene Medikamente. Alle diese Faktoren beeinflussen den Stoffwechsel des Innenohres und tragen so zum Alterungsprozeß bei.

◆ Krankheitsbild

Typisch für die Altersschwerhörigkeit ist ein *Hörverlust auf beiden Ohren*. Insbesondere *hohe Töne* wie Pfeiftöne, Vogelsingen, Uhrticken werden nicht mehr wahrgenommen. Die Betroffenen haben Schwierigkeiten beim Verstehen der Sprache. Dies gilt besonders dann, wenn mehrere Personen zur gleichen Zeit reden (Cocktailpartyeffekt).

In fortgeschrittenen Fällen treten dann Verständigungsschwierigkeiten auf. Der Schwerhörige hört etwas, versteht aber meist den Zusammenhang nicht. Er verhört sich. Erschwerend kommt oft noch hinzu, daß bei alten Menschen nicht selten auch Wortfindungsstörungen und Störungen des Kurzzeitgedächtnisses vorliegen. Dies kann die Kommunikation mit anderen Menschen ganz erheblich beeinträchtigen und führt nicht selten zu *Depression und Verwirrtheit* bei den Betroffenen. Altersschwerhörige Patienten klagen oft auch über Ohrensausen, das verstärkt abends auftritt. Sie hören meist einen gleichbleibend hohen Ton.

◆ Therapie

Wichtig bei der Therapie der Altersschwerhörigkeit ist die Verhinderung von Folgeschäden wie Depression, Verwirrtheit und die dadurch entstehende soziale Isolation. Neben der medizinischen Behandlung sollte daher immer auch eine Betreuung stattfinden, die auf die seelischen und sozialen Folgen einer zunehmenden Isolation eingeht.

Eine Altersschwerhörigkeit ist durch Medikamente kaum zu beeinflussen. Die betroffenen Patienten sollten in jedem Fall mit einem **Hörgerät**, d. h. mit einer Hörverstärkung, ausgestattet werden. Dies sollte möglichst frühzeitig geschehen, weil eine Anpassung mit zunehmendem Alter immer schwieriger wird. Hörgeräte sind kleine Lautsprecheranlagen. Durch sie wird der auf das Ohr treffende Schall verstärkt. Sie bestehen aus einem Mikrophon, einem Verstärker und einem Lautsprecher. Es gibt verschiedene Arten von Hörhilfen, z. B. die Im-Ohr-Geräte, die im Gehörgang angebracht werden können. Weitere Hörgeräte sind die Taschengeräte, die Hinter-dem-Ohr-Geräte und die sog. Hörbrillen. Viele Patienten wollen jedoch nicht wahrhaben, daß auch sie altern und lehnen jegliche Hörhilfen ab.

> Personen, die mit Altersschwerhörigen sprechen, sollten dies langsam und deutlich tun, immer mit dem Gesicht dem Hörer zugewendet.

Ohrgeräusche

◆ Ursachen

Als Ursachen für Ohrgeräusche kommen Veränderungen des Trommelfells, des Mittelohres, des Innenohres, der Hörnerven und der Hörbahn in Frage. In einigen Fällen treten die Geräusche auch ohne ersichtlichen Grund und ohne begleitende Schwerhörigkeit auf. Es gibt Hinweise darauf, daß es sich in diesen Fällen um eine akustische Phantomempfindung handelt, die durch Umbauvorgänge im Gehirn hervorgerufen wird.

Tinnitus (Ohrgeräusche) ist auch ein häufiges Symptom des akuten Hörsturzes (in 90% der Fälle), einer meist einseitig und ohne erkennbaren Grund auftretenden Schallempfindungsschwerhörigkeit oder Ertaubung. Der akute Hörsturz ist jedoch in erster Linie eine Erkrankung des mittleren Lebensalters (Häufigkeitsgipfel um das 50. Lebensjahr), nicht so sehr des hohen Alters.

◆ Krankheitsbild

Ohrgeräusche *(Tinnitus)* treten als Begleiterscheinung bei fast allen Arten von Schwerhörigkeit auf. Meist hören die Betroffenen ein Sausen, Pfeifen, Brummen oder auch andere Töne. Ohrgeräusche sind in der Regel sehr lästig und durch nichts abzustellen. Viele Patienten fühlen sich dadurch stark beeinträchtigt.

◆ Therapie

Die Intensität der subjektiv als sehr störend empfundenen Geräusche wird oft durch Schlafstörungen, Streß und vegetative Störungen (wie Übelkeit, Schwindel etc.) erheblich gesteigert.

Therapeutische Maßnahmen können hier ansetzen, etwa Entspannungs- und Verhaltenstherapie, autogenes Training, Beratungsgespräche, Kontakt mit Selbsthilfegruppen (z.B. Tinnitus-Liga), eventuell auch Gabe von Beruhigungsmitteln (Sedativa). Alle diese Maßnahmen dienen dazu, die Geräusche zu verdrängen bzw. den Betroffenen daran zu gewöhnen. Kann eine Grunderkrankung ermittelt werden (z.B. Veränderungen des Trommelfells), muß selbstverständlich die Behandlung dieser Erkrankung an erster Stelle stehen.

Schwindel

◆ Definition

Das Symptom »Schwindel« ist vieldeutig, es kommt nicht nur bei Beeinträchtigungen des Innenohrs vor. In der Umgangssprache werden mit dem Begriff »Schwindel« auch Anfälle von Übelkeit, Unbehagen, Unsicherheit bzw. Gleichgewichtsstörungen bezeichnet.

◆ Ursachen, Krankheitsbilder

Es gibt zahlreiche Erkrankungen, die mit Schwindelerscheinungen einhergehen können, so z.B. die Arteriosklerose, der niedrige Blutdruck oder Fehlregulationen des vegetativen Nervensystems (vegetative Dystonie). Als Ursachen kommen auch Vergiftungen (Medikamente!) und verschiedene Erkrankungen des Gehirns, insbesondere des Hirnstammes, in Betracht.

Flüchtige Bewußtseinstrübungen, die in der Regel auf Durchblutungsstörungen zurückzuführen sind, werden oft als Schwindel bezeichnet (»Mir wird ganz schwindelig!«). Solche plötzlichen Herz-Kreislauf-Reaktionen treten z.B. nach langem Stehen oder in stickiger Umgebung auf. Auch gefühlsmäßig stark wirksame Situationen, Verletzungen und Schmerzzustände können entsprechende Reaktionen hervorrufen. Den Betroffenen »wird schlecht«, ihre »Knie werden weich«, »die Umgebung rückt weg«. Typische Begleitsymptome sind dabei Blässe und Schweißausbrüche. In der Regel bessert sich die Symptomatik im Liegen.

Bei *Vergiftungserscheinungen* (z.B. durch Medikamente) ist Schwindel ein häufiges Allgemeinsymptom. Der Schwindel ist ungerichtet. Die Betroffenen torkeln hin und her, ähnlich einem Betrunkenen. Sie sind benommen, schläfrig, allgemein in ihren Reaktionen verlangsamt und sprechen undeutlich, verwaschen.

Der sog. *Innenohrschwindel* wird durch eine Störung im Gleichgewichtsorgan hervorgerufen. Er kann als Dreh- oder Schwankschwindel auftreten (»Die ganze Welt dreht sich« bzw. »Alles schwankt hin und her«). Manche Betroffene beschreiben ein »Fahrstuhlgefühl« oder ein Ziehen nach einer Seite. Das Gefühl der Betrunkenheit oder der Benommenheit ist eher Zeichen einer Durchblutungsstörung im Gehirn.

Der Innenohrschwindel kann als Anfall, als Dauerschwindel oder auch als Lage- und Bewegungsschwindel auftreten. Nicht selten kommt es gleichzeitig auch zu Hörstörungen. Ohrgeräusche können vorkommen, ebenso vegetative Begleiterscheinungen wie Übelkeit, Erbrechen, Flimmern vor den Augen, Kopfschmerzen, Herzklopfen und Schweißausbrüche. Typisch für den Innenohrschwindel ist ein ruckartiges Augenzittern.

◆ Therapie

Die therapeutischen Möglichkeiten beim Schwindel richten sich nach der Grunderkrankung. So gibt man z.B. durchblutungsfördernde Mittel bei Durchblutungsstörungen im Innenohr. Eine symptomatische Behandlung (z.B. mit Antiemetika, d.h. Mitteln, die Brechreiz und Übelkeit bekämpfen), kann die Beschwerden vorübergehend lindern.

Pflege

ANGELA DÜHRING

Auswirkungen von Seh- und Hörstörungen

Einschränkungen der Beweglichkeit sowie Seh- und Hörstörungen sind die wichtigsten Ursachen einer geringen Lebenszufriedenheit alter Menschen. Augen und Ohren sind wichtige Kommunikationsmittel im menschlichen Miteinander. Krankheiten und Störungen der Sinnesorgane werden deshalb als besonders beeinträchtigend erlebt. Hiervon betroffen sind vor allem alte Menschen, da im Alter durch Abbauprozesse ein Nachlassen der Sehschärfe und des Gehörs auftritt. Die Beeinträchtigungen sind in ihrem Ausmaß individuell ausgeprägt und reichen von leichter Seh- und Hörschwäche bis zur völligen Blind- und Taubheit. Die Folgen sind sehr häufig *depressive Verstimmung, Apathie, Mißtrauen* und *Vereinsamung.* Massive Einschränkungen der Sinne können zu *Orientierungsverlust* und damit zu *Verwirrtheit* führen. Das Gefühl für den natürlichen Tagesablauf, der mit Helligkeit, Dunkelheit und mit entsprechenden Geräuschen (z. B. Geschirrklappern beim Tischdecken zum Mittagessen) verbunden ist, geht verloren.

Die Behinderung durch eine nachlassende Sehschärfe ist für die Sicherheit des einzelnen nicht unerheblich. Gutes Sehen ist wichtig, um sich in der Umgebung zu orientieren, Hindernisse rechtzeitig zu erkennen und Stürzen vorzubeugen. Durch das Nachlassen der Sehschärfe wird das Risiko von Stürzen um das Fünffache erhöht. Kommt eine Hörbehinderung hinzu, ist das *Sicherheitsrisiko* ungleich *höher.* Insbesondere im Straßenverkehr kann ein herannahendes Auto weder rechtzeitig erkannt noch gehört werden. Unfälle seh- und hörbehinderter Menschen sind dementsprechend häufig.

Beobachtung

Sehbehinderungen im Alter

Veränderungen des Auges zählen zu den auffallendsten Alterserscheinungen (s. S. 378). Zu den allgemeinen **Beeinträchtigungen** des Sehens bei alten Menschen zählen:

▶ Zum Nähen oder Lesen wird mehr Licht benötigt als früher.
▶ Starkes, helles Licht blendet.
▶ Bilder und Gegenstände erscheinen verwaschen und verzerrt.
▶ Schwarze Flecken oder Punkte werden gesehen und wandern mit dem Blick mit.
▶ Die Nahsichtigkeit nimmt ab (Altersweitsichtigkeit).
▶ Farben wie blau, braun und beige werden schlechter unterschieden; dunkle Farben können nur bei heller Ausleuchtung differenziert werden.
▶ Das Gesichtsfeld engt sich ein.
▶ Das Auge benötigt mehr Zeit, um sich Hell-dunkel-Situationen anzupassen.
▶ Reizungen der Horn- und Bindehaut sowie Verschluß des Tränenkanals führen zum ständigen Tränenfluß.
▶ Das Sehen wird verschwommen, und Lichter erscheinen glänzend und unscharf.

Häufige krankhafte Veränderungen des Auges im Alter und ihre Auswirkungen auf das Sehen sind in Tabelle 14-1 zusammengefaßt.

Sehbehinderte alte Menschen sind in ihrem Aktionsradius stark eingeschränkt. Besonders die Jahreszeiten Herbst und Winter mit der früh einsetzenden Dunkelheit sind problematisch. Stufen, Hindernisse und Personen können nicht rechtzeitig erkannt und umgangen werden. Sehr häufig kommt es zu schweren Stürzen mit weitreichenden Folgen für den alten Menschen.
Schlecht ausgeleuchtete Räumlichkeiten, Treppenhäuser und Flure stellen ebenso ein Sicherheitsrisiko dar. Bei der Ausstattung der Räumlichkeiten ist deshalb auf eine ausreichende und blendfreie Beleuchtung zu achten.

Hörbehinderung im Alter

Neben dem Sehen ist auch das Hören im Alter durch den physiologischen Alterungsprozeß eingeschränkt. Die Altersschwerhörigkeit ist weit verbreitet. Betroffen sind ca. 50 % der Männer und 30 % der Frauen über 65 Jahren.

Tab. 14-1 Häufige Augenerkrankungen im Alter und ihre Auswirkungen auf das Sehen

Grauer Star (Katarakt, Linsentrübung)	Nebelsehen und starke Blendungsempfindlichkeit; im Spätstadium nur noch Unterscheidung von hell und dunkel
Grüner Star (Glaukom, Erhöhung des Augeninnendrucks)	Nebelsehen, um Lichtquellen herum wird ein farbiger Ring gesehen, Betroffene klagen über Kopfschmerzen, im Spätstadium Gesichtsfeldausfälle und Erblindung
Durchblutungsstörungen der Netzhaut, Netzhautablösung	blinde Flecken oder gänzlicher plötzlicher Sehverlust

Die Altersschwerhörigkeit betrifft in der Regel beide Ohren. Beeinträchtigt werden
- das Hören von hohen Tönen,
- das Richtungshören und
- das Verstehen des Gehörten.

Zusätzlich können störende Ohrgeräusche auftreten.

Die Hörbehinderung schneidet den Betroffenen von seinem wichtigsten Kommunikationsmittel, der Sprache, ab. Die Umgebung reagiert auf Schwerhörigkeit meist irritiert. Der Betroffene fordert lautes und deutliches Sprechen. Die Erhöhung der Lautstärke reicht aber in den meisten Fällen nicht aus, da auch die hohen Töne lauter werden und vom Betroffenen verzerrt wahrgenommen werden. Gespräche mit Schwerhörigen dauern aufgrund der häufigen Wiederholungen sehr lange. Darüber hinaus strengt das laute Sprechen an und wird mit der Zeit auf das Allernotwendigste beschränkt. Der Kontakt zu den Mitmenschen wird hierdurch eingeschränkt.

Viele Schwerhörige verheimlichen aus falscher Scham ihre Hörbehinderung. Notwendige Hilfe und Beratung werden dann nicht in Anspruch genommen.

Mißverständnisse durch halb gehörte Sätze lassen Mißtrauen entstehen. Die Folge ist: Die Kommunikation wird reduziert, der einzelne isoliert sich und droht zu vereinsamen.

Pflege der Augen

Reinigung der Augen

Normalerweise wird die Augenreinigung jeden Tag bei der Ganzwaschung vorgenommen. Das Auge wird ohne Seife mit einem Lappen von außen nach innen mit klarem Wasser gereinigt. Zu beachten ist, daß Seifenreste die Augenschleimhäute reizen können und ein brennendes Gefühl hinterlassen. Die verwendeten Waschlappen sollten fusselfrei und nicht gleichzeitig für den Genital- und Fußbereich verwendet werden. Durch die Beachtung dieser einfachsten hygienischen Regeln wird eine Keimverschleppung ins Auge verhindert.

Eine besondere Augenpflege wird erforderlich, wenn am Lidrand **Verkrustungen** oder **Beläge** zu entfernen sind. Ursachen hierfür sind meist Entzündungen mit Sekretabsonderung oder fehlender Lidschlag.

Material:
- Schutzhandschuhe (nur bei Infektionen notwendig)
- kleine Schale
- Aqua dest. (oder Kamillenlösung)
- 4 bis 6 Tupfer
- Abfallsack
- Abdecktuch (Handtuch)

Vorbereitung:
- ► Betroffenen über die geplante Vorgehensweise informieren und sein Einverständnis einholen
- ► Patienten in eine sitzende Position bringen. Ist dies nicht möglich, wird er auf die rechte Seite gelagert und zunächst das linke Auge gepflegt. Zur Durchführung der Augenpflege am rechten Auge wird der Betroffene auf die linke Seite gelegt (damit immer von außen nach innen gepflegt werden kann!).

Durchführung:
- ► Gründliche Händedesinfektion vornehmen
- ► Tupfer in der kleinen Schale mit Aqua dest. übergießen
- ► Bett und Bekleidung des Bewohners mit dem Handtuch schützen, die Schale mit den Tupfern sowie den Abfallsack bereitstellen und Handschuhe überziehen
- ► Lidränder vorsichtig mit jeweils einem frischen Tupfer (zur Vermeidung der Keimverschleppung) von

außen nach innen reinigen, bis die Kruste oder Verklebung entfernt ist
► Handschuhe und Tupfer in den Abfallsack geben, Bewohner bequem lagern
► Durchführung und Beobachtungen in die Pflegedokumention eintragen

Pflege eines künstlichen Auges

Ein künstliches Auge wird nach Entfernung des Augapfels eingesetzt. Die Entfernung kann aufgrund eines Tumors, schwerwiegender Verletzungen des Auges oder Vereiterungen des gesamten Auges notwendig werden. Die Augenprothese wird farblich und von der Größe her auf das noch vorhandene Auge abgestimmt. Als Material wird Glas verwendet.

Die Augenprothese muß einmal täglich zur Reinigung herausgenommen werden. Dies erfordert, ebenso wie das Einsetzen des künstlichen Auges, etwas Übung.

Durchführung:
► Unterlid vorsichtig (!) etwas nach unten ziehen und mit dem Zeigefinger leicht andrücken
► Falls die Prothese dabei nicht gleich herausrutscht, vorsichtig mit einem Glasstäbchen nachhelfen
► Glasprothese in warmem Wasser gründlich reinigen
► Vor dem Einsetzen Lidfalte mit einer fusselfreien, mit Aqua dest. getränkten Kompresse auswischen
► Zum Einsetzen der Prothese Oberlid mit einer Hand anheben und hochhalten
► Mit der anderen Hand Prothese so fassen, daß ihr spitzer Teil zur Nase zeigt
► Prothese mit dem zur Schläfe zeigenden Teil vorsichtig unter das Oberlid schieben
► Unterlid wieder leicht nach vorne ziehen, damit auch der untere Teil der Prothese unter das Lid gelangt

Pflege bei fehlendem Lidschlag

Der Lidschlag hat die Funktion, das Auge regelmäßig und vollständig anzufeuchten. Fehlt er ganz (z. B. bei Bewußtlosen) oder kann er nicht vollständig durchgeführt werden (z. B. bei halbseitig Gelähmten), kommt es zur Austrocknung der Hornhaut und zur Geschwürsbildung. Um dieses zu verhindern, wird ein **Uhrglasverband** angelegt.

Der Verband besteht aus einem runden, gewölbten Plexiglas, eingebettet in ein Klebeband (Abb. 14-9). Das gewölbte Glas wird auf das Auge gelegt und mit dem

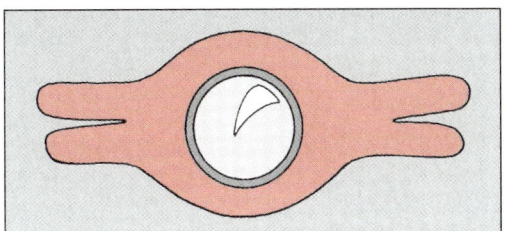

Abb. 14-9   Gebrauchsfertiger Uhrglasverband

Klebeband luftdicht fixiert. Es entsteht eine feuchte Kammer, die eine Austrocknung der Hornhaut verhindert. Der Verband wird täglich zur Augenpflege gewechselt.

Verabreichung von Augentropfen und -salben

Augentropfen und -salben werden vom Arzt bei Augenerkrankungen verordnet.

 Bei der Verwendung von Augentropfen ist, wie beim Umgang mit allen anderen Medikamenten, darauf zu achten, das *keine Ausflockungen* bestehen und das *Verfallsdatum* nicht überschritten ist. Angebrochene Fläschchen sollten nicht länger als drei Wochen verwendet werden, da sie im angebrochenen Zustand schneller verfallen und Keime eindringen können.

Die Augenmedikamente sollten immer auf *Zimmertemperatur* erwärmt und direkt aus der Flasche bzw. Tube verwendet werden.
Um eine *Keimverschleppung* zu *vermeiden*, sollte jeder Patient ein eigenes Fläschchen bzw. Tube benutzen und während der Verabreichung weder Lid noch Hornhaut berühren.

Können die Augenmedikamente nicht vom Betroffenen selbst vor einem Spiegel ins Auge eingebracht werden, z.B. aufgrund eines Tremors oder anderer körperlicher Einschränkungen, werden sie von einer Hilfsperson angewendet (Abb. 14-10 u. 14-11).

Durchführung:
► Betroffenen über die geplante Vorgehensweise informieren
► Hände gründlich waschen
► Der Betroffene setzt sich nach Möglichkeit aufrecht hin, der Kopf ist leicht nach hinten geneigt. Bettlägerige schwache Personen in Rückenlage bringen

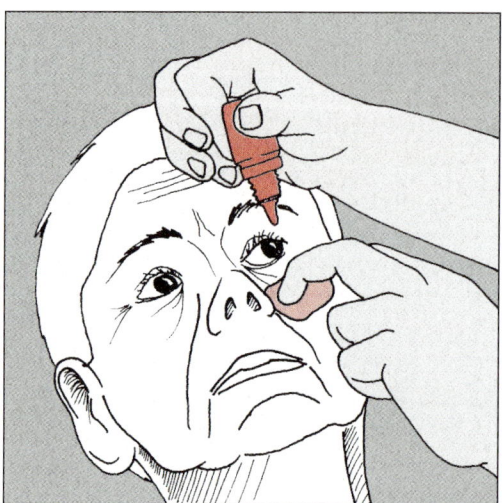

Abb. 14-10   Verabreichung von Augentropfen (Erläuterung im Text)

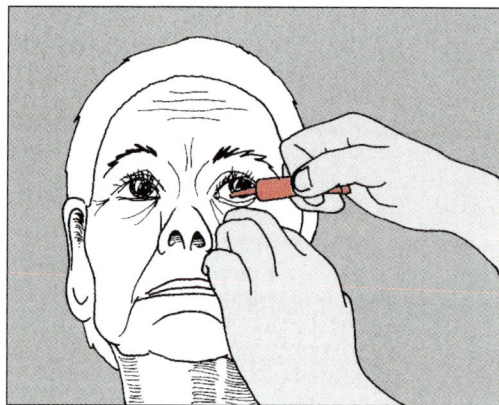

Abb. 14-11   Verabreichung von Augensalbe (Erläuterung im Text)

▶ Betroffenen auffordern, den Blick nach oben zu richten und das Auge weit zu öffnen
▶ Unterlid vorsichtig nach unten ziehen
▶ Fläschchen senkrecht über das Auge halten, vorsichtig einen Tropfen herausdrücken und in den unteren Bindehautsack fallen lassen bzw. Salbenstrang von innen nach außen in den unteren Bindehautsack legen. Hornhaut oder Bindehaut dabei nicht berühren
▶ Unterlid loslassen. Durch den anschließenden Lidschlag wird das Medikament mit der Tränenflüssigkeit gleichmäßig verteilt.

▶ Betroffenen auffordern, das Auge einige Sekunden geschlossen zu halten
▶ Abfließende Flüssigkeit oder Salbenreste mit einem Tupfer abwischen

Hilfsmittel bei Sehstörungen

◆ Brille

Klassisches Hilfsmittel für eine Sehschwäche ist die Brille. Sie wird vom Arzt verschrieben und individuell angepaßt. Da die Sehschärfe im Alter starken Veränderungen unterworfen ist, sollte eine regelmäßige Kontrolle durch den Arzt vorgenommen werden.
Die Brillengläser können aus bruchfestem Kunststoff oder aus Glas gefertigt sein. Ihre **Reinigung** erfolgt mit fett- und fusselfreien Reinigungstüchern oder unter fließendem Wasser. Um Kratzer auf den Gläsern zu vermeiden, sollte die Brille nicht auf die Gläser gelegt werden und zur Reinigung keine scharfen oder kratzenden Hilfsmittel verwendet werden.

Druckstellen können an und hinter den Ohren sowie auf der Nase entstehen. Sie werden hervorgerufen durch
● zu stramm eingestellte Brillenbügel,
● schlecht sitzende Brillen und
● schwere Brillen.
Eine genaue Anpassung und Korrektur übernimmt der Optiker.

◆ Kontaktlinsen

Eine Alternative zur Brille sind Kontaktlinsen, die direkt auf die Hornhaut gesetzt werden. Das Einsetzen und Herausnehmen der Kontaktlinsen bedarf einiger Übung. Die Hilfsperson bedient sich dazu eines kleinen, speziell für Kontaktlinsen hergestellten Saugers, mit dem die Kontaktlinsen »festgehalten« werden.
Die **Reinigung** der Linsen erfolgt täglich mit einer speziellen Reinigungslösung (fertig hergestellt). Diese Lösung dient auch der längeren Aufbewahrung der Linsen. Da die Sehschärfe auf beiden Augen unterschiedlich sein kann, werden die Linsen in getrennten, gekennzeichneten Behältern (linkes und rechtes Auge) gereinigt und aufbewahrt.

◆ Hilfsmittel für Sehbehinderte und Blinde

In den letzten Jahren wurden von der Industrie verstärkt unterschiedliche Hilfsmittel entwickelt. Die breite Produktpalette macht es möglich, daß Hilfsmittel auf die individuelle Behinderung optimal angepaßt werden können. Alte Menschen erhalten mit diesen Geräten die Möglichkeit, einige Aktivitäten wieder selbständig zu übernehmen. Die Abhängigkeit von anderen wird reduziert. Pflegekräfte sollten alte Menschen in der Auswahl und Beschaffung der Hilfsmittel beraten und Hilfestellung in der Anwendung geben. Die Hilfsmittel werden vom Arzt verschrieben. Die Kosten trägt die gesetzliche Krankenkasse nach augenärztlicher Verordnung.

Mit Hilfe eines **Bildschirmlesegerätes** (Abb. 14-12) können alte Menschen Zeitungen, Briefe und Telefonbücher in Großschrift lesen. Das Gerät arbeitet mit einer Kamera, die den gewünschten Text abliest und auf einen Monitor überträgt. Der Benutzer kann zwischen einer 3fachen bis zu 100fachen Vergrößerung wählen. Mit Hilfe des Gerätes kann der Benutzer auch seine eigene Schrift verfolgen und sie z.B. als Unterschrift bei Verträgen genau an die vorgesehene Stelle setzen. Mit Hilfe einer Schlitzblende kann der obere und untere Bildschirmbereich ausgeblendet werden. Bei der Auswahl des Gerätes sollte auf eine einfache und sichere Bedienung geachtet werden.

Die **elektronische Leselupe** (Abb. 14-13) unterstützt die Lektüre von Tageszeitungen, Kleingedrucktem, Beipackzetteln usw. Die Vergrößerung reicht vom 6,5- bis zum 13fachen und wird auf einem 80×40 Millimeter großen Display (Sichtfeld) angezeigt. Der Vorteil der Lupe besteht in ihrer Handlichkeit und Mobilität: Sie wiegt nur 740 Gramm und kann neben dem Netzanschluß auch mit Akku betrieben werden.

Neu auf dem Markt sind **elektronische Vorlesegeräte**, die etwa drei Kilogramm wiegen und so klein sind, daß sie in ein Bücherregal oder in einen Aktenkoffer passen. Der gewünschte Text wird über einen Handscanner (Handlesegerät) erfaßt und über eine vollsynthetische Sprache wiedergegeben (vorgelesen). Zeitversetztes oder späteres Vorlesen ist möglich. Standardausrüstung dieser Geräte ist die deutsche Sprache. Fremdsprachen sind ebenfalls möglich.

Neben diesen Hilfsmitteln kommt dem **Radio** als Informations- und Unterhaltungsquelle eine besondere Bedeutung zu. Einige große Zeitschriftenverlage lassen ihre Zeitschriften vorlesen und auf **Kassetten** aufnehmen, die direkt vom Verlag bezogen werden können. Im Auftrag des deutschen Blindendienstes wird der Text von Romanen, Sachbüchern, Zeitungen usw. auf Kassetten aufgenommen. Diese sind im Handel erhältlich. Sie werden auch direkt über den Blindendienst vertrieben oder können in öffentlichen Büchereien entliehen werden.

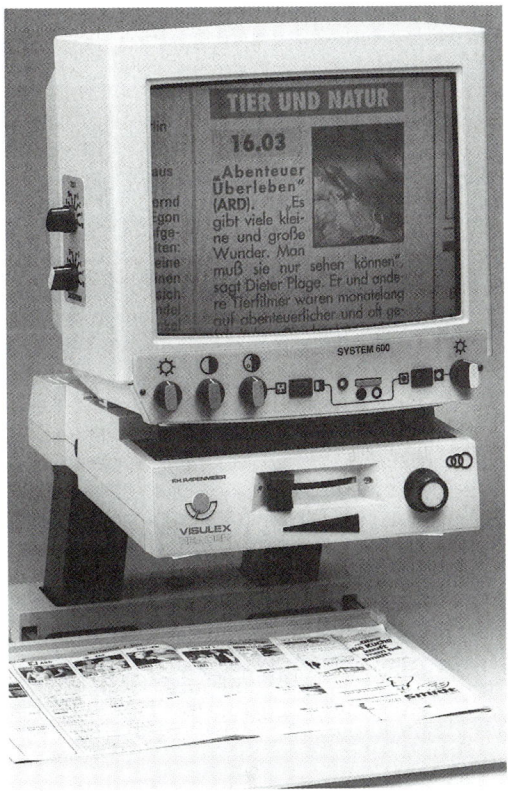

Abb. 14-12 Bildschirmlesegerät (F. H. Papenmeier, Schwerte)

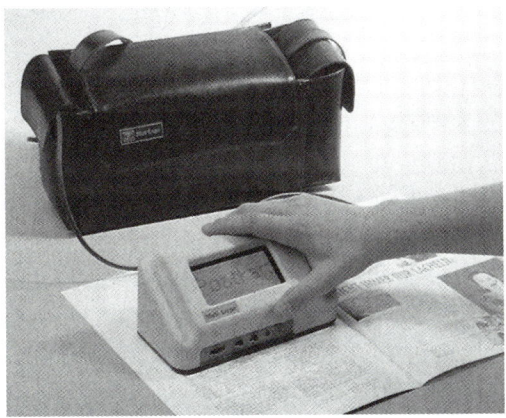

Abb. 14-13 Elektronische Leselupe (Reinecker Reha-Technik GmbH, Alsbach-Hähnlein)

Pflege der Ohren

Reinigung der Ohren

Die Reinigung der Ohren geschieht täglich mit der Ganzwaschung. Dabei werden die Ohrmuscheln und der sichtbare Teil des äußeren Gehörganges mit einem feuchten Waschlappen (milde Seifenlösung) gesäubert. Keinesfalls sollte der Gehörgang mit Watteträgern gereinigt werden! Zum einen besteht hierbei Verletzungsgefahr, zum anderen ist es unnötig, da überschüssiges Ohrschmalz durch das feine Flimmerepithel nach außen befördert und dort beim Waschen entfernt wird.

> ⚠️ Bei der Ohrpflege ist darauf zu achten, daß kein Wasser in den Gehörgang gelangt. Dies kann sehr schmerzhaft sein und Entzündungen hervorrufen. Ohrschmalzpfropfen oder eitrige Beläge dürfen nur vom Arzt entfernt werden.

Hilfsmittel bei Schwerhörigkeit

Die Hilfsmittel für Schwerhörige werden vom Arzt verschrieben und von der gesetzlichen Krankenkasse bezahlt. Klassisches Hilfsmittel ist das Hörgerät.

◆ Hörgeräte

Ein Hörgerät wird individuell auf den Grad der Schwerhörigkeit abgestimmt und individuell angepaßt. Es gleicht den Hörverlust durch Verstärkung der Frequenz der Geräusche, Stimmen usw. aus.
Es gibt inzwischen eine ganze Reihe von unterschiedlichen Hörgeräten auf dem Markt. Deshalb sollte vor der Bedienung und Reinigung immer die Gebrauchsanweisung studiert werden. Neben den klassischen, hinter dem Ohr zu tragenden Hörgeräten gibt es Hörbrillen. Bei ihnen ist der Verstärker im Brillenbügel untergebracht. Eine Reinigung der Hörbrille unterscheidet sich nicht von der üblichen Reinigung einer Brille. Sie wird mit einem feuchten Tuch gereinigt.
Bei den klassischen Hörgeräten wird das abnehmbare Ohrstück in eine spezielle Reinigungslösung gelegt und von Ohrenschmalz befreit. Der dünne Verbindungsschlauch wird mit einem speziellen Puster zunächst mit Luft durchgepustet und anschließend in die Reinigungslösung gelegt. Der Verstärker wird mit einem feuchten Tuch abgerieben. Der Verstärker selbst darf nicht naß werden! Deshalb sollte das Hörgerät auch beim Duschen und vor dem Haarewaschen entfernt werden. Zum Einsezten des Gerätes werden alle Teile behutsam zusammengesetzt. Das Ohrstück wird in das Ohr, in den Gehörgang eingesetzt. Ein pfeifendes Geräusch tritt auf, wenn das Ohrstück nicht richtig eingesetzt wurde. Der Verstärker mit dem Batteriefach wird hinter die Ohrmuschel geklemmt. An dem Verstärker befindet sich ein Schalter und ein Lautstärkeregler. Die üblichen Positionen des Schalters sind: O = aus, T = zum Telefonieren (nur die Geräusche des Telefons werden verstärkt) und M = normale Mikrofoneinstellung. Mit Hilfe des Lautstärkereglers kann die gewünschte Lautstärke reguliert werden.
Die klassischen Hörgeräte werden mit Batterien oder Akkus versorgt. Wenn die Leistung des Gerätes nachläßt, so kann dies an leeren Batterien oder Akkus liegen. Die Batterien müssen entsprechend der Gebrauchsanleitung oder durch einen Fachmann (Hörgeräteakustiker) gewechselt werden.

Zwei große Nachteile führten in der Vergangenheit häufig zur Ablehnung der Hörhilfen:
► Die Hörgeräte waren sehr groß, dadurch für alle sichtbar und wiesen so auf das Handicap des Betroffenen hin.
► Nebengeräusche wurden unangenehm verstärkt.
Die Geräte der neuen Generation besitzen diese Nachteile nur noch in geringem Maße. Sie sind mit Störschall-Unterdrückung und mit differenzierter Ausblendung tieffrequenter Lärmgeräusche ausgestattet. Das Sprachverständnis wurde hierdurch wesentlich verbessert. Die Größe der Geräte ist sehr stark geschrumpft.

Eine Fernsteuerung ist aus einer Manteltasche heraus möglich. Eine Regelung der Lautstärke, das Umschalten zwischen Telefon und Mikrofon sowie dem Hören auf einem oder beiden Ohren sind so weitestgehend unauffällig möglich.

Trotz der technischen Fortschritte in der Hörgeräteentwicklung ist zu beachten, daß besonders alte Menschen, die über Jahre schon schwerhörig waren, durch die Anschaffung eines Hörgerätes die plötzliche Verstärkung vieler Geräusche als unangenehm und störend empfinden. Sie fühlen sich überfordert. Eine allmähliche Gewöhnung an die neuen Höreindrücke, eventuell gezielt eingesetztes Hörtraining, kann über die Anfangsschwierigkeiten hinweghelfen. Ein Hörtraining trainiert die Verarbeitung der Höreindrücke. Geschieht diese Anpassungshilfe nicht, landen die Hörgeräte in der Regel nach einiger Zeit in der Schublade.

◆ Lichtsysteme

In Ergänzung der Hörhilfen können Lichtsysteme wirkungsvoll eingesetzt werden. Sie machen akustische Signale (wie Türklingel, Weckerklingel) sichtbar, z. B. durch das Aufleuchten einer Lampe beim Klingeln. Das System wird an eine Steckdose angeschlossen und besteht aus einem Sender für die Lichtreize und einem Empfänger für die akustischen Signale. So kann z. B. die Türklingel mit acht Lichtsignalen, ein Personenruf-Sender mit sechs Lichtsignalen, das Telefon mit drei Licht-signalen und der Wecker mit zwei Lichtsignalen umgesetzt werden.

Zusätzlich zum Lichtsignal läßt sich ein Vibrationsgerät in Form eines Kissens anschließen. Dies wird z. B. zur Unterstützung des Weckersignals unter das Kopfkissen gelegt. Der Betroffene wird durch das Lichtsignal und die Vibration des Kissens geweckt.

Alle diese Hilfsmittel können dazu beitragen, ein Leben mit starker Hörbehinderung leichter und unabhängiger zu gestalten.

Pflege und Betreuung
bei ausgeprägter Altersschwerhörigkeit und Fehlsichtigkeit

Situationseinschätzung auf der Grundlage der betroffenen ALs

◆ Kommunizieren

Die menschliche Kommunikation geschieht überwiegend über Augen und Ohren. Menschen mit Seh- und Hörbehinderungen sind in ihrer Kommunikationsfähigkeit deshalb stark eingeschränkt. Sie können nicht mehr teilhaben am Erleben ihrer Mitmenschen, können nur bedingt Gedanken und Ideen austauschen. Um einer drohenden Vereinsamung zu begegnen, sind sie besonders auf die Geduld und Unterstützung durch die Umgebung angewiesen.

◆ Für Sicherheit sorgen

Menschen, die nicht mehr richtig sehen und hören können, sind im Straßenverkehr sehr gefährdet. Durch den Wegfall von Warngeräuschen werden gefährliche Situationen nicht mehr rechtzeitig erkannt (z. B. herannahende Autos), um entsprechend handeln zu können. Hindernisse auf Gehwegen, Glastüren und nicht besonders gekennzeichnete Treppenstufen können zu schweren Stürzen und Verletzungen führen. Viele beeinträchtigte alte Menschen verlassen aus Angst vor Stürzen und Verletzungen ihre Wohnung nur noch selten. Der Aktionsradius wird eingeschränkt und die Abhängigkeit von anderen Menschen gefördert.

◆ Sich pflegen und kleiden

Durch Veränderungen der Sehschärfe können das Aussehen z. B. der Haare (Frisur) und der Kleidung beein-trächtigt werden. Besonders die veränderte Wahrnehmung von Farben (s. o.) beeinflußt die Auswahl und Zusammenstellung der Kleidung.

◆ Sinn finden

Geräusche, Stimmen und Musik beeinflussen unsere Stimmung. So wirkt z. B. das Zwitschern der Vögel beruhigend oder anregend auf unsere Stimmung. Völlige Geräuschlosigkeit kommt in der Natur nicht vor. Hörgeschädigte leben aber in einer weitestgehend geräuschlosen Welt. Für sie ist die Geräuschlosigkeit eine massive Einschränkung im Erleben ihrer Umwelt. Hinzu kommen im Verlaufe der zunehmenden Schwerhörigkeit die negativen Reaktionen der Umwelt auf das ständige Nachfragen oder Mißverständnisse in der Kommunikation. Der Betroffene erfährt ständig sein Versagen, empfindet sich als lästig für die Umgebung und reduziert die Gespräche mit anderen auf das Notwendigste. Er versucht, durch Vermeidung von Kommunikation der Peinlichkeit der Schwerhörigkeit zu entgehen. Er gerät in einen Teufelskreis (Abb. 14-14).

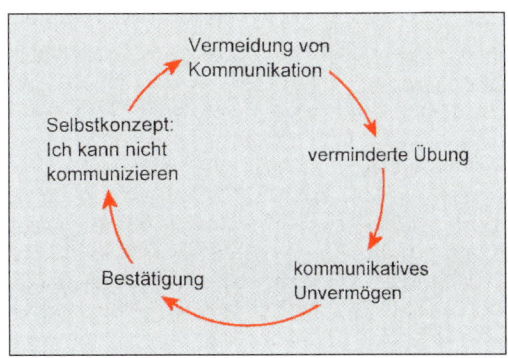

Abb. 14-14   Der Teufelskreis der Schwerhörigkeit

Pflegeziele

Da die Seh- und Hörbehinderungen in der Regel nicht heilbar sind, steht in der Pflege der Betroffenen die Förderung der Selbständigkeit und Unabhängigkeit trotz bestehender und bleibender Hör- und Sehbehinderung an erster Stelle. Die Teilnahme an der Kommunikation mit der Umwelt wird ermöglicht. Der Betroffene wird vor Vereinsamung geschützt.

Pflegemaßnahmen

Hilfsmitteleinsatz

Die Pflegekräfte übernehmen im Rahmen der Pflege und Betreuung eines hör- und sehbehinderten alten Menschen die Beratung, Anleitung, z. T. Anpassung und gegebenenfalls Pflege von Hör- und Sehhilfen (s. o.).

Gestaltung der Umgebung

Der Gestaltung der Umgebung kommt in der Betreuung seh- und hörbehinderter alter Menschen eine große Bedeutung zu, birgt sie doch für die Betroffenen einige Gefahrenquellen. Hier sind vor allem schlecht ausgeleuchtete Treppen, Flure und Räumlichkeiten zu nennen. Teppiche, Möbel und auf dem Boden liegende Gegenstände können Hindernisse und Stolperfallen darstellen. Sie sollten unbedingt vermieden und die Räumlichkeiten *blendfrei ausgeleuchtet* werden. Zu beachten ist, daß blank geputzte Kacheln oder gewachste Flure das Licht spiegeln und zur Blendung der Betroffenen führen können. Türen sollten nach Benutzung sofort wieder geschlossen werden, da offene Türen schlecht ertastet werden können und das Türblatt zu Verletzungen führt. Hilfreich ist die Gestaltung der Räumlichkeiten und Flure mit *Farbleitsystemen*. Sie erleichtern die Orientierung. Schilder in Großschrift kennzeichnen bestimmte Räumlichkeiten (z. B. Toiletten). *Handläufe* an den Wänden führen sicher zur Toilette, zum Badezimmer oder zur Haustür. Auch die Einrichtung der Räumlichkeiten sollte auf die Bedürfnisse der Betroffenen abgestimmt sein. Bilder sollten z. B. auf das veränderte Farbsehen abgestimmt werden (dunkle Farben werden schlechter unterschieden). Handtücher wählt man in leuchtenden Farben, die der alte Mensch erkennen und unterscheiden kann.

Da Hintergrundgeräusche als unangenehm empfunden werden, sollte die Einrichtung möglichst schallschluckend gewählt werden (z. B. die Räumlichkeiten mit Teppichböden auslegen).

Kleidungsstücke und persönliche Gegenstände sollten immer an die gleiche Stelle und in der gleichen Reihenfolge abgelegt werden, damit sie jederzeit gefunden werden können.

Kommunikationsangebote

Schwerhörige und Sehbehinderte brauchen eine mehrkanalige Kommunikation. Durch die Beachtung einiger wichtiger **Verhaltensregeln** im Umgang mit Betroffenen kann eine Verständigung und Teilnahme am gesellschaftlichen Leben ermöglicht werden:

▶ Gespräche durch direkte Ansprache und mit zugewandtem Gesicht führen. Der Betroffene hat die Möglichkeit, vom Mund abzulesen und Mimik und Gestik zu deuten.

▶ Einfache, gut artikulierte, klare Sprache verwenden. Die Sätze sollten möglichst kurz sein. Die Worte mit eindeutigen Gesten, Mimik und Berührungen begleiten.

▶ Während des Gespräches Blickkontakt halten. Dadurch sieht der Gesprächspartner, ob er verstanden wurde oder nicht.

▶ Bei der Stimmwahl möglichst tiefe Töne benutzen. Sie werden besser verstanden als hohe Töne.

▶ Die wichtigsten Worte eines Satzes betonen und eher langsam sprechen.

▶ Wichtige Informationen wiederholen und aufschreiben.

▶ Schwerhörige und Sehbehinderte können herannahende Personen nicht hören bzw. sehen und erschrecken heftig, wenn jemand (für sie plötzlich) vor ihnen steht. Deshalb sollten Personen sich schon von weiterer Entfernung aus bemerkbar machen, z. B. beim Betreten des Zimmers die Person ansprechen und den Lichtschalter betätigen.

▶ Hintergrundgeräusche, z. B. Reinigungsmaschinen oder Geschirrgeklapper, können von den Betroffenen oft nicht gedeutet werden und verunsichern sie. Sie sollten erklärt werden.

▶ Die Betroffenen müssen sich bei einem Gespräch sehr anstrengen. Ihre Konzentration läßt schnell nach. Ein Gespräch sollte deshalb nicht zu lange dauern und gelegentlich Pausen beinhalten.

Zur Kommunikation beitragen kann auch die Aktivierung und *Ansprache der nichtbeeinträchtigten Sinne*. Der Geruchssinn kann über Duftöle, Blumen oder auch Küchengerüche angesprochen werden. Zur Anregung des Tastempfindens können unterschiedliche Oberflächen verschiedener Materialien beitragen, z. B. Bettzeug aus Frottee oder gewachste Tischdecken.

Durch die Aktivierung verschiedener Sinne und durch die Berücksichtigung einiger Regeln im Umgang mit seh- und hörgeschädigten alten Menschen kann das Leben für sie bunter und abwechslungsreicher gestaltet und eine Vereinsamung verhindert werden.

15. Die Haut

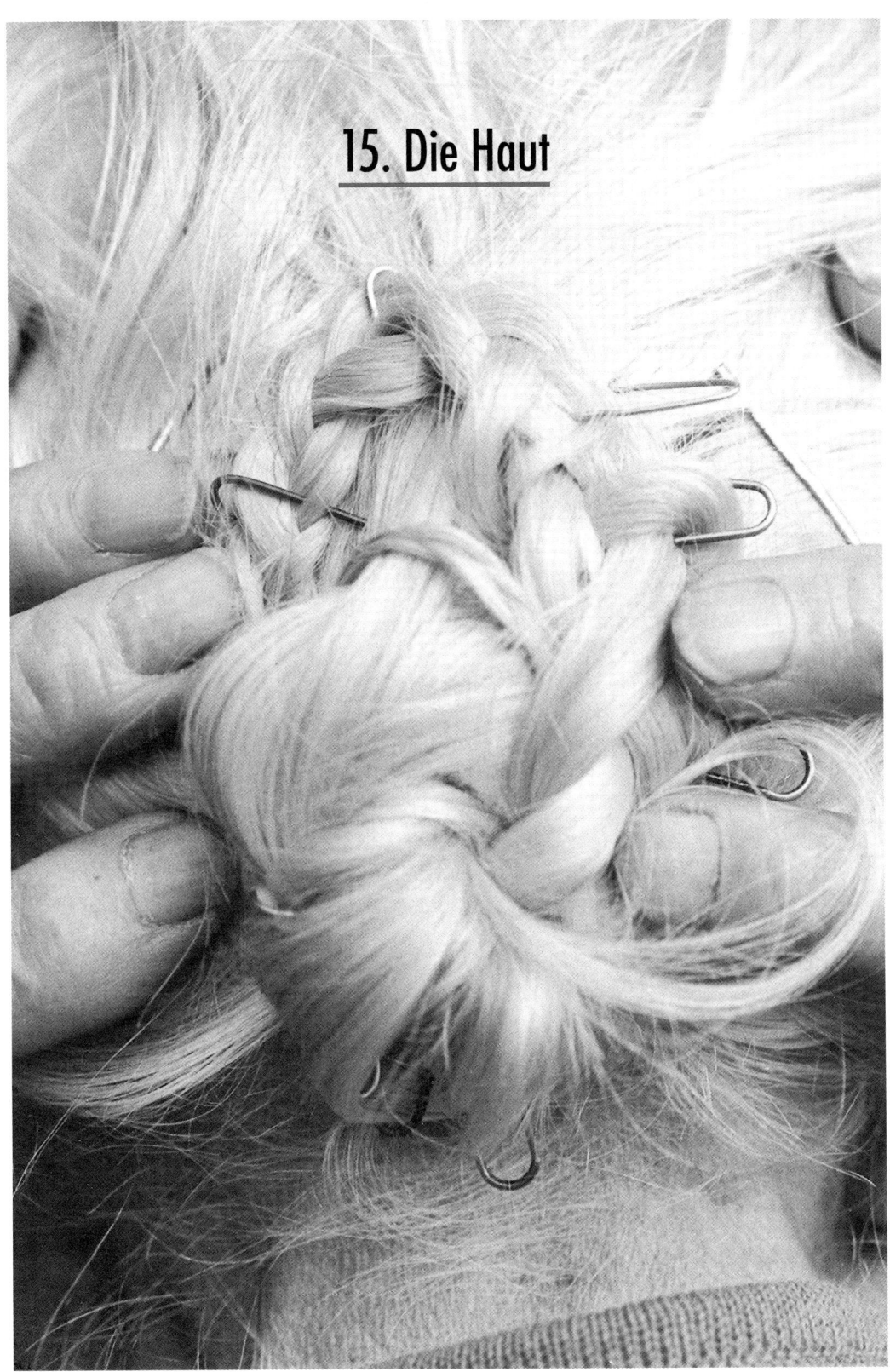

Medizinische Grundlagen

Lotte Habermann-Horstmeier

Pflege

Angela Dühring

Medizinische Grundlagen

LOTTE HABERMANN-HORSTMEIER

Die Haut umgibt den Körper als schützende Hülle. In ihr liegen Drüsen, die Stoffe (Duftstoffe, Talg, Schweiß) an die Oberfläche abgeben. Über die Haut nehmen wir viele Sinneseindrücke auf. Schon Säuglinge betasten z.B. einen Gegenstand, greifen nach ihm und lernen so, ihre Umwelt zu »begreifen«. Auch Temperatur- und Schmerzeindrücke können wir über spezielle Empfangsorgane in der Haut wahrnehmen. Die Haut ist zugleich auch ein großflächiges Kommunikationsorgan. Wir berühren uns in bestimmten Situationen, nehmen Körperkontakt zu anderen Menschen auf.

Anatomie der Haut

Der Aufbau der Haut

Die Haut (*Kutis* oder *Dermis,* Abb. 15-1) besteht aus
● der Oberhaut und
● der Lederhaut.
Das sich daran anschließende Gewebe nennt man *Unterhaut.* Als *Anhangsgebilde* der Haut bezeichnet man Haare, Nägel und Hautdrüsen (s. S. 400).

Die **Oberhaut** oder *Epidermis* besteht aus einem mehrschichtigen, verhornenden Plattenepithel. Man unterscheidet dabei
● eine oberflächliche *Hornschicht* von
● der darunter liegenden *Keimschicht.*
Betrachtet man die Oberhaut unter einem Mikroskop, wird eine weitere Untergliederung sichtbar. Die Keimschicht setzt sich aus der unteren Basalschicht und

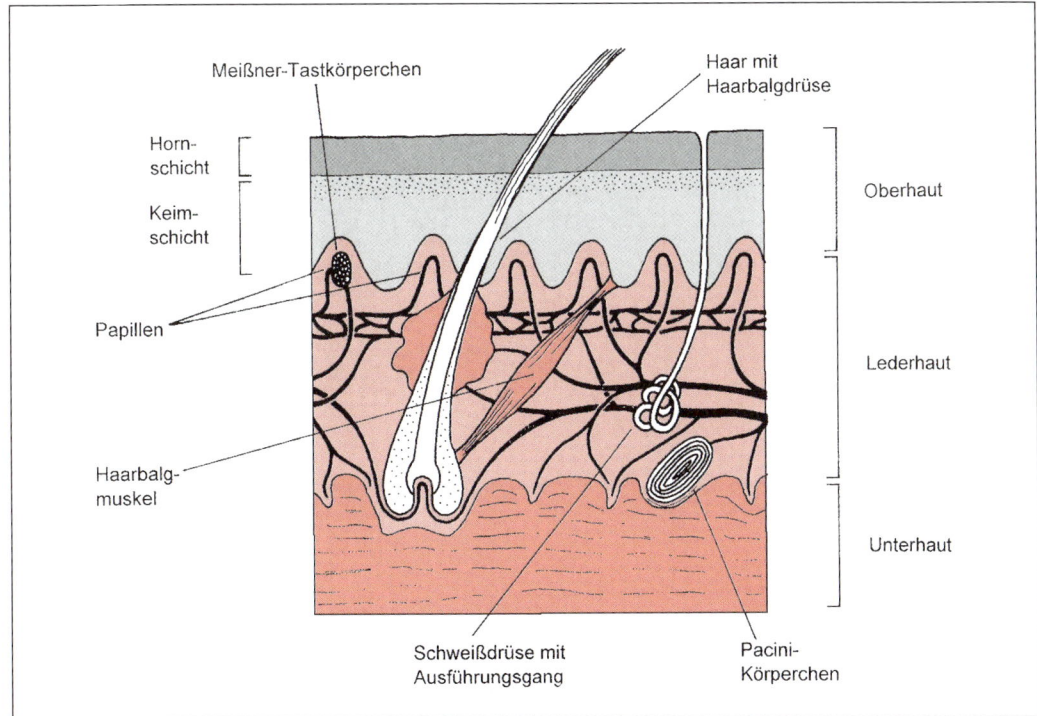

Abb. 15-1 Aufbau der Haut

der darüber liegenden *Stachelzellschicht* zusammen. Zwischen Stachelzellschicht und Hornschicht liegt die *Körnerschicht.*

Die **äußere Hornschicht** besteht aus abgeflachten, kernlosen, verhornenden Zellschüppchen. Die Zellen der Hornschicht wandern nach oben, stoßen sich schließlich ab und werden von nachrückenden tieferen Zellschichten ersetzt. Für Nachschub sorgt hierbei die *Keimschicht.* Ihre Zellen teilen sich fortwährend, so daß den nach außen abgestoßenen Zellen ständig neue Zellen nachfolgen. Die Keimschicht enthält neben den normalen Epithelzellen noch farbstoffhaltige Zellen, die *Melanozyten.* Ihr braunschwarzer Farbstoff Melanin bestimmt – zusammen mit anderen Faktoren – die Hautfarbe des Menschen. Der Gehalt an Melanin ist je nach Rassezugehörigkeit unterschiedlich.

Unterhalb der Oberhaut liegt die **Lederhaut** *(Korium).* Das Bindegewebsgeflecht enthält elastische Fasern, Blut- und Lymphgefäße sowie Nerven und glatte Muskelzellen. Ausbuchtungen der Lederhaut ragen als *Papillen* in die Oberhaut hinein. Die Papillen enthalten feine Haargefäße, die die gefäßlose Oberhaut ernähren. In den Papillen liegen die ovalen *Meißner-Tastkörperchen.* Es sind Rezeptoren, d. h. Empfangsorgane, die bei der Tastempfindung eine Rolle spielen. Daneben reichen freie Nervenendigungen sensibler Nerven bis in die unteren Lagen der Keimschicht der Oberhaut. Auch die das Haar einfettenden Talgdrüsen, die *Haarbalgdrüsen,* liegen in der Lederhaut.

Die Fetteinlagerungen der **Unterhaut** *(Subkutis)* prägen die Körperformen und schützen den Körper vor Wärmeverlust. Zwischen dem Fettgewebe findet man lockeres Bindegewebe. Haare und Schweißdrüsen reichen meist bis an die Unterhaut heran. In der Unterhaut liegen auch die relativ großen, lamellenartig geschichteten Pacini-Körperchen, die der Vibrationsempfindung dienen. Daneben findet man freie Nervenendigungen sensibler Nerven.

 Auch die Haut altert. Typisch ist der Schwund des Unterhautfettgewebes. Leder- und Oberhaut bilden sich zurück. Vor allem an den Händen und im Bereich Unterarme wird die Haut *dünner.* Sie *trocknet aus* und *verliert an Elastizität.* In ihrem Aussehen erinnert sie an Zigarettenpapier oder trockene Zwiebelschalen. Durch Kneifen entstandene kleine Hautfältchen bleiben längere Zeit bestehen. Die Haut alter Menschen ist meist *durchscheinend,* so daß darunterliegende Blutgefäße sichtbar werden. Andere Hautpartien (z.B. im Gesicht-, Nacken- und Halsbereich) können jedoch auch *verdickt* sein. Sie wirken *weißlich, aufgedunsen.* Oft sind sie in kleine

Flächen oder große, unregelmäßige Rauten unterteilt. Es sind jedoch nicht alle Hautpartien in gleichem Maße von diesen Altersveränderungen betroffen. Man findet sie vor allem an normalerweise unbedeckten Stellen, die dem Licht und äußeren Einwirkungen ausgesetzt sind.

Die Anhangsgebilde der Haut

Anhangsgebilde der Haut sind:
● Haare
● Nägel
● Hautdrüsen

Die Haare

Man unterscheidet beim Menschen lange Haare von den kurzen Borstenhaaren. Zu den **langen Haaren** zählt man Kopfhaare, Barthaare, Achselhaare und Schamhaare. **Borstenhaare** sind Wimpern, Augenbrauen und Nasenhaare.

Am Haar selbst unterscheidet man
● den **Haarschaft** von
● der **Haarwurzel.**

Der Haarschaft ragt aus dem Hautniveau heraus. Die Haarwurzel verläuft in der Haut schräg nach unten bis zum Unterhautfettgewebe. Ihr verdicktes Ende nennt man **Haarzwiebel.** Als **Haarbalg** bezeichnet man den Kanal, der die Haarwurzel umgibt. In ihn münden Talgdrüsen, die *Haarbalgdrüsen.* Ihre Aufgabe ist es, das Haar einzufetten. Am Haarbalg setzen auch feine Bündel glatter Muskelzellen an. Der *Haarbalgmuskel* kann das Haar aufrichten. Dies geschieht z.B. wenn wir frieren. Wir bekommen dann eine Gänsehaut. (Es ist eine entwicklungsgeschichtlich bedingte Reaktion auf Kälteeinwirkung. Die Vorfahren des Menschen besaßen noch ein dichtes Haarkleid und konnten ihre Haare bei Kälte »aufplustern«. Dadurch bildete sich eine isolierende Luftschicht zwischen Haut und Außenwelt.) Die Ernährung des Haares erfolgt über die *Haarpapille.* Man versteht darunter Gefäßschlingen, die in den unteren, verdickten Teil der Haarwurzel hineinragen.

Betrachtet man einen Schnitt durch ein Haar unter dem Mikroskop, kann man drei Schichten erkennen. Das in der Mitte liegende **Haarmark** wird von einer **Rindenzone** umgeben. Als äußere Umhüllung folgt ihr das **Oberhäutchen.** Die für die Haarfarbe des Menschen verantwortlichen Farbstoffe befinden sich in der Rindenzone.

Ein Kopfhaar wächst etwa 0,3 bis 0,4 mm pro Tag. Die durchschnittliche Lebensdauer eines langen Haares beträgt ca. 3 bis 4 Jahre. Pro Tag fallen normalerweise etwa 30 Haare aus. Sie werden durch nachwachsendes Haar ersetzt. Sichtbar wird ein Verlust von Haaren erst, wenn mehr als 100 Haare pro Tag ausfallen.

 Beim *Ergrauen der Haare* nimmt der Gehalt an Farbstoffen in der Haarrinde ab. Auch das Haarmark verändert sich in seinem Aufbau. Ergraute Haare sind allerdings kein Zeichen für ein hohes Alter. Haare können bereits im mittleren Lebensalter grau werden. Hierbei spielen Erbfaktoren eine entscheidende Rolle.
Die *Haardichte* nimmt mit zunehmendem Alter ab. Die Haare alter Menschen sind meist nicht mehr so dehnbar und reißfest wie in jüngeren Jahren. An der Haaroberfläche findet man vermehrt Unregelmäßigkeiten. Neben den altersbedingten Veränderungen wirken sich jedoch auch Ernährung, Umweltfaktoren und Stoffwechselerkrankungen auf den Gesamtzustand der Haare aus.

Die Nägel

Finger- und Fußnägel sind gewölbte Hornplatten, die die Finger- und Zehenendglieder schützen. Sie spielen auch bei der Tastempfindung eine Rolle.
Ein Nagel besteht aus
● der Nagelplatte (Nagelkörper) und
● dem Nagelbett.
Die etwa 0,5 mm dicke **Nagelplatte** aus fest miteinander verbundenen Hornschuppen der Oberhaut liegt dem Nagelbett auf. Das **Nagelbett** wird von der Keimschicht der Oberhaut gebildet. Von hier aus wächst der Nagel etwa 0,14 bis 0,4 mm pro Tag. Die Nagelplatte wird am unteren Rand und an den Seiten von einer Hautfalte, dem *Nagelwall,* umgeben. Dieser Wall bildet im Bereich der Nagelwurzel eine Hauttasche (Nageltasche). Das *Nagelhäutchen* wächst vom Rand der Nageltasche auf die Oberhaut des Nagels vor. Den etwas helleren, halbmondförmigen Bezirk im unteren Teil des Nagelbettes bezeichnet man als *Lunula* (lat.: kleiner Mond).

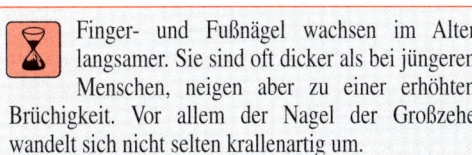 Finger- und Fußnägel wachsen im Alter langsamer. Sie sind oft dicker als bei jüngeren Menschen, neigen aber zu einer erhöhten Brüchigkeit. Vor allem der Nagel der Großzehe wandelt sich nicht selten krallenartig um.

Die Hautdrüsen

In der Haut liegen Drüsen, die ihre Sekrete an die Hautoberfläche abgeben.

Man unterscheidet:
● Schweißdrüsen
● Duftdrüsen
● Talgdrüsen

Schweißdrüsen kommen über den ganzen Körper verteilt vor. Besonders zahlreich sind sie an Handtellern und Fußsohlen. Ihr knäuelförmiger *Drüsenkörper* reicht meist bis in die Unterhaut hinein. Von ihm geht ein schlauchförmiger *Ausführungsgang* aus, der in einer *Schweißpore* an der Hautoberfläche endet.
Schweißdrüsen dienen in erster Linie der *Temperaturregulation* (s. S. 402). **Schweiß** besteht zu 98% aus Wasser. Daneben kommen Mineralien wie Natrium, Kalium und Kalzium (Schweiß schmeckt salzig!) vor, aber auch geringe Mengen an Stoffwechselprodukten wie Harnstoff, Harnsäure, Ammoniak und andere Substanzen werden über ihn ausgeschieden.
Die **Duftdrüsen** des menschlichen Körpers ähneln in ihrem Aufbau den Schweißdrüsen. Jeder Mensch besitzt seinen ihm eigenen *Körpergeruch.* Er entsteht dadurch, daß sich das Sekret der Duftdrüsen an der Hautoberfläche zersetzt und durch die sich dort normalerweise befindenden Bakterienarten chemisch abgebaut wird. Duftdrüsen findet man vor allem in den Achselhöhlen, im Bereich der äußeren Geschlechtsorgane und des Afters sowie im Warzenvorhof der Brust.
Duftsignale spielen beim Menschen eine größere Rolle als bislang angenommen. Wir finden jemanden sympathisch oder unsympathisch u. a. aufgrund seiner Geruchseigenschaften (»Den kann ich nicht riechen!«). Eine nicht unerhebliche Rolle spielt der Duft auch bei der Partnerwahl und Sexualkontakten. Babys lernen schon sehr früh, ihre Mutter am Geruch zu erkennen.
Talgdrüsen findet man über die ganze Körperoberfläche verteilt, ausgenommen sind Hohlhand und Fußsohle. In der Regel kommen sie in Verbindung mit Haaren als sog. *Haarbalgdrüsen* vor. Einzelne Talgdrüsen liegen im Bereich des Lippenrots, der Nasenöffnung, der Brustwarzen, der äußeren Geschlechtsorgane und des Afters.
Das Sekret der Talgdrüsen, der **Talg**, fettet Haut und Haare ein. Er verleiht ihnen Geschmeidigkeit und bildet einen gewissen Wärmeschutz. Ebenso wie die Schweißrückstände ist der Talg auch bakterienabweisend.

 Die Schweißbildung nimmt mit zunehmendem Alter ab. Auch die Talgdrüsen produzieren weniger Talg. Die Altershaut ist dadurch weniger geschmeidig. Die Haare alter Menschen sind meist trocken, oft auch spröde.

Die Funktionen der Haut

Die Haut nimmt eine Vielzahl von Funktionen wahr. Sie schützt uns z. B. vor äußeren Einflüssen, dient der Wärme- und Durchblutungsregulation und nimmt Reize aus der Umwelt auf.

Die Barriere- und Schutzfunktion

Die Haut umgibt den Menschen als schützende Hülle. Sie hält schädigende physikalische und chemische Einflüsse ab.

So kann sie z. B. in einem nicht geringen Umfang *Druck- und Stoßbelastungen* abfangen.

Der Säuremantel der Haut stellt einen gewissen *Schutz gegen Krankheitskeime* (v. a. Bakterien) dar. Er wird durch das leicht saure Sekret der Schweißdrüsen gebildet. Auch der Talg wirkt schwach bakterienabweisend.

Die Haut spielt bei der *Körperabwehr* eine wichtige Rolle. Diese Funktion der Haut wurde lange Zeit unterschätzt. In der Haut findet man eine Vielzahl von Abwehrzellen. Sie machen eingedrungene Fremdkörper und Krankheitserreger unschädlich.

Lichtstrahlen, insbesondere im ultravioletten Bereich, können die Zellen des menschlichen Körpers schädigen. Die Haut schützt uns vor diesen schädlichen Einflüssen. Bei starker Sonneneinstrahlung bilden die Pigmentzellen der Keimschicht (Melanozyten) vermehrt den braunschwarzen Farbstoff Melanin. Dadurch wird die Hautfarbe dunkler. Gleichzeitig kommt es auch zu einer Verdickung der Haut. Beides wirkt als Schutz vor der zellzerstörenden Wirkung der Sonnenstrahlung.

Die Wärmeaustauschfunktion

Die Haut ist an der **Wärmeregulation** des Körpers über zwei verschiedene Mechanismen beteiligt.

Die Blutgefäße der Haut reagieren auf Veränderungen der Außentemperatur. Wenn es uns (zu) warm ist, erweitern sich die Hautgefäße. Durch die erweiterten Gefäße strömt mehr Blut hindurch. Über das Blut wird vermehrt Wärme nach außen abgegeben. Umgekehrt verhält es sich bei Kälteeinwirkung. Die Blutgefäße der Haut verengen sich. In sehr kalter Umgebung kann die **Hautdurchblutung** für kurze Zeit fast völlig eingestellt werden. Die Wärmeabgabe an die Umgebung wird auf diese Weise stark eingeschränkt.

Auch über die **Schweißsekretion** wird die Abgabe der Körperwärme reguliert. In einer warmen Umgebung bilden die Schweißdrüsen vermehrt Schweiß. Wir fangen an zu schwitzen. Der Schweiß verdunstet auf der Haut. Dadurch wird dem umgebenden Gewebe Wärme entzogen. Zusätzlich gelangt auch Flüssigkeit durch die Haut nach außen und verdunstet dort. Die Flüssigkeitsabgabe über die Haut nimmt mit der Hauttemperatur zu.

Wir schwitzen jedoch nicht nur bei einer erhöhten Außentemperatur, sondern auch bei seelischer Erregung. Typisch sind feuchtkalte Hände in bestimmten Streßsituationen. Verantwortlich dafür ist das vegetative Nervensystem, das die Schweißdrüsen zu einer vermehrten Schweißproduktion anregt.

Die Durchblutungsregulation

Die Haut spielt eine wesentliche Rolle bei der Regulation der Flüssigkeitsverteilung im Körper.

Die Haut speichert etwa ein Drittel der im Körper enthaltenen Zwischenzellflüssigkeit. Bei *Blutverlusten* oder allgemeiner *Austrocknung* kann diese Flüssigkeit in das Blutgefäßsystem übertreten und so das fehlende Volumen ausgleichen. Dies wird sichtbar am abnehmenden Spannungszustand der Haut.

Bei einer *Überwässerung* des Körpers (z. B. infolge einer Herz-Kreislauf- oder Nierenerkrankung) dienen Haut und Unterhautgewebe als Flüssigkeitsspeicher. Die Flüssigkeit lagert sich bevorzugt in die abhängigen Gebiete ein. Abhängige Gebiete sind bei Bettlägerigen Rücken und Gesäß, bei mobilen Patienten die Beine. Es bilden sich dort Ödeme.

Wie schon oben dargestellt, erweitern sich in einer *heißen Umgebung* die Blutgefäße der Haut. Die Haut wird stärker durchblutet und gibt vermehrt Wärme an die Umgebung ab. Gleichzeitig nimmt das in den Gefäßen kreisende Blutvolumen ab. Es droht die Gefahr eines durch den Volumenmangel bedingten Kreislaufzusammenbruchs.

Die Hautdurchblutung ändert sich jedoch nicht nur bei Hitze und Kälte. Auch mechanische und chemische Reize (z. B. Massagen oder auch die sog. »Einreibmittel«) können zu einer stärkeren Durchblutung der Haut führen. Gemütsbewegungen und Streß sieht man uns oft an. In Schrecksituationen werden wir ganz blaß, in unangenehmen Situationen bekommen wir einen »roten Kopf«.

Die Sinnesfunktion

Die Haut ist ein wichtiges Sinnesorgan des Menschen. Über verschiedene »Meßfühler« (Rezeptoren) nimmt sie Reize aus der Umwelt auf.

Man unterscheidet:
- Rezeptoren, die auf mechanische Reize ansprechen (Berührung, Vibration und Druck),
- Rezeptoren, die auf bestimmte Temperaturen bzw. Temperaturänderungen reagieren (Wärme, Kälte, Hitze) und
- Rezeptoren, die Schmerzreize weiterleiten.

Berührungs-, Druck- und **Vibrationsempfindungen** werden durch die Reizung verschiedener Hautrezeptoren ausgelöst. Solche Meßfühler sind z.B. die Pacini-Körperchen und die Meißner-Tastkörperchen.

Die Haut ist ein großflächiges *Kommunikationsorgan.* Über die Haut nehmen wir *Körperkontakt* zu anderen Menschen auf. Dies ist besonders wichtig für Säuglinge und Kleinkinder, deren geistige, soziale und gefühlsmäßige Entwicklung durch den körperlichen Kontakt angeregt wird. Auch Erwachsene berühren, streicheln und küssen sich und vermitteln dadurch das Gefühl der Geborgenheit. Körperkontakte tragen dazu bei, daß eine intensive persönliche Beziehung (z.B. zwischen Säugling und Mutter oder zwischen Mann und Frau) entsteht. Gerade für Personen, die in der Alten- und Krankenpflege tätig sind, ist es wichtig zu wissen, daß Berührungen und Massagen sich beruhigend auf den Patienten bzw. alten Menschen auswirken können. Meist bessert sich daraufhin der Gemütszustand der Betroffenen. Krankheitsgeschehen können positiv beeinflußt werden.

Die Haut enthält verschiedene Arten von **Temperaturmeßfühlern**. Man unterscheidet *Kalt-, Warm-* und *Hitzerezeptoren.* Hitzerezeptoren reagieren erst oberhalb einer Hauttemperatur von 45° C. Sie nehmen eine Mittelstellung zwischen den Kalt- und Warmrezeptoren einerseits und den Schmerzrezeptoren andererseits ein. Alle Temperaturrezeptoren sind freie Nervenendigungen.

Auch **Schmerzrezeptoren** sind freie Endigungen von Nervenfasern. Sie sprechen auf verschiedenartige, den Körper schädigende Reize an (z.B. mechanische oder chemische Einflüsse, starke Kälte oder Hitze).
Man unterscheidet beim **Schmerz**:
- den Oberflächenschmerz,
- den Tiefenschmerz
  (z. B. Kopf- oder Muskelschmerzen) und
- den Eingeweideschmerz.

Der *Oberflächenschmerz* kann weiter unterteilt werden in einen ersten, stechenden Schmerz und einen zweiten, dumpfen Schmerz, der oft auch als brennend beschrieben wird. Letzterer klingt nur langsam wieder ab.

Der *Eingeweideschmerz* kann auch als übertragener Schmerz in Hautgebieten empfunden werden, die bestimmten inneren Organen zugeordnet sind. Man bezeichnet diese Hautgebiete als *Head-Zonen*. Ein Beispiel für eine solche Übertragung ist der Schmerz im linken Arm bei einem Herzinfarkt.

Die wichtigsten Erkrankungen der Haut im Alter

Bei den Erkrankungen der Haut findet man verschiedene Formen krankhafter Hautveränderungen. Man nennt sie **Hautblüten** oder *Effloreszenzen.*

Def. *Primäre Hautblüten* werden unmittelbar durch eine bestimmte Krankheit hervorgerufen.
Sekundäre Hautblüten entwickeln sich erst im Anschluß an primäre Hautveränderungen.

Zur Gruppe der **primären Hautblüten** (Abb. 15-2) gehören:
- Der **Fleck** *(Macula).* Der Fleck ist eine reine Farbänderung der Haut. Eine flächenhafte Rötung bezeichnet man als Erythem.
- Die **Quaddel** *(Urtica).* Die über das Hautniveau erhabene Quaddel entsteht durch Flüssigkeitseinlagerung (ein Ödem) in den obersten Hautschichten.
- Das **Knötchen** *(Papula).* Das Knötchen ist ebenfalls über das Hautniveau erhaben. Es entsteht durch eine Verdickung der Oberhaut oder tieferer Hautschichten.
- Das **Bläschen** *(Vesicula).* Als Bläschen bezeichnet man eine etwa erbsgroße, mit Flüssigkeit gefüllte Hautblüte, die entweder im Niveau der Haut liegt oder sich darüber erhebt.
- Die **Blase** *(Bulla).* Eine mit Flüssigkeit gefüllte Hautblüte, die größer als 0,5 cm im Durchmesser ist, nennt man Blase.
- Das **Eiterbläschen** *(Pustula).* Eine Pustel ist ein mit Eiter angefülltes Bläschen (bzw. eine Blase).

Zur Gruppe der **sekundären Hautblüten** gehören:
- Die **Schuppe** *(Squama).* Als Schuppen bezeichnet man leicht lösbare Hornzellauflagerungen.
- Die **übermäßige Verhornung** *(Hyperkeratose).* Hyperkeratosen sind verdickte Hornschichten über der Oberhaut.
- Die **Kruste** *(Crusta).* Unter einer Kruste oder Borke versteht man Sekret, das auf der (verletzten) Haut-

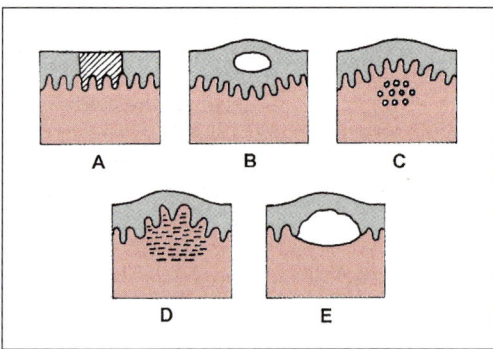

Abb. 15-2 Primäre Hautblüten; A: Fleck (Macula) durch Farbstoffeinlagerung; B: Bläschen (Vesicula); C: Knötchen (Papula); D: Quaddel (Urtica); E: Blase (Bulla)

oberfläche eingetrocknet ist. Ein solches Sekret kann z.B. Eiter, Blut oder Blutserum sein.

▶ Der **oberflächliche Gewebsdefekt** *(Erosio)*, die **Abschürfung** *(Excoratio)* und das **Geschwür** *(Ulcus)*. Erosion, Exkoration und Ulkus (Abb. 15-3) sind Hautdefekte, die unterschiedlich tief in die Haut hineinreichen. Bleibt der Defekt auf die Oberhaut beschränkt, spricht man von einer Erosion. Die Abschürfung reicht bis an die Grenze zwischen Oberhaut und Lederhaut. Als Ulkus bezeichnet man einen bis tief in die Lederhaut hineinreichenden Defekt.

▶ Die **Narbe** *(Cicatrix)*. Eine Narbe bildet sich nach einem tief in die Leberhaut hineinreichenden Hautdefekt. Sie besteht aus faserreichem, gefäßarmem Bindegewebe und ist kein vollwertiger Ersatz für die zerstörte Haut.

▶ Der **Gewebsschwund** *(Atrophie)*. Hierunter versteht man eine Schrumpfung der verschiedenen Hautschichten und auch der Hautanhangsorgane.

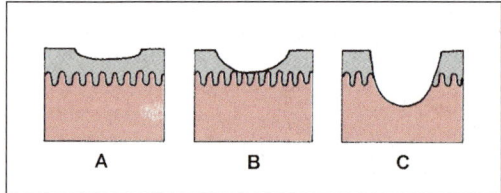

Abb. 15-3 Beispiele für sekundäre Hautblüten; A: oberflächlicher Gewebsdefekt (Erosion); B: Abschürfung (Exkoriation); C: Geschwür (Ulkus)

Die Nesselsucht

◆ **Definition**

Typisch für die Nesselsucht *(Urtikaria)* sind meist flüchtige, stark juckende Quaddeln, wie sie auch durch die Berührung mit einer Brennessel auf der Haut entstehen.

◆ **Ursachen**

Sie treten oft nach dem Kontakt mit bestimmten Substanzen auf, die allergische Erscheinungen hervorrufen können. Solche Substanzen werden *Allergene* genannt. Besonders häufige Auslöser einer allergisch bedingten Nesselsucht sind Medikamente (z.B. Penizillin), Nahrungsmittel (z.B. Erdbeeren, Fisch) oder Gräser- und Baumpollen. Seltener wird eine Urtikaria durch physikalische Einwirkungen wie Druck, Strahlen, Kälte oder Wärme ausgelöst.

◆ **Therapie**

Die wirksamste therapeutische Maßnahme ist das Ausschalten der Krankheitsursache. Da bei einer schweren akuten Nesselsucht Schocksymptome auftreten können, muß der Betroffene über einen längeren Zeitraum überwacht werden.

Das Ekzem

◆ **Definition**

Als Ekzem oder Juckflechte bezeichnet man eine juckende, flächenhafte Entzündung der Haut.

◆ **Ursachen**

Das Ekzem ist oftmals allergisch bedingt. Es gibt eine Vielzahl von Substanzen, die ein allergisches **Kontaktekzem** (s. u.) hervorrufen können, so z.B. Chrom, Nickel (Modeschmuck!), Wasch- und Reinigungsmittel oder Kosmetika. Auch Toxine (giftige Substanzen) und Bakterien kommen als Ursache in Frage.

Bei alten Menschen findet man oft ein sog. **Austrocknungsekzem**. Die an sich schon trockene Altershaut wird durch die übermäßige Anwendung von Seifen und anderen Reinigungsmitteln zusätzlich gereizt. Auch an der Unterwäsche haftende Waschmittelrückstände können zur Entstehung eines Austrocknungsekzems beitragen.

◆ **Krankheitsbild**

Beim Kontaktekzem, der wohl häufigsten Hauterkrankung überhaupt, kommt es durch den Kontakt mit einer schädigenden Substanz oder einem Allergen zu einer Rötung und Schwellung der Haut. Es bilden sich Bläschen, die betroffene Stelle näßt. Nach einiger Zeit entstehen

Krusten und Schuppen. Das Ekzem bleibt zunächst meist auf den Ort der Einwirkung beschränkt, kann sich später jedoch in die Umgebung und schließlich über den ganzen Körper ausbreiten.

◆ Therapie

Wichtigste therapeutische Maßnahme beim Kontaktekzem ist das Meiden der auslösenden Substanz. Diese kann z.B. durch das Auftragen von Teststoffen auf die Haut (Läppchentest) und eine sorgfältige Erhebung der Vorgeschichte des Patienten herausgefunden werden.
Patienten mit einem Austrocknungsekzem dürfen nicht zu häufig baden und duschen, damit die Haut nicht weiter austrocknet. Es empfiehlt sich, überfette Seifen und Ölbäder zu benutzen, um die Haut wieder geschmeidiger zu machen. Kleidung und Bettwäsche sollten gut ausgewaschen werden, damit keine Waschmittelreste zurückbleiben.

Das Exanthem

◆ Definition

Als Exanthem bezeichnet man einen fleckigen Hautausschlag. Die einzelnen Hautblüten können über den ganzen Körper verstreut auftreten. Sie verschwinden meist ebenso plötzlich wie sie aufgetreten sind.

◆ Ursachen

Typische Exantheme findet man bei *Infektionskrankheiten* wie Masern, Scharlach oder Röteln. Bei alten Menschen treten häufig Exantheme auf, die durch Arzneimittel hervorgerufen wurden (sog. fleckige **Arzneiexantheme**). Häufige Auslöser eines Arzneiexanthems sind Penizilline, Schmerzmittel (Analgetika) sowie jod- und bromhaltige Präparate (Brom ist z.B. in Bisolvon® enthalten, einem schleimlösenden Medikament zur Behandlung akuter und chronischer Lungenerkrankungen).

Die Schuppenflechte

◆ Definition

> 🖊 Eine der häufigsten Hautkrankheiten ist die **Schuppenflechte** oder *Psoriasis*. Ihre Kennzeichen sind Rötung und Schuppung der Haut.
> Die scharf begrenzten, roten Herde mit silberweißer Schuppung treten bevorzugt an den Ellbogen, Knien, am seitlichen behaarten Kopf und um den After herum auf.

◆ Ursachen

Die Anlage zur Schuppenflechte wird vererbt. Man nimmt an, daß der Fehlreaktion der Haut eine *Störung des Stoffwechsels* zugrunde liegt. Einen weiteren Einfluß scheinen *seelische Faktoren* auf den Ausprägungsgrad der Krankheit zu haben. Auch eine Reizung der Haut (z.B. durch Druck, Reiben, Verletzungen) führt zur Ausbildung neuer Herde.

◆ Krankheitsbild

Die **nicht ansteckende Krankheit** (!) kann den ganzen Körper befallen. Neben den typischen Hautveränderungen kommt es oft zu einer Mitbeteiligung der Nägel (sog. Tüpfelnägel). Bei einem Befall der Gelenke spricht man von einer Psoriasis arthropathica (Gelenkleiden im Rahmen einer Schuppenflechte). Gelenkbeschwerden können schon vor den typischen Hautveränderungen auftreten. Es ist dann sehr schwierig, das Leiden von einer rheumatischen Gelenkerkrankung zu unterscheiden.

Alterswarzen

◆ Definition

Alterswarzen (Abb. 15-4) werden auch *seborrhoische* oder *senile Warzen* genannt. Sie bilden sich meist erst ab dem 40. Lebensjahr. In größerer Zahl findet man sie bei Menschen jenseits des 60. Lebensjahres.

◆ Krankheitsbild

Die hellbraunen bis schwarzbraunen Gebilde sitzen der Haut meist breitbasig auf. Sie wuchern blumenkohlartig über dem Hautniveau und wirken fettig. In der Regel sind sie rundlich oder oval, nur selten größer als eine Bohne. Alterswarzen können einzeln vorkommen. Meist liegen sie jedoch sehr zahlreich beieinander und werden als

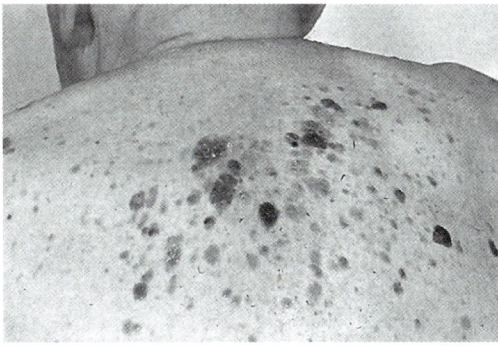

Abb. 15-4 Zahlreiche Alterswarzen am Rücken (aus: Thomas C [Hrsg]. Grundlagen der klinischen Medizin – Bd. 11: Haut. Stuttgart, New York: Schattauer 1990)

kosmetisch störend empfunden. Die harmlosen Wucherungen treten besonders häufig am seitlichen Körperstamm sowie an Brust und Rücken auf.

 Alterswarzen lassen sich abkratzen!

◆ Therapie

Sind Alterswarzen kosmetisch störend oder neigen sie zu Entzündungen, sollte man sie abschleifen oder abkratzen (z.B. mit einem sog. scharfen Löffel).

Altersflecken

◆ Definition

Als Altersflecken *(Lentigo senilis)* bezeichnet man scharf begrenzte, braunschwarze Leberflecken. Man findet sie vor allem auf dem Handrücken und an den Unterarmen. Sie sind meist rund oder oval, manchmal von unregelmäßiger Form.

◆ Ursachen

Die harmlosen Veränderungen entstehen durch einen Überschuß an Farbstoff (Pigment) in der Oberhaut.

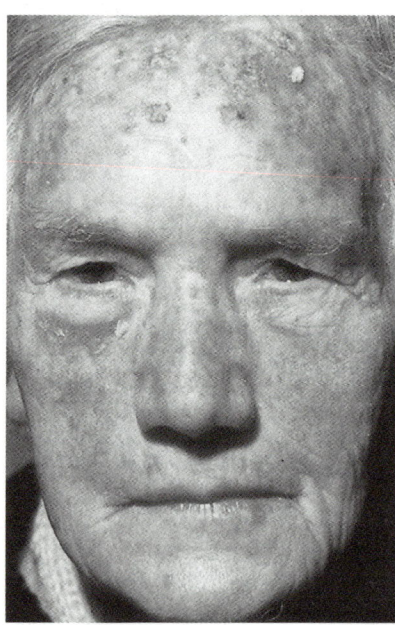

Abb. 15-5 Aktinische (senile) Keratose im Bereich des Gesichts und der Stirn (aus: Tischendorf FW [Hrsg]. Der diagnostische Blick. 6. Aufl. Stuttgart, New York: Schattauer 1998)

Vorstadien bösartiger Hauttumoren

◆ Definition

Krankhafte Veränderungen, die nach einem unterschiedlich langen Zeitraum in einen bösartigen Tumor übergehen, nennt man **Präkanzerosen**.
Solche Vorstadien bösartiger Hauttumoren sind z.B.
● die aktinische Keratose und
● die Lentigo maligna.
Ebenso wie die eigentlichen Hauttumoren treten diese Präkanzerosen im Alter zunehmend häufiger auf.

Die aktinische Keratose

◆ Krankheitsbild

Hautveränderungen im Sinne einer **aktinischen Keratose** *(Keratosis senilis* oder »Altersschwiele«; Abb. 15-5) findet man recht oft bei älteren Menschen beiderlei Geschlechts. Häufig betroffen sind hellhäutige Personen, die über einen längeren Zeitraum verstärkt dem Sonnenlicht ausgesetzt waren (z.B. Forstleute, Bauern, Seeleute, Arbeiter im Straßenbau etc.). Vor allem im Bereich der normalerweise unbedeckten Hautflächen wie beispielsweise im Gesicht, am Nacken, im Bereich der Kopfhaut bei Glatzenträgern, an den Ohren oder am Handrücken können sich solche »Altersschwielen« ausbilden. Die Veränderungen kommen einzeln oder auch über eine größere Fläche verteilt vor. Bei alten Menschen sind ausgedehnte Keratosen sehr häufig.
Keratotische Veränderungen sind in der Regel scharf begrenzt, meist rundlich, manchmal von unregelmäßiger Gestalt. Die Oberfläche der rötlichen, braunen oder schmutziggrauen Herde ist rauh. Unter dem Mikroskop sieht man, daß die Hornschicht der Oberhaut in diesem Bereich verdickt ist (Hyperkeratose).

 Aus einer senilen Keratose kann sich ein *Basaliom* oder ein *verhornendes Plattenepithelkarzinom* entwickeln!

Die Lentigo maligna

◆ Definition

Als Lentigo maligna (Abb. 15-6) bezeichnet man fleckförmige Farbveränderungen in der Haut.

◆ Krankheitsbild

Die Flecken kommen vor allem im Gesicht vor. Ihre Farbe ist meist rotbraun, jedoch von unterschiedlicher

Intensität, so daß ein buntscheckiges Bild entstehen kann. Die Veränderungen sind gut abgegrenzt und glatt. Sie liegen im Hautniveau.

> Die Lentigo maligna kann in ein *malignes Melanom* (schwarzer Hautkrebs) übergehen.

Verdächtig sind wachsende Lentigo-maligna-Herde, ebenso geschwürige Veränderungen der Farbflecken. Um eine maligne Entartung zu verhindern, sollten alle Herde chirurgisch entfernt werden. Auch eine Röntgenbestrahlung ist möglich.

Bösartige Hauttumoren

Hauttumoren treten im Alter zunehmend häufiger auf. Man unterscheidet bei den bösartigen Tumoren der Haut:
- das Basaliom,
- das Plattenepithelkarzinom und
- das maligne Melanom.

Das Basaliom

◆ Definiton

Das Basaliom oder *Basalzellkarzinom* ist ein Hauttumor, den man früher als »semimaligne«, d.h. »halb-bösartig«

bezeichnet hat. Man nannte ihn so, da er, im Gegensatz zu anderen bösartigen Tumoren, keine Tochtergeschwülste bildet. Basaliome dringen jedoch in das gesunde Gewebe ein und zerstören es. Sie können auf diese Weise zum Tod des Betroffenen führen.

◆ Krankheitsbild

Basalzellkarzinome findet man häufig bei hellhäutigen Menschen, vornehmlich im Gesicht. Sie bestehen aus Zellen, die den Basalzellen der Oberhaut ähneln.

Das »klassische« Basaliom besitzt eine flache, kaum eingedellte narbige Fläche in der Mitte, die von einem Kranz von Hautperlen umgeben ist. Der Tumor ist anfangs gut abgegrenzt. Bei einigen Formen kann es im Laufe der Zeit zu tiefen geschwürigen Veränderungen kommen, die großflächige Zerstörungen der Haut und des umgebenden Gewebes zur Folge haben (Abb. 15-7).

◆ Therapie

Die Therapie eines Basalioms besteht in der vollständigen Entfernung des Tumorgewebes.

Das Plattenepithelkarzinom

◆ Definition

Das vom verhornenden Plattenepithel ausgehende Plattenepithelkarzinom wird auch *Spinaliom* oder

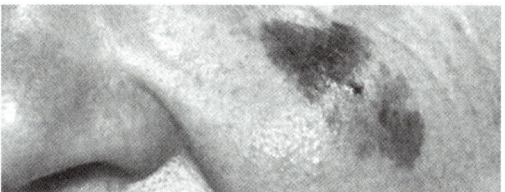

Abb. 15-6 Lentigo maligna. Unscharf begrenzter, brauner Fleck (unterschiedliche Farbtiefe)

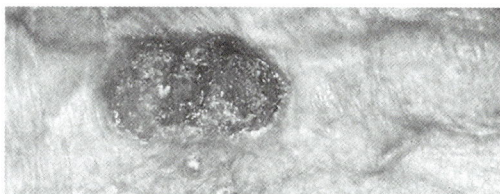

Abb. 15-8 Plattenepithelkarzinom (Stachelzellkrebs) am Handrücken

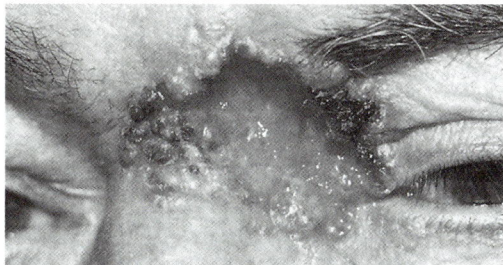

Abb. 15-7 Geschwürig verändertes Basaliom (Basalzellkarzinom)

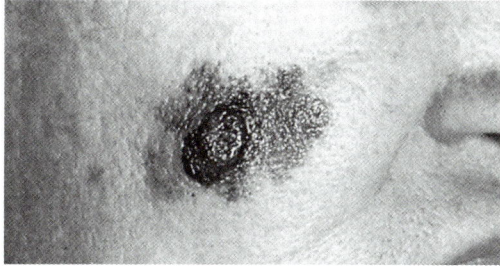

Abb. 15-9 Malignes Melanom auf dem Boden einer Lentigo maligna (alle 4 Abb. aus: Thomas C [Hrsg]. Grundlagen der klinischen Medizin – Bd. 11: Haut. Stuttgart, New York: Schattauer 1990)

Stachelzellkrebs genannt (Abb. 15-8). Man findet es besonders häufig im Gesicht und an den Ohren, bei Männern auch an der Unterlippe (Raucherkrebs!). Die meisten Betroffenen sind zwischen 50 und 80 Jahre alt. Männer erkranken doppelt so häufig wie Frauen.

◆ Krankheitsbild

Plattenepithelkarzinome sind anfangs meist hautfarbene oder rötliche Knötchen, die die Tendenz haben, geschwürig zu zerfallen. Die schmerzlosen Veränderungen wachsen unterschiedlich rasch und bilden meist schon bald Tochtergeschwülste in den örtlichen Lymphknoten. Bei alten Menschen entstehen sie nicht selten auf dem Boden einer *aktinischen Keratose* (s. S. 406).

◆ Therapie

Wird der Tumor frühzeitig operativ entfernt, kann die Prognose eines Plattenepithelkarzinoms recht gut sein. Auf jeden Fall ist eine vollständige Entfernung im Gesunden anzustreben.

Das maligne Melanom

◆ Definition

Einer der bösartigsten Tumoren ist das maligne Melanom, der *schwarze Hautkrebs*. Er geht von den pigmentbildenden Zellen der Oberhaut, den Melanozyten, aus.

◆ Krankheitsbild

Melanome findet man bei Männern häufiger am Körperstamm, bei Frauen im Bereich der unteren Gliedmaßen. Sie unterscheiden sich z. T. erheblich in ihrem Erscheinungsbild. Als Knoten können sie sich über das Hautniveau erheben oder aber als unscheinbare Muttermale in der Haut erscheinen. Bei älteren Menschen entwickeln sie sich oft auf dem Boden einer Lentigo maligna (Abb. 15-9). Ihre Farbe ist rötlich, bräunlich oder schwärzlich, es gibt sogar pigmentfreie (weiße) Melanome. Verdächtig sind »Muttermale«, wenn sie schnell wachsen, bluten oder einen Pigmenthof ausbilden.
Melanome metastasieren in der Regel früh, meist in Lunge, Leber, Gehirn oder Knochen. Die Prognose ist äußerst schlecht, auch wenn der Tumor anscheinend weit im Gesunden operativ entfernt wurde.

Wunden

◆ Definition

Gewebszerstörungen, bei denen in vielen Fällen auch die Haut betroffen ist, nennt man Wunden. Man unterscheidet Stich-, Schnitt-, Platz-, Schuß- und Rißwunden. Daneben gibt es Bißwunden und Wunden durch Insektenstiche. Auch durch Wärme- und Kälteeinwirkungen, che-mische Stoffe und Strahlen können Wunden entstehen. Bei der **Heilung** von Epithel- und Schleimhautwunden erfolgt stets eine völlige Wiederherstellung des ursprünglichen Zustandes. Tiefere Wunden heilen mit einer bindegewebigen Narbe ab.
Besondere Wunden sind:
● das Ulcus cruris und ● der Dekubitus.
Beide Wundformen findet man häufig bei alten Menschen.

Das Ulcus cruris

◆ Definition

Als Ulcus cruris (»offenes Bein«) bezeichnet man eine geschwürartige Wunde am Unterschenkel.

◆ Ursachen

Ursache ist meist eine chronische Venenschwäche (s. a. S. 139f), seltener eine Arterienverschlußkrankheit. In beiden Fällen wird das Gewebe nicht mehr ausreichend ernährt und mit Sauerstoff versorgt.

◆ Krankheitsbild

Schon bei kleinsten Verletzungen bildet sich ein Geschwür aus, das nur sehr schlecht wieder abheilt. Es ist Aufgabe der in der Altenpflege Tätigen, die Betroffenen auf die weitreichenden Folgen selbst kleinster Verletzungen in diesem Bereich hinzuweisen und Hilfestellungen zur Vermeidung solcher Verletzungen zu geben! Eine genauere Beschreibung des Krankheitsbildes und seiner Ursachen finden Sie auf S. 139.

◆ Therapie

Die Therapie eines Ulcus cruris ist in der Regel langwierig und schwierig. Bei tieferen geschwürigen Veränderungen ist oft eine stationäre Behandlung unumgänglich, eventuell auch eine anschließende Hauttransplantation. Wichtig als Akutmaßnahme ist das Hochlagern des betroffenen Beines, um den Rückstrom des Blutes und der Flüssigkeit aus dem Gewebe zu fördern. Die Wunde wird mit granulationsfördernder Salbe bestrichen und mit einer speziellen Druckauflage abgedeckt (oder mit einem speziellen Wundverband versorgt). Anschließend wird ein Unterschenkelkompressionsverband angelegt.

Der Dekubitus

◆ Definition, Ursachen

Mit dem Begriff Dekubitus (Plural: Dekubiti) bezeichnet man Gewebezerstörungen, die nach einer längeren Druckeinwirkung entstehen. Sie kommen vor allem bei bettlägerigen Patienten vor, und zwar an den Stellen, an denen die Haut direkt dem Knochen aufliegt (Abb. 15-16). Durch den ständigen Druck auf die Gefäße der Haut und des Unterhautgewebes kommt es zu einer Minderdurchblutung des betroffenen Gebietes. Das Gewebe kann nicht mehr ausreichend ernährt und mit Sauerstoff versorgt werden. Es entstehen Geschwüre, die sich leicht entzünden. Das Gewebe wird schließlich nekrotisch, es stirbt ab. Faktoren, die bei der Dekubitusentstehung eine entscheidende Rolle spielen, sind

- Unbeweglichkeit (*Immobilität,* etwa infolge einer Lähmung nach einem *Schlaganfall,* als Folge eines *Altersrigors* bei depressiven oder dementen Personen, *Koma,* hohem *Fieber* oder nach einer *Schenkelhalsfraktur*),
- Verlust der Sensibilität (d.h. die Betroffenen spüren den Ischämieschmerz nicht und lagern sich deshalb nicht um),
- mangelndes Fettpolster bei kachektischen Patienten,
- Schock,
- arterielle Verschlußkrankheit und
- Anämie (Blutarmut) sowie
- Störungen des Hautmilieus durch Feuchtigkeit, Überwärmung und Luftabschluß.

◆ Krankheitsbild

Man unterscheidet beim Dekubitus vier verschiedene *Schweregrade:*

- ▶ Grad 1: Die Haut ist noch intakt, jedoch in einem umschriebenen Bezirk gerötet. Bei Druckentlastung bildet sich diese Hautrötung wieder zurück.
- ▶ Grad 2: Es besteht bereits ein Hautdefekt (Blasenbildung, Risse, Abschürfung).
- ▶ Grad 3: Es hat sich ein nekrotischer Bezirk entwickelt, der bis zum subkutanen Fettgewebe reicht.
- ▶ Grad 4: a) Die Nekrose reicht bis maximal zur Muskelschicht. b) Der nekrotische Bereich erstreckt sich bis in die Muskulatur hinein. c) Die Nekrose umfaßt auch die Knochen und Gelenke.

◆ Therapie

Die sehr schmerzhaften Dekubitalgeschwüre heilen in der Regel schlecht ab. Es ist daher von größter Wichtigkeit, ihre Entstehung zu verhindern (s. S. 420 f).

Sind bereits Schäden eingetreten, steht die absolute Druckentlastung bis zur Abheilung an erster Stelle der zu ergreifenden Maßnahmen. Dies geschieht z. B. durch Mobilisation der betroffenen Person (soweit dies möglich ist), Lagewechsel, Weichlagerung, Hohllagerung, faltenfreie Unterlage, keine Krümel im Bett etc. Etwa schon vorhandene Blasen sollten steril durch einen Arzt abgetragen werden. Bereits entstandene Wunden müssen gesäubert werden. Anschließend wird eine desinfizierende Lösung aufgetragen, danach Salben, die das Hautzellwachstum anregen. Große Defekte müssen eventuell durch ein Transplantat gedeckt werden. *Vorbeugende Maßnahmen* zur Vermeidung weiterer Dekubiti s. S. 420 ff.

Weitere Gewebsdefekte

 Als **Nekrose** bezeichnet man den Untergang einer Zelle oder eines Gewebes im lebenden Organismus nach dem nicht mehr rückgängig zu machenden Ausfall der Zellfunktionen (Zelltod).

 Unter einer **Gangrän** versteht man eine Form der ischämischen Nekrose (Nekrose durch Unterbrechung oder Verminderung der Blutzufuhr), die durch das Absterben und eine Verfärbung des betroffenen Gewebes gekennzeichnet ist. Die Verfärbung entsteht durch den Abbau des – infolge der Gewebezerstörung – austretenden roten Blutfarbstoffs (Hämoglobin).

Man unterscheidet zwei Formen der Gangrän:

- die trockene Form mit schwärzlicher, lederartiger Mumifikation infolge Wasserverlusts (z. B. als Folge einer *arteriosklerotisch bedingten Verschlußkrankheit,* s. S. 134 f) und
- die feuchte Form mit Verflüssigung des Gewebes infolge einer bakteriellen Infektion (Fäulnisbakterien und anaerobe Bakterien). Das betroffene Gewebe ist livide (rotblau) verfärbt (typisches Beispiel: die *diabetische Gangrän,* s. S. 285).

Pilzerkrankungen

◆ Ursachen

Eine Reihe von Faktoren begünstigen die Ansiedelung von Pilzen. Hierzu zählen z. B. ein bestehender Diabetes mellitus und die Einnahme von Antibiotika. Gefährdet sind auch Menschen mit einer Abwehrschwäche, vor allem Patienten, die wegen eines Tumorleidens chemotherapeutisch behandelt werden und solche, deren Immunreaktionen (z. B. wegen eines chronischen Gelenkrheumas) medikamentös unterdrückt werden.

◆ Krankheitsbild

Pilzerkrankungen oder Mykosen kommen in den letzten Jahren und Jahrzehnten zunehmend häufiger vor. Besonders oft sind alte Menschen betroffen. Die Pilze befallen in erster Linie Haut (Dermatomykose) und Schleimhäute. Sie können jedoch auch auf innere Organe übergreifen. Eine der häufigsten Pilzkrankheiten ist die **Soorpilzerkrankung**, die Infektion mit *Candida albicans.* Soorpilze breiten sich bevorzugt auf den Schleimhäuten aus. Man findet sie daher besonders häufig im Mund und im Bereich der Geschlechtsorgane (s. S. 242 u. 273).

Pflege

ANGELA DÜHRING

Neben den physiologischen Funktionen ist das Erscheinungsbild der Haut für das Wohlbefinden des Menschen entscheidend. Das Auftreten von dunklen Altersflecken, faltigen Hautpartien und das Ergrauen der Haare beeinträchtigen das eigene Selbstbild.

Wichtig für das menschliche Wohlergehen ist die Wahrnehmung von Berührungen durch die Haut. So wird der Körperkontakt wie Streicheln, Massagen und Wärmeanwendungen als beruhigend, stimulierend und das Wohlbefinden steigernd empfunden. Das Bedürfnis nach Körperkontakt läßt im Alter nicht nach. Für einige Menschen (z.B. Bewußtlose) stellt die Haut die einzige Kommunikationsmöglichkeit dar. Sie hat deshalb einen besonders hohen Stellenwert in der Beziehung zu anderen Menschen.

Beobachtung der Haut und der Hautanhangsgebilde

Gesunde Haut

Normale, gut durchblutete Haut erscheint rosig gefärbt. In Tabelle 15-1 sind Veränderungen der **Hautfarbe** und deren Ursachen dargestellt.

Bei den **Veränderungen der Hautspannung** läßt sich zwischen eher generalisierten und eng lokal begrenzten Schwellungen unterscheiden (Tab. 15-2).

Gesunde Hautanhangsgebilde

◆ Haare

Normale, gesunde Haare erscheinen kräftig und glänzend. Veränderungen der Haarfarbe und der Struktur sind im Alter natürlich. Durch häufige Einwirkung von chemischen Substanzen, wie Bleichmittel, oder auch durch Fehlernährung wird das Haar brüchig, glanzlos und spröde.

Haarausfall ist im Alter *physiologisch* und tritt individuell verschieden auf. *Krankhafter* Haarausfall zeigt sich in Form von diffuser Lichtung der Haarpracht, z.B. bei
- hormonellen Veränderungen in den Wechseljahren der Frau,
- bei fieberhaften Infektionserkrankungen,
- radioaktiven Bestrahlungen,
- Eisenmangelanämien und als
- Medikamentennebenwirkung (z.B. Zytostatika zur Behandlung von Krebserkrankungen).

◆ Nägel

Gesunde Nägel sind rosig, glänzend und entsprechend der Finger- oder Zehenkuppe gewölbt.

Tab. 15-1 Veränderungen der Hautfarbe und deren Ursachen

Erscheinungsbild	Ursachen
Blässe	physiologisch: Angst krankhaft: u.a. Anämie (Blutarmut), Kreislaufversagen, Schock
Rötung	physiologisch: Scham, Erregung krankhaft: Fieber, Bluthochdruck, teilweise Rötung bei Hautkrankheiten
Blaufärbung	krankhaft: Sauerstoffmangel, z.B. durch Herzerkrankungen, Lungenerkrankungen
Gelbfärbung	krankhaft: Gallenfarbstoff lagert sich in die Haut ein, bei Lebererkrankungen, Gallenblasenerkrankungen
marmoriert, bläulich	physiologisch: beim Sterben krankhaft: reduzierte Blutzirkulation, z.B. bei arteriellen Durchblutungsstörungen

Tab. 15-2 Veränderungen der Hautspannung

Erscheinungsbild	Ursachen
generalisierte Schwellung	erhöhte Hautspannung durch ● Wasseransammlungen (Ödeme), z.B. durch Hunger (Bauchbereich), Herzerkrankungen (am Fußrücken und Fußknöchel, bei Bettlägerigen auch an Rücken und Gesäß), Nierenerkrankungen (Augenlider) ● Lymphstauungen (Elephantiasis = ausgeprägte Form der Stauung in einem Körperabschnitt, häufig in den Beinen)
eng lokal begrenzte Schwellung	erhöhte Hautspannung durch ● Hämatome (Blutergüsse) ● Eiterbildung nach Infektionen ● Geschwülste

Brüchige Nägel deuten auf einen Mangel an Vitaminen (vor allem Vitamin E) und Kalzium hin. Eine *bläuliche Verfärbung* der Nägel tritt bei Sauerstoffmangel als erstes Warnzeichen auf. *Quer- und Längsfurchen* in der Oberfläche der Nägel finden sich z.B. bei Ekzemen oder Pilzbefall der Nägel und des Nagelbettes. Pilze bedingen auch eine *Gelbfärbung* der Nägel. *Weiße Flecken* können die Ursache eines Traumas (Gewalteinwirkung) sein.

Körpertemperatur

Eine wichtige Funktion der Haut ist die Temperaturregulation (s. S. 402, s. a. S. 340f). Die Körpertemperatur kann an verschiedenen Stellen des Körpers mit Hilfe eines Fieberthermometers gemessen werden. Das Thermometer besteht aus einer äußeren Glashülle, einer Kapillarröhre, einer Meßskala von 35 bis 42 °C und Quecksilber in einem Depot (Abb. 15-10).
Bei der Messung erwärmt sich das Quecksilber und steigt in der Kapillarröhre bis zum Temperaturwert. Der Quecksilberfaden reißt durch Abkühlung an der Verengung der Kapillarröhre ab, so daß die Quecksilbersäule auf dem erreichten Wert stehenbleibt. Zur erneuten Messung muß der Quecksilberfaden vollständig in das Depot zurückgeschlagen werden.

Gemessen werden kann:
● unter dem Arm (axillar)
● im Enddarm (rektal)
● unter der Zunge (oral)

Die normalen Temperaturwerte eines gesunden erwachsenen Menschen schwanken je nach Tageszeit und nach Messungsart zwischen 36 und 37 °C.

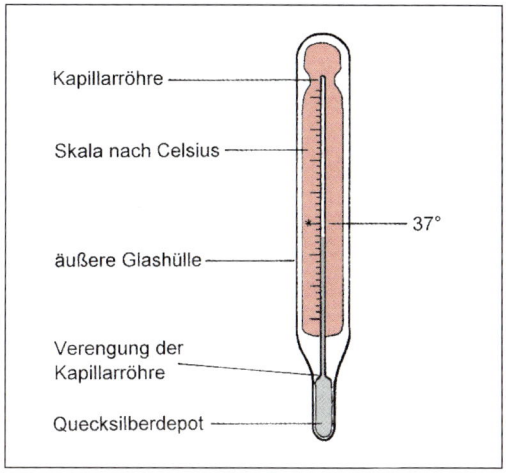

Kapillarröhre

Skala nach Celsius

37°

äußere Glashülle

Verengung der Kapillarröhre

Quecksilberdepot

Abb. 15-10   Fieberthermometer

Regelmäßige Temperaturkontrollen dienen der Früherkennung und Diagnostik von Krankheiten (z.B. Entzündungen). Sie geben Aufschluß über Störungen körperlicher Funktionen, Unter- oder Überwärmung. Hierzu ist eine möglichst exakte Temperaturmessung erforderlich.

◆ **Axillare Temperaturmessung**
Die Achselhöhle darf nicht feucht sein, und es dürfen sich keine Kleidungsstücke zwischen Thermometer und Haut befinden. Der Arm wird über dem Thermometer dicht an den Oberkörper gedrückt und bis zu 10 Minuten festgehalten. Die Normalwerte sind eher ungenau und schwanken zwischen 36,0 und 36,9 °C.

Diese Messung darf nicht bei unruhigen Personen durchgeführt werden, da Verletzungsgefahr durch das Splittern des Thermometers besteht! Ausgelaufenes Quecksilber ist giftig!

◆ Rektale Temperaturmessung

Der Betroffene sollte in Seiten- oder Bauchlage gelagert werden. Das Thermometer wird in einer eingefetteten Schutzhülle mit der Spitze in den Enddarm eingeführt. Vorsicht: Auch hier besteht Verletzungsgefahr!
Die Meßdauer beträgt 5 Minuten. Die rektale Temperaturmessung ist genauer als die axillare. Die Meßwerte liegen höher, da hier nahe an der Kerntemperatur gemessen wird. Sie betragen 36,5 bis 37,4 °C.

◆ Orale Temperaturmessung

Die orale Messung wird unter der Zunge bei geschlossenem Mund durchgeführt. Die Meßdauer beträgt

9 Minuten. Die Normalwerte liegen zwischen 36,1 und 37,1 °C.

 Diese Meßart ist für unruhige Bewohner ungeeignet, da ein kräftiger Biß das Thermometer zerstören kann. Die Verletzungsgefahr ist besonders hoch.

◆ Temperaturmessung im Ohr

Mit Hilfe der Infrarot-Technologie wird innerhalb von einer Sekunde die Körpertemperatur gemessen. Hierzu wird das spezielle Thermometer (ThermoScan) sanft in den Gehörgang eingeführt, bis das äußere Ohr abgeschlossen ist und die Meßspitze in Richtung des gegenüberliegenden Auges weist. Zur korrekten Positur des Gerätes muß die Ohrmuschel schräg nach hinten oben gezogen und während des kurzen Meßvorganges gehalten werden. Nur so kann das Gerät direkt die Wärme, die vom Trommelfell und dem umliegenden Gewebe abgegeben wird, empfangen. Erst dann das Gerät einschalten und den Schalter für eine Sekunde gedrückt halten.
Die Normalwerte liegen zwischen 35,6 und 37,5° C. Eine Keimübertragung kann durch auswechselbare Schutzkappen verhindert werden.
Diese einfache, schnelle und exakte Meßmethode wird inzwischen gerne in Krankenhäusern und Altenheimen angewandt, da Beeinträchtigungen der Bewohner (z. B. bei der unangenehmen rektalen Messung) und Verletzungsgefahren vermieden werden.

◆ Fieber

Geringe Abweichungen über die Normalwerte hinaus werden als **erhöhte Temperatur** bezeichnet. Von Fieber spricht man ab einer Körpertemperatur von 37,9 °C. Man unterscheidet:
● mäßiges Fieber: 37,9 bis 38,4 °C
● hohes Fieber: 38,5 bis 40 °C
● sehr hohes Fieber: ab 40,1 °C

Das Fieber wird begleitet von allgemeiner Mattigkeit, Puls-, Atembeschleunigung und von allgemeinem Krankheitsgefühl. Die Haut, besonders im Gesicht, ist gerötet und eventuell schweißnaß. Da durch das Schwitzen viel Flüssigkeit verlorengeht, besteht die *Gefahr der Austrocknung.*
Durch eine regelmäßige Temperaturkontrolle läßt sich eine **Fieberverlaufskurve** (Abb. 15-11) erstellen, die Aufschlüsse über den Krankheitsverlauf geben kann und zur Diagnostik von Krankheiten dient.
Pflegerische Maßnahmen bei Fieber befinden sich im Standard »Pflege eines Bewohners mit Fieber« im Anhang des Buches (s. S. 512).

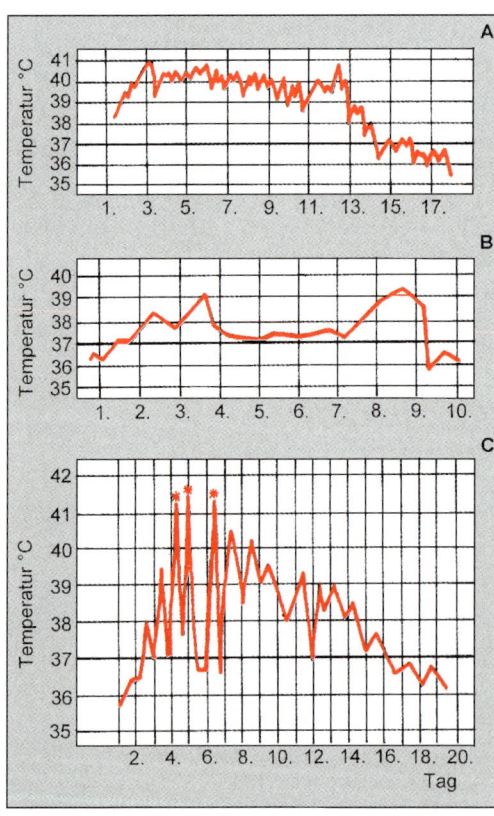

Abb. 15-11 Fieberverlaufskurven unterschiedlicher Fieberarten. A: Kontinuierliches, B: remittierendes, C: intermittierendes Fieber; * Schüttelfrost

Pflege der Haut

Pflege der alternden Haut

Durch den natürlichen Alterungsprozeß verändert sich auch die Struktur der Haut. Sie wird insgesamt dünner. Die Aktivität der Schweiß- und Talgdrüsen nimmt ab und führt zur Veränderung des Feuchtigkeitsgehaltes der Haut. Sie erscheint faltig, spröde und trocken. Hinzu kommt eine Verlangsamung der Blutzirkulation, die eine schlechtere Versorgung der Hautzellen mit Nährstoffen zur Folge hat. Dies hat Auswirkungen auf die Erneuerung der Haut, ihre Schutzfunktion und auf Heilungsprozesse von Wunden. Diese Veränderungen erhöhen das Risiko für Hautschädigungen mit zunehmendem Alter.

Aus den oben genannten Gründen sollten bei der Pflege der alternden Haut nur **Pflegeprodukte** zur Anwendung kommen, die folgende Kriterien erfüllen:

▶ eine weitere Austrocknung der Haut verhindern
▶ der Haut zusätzliche Feuchtigkeit zuführen
▶ die Barrierefunktion der Haut erhöhen
▶ eine schonende Reinigung auch von verkrusteten Exkrementen ermöglichen
▶ stark strapazierte und bereits angegriffene Hautpartien vor weiteren Hautschädigungen schützen

Tab. 15-3 Anwendungsgebiete und Wirkungsweise verschiedener Pflegeprodukte

Pflegeprodukt	Anwendungsgebiete	Wirkungsweise
Shampoo und Duschgel	Haarwäsche, tägliche Ganzkörperreinigung (Baden, Duschen, Waschen)	Pflegespülung und antistatische Bestandteile erleichtern das Haarekämmen. Milde Reinigungsingredienzien vermeiden Augenreizungen. Ein der Haut angepaßter pH-Wert erhält die natürliche Schutzfunktion der Haut.
Hautlotion	Ganzkörperpflege normaler trockener Haut	Feuchtigkeitsbindende Substanzen – Harnstoff und Milchsäure – sorgen für einen ausgeglichenen Feuchtigkeitshaushalt in der Haut. Aktiviert wichtige Hautfunktionen. Dringt schnell und vollständig in die Haut ein.
Hautcreme	Intensivpflege für trockene und empfindliche Haut	Feuchtigkeitsbindende Substanzen – Harnstoff und Natriumchlorid – verhindern das Absinken des Feuchtigkeitshaushaltes in der Oberhaut; beugen dem Austrocknen der Haut vor. Vitamin E – Schutz gegen Bildung »freier Radikale« auf der Haut. Zieht problemlos schnell und vollständig ein; mildert Juckreiz.
Wasch- und Pflegeschaum	hautschonende und wirkungsvolle Reinigung bei Inkontinenz (Intimbereich)	Milde Reinigungsingredienzien sorgen für besonders schonende Hautreinigung. Stark verkrustete Exkremente lassen sich sanft entfernen, ohne den Säureschutzmantel der Haut zu zerstören.
Schutz- und Pflegeöl	Schutz und Pflege besonders trockener und strapazierter Hautpartien (Intimbereich, Fersen, Waden, Ellenbogen)	Alpha-Bisabolol, der natürliche Wirkstoff der Kamille, besitzt entzündungshemmende Wirkung. Natürliche pflanzliche Öle sorgen für einen dauerhaften Schutzfilm gegen Verdunstung. Pflege trockener und rissiger Hautpartien. Vitamin E unterstützt die Schutzfunktion der Haut.
Barrierecreme	dauerhafter Hautschutz stark strapazierter sowie bereits angegriffener Hautpartien (Inkontinenz) Schutz von Wundrändern Dekubitusprophylaxe	Erdnußöl und Vaseline erzeugen eine wasserabweisende Wirkung. Spezielle Wirkstoffe neutralisieren Ammoniak und wirken geruchshemmend. Langanhaltender Schutz gegen das Eindringen von Schadstoffen in die Haut.

Von der Industrie werden für die Körperpflege unterschiedliche Produkte angeboten. Die Tabelle 15-3 enthält eine Übersicht über Produkte und deren Einsatz.

Ganz- und Teilwäsche

Kann sich ein alter Mensch nicht mehr selbständig waschen, so muß durch eine Hilfskraft eine Ganz- oder Teilwäsche vorgenommen werden. Die tägliche Unterstützung beim Waschen ist eine der häufigsten Aufgaben in der Altenpflege. Sie bietet den engsten Kontakt zwischen Pflegekraft und den zu Betreuenden. Sie ist gleichzeitig eine der intimsten Begegnungen und besonderer Ausdruck der Pflegebedürftigkeit. Aus diesen Gründen sollten Pflegekräfte bei der Waschung die *Intimsphäre* des Betroffenen *wahren* und seine Selbständigkeit durch Einbeziehung in den Handlungsablauf erhalten und fördern. Der Betroffene kann oft viel mehr, als ihm zugetraut wird, z.B. selbst das Gesicht, die Hände, die Arme und den Oberkörper waschen. Entprechend dem Waschtraining (s. S. 112) kann durch Führen der Hände durch eine Hilfsperson die Waschung auch von stark bewegungseingeschränkten Menschen zumindest an bestimmten Körperteilen selbst durchgeführt werden. Das Gefühl der Pflegeabhängigkeit wird dadurch reduziert und die Bewegungsabläufe des Waschens erspürbar. Diese Vorgehensweise erfordert in der Regel mehr Zeit als die Ganzwaschung durch eine geübte Pflegekraft. Im Interesse der zu Betreuenden und im Sinne einer aktivierenden, rehabilitierenden Pflege sollte ein *Waschtraining* bevorzugt werden.

Zur **Vorbereitung** der Waschung ist eine genaue Pflegeplanung, insbesondere die Ermittlung der *Ressourcen* notwendig. Hierzu gehören die vorhandenen Bewegungsmöglichkeiten, Vorlieben für bestimmte Seifen, Waschtemperatur, Handtücher, Seifenlappen und insbesondere die täglichen Gewohnheiten wie Tageszeit, Duschen oder Baden, Waschen am Waschbecken.
Ein intensives, vorbereitendes *Gespräch* über die ungewohnte Situation des »Gewaschenwerdens«, eventuell Maßnahmen zum Schutz der Intimsphäre und die Wahl, von einer Frau oder von einem Mann gewaschen zu werden, können zu einer Entspannung der Situation beitragen.

 Pflegekräfte müssen lernen, dem Betroffenen nicht ihre Vorstellungen von Hygiene und Reinigung des Körpers aufzuzwingen. Es geht um die Akzeptanz der Reinigungsgewohnheiten und Hygienevorstellungen des Betroffenen, auch wenn sie von den allgemein üblichen abweichen.

Die Ganz- oder Teilwäsche kann neben der Aktivierung und Mobilisierung des Betroffenen auch zur *Anregung des Kreislaufes* genutzt werden. Die Waschung wird so zu einer Anwendung der physikalischen Therapie. Dies geschieht durch massierende, herzwärtsgerichtete Bewegungen mit dem Waschlappen, die die Durchblutung anregen.

◆ **Grundsätze zur Durchführung der Ganz- oder Teilwäsche**
▶ In jedem Fall Wünsche und Gewohnheiten des Bewohners beachten
▶ Pflegepräparate auf Wünsche des Bewohners und auf die Haut abstimmen
▶ Bei der Waschung auf den Zustand der Haut und den Allgemeinzustand des Bewohners achten
▶ Die Tätigkeit zum Gespräch nutzen. Den Bewohner über jeden Schritt informieren und zum Mitmachen auffordern
▶ Das Wärmebedürfnis des Bewohners beachten, d.h., beim Waschen jeweils nur soweit wie unbedingt notwendig aufdecken und auskleiden
▶ Bei Infektionen oder Pilzbefall (z. B. der Füße) nach dem Waschen der betroffenen Körperregion Waschwasser wechseln, Waschlappen und Handtücher nur einmal benutzen
▶ Intimbereich grundsätzlich mit Einmalhandschuhen und gesonderten Waschlappen (öfters wechseln!) waschen

Ganzwäsche durch eine Pflegekraft im Bett

Material:
● Waschschüssel mit warmem Wasser gefüllt
● Einmalschutzhandschuhe (für den Intimbereich)
● Waschlappen, Handtücher
● bevorzugte Seife, Kamm, Zahnputzutensilien, eine Nierenschale und eventuell eine Pflegelotion

Vorbereitung:
▶ Bewohner über die geplante Vorgehensweise informieren und sein Einverständnis einholen
▶ Fenster schließen, eventuell die Heizung höher stellen
▶ In einem Mehrbettzimmer Sichtschutzschirm zwischen die Betten stellen
▶ Nachttisch aufklappen und Utensilien bereitstellen
▶ Frisches Nachthemd oder Kleidungsstücke zurechtlegen

Durchführung:
▶ Bewohner in eine bequeme Lage bringen, in der er sich selbst waschen kann (nach Möglichkeit Kopfteil hochstellen)

▶ Nachthemd oder Kleidung so weit ausziehen, daß möglichst große Körperteile bedeckt bleiben (Gefahr der Auskühlung)

▶ Bettwäsche durch Handtücher vor Nässe schützen

▶ Reihenfolge der Waschung, falls nicht anders vom Bewohner gewünscht, so vornehmen:

1. *Kopf:* Handtuch liegt unter dem Kopf
2. *Hals:* Nachthemd liegt zusammengefaltet auf der Brust
3. *linker Arm:* Handtuch liegt unter dem Arm
4. *rechter Arm:* Handtuch liegt unter dem Arm
5. *Hände:* Hände in der Waschschüssel waschen, dazu das Handtuch unter die Hände legen, die Waschschüssel auf das Handtuch stellen, die linke Hand taucht in das Wasser, auf der anderen Seite wiederholen
6. *Oberkörper:* Nachthemd wird auf den Unterleib gelegt, gewaschen wird auch der Nabelbereich
7. *Rücken:* Bewohner dreht sich oder richtet sich selbst auf, das Handtuch liegt unter ihm, anschließend frisches Nachthemd oder Kleidung anziehen
8. *Beine:* Bewohner dreht sich wieder in die Rückenlage, Handtuch liegt unter dem gesamten Bein, die Füße werden wie die Hände ins Wasser getaucht oder beginnend von den Zehen (auch die Zehenzwischenräume!) den Fuß und das gesamte Bein waschen, Waschwasserwechsel (besonders bei Fußpilzbefall wichtig)
9. *Intimbereich:* Handtuch liegt unter dem Gesäß, Pflegekraft zieht Einmalschutzhandschuhe (Gefahr der Keimverschleppung) über, besser noch: Bewohner wäscht sich in diesem Bereich selbst! Bei Frauen: Beine sind leicht gegrätscht, Waschrichtung von vorne zum Gesäß hin Beim Mann: Vorhaut zurückziehen und die Eichel säubern, anschließend die Vorhaut wieder vorstreifen
10. *Analbereich:* Bewohner dreht sich zur Seite, Handtuch liegt unter dem Gesäß, die Analfalte gründlich säubern und trocknen, besonders auf Zeichen eines beginnenden Dekubitus achten! Handschuhe ausziehen

▶ Zwischen den einzelnen Waschgängen die Seife gründlich abspülen und gut abtrocknen (besonders die Zwischenräume zwischen den Zehen, den Fingern, hinter den Ohren und im Bauchnabel)

▶ Bewohner in die Rückenlage bringen, vollständig bekleiden helfen und wieder zudecken

▶ Anschließend Mundpflege (s. S. 297), Haare kämmen und Gesichtslotion auftragen, eventuell Utensilien zum Schminken richten

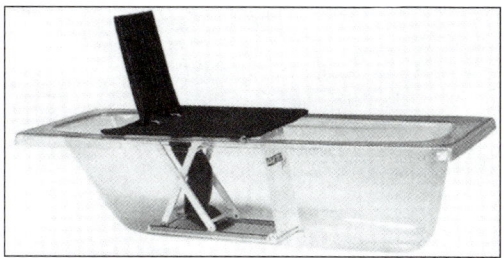

Abb. 15-12 Einstiegshilfe für die Badewanne (Firma Aquatec, München)

▶ Anschließend Fenster öffnen, Handtücher und Waschlappen zum Trocknen aufhängen. Seifenartikel und Zahnpflegeutensilien in den Nachtschrank räumen. Die Nierenschale und die Waschschüssel entleeren und (wenn sie beim Bewohner verbleibt) mit Seifenlösung reinigen

▶ Durchführung und Beobachtungen in die Pflegedokumentation eintragen

Durchführung der Teilwäsche

Der Bewohner kann sich in der Regel bis auf Gesäß, Rücken und Füße selbst waschen. Das Waschen geschieht am besten am Waschbecken, besser wäre noch die Hilfestellung unter der Dusche.

Ein Sitzplatz wird am Waschbecken oder in der Dusche (Duschhocker) bereitgestellt. Alle benötigten Utensilien (s.o.) werden ans Waschbecken, in Griffnähe des Bewohners, gelegt. Vorbereitung des Raumes und des Bewohners siehe oben. Zum Waschen der Füße wird eine Waschschüssel benötigt. Sie wird gefüllt mit warmem Wasser auf den Boden gestellt. Der Bewohner setzt sich und hält beide Füße ins Wasser. Die Pflegekraft wäscht die Zehen und Zehenzwischenräume und trocknet sie anschließend gründlich ab. Zum Säubern des Gesäßes steht der Bewohner auf und hält sich am Beckenrand fest. Die Pflegekraft reinigt und trocknet die Analfalte gründlich.

Hilfestellung beim Baden

Ein Bad wird zur Reinigung, zur Anregung oder Entspannung und zu therapeutischen Zwecken durchgeführt. Das Bad in einer Badewanne ist für bewegungseingeschränkte ältere Menschen nicht unproblematisch. Besonders das Ein- und Aussteigen bereitet ihnen große Schwierigkeiten. Einige technische Hilfsmittel erleichtern die Wannennutzung. An der richtigen Stelle angebrachte Griffe helfen beim Ein- und Aussteigen. *Einstiegshilfen* senken die betroffene Person in das Wasser

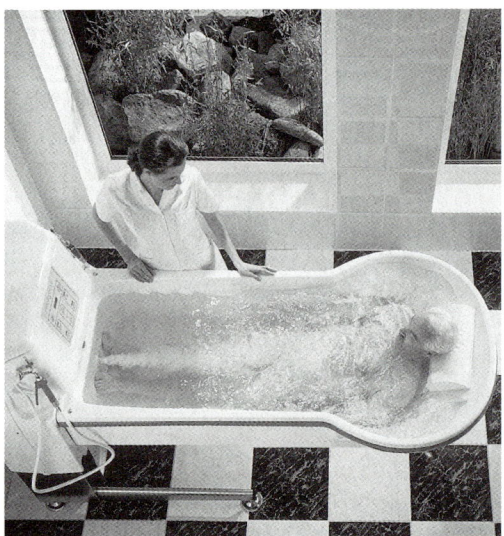

Abb. 15-13 Hubbadewanne (Firma ARJO-Systeme für Rehabilitation GmbH, Hofheim)

herab oder heben sie bis in Höhe des Wannenrandes (Abb. 15-12). Antirutschmatten in und vor der Wanne verhindern ein Ausgleiten.
Im Altenheim werden in der Regel *Hubbadewannen* (Abb. 15-13) eingesetzt. Für den Transport vom Bett in die Wanne werden *Badelifter* genutzt.

◆ Sitzbäder
Sitzbäder werden zu therapeutischen Zwecken, z. B. bei der Behandlung von Hämorrhoiden (Krampfadern im Analbereich), eingesetzt. Die Badehäufigkeit und die verwendeten Substanzen werden vom Arzt verschrieben. Das Bad findet in speziellen Sitzbadewannen statt.
Bei der Durchführung eines Bades sind neben den Sicherheitsvorkehrungen folgende **Grundsätze** zu beachten:
▶ Bewegungseingeschränkte, herzkranke und ängstliche alte Menschen während des Bades nicht allein lassen
▶ Badewanne nicht zu voll und nicht mit zu heißem Wasser füllen (ideale Temperatur 37 bis 38 °C).
▶ Klingel in erreichbare Nähe bringen
▶ Badezeit ca. 10 bis 20 Minuten
▶ Frühestens 1 bis 2 Stunden nach dem Essen baden

Pflege der Hautanhangsgebilde

Haarpflege

Zustand und Pflege der Haare prägen das äußere Erscheinungsbild und das Selbstbild des Menschen. Die Frisur ist Ausdruck des persönlichen Geschmacks und hat besonders für Frauen einen hohen Stellenwert. Der alte Mensch sollte deshalb nach Möglichkeit jederzeit seinen Frisurwunsch (Friseurbesuch) erfüllt bekommen.

 Bei bettlägerigen Bewohnerinnen sollten Haarklammern und -spangen vermieden werden, da sie vor allem in der Rückenlage Druckstellen am Kopf verursachen können.

Die regelmäßige tägliche Haarpflege besteht im gründlichen Kämmen oder Bürsten der Haare. Bewegungseinschränkungen der Arme können durch spezielle Verlängerungen für Kämme ausgeglichen werden.
Ist ein selbständiges Kämmen nicht möglich, helfen Pflegekräfte. Zu beachten ist, daß längere Haare beginnend an den Haarenden zum Haaransatz aufsteigend vorsichtig ausgekämmt werden. Ein Reißen und Zerren an den Haaren sollte vermieden werden, da es für den Betroffenen sehr schmerzhaft ist.

◆ Haarewaschen
Die Häufigkeit der Haarwäsche ist vom individuellen Rhythmus, der Verschmutzung und Durchfettung der Haare abhängig. Am zweckmäßigsten werden die Haare unter der Dusche oder beim Wannenbad mit einem milden Haarshampoo gewaschen. Bei immobilen, bettlägerigen alten Menschen können die Haare im Bett gewaschen werden. Dies geschieht durch zwei Pflegepersonen.

Haarwäsche im Bett
Material:
● wasserundurchlässige Bettauflage (Gummituch), Lagerungskissen
● zwei Handtücher
● Haarwaschbecken
● Waschschüssel gefüllt mit warmem Wasser, Wasserkrug (zum Schöpfen)
● Haarshampoo und Fön

Durchführung:
▶ Betroffenen über die geplante Vorgehensweise informieren und sein Einverständnis einholen
▶ Fenster schließen, eventuell Heizung hochstellen
▶ Kopfteil des Bettes flachstellen und Kopfkissen entfernen
▶ Gummituch am Kopfende des Bettes über das Laken breiten
▶ Kopf durch ein Lagerungskissen im Nacken hohl lagern und durch eine Hilfsperson stützen lassen
▶ Zum Schutz des Nachthemds Handtuch in den Nacken legen

- Haarwaschbecken unter den Kopf stellen
- Mit Wasserkrug Wasser über die Haare gießen, Haare shamponieren und anschließend gut ausspülen
- Handtuch um den Kopf wickeln, Haarwaschbecken und Gummituch entfernen
- Haare mit dem Fön trocknen, kämmen und die gewünschte Frisur legen
- Durchführung der Haarwäsche in die Pflegedokumentation eintragen
- Fenster mindestens eine halbe Stunde noch geschlossen halten, da die Haare u. U. noch nachtrocknen müssen und Erkältungsgefahr besteht

Die Verwendung einer sog. Kopfwaschmulde mit Wasserablauf (Abb. 15-14) erleichtert die Haarwäsche im Bett.

Bartpflege

Die Bartpflege wird täglich vorgenommen. Dabei sind die Wünsche und Gewohnheiten des Bewohners zu achten.

Die tägliche **Rasur** wird am einfachsten mit einem elektrischen *Trockenrasierer* vorgenommen. Die Barthaare werden gründlich mit dem Rasierapparat in Richtung Haaransatz entfernt, ein gewünschter Oberlippenbart oder Koteletten ausgespart. Sie werden mit einem speziellen Bartrasierer oder mit dem Langhaarschneider des Trockenrasierers auf die gewünschte Länge gebracht. Nach der Rasur wird die Haut mit einer After-Shave-Lotion beruhigt und desinfiziert.

Eine *Naßrasur* erfordert einige Übung, da mit einem scharfen Messer oder einer Rasierklinge hantiert wird und Verletzungen entstehen können. Die Naßrasur entfernt die Bartstoppeln gründlicher als die Trockenrasur und wird von vielen Bewohnern bevorzugt. Zur Naßrasur wird die Gesichtshaut mit Rasierschaum eingepinselt. Die Haut wird mit einer Hand gespannt, während die andere die Rasierklinge in Richtung Haaransatz über die Hautoberfläche führt. Nach Entfernung der Bartstoppeln wird der restliche Rasierschaum abgewaschen und die Haut mit Rasierwasser behandelt.

Ein **Damenbart** wächst in der Regel nicht so stark wie ein Männerbart. Eine tägliche Rasur ist deshalb nicht notwendig. Die Barthaare können mit einer Enthaarungscreme (auf Unverträglichkeit achten!), mit flüssigem Wachs entfernt oder herausgezupft werden. Eine Kosme-

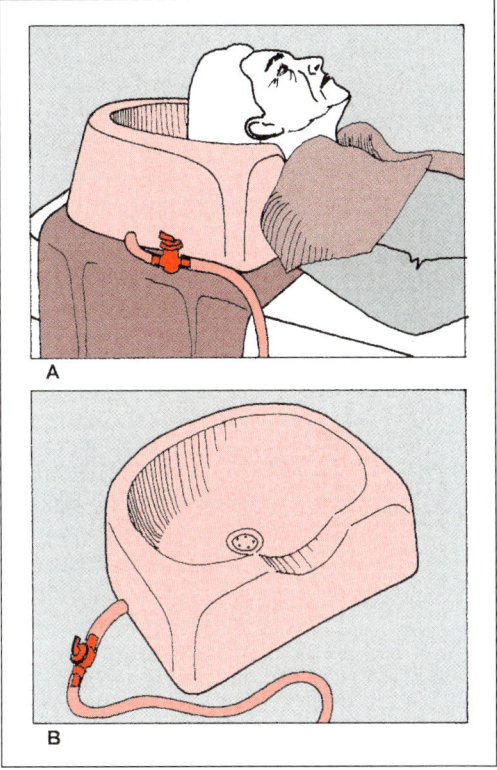

Abb. 15-14 Kopfwaschmulde mit Wasserablauf. A: Darstellung der Anwendung; B: Aufsicht

tikerin oder ein Frisör nehmen die schonende Entfernung vor und beraten bei Problemen.

Nagelpflege

Die Nagelpflege sollte regelmäßig im wöchentlichen Rhythmus durchgeführt werden. Die Pflege der Hände geschieht am besten nach einem längeren Handbad in normaler Seifenlösung. Der Nagelrand wird mit einem Reinigungsstäbchen gesäubert und die Nagelhaut vorsichtig mit einem Stäbchen zurückgeschoben (Vorsicht: Verletzungsgefahr, Risiko v. a. bei Diabetikern!). Anschließend poliert man die Nägel mit einer Nagelbürste. Normal gewachsene Nägel sollten kurz und rund geschnitten oder mit Sandpapierfeilen in Form gefeilt werden.

Therapeutische Maßnahmen

Wickel

Kalte Wickel

Kalte Wickel bewirken durch die Kälte eine lang anhaltende Gefäßzusammenziehung. Sie werden eingesetzt:
- zum Fiebersenken (Wadenwickel)
- zur Schmerzbehandlung (bei akuten Entzündungen, »Ischias«)
- zum Abschwellen (z. B. bei Verstauchungen)

◆ Wadenwickel

Fiebersenkung mit Hilfe kalter Wadenwickel wird in der Regel bei hohem Fieber (ab 38,5 °C) angewendet. Durch die lang anhaltende Kälte wird das Fieber um ca. 1 bis 2 °C gesenkt.

Material:
- wasserabweisendes Tuch
- Stecklaken oder Moltontuch
- zwei Handtücher
- Schüssel mit lauwarmem Wasser

Vorbereitung:
- ▶ Betroffenen über die geplante Vorgehensweise informieren und sein Einverständnis einholen
- ▶ Temperatur messen
- ▶ Betroffenen bequem auf dem Rücken lagern

Durchführung:
- ▶ Bettdecke so weit hochschlagen, daß die Unterschenkel freiliegen
- ▶ Wasserabweisendes Tuch und darauf das Stecklaken (oder Moltontuch) unter die Waden zum Schutz der Bettwäsche legen
- ▶ Handtücher ins lauwarme Wasser tauchen, leicht ausdrücken und um die Waden wickeln; Bettdecke bleibt hochgeschlagen
- ▶ Nach ca. 10 Minuten Handtücher abnehmen, erneut anfeuchten und anlegen
- ▶ Diesen Vorgang insgesamt dreimal durchführen
- ▶ Wickel und Schutztücher entfernen und Temperaturkontrolle vornehmen
- ▶ Durchführung des Wickels sowie die Temperaturwerte vorher und nachher in die Pflegedokumentation eintragen

◆ Kalte trockene Wickel

Kalte trockene Wickel werden zur Schmerzlinderung und zum Abschwellen bei akuten Entzündungen angewandt.

Einfach in der Handhabung sind **Gelbeutel**, die entweder zur Kälteanwendung oder zur Wärmeanwendung genutzt werden können. Sie sind mehrfach verwendbar. Die Gelbeutel werden zur Kälteanwendung für zwei bis drei Stunden in das Tiefkühlfach des Kühlschranks gelegt. Das Gel behält seine Geschmeidigkeit auch im gefrorenen Zustand. So kann der Beutel der Form des zu kühlenden Körperteils angepaßt werden und mit seiner gesamten Auflagefläche kühlen.

Im Gegensatz hierzu sind die herkömmlichen **Eisbeutel** nur im gefrorenen Zustand nutzbar. Das Eis muß vor dem Einfüllen in kleine Stücke zerstoßen werden. Der Eisbeutel ist in der Regel aus Gummimaterial und wird auf die zu kühlende Stelle gelegt.
Gelbeutel oder Eisbeutel werden maximal ca. 20 Minuten auf der zu kühlenden Stelle belassen.

◆ Kalte feuchte Wickel

Zum Abschwellen, z. B. von Verstauchungen, Prellungen, oder auch bei akuten Entzündungen (Venenentzündungen) werden Wickel mit einer Alkohol-Wasser-Lösung angewandt. Das Mischungsverhältnis beträgt bei 20%igem Alkohol ein Drittel Alkohol zu zwei Dritteln Wasser. Die Vorgehensweise entspricht der des Wadenwickels. Um den abschwellenden Effekt zu erhöhen, wird die gewickelte Extremität hochgelagert.

Warme Wickel

Die Wärme eines warmen Wickels bewirkt eine Gefäßerweiterung und eine bessere Hautdurchblutung. Warme Wickel werden eingesetzt:
- zur Schmerzbehandlung
  (z. B. bei chronischen Entzündungen)
- zum Lösen von Verspannungen
  (z. B. im Nackenbereich)
- zum Lösen von Muskelkrämpfen

◆ Warme trockene Wickel

Für die Herstellung eines warmen Wickels können die bereits erwähnten Gelbeutel zur Anwendung kommen. Sie werden im Wasserbad erwärmt und so heiß, wie es der Betroffene ertragen kann (nicht kochen!), auf die betroffene Stelle aufgelegt. Der Gelbeutel wird vorher mit einem Wolltuch umwickelt.

◆ Warme feuchte Wickel

An Stelle des Gelbeutels können auch mit heißem Wasser getränkte Baumwoll- oder Leinentücher aufgelegt werden. Wichtig ist, daß sie mit einem Wolltuch, das die

Wärmewirkung verstärkt, umwickelt werden. Zur lokalen Wärmeanwendung kommen ebenfalls Wärmflaschen (aus Gummi) zur Anwendung. Wärmflaschen werden nicht direkt auf die Haut gelegt. Sie werden am besten in einen entsprechenden Bezug gesteckt, oder zwischen Haut und Wärmflasche wird ein Leinentuch gelegt.

Bei allen Wärmewickeln gilt:
▶ Betroffenen durch Wärmeprobe (am eigenen Unterarm) und Hautbeobachtung vor Verbrennungen schützen
Gefahr der Verbrennung besteht v. a. bei Diabetikern mit Polyneuropathie!
▶ Wickel ca. 1 bis 2 Stunden wirken lassen
▶ Betroffenen nach dem Wickel warm einkleiden und ca. 1 bis 2 Stunden ruhen lassen

Wundversorgung

Unter Wunden werden Gewebezerstörungen verstanden, die durch unterschiedliche Ursachen entstanden sind (s. S. 408 f). Von der Gewebezerstörung betroffen sind die Haut und darunter liegende Gewebe wie z.B. die Muskulatur, Sehnen, Bänder und Knochen. Entsprechend schwer ist der gesamte Organismus des Menschen betroffen. Die Gewebezerstörungen beeinträchtigen die Funktionen der Haut, besonders die Schutzfunktion vor Keimen aus der Umgebung. Das bedeutet, daß durch eine ungeschützte Wunde ungehindert Keime eindringen und eine Infektion verursachen können. Um dieses zu verhindern, wird die Wunde mit einer Wundabdeckung (Verband) versehen. Der **Verband** übernimmt vorübergehend die Barrierefunktion der Haut und fördert gleichzeitig die Wundheilung. Daneben dient er als mechanischer Schutz, verhindert den Verlust von Körperflüssigkeit (Blut oder Gewebeflüssigkeit) und damit das Austrocknen der Wunde.

Nicht alle Materialien eignen sich für einen Verband. Das **Verbandsmaterial** sollte
- keimfrei, (steril),
- fusselfrei,
- hautfreundlich und
- luftdurchlässig sein sowie
- ein hohes Saugvermögen besitzen.

Der Wundverband sollte auf die jeweiligen *Wundverhältnisse abgestimmt* werden. Die Industrie bietet ein breites Sortiment an sterilen Kompressen und Verbänden an, dies sind z.B.:
- Kompressen aus Verbandmull (hohe Saugfähigkeit)
- kombinierte Saugkompressen (Saugfähigkeit und Polsterwirkung)
- Salbenkompressen (verkleben nicht mit der Wunde)

- Weichschaumkompressen (stimulieren durch mechanische Reize die Gewebsneubildung, können große Mengen Wundsekret aufnehmen)

Die Wundauflagen werden auf unterschiedliche Weise fixiert. Hierzu können Pflaster (auf Allergien achten!), Mullbinden, elastische Binden, Fixiervliese, Stülp- und Netzverbände verwendet werden.

Kleine Wunden können mit einem Wundpflaster versorgt werden. Bei **größeren Wunden** wird die Behandlung von einem Arzt eingeleitet. Er verschreibt eventuell notwendige Salben oder andere Substanzen, die in oder auf die Wunde gebracht werden sollen, und gibt Anweisungen für die Weiterbehandlung. Diese ist abhängig von der Art der Wunde und von der Lokalisation des Hautdefektes.
Größere Hautdefekte müssen u. U. genäht werden (z.B. Platzwunden am Kopf). Eine gute Wundheilung ist nur zu erwarten, wenn dies innerhalb von 6 bis 8 Stunden nach der Verletzung geschieht. Ein Arzt sollte deshalb so schnell wie möglich aufgesucht werden.

◆ **Verbandswechsel**
Für die Durchführung eines Verbandswechsels gelten folgende **Grundregeln**:
▶ Verbandswechsel werden nur in Absprache mit dem Arzt vorgenommen oder wenn es unbedingt notwendig ist, z.B. bei einem verrutschten oder durchnäßten Verband.
▶ Um eine Keimverschleppung zu verhindern, ist während der gesamten Durchführung auf die Einhaltung der Hygieneregeln zu achten.
▶ Der Verbandswechsel wird möglichst zügig durchgeführt.
▶ Material sollte sparsam und gezielt eingesetzt werden.
▶ Die Wunde wird auf Veränderungen wie lokale Erwärmung, Rötungen, Schwellungen oder Nekrosen überprüft.

Material:
- Reinigungslösung für die Wunde
- sterile Tupfer und Kompressen
- zwei sterile Pinzetten
- sterile Schale
- Einmalhandschuhe
- Fixiermaterial
- Abfallsack
- Nierenschale

Vorbereitung:
▶ Betroffenen über die geplante Vorgehensweise informieren und sein Einverständnis einholen

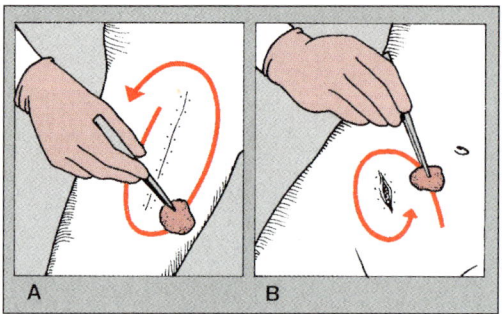

Abb. 15-15 Wundreinigung bei nichtinfizierten (A) und bei infizierten Wunden (B)

▶ Sterile Tupfer unmittelbar vor dem Verbandswechsel in der sterilen Schale mit der Reinigungslösung übergießen
▶ Schutzhülle der sterilen Pinzette am Ende (d.h. am Pinzettengriff) öffnen

Durchführung:
▶ Betroffenen in eine bequeme Lage bringen in der die Wunde gut zugänglich ist, und die Kleidung/Bettdecke über der Wunde entfernen
▶ Hände desinfizieren und Einmalhandschuhe anziehen
▶ Verband mit der Fixierung zusammen abnehmen und in den Abfallsack werfen
▶ Sterile Pinzette greifen und mit den in Reinigungslösung getränkten Tupfern die Wunde und Umgebung reinigen
  Bei **nichtinfizierten Wunden** (aseptische Wunden) mit den Tupfern das Wundgebiet *von innen nach außen* reinigen (Abb. 15-15A). Jeweils für einen Wischvorgang einen Tupfer verwenden und in den Abfallsack werfen.
  Bei **infizierten Wunden** (septische Wunden) Wunde mit den Tupfern *von außen nach innen* reinigen (Abb. 15-15B). Durch diese Vorgehensweise soll verhindert werden, daß die Keime aus der Wunde die Umgebung ebenfalls infizieren.
▶ Pinzette in die Nierenschale legen
▶ Mit der zweiten sterilen Pinzette neue Mullkompresse auf die Wunde legen und mit entprechendem Fixiermaterial fixieren
▶ Einmalhandschuhe ausziehen und wegwerfen, Betroffenen in eine bequeme Lage bringen
▶ Pinzetten in der Nierenschale mit Desinfektionslösung desinfizieren, anschließend reinigen und zur sterilen Aufbereitung vorbereiten; Abfallsack verschließen und beseitigen
▶ Durchführung und Beobachtungen (Größe, Tiefe und Zustand der Wunde) in der Pflegedokumentation vermerken

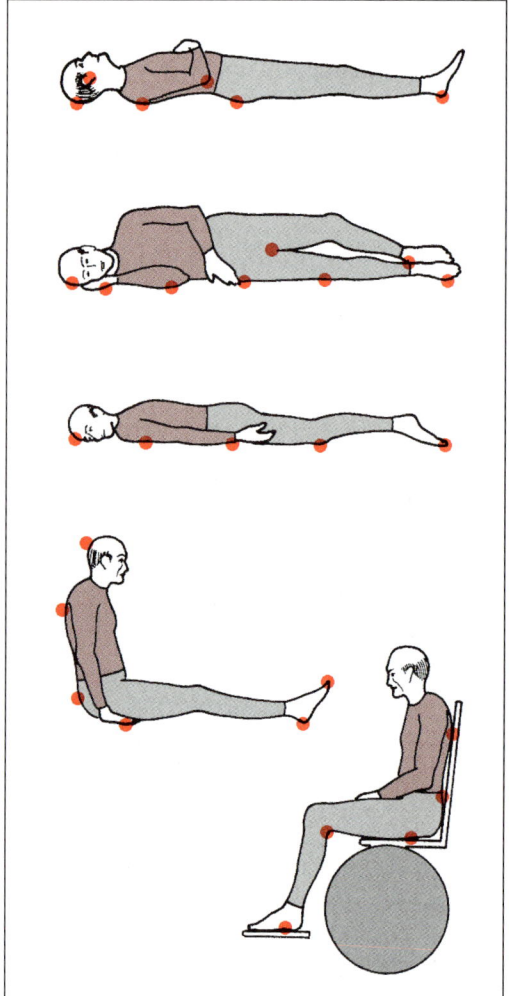

Abb. 15-16 Dekubitus-gefährdete Körperstellen

In der Tabelle 15-4 sind einige Wundarten und ihre Versorgung zusammengefaßt.

Dekubitusprophylaxe und -behandlung

Ein Dekubitus (Druckgeschwür) entsteht durch länger dauernden Druck auf bestimmte Hautpartien (s. S. 409). Die **gefährdeten Körperstellen** sind in der Tabelle 15-5 zusammengefaßt und in Abb. 15-16 veranschaulicht.
Mit Hilfe der **Nortonskala** (Abb. 15-17, S. 513 und Tab. S. 514) kann die Dekubitusgefährdung eines Menschen rechtzeitig erkannt werden. Die Nortonskala eignet sich zur Pflegedokumentation über Anamnese, Verlauf und Durchführung der Pflegemaßnahmen.

Tab. 15-4 Wundarten und ihre Versorgung

Schürfwunden	oberflächliche Zerstörung der Epidermis Behandlung: Reinigung und Desinfektion der Wundflächen, Verband mit Salbenkompressen und saugenden Kompressen, Fixierung mit elastischen Binden unter leichter Kompression
Schnittwunden	Primärversorgung durch Wundnaht bei größeren Schnittwunden Behandlung: Reinigung und Desinfektion, bis zum Ziehen der Fäden Kompressen aus Verbandmull, Fixierung mit Fixiervlies
Quetsch-, Riß- und Platzwunden	ausgedehnte Gewebezerstörung, zerfetzte Wundränder, tiefe Wundtasche Behandlung: Wunde wird ausgeschnitten und totes Gewebe entfernt, Reinigung und Desinfektion, evtl. Tamponade der Wundtasche, zusätzliche Kompressen aus Verbandmull oder Weichschaum, Fixierung mit elastischen Binden
Verbrennungswunden	Einteilung in Schweregrade der Schädigung Kennzeichen: starke Sekretion aus der Wunde, bei großflächigen Verbrennungen Schock und Wundheilungskomplikationen
Grad I	Schädigung der Epidermis Behandlung siehe unter Schürfwunden
Grad II	gesamte Epidermis ist verbrannt Behandlung mit Salbenkompressen und Mullkompressen, Fixierung mit elastischen Binden
Grad III	Schädigung der Epidermis, der Dermis und der Hautanhangsgebilde Behandlung: Abtragen der Nekrosen, Hauttransplantation
Grad IV	Verkohlung und Nekrose aller Gewebeschichten Behandlung: Abtragen der Nekrosen, chirurgischer Aufbau der Gewebeschichten, Hauttransplantation
Ulcus cruris	massive Durchblutungsstörungen führen zum Absterben des Gewebes (s. a. S. 408) Behandlung: Reinigung der Wunde, Abtragen der Nekrosen, Kompressionsverband mit Weichschaumkompressen, mit Fixier- und elastischen Binden
Dekubitalulkus	Druckgeschwüre (s. u.)

Tab. 15-5 Dekubitusgefährdete Körperstellen

in Rückenlage	● Hinterkopf ● Schultergelenke ● Ellenbogengelenke ● Handgelenke ● Bereich über dem Steißbein ● Fersen
in Seitenlage:	● Ohr ● Schulter ● Ellenbogengelenk ● Handgelenk ● Hüftkamm ● Rollhügel am Oberschenkelknochen ● Kniegelenk ● Fußknöchel

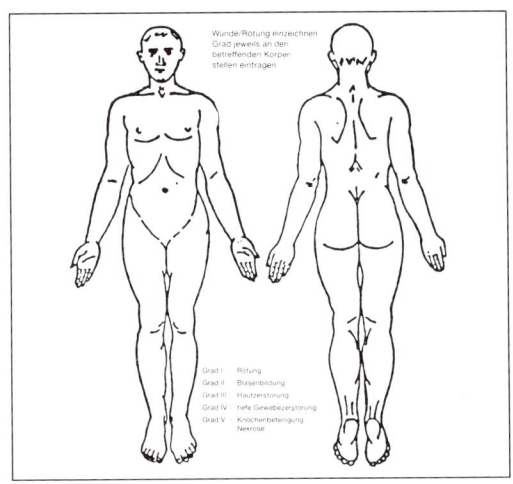

Abb. 15-17 Nortonskala zur Erfassung der Dekubitusgefährdung (s. a. Tab. S. 514)

Tab. 15-6 Maßnahmen zur Vermeidung eines Dekubitus

1. Druckentlastung	● Mobilisation ● Lagewechsel ● Weichlagerung (z.B. durch Felle) ● Hohllagerung (z.B. durch Kissen) ● faltenfreie Unterlage, keine Krümel im Bett
2. Förderung der Hautdurchblutung	● gründliche Hautpflege ● Massage beim Waschen und Abtrocknen ● Massage beim Eincremen
3. Hautpflege	● gründliche und schonende Hautreinigung (pH-neutrale Seifen, Öl, Pflegeschaum) ● Haut trockenhalten ● Hautschutzfilm durch Cremes, Salben und Hautöle aufbauen
4. Ausgewogene Ernährung	● eiweiß-, vitamin- und mineralstoffreiche Ernährung ● genügende Flüssigkeitszufuhr (ca. 2,5 l pro Tag) sicherstellen

Tab. 15-7 Behandlung von Druckstellen (Stadium I-III) und Dekubitalgeschwüren (Stadium IV-V)

Stadien	Behandlung
Stadium I: weißer Aufliegefleck	● absolute Druckentlastung
Stadium II: starke Rötung, evtl. Schwellung Alarmsignal!!!	● absolute Druckentlastung
Stadium III: Blasenbildung, kleine Risse, Hautdefekt (oberste Hautschicht abgelöst)	● absolute Druckentlastung bis zur Abheilung ● steriles Abtragen der Blasen durch den Arzt ● desinfizierende Lösung auftragen ● Behandlung mit Salben, die das Hautzellenwachstum anregen

Stadium IV:
Hautschädigung,
Bänder und Sehnen sind sichtbar
	● absolute Druckentlastung
	● Säuberung der Wunde durch Spülung, z.B. mit 0,9%iger
	  NaCl-Lösung oder Betaisodona® Lösung
	● Entfernung eitriger Beläge mit fermenthaltigen Medikamenten,
	  z.B. Fibrolan® Gelee oder Leukase® Kegel
	● gezielte antibiotische Behandlung nach vorheriger Keimtestung
	● Förderung der Wundheilung durch Unterstützung der
	  Zellneubildungsphase
	● Verhinderung der Wundaustrocknung durch Gazeauflagen,
	  z.B. Branolind® oder feuchte sterile Wundauflagen
	  z.B. mit 5%iger Traubenzuckerlösung
	● Sauerstoffzufuhr zur Wunde und freien Abfluß des Wundsekretes
	  gewährleisten

Stadium V: tiefe Hautschäden und Nekrosen	● absolute Druckentlastung bis zur vollständigen Heilung ● nach der chirurgischen Entfernung der Nekrose Wundbehandlung wie bei Stadium IV

Die **vorbeugenden Maßnahmen** berücksichtigen mehrere Prinzipien (Tab. 15-6). Die Kombination der Maßnahmen muß immer auf die individuellen Bedürfnisse und die individuelle Situation des Betroffenen abgestimmt werden.

>
> Das weitverbreitete Abreiben der gefährdeten Hautstellen mit Eiswürfeln und anschließendes Fönen wurde im Rahmen einer Studie, durchgeführt vom DBfK, als unwirksame Methode zur Dekubitusprophylaxe entlarvt. Diese Methode erhöht nicht, wie bisher angenommen, die Hautdurchblutung, eher das Gegenteil tritt ein. Sie kann sogar die weitere Dekubitusbehandlung durch Keimeinschleppung negativ beeinflussen. Die Keime werden durch das Fönen aufgewirbelt und in die Wunde geblasen.
> Von dieser Methode sollte endgültig Abstand genommen werden!

Sind bereits Hautschädigungen entstanden, so kommen die in Tabelle 15-7 aufgeführten Grundsätze der **Behandlung** zur Anwendung. Ein großer Dekubitus ist für den Betroffenen sehr schmerzhaft. Bei weit ausgedehnten Dekubitalgeschwüren wird eine chirurgische Behandlung mit Hauttransplantation notwendig.

Dekubitalgeschwüre sind vor allem auf eine desolate Pflege- und Betreuungssituation zurückzuführen. Durch eine sorgfältige und fachgerechte Pflege können Dekubiti weitestgehend vermieden werden. Zu diesem Thema ist das Buch »Dekubitus« von Christel Bienstein u. a. empfehlenswert.
Siehe auch den Standard »Dekubitusproyhlaxe« im Anhang des Buches (S. 512ff).

Injektionen

>
> **Def.** Eine **Injektion** ist die Einspritzung von Flüssigkeit (Medikament) in das Körpergewebe unter Anwendung von Druck.

Injektionen werden immer dann notwendig, wenn Medikamente nicht auf andere Weise (z.B. oral) verabreicht werden können oder wenn der Zustand des Betroffenen eine sofortige Wirkung des Medikamentes notwendig macht (z.B. im Notfall). Die Zeit bis zum Wirken der Arzneimittel hängt von der gewählten Injektionsart ab (Tab. 15-8).

Die Injektionen gehören zu den ärztlichen Tätigkeiten. Ärzte delegieren die Durchführung der i.c., s.c. und der i.m. Injektion an examiniertes Pflegepersonal, von dem sie sich vorher überzeugt haben, daß es fachlich in der Lage ist, diese Injektion korrekt vorzunehmen. Dies ist wichtig, da die Folgen von falsch gesetzten Injektionen, besonders der i.m. Injektion, für den Betroffenen sehr umfangreich sein können. Sie reichen von Lähmungen des Beines über die Abszeßbildung bis zum Tode.

>
> Die Haftung für Folgen aus einer nicht sach- und fachgerechten Durchführung übernimmt die durchführende Person. Das bedeutet, daß die Pflegekraft, die die Injektion vornimmt, auch für sie voll verantwortlich ist. Fühlt sie sich nicht sicher oder liegen besondere Gegebenheiten vor, z.B. ein besonders dünner Bewohner, bei dem eine intramuskuläre Injektion vorzunehmen ist, so muß sie diese im Zweifelsfall ablehnen. Dies gilt insbesondere dann, wenn die Pflegekraft über längere Zeit keine i.m. Injektion mehr durchgeführt hat und ihr dadurch die Übung fehlt.

Immer wieder kommt es zu Prozessen vor Gericht, in denen es um Schadensersatzansprüche aus falsch gesetzten i.m. Injektionen durch Pflegekräfte geht. Es ist deshalb zu erwägen, ob nicht grundsätzlich die i.m. Injektion in Fällen, in denen eine nur seltene Verabreichung stattfindet, nicht von dem Pflegepersonal durchgeführt werden sollte. In diesem Zusammenhang wird auf die Diskussion über Sinn und Zweck der Übernahme ärztlicher Tätigkeiten (siehe auch Katheterisieren) durch das Pflegepersonal verwiesen. Da dieser Diskussionsprozeß noch nicht abgeschlossen ist und Pflegepersonal zur Zeit die s.c. und i.m. Injektion durchführt, sollen im folgenden die Vorgehensweise, mögliche Komplikationen und Fehlerquellen dargestellt werden. Die i.c. Injektion wird in der Regel nur für die Testung von Impfstoffen oder Allergenen vorgenommen. Sie spielt in der Altenpflege keine nennenswerte Rolle, weshalb hier nicht weiter darauf eingegangen werden soll. Als ergänzende Literatur empfiehlt sich das Buch »Krankenpflege« von Liliane Juchli.

Zur Injektion werden neben dem Medikament eine Injektionsnadel (Kanüle) und eine Spritze benötigt. Die Kanülen gibt es in unterschiedlichen Längen und Durchmessern. Wie die Spritzen sind sie steril verpackt und nur zur einmaligen Verwendung vorgesehen. Die Nadel ist mit einer Plastikkappe versehen, die sich abziehen läßt. Auf der Spritze ist eine Millilitereinteilung aufgedruckt. Die am häufigsten genutzten Größen liegen zwischen 2 und 20 ml. Gebrauchsfertige Insulinspritzen haben eine Einteilung in Insulin-Einheiten, die das Aufziehen der verordneten Dosis erleichtert.

Tab. 15-8   Injektionsarten und Zeit bis zum Wirkungseintritt der Medikamente

Injektionsart	Zeit bis zum Wirkungseintritt
in die Arterie (intraarteriell, i.a.)	sofort
in die Vene (intravenös, i.v.)	sofort
in das Herz (intrakardial, i.k.d.)	sofort
in den Muskel (intramuskulär, i.m.)	nach 15 bis 20 Minuten
unter die Haut (subkutan, s.c.)	nach 20 bis 30 Minuten

Medikamente zur Injektion sind in speziell geformten kleinen Glasbehältern (Ampullen) oder in Glasbehältern mit Einstechvorrichtung (Stechampullen) enthalten.

◆ **Entnahme des Medikamentes aus einer Glasampulle**

► Medikament im Ampullenhals durch Klopfen an den oberen Teil der Ampulle in den »Ampullenbauch« bringen

► Trockenen Tupfer hinter den Ampullenhals legen (Schutz vor Glassplitter)

► Mit einer speziellen Ampullensäge den Hals an der markierten Stelle ansägen

► Mit dem Tupfer den oberen Teil der Ampulle umfassen und abbrechen

► Spritze aus der Schutzhülle nehmen und die Kanüle (möglichst Größe Nr. 1 mit großem Lumen) aufsetzen

► Schutzhülle von der Nadel entfernen und das Medikament aus der Ampulle aufziehen. Ampullenrand mit der Nadel dabei nicht berühren, es besteht die Gefahr der Keimverschleppung

► Aufziehkanüle entfernen und eine neue Injektionsnadel (Größe richtet sich nach der Injektionsart und dem Betroffenen) aufsetzen

► Spritze mit der Nadel nach oben halten und durch vorsichtiges Eindrücken des Spritzenstempels die Luft aus der Spritze entfernen

► Die Ampulle verbleibt bei der Spritze bis zur Injektion, damit keine Verwechslungen passieren können.

► Die Injektion möglichst bald vornehmen

◆ **Entnahme des Medikamentes aus einer Stechampulle**

► Gummikappe und Metallrand der Stechampulle desinfizieren (dies ist notwendig, da Stechampullen in der Regel mehrfach zur Entnahme angestochen werden). Datum der Erstentnahme muß auf der Ampulle vermerkt werden.

► Kanüle zum Aufziehen (Größe Nr. 1) auf die Spritze setzen und senkrecht durch das Gummi stechen

► Stechampulle über Kopf halten und erforderliche Menge des Medikamentes aufziehen

► Spritze aus der Ampulle ziehen, Aufziehkanüle entfernen und eine neue zur Injektion aufsetzen

► Luft aus der Spritze entfernen (s.o.) und die Spritze mit Medikamentennamen und -menge beschriften

► Stechampulle nach Vorschrift lagern (z.B. Insulin im Kühlschrank)

Die subkutane Injektion

Bei der subkutanen Injektion wird eine langsame Resorption des Medikamentes gewünscht. In das Unterhautfettgewebe dürfen nur Medikamente in wäßriger isotonischer Lösung gespritzt werden. Bei falscher Medikamentengabe können Nekrosen im Unterhautzellgewebe entstehen.
Die **Einstichstellen** sind in Abbildung 15-18 dargestellt.

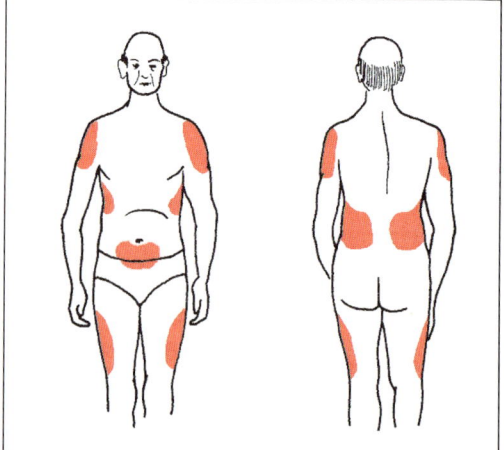

Abb. 15-18   Einstichstellen für die subkutane Injektion

⚠️ **Vorsicht:** Nie in vorgeschädigtes Gewebe oder gelähmte Extremitäten injizieren oder eine subkutane Infusion (s. S. 429) anlegen! Es besteht die Gefahr einer weiteren Gewebeschädigung.

Die s.c. Injektion kann leicht vom Betroffenen selbst vorgenommen werden. Besonders für Diabetiker, die sich täglich spritzen müssen, bedeutet die selbständige Durchführung eine größere Unabhängigkeit. Besondere Injektionsgeräte (z.B. der Insulinpen, s. S. 315) erleichtern die Durchführung. Im folgenden soll die klassische Injektion durch eine examinierte Pflegekraft dargestellt werden.

Vorbereitung:

▶ Spritze aufziehen (s. o.). Für die s.c. Injektion werden Kanülen der Größe 12, 14 oder 16 verwendet.
▶ Hautdesinfektionmittel, Tupfer und Abfallbehälter (Nierenschale) bereitstellen
▶ Hände gründlich desinfizieren
▶ Betroffenen über die geplante Vorgehensweise (auch den Einstichort) informieren und sein Einverständnis einholen

Durchführung:

▶ Bei häufig durchzuführenden Injektionen (z.B. Insulin) möglichst jedesmal eine andere Stelle wählen
▶ Betroffenen bequem und entspannt lagern. Die Injektion kann auch im Sitzen durchgeführt werden.
▶ Einstichstelle von Kleidungsstücken befreien
▶ Einstichstelle und die nähere Umgebung mit Hautdesinfektionsmittel einsprühen (Einwirkzeit beachten!)
▶ Inzwischen nochmalige Kontrolle des Medikamentes und der Dosis vornehmen, anschließend Schutzhülle von der Kanüle entfernen
▶ Mit einer Hand eine Hautfalte anheben, mit der anderen Kanüle in einem 45-Grad-Winkel, in Richtung Herz, zu ca. drei Vierteln in das subkutane Gewebe einführen (Abb. 15-19).
▶ Hautfalte loslassen, Spritze fassen und mit der anderen Hand den Spritzenstempel etwas herausziehen (aspirieren)
▶ Kontrollieren, ob Blut in der Spritze erscheint. Ist dies der Fall, Injektion unterbrechen, da ein Blutgefäß angestochen wurde
▶ Wenn kein Blut kommt, Medikament langsam injizieren
▶ Während der Injektion Einstichstelle auf Veränderungen beobachten
▶ Tupfer auf die Einstichstelle legen und die Kanüle herausziehen
▶ Tupfer leicht auf die Einstichstelle drücken, damit es zu keiner Blutung kommen kann

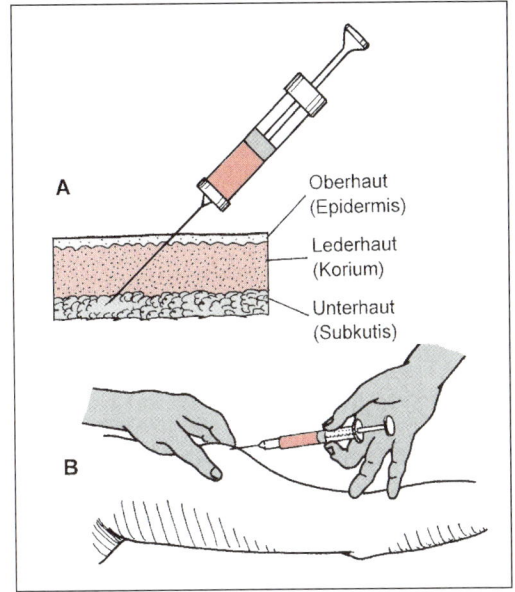

Abb. 15-19 Die subkutane Injektion. A: Darstellung von Einstichwinkel und -tiefe; B: Durchführung der subkutanen Injektion am Oberarm

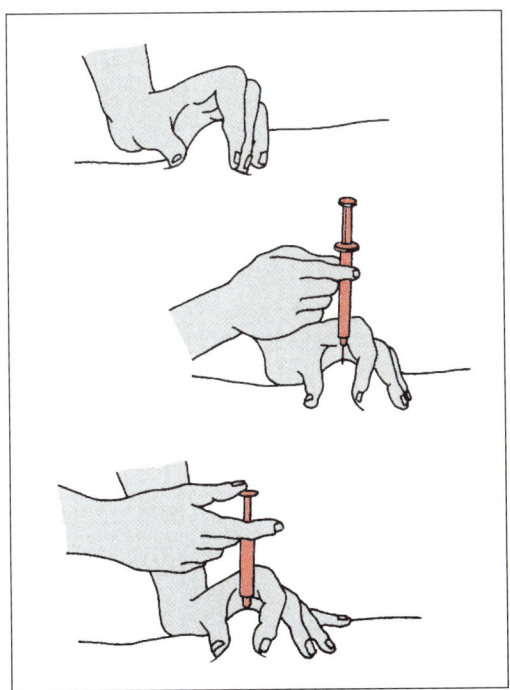

Abb. 15-20 Insulininjektion mit Fertigspritze

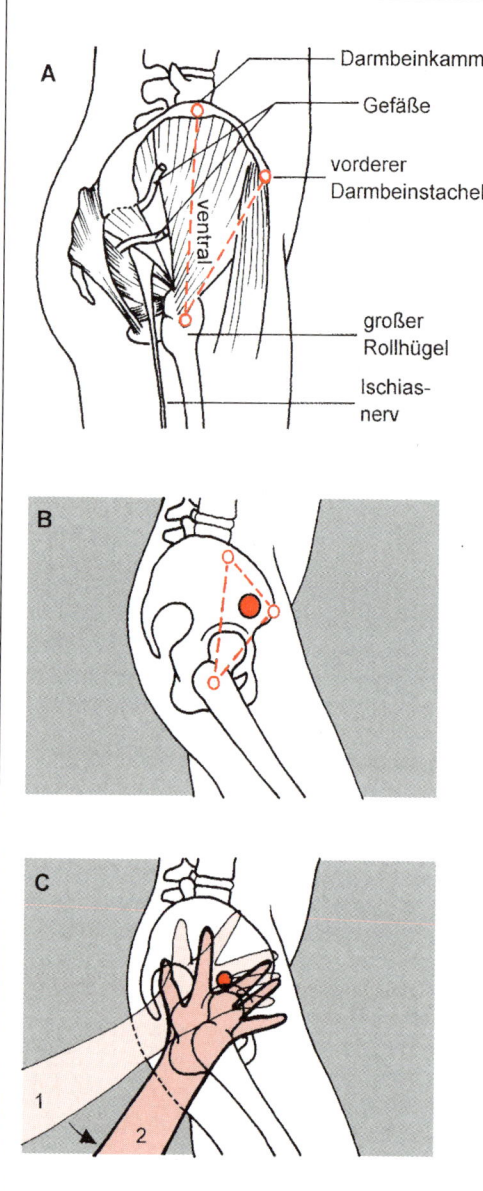

Abb. 15-21 Die intramuskuläre Injektion in den Gesäßmuskel nach von Hochstetter. A: Gesäßmuskulatur nach Entfernung des großen Gesäßmuskels mit eingezeichnetem Dreieck vorderer Darmbeinstachel – Darmbeinkamm – großer Rollhügel; B: Darstellung der drei Markierungspunkte und der Einstichstelle (●); C: Handgriff zum Auffinden der Injektionsstelle: Abtasten der Knochenvorsprünge (1) und Abdrehen der Hand um ca. 2 cm (2). Die Einstichstelle (●) liegt nun im Winkel zwischen Zeige- und Mittelfinger.

▶ Kanüle in ein spezielles Gefäß geben (im Müllbeutel kann es zu Verletzungen kommen)
▶ Durchführung und eventuelle Beobachtungen in der Pflegedokumentation vermerken

Die **Insulininjektion** ist nach einer Studie der Deutschen Gesellschaft für gerontologische Präventivmedizin, Gesundheitsoptimierung und Vitalität e.V. die häufigste in der Altenpflege vorgenommene subkutane Injektion. Dieser Studie zufolge ist durchschnittlich jeder zehnte Heimbewohner auf die Behandlung mit Insulin angewiesen.
Zum Einsatz kommen Normal- und Verzögerungsinsuline. Das **Normalinsulin,** auch Altinsulin genannt, wirkt schnell und kurz. Der Wirkungseintritt ist nach ca. 10 bis 15 Minuten zu erwarten, die Wirkdauer erstreckt sich über ca. 4 bis 5 Stunden. Das **Verzögerungsinsulin,** auch Langzeitinsulin genannt, wirkt aufgrund eines Zusatzstoffes (NPH, Surfen, Zink) über einen längeren Zeitraum, da es nur langsam aus dem Unterhautfettgewebe ans Blut abgegeben wird.
Das Mischungsverhältnis ist auf den Insulinflaschen vermerkt. Die Wirkung tritt nach ca. 90 Minuten ein und die Wirkdauer erstreckt sich auf ca. 10 bis 12 Stunden.

 Das **Verzögerungsinsulin** muß vor der Injektion vorsichtig geschwenkt oder in der flachen Hand gerollt werden, bis es eine gleichmäßige milchig-weiße Farbe angenommen hat!

Das Insulin wird in Fläschchen, in der Regel mit 10 ml Inhalt, angeboten. Die ärztlich verordnete Menge wird ihm entnommen (s. o.). Da Insulin bei Zimmertemperatur nur begrenzt aufbewahrt werden kann, sollte es im Kühlschrank gelagert und ein angebrochenes Insulinfläschchen nicht länger als drei bis vier Wochen genutzt werden. Insulin sollte nicht mehr verwendet werden, wenn das Mindesthaltbarkeitsdatum (Etikett beachten, Erstentnahmedatum auf der Flasche vermerken) überschritten wurde, das Insulin sich verfärbt oder ausflockt und sich das Verzögerungsinsulin nicht mehr vermischen läßt.

 Die Insulininjektionen können auf unterschiedlichste Weise vorgenommen werden:
▶ Insulininjektion mittels einer speziellen Insulinfertigspritze.
▶ Insulininjektion mittels eines Insulinpens

Eine **Insulinfertigspritze** besteht aus einer Einmalplastikspritze mit eingeschweißter kurzer Kanüle. Die Skala des Spritzenkorpus ist nach Einheiten unterteilt, so daß eine Umrechnung von ml in Einheiten entfällt.
Die Einmalspritzen gibt es, entsprechend dem Bedarf der Betroffenen, in unterschiedlichen Größen.

Die Injektionstechnik unterscheidet sich geringfügig von der subkutanen Injektion:

▶ die Injektionskanüle wird im 90°-Winkel (Abb. 15-20) in die Hautfalte eingestochen, bei dünner Haut kann die Nadel auch schräg (bis zu 45°) angesetzt werden.

▶ die Aspiration entfällt, da bei der kurzen Nadel keine größeren Blutgefäße getroffen werden können

▶ nach der Injektion kann etwas Insulin aus dem Stichkanal austreten

 Achtung: Es darf auf keinen Fall Insulin nachgespritzt werden, da die Menge nicht richtig eingeschätzt werden kann und die Gefahr der Überdosierung besteht!
Wenn der Einstichwinkel zu flach gewählt wurde, kann eine Quaddel an der Injektionsstelle entstehen. Sie ist ein Zeichen dafür, daß das Insulin nicht ins Unterhautfettgewebe gespritzt wurde. Der Winkel muß bei der nächsten Injektion korrigiert werden.

Eine große Erleichterung bei der Insulingabe stellt die Verwendung eines **Insulinpens** dar (s. S. 315, Abb. 11-41). Er hat die Form eines Füllfederhalters und ist mit einer Insulinpatrone bestückt. Mittels Knopfdruck wird die erforderliche Menge an Insulin unter die Haut gespritzt. Da es unterschiedliche Geräte auf dem Markt gibt, ist die jeweilige Gebrauchsanweisung zu beachten. Die Injektion wird wie oben beschrieben durchgeführt. Die Vorteile des Insulinpens liegen in seiner leichten Handhabung, der Zeitersparnis beim Aufziehen des Insulins und in der bei einigen Geräten auch akustisch überprüfbaren Dosiereinstellung. Zur weiteren Beschäftigung mit diesem Thema empfiehlt sich das Buch »Diabetes in der Geriatrie« von R. Fischer (1995).

Die intramuskuläre Injektion

Bei der i.m. Injektion werden Medikamente in wäßrigen oder öligen Lösungen in das Muskelgewebe injiziert. Der Vorteil liegt in dem relativ schnellen Wirkungseintritt (15 bis 20 Minuten).

Als **Injektionsorte** kommen folgende große Muskeln in Frage:
● Oberschenkelmuskel
● Oberarmmuskel
● Gesäßmuskel

◆ Die i.m. Injektion in den Gesäßmuskel
Der große Gesäßmuskel wird für die i.m. Injektion am häufigsten gewählt, da er die sicherste Möglichkeit bietet, den Muskel zu treffen.

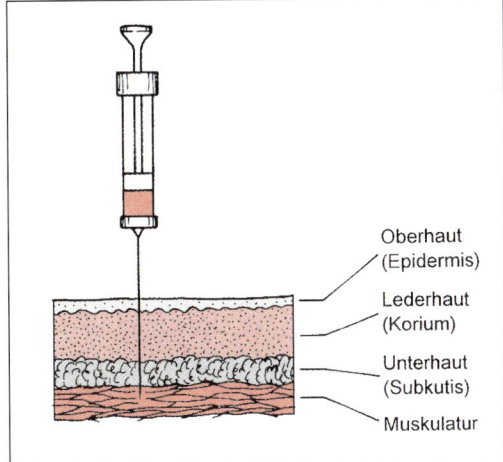

Abb. 15-22   Die intramuskuläre Injektion

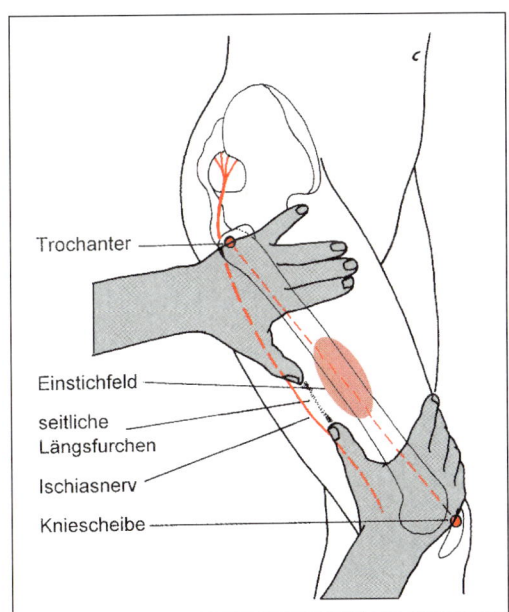

Abb. 15-23   Die intramuskuläre Injektion in den Oberschenkel

Die Einstichstelle kann auf unterschiedliche Art und Weise aufgesucht werden. Die gebräuchlichste ist die Methode nach »von Hochstetter« (Abb. 15-21). Sie wird im folgenden beschrieben. Für die weitere Literatur zu diesem Thema empfiehlt sich das Buch »Krankenpflege« von Liliane Juchli.

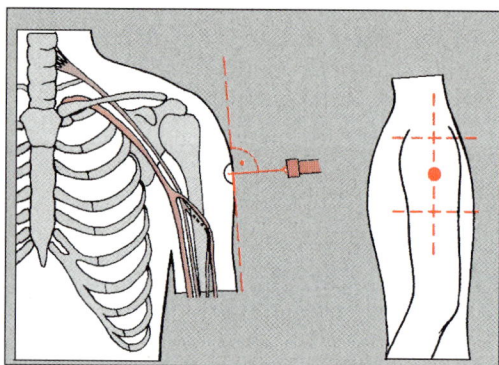

Abb. 15-24 Die intramuskuläre Injektion in den Oberarm

Vorbereitung:
► Betroffenen über die geplante Vorgehensweise informieren und sein Einverständnis einholen
► Da der Betroffene weit aufgedeckt wird, Fenster schließen und eventuell einen Sichtschutz aufbauen
► Spritze aufziehen (s.o.). Für normalgewichtige Patienten Kanüle Nr. 1 (6 cm lang) wählen, für übergewichtige Personen Nadeln mit einer Länge von bis zu 8 cm
► Gründliche Händedesinfektion vornehmen

Durchführung:
► Patienten auf der Seite lagern: das Knie ist leicht angezogen, das Gesäß von Kleidungsstücken befreit
► Schutzhülle von der Kanüle entfernen und Spritze ablegen, ohne daß die Nadel kontaminiert wird
► Die injizierende Person steht hinter dem Betroffenen. Die linke Hand ertastet die Einstichstelle wie folgt: Mittelfinger ertastet den vorderen Darmbeinstachel, Zeigefinger wird entlang dem Darmbeinkamm abgespreizt,

die Hand wird um 2 cm nach vorne verschoben, damit der Handballen auf dem großen Rollhügel liegt
Die Injektionsstelle liegt in der unteren Spitze des zwischen den gespreizten Fingern gebildeten Dreiecks (Abb. 15-21 B, C). Die Hand dort belassen.
► Einstichstelle desinfizieren und Betroffenen über den bevorstehenden Einstich informieren
► Injektionsnadel im 90-Grad-Winkel einstechen (Abb. 5-22)
► Aspiration durchführen (s.o.). Wenn Blut kommt, Injektion abbrechen; wenn nicht, das Medikament langsam injizieren und den Patienten dabei auf Reaktionen beobachten

 Bei Zucken, auftretenden Schmerzen oder Taubheitsgefühl im Bein sofort die Injektion unterbrechen, da Nerven getroffen sind!

► Nach der Injektion Tupfer auf die Einstichstelle legen, Kanüle herausziehen und Tupfer auf die Einstichstelle drücken (nicht reiben!)
► Betroffenen wieder ankleiden und noch ca. 15 Minuten ruhen lassen
► Spritze, Kanüle und Tupfer entsprechend entsorgen
► Durchführung und eventuelle Beobachtungen in die Pflegedokumentation eintragen

◆ **Die i.m. Injektion in den Oberschenkelmuskel**
Die Injektion in den Oberschenkelmuskel erfolgt im mittleren, äußeren Drittel der Vorderseite (Abb. 15-23). Die Kanüle wird in Richtung Oberschenkelknochen senkrecht eingeführt.

◆ **Die i.m. Injektion in den Oberarm**
Die Injektion in den Oberarm erfolgt in das obere mittlere Drittel der Oberarmaußenseite (Abb. 15-24). Da sie sehr schmerzhaft ist, wird sie nicht oft durchgeführt. Die

Tab. 15-9 Mögliche Komplikationen bei der intramuskulären Injektion

Komplikationen	Ursachen
Nervenschädigungen	falsche Injektionstechnik und falsche Einstichstelle
Abszeßbildung	Injektion der Einstichstelle durch unsterile Injektionstechnik oder Injektion in vorgeschädigtes Gewebe
Nekrose	ungenügende Einstichtiefe, das Medikament ist in die falsche Gewebeschicht gelangt
Knochenhautentzündungen	Reizung der Knochenhaut durch die Kanülenspitze
Hämatom	Verletzung eines größeren Blutgefäßes durch die Kanüle

Kanüle wird senkrecht im 90-Grad-Winkel eingeführt. Sie muß kurz sein, damit nicht Nerven und Gefäße verletzt werden. Die Muskelschicht kann insgesamt sehr flach sein.

Mögliche Komplikationen bei der i.m. Injektion und ihre Ursachen sind in der Tabelle 15-9 zusammengestellt.

 Bei Patienten, die mit Blutgerinnungshemmern behandelt werden, darf keine i.m. Injektion vorgenommen werden, da die Blutung aus der Einstichstelle sehr stark sein kann!

Bei Patienten, die sich im Schockzustand befinden, darf ebenfalls keine i.m. Injektion vorgenommen werden, da die Resorption verzögert ist und daher das Medikament in seiner Wirkung nicht kalkulierbar ist.

Eine i.m. Injektion sollte auf keinen Fall in entzündetes, ödematöses Gewebe oder in einen Bluterguß erfolgen. Es besteht die Gefahr der Abszeßbildung.

Vor der Injektion Betroffenen auf eventuelle Allergien gegen das Medikament befragen.

Die subkutane Infusion

Die s.c. Infusion ist die Einbringung von Flüssigkeit in das Unterhautgewebe. Sie wird vom Arzt Betroffenen verordnet, bei denen keine i.v. Infusionen mehr möglich sind (die Gefäßwände sind brüchig), aber aufgrund einer Austrocknung größere Flüssigkeitsmengen zugeführt werden müssen (1000 bis 1500 ml).

Für die Infusion können nur **isotonische Lösungen** verwendet werden. Sie bestehen aus der gleichen Konzentration von Inhaltsstoffen, wie sie in der Körperflüssigkeit enthalten sind. Isotonische Lösungen sind z. B.:
- 0,9%ige NaCl-Lösung
- 5%ige Glukoselösung

Material:
- Infusionsflasche, Infusionsbesteck und -ständer
- Tupfer, Desinfektionsmittel
- steriler Verband, bestehend aus zwei Mullkompressen und Pflasterstreifen
- Kanüle Nr. 1 oder Nr. 2

Vorbereitung:
- ► Verschlußkappe der Infusionsflasche entfernen und das Infusionsbesteck aus der Hülle nehmen

- ► Gummipfropfen der Infusionsflasche mit Desinfektionsspray desinfizieren
- ► Schutzkappe vom Einstichteil des Infusionsschlauches entfernen und die Einstichspitze tief in den Gummipfropfen einstechen
- ► Infusionsflasche umdrehen (Gummipfropfen zeigt nach unten) und die Tropfkammer durch wiederholtes kurzes Zusammendrücken bis zum Niveauring (gut die Hälfte) mit Infusionslösung füllen
- ► Flasche an den Infusionsständer hängen und das gesamte Schlauchsystem durch Öffnen des Durchflußreglers mit Infusionslösung füllen
- ► Betroffenen über die geplante Vorgehensweise informieren, sein Einverständnis einholen und ihn noch einmal zur Toilette gehen lassen (während der Infusion darf er das Bett nicht verlassen, da Verletzungsgefahr besteht)

Durchführung:
- ► Betroffenen in eine bequeme Rückenlage bringen und das entsprechende Bein aufdecken. Die Infusion erfolgt in den Oberschenkel.
- ► Injektionskanüle auf das Infusionsbesteck aufsetzen und die Kanüle wie bei der s.c. Injektion beschrieben in die Unterhaut einstechen. Während des Einstichs die Infusion langsam laufen lassen und die Nadel zu ca. zwei Dritteln einführen
- ► Eine sterile Kompresse unter die Kanüle, die zweite auf die Einstichstelle legen und mit dem Pflaster vorsichtig fixieren
- ► Tropfenzahl wie angeordnet nach folgender Formel einstellen:

$$\frac{\text{Infusionsmenge in ml}}{\text{Infusionsdauer in Stunden} \times 3} = \text{Tropfen/min}$$

- ► Laufzeit der Infusion auf der Infusionsflasche markieren (s. Abb. 11-37, S. 307)
- ► Infusion während der gesamten Laufzeit überwachen. Dabei achten auf Schmerzen des Betroffenen, Anschwellen des Beines (Tropfenzahl reduzieren) und die Lage der Kanüle
- ► Nach Beendigung der Infusion Kanüle mit dem Infusionsbesteck entfernen und einen sterilen Verband auf die Einstichstelle legen
- ► Durchführung und eventuelle Beobachtungen in der Pflegedokumentation festhalten

Pflege und Betreuung bei einem Hauttumor

Situationseinschätzung auf der Grundlage der betroffenen ALs

◆ Sich kleiden und pflegen

Der Hautkrebs älterer Menschen tritt besonders im Gesicht und an den Händen auf. Die betroffenen Hautpartien sind rötlich oder braunschwarz verfärbt und warzenartig verformt. Zunächst kleine Flecken wachsen unbehandelt weiter zu unförmigen, großflächigen Tumoren. Auch die nach einer operativen Therapie entstehenden Narben können das Gesicht nachhaltig verändern.

Die Beeinträchtigung des Aussehens und die Reaktionen der Umgebung können den Betroffenen in seinem Selbstwertgefühl negativ beeinflussen und die Kommunikation mit anderen Menschen behindern. Vereinsamung und depressive Verstimmung sind die Folgen.

◆ Sinn finden

Die Veränderungen seines Aussehens bedeuten für den alten Menschen eine Auseinandersetzung mit dem Verlust der körperlichen Attraktivität. Sind im bisherigen Leben für die Verarbeitung von Verlusterlebnissen, Niederlagen und Krisen keine ausreichenden und sinngebenden Bewältigungsstrategien entwickelt worden, wird diese Krise schwerer zu meistern sein. Das Auftreten des Hautkrebses bedeutet nicht nur den Verlust der körperlichen Attraktivität und Unversehrtheit, sondern u. U. auch die notwendige Auseinandersetzung mit einer tödlichen Krankheit. In dem Auftreten des Hautkrebses wird der körperliche Verfall, das Sterben sichtbar. In dieser Situation Sinn zu finden und mit dem Leben abzuschließen, ist eine schwere Aufgabe, die die Betroffenen nur schwerlich allein lösen können. Angehörigen, Freunden und Pflegenden kommt hierbei eine wichtige Rolle zu (s. a. Kap. 18).

Pflegeziele

Das Ziel ist die Förderung der Selbständigkeit und Unabhängigkeit trotz fortschreitender Erkrankung. Die Teilnahme am gesellschaftlichen Leben und der Kommunikation mit anderen Menschen wird ermöglicht, Vereinsamung verhindert. Der Betroffene wird in seinem Selbstwertgefühl gestärkt und in der positiven Wahrnehmung seines Körperbildes unterstützt.

Pflegemaßnahmen

Die Pflege- und Betreuungsmaßnahmen richten sich besonders auf die Beeinträchtigungen des Körperbildes und der gestörten Wahrnehmung über die Haut. Eine neue Methode der Wahrnehmungsförderung ist die basale Stimulation. In der basalen Stimulation wird insbesondere die somatische Wahrnehmung über die Haut gefördert. Mit ihren Methoden läßt sich ein gestörtes Körperbild positiv beeinflussen, und der Mensch kann die sinnliche Wahrnehmung aufrechterhalten oder wieder zurückerlangen dort, wo sie verlorengegangen ist. Besonders in Fällen, in denen die intellektuelle Kontaktaufnahme nicht möglich ist, z. B. bei stark Verwirrten oder Bewußtlosen, kann über die sinnliche Wahrnehmung Kontakt hergestellt werden.

Basale Stimulation

Die basale Stimulation wurde in den 70er Jahren von A. Fröhlich aus der Arbeit mit schwerst- und mehrfachbehinderten Kindern entwickelt. A. Fröhlich ist Sonderpädagoge und heilpädagogischer Psychologe. Er arbeitet in der Früh- und Wahrnehmungsförderung behinderter Kinder. Die basale Stimulation ist ein Konzept, das sich an den Entwicklungsstufen des Menschen orientiert. Mit ihren Methoden werden schwerstbehinderte Menschen in ihrer eigenen Entwicklung unterstützt und gefördert.

Christel Bienstein hat in der Zusammenarbeit mit A. Fröhlich die Methoden der basalen Stimulation auf die Pflege schwerstkranker Menschen übertragen und u. a. bei bewußtlosen, beatmeten Patienten, Hemiplegikern, desorientierten Patienten, Patienten mit somnolenten Krankheitszuständen und Alzheimer-Kranken praktisch angewendet. Die bisherige Therapie setzte bei diesen Kranken erst dann ein, wenn der Patient Reaktionen zeigte. Die basale Stimulation wird dagegen schon vorher durchgeführt, um die ersten Reaktionen zu provozieren. Dies sollte möglichst früh geschehen, um noch vorhandenes Wissen von Bewegungsabläufen und Wahrnehmungen zu nutzen und wiederzuerlangen. Genutzt werden alle Situationen, die sich in der Pflege und Betreuung der Betroffenen ergeben. Durchgeführt wird die basale Stimulation von Pflegekräften und Angehörigen. Die Mitarbeit der Angehörigen ist besonders bei der somatischen Stimulation wichtig, da häufig ein sehr direkter Körperkontakt zum Betroffenen hergestellt werden muß. Vorlieben und Abneigungen des Betroffenen werden in die Stimulation einbezogen. Sie müssen vorher erfaßt und dokumentiert werden.

Die **Methoden** der basalen Stimulation umfassen:
1. somatische Stimulation
2. vestibuläre Stimulation
3. vibratorische Stimulation
4. orale Stimulation
5. auditive Stimulation
6. taktil-haptische Stimulation
7. visuelle Stimulation

Folgende **Grundprinzipien** werden dabei berücksichtigt:
▶ Durchführung der basalen Stimulation von einer einzigen Person unter Beobachtung einer weiteren Person, die gegebenenfalls Hilfestellung gibt
▶ Stimulation maximal zweimal 20 Minuten täglich, um eine Überforderung des Betroffenen zu vermeiden
▶ Konsequente Beibehaltung gleicher Stimulationsformen über längere Zeit und zur gleichen Tageszeit
▶ Klärung der Vorlieben und Abneigungen des Betroffenen und Abstimmung der Stimulation auf sie
▶ Kontinuierliche und systematische Dokumentation über den Verlauf und die Erfolge

1. Somatische Stimulation
Die wichtigste Stimulation erfolgt über die Haut. In der Pflege kranker Menschen finden sehr häufig durch Pflegetätigkeiten Haut- und Körperkontakt zwischen Pflegekraft und Betroffenen statt. Diese alltäglich wiederkehrenden Situationen können zur gezielten Stimulation genutzt werden. Dies soll an den Beispielen der Lagerung, des Badens und der Ganzkörperwäsche beschrieben werden.

● *Somatische Stimulation durch Lagerung*
Die korrekte Lagerung eines schwerkranken alten Menschen ist die »Superweichlagerung« zur Verhinderung eines Dekubitus. Diese Lagerung hat den Nachteil, daß das Gefühl für den eigenen Körper verlorengeht, da er fast schwerelos weich gelagert ist. Ein Mensch, der auf einer harten Fläche liegt, spürt nach einer kurzen Weile die aufliegenden Körperteile sehr genau. Neben der Wahrnehmung der eigenen Körperlichkeit wird dieser Mensch sich schnell umlagern wollen, da die aufliegenden Körperstellen weh tun und einen Reiz zu Ausweichbewegungen auslösen. Ein Mensch, der superweich gelagert ist, wird zwar mit großer Wahrscheinlichkeit keinen Dekubitus bekommen, seine Inaktivität wird aber durch diese Lagerung verstärkt, und er verliert sein Körpergefühl. Die superweiche Lagerung wird zu einer »fixierenden Lagerung«.
Die somatische Stimulation durch Lagerung setzt an diesen beiden extremen Lagerungsarten an. Die Stimulation

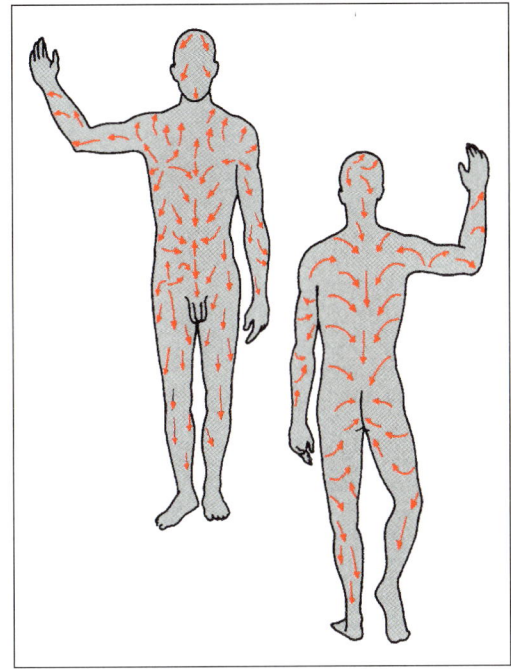

Abb. 15-25 Wachstumsrichtung der menschlichen Körperbehaarung

erfolgt durch eine abwechslungsreiche Lagerung, bei der verschiedene Lagerungsmöglichkeiten mit unterschiedlichen Lagerungshilfsmitteln eingesetzt werden. Hierdurch wird einerseits ein Dekubitus verhindert, andererseits die Körperwahrnehmung und Ausweichbewegungen angeregt. Bei der Umlagerung wird eine Verbindung zwischen den einzelnen Körperteilen hergestellt, z.B. werden die Hände aufeinandergelegt, die Hand des Betroffenen berührt seine Schulter usw.

● *Somatische Stimulation durch das Reinigungsbad*
Vollbäder dienen dazu, den Betroffenen Wasser, Wärme und Kälte spüren zu lassen und im Wasser die Gelenke durchzubewegen. Ergänzt wird die Stimulation der Haut durch ein Abrubbeln mit einem möglichst harten Waschhandschuh. Dabei müssen die Hautstellen, die vom Hautkrebs befallen sind, und die Operationsnarben ausgelassen werden. Die Wasch- und Rubbelrichtung geht vom Körperstamm aus. Die Stimulation wird ergänzt durch das anschließende Abduschen des Körpers. Die Pflegekraft beginnt mit körperwarmem Wasser und führt den Duschstrahl von den Füßen zum Körper hin. Anschließend wird der Körper wieder in die gleiche Richtung mit einem harten Handtuch abgetrocknet.

● *Somatische Stimulation durch die Ganzkörperwäsche*
Eine anregende Ganzkörperwäsche sollte nicht bei Menschen angewendet werden, die desorientiert und unruhig sind. Die Unruhe könnte sich verstärken.
Die Temperatur des Waschwassers liegt mit 23 bis 28 °C deutlich unter der Körpertemperatur. Hierdurch wird die Wahrnehmungsfähigkeit der Haut gesteigert und ein Temperaturreiz gesetzt. Ein harter Waschhandschuh wird gut naß vom Körperstamm aus gegen den Haarstrich geführt (s. hierzu Abb. 15-25). Die Waschrichtung gegen den Haarstrich erhöht die Wahrnehmung. Anschließend werden die Extremitäten, die Hände und die Füße ins Waschwasser gestellt. Das Abtrocknen geschieht wiederum mit einem harten Handtuch gegen die Wuchsrichtung der Haare. Um die belebende Wirkung zu erhöhen, kann dem Waschwasser Rosmarinöl zugefügt werden.

● *Beruhigende Ganzkörperwäsche*
Besonders bei unruhigen, ängstlichen und bei alten Menschen, die Einschlafstörungen oder Schmerzen haben, kann eine beruhigende Ganzwäsche zur allgemeinen Entspannung beitragen.
Die Wassertemperatur ist angenehm warm, zwischen 37 und 40 °C. Der harte Waschlappen wird gut ausgewrungen und der Körper in Haarwuchsrichtung gewaschen. Besonders beruhigend wirkt ein warmes Fuß- oder Handbad. Das Abtrocknen geschieht ebenfalls in Wuchsrichtung der Haare. Zur Unterstützung der beruhigenden Wirkung kann dem Waschwasser Lavendelmilch beigesetzt werden.

2. Vestibuläre Stimulation
Anregung des Gleichgewichtssinnes z. B. beim Lagern oder durch Lageveränderungen wie Sitzen im Bett oder auf dem Stuhl.

3. Vibratorische Stimulation
Vibratorische Reize geschehen durch den Körper des anderen, z. B. beim Abklopfen, oder durch Hilfsmittel, z. B. eine elektrische Zahnbürste oder Rasierapparat.

4. Orale Stimulation
Orale Stimulation bezieht sich auf die Stimulation des Nasen-, Mund- und Rachenraumes. Zur Spülung und Reinigung der Mundhöhle können Substanzen eingesetzt werden, die den Geschmack des Betroffenen widerspiegeln und anregend sind, z. B. Saft von eingelegten Rollmöpsen. Der Nasenraum wird über Gerüche angeregt, z. B. Kaffeeduft und Duftöle.

5. Auditive Stimulation
Sie bezieht sich auf das Hören. An erster Stelle ist die entspannende oder anregende Wirkung von Musik zu nennen. Sie sollte gezielt eingesetzt werden und den Geschmack des Betroffenen treffen. Reizüberflutung, z. B. durch ständiges Radiolaufenlassen, ist zu vermeiden, da die vielen Reize eher verwirren und unruhig machen als stimulieren.

6. Taktil-haptische Stimulation
Sie zielt auf die Erfahrung der Umwelt durch Hände und Füße. Auch die taktil-haptische Wahrnehmung kann im pflegerischen Alltag integriert werden, z. B. durch die Wahrnehmung von Wasser bei der täglichen Ganzwaschung, durch Hand- und Fußbad oder das Fühlen von Materialunterschieden beim Lakenwechsel. Besonders anregend oder entspannend kann das Streicheln von Tieren für den Betroffenen sein. Auch spezielle Tastbretter mit Teppichboden, Knöpfen, Holz und Schwamm versehen können zur Anregung genutzt werden.

7. Visuelle Stimulation
Die Wahrnehmung über die Augen ist ein oftmals vernachlässigter Bereich. Die Krankenhäuser und Heime sind in der Regel für das Auge stimulationsarm gestaltet. Dies gilt besonders für bettlägerige Menschen. Ihr Blick fällt im Liegen auf die Zimmerdecke oder zum Nachttisch und den Seitenwänden. Dort gibt es selten etwas zu sehen, was die Augen reizt oder anspricht. Die optische Gestaltung dieser Bereiche kann durch persönliche Gegenstände des Betroffenen, Mobiles, Fotos und wechselnde Bilder aufgelockert werden. Die visuelle Wahrnehmung über das Tageslicht, Tag hell und Nacht dunkel, setzt zeitliche Strukturen. Die Zimmer der Betroffenen sollten deshalb nicht ständig gegen den Tagesrhythmus beleuchtet werden.
Die basale Stimulation setzt dort an, wo der Mensch seine Umwelt erlebt und wahrnimmt. Sie kann dazu beitragen, ein gestörtes Körperbild positiv zu verändern, Erfahrungen wecken, Kontakt herstellen und die sinnliche Wahrnehmung aufrechterhalten oder sie dort, wo sie verlorengegangen ist, wieder zurückgewinnen. Sie wird mit einfachen Mitteln umgesetzt, die im pflegerischen Alltag ohne viel Aufwand und Zeit zu integrieren sind. Sie erfordert allerdings viel Kreativität und Fantasie von den Beteiligten. Mit den Methoden der basalen Stimulation kann der oftmals stimulationsarme Alltag in Pflegeheimen anregender und lebenswerter gestaltet werden. Zur weiteren Beschäftigung mit der basalen Stimulation empfiehlt sich das Buch »Basale Stimulation in der Pflege« von Ch. Bienstein und A. Fröhlich.

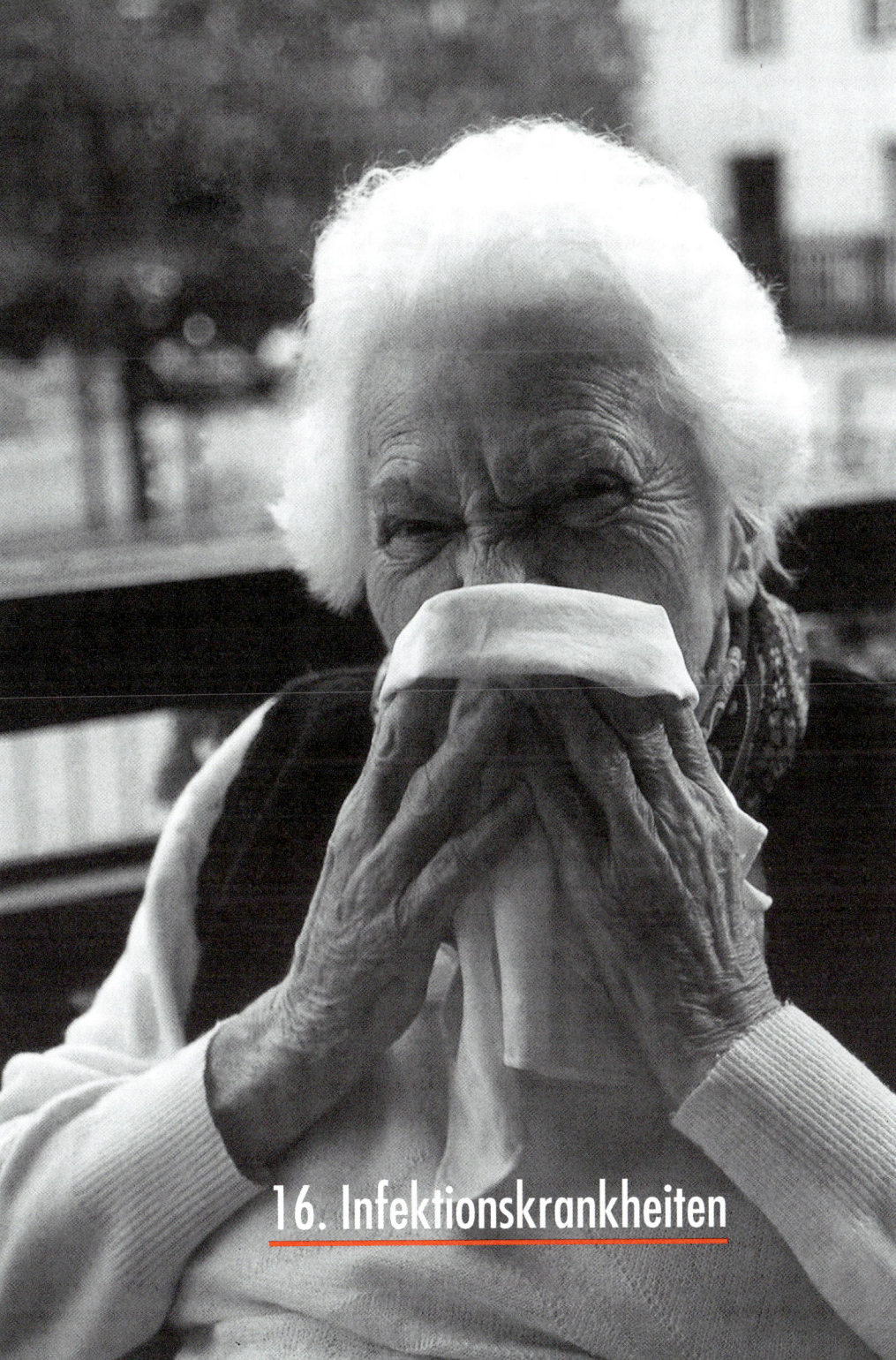

16. Infektionskrankheiten

Medizinische Grundlagen

LOTTE HABERMANN-HORSTMEIER

Pflege

ANGELA DÜHRING

Medizinische Grundlagen

LOTTE HABERMANN-HORSTMEIER

Infektionskrankheiten werden durch meist mikroskopisch kleine Erreger hervorgerufen. Hierzu gehören:

● Bakterien
● Viren
● Einzeller (Protozoen)
● Pilze
● Würmer

Die häufigsten Verursacher von Infektionen sind Bakterien und Viren.

Nicht alle Mikroorganismen rufen Krankheiten hervor. Diese in der Natur weit verbreiteten Lebewesen können dem Menschen sogar nützlich sein. Bestimmte, im menschlichen Darm lebende Bakterien bilden z.B. das für die Blutgerinnung wichtige Vitamin K. Auch die äußere Haut des Menschen ist von einer Vielzahl mikroskopisch kleiner Lebewesen bewohnt. Sie rufen in der Regel keine Krankheiten hervor. Man bezeichnet sie als **apathogen**. Mikroorganismen, die krankheitserregend wirken, nennt man **pathogen**.

Die Erreger der Infektionskrankheiten

Bakterien

Bakterien sind kleine *einzellige Lebewesen,* die erst unter dem Mikroskop sichtbar werden. Ihr Erbmaterial ist nicht wie die Gene tierischer und pflanzlicher Zellen in einem Zellkern zusammengefaßt, sondern liegt frei im Zellplasma. Bakterien vermehren sich vor allem ungeschlechtlich durch *Querteilung.*

Außen sind sie von einer zarten Haut (Zellmembran) umgeben, an die sich in der Regel noch eine feste *Zellwand* anschließt. Manche Bakterien sind mit einer schleimigen *Kapsel* versehen, andere tragen verschieden geformte Zellanhänge *(Geißeln).* Einige Bakteriengattungen bilden Dauerformen, die *Sporen.* Sporen besitzen eine erhöhte Widerstandskraft gegen äußere Einflüsse. Die Bakterien können auf diese Weise z.B. längere Zeiten der Trockenheit oder Hitze überdauern.

Nach ihrer Form unterscheidet man:

● kugelförmige Bakterien
● stäbchenförmige Bakterien
● spiralige Bakterien
● Bakterien ohne feste Zellwand

Kugelbakterien nennt man auch *Kokken.* Sie lagern sich meist in Form von Doppelkugeln *(Diplokokken),* Ketten oder Trauben zusammen. Kettenkokken bezeichnet man mit dem Fachausdruck als *Streptokokken,* Traubenkokken als *Staphylokokken* (s. Abb. 16-1A).

Auch viele stäbchenförmige Bakterien (Abb. 16-1B, C) sind pathogen, d.h. sie können Krankheiten auslösen. Typische **Stäbchenbakterien** sind die keulenförmigen Erreger der Diphtherie *(Corynebacterium diphtheriae),* die gegenüber Säuren sehr widerstandsfähigen Erreger

der Tuberkulose *(Mycobacterium tuberculosis)* und die Erreger des Typhus *(Salmonella typhi).* Auch *Escherichia coli* ist ein stäbchenförmiges Bakterium. Kolibakterien gehören zur normalen Darmflora, d.h. sie kommen natürlicherweise im menschlichen Darm vor und rufen dort keine Krankheitserscheinungen hervor. Außerhalb des Darmes können sie jedoch zu Entzündungen führen. Besonders häufig findet man sie als Erreger von Harnwegsinfekten.

Früher bezeichnete man bestimmte spiralige Bakterien (Spirochäten, Abb. 16-1D) ebenso wie Rickettsien, Chlamydien und Mykoplasmen als bakterienähnliche Organismen. Heute ordnet man sie dem Reich der Bakterien zu.

Spirochäten gehören zu den spiralig geformten Bakterien. Sie sind lang, dünn und beweglich. Ein Vertreter dieser Gruppe ist der Erreger der Syphilis *(Treponema pallidum).*

Rickettsien und **Chlamydien** sind kleine Organismen, die ausschließlich parasitär leben. Sie können sich nur in fremden Zellen vermehren. Im Gegensatz zu anderen Bakterien kann man sie daher nicht auf leblosen Nährböden züchten.

Rickettsien sind meist von ovaler Gestalt. Unter bestimmten Bedingungen wachsen sie jedoch zu feinen Stäbchen aus. Meist werden sie von Tieren (Läusen, Zecken o. ä.) auf den Menschen übertragen. Eine typische von Rickettsien hervorgerufene Erkrankung ist das Fleckfieber.

Auch Chlamydien sind feine, ovale Gebilde. Zu ihnen gehört der Erreger der sog. Papageienkrankheit, einer durch Vögel übertragenen Infektionskrankheit.

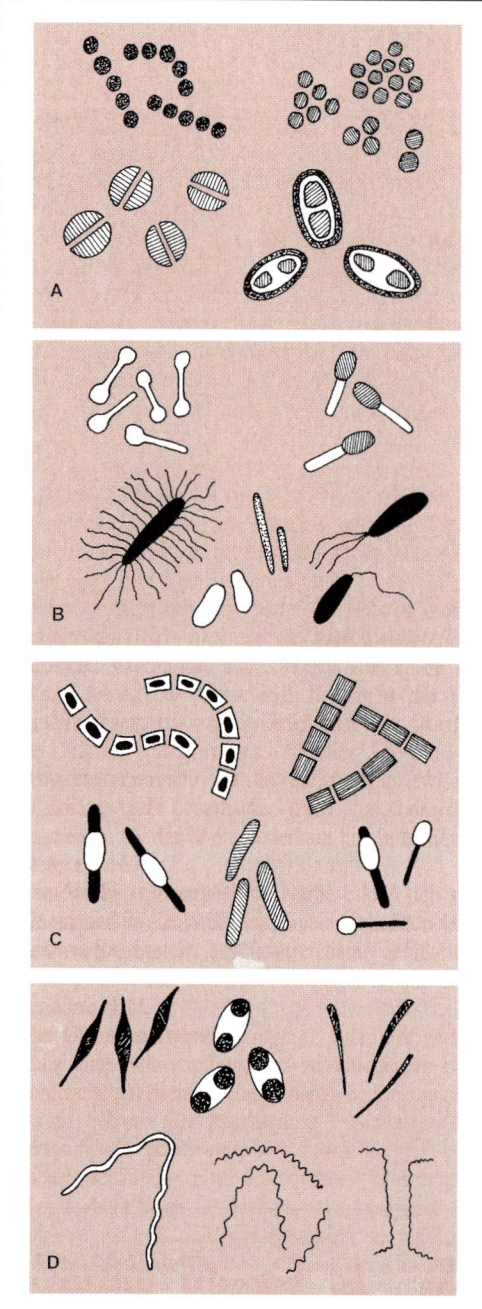

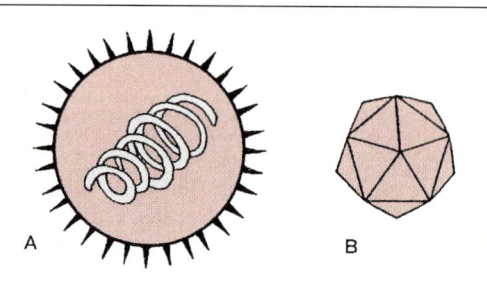

Abb. 16-2 A: Schema eines Adenovirus (Erreger von Infektionen des Atmungstrakts); B: Schema eines Influenzavirus (Erreger der Virusgrippe)

Mykoplasmen besitzen im Gegensatz zu anderen Bakterien keine feste Zellwand. Ihre Form ist daher veränderlich. Bestimmte Mykoplasmen können schwere, atypisch verlaufende Lungenentzündungen hervorrufen.

Viren

Anders als Bakterien, Pilze und Einzeller sind Viren (Einzahl: das Virus) keine Zellen. Sie bestehen aus einem Eiweißmantel, der die Erbinformationen umgibt (Abb. 16-2). Nach dem Typ der vorhandenen Nukleinsäure unterscheidet man zwei große Gruppen von Viren, die **DNS-Viren** und die **RNS-Viren**. Viren besitzen jeweils nur eine der beiden Nukleinsäuren, entweder DNS oder RNS (s. S. 44).
Viren sind nicht in der Lage, selbständig Energie zu erzeugen, zu wachsen oder sich zu vermehren. Letzteres können sie nur, wenn es ihnen gelingt, ihr genetisches Material in eine lebende Zelle einzuschleusen. Sie programmieren den gesamten Stoffwechsel der Wirtszelle zum Aufbau ihrer Bestandteile (Virusnukleinsäuren, Viruseiweiße und kompletten Viruspartikel) um. Die infizierten Zellen gehen dann in der Regel zugrunde.
Viren sind nur zwischen 8 und 300 nm (1 nm = 10^{-6} mm = ein Millionstel Millimeter) groß. Die Vermehrung dieser kleinsten Infektionserreger läßt sich durch die gegen Bakterien wirksamen Antibiotika nicht beeinflussen.

Pilze

Pilze sind etwa zehnmal größer als Bakterienzellen. Die pflanzenähnlichen Lebewesen besitzen, anders als Bakte-

Abb. 16-1 Verschiedene Bakterienformen; A: Kugelbakterien; B: sporenlose Stäbchen; C: sporenbildende Stäbchen; D: besondere Formen. Durch die Färbung nach Gram lassen sich Bakterien in zwei Gruppen einteilen. Je nach dem Aufbau ihrer Zellwand färben sie sich blau (= grampositiv) oder rot (= gramnegativ).

rien, eine dicke Zellwand und einen echten Zellkern. Im Gegensatz zu Pflanzen verfügen sie jedoch nicht über den grünen Blattfarbstoff (Chlorophyll) und sind daher nicht zur Photosynthese befähigt.

Pilze können aus einzelligen Elementen durch Zellteilung zu großen, fadenförmigen, vielzelligen Gebilden heranwachsen. Sie bilden *Geflechte* (z. B. Schimmelpilze; Abb. 16-3B). Andere vermehren sich durch *Sprossung* unter Abschnürung der jeweiligen Tochterzelle (Hefen). Einige Pilzarten können, je nach Umweltbedingungen, in verschiedenen Formen auftreten.

Nur relativ wenige der über 100 000 Pilzarten rufen beim Menschen Krankheiten hervor. Beispiele sind der Hefepilz Candida albicans (häufigster Erreger der Soorpilzerkrankung), der Schimmelpilz Aspergillus fumigatus (ruft Erkrankungen der Lunge und anderer innerer Organe hervor) sowie der Hefepilz Cryptococcus neoformans (befällt v. a. Lungen und Hirnhäute; s. Abb. 16-3C). Meist sind die Betroffenen abwehrgeschwächt oder leiden an einer bestimmten Grundkrankheit.

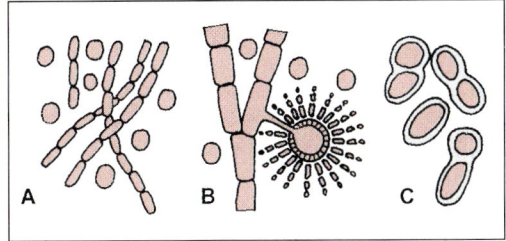

Abb. 16-3 Beispiele verschiedener Pilze, die beim Menschen Krankheiten hervorrufen können. A: Hefepilz Candida albicans; B: Schimmelpilz Aspergillus fumigatus; C: Hefepilz Cryptococcus neoformans (Pilzzellen von einer Schleimkapsel umgeben)

Einzeller und Würmer

Einzeller *(Protozoen)* werden auch als Urtierchen bezeichnet. Sie besitzen einen oder mehrere Zellkerne und sind von einer speziellen Haut, der Pellicula, umschlossen. Verschiedene Zellorganellen (Geißeln, Wimpern, Scheinfüßchen) dienen ihrer Fortbewegung. Zu den Protozoen gehört z. B. das Geißeltierchen Trichomonas vaginalis, das bei der Frau eine Scheidenentzündung hervorrufen kann (Abb. 16-4).

Parasitisch lebende **Würmer** sind Plattwürmer, Saugwürmer, Bandwürmer, Rundwürmer und Fadenwürmer. Teile ihrer Entwicklung laufen meist in einem (oder mehreren) *Zwischenwirt(en)* ab. Solche Zwischenwirte sind z. B. Insekten oder Säugetiere.

Zu den Fadenwürmern gehört der Spulwurm Ascaris lumbricoides (Abb. 16-5). Spulwürmer sind weltweit verbreitet. Eine Infektion beim Menschen erfolgt durch die Aufnahme von Wurmeiern über den Mund. Die Larven verlassen im Dünndarm die Eihüllen und befallen von dort aus auf dem Blutweg v. a. Leber und Lunge. Über die Luftröhre und den Rachen gelangen sie erneut in den Darm. Nach mehreren Häutungen sind die Larven

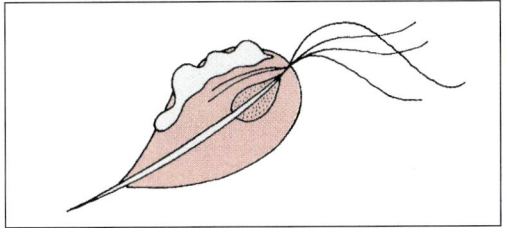

Abb. 16-4 Geißeltierchen (mehrgeißeliger Flagellat: Trichomonas vaginalis)

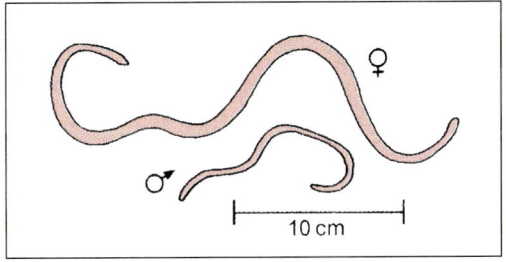

Abb. 16-5 Spulwurm (Ascaris lumbricoides)

zu geschlechtsreifen Würmern herangewachsen. Wurmeier verlassen den menschlichen Körper mit dem Kot. Durch verunreinigte Nahrungsmittel (z. B. Salat, der mit Fäkalien gedüngt wurde) kann der Kreislauf von vorne beginnen.

Merkmale einer Infektionskrankheit

Infektionskrankheiten entstehen durch das Eindringen pathogener Erreger in den menschlichen Organismus. Die Entstehung einer Krankheit ist jedoch noch von anderen Faktoren abhängig, vor allem

● von der *Virulenz des Erregers* und
● von der *Empfänglichkeit* und der *Abwehrkraft des Menschen.*

> **Def.** Unter der **Virulenz** eines Erregers versteht man die Übertragbarkeit, das Eindringungsvermögen, das Vermehrungsvermögen und die Giftigkeit des krankheitserregenden Keimes.

> Alte Menschen sind oft empfänglicher für bestimmte Infektionskrankheiten als Jugendliche oder jüngere Erwachsene. Ihre Abwehrkraft gegen Infektionen ist geringer, da das Immunsystem im Alter in seiner Funktion nachläßt und auch die im Alter vermehrt auftretenden Krankheiten die Infektanfälligkeit stärken.

Krankheitserreger können auf verschiedenen Wegen übertragen werden.

▶ Die Übertragung von Krankheitskeimen durch Berührung eines infizierten Menschen oder Tieres bzw. durch Berührung von Gegenständen, auf denen Infektionskeime haften, nennt man **Kontaktinfektion.**
▶ Als **Tröpfcheninfektion** bezeichnet man das Weitergeben von Krankheitskeimen beim Husten, Niesen oder Sprechen als schwebende Tröpfchen in der Luft, die dann eingeatmet werden.

▶ Das Einatmen von keimbeladenem, aufgewirbeltem Staub kann ebenfalls eine Infektionskrankheit auslösen. Man spricht dann von einer **fliegenden Infektion.**
▶ Wird infektiöses Material (Sputum, Eiter, Kot, evtl. Harn) auf andere Körperteile verschmiert bzw. über den Mund in den Verdauungstrakt aufgenommen, bezeichnet man dies als **Schmierinfektion.**
▶ Indirekt können Infektionskrankheiten durch **Zwischenträger** oder **Zwischenwirte** (z. B. Insekten oder Säugetiere) an den Menschen weitergegeben werden. Im Zwischenwirt laufen bestimmte Reifungsschritte eines Parasiten ab. Die abschließende Entwicklung findet dann im Endwirt, dem Menschen, statt.

> **Def.** Die Zeit zwischen der Ansteckung, d. h. dem Eindringen eines Krankheitserregers in den Körper, und dem Auftreten der ersten Krankheitserscheinungen nennt man **Inkubationszeit.**

Sie kann je nach Krankheitserreger wenige Stunden bis mehrere Monate oder sogar Jahre dauern. Zum Beispiel kommt es bei Erkrankungen durch Salmonellen meist schon wenige Stunden nach Aufnahme der Erreger zu Krankheitserscheinungen. Dagegen kann das AIDS-Virus mehrere Jahre im menschlichen Körper verbleiben, ohne Symptome hervorzurufen. Erst dann bricht die Krankheit aus.

Die wichtigsten Infektionskrankheiten im Alter

Die erhöhte Infektanfälligkeit alter Menschen (s. o.) gilt besonders für Viren und sog. »banale« Eitererreger, die bevorzugt den Atmungstrakt befallen. Infektionskrankheiten bei alten Menschen verlaufen im allgemeinen schwerer und neigen vermehrt zu Komplikationen. Örtlich begrenzte Infektionen ziehen sich meist länger hin und enden nicht selten tödlich (z. B. Lungenentzündungen, Darm- oder Niereninfektionen).
Die wichtigsten Infektionskrankheiten im Alter sind:

● Virusgrippe   ● Lungenentzündung (s. S. 174)
● Tuberkulose   ● Gürtelrose
  (s. S. 175f u. 199) ● Sepsis
● infektiöse Darmerkrankungen (v. a. Salmonellosen)
● Hirnhautentzündung (s. S. 341)
Nicht zu vernachlässigen sind auch:
● Geschlechtskrankheiten (Syphilis und Gonorrhö)
● AIDS (s. S. 508f)   ● Hepatitis (s. S. 287f)

Die Virusgrippe

◆ Erreger
Die Erreger der Virusgrippe sind **Influenzaviren vom Typ A, B** und **C** (s. Abb. 16-2B). Sie können durch Tröpfcheninfektion und Kontakt mit infizierten Gegenständen übertragen werden.

◆ Krankheitsbild
Die Inkubationszeit beträgt nur 1 bis 3 Tage. Zu den typischen Symptomen einer **Virusgrippe** *(Influenza)* gehören der plötzliche Beginn mit hohem Fieber, ein schweres Krankheitsgefühl sowie Kopf- und Gliederschmerzen. In der Regel klagen die betroffenen Patienten über Halsschmerzen und Husten. Auch Magen-Darm-Beschwerden kommen vor. Die Virusgrippe kann in leichten Fällen mit nur geringen Krankheitszeichen ein-

hergehen und wird dann oft mit einer banalen Erkältungskrankheit verwechselt. Schwere Verlaufsformen treten vor allem bei alten und chronisch kranken Menschen auf. Besonders häufig betroffen sind abwehrgeschwächte Menschen, Personen mit Herz-Kreislauf-Erkrankungen, chronischen Atemwegserkrankungen und Diabetes mellitus. Nicht selten führt eine schwere Virusgrippe dann zum Tod des Patienten.

Typischerweise kommt es bei alten Menschen im Verlauf der Erkrankung zu einer Bronchitis. Eine gefürchtete Komplikation ist dann die Lungenentzündung (Grippepneumonie). Sie ist bei alten Grippekranken die häufigste Todesursache.

Weitere Komplikationen der Virusgrippe sind die Nebenhöhlenentzündung (Sinusitis) und die Mittelohrentzündung (Otitis media). Auch Komplikationen im Bereich des Herz-Kreislauf-Systems – bis hin zum Kreislaufversagen – treten auf. Eine besonders schlechte Prognose hat die Grippeenzephalitis (Entzündung des Gehirns).

◆ Therapie

Die Behandlung einer einfachen Virusgrippe ist rein symptomatisch. Der Krankheitsverlauf kann durch fiebersenkende und entzündungshemmende Medikamente gebessert werden. Bei bakteriellen Sekundärinfektionen (Bronchitis, Lungenentzündung) muß umgehend mit einer antibiotischen Therapie begonnen werden.

Infektiöse Darmerkrankungen

◆ Erreger

Erreger infektiöser Darmerkrankungen können sein:
- Salmonellen,
- andere bakterielle Durchfallerreger (z. B. Yersinien, Clostridien) und
- bestimmte Viren (Rotaviren)

Als **Salmonellosen** bezeichnet man akute Durchfallerkrankungen (Gastroenteritiden), die durch bestimmte Stäbchenbakterien, die Salmonellen der Enteritisgruppe, hervorgerufen werden. Bei den meisten Erkrankten wird heute *Salmonella enteritidis* als Krankheitsauslöser festgestellt. In der Regel gelangen die Bakterien über *verunreinigte Nahrungsmittel* in den menschlichen Körper.

◆ Krankheitsbild

Die Inkubationszeit bei Salmonellenerkrankungen beträgt nur ca. 8 bis 48 Stunden.

Nach ihrer Aufnahme in den Magen-Darm-Trakt wandern die Enteritis-Salmonellen in die Darmwand ein und führen zu einem raschen Fieberanstieg. Sie bilden z. T. auch Giftstoffe (sog. *Enterotoxine*), die für die meist starken, wäßrigen Durchfälle verantwortlich sind. Typi-

scherweise kommt es auch zu Übelkeit, Erbrechen und Bauchkrämpfen. Nur in ca. 6 bis 8% der Fälle dringen die Erreger in die Blutbahn ein. Man spricht dann von einem **septischen Verlauf.** Die Salmonellen können sich auf diese Weise auch in verschiedenen Organen absiedeln.

In unkomplizierten Fällen dauert die Krankheit 4 bis 7 Tage an. Vor allem ältere Patienten müssen häufig stationär behandelt werden. Es besteht eine erhöhte Sterblichkeit.

◆ Therapie

Wichtig ist vor allem die Verhinderung von Neuerkrankungen (zur Prophylaxe s. S. 450). Die therapeutischen Maßnahmen entsprechen denen bei anderen Durchfallerkrankungen (Flüssigkeitsersatz!). Nur bei schweren Erkrankungen und bei Patienten, die Immunsuppressiva (das sind Medikamente, die das Immunsystem beeinträchtigen) nehmen, ist eine antibakterielle Behandlung sinnvoll und nötig.

Die Gürtelrose

◆ Erreger

Die Gürtelrose *(Herpes zoster)* ist eine ausgesprochene Alterskrankheit. Mehr als 60% der Erkrankten sind älter als 65 Jahre.

Erreger ist das **Varizella-Zoster-Virus** aus der Gruppe der Herpesviren. Dieses Virus verursacht bei der Erstinfektion – meist im jugendlichen Alter – die **Windpocken** (Varizellen). Nach der Erkrankung können die Erreger in bestimmten Nervenknoten, den Ganglien, überdauern und erst lange Zeit später wieder aktiv werden. Dies geschieht vor allem dann, wenn die Abwehrkraft des Organismus geschwächt ist. Auslöser einer Gürtelrose können Medikamente (Arzneimittel, die immunologische Reaktionen unterdrücken, wie z. B. »Kortison«), Röntgenbestrahlungen und Tumorerkrankungen sein. Besonders häufig kommt es im Verlauf eines Morbus Hodgkin (s. S.162) und anderen Arten von Lymphdrüsenkrebs zum Ausbruch einer Gürtelrose.

◆ Krankheitsbild

Zur Symptomatik der Gürtelrose gehören Müdigkeit, Fieber, Übelkeit und Muskelziehen. Typisch sind jedoch Nervenschmerzen *(Neuralgien)* und Schmerzen in einem umschriebenen Hautgebiet, meist im Ausbreitungsgebiet der betroffenen Nervenwurzel. Im Verlauf von etwa 3 bis 4 Tagen erscheinen Gruppen von Knötchen in der Haut, die sich in Bläschen verwandeln. Nach einer Woche trocknen die Bläschen langsam ein. Es bilden sich Borken. Meist ist nur eine Seite eines Nervs betroffen. Bevorzugt befallen werden Nerven im Brust- oder

Bauchraum (gürtelförmiger Verlauf – daher der Name Gürtelrose!). Nicht ganz so häufig findet man einen Befall des Drillingsnervs (N. trigeminus) und des Gesichtsnervs (N. facialis). Man bezeichnet diese Form des Herpes zoster auch als **Gesichtsrose**. Die Schmerzen in den betroffenen Nervenabschnitten können unterschiedlich stark sein. Auch nach Abheilung der Hauterscheinungen bleiben sie oft über Jahre bestehen. Bei alten Menschen ist die Schmerzsymptomatik vielfach besonders hartnäckig.

◆ Therapie

Die Therapie der Gürtelrose ist in erster Linie symptomatisch. Eine örtliche Behandlung z. B. mit Zinkpaste soll die Abheilung der Krusten beschleunigen. Gegen die Schmerzen gibt man Analgetika (Schmerzmittel). In einem frühen Stadium können sog. Virustatika (Medikamente, die die Virusvermehrung hemmen, z. B. Aciclovir®) ein weiteres Ausbreiten der Erkrankung verhindern helfen.

Die Sepsis

◆ Definition

Als **Sepsis** bezeichnet man eine Allgemeininfektion, bei der es von einem Infektionsherd aus immer wieder zur Einschwemmung von Krankheitskeimen in die Blutbahn kommt. Sie geht in der Regel mit starken Krankheitserscheinungen einher.
Septische Krankheitsverläufe findet man besonders häufig bei abwehrgeschwächten Personen. Betroffen

sind oft Tumorpatienten, Stoffwechselkranke, Patienten mit einem Nierenversagen und alte Menschen. Auch durch moderne Therapieverfahren (z. B. durch Medikamente, die das Immunsystem beeinträchtigen oder durch immer eingreifendere Untersuchungs- und Operationstechniken) kann die Entstehung einer Sepsis begünstigt werden.

◆ Erreger

Sepsiserreger können zahlreiche *Bakterien* oder *Pilze* sein. Vor allem bei älteren Menschen stammen die Keime oft aus dem Harntrakt. Man spricht dann von einer **Urosepsis**.

> ⚠️ Eine besonders große Sepsisgefahr geht von Blasenkathetern aus!

Aber auch über einen längere Zeit liegenden Gefäßkatheter können Krankheitserreger in die Blutbahn gelangen.

◆ Krankheitsbild

Meist kommt es bei einer Sepsis zu immer wieder ansteigendem, hohem Fieber und Schüttelfrost. Die Patienten fühlen sich in der Regel schwer krank. Es können sich Keimabsiedelungen (sog. septische Metastasen) in verschiedenen Organen bilden. Besonders gefürchtet ist der Befall des Gehirns und der Hirnhäute.

◆ Therapie

Wichtig ist die möglichst umgehende *antibiotische Behandlung* der Betroffenen. Bei alten Menschen verläuft die Erkrankung trotz intensiver Therapie nicht selten tödlich.

Geschlechtskrankheiten

Geschlechtskrankheiten werden heute treffender meist als **sexuell übertragbare Krankheiten** bezeichnet.

Die beiden klassischen Geschlechtskrankheiten sind:
● die **Syphilis** (Lues) und
● die **Gonorrhö** (Tripper).

Es wird jedoch auch eine Reihe anderer Erreger durch Sexualkontakt übertragen, so z.B. Herpesviren, Papillomviren, Einzeller (Trichomonaden), Pilze (Candida albicans), Milben und Filzläuse etc. Auch das AIDS-Virus (HIV, s. S. 508) breitet sich vorwiegend auf diesem Weg aus.

Die Syphilis

◆ Erreger

Erreger der Syphilis oder Lues ist das schraubenförmige Bakterium *Treponema pallidum*. Der Keim wird beim Geschlechtsverkehr und anderen intensiven Berührungen übertragen. Voraussetzung dafür ist, daß bei der übertragenden Person nässende befallene Stellen vorhanden sind. Zusätzlich muß die sich ansteckende Person eine kleine Wunde haben, durch die der Erreger in den Körper eindringen kann. Durch die intakte Haut kann *Treponema pallidum* nicht in den Organismus gelangen!

◆ Krankheitsbild

Die Erkrankung läuft unbehandelt in drei Stadien ab. Oft kommt es im Verlauf einer fortgeschrittenen Syphilis zum Befall des Zentralnervensystems. Man spricht dann von einer *Neurosyphilis*. Die Symptomatik ist vielfältig, da alle Hirnteile und das Rückenmark befallen sein können. Folgen können unter anderem Ataxie, Schmerzen, Sensibilitätsstörungen, Impotenz und Inkontinenz sein. Neben Nervenausfällen kommt es oft auch zu seelischen Veränderungen bei den Betroffenen (manisch-depressives Verhalten, Wahnideen).

◆ Therapie

Therapie der Wahl ist bei einer Syphilis das Antibiotikum Penizillin.

Die Gonorrhö

◆ Erreger

Die Erreger der Gonorrhö, des Trippers, gehören zur Gruppe der Diplokokken (Doppelkugel-Bakterien). Man bezeichnet sie als *Gonokokken.* Sie besiedeln die Schleimhäute des Menschen, breiten sich auf ihnen aus und zerstören sie. Es bedarf hierzu keiner Wunde; die Erreger dringen in die intakte Schleimhaut ein. Die Übertragung geschieht von Mensch zu Mensch durch *Kontaktinfektion,* am häufigsten durch Geschlechtsverkehr.

◆ Krankheitsbild

Beim Mann kommt es durch die Gonokokkeninfektion in der Regel zu einer Harnröhrenentzündung *(Urethritis)* mit eitrigem, häufig gelblichgrünem Ausfluß. Seltener findet man auch eine Infektion des Enddarms. Typische Symptome sind dann Jucken und Brennen im After. Es bilden sich Risse in der Schleimhaut und Eiteransammlungen im Gewebe.

Bei der Frau unterscheidet man die »untere Gonorrhö« von der »oberen Gonorrhö«. Die Grenze bildet hierbei der innere Muttermund. Äußere Geschlechtsorgane und Scheide werden nur in der Kindheit, im Alter, in der Schwangerschaft und im Wochenbett befallen. Der bei der geschlechtsreifen Frau in der Regel dort vorhandene saure pH-Wert verhindert im allgemeinen eine Infektion dieser Abschnitte. Die »untere Gonorrhö« beschränkt sich meist auf die Harnröhre und den Gebärmutterhals. Über eine gonorrhoische Entzündung der Gebärmutterschleimhaut kann es unter bestimmten Bedingungen zur »oberen Gonorrhö« kommen. Typisch hierfür ist eine Entzündung der Eileiter und der Eierstöcke.

Auch alte, sexuell aktive Menschen können selbstverständlich an einer Gonorrhö erkranken. Jedoch sind nur wenige Prozent der Gonorrhö-Kranken über 65 Jahre alt.

◆ Therapie

Eine Gonorrhö wird üblicherweise mit den Antibiotika Penizillin oder Tetrazyklin behandelt. Es gibt jedoch in den letzten Jahren immer mehr Erregerstämme, die gegen diese Substanzen widerstandsfähig *(resistent)* sind, so daß auf andere antibiotische Mittel (Gyrasehemmer wie Tarivid®) zurückgegriffen werden muß.

Impfungen

Aktive und passive Immunisierung

Viele Infektionskrankheiten haben heute ihren Schrecken für uns verloren. Zu verdanken ist dies vor allem der Impfung.

Bei der **aktiven Immunisierung** werden gesunden Personen Bestandteile eines Krankheitserregers oder eine nichtpathogene Form eines Erregers verabreicht. Diese Impfstoffe sind als *Antigene* wirksam. Sie veranlassen den Körper, große Mengen *Antikörper* zu bilden. Bei erneutem Kontakt mit dem Erreger – auch noch viele Jahre später – können diese Antikörper den Krankheitserreger oder den von ihm gebildeten Giftstoff unschädlich machen, so daß es nicht zum Ausbruch der Krankheit kommt. Bis ein ausreichender Impfschutz besteht, d.h., bis das Immunsystem des Organismus genügend Antikörper gebildet hat, dauert es einige Zeit. Bei verschiedenen Impfungen, z.B. gegen Diphtherie oder Tetanus, sind mehrere Wiederholungsimpfungen nötig. Die Schutzwirkung kann dann viele Jahre anhalten, bei einigen Impfungen sogar lebenslang.

Unter einer **passiven Immunisierung** versteht man die Gabe von bereits fertigen Antikörpern (Immunglobuline) an Personen, die Kontakt mit einem bestimmten Krankheitserreger hatten, aber bislang nicht über einen ausreichenden Impfschutz verfügen. Die Immunglobuline werden aus dem Blut von Spendern gewonnen, die ebenfalls

Kontakt mit dem Krankheitserreger hatten und ausreichend Antikörper dagegen gebildet haben. Die Schutzwirkung bei der passiven Immunisierung setzt sofort ein. Da die Antikörper aber nach und nach im Körper abgebaut werden, hält der Impfschutz nur einige Wochen an. Als **Simultanprophylaxe** bezeichnet man die sowohl passive als auch aktive Immunisierung bei Personen, die einen sofortigen und einen langanhaltenden Schutz vor einer Infektionskrankheit benötigen (z. B. bei Tetanus- oder Tollwutinfektionen).

Eine Schutzimpfung kann mit sog. »Totimpfstoffen«, mit »Lebendimpfstoffen« und mit »Toxoidimpfstoffen« durchgeführt werden.

► **Totimpfstoffe** werden aus abgetöteten Krankheitserregern hergestellt (z. B. Influenza-Impfstoff).

► **Lebendimpfstoffe** bestehen aus Krankheitskeimen, die ihre pathogenen, d. h. krankmachenden Eigenschaften verloren haben (Masern-Impfstoff).

► Gegen Tetanus und Diphtherie impft man mit einem **Toxoidimpfstoff**, der aus abgeschwächten Giftstoffen (Toxinen) der Bakterien besteht.

Wichtige Impfungen für alte Menschen und Pflegepersonal

Die Grippeschutzimpfung

Alle *Personen über 60 Jahre,* abwehrgeschwächte und chronisch kranke Menschen sollten sich jedes Jahr im Spätsommer oder Herbst gegen die Virusgrippe impfen lassen. Das Gleiche gilt für *infektionsgefährdetes medizinisches Personal.* Da das Influenzavirus die Eigenschaft besitzt, ständig seine Oberflächenbeschaffenheit zu verändern, kann der menschliche Körper keine langdauernde Immunität gegen das Virus entwickeln. Der Impfstoff muß jedes Jahr dem zuletzt aufgetretenen Antigenmuster angepaßt werden.

Zur **Grundimmunisierung** sind zwei Impfungen im Abstand von 4 Wochen nötig. Nebenwirkungen und Impfreaktionen sind äußerst selten. Die Immunität nach der Impfung hält etwa 1 Jahr an.

Die Hepatitis-B-Schutzimpfung

Im Gegensatz zur Hepatitis A können Hepatitis B und Hepatitis C in eine chronische Verlaufsform übergehen.

Um dies zu verhindern, wird für bestimmte Personengruppen die Hepatitis-B-Impfung empfohlen. Eine Impfung gegen Hepatitis C ist bislang noch nicht möglich.

Besonders gefährdet, an einer Hepatitis B zu erkranken, sind *medizinisches und zahnmedizinisches Personal* (durch Stichverletzungen), Dialysepatienten und Patienten mit häufigen Übertragungen von Blut und Blutbestandteilen. Auch Menschen, die in engem Kontakt mit einem Virusträger leben, Drogenabhängige und Personen mit häufig wechselnden Sexualpartnern sollten sich impfen lassen.

Zur **Grundimmunisierung** sind drei Impfungen nötig (zwei Impfungen im Abstand von 4 Wochen, dritte Impfung nach 6 Monaten). Der Impfschutz hält ca. 3 bis 5 Jahre an. In der Regel ist die Impfung sehr gut verträglich, selten kommt es zu örtlichen Reizungen an der Impfstelle oder leichtem Fieber mit Übelkeit, Kopf-, Muskel- und Gelenkschmerzen.

Eine kombinierte aktiv-passive Immunisierung ist nach Nadelstichverletzungen möglich. Impfstoff und Immunglobulin müssen in diesem Fall rasch, d. h. möglichst innerhalb von 6, höchstens 48 Stunden, verabreicht werden.

Die Tuberkuloseschutzimpfung

Die Tuberkuloseimpfung (BCG-Impfung) wird all denen empfohlen, die einer erhöhten Ansteckungsgefahr ausgesetzt sind. Dies gilt insbesondere für Personen, die in der *Alten- und Krankenpflege* tätig sind.

Vor der Impfung wird festgestellt, ob der Betreffende bereits Kontakt mit Tuberkelbakterien hatte. Dies geschieht durch den sog. *Tuberkulintest* (Tine-Test). In der Regel benutzt man dazu einen kleinen Stempel, dessen Nadelspitzen in die Haut eingedrückt werden. Bei positivem Ausfall der Tuberkulinprobe bildet sich innerhalb von 48 Stunden ein deutlich tastbares Knötchen. Personen, die auf den Test nicht reagieren, sind tuberkulinnegativ. Sie hatten bislang noch keinen Kontakt mit Tuberkelbakterien bzw. eine Tuberkuloseimpfung liegt schon längere Zeit zurück.

Bei tuberkulinnegativen Personen wird der *Lebendimpfstoff* in die Haut eingespritzt. Es handelt sich hierbei um abgeschwächte Erreger der Rindertuberkulose. An der Einstichstelle bildet sich daraufhin ein Knötchen, später eine Narbe. Die Tuberkulinprobe wird positiv. Bei stärkerer Reaktion auf die Impfung sollte vorsorglich eine antituberkulöse Behandlung erfolgen. Der Impfschutz hält in der Regel 10 Jahre und länger an.

Pflege

ANGELA DÜHRING

Hygiene im Altenheim

Das Altenheim ist kein Krankenhaus. Trotzdem orientieren sich viele Hygienemaßnahmen im Heim an den strengen Regeln eines Krankenhauses. Hierdurch wird ein anonymer, unpersönlicher Charakter des Heimes betont, der heute nicht mehr zeitgemäß und notwendig ist. Ein Altenheim ist in bezug auf eine mögliche Keimübertragung eher zwischen der eigenen Häuslichkeit und einem Krankenhaus anzusiedeln. Die Anlehnung an die Häuslichkeit bedeutet keine »steril« eingerichteten Räume, die ständig desinfiziert werden müssen (s. u.), sondern eine gemütliche Atmosphäre mit vielen eigenen Möbeln und Gegenständen. Auch die ständige *Benutzung von Handschuhen* im Umgang mit alten Menschen ist problematisch. Sie lösen in der Regel Unverständnis aus und verstärken ein negatives eigenes Selbstbild.

Einige Inhaltsstoffe von *Desinfektionsmitteln* wie z. B. Formaldehyd führen zu allergischen Reaktionen beim Menschen und schädigen die Umwelt. Nichtsachgemäßer Umgang nach dem Motto »Viel hilft viel« mit entsprechender Überdosierung führte in der Vergangenheit zu Hautreizungen und Beeinträchtigungen der Atmung beim Pflegepersonal. Da der Mensch selbst viele Keime bei sich trägt und Keime in der Luft enthalten sind, ist der Nutzen einer ständigen Desinfektion der Räume, Betten usw. äußerst fragwürdig. Untersuchungen haben ergeben, daß nach einer gründlichen Desinfektion des Fußbodens innerhalb kurzer Zeit wieder eine Keimbesiedelung auf ihm zu finden war.

 Andererseits müssen besonders abwehrgeschwächte und bettlägerige alte Menschen vor Infektionsgefahren geschützt werden. Ein gezielter, sparsamer Einsatz von Hygienemaßnahmen und Desinfektionsmitteln ist deshalb notwendig. Schutz dort, wo er wichtig und richtig ist. Durch fachgerechtes und situationsgerechtes Verhalten vermitteln Pflegekräfte dem Bewohner Sicherheit und schützen sich selbst vor schädigenden Einflüssen.

Beobachtung

Symptome generalisierter Infektionskrankheiten

Infektionskrankheiten entstehen durch das Eindringen von Mikroorganismen in das Körperinnere. Sie können sich dort vermehren und zu einer lokal begrenzten oder generalisierten Infektionskrankheit führen. Das Vorliegen einer generalisierten Erkrankung kann anhand der auftretenden Symptome diagnostiziert werden (Tab. 16-1). Hierzu und auch für die Therapie sind eine exakte Krankenbeobachtung und die Dokumentation der Symptome notwendig. So ist z. B. bei Durchfällen die Anzahl der Entleerungen, Farbe, Geruch, Festigkeit und Beimengungen genauestens zu beobachten und zu notieren. Das Führen von Fieberkurven (s. S. 412), anhand derer der Arzt die Art des Fiebers erkennen kann (intermittierendes oder remittierendes Fieber) ist bei einer Infektionskrankheit von entscheidender Bedeutung. Die Kontrolle von Flüssigkeitsaufnahme und -ausscheidung sowie die Überwachung von Blutdruck und Puls sind zum frühzeitigen Erkennen lebensbedrohlicher Zustände notwendig. Störungen des Allgemeinbefindens, Atemstörungen und Haut- und Schleimhautausschläge müssen systematisch im Berichtsbogen festgehalten und Veränderungen beschrieben werden.

Lokale Infektionen

Lokale Infektionen weisen auf den Infektionsherd begrenzte Symptome auf (Tab. 16-2), die begleitet werden von allgemeinen, den gesamten Körper betreffenden Symptomen wie z. B. Fieber und Mattigkeit. Je nach Schweregrad der Infektion sind die Krankheitserscheinungen mehr oder weniger stark ausgeprägt. Auch hier

Tab. 16-1 Mögliche Symptome einer generalisierten Infektionskrankheit

Störung des Allgemeinbefindens	der Erkrankte leidet unter Unruhe, Mattigkeit, Kopf- und Gliederschmerzen, Appetitmangel, Stuhlverstopfung, Schlafstörungen
Fieber	unterschieden wird (s. Abb. 15-11, S. 412): ● gleichmäßiges, kontinuierliches Fieber; z.B. Typhus ● nachlassendes, schwankendes (remittierendes) Fieber ● zeitweise aussetzendes (intermittierendes) Fieber; z.B. Malaria
Kreislaufstörungen	durch Stoffwechselerhöhung, Herzschädigung, Gefäßfehlregulierung und Gift ist der Puls unregelmäßig, beschleunigt oder verlangsamt, der Blutdruck erniedrigt
Atemstörungen	durch Stoffwechselerhöhung und Schädigung des Atemzentrums (durch Gifte) wird eine Tachypnoe bedingt; eine Verschleimung der Bronchien findet sich z.B. bei Grippe
Urinveränderungen	aufgrund des Flüssigkeitsverlustes (durch vermehrtes Schwitzen) ist die Urinmenge verringert, der Urin ist von dunkler Farbe und höherem spezifischen Gewicht
Haut- und Schleimhautveränderungen	durch direkte Einwirkung der Krankheitserreger auf die Haut oder durch toxisch-allergische Reaktion entstehen örtlich begrenzt oder über den Körper verteilt rötliche Verfärbungen; z.B. Scharlach, Röteln
Verdauungsstörungen	durch Reizung des Brechzentrums kommt es zu Appetitlosigkeit, Übelkeit, Erbrechen; Durchfälle treten bei infektiösen Darmerkrankungen auf; z.B. Ruhr

Tab. 16-2 Symptome einer lokalen Infektion

● Rötung (Rubor)
● Schwellung (Tumor)
● lokale Übererwärmung (Calor)
● Schmerz (Dolor)
● Funktionseinschränkung (Functio laesa)

ist eine genaue Beobachtung und Dokumentation von Veränderungen zur Diagnosestellung und Therapie notwendig.
Eine Übersicht über die häufigsten lokalen Infektionen und ihre Behandlung gibt die Tabelle 16-3.

Infektionsprophylaxe

Abwehrgeschwächte alte Menschen müssen vor Infektionsgefahren geschützt werden. Auch das Pflegepersonal kann sich bei Pflegetätigkeiten infizieren. Um sich vor dem Eindringen und Besiedeln mit Keimen zu schützen, sind Regeln der Asepsis (Keimfreiheit) einzuhalten. Besonders in einer Institution, in der viele Menschen mit verschiedenen Krankheiten leben (Krankenhaus) ist eine Infektionsgefahr gegeben. Besonders gefürchtet ist in den Krankenhäusern die Übertragung von Staphylokokken und Streptokokken, Bakterienstämme, die gegen Antibiotika resistent geworden sind. In vielen Kliniken verbreiten sie sich über Lüftungschächte und werden durch die Luft, vom Personal usw. auf den Patienten übertragen. Die Folge der Infektion kann eine lebensbedrohliche Sepsis (= Blutvergiftung) sein.

Gefährlich werden können auch eigene Keime, die die Haut und die Schleimhäute besiedeln und normalerweise keine Krankheiten hervorrufen. Diese Keime sind immer vorhanden, werden aber nur dann problematisch, wenn

Tab. 16-3 Die häufigsten lokalen Infektionen und ihre Behandlung

Abszeß	umschriebene, abgekapselte Eiteransammlung in einer nicht vorgebildeten Körperhöhle Symptome: Rötung, Schwellung, Überwärmung Therapie: Abszeßeröffnung und Eiterentleerung durch Drainage
Empyem	Eiteransammlung in einer vorgebildeten Körperhöhle, z. B. Gallenblase Symptome: s. Abszeß Therapie: s. Abszeß oder komplette Entfernung z. B. der Gallenblase
Phlegmone	Eiterausbreitung über Gewebespalten, kein abgekapselter Prozeß Symptome: nicht begrenzte schmerzhafte Schwellung, Rötung, Funktionseinschränkung z. B. der Hand Therapie: s. Abszeß, Ruhigstellung der betroffenen Extremität, Antibiotikabehandlung
Furunkel (Abb. 16-6A)	eitrige Entzündung der Haarbalgdrüse bei allgemeiner oder lokaler Abwehrschwäche (z. B. bei Diabetes), tritt vor allem am Kopf, Hals, Rücken, Oberschenkel auf Symptome: Rötung, Schwellung, Druckschmerz Therapie: Zugsalbe, Antibiotikabgabe bei ausgedehnten Entzündungen (Furunkulose)
Karbunkel (Abb. 16-6B)	mehrere Furunkel, die miteinander über Eiterfluß verbunden sind, treten am Nacken auf Symptome: Rötung, Wärme, Schmerzen, verhärtete Schwellung Therapie: heiße Packungen, Rotlicht, Antibiotikabgabe, später operative Entfernung des Karbunkels und Drainage
Panaritium	eitrige Entzündung im Bereich des Fingers oder der Zehe, durch kleine Verletzungen entstanden; Gefahr der Hand- bzw. Fußphlegmone Symptome: Schwellung, Rötung und pochender Schmerz Therapie: chirurgische Eröffnung und Eiterentleerung durch Drainage, Ruhigstellung der Hand bzw. des Fußes, bei fortschreitender tiefer Infektion Antibiotikagabe
Lymphangitis	entzündliche Erkrankung der Lymphbahn infolge eines lokalen Infektes mit Beteiligung der Lymphknoten (Lymphadenitis = Lymphknotenentzündung) Symptome: dunkelroter Streifen entlang der betroffenen Lymphbahn, Druckschmerz, Erwärmung, hohes Fieber Therapie: Behandlung des Ausgangsherdes, Ruhigstellung und Hochlagerung der betroffenen Extremität, Antibiotikagabe

sie in das Körperinnere gelangen, wie z. B. beim Katheterisieren, oder die Abwehrkräfte bei geschwächten Menschen herabgesetzt sind. Dann gewinnen sie Oberhand und führen zu schweren lokal begrenzten oder generalisierten Infektionen.

Die **Eintrittspforten für Keime** sind vielfältig. Infektionserreger gelangen in den Körper über:
- den Mund (z. B. Lebensmittel)
- die Atemwege (Tröpfcheninfektion)
- die Haut (z. B. Wunden, Insektenstiche, Injektionen)
- die Schleimhäute (direkter Schleimhautkontakt z. B. beim Geschlechtsverkehr)

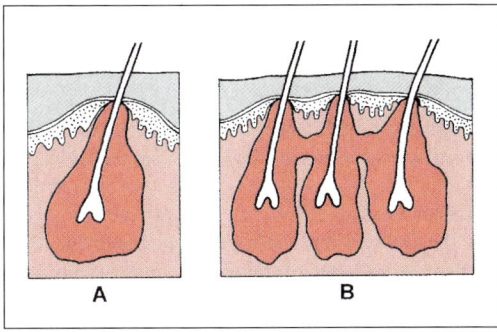

Abb. 16-6 Beispiele lokaler Infektionen. A: Furunkel;
B: Karbunkel

Für die **Übertragung der Keime** kommen folgende Wege in Betracht:
► Der Betroffene infiziert sich selbst mit eigenen Keimen.
► Der Betroffene wird vom Arzt, Pflegepersonal und anderen direkt infiziert.
► Der Betroffene wird von anderen Erkrankten indirekt über Geräte (Pinzette, Schere), Wäsche usw. infiziert (Kreuzinfektion).
► Der Betroffene infiziert sich über Keime in der Luft, in Medikamenten oder Flüssigkeiten.

Hygieneregeln

 Def. Hygiene ist die Lehre von der Gesunderhaltung des Menschen und seiner Umwelt.

Um die Keimübertragungswege zu reduzieren, ist die konsequente Einhaltung von Hygieneregeln notwendig. Die Hygieneregeln beziehen sich auf:
● die persönliche Hygiene
● den Umgang mit Materialien, wie Wäsche, Pflegematerial, Medikamente und Waschutensilien
● den Umgang mit Ausscheidungen
● den Umgang mit infektiösen Kranken
● den Umgang mit Sterilgut

◆ Persönliche Hygiene
► Es sollte stets saubere Berufskleidung, die bei 60 °C gewaschen werden kann, getragen werden.
► Regelmäßiges Haarewaschen und Hochstecken der Haare verhindert ein Herabfallen von Keimen aus den Haaren.
► Gründliche Körperpflege, kurze Fingernägel, sauberes Schuhwerk reduzieren die Keime, die von der Pflegekraft auf den Bewohner übertragen werden können.
► Schmuck und Armbanduhren gehören nicht zur Berufskleidung (Gefahr der Keimbesiedelung und Verletzungsgefahr für Pflegekraft und Bewohner).
► Bei Pflegetätigkeiten, bei denen Kontakt mit Blut oder Fäkalien besteht, bindet man sich eine Schürze um (verhindert die Verschmutzung der Berufskleidung).

◆ Händewaschen
Das Händewaschen ist die wichtigste hygienische Maßnahme, da die Keimübertragung durch die Hände eine der häufigsten Infektionsquellen darstellt.
► Händewaschen unverzüglich vornehmen bei Verschmutzungen, vor und nach pflegerischen Tätigkeiten

► Keine Seife am Stück (vermehrtes Keimwachstum am Seifenstück möglich), sondern Flüssigseife aus dem Dosierspender benutzen
► Keine Stoffhandtücher (vermehrtes Keimwachstum auf dem nassen Handtuch), sondern Einmalhandtücher aus dem Spender zum Trocknen verwenden

◆ Umgang mit Materialien
Wäsche:
► Verschmutzte Wäsche nicht auf den Boden legen (Keime gelangen auf den Fußboden), sondern gleich nach Verschmutzungsgrad und Wäscheart (Kochwäsche, Feinwäsche etc.) sortieren und in entsprechende Wäschesäcke geben
► Wäschesäcke, die mit Blut- und Fäkalien verschmutze Wäsche enthalten, verschließen und separat lagern. Diese Wäsche möglichst umgehend reinigen
► Saubere Wäsche nicht mit der verschmutzten in Berührung kommen lassen (getrennt lagern)
► Saubere Wäsche nicht auf den Boden legen (Keime gelangen ins Bett)

Pflegematerial:
► In der Originalverpackung lagern, immer erst kurz vor Gebrauch im Bewohnerzimmer öffnen
► Material, das mehrfach und bei anderen Bewohnern verwendet wird, nicht auf oder in das Bett legen, z.B. Blutdruckmanschette, Salbentöpfe, Verbandsschere usw. (Kreuzinfektion!)

Medikamente:
► Geschlossen in der Originalverpackung lagern
► Angebrochene Tropfen nicht länger als 3 Wochen verwenden
► Tropfenlösung mit Wasser oder anderen Substanzen erst unmittelbar vor Gebrauch erstellen

Waschschüsseln:
► Nach Gebrauch mit Seife reinigen und im Zimmer des Bewohners aufbewahren
► Jeder Bewohner erhält seine eigene Schüssel

◆ Umgang mit Ausscheidungen
► Urinflaschen und Steckbecken stets nach Gebrauch leeren und desinfizieren (Codraspüle)
► Flaschen mit Geruchsverschluß (Deckel) für die Nacht nutzen
► Urinflaschen und Steckbecken ausschließlich bei einem Pflegebedürftigen verwenden (Gefahr der Kreuzinfektion)
► Urinsammelgefäße (z.B. für die Gewinnung von 24-Stunden-Urin) verschließen und nach Gebrauch in der Codraspüle desinfizieren

◆ Umgang mit infektiösen Kranken

Die Schutzmaßnahmen beziehen sich auf den Grad der Infektionsgefährdung und auf die Übertragungswege. Sie sollten mit dem behandelnden Arzt abgesprochen werden.

- ▶ Schutzkittel tragen und im Zimmer des Kranken belassen oder Einmalkittel nutzen, die vor Betreten angezogen und vor Verlassen des Zimmers wieder ausgezogen werden
- ▶ Feste Schutzhandschuhe (Latex) bei allen pflegerischen Tätigkeiten tragen
- ▶ Vor Betreten und vor Verlassen des Zimmers Händedesinfektion durchführen
- ▶ Bei Gefahr der Tröpfcheninfektion Mundschutz umbinden, nicht zu nahe an den Betroffenen herantreten
- ▶ Soweit möglich Geschirr im Zimmer belassen, benutzte Wäsche in speziellen Wäschesäcken separat waschen lassen
- ▶ Gegebenenfalls Isolation des Betroffenen (kein Kontakt zu anderen Bewohnern des Heims)

◆ Umgang mit Sterilgut

- ▶ Öffnen der Verpackung nur unmittelbar vor der Benutzung und am Ort der Nutzung
- ▶ Vor Öffnung Kontrolle auf Sterilität (farbliche Markierungen)
- ▶ Geöffnete Verpackung als Schutz unter dem Sterilgut liegenlassen
- ▶ Nicht auf das geöffnete Sterilgut niesen, husten oder sprechen
- ▶ Instrumente nur am Griff anfassen
- ▶ Sterile Handschuhe anziehen, ohne dabei ihre Außenseite zu berühren
- ▶ Beschädigte Verpackungen kennzeichnen und nicht mehr als steril einsetzen

Methoden der Asepsis (Keimfreiheit)

Es gibt zwei Methoden, um einen Zustand der Keimfreiheit zu erlangen:
- ● Desinfektion
- ● Sterilisation

Desinfektion

 Def. Desinfektion bedeutet, totes oder lebendes Material in einen nicht mehr infektiösen Zustand zu versetzen.

Dies kann **physikalisch** durch Hitze (thermische Desinfektion), durch Strahlen (UV-Strahlung) oder durch **chemische** Mittel geschehen.

◆ Händedesinfektion des Pflegepersonals

Die Hände des Pflegepersonals stehen bei der Keimübertragung an erster Stelle. Die Keime können auf der rauhen Hautoberfläche gut haften (s. Abb. 16-7). In vielen Fällen reicht Händewaschen allein zur effektiven Reduktion der Keimzahl nicht aus. Eine Händedesinfektion ist notwendig:

- ● vor und nach direktem Kontakt mit dem Pflegebedürftigen, vor allem, wenn dieser abwehrgeschwächt oder selbst infektiös ist
- ● vor und nach der Durchführung von Pflegemaßnahmen, die einen Eingriff in die körperliche Unversehrtheit darstellen, z. B. Injektionen
- ● vor und nach der Katheterpflege
- ● vor und nach der Wundpflege
- ● vor der Zubereitung und der Verteilung des Essens
- ● vor dem Austeilen der Medikamente
- ● nach Kontakt mit Blut oder Fäkalien
- ● nach Kontakt mit kontaminierten Materialien

Durchführung:
- ▶ Zur hygienischen Händedesinfektion 60- bis 80%igen Alkohol (Äthanol, Isopropanol) aus einem Dosierspender verwenden
- ▶ In die hohle Handfläche ca. 3 ml Lösung geben und so lange gründlich verreiben, bis die Haut wieder trocken ist (ca. 30 Sekunden). Die Einwirkungszeit ist erreicht.
- ▶ Hände, die mit Blut, Sputum und Fäkalien in Berührung gekommen sind, erst desinfizieren und dann waschen. In diesem Falle neben den Händen auch die Unterarme waschen. Anschließend noch einmal mit Alkohol desinfizieren.

Häufiges Waschen und Desinfizieren schädigt den Schutzmantel der Haut. Die Haut sollte deshalb mehrmals am Tag eingecremt werden (s. Abb. 16-7). Hierzu verwendet man Creme oder Lotion per Dosierspender oder Tube. Cremetöpfe, die von mehreren Personen genutzt werden, können eine Keimbesiedelung aufweisen und sollten deshalb gemieden werden.

Die Tabelle 16-4 zeigt zusammenfassend einen Hygieneplan für ein Altenheim.

 Im **Umgang mit Desinfektionsmitteln** sollten folgende Punkte beachtet werden:
- ▶ Direkten Kontakt mit der Haut verhindern (Handschuhe tragen)
- ▶ Desinfektionsmittel dürfen nicht in die Augen oder in Berührung mit den Schleimhäuten gelangen (Verätzungsgefahr).

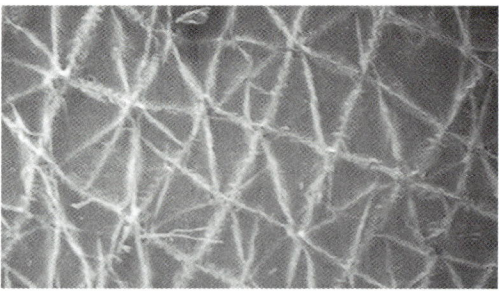

A

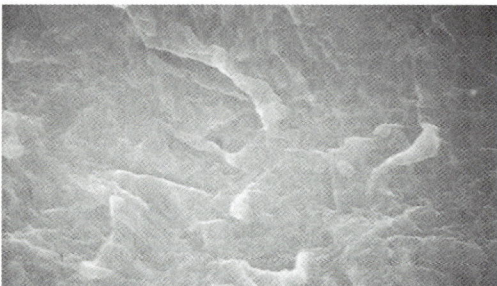

B

Abb. 16-7 Wirkung der Pflege auf die Haut. A: Rauhe, ausgetrocknete Hautoberfläche vor Pflegemaßnahmen; B: gereinigte und gefettete Hautoberfläche (elektronenmikroskopische Aufnahmen, mit freundlicher Genehmigung der Firma Sebapharma GmbH & Co, Boppard-Bad Salzig)

► Keine Sprühdesinfektionsmittel verwenden (Schädigung der Lunge!)
► Korrekte Dosierung einhalten
► Einwirkungszeit beachten
► Gegenstände und Instrumente erst nach der Desinfektion reinigen

Sterilisation

 Def. Unter Sterilisation versteht man die Abtötung von Mikroorganismen mit physikalischen Maßnahmen.

Dies geschieht durch Heißluft, Dampf, Gas oder durch Bestrahlung. Die Wahl der Methode ist von der Materialbeschaffenheit abhängig. Da heute überwiegend von der Industrie sterilisierte Einmalmaterialien verwendet werden, soll hier nur kurz auf die verschiedenen Methoden eingegangen werden (s. Tab. 16-5).

Vor der Sterilisation werden die Gegenstände gereinigt und desinfiziert. Als Verpackung dienen spezielle Folien oder Metallbehälter (z. B. für Kompressen), in denen das Sterilgut anschließend auch einige Zeit steril aufbewahrt werden kann. Auf die Verpackung klebt man Papierstreifen, die durch den Sterilisationsvorgang ihre Farbe verändern. Vor der Verwendung steriler Gegenstände sollten sie stets kontrolliert werden.

Pflege und Betreuung bei Salmonelleninfektion

Die Salmonelleninfektion ist eine gefürchtete Infektion für alte abwehrgeschwächte Menschen. Immer wieder berichten die Medien über Masseninfektionen in Altenheimen oftmals mit tödlichem Ausgang für einige der Infizierten.

War früher der Hauptübertragungsweg über den Menschen gegeben und eine Infektion eher selten, so rückt heute mehr und mehr das Tier als Infektionsquelle in den Vordergrund und führt zu einer Zunahme der Infektionen. Vor allem Geflügel und dessen Produkte, die Eier, sind für die Salmonellenübertragung verantwortlich. Die Tiere infizieren sich in der Massentierhaltung. Das infizierte Tier wird geschlachtet und vom Verbraucher zubereitet. Werden dabei nicht Temperaturen über 70 °C über einen längeren Zeitraum erreicht (durchgegart), so kommt es beim Verzehr zur Infizierung. Das gleiche geschieht bei der Verwendung von rohem Eiweiß. Bei längerer ungekühlter Lagerung des Fleisches und der Eier

können sich die Salmonellen sprunghaft innerhalb kurzer Zeit vermehren. Besonders schnell vermehren sie sich bei sommerlichen Temperaturen.

 ⚠ Da eine Salmonelleninfektion für alte Menschen häufig tödlich endet, sollte in einem Altenheim generell auf den Verzehr von Speisen mit rohen Eiern verzichtet werden.

Zu den für Salmonellen besonders anfälligen Lebensmitteln gehören neben Geflügel und rohen Eiprodukten:
● rohes Fleisch, Innereien und Wurstwaren, insbesondere frische Mettwurst und Hackfleischerzeugnisse
● Meerestiere und Erzeugnisse daraus
● Cremes und andere Desserts mit frischen Eiern
● Saucen, die nicht unmittelbar nach der Herstellung verzehrt werden und bei denen Eier als Bindemittel benutzt werden

Tab. 16-4 Hygieneplan für ein Altenheim (erstellt von der Arbeitsgruppe »Hygiene« der Bremer Heimstiftung)

Was	Wann	Wie
Hände	vor allen invasiven Eingriffen vor und nach Tätigkeiten mit Kontaminationsgefahr	desinfizieren waschen, pflegen
zusätzliche Schutzkleidung (wenn die Kleidung oder Berufskleidung der Beschäftigten mit Krankheitskeimen verschmutzt werden kann)	wenn die Hände mit Blut, Ausscheidungen oder hautschädigenden Stoffen in Berührung kommen bei Ausscheidungen	flüssigkeitsdichte Handschuhe flüssigkeitsdichte Schürzen
Einrichtungsgegenstände, Dusch- und Toilettenstühle, Schränke, Bettgestelle Flächen und Gegenstände (Nierenschalen)	nach jeder Benutzung nach Bedarf	desinfizieren (wischen), Fläche vollständig benetzen mit sauberem Tuch
Urinflaschen, Steckbecken	nach jeder Benutzung	desinfizieren (Spülvorrichtung)
Räume, Fußböden	bei Bedarf	Räume, Hartfußböden und Inventar (wischen)
Instrumente, Thermometer	unmittelbar nach Gebrauch	einlegen in Lösung, die desinfiziert und reinigt (nicht mit ungeschützter Hand in die Lösung greifen) oder Thermodesinfektion
Wäsche (Matratzenbezüge)	bei Bedarf	waschen (kochen)
Abfall (Einlagen, Zellstoff, Handschuhe, Verbände)	nach Bedarf	direkt in einen Plastiksack geben, der sich in einem Eimer mit Deckel befindet
verletzungsgefährdenden Abfall	nach Bedarf	spitze, scharfe und zerbrechliche Gegenstände nur sicher umschlossen in den Abfall geben

Tab. 16-5 Sterilisationsverfahren

Heißluftsterilisation	Lufttemperatur von 160 bis 180 °C Materialien: Glas, Porzellan, Metall
Dampfsterilisation	wird am häufigsten durchgeführt; Methode beruht auf dem Prinzip der Anfeuchtung und Erhitzung Materialien müssen ca. 120 °C Hitze und heiße Wasserdämpfe aushalten können
Gassterilisation	toxische Gase wie z. B. Formaldehyd töten Keime ab Materialien: alle Materialien, die nicht hitzebeständig sind außer Flüssigkeiten
Strahlensterilisation	Bestrahlung mit Beta- oder Gammastrahlen, wird hauptsächlich von der Industrie eingesetzt, für alle Materialien geeignet

- Mayonnaisen und Salate, die mit Mayonnaise angerührt werden
- Konditoreiwaren mit nicht durchgebackener Füllung (Bienenstich)
- Speiseeis, dessen Grundmasse vor dem Einfrieren nicht erhitzt wurde
- Rohmilch direkt vom Bauernhof

(entnommen aus Verbraucher-Infomationen der Arbeitsgemeinschaft der Verbraucherverbände in Bonn)

Situationseinschätzung auf der Grundlage der betroffenen ALs

◆ Ausscheiden

Heftige, häufige, breiige oder flüssige Stuhlentleerungen sind ein Hauptsymptom der Salmonellenerkrankung. Sie schwächen den alten Menschen und führen ohne geeignete Gegenmaßnahmen zu ausgeprägtem Flüssigkeitsmangel. Mattigkeit, allgemeine Schwäche und Kreislaufkollaps sind die Folgen. Sie machen sich in Form von Blutdruckabfall und Tachykardie bemerkbar. Eine regelmäßige Blutdruck- und Pulskontrolle ist deshalb erforderlich.

◆ Essen und trinken

Begleitet werden die Durchfälle von mehr oder minder ausgeprägter Übelkeit und Erbrechen. Dadurch ist die orale Aufnahme der Nahrung und vor allem der dringend benötigten Flüssigkeit eingeschränkt oder überhaupt nicht möglich. Die Flüssigkeitszufuhr erfolgt dann parenteral über Infusionen.

◆ Sich pflegen und kleiden

Starker Durchfall führt besonders bei abwehrgeschwächten alten Menschen zu Stuhlinkontinenz. Sie schaffen es nicht mehr, rechtzeitig zur Toilette zu gelangen oder sind durch die Erkrankung so geschwächt, daß sie das Bett nicht verlassen können. Durch Fieber wird starkes Schwitzen ausgelöst.
Pflegekräfte helfen, indem sie Toilettenstühle oder Steckbecken bereitstellen, den Betroffenen, so oft es notwendig ist, waschen und die Kleidung wechseln. Neben der Körperpflege ist eine Dekubitus- und Pneumonieprophylaxe notwendig. Durch sorgfältige Desinfektion der Hände und Einhaltung der Hygieneregeln müssen andere Bewohner vor der Salmonelleninfektion geschützt werden.

◆ Körpertemperatur regulieren

Die Erkrankung geht meist mit Fieber einher. Die Körpertemperatur muß regelmäßig überwacht und eine Fieberkurve angelegt werden. In jedem Falle ist ein Arzt hinzuzuziehen.

Pflegeziele

Oberstes Ziel der Pflege ist ein wirkungsvoller Schutz vor einer Infektion mit Salmonellen. Dies geschieht durch geeignete vorbeugende Maßnahmen. Bei bestehender Infektion erhält der Betroffene Hilfestellung in der Durchführung und Wiedererlangung seiner Selbständigkeit in den täglichen Aktivitäten des Lebens. Der Betroffene wird darin unterstützt, seine körperlichen Kräfte wiederzuerlangen. Vor Folgeschäden wie Dekubitus und Pneumonie wird der Betroffene wirkungsvoll geschützt.

Pflegemaßnahmen

Schutzmaßnahmen

▶ Alle **Lebensmittel** sollten nach Möglichkeit gekocht oder gebacken, das Fleisch dabei durchgegart werden, da hierbei die Salmonellen abgetötet werden.

▶ Auf den Verzehr von rohem Hackfleisch (Mett, Tartar) und rohen Eiern (Eischnee in Süßspeisen) sollte verzichtet werden.

▶ Ein Wiederaufwärmen von Speisen ist nur dann sinnvoll, wenn dabei 70 °C überschritten werden.

▶ Der Zeitraum zwischen Zubereitung der Speisen und Verzehr sollte möglichst gering sein.

▶ Leichtverderbliche Lebensmittel sind generell im Kühlschrank zu lagern.

▶ Aufgetautes Geflügel, Schweinefleisch, Innereien und Eier sollten gründlich gereinigt und gesondert von anderen Lebensmitteln aufbewahrt werden. Bei diesen Produkten ist eine sorgfältige kühle Lagerung (unter 15 °C) unerläßlich.

▶ Geschirrtücher und Spüllappen können von Salmonellen besiedelt sein. Sie sollten deshalb täglich gewechselt werden. Die Reinigung erfolgt in der Kochwäsche.

Zu den vorbeugenden Maßnahmen gehört auch die **persönliche Hygiene**. Nach jeder Toilettenbenutzung ist gründliches Händewaschen obligatorisch. Die Nutzung von Seifenspendern und Einweghandtüchern grenzt die Ansteckungsgefahr ein.

Mitarbeiter, die selbst an der Salmonelleninfektion erkrankt sind, dürfen nicht mehr in der Speisenzubereitung arbeiten. Stuhluntersuchungen durch das Gesundheitsamt geben Aufschluß über die Dauer der Erkankung. Auch nach Abklingen der Symptome kann eine weitere Gefährdung für andere bestehen. Salmonellen können sich in seltenen Fällen dauerhaft im menschlichen Körper ansiedeln, ohne daß die Betroffenen an den Symptomen der Krankheit leiden. Sie werden zu sogenannten »Dauerausscheidern«. Diese Personen dürfen nicht in der Speisenzubereitung oder Lebensmittelherstellung arbeiten. Eine regelmäßige jährliche Kontrolle des Küchenpersonals auf Salmonellen wird deshalb von den Gesundheitsämtern gefordert.

Bewohner, die an einer Salmonelleninfektion erkrankt sind oder die Dauerausscheider sind, sollten eine nur von ihnen genutzte Toilette zur Verfügung haben. Der Toilettensitz ist regelmäßig zu desinfizieren (s. o.). Auch sie sollten sich nach Benutzung der Toilette die Hände gründlich reinigen. Dies kann bei verwirrten Bewohnern zu Problemen führen. Die Infektionsgefahr für andere läßt sich in diesem Fall u. a. durch die Unterbringung in einem Einzelzimmer reduzieren.

Die Betroffenen dürfen ebenfalls nicht an einer Speisenzubereitung für andere mitwirken (z. B. gemeinsames Frühstück bereiten).

Ernährung und Flüssigkeitszufuhr

An einer Salmonelleninfektion akut Erkrankte haben besonders unter dem Flüssigkeitsverlust und damit verbundenen Elektrolytverlust zu leiden. An erster Stelle in der Pflege und Betreuung der Infizierten steht deshalb der Wasser- und Elektrolytausgleich. Ist eine orale Zufuhr möglich, sollte dem Erkrankten ausreichend Tee, Brühe und Haferschleim gereicht werden. Die Menge der Flüssigkeit richtet sich nach der Häufigkeit und Menge der Entleerungen und nach dem Fieber. Sie sollte aber mindestens 2500 ml pro Tag betragen. Die getrunkene Menge wird in der Pflegedokumentation vermerkt. Ist eine orale Zufuhr nur begrenzt oder aufgrund des Erbrechens nicht möglich, muß vom Arzt eine Infusion gelegt werden. Als Dauerinfusion kommen Elektrolyt- und Glukoselösungen mit Kaliumzusatz in Frage. Flüssigkeitszufuhr und -ausscheidung sollten sorgfältig überwacht werden.

Zur Schonung des Darmes empfiehlt sich eine Nahrungskarenz von 1 bis 3 Tagen. Während dieser Zeit sollte neben der Brühe nur Schleim gereicht werden. Anschließend wird langsam mit leicht verdaulicher Nahrung (kein Obst wegen der Fruchtsäure), in kleinen Portionen verteilt, mit der normalen Ernährung begonnen.

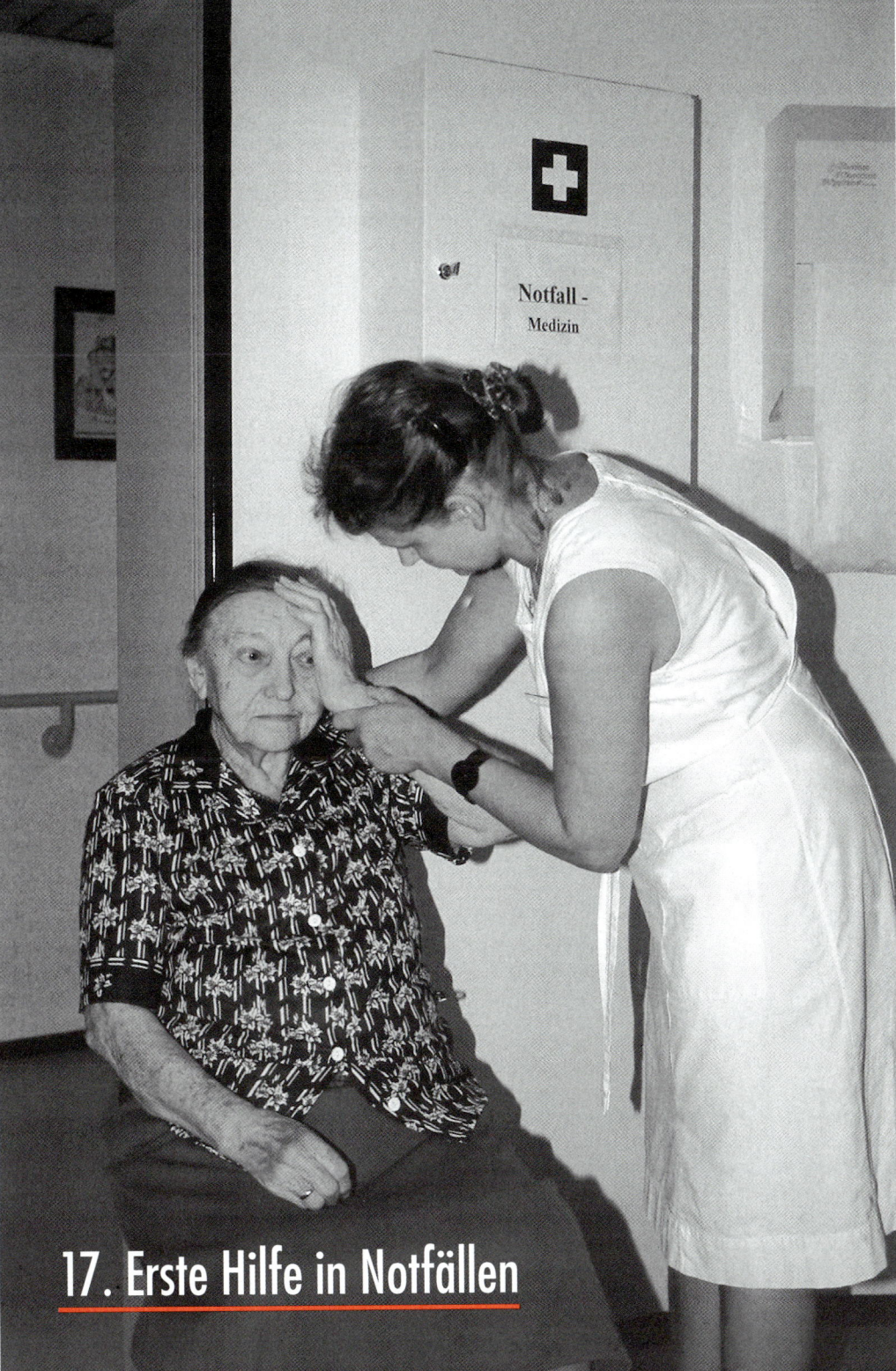

Notfall -
Medizin

17. Erste Hilfe in Notfällen

Medizinische Grundlagen

LOTTE HABERMANN-HORSTMEIER

Medizinische Grundlagen

LOTTE HABERMANN-HORSTMEIER

Notfall als lebensbedrohliche Störung einer oder mehrerer Organfunktionen

 Bei einem Notfallpatienten sind diejenigen Funktionen, die das Überleben garantieren (Vitalfunktionen: Atmung, Herz-Kreislauf-Funktion), akut bedroht.

Wenn nicht ausreichend Sauerstoff zu den einzelnen Körperzellen transportiert werden kann, kommt es schon nach kurzer Zeit zu einer lebensbedrohlichen Situation. Besonders empfindlich reagiert das Gehirn auf einen Sauerstoffmangel.

Notfälle können ausgelöst werden durch
● schwere Verletzungen (Traumata)
● schwere, akut auftretende, lebensbedrohende Erkrankungen
● Vergiftungen

Allgemeine Maßnahmen der Ersten Hilfe

Lagerung des Notfallpatienten

Die stabile Seitenlagerung

 Jeder bewußtlose, spontan atmende Notfallpatient sollte möglichst umgehend in die **stabile Seitenlage** (Abb. 17-1) gebracht werden.

▶ Der dem Helfer zugewandte Arm wird eng an den Körper angelegt. Der Patient wird in der Hüfte leicht angehoben und der Arm so weit wie möglich unter das Gesäß geschoben.
▶ Das entsprechende Bein wird im Knie- und im Hüftgelenk stark gebeugt. Der Fuß sollte möglichst nahe am Gesäß liegen.
▶ Der Helfer faßt nun Schulter und Hüfte der gegenüberliegenden Seite und dreht den bewußtlosen Patienten zu sich herüber.
▶ Der jetzt unten liegende Arm wird leicht angewinkelt, der Kopf im Nacken überstreckt. Letzteres ist wichtig, damit der Zungengrund nicht zurückfällt und sich vor den Luftröhreneingang legt.
▶ Nun sollte das Gesicht leicht zur Unterlage hin gedreht werden. Der Mund bildet dann den tiefsten Punkt des Körpers, so daß eine Verlegung der Atemwege (z. B. durch Erbrochenes, Blut oder Schleim) nicht mehr möglich ist.

▶ Zum Schluß wird der oben liegende Arm im Ellenbogengelenk angebeugt und die Hand schützend vor das Kinn gelegt.
▶ Der Bewußtlose muß weiter sorgfältig überwacht werden.

Die Schocklagerung

Patienten mit einem Kreislaufschock müssen in die **Schocklage** gebracht werden (Abb. 17-3). Hierunter versteht man eine leichte Schräglage mit Kopftieflagerung. Durch das Hochlagern der Beine strömt vermehrt Blut zum Herzen zurück. Auf diese Weise kann eine verbesserte Durchblutung der lebenswichtigen Organe Gehirn, Herz und Lunge erreicht werden.

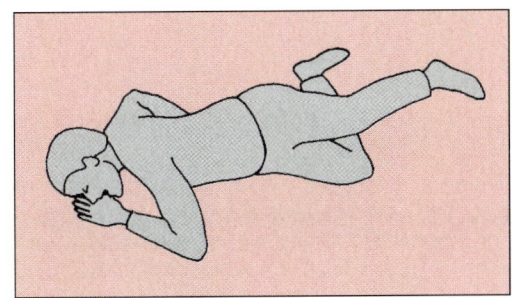

Abb. 17-1 Die stabile Seitenlage

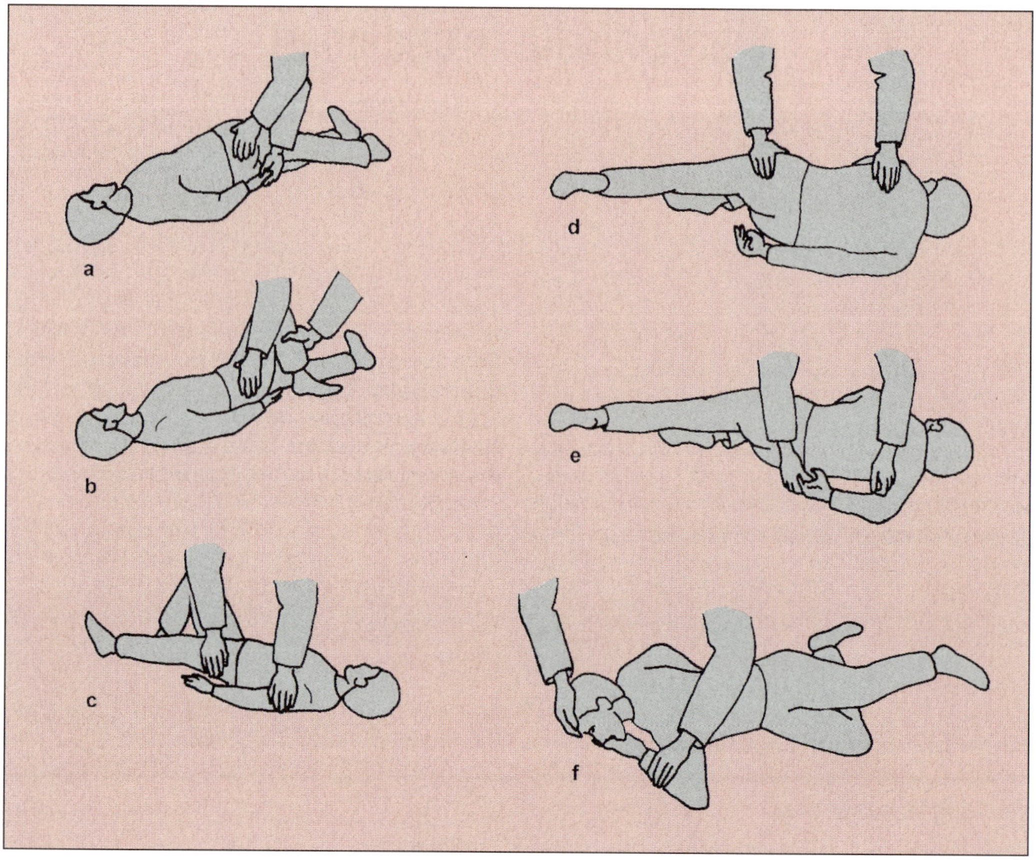

Abb. 17-2 Durchführung der stabilen Seitenlagerung; a: Hüfte anheben und Arm gestreckt unter das Gesäß schieben; b: das Bein an der Seite des Helfers abwinkeln; c: Verletzten an Schulter und Hüfte fassen; d: Bewußtlosen vorsichtig zum Helfer hindrehen; e: den Arm am Ellenbogengelenk vorsichtig herausziehen und abwinkeln; f: Kopf in den Nacken überstrecken und Hand flach neben das Kinn legen.

Die Oberkörperhochlagerung

Bei Zuständen mit Atemnot und erhaltenem Bewußtsein sollte der Patient in Rückenlage mit erhöhtem Oberkörper gelagert werden (Abb. 17-4).

Die Herz-Lungen-Wiederbelebung

Bei einem plötzlichen Herz-Kreislauf-Stillstand wird kein Blut mehr aus dem Herzen in den Blutkreislauf gepumpt. Da Atmung und Kreislaufsystem aneinander gekoppelt sind, kommt es kurze Zeit nach einem Kreislaufstillstand auch zum Aussetzen der Spontanatmung. Umgekehrt hat ein Atemstillstand nach

wenigen Minuten einen Herz-Kreislauf-Stillstand zur Folge.

Rechtzeitig durchgeführte **Wiederbelebungsmaßnahmen** können einen plötzlich auftretenden Stillstand von Atmung und/oder Kreislauf (z.B. als Folge eines Herzinfarktes, eines Herzschrittmacher-Versagens, einer Lungenembolie, einer Vergiftung oder eines Unfalls) beheben. Nicht rückgängig zu machen ist jedoch ein Herz-Kreislauf-Stillstand bzw. Atemstillstand im Endstadium einer schweren, unheilbaren Erkrankung.

Erkennungszeichen eines akuten Kreislaufstillstands sind:
- Bewußtlosigkeit
- Atemstillstand (das Fehlen von sichtbaren und fühlbaren Atembewegungen, s. Abb. 17-5),
- eine graublasse Hautfarbe,

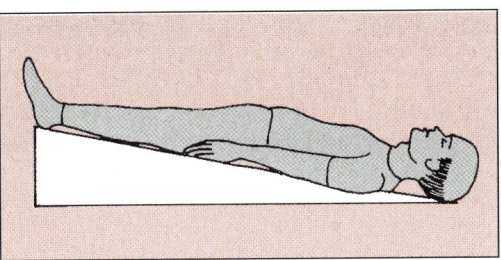

Abb. 17-3 Die Schocklage

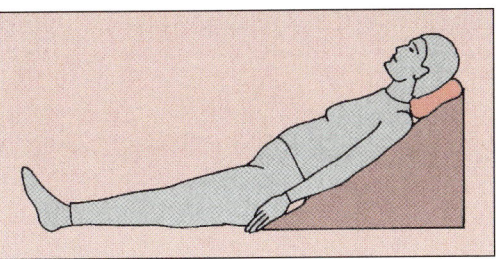

Abb. 17-4 Die Oberkörperhochlagerung

- Pulslosigkeit an den Halsschlagadern (fühlbar mit vier Fingern einer Hand seitlich der Luftröhre, s. Abb. 17-6) sowie
- weite, lichtstarre Pupillen.

Setzen Wiederbelebungsmaßnahmen (kardiopulmonale Reanimation) nicht rechtzeitig ein, besteht die Gefahr des Hirntodes. Erste Hirnzellen sterben schon nach 3 bis 5 Minuten ab.

Die Mund-zu-Mund- bzw. Mund-zu-Nase-Beatmung

 Im Normalfall sollte immer die Mund-zu-Nase-Beatmung angewandt werden, da sie den natürlichen Atemweg benutzt.

Mit der Atemspende sollte unverzüglich nach einem Atemstillstand begonnen werden. Nur bei sichtbaren großen Fremdkörpern (Achtung: Gebißteile!) wird die Mundhöhle grob mit den Fingern ausgeräumt.

◆ Die Mund-zu-Nase-Beatmung

- ▶ Der Helfer kniet seitlich in Kopfhöhe.
- ▶ Der Kopf des Notfallpatienten wird weit im Nacken gebeugt, der Hals überstreckt (Abb. 17-8a). Dadurch werden der Zungengrund angehoben und die Atemwege freigemacht (Abb. 17-7).
- ▶ Der Helfer verschließt nun den Mund des nicht mehr Atmenden.
- ▶ Anschließend öffnet er den eigenen Mund und atmet etwas tiefer als normal ein.
- ▶ Nun setzt er seinen weit geöffneten Mund um die Nase herum fest auf das Gesicht des Betroffenen auf und bläst seine Ausatemluft in die Atemwege des Notfallpatienten (Abb. 17-8b).
- ▶ Am Zurücksinken des Brustkorbes wird der Erfolg der Beatmung überprüft (Abb. 17-8c).
- ▶ Die Atemspende sollte etwa 15mal pro Minute durchgeführt werden.

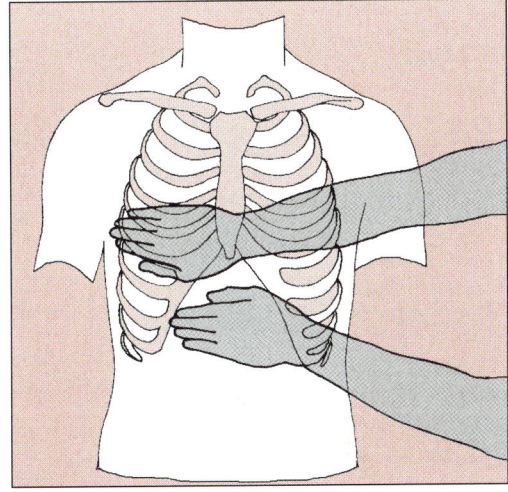

Abb. 17-5 Feststellen der Atmung durch Auflegen der Hände auf Rippenbogen und Oberbauch

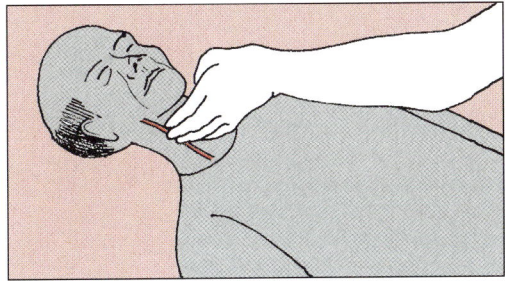

Abb. 17-6 Tasten des Pulses an der Halsschlagader

◆ Die Mund-zu-Mund-Beatmung

Sie wird nur dann angewandt, wenn eine Mund-zu-Nase-Beatmung keinen Erfolg hatte (z.B. bei einer Verlegung der Nase durch Schleim, Blut oder Fremdkörper). Bei dieser Form der Atemspende muß die Nase fest ver-

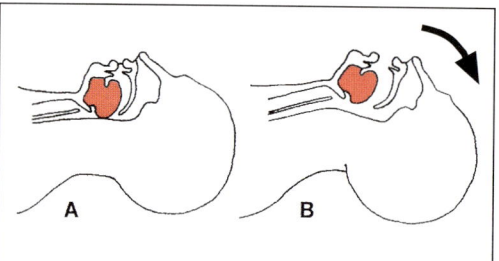

Abb. 17-7 A: Verlegung der Atemwege durch Zurückfallen der Zunge; B: durch das Überstrecken des Kopfes in den Nacken wird der Zungengrund angehoben; die Atemwege sind frei.

schlossen werden (Abb. 17-9). Die Gefahr, daß Luft über die Speiseröhre in den Magen gelangt, ist hierbei größer als bei der Mund-zu-Nase-Beatmung. In einem solchen Fall kann es zu einer Überblähung des Magens und dadurch zum Erbrechen kommen (Achtung: Gefahr des Eindringens von Erbrochenem in die Atemwege!).

Die Herzdruckmassage

Zur Herzdruckmassage muß der bewußtlose Patient in Rückenlage gebracht werden. Der Oberkörper muß auf einer harten, nicht nachgebenden Unterlage aufliegen.

> ⚠️ Eine Herzdruckmassage im Bett ist in der Regel nicht effektiv!

▶ Der Helfer kniet in Brusthöhe des Notfallpatienten und bestimmt den Druckpunkt für die Herzdruckmassage in der Mitte des Brustkorbes, direkt auf dem Brustbein (Abb. 17-10). Dazu tastet er das untere Brustbeinende. Der Druckpunkt liegt etwa drei Querfinger oberhalb des Brustbeinendes auf dem Brustbein.

> ✏️ Dieser Druckpunkt sollte während der Herzdruckmassage immer beibehalten werden, da sonst die Wiederbelebungsmaßnahme an Effektivität einbüßt und die Gefahr von Verletzungen besteht. Rippenbrüche und Brüche des Brustbeins sind – besonders bei alten Menschen! – nicht selten

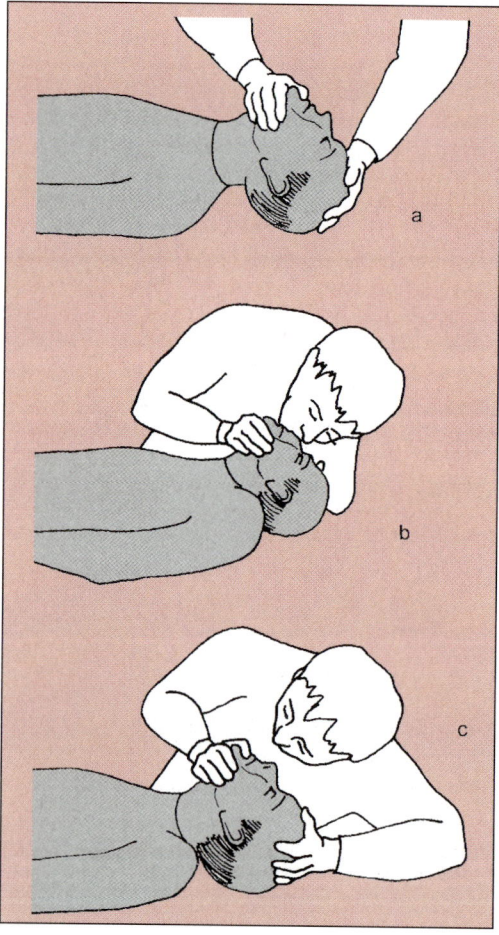

Abb. 17-8 Die Mund-zu-Nase-Beatmung (Erläuterung im Text)

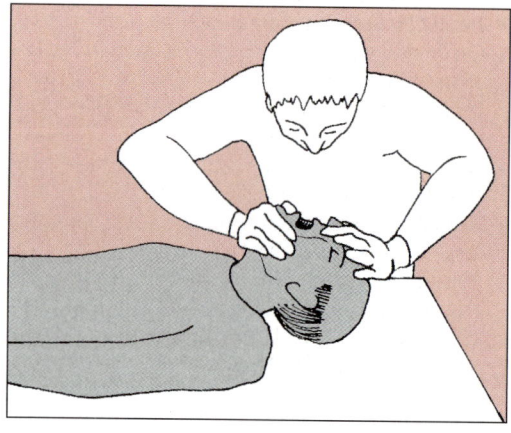

Abb. 17-9 Die Atemspende Mund-zu-Mund. Hierbei ist die Nase fest zu verschließen.

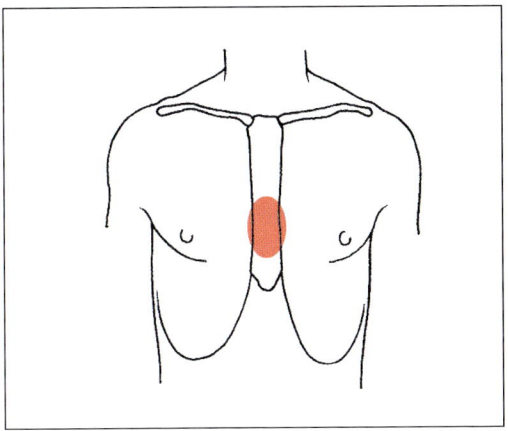

Abb. 17-10   Druckpunkt für die Herzdruckmassage

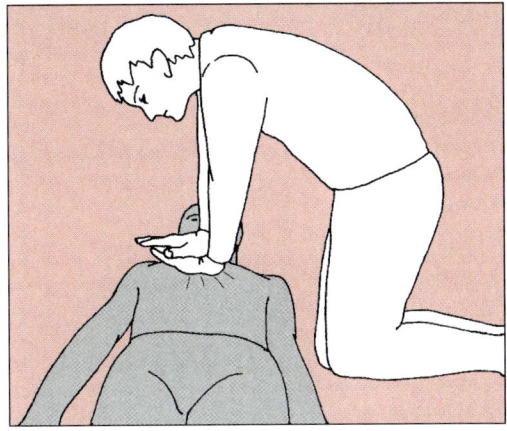

Abb. 17-11   Herzdruckmassage. Der Druck erfolgt senkrecht mit gestreckten Armen. Die Finger sind nach oben abgewinkelt.

Folge einer nicht exakt ausgeführten Herzdruckmassage. Sie können zur Verletzung der inneren Organe des Brust- und Bauchraumes führen (z.B. Pneumothorax).

▶ Der Helfer setzt nun den Handballen auf den Druckpunkt auf. Die Finger dieser Hand sollten nicht dem Brustkorb aufliegen, sondern nach oben gespreizt werden. So kann erreicht werden, daß der vom Helfer ausgeübte Druck nur auf den Druckpunkt übertragen wird.

▶ Der Handballen der zweiten Hand übt nun ebenfalls einen unterstützenden Druck auf den Handrücken über dem Handgelenk der ersten Hand aus.

▶ Bei der Herzdruckmassage müssen die Arme des Helfers immer senkrecht zum Brustkorb des Notfallpatienten stehen. Das Brustbein wird nun mit durchgedrückten Ellenbogen etwa 3 bis 5 cm tief in Richtung Wirbelsäule gedrückt (Abb. 17-11).

▶ Anschließend muß der Brustkorb wieder vollständig entlastet werden. Der Handballen wird dabei auf dem Druckpunkt belassen.

Teilen sich **zwei Helfer** die Aufgabe der Herz-Lungen-Wiederbelebung (Abb. 17-12), kann der erste Helfer die Herzdruckmassage etwa 60- bis 80mal pro Minute durchführen. Der zweite Helfer beatmet den Notfallpatienten nach jeder fünften Herzmassage (**Frequenz 5:1**).

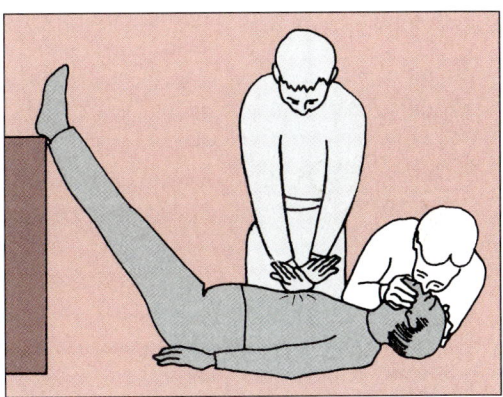

Abb. 17-12   Durchführung der Herz-Lungen-Wiederbelebung durch zwei Helfer. Ein Hochlagern der Beine verbessert den venösen Rückstrom zum Herzen.

Dazu wird die Herzdruckmassage kurzfristig unterbrochen.

Steht nur **ein Helfer** zur Herz-Lungen-Wiederbelebung zur Verfügung, müssen Beatmung und Herzdruckmassage abwechselnd durchgeführt werden. Am effektivsten hat sich dabei eine **Frequenz von 15:2** erwiesen, d.h. nach jeweils 15 Druckstößen (Herzdruckmassage) wird der bewußtlose Patient zweimal beatmet.

Spezielle Notfälle

Bewußtlosigkeit

◆ Definition

Als **Ohnmacht** bezeichnet man eine nur kurzdauernde Bewußtlosigkeit durch einen *plötzlichen Sauerstoffmangel im Gehirn.* Ohnmachtsanfälle treten oft bei größeren Menschenansammlungen auf. Weitere Auslöser sind längeres Stehen, schwüles Wetter etc. Eine Ohnmacht kündigt sich oft durch Schwindelgefühle, leichtes Unwohlsein oder Schwarzwerden vor den Augen an. Der Ohnmächtige ist blaß und nicht ansprechbar. In der Regel wird das Bewußtsein schnell wiedererlangt, wenn der Betroffene liegt. Dies kann dadurch unterstützt werden, daß ein Helfer die Beine des Ohnmächtigen kurze Zeit anhebt, um eine bessere Durchblutung des Gehirns zu erzielen.

Als **Koma** bezeichnet man den schwersten Grad einer Bewußtseinsstörung (s. S. 504). Der Patient ist durch äußere Reize nicht mehr zu wecken. Beispiele sind

- das *diabetische Koma* (hyperglykämisches Koma z. B. infolge eines Insulinmangels),
- das *hepatische Koma* (Folge einer mangelhaften Entgiftungsfunktion der Leber bei schweren Lebererkrankungen),
- das *urämische Koma* infolge einer Harnvergiftung und
- das *zerebrale Koma* als Folge einer hirnorganischen Krankheit (z. B. Schlaganfall, Schädel-Hirn-Verletzung).

◆ Ursachen

- Schlaganfall
- Sauerstoffmangel im Gehirn (z. B. bei einer Verlegung der Atemwege oder anderen Atemstörungen, bei Kreislaufstörungen)
- Stoffwechselstörungen (z. B. ein Coma diabeticum, s. o.)
- Vergiftung
- Krampfanfälle (Epilepsie)
- Gewalteinwirkungen auf den Kopf (z. B. kann durch Schläge oder Stöße eine Hirnblutung ausgelöst werden)
- Unterkühlung
- Hitzeeinwirkung (Hitzschlag, Sonnenstich)
- Gewalteinwirkung durch elektrischen Strom

◆ Symptome

- Der Patient ist nicht weckbar. Er reagiert weder auf lautes Ansprechen noch auf mechanische Reize wie z. B. Zwicken.

- Seine Muskulatur ist schlaff (Ausnahmen bei Krampfanfällen und schweren Schädel-Hirn-Verletzungen).
- Sog. »Schutzreflexe« (Hustenreflex, Schluckreflex) können nicht mehr ausgelöst werden. Es besteht die Gefahr des Eindringens von Erbrochenem, Blut oder Schleim in die Atemwege!
- Durch das Zurückfallen des Zungengrundes kann ein Atemstillstand ausgelöst werden (Gefahr des Erstickens!).

◆ Richtiges Verhalten

▶ Feststellen, ob der Patient atmet (Atemkontrolle).
▶ Atmet der Patient spontan, muß er umgehend in die stabile Seitenlage (s. S. 455) gebracht werden. Puls und Atmung müssen weiterhin in kurzen Abständen kontrolliert werden.
▶ Ist keine Spontanatmung feststellbar, muß der Patient beatmet werden (Atemspende).
▶ Notarzt verständigen!

Schock

◆ Definition

Als Schock bezeichnet man ein akutes Versagen des Kreislaufs. Es kommt zu einer akuten Minderdurchblutung der peripheren Blutgefäße. Dies geht einher mit einem Blutdruckabfall und der Beeinträchtigung des gesamten Organismus.

Man unterscheidet drei **Schockstadien**:

- Im ersten Stadium kommt es zu einer *Kreislaufzentralisation.* Nur noch die lebenswichtigen Organe (Herz, Lunge, Gehirn, Nieren) werden ausreichend mit Blut versorgt, die Peripherie wird minderdurchblutet.
- Im zweiten Stadium, dem Stadium der *Dezentralisation,* kehren sich die Durchblutungsverhältnisse um. Die Weitstellung der peripheren Blutgefäße führt zu einer Minderdurchblutung der lebenswichtigen Organe.
- Im letzten Stadium kommt es zu nicht mehr rückgängig zu machenden (irreversiblen) *Organschäden* an Leber, Nieren, Herz und Gehirn.

◆ Ursachen

- Blutverluste (nach innen oder außen)
- Wasser- oder Salzverluste (z. B. nach starkem Erbrechen oder Durchfällen)
- Minderung der Herzleistung (z. B. durch einen Herzinfarkt oder eine schwere Lungenembolie)

- Angst, Schmerz, Schreck, plötzliche Wärme- oder Kältereize
- Gifte (auch bakterielle Gifte)
- Überempfindlichkeitsreaktionen (Anaphylaxie, s. S. 162)

◆ Symptome
- Blässe
- Frösteln
- Unruhe
- Angst
- schneller, schwacher Puls
- kalter Schweiß
- Teilnahmslosigkeit, Apathie, selten völlige Bewußtlosigkeit

◆ Richtiges Verhalten
- ▶ Notarzt verständigen!
- ▶ Blutstillung durchführen (wenn nötig)
- ▶ Zuerst etwa eine Minute Beine steil anheben, dann Schocklage (s. S. 455)
- ▶ Wärmeverlust vermeiden (Decke unterlegen, leicht zudecken)
- ▶ Patienten beruhigen
- ▶ Kontrolle der lebenswichtigen Funktionen (Pulskontrolle an der Halsschlagader, Atemkontrolle, Blutdruckmessung)

Atemnot und Atemstillstand

◆ Ursachen
- Störungen des Zentralnervensystems (z.B. Schlaganfall, Vergiftung, Hirnblutung)
- Verletzungen des Brustkorbs (z.B. Rippenserienfraktur)
- Verlegung der großen Atemwege (z.B. Zurücksinken des Zungengrundes, Fremdkörper, Erbrochenes, Blutkoagel, spastische Verengung des Kehlkopfes)
- Erkrankungen der Bronchien, des Lungengewebes und des Lungenkreislaufs (z.B. Asthma bronchiale, chronische Bronchitis, Lungenödem, Lungenembolie)
- Erkrankungen des Herzens mit Auswirkung auf die Lungenfunktion (z.B. Linksherzinsuffizienz)

◆ Symptome
- gestörte Atemtätigkeit, kann sich äußern als:
  Tachypnoe (schnelles Atmen)
  Bradypnoe (langsames Atmen)
  flaches Atmen
  Orthopnoe (Atmen ist nur noch in sitzender Position unter großer Kraftanstrengung möglich)
  Atemnebengeräusche wie Rasseln, Pfeifen, Brummen etc.

Schnappatmung
Atemstillstand usw.
- Unruhe, Verwirrtheit bis hin zur Bewußtlosigkeit
- Zyanose (blaurote Verfärbung der Haut und Schleimhäute)
- Schwitzen
- schneller Puls, später auch langsamer, unregelmäßiger Puls
- anfangs Blutdruckanstieg, später Blutdruckabfall

◆ Richtiges Verhalten
- ▶ Notarzt verständigen!
- ▶ Atemkontrolle durchführen
- ▶ Bei einem Atemstillstand sofortige Atemspende (s. S. 457f)
- ▶ Bei Zuständen mit Atemnot:
  In der Regel Oberkörper hochlagern (s. S. 456), da durch die Schwerkraft die Bauchorgane und das Zwerchfell nach unten sinken, so daß sich der Brustkorb besser erweitern kann
  Patienten beruhigen
  Sauerstoff verabreichen (falls vorhanden)

Plötzlich auftretende Schmerzen im Brustkorb

◆ Ursachen
- Herzinfarkt
- Herzenge (Angina pectoris)
- funktionelle Herzbeschwerden
- »Lungenherz« (Cor pulmonale)
- Lungenembolie
- Rippenfellentzündung (Pleuritis)
- peripher sitzende Lungentumoren
- Spontanpneumothorax
- Rippenbrüche
- Erkrankungen der Speiseröhre

◆ Schmerzarten
- umschriebener oder diffuser Schmerz
- oberflächlicher oder in der Tiefe beschriebener Schmerz
- in benachbarte Körperregionen ausstrahlender Schmerz
- Dauerschmerz oder anfallsweiser Schmerz
- atemabhängiger Schmerz

◆ Richtiges Verhalten
- ▶ Notarzt verständigen!
- ▶ Patienten beruhigen
- ▶ Kein Schmerzmittel vor Eintreffen des Arztes verabreichen!

▶ Patient darf weder essen, trinken noch rauchen
▶ Patienten mit Atemnot halbsitzend lagern
▶ Puls und Atmung kontrollieren

Starke Blutungen im Magen-Darm-Bereich

◆ Ursachen
● Magengeschwür (Ulcus ventriculi)
● Ösophagusvarizenblutung
● Zwölffingerdarmgeschwür (Ulcus duodeni)
● akute Darmentzündung (Enterokolitis)
● chronisch-entzündliche Darmerkrankungen (Colitis ulcerosa, Morbus Crohn)
● Dickdarmkarzinom
● Kolonpolypen
● Hämorrhoiden

◆ Symptome
● Erbrechen von Blut (Hämatemesis) oder mit Blut durchmengtem Material
● Blut im Stuhl (als Teerstuhl oder roter Blutstuhl)
● eventuell Schocksymptome

◆ Richtiges Verhalten
▶ Notarzt verständigen!
▶ Patienten beruhigen
▶ Puls und Atmung kontrollieren
▶ Eventuell Maßnahmen zur Schockbekämpfung ergreifen (s. S. 461)

Akutes Abdomen (»akuter Bauch«)

◆ Ursachen
● Durchbruch eines Magen- oder Zwölffingerdarmgeschwürs
● akute Bauchspeicheldrüsenentzündung (Pankreatitis)
● akute Appendizitis (»Blinddarmentzündung«)
● Gallenkolik
● Dickdarmtumoren
● Milzinfarkt
● Niereninfarkt
● Nierenkolik
● Harnsperre
● akute Erkrankungen der weiblichen Geschlechtsorgane
● diffuse Bauchfellentzündung (Peritonitis)
● »Darmverschluß« (mechanischer oder paralytischer Ileus)
● Verschluß einer Mesenterialvene bzw. -arterie

● Harnvergiftung (Urämie)
● diabetisches Präkoma
● Vergiftungen

◆ Symptome
● dumpfe oder kolikartige Schmerzen im Bauchraum
● Schmerzen diffus oder umschrieben
● Brechreiz oder Erbrechen
● Stuhl- und Windverhaltung oft bei diffuser Schmerzsymptomatik
● Zeichen eines Schocks

◆ Richtiges Verhalten
▶ Notarzt verständigen!
▶ Eventuell Schockmaßnahmen ergreifen (s. S. 461)
▶ Patienten beruhigen
▶ Puls, Atmung (und falls möglich Blutdruck) kontrollieren

 Beim akuten Abdomen ist in etwa 75% der Fälle eine sofortige Operation nötig!

Akute Hirnschädigung

◆ Ursachen
● Schädel-Hirn-Verletzung (Gehirnerschütterung, Gehirnquetschung, traumatisches Hämatom)
● Schlaganfall (Infarkt, hypertone Massenblutung)
● entzündliche Hirnerkrankung (Enzephalitis)
● Vergiftung
● Hirndrucksteigerung durch Hirnödem, Hirnblutung, Hirntumor, Entzündungen des ZNS, Leber- und Nierenversagen etc.

◆ Symptome
● Kopfschmerzen
● Erbrechen
● Schwindel
● Bewußtlosigkeit
● Atemstörung
● Störung der Temperaturregulation
● Lähmungen
● Sensibilitätsstörungen
● Sprachstörungen
● Sehstörungen
● Desorientiertheit, Unruhe, Verwirrtheit
● akutes organisches Psychosyndrom
● Krampfanfälle

◆ Richtiges Verhalten
▶ Notarzt verständigen!
▶ Puls und Atmung kontrollieren

▶ Bei Bewußtlosigkeit besteht oft eine Atemstörung!
Bei Atemstillstand: Atemspende durchführen

▶ Bei stabiler Atmung und Bewußtlosigkeit Patienten in
stabile Seitenlage bringen

▶ Bei motorischer Unruhe und Desorientiertheit Patienten beruhigen

Exsikkose (akute Austrocknung)

◆ Ursachen
● starkes Erbrechen
● starker Durchfall
● Blutverluste
● Fieber und Schwitzen
● Diabetes insipidus (Wasserharnruhr)
● Diabetes mellitus (Zuckerkrankheit)
● Überdosierung harntreibender Medikamente und
Abführmittel
● zu geringe Flüssigkeitszufuhr
(bei alten Menschen nicht selten!)

◆ Symptome
● trockene Haut und Schleimhäute
● verminderte Hautspannung mit in Falten abhebbarer
Haut
● eingeschränkte Harnproduktion (Oligurie)
● Durst
● eingeschränktes Bewußtsein bis hin zur Bewußtlosigkeit
● Verwirrtheit, Desorientiertheit
● schneller Puls
● in schweren Fällen gesteigerte Körpertemperatur, gesteigerte Atmung und Blutdruckerniedrigung

◆ Richtiges Verhalten
▶ Wenig beeinträchtigten, bewußtseinsklaren Patienten
ohne Kreislaufprobleme, Übelkeit und Erbrechen gibt
man zu trinken (z.B. gesüßten Tee).

▶ In den anderen Fällen muß der Flüssigkeitsverlust
durch das Anlegen einer Infusionslösung ausgeglichen
werden (Notarzt!).

▶ Puls, Atmung und Blutdruck kontrollieren

▶ Eventuell Schockmaßnahmen ergreifen

Vergiftung

◆ Ursachen
● Schlaf- und Beruhigungsmittel
● andere Arzneimittel (z.B. Herzglykoside)
● Alkohol
● Nahrungsmittel (verdorbene Speisen, Giftpilze)
● Kohlenmonoxid (CO)
● sog. Pflanzenschutzmittel
● Blausäure
● organische Lösungsmittel etc.

◆ Symptome
Je nach Art der Vergiftung
● Kreislaufschock
● Bewußtseinstrübung bis zum Koma
● Übelkeit, Erbrechen (Achtung: Aspirationsgefahr!),
Durchfall
● Atemstörungen bis hin zur Atemlähmung
● Hautveränderungen
● Unterkühlung
● Rauschsymptome und andere psychische Veränderungen
● Krämpfe

◆ Richtiges Verhalten
▶ Atem-, Puls- und Blutdruckkontrolle

▶ Bei Atemstillstand sofortige Atemspende (außer bei
Kontaktgiften wie Blausäure, E 605 etc.; Beatmung
hier nur durch Beatmungsgerät!)

▶ Eventuell Schock bekämpfen

▶ Notarzt verständigen (evtl. auch Giftnotrufzentrale)!

▶ Patienten sorgfältig überwachen (Atmung, Puls)

▶ Bei Aufnahme des Giftes über den Magen-Darm-
Trakt (z.B. Medikamente; nicht jedoch bei Säuren
oder Laugen!) kann bei bewußtseinsklaren Patienten
versucht werden, Erbrechen herbeizuführen. Dazu
gibt man dem Vergifteten lauwarmes Salzwasser
(1 Eßl. Salz auf 1 Glas Wasser) zu trinken. Anschließend kann der Betroffene selbst durch Reizung
der Rachenhinterwand Erbrechen auslösen. Auf
keinen Fall Milch o.ä. zu trinken geben!

▶ Leere Tablettenpackungen, Essensreste, Erbrochenes
etc. aufheben, damit Art und Menge des Giftstoffs
ermittelt werden können.

18. Sterben und Tod

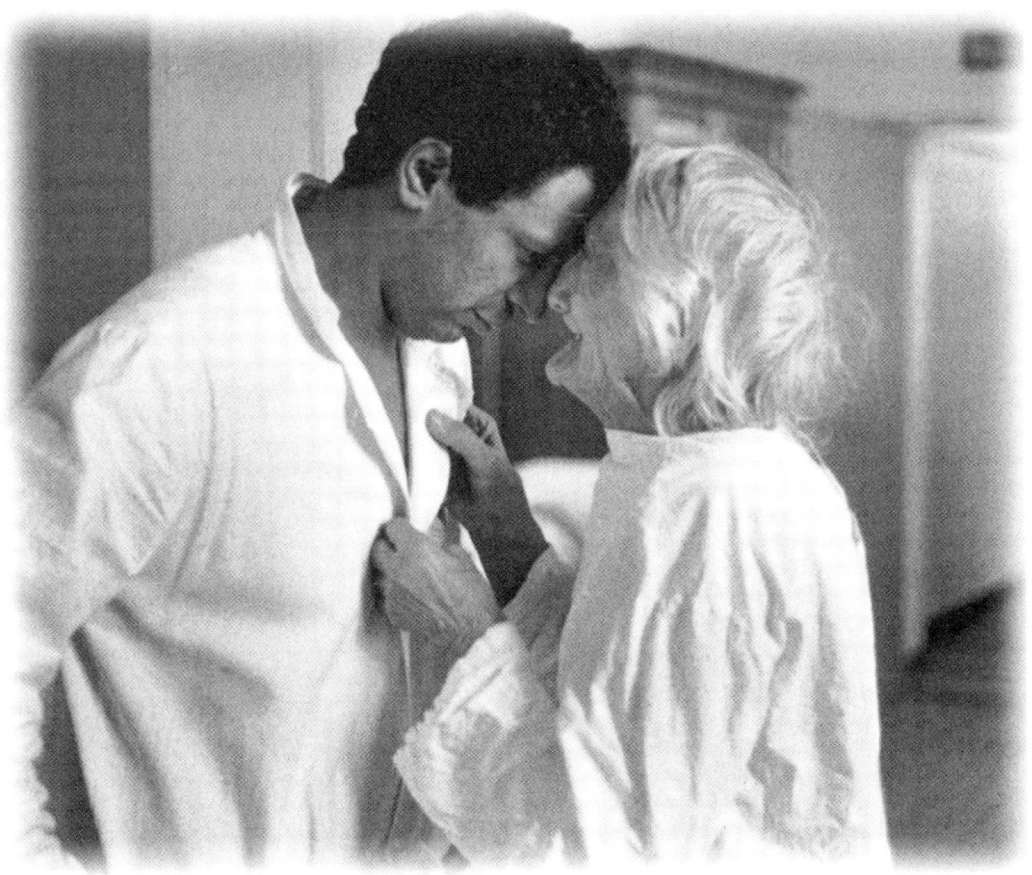

Medizinische Grundlagen

LOTTE HABERMANN-HORSTMEIER

Altern und Tod sind die natürliche Konsequenz jedes Lebens.

Das Sterben

In den letzten Jahrzehnten wurde dem Vorgang des Sterbens zunehmend Beachtung geschenkt. Verschiedene Autoren beschreiben das Sterben als einen in Phasen ablaufenden Prozeß (sog. *Phasenmodelle*). So berichtet z.B. die amerikanische Psychiaterin Elisabeth Kübler-Ross, daß der Vorgang des Sterbens normalerweise in fünf Phasen abläuft (1. Nichtwahrhabenwollen und Isolierung, 2. Zorn und Auflehnung, 3. Verhandeln mit dem Schicksal, 4. Depression und 5. Zustimmung). Solche Phasenmodelle können jedoch nur Modellcharakter haben. Sie zeigen auf, welche Reaktionsformen bei der Auseinandersetzung mit dem nahen Tod auftreten *können*. Das Erleben und Verhalten sterbender Menschen läuft jedoch sicher nicht nach einem allgemeingültigen Schema ab (»Jeder Mensch stirbt seinen eigenen Tod«).

Als **Sterbehilfe** bezeichnet man das Tun, das einem unheilbar kranken Menschen hilft, leichter (d.h. z.B. ohne Schmerzen) zu sterben. Man unterscheidet dabei zwischen

- der Hilfe beim Sterben (sog. Leidhilfe),
- der aktiven Hilfe zum Sterben und
- der passiven Hilfe zum Sterben.

Hilfe beim Sterben ist z.B. die bloße Schmerzlinderung ohne Lebensverkürzung. Sie ist wichtig und oft nötig, um dem Sterbenden etwas von seiner Angst zu nehmen.

Unter **aktiver Sterbehilfe** versteht man eine gezielte Lebensverkürzung. Sie ist grundsätzlich nicht zulässig. Dies gilt auch dann, wenn der Patient die aktive Sterbehilfe ausdrücklich verlangt. Dagegen bleibt die Beihilfe zur Selbsttötung straflos. Zulässig ist die sog. *indirekte Sterbehilfe,* bei der ein Eingriff allein die Schmerzlinderung zum Ziel hat, es jedoch als unbeabsichtigte Nebenfolge zu einer geringen Lebensverkürzung kommt.

Mit dem Begriff **»passive Sterbehilfe«** bezeichnet man den Verzicht auf lebensverlängernde Maßnahmen, wenn die Weiterbehandlung des Patienten aussichtslos erscheint, nur eine Leidensverlängerung bewirkt und den Sterbevorgang verzögert. Eine Intensivbehandlung über den Zeitpunkt des Hirntodes (s.u.) hinaus ist prinzipiell unzulässig.

Der Tod

Als **Agonie** oder »Todeskampf« bezeichnet man die Absterbevorgänge, die vor dem Eintritt des Todes durchlaufen werden.

Der Begriff **»Intermediäres Leben«** beschreibt den Zeitraum zwischen dem Tod des Individuums und dem Absterben der letzten Zelle. Die *Wiederbelebungszeit* beträgt z.B. für das Gehirn nur ca. 4 bis 6 Minuten. Das Herz kann noch nach etwa 15 bis 30 Minuten wiederbelebt werden. Bei Säuglingen, Kindern und Unterkühlten ist die Wiederbelebungszeit in der Regel länger.

Ein Mensch ist klinisch tot, wenn der Tod durch klinische Untersuchungsmethoden festgestellt wurde. Zu den Kriterien des **klinischen Todes** gehören:

- der Herzstillstand,
- der fehlende Nachweis peripherer Pulse,
- der Atemstillstand sowie
- die klinischen Anzeichen nicht mehr zu behebender zentralnervöser Störungen (Koma, fehlende Reflexe, Muskelerschlaffung, weite Pupillen, vollkommener Atemstillstand).

Seit den 60er Jahren ist der **Hirntod** das entscheidende Kriterium zur Feststellung des Todes. Man bezeichnet damit den Tod des Individuums durch den Organtod des Gehirns. Ein Mensch ist dann hirntot, wenn es zu einem nicht mehr rückgängig zu machenden Ausfall aller Hirnfunktionen (auch bei evtl. noch aufrechterhaltener Kreislauffunktion) gekommen ist. Hierzu muß nachgewiesen werden, daß keinerlei hirnelektrische Aktivität mehr vorhanden ist. Dies kann beim Erwachsenen z.B. durch mehrfach durchgeführte dreißigminütige EEG-Ableitungen in einem Zeitraum von mindestens 12 Stunden geschehen. Auch die Hirndurchblutung muß sicher zum Erliegen gekommen sein. Die Feststellung des Hirntodes ist eine notwendige Voraussetzung für die Entnahme von Organen zur Transplantation. Das Hirntod-Konzept ist noch immer sehr umstritten. Von Gegnern wird unter anderem angeführt, daß bei Hirntoten in der Regel die Kreislauffunktion noch intakt ist. Stoffwechselvorgänge laufen weiter ab. Man kann bei manchen Hirntoten noch reflexhafte Bewegungen beobachten. All dies nehmen die Gegner des Hirntod-Konzeptes als Anzeichen dafür, daß der Vorgang des Sterbens noch nicht abgeschlossen, der Mensch also noch nicht tot ist!

In der Regel erfolgt die Feststellung des Todes jedoch anhand der sogenannten **Todeszeichen**. Man unterscheidet sichere von unsicheren Zeichen des Todes.

Zu den *unsicheren Todeszeichen* gehören:

- Hautblässe,
- Abkühlung,
- das Fehlen von Reflexen,
- das Fehlen erkenntlicher Atemtätigkeit,
- das Fehlen peripherer Pulse und
- der fehlende Herztonnachweis.

Unsichere Todeszeichen können auch durch andere Ursachen hervorgerufen werden.

Sichere Todeszeichen sind dagegen:

- Totenflecken,
- Totenstarre und
- Fäulnis.

Nach Eintritt des Todes erschlafft zunächst die gesamte Muskulatur. Die *Totenstarre* beginnt dann gewöhnlich nach etwa 2 Stunden, nach 6 bis 12 Stunden ist sie vollständig ausgeprägt. Durch Abbauvorgänge in der Muskulatur löst sich die Totenstarre dann wieder. Der Zeitpunkt ist temperaturabhängig. Bei Zimmertemperatur geschieht die Lösung etwa 36 bis 48 Stunden nach Eintritt des Todes.

Totenflecken entstehen durch Blutansammlungen in den sogenannten abhängigen Gebieten. Sie fehlen an den Aufliegestellen der Leiche.

Pflege

ANGELA DÜHRING

Die Lebensaktivität Sterben

Sterben als Prozeß

Das Thema Sterben ist in der modernen westlichen Gesellschaft immer noch ein Tabuthema. Sterben und Tod werden weitgehend aus der Öffentlichkeit und dem öffentlichen Geschehen ausgeschlossen. Dies geschieht, obwohl der Tod die einzige Gewißheit des menschlichen Lebens ist und wir alle früher oder später sterben müssen. Allein die Umstände des Todes und der Zeitpunkt sind in der Regel ungewiß.

Für viele Menschen ist die **Vorstellung vom Tod** mit Angst, Verzweiflung, Schmerzen und körperlichem Verfall verbunden. Sie wünschen sich deshalb einen plötzlichen, schnellen Tod. Die Erfahrung aus der Betreuung Sterbender hat gezeigt, daß dies nicht so sein muß. Das Sterben kann auch friedlich im Schlaf oder im Kreise der Nahestehenden in Gelassenheit stattfinden. Dies ist besonders dort möglich, wo der Sterbende um seinen bevorstehenden Tod weiß und er sich selbst und seine Angehörigen darauf vorbereiten können. Viele Ärzte und Pflegekräfte haben aber gerade vor der umfassenden **Aufklärung des Sterbenden** Angst und scheuen sich, auf Fragen offen zu antworten. Ihre Angst scheint unbegründet zu sein, da wissenschaftliche Untersuchungen krebskranker Menschen ergaben, daß der Mensch um seinen veränderten Zustand, sein Sterbenmüssen weiß, auch dann, wenn keiner ihm die Wahrheit gesagt hat. Ein Sterbender spürt offenbar die körperlichen Veränderungen, das Nachlassen der Kräfte und vor allem die Veränderungen im Umgang seiner Mitmenschen mit ihm. Diese Signale weisen darauf hin, daß etwas mit ihm nicht mehr stimmt, er nicht mehr »dazugehört« oder, schlimmstenfalls, mit ihm nicht offen und ehrlich umgegangen wird. Nahe Angehörige, Ärzte und Pflegepersonal ziehen sich zurück oder meiden die Nähe des Sterbenden. Noch bevor der **biologische Tod** eintritt, stirbt dieser Mensch den **sozialen Tod.**

Das **Sterben** des Menschen ist so individuell verschieden wie sein Leben. Es verläuft nicht schematisch, es ist vielmehr ein prozeßhaftes Geschehen, so individuell ausgeprägt, wie der Sterbende auch vorher gelebt hat. Entscheidend sind die frühere Bewältigung von Verlusten, Erfahrungen mit dem Sterben und Abschiednehmen nahestehender Menschen und die Umgangsformen mit existentiellen Ängsten. Religiöse Vorstellungen von einem Leben nach dem Tod können den Verlust des Lebens erleichtern. Vorstellungen, nach dem Tode sei nichts, können die Angst vor dem Tode und den Abschied vom Leben qualvoll gestalten.

Diese individuelle Ausprägung des Sterbens macht es für den Nahestehenden so schwer nachzuempfinden, was das Sterben für den Betroffenen bedeutet und wie er es erlebt. Für die Helfer ist es aber notwendig, zumindest eine ungefähre Vorstellung davon zu bekommen, welche Fragen und Probleme sich der Sterbende stellt.

Das Erleben des Sterbens

Von dem Sterbegeschehen wird an erster Stelle das **Körperbild** des Betroffenen beeinflußt. Das Erleben des eigenen Körpers wird geprägt durch die Beeinflussung und Steuerung körperlicher Vorgänge. Sie lassen das Gefühl des »Einsseins« mit dem eigenen Körper entstehen. Im Sterbeprozeß nimmt die Beeinflussungsmöglichkeit der körperlichen Vorgänge massiv ab. Dies kann sich z. B. in Inkontinenz deutlich machen. Begleitet wird der Steuerungsverlust durch fortschreitenden Kräfteverfall. Die Muskulatur schwindet, die Durchblutung des Körpergewebes wird geringer. Gewohnte Bewegungsabläufe werden zum Kraftakt. Aktivitäten des täglichen Lebens können nicht mehr ohne Hilfe durchgeführt werden. Der Sterbende wird pflegebedürftig. Diese körperlichen Veränderungen bedeuten, daß der Sterbende Abschied nehmen muß von dem, was er einmal war und was er einmal konnte. In dieser wichtigen Auseinandersetzung tauchen **Vernichtungs- und Verlustängste** auf, die manchen alten Menschen ins Gesicht geschrieben stehen (Abb. 18-1). Der Betroffene zieht über das bisherige Leben Bilanz. Schöne und wertvolle Erinnerungen tauchen auf, aber auch schmerzvolle, leidvolle Erfahrungen. Die **Bilanz** zeigt, ob ein Mensch vieles von dem, was er sich erhoffte und wünschte, umsetzen und erleben konnte oder ob er um die nicht gelebten oder die verpaßten Gelegenheiten trauert. Erlebt ein Mensch in der Bilanz eine gewisse Ausgewogenheit, so wird er aller Wahrscheinlichkeit nach friedlich sterben können. Blieb allzuviel ungelebt und unausgesprochen, so kann es zu Verbitterung und Verzweiflung kommen. Wie auch immer die Bilanz aussieht, die emotionale Seite des Sterbens steht im Vordergrund.

Der körperliche Verfall und die zunehmende Pflegebedürftigkeit bedeuten für den Sterbenden einen **Rollenverlust.** Er tritt durch den Sterbeprozeß aus dem aktiven Berufsleben, der Familienversorgung, den Hausfrauenpflichten heraus und verliert die Rolle als Familienversorger, Mitarbeiter, Kollege oder Vorgesetzter. Der Rollenverlust trifft auch den rüstigen, weitgehend selbstbestimmt lebenden Heimbewohner. Die zunehmende

Hilfsbedürftigkeit drängt ihn aus einer aktiven Rolle in eine passive, duldende Rolle.

Jeder Sterbende reagiert anders auf diese Veränderungen und Verluste. **Bewältigungsverhalten und -möglichkeiten** sind von seinem bisherigen Leben abhängig. Mit dem Bewältigungsverhalten versucht der Mensch, wieder den Zustand des inneren Gleichgewichts zu erreichen und eine Schädigung möglichst gering zu halten. Hat ein Mensch im Laufe seines Lebens viele Formen der Bewältigung erlebt und ausprobiert, so verfügt er über ein Verhaltensrepertoire, das es ihm ermöglicht, auch mit dem Sterben fertig zu werden, ohne in Verzweiflung und Angst zu versinken. Bewältigungsverhalten dient auch

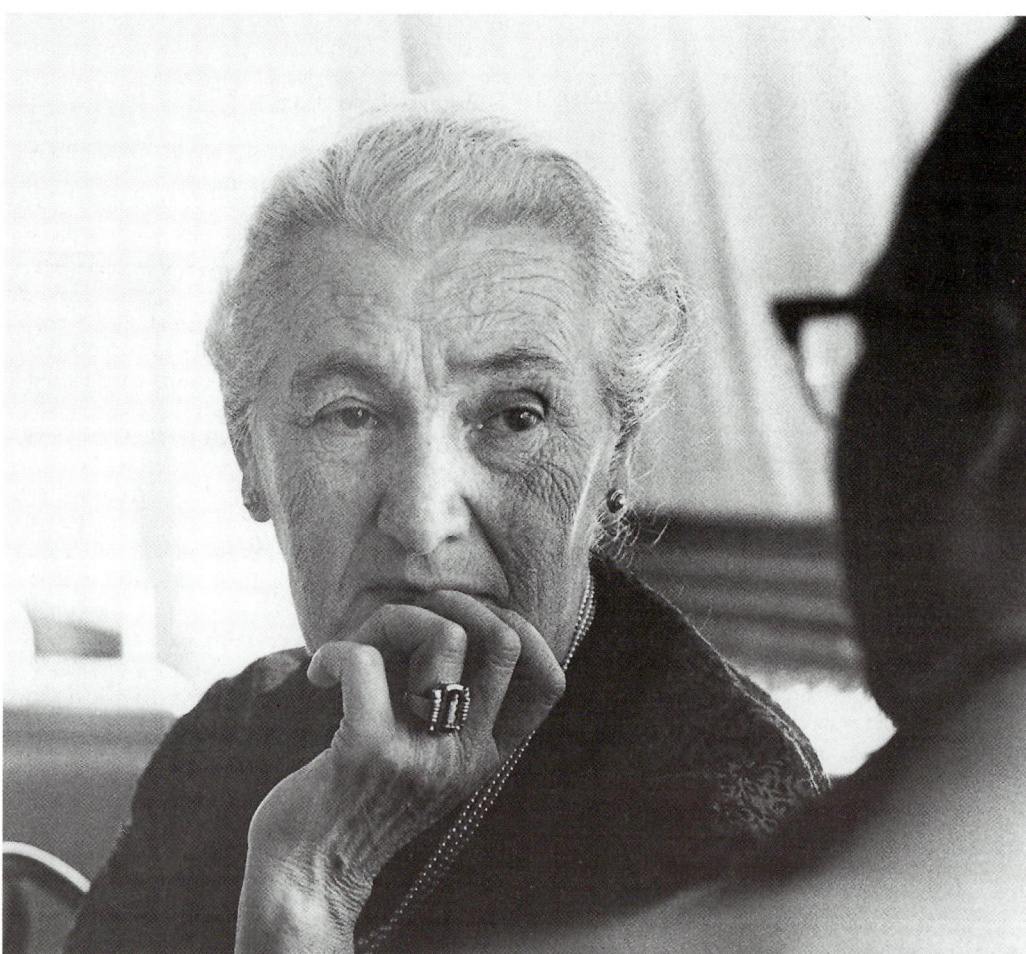

Abb. 18-1   Angst und Verzweiflung im Gesicht einer alten Dame

dazu, sich selbst zu beruhigen und die körperliche und seelische Erregung in Grenzen zu halten.

Zu den Bewältigungsmöglichkeiten gehören u.a.:
- Verleugnung
- Verdrängung
- Hoffnung
- Akzeptanz
- Verweigerung
- Offenheit

Werner Schweidtmann schreibt in seinem Buch »Sterbebegleitung«, daß der Sterbende sich nicht linear verhält, sondern daß er im Verlaufe seines Sterbeprozesses hin- und herpendelt. Er schwankt zwischen Akzeptanz und Verweigerung, zwischen Flüchten und Standhalten, Bereitschaft und Widerstand, Offenheit und Verdrängung. Entscheidend in dieser Situation ist die Beziehung des Betroffenen zu seinen Mitmenschen und deren menschliche Nähe. Sie können ganz entscheidend dazu beitragen, in welche Richtung das Pendel ausschlägt, ob Verzweiflung und Verleugnung die Oberhand behalten oder Akzeptanz und Hoffnung.

Reaktionen der Umwelt

Wie bereits oben beschrieben, sind die Kommunikation und die Beziehung zu anderen Menschen für den Sterbenden bedeutsam. Diese anderen Menschen sind der Partner, Angehörige, Freunde oder Nachbarn, aber auch Professionelle, wie Pflegekräfte und Ärzte. Sie durchlaufen ähnliche Phasen wie der Sterbende. Sie pendeln zwischen Akzeptanz und Verdrängung. Überwiegend zu beobachten ist bei Mitarbeitern und Angehörigen ein Abwehrverhalten, das sich in der **Verweigerung der Wahrheitsmitteilung** an den Betroffenen deutlich macht. Weitere Verhaltensformen sind der **Rückzug** vom Betroffenen. Der Sterbende wird gemieden, man flüchtet vor seiner Nähe oder will nicht allein mit ihm sein. Pflegekräfte meiden das Zimmer, führen Tätigkeiten möglichst schnell aus und verlassen den Raum sofort danach. Der Betroffene wird durch dieses Verhalten sozial isoliert. Begründet wird dieses Verhalten in der Angst vor Fragen seitens des Sterbenden, die man glaubt, nicht beantworten zu können.

Eine andere Form des Abwehrverhaltens ist die **geschäftige Überbetriebsamkeit.** Durch ein Übermaß an Aktivität soll die eigene Hilflosigkeit vor dem Tod kompensiert werden. Sie führt allerdings dazu, daß der Betroffene immer passiver und stiller wird. Besonders in der Überaktivität wird die Unfähigkeit der Mitmenschen,

sich der Unvermeidbarkeit des Todes zu stellen, deutlich. Sie verdrängen die Realität, ihre eigenen Ängste und Nöte angesichts des Todes. Dieses Verhalten verhindert eine offene und intensive Beziehung zu dem Sterbenden und kann besonders bei Pflegekräften und Ärzten, die häufig mit Sterbenden konfrontiert werden, krank machen.

Die Rolle der Mitarbeiter und Angehörigen im Sterbeprozeß sollte die eines »**Begleiters**« sein. Der Sterbende braucht einen Menschen, der einfach da ist und ihm das Gefühl gibt, nicht allein zu sein. Die Rolle des »Begleiters« ist eine Rolle, die wir in unserer an Leistung orientierten Gesellschaft weitgehend verlernt haben und die bisher keine besondere Anerkennung erfahren hat. Für einen Sterbenden ist sie allerdings von entscheidender Bedeutung.

Orte des Sterbens

Krankenhaus und Heim

Bis zur Jahrhundertwende starben die Menschen überwiegend zu Hause im Kreise der Familie. Der Todesfall wurde in der Familie direkt miterlebt. Durch die im Gegensatz zu heute sehr viel geringere Lebenserwartung war der Tod auch bei jüngeren Menschen keine Seltenheit. Heute sieht die Situation ganz anders aus. Nach der Jahrhundertwende verschoben sich immer mehr existentielle Lebensereignisse wie Geburt und Tod in die sich rasch entwickelnden Krankenhäuser. Heute sterben die Menschen überwiegend im Krankenhaus oder in einem Altenheim. Durch die Verlängerung der Lebenserwartung wird der Tod besonders von jüngeren Menschen als belastend empfunden. Die Erfahrung des Sterbens im Familienkreis und in der eigenen Häuslichkeit ist nur noch für wenige erfahrbar. Sie sind deshalb immer weniger auf das eigene Sterben oder das Sterben anderer vorbereitet.

Das Krankenhaus ist eine Institution, die auf die Wiederherstellung der Gesundheit eingestellt ist. Hierauf sind das Personal, die Technik und die Räumlichkeiten ausgerichtet. Besonders die Ärzteschaft sieht ihre Schwerpunkte in der Heilung von Krankheiten. Ein Sterbender kann nicht mehr geheilt werden und stellt andere Anforderungen an seine Betreuung und Pflege als ein Kranker. Hierauf werden Mediziner und Pflegekräfte in der Ausbildung nicht ausreichend vorbereitet. Folglich begegnen sie Sterbenden mit Hilf- und Ratlosigkeit. Bei vielen Mitarbeitern im Krankenhaus ist die Haltung des »Nichtwahr-haben-Wollens«, daß das Leben und die Medizin

Grenzen haben, weit verbreitet. Ärzte und Schwestern therapieren deshalb weiter bis zum Schluß, obwohl der Nutzen nicht erkennbar ist oder sogar Qualen für den Sterbenden aus der Therapie resultieren. Der Tod erscheint wie eine Panne im sonst so perfekten Medizinbetrieb. Überlastung der Pflegekräfte und knapp bemessene Stellenschlüssel verhindern ein freiwilliges Engagement. So geschieht es häufig, daß ein Sterbender abgeschoben und alleingelassen im Krankenhaus stirbt (Abb. 18-2). Die Sehnsucht der Sterbenden steht im Gegensatz dazu. Sie möchten das Ende in Würde, in der Familie und in der eigenen Häuslichkeit erleben können.

Hospiz

Die Bezeichnung Hospiz kommt von dem lateinischen Wort *hospitium* = Gastfreundschaft, Bewirtung. Ursprünglich waren die Hospize von Mönchen errichtete Übernachtungsheime. Diese Einrichtungen widmen sich heute der Betreuung, Pflege und Begleitung Sterbender und ihrer Angehörigen.

Die Hospize werden getragen von Hospizinitiativen, in denen sich vorwiegend christlich orientierte Menschen zusammengeschlossen haben, um ein Sterben in Würde möglich zu machen. In der Arbeit der Hospize steht die **Ehrenamtlichkeit** an oberster Stelle. Die Mitarbeiter begreifen sich als »Begleiter« Sterbender und ihrer Angehörigen.

Gemäß dem Grundsatz, daß zum Sterben der beste Ort zu Hause sei, konzentriert die Hospizinitiative ihre Arbeit auf die **Unterstützung der häuslichen Pflege.** Die Begleiter besuchen zu Hause, unterstützen die Angehörigen, Freunde und Partner, leisten Beistand in der Abschieds- und Trauerphase. Sie arbeiten eng mit Sozialstationen und anderen Institutionen der ambulanten Versorgung zusammen.

Sind keine Angehörigen vorhanden oder in der Lage, die Betreuung und Pflege zu Hause zu übernehmen, vermittelt die Hospizbewegung auch **Pflegepaten.** Dies sind Ehrenamtliche, die einen Sterbenskranken zu sich in die eigene Wohnung nehmen. Der ambulante Hausbetreuungsdienst ist kostenlos, er finanziert sich ausschließlich aus Spenden und Mitgliedsbeiträgen der Freundeskreise.

Neben dem Schwerpunkt der ambulanten Betreuungsdienste gibt es **stationäre Einrichtungen.** Sie sind bewußt sehr klein gehalten (z. B. gibt es im Elisabeth-Hospiz in Lohmar-Deesem nur zwölf Einzelzimmer), um den häuslichen Charakter weitestgehend zu erhalten.

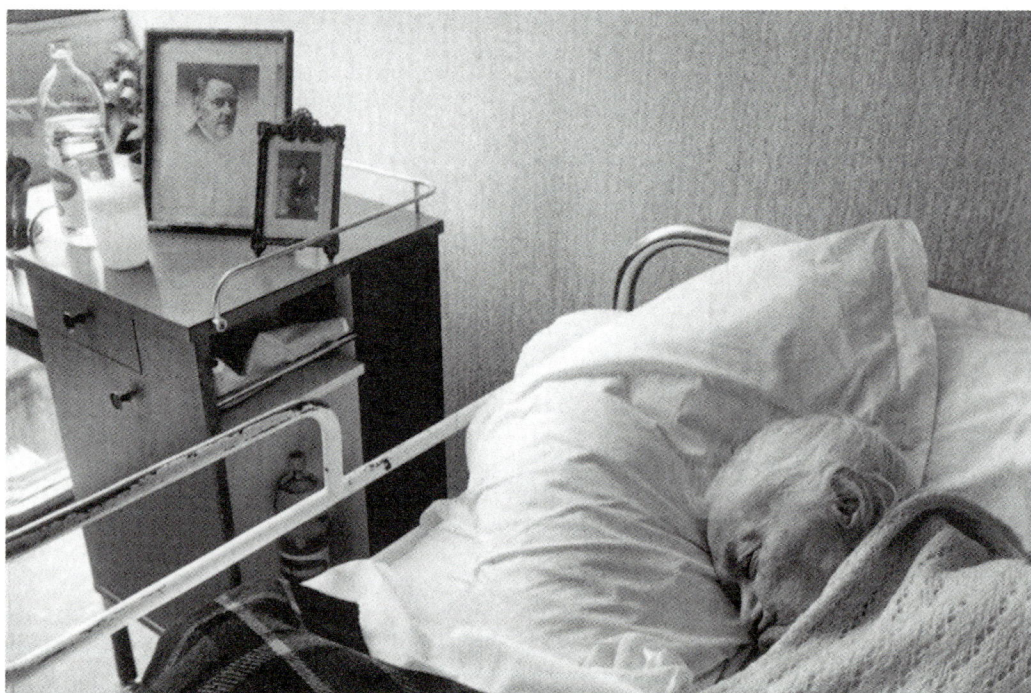

Abb. 18-2 Der einsame Tod im Krankenhaus (aus: Winckler V. Dem Tod so nah. Basel: Recom 1991)

Das stationäre Hospiz dient der vorübergehenden Aufnahme, wenn ein Krankenhausaufenthalt hiermit verkürzt wird, zur Entlastung pflegender Angehöriger oder wenn die Pflege zu Hause nicht möglich ist.

In den stationären Einrichtungen können Angehörige mitwohnen. Die Mitwohngelegenheit kann auch von den Pflegepaten zum Kennenlernen und zur Vorbereitung auf die Pflege in der Häuslichkeit genutzt werden. Ängste und Hilflosigkeit vor der Sterbesituation können abgebaut und offene Umgangsformen eingeübt werden. Ergänzt wird die stationäre Einrichtung durch einige **Kurzzeit-** und **Tagespflegeplätze.**

Die ambulante und stationäre Hospizarbeit versteht sich als Ergänzung der bestehenden Einrichtungen der Krankenpflege und der Altenhilfe. Die Kosten werden durch die Krankenkassen, das Sozialamt, den Träger des Hospizes und durch den Betroffenen selbst (oder seine Angehörigen) getragen.

◆ Die Grundsätze der Hospizarbeit
(Sie wurden entnommen aus der Broschüre des Elisabeth-Hospiz Lohmar-Deesem.)

▶ *»Die persönlichen Wünsche und körperlichen, sozialen, psychischen und spirituellen Bedürfnisse des Sterbenden stehen im Mittelpunkt der Pflege.«*

Die Würde des Betroffenen steht in der Hospizarbeit an erster Stelle. Die Hospizbewegung versucht, ihm ein Ort der »inneren und äußeren« Sicherheit zu sein und ihn vor Einsamkeit zu schützen.

▶ *»Möglichst beschwerde- und schmerzfrei sein«*

Aufgrund einer optimalen medizinischen und pflegerischen Betreuung, ergänzt durch eine spezifische Schmerztherapie, kann der Sterbende in fast allen Fällen nahezu schmerzfrei sein. Die behandelnden Ärzte legen Wert darauf, daß der Sterbende während seines Sterbens bei klarem Bewußtsein bleibt.

▶ *»Soweit wie eben möglich frei sein in der Gestaltung der noch verbleibenden Lebenszeit«*
und:
»Über Art und Ausmaß der Therapie mitentscheiden können«

Dieser Grundsatz bedeutet, daß der Sterbende seine Lebensgewohnheiten, Interessen, Neigungen und Vorlieben beibehalten kann. Der Tagesablauf wird seinen Bedürfnissen angepaßt, seine Speisewünsche werden berücksichtigt. Ebenfalls respektiert wird sein Wunsch, keine lebenserhaltenden oder -verlängernden Maßnahmen mehr zu erhalten.

Wünsche, die in Richtung Lebensverkürzung gehen, versucht man, in eine innere Zustimmung zum Sterben umzuwandeln. Die Hospizbewegung lehnt eine aktive Sterbehilfe, d.h. eine Tötung auf Verlangen, in jeglicher Art und Weise ab. Sie versucht vielmehr, die Gründe, die zu einem solchen Wunsch führen, zu beeinflussen. Diese sind in der Regel Angst vor Schmerzen, Pflegebedürftigkeit und Vereinsamung. Neben den Betreuungs- und Begleitdiensten, die rund um die Uhr in Anspruch genommen werden können, bietet die Hospizinitiative deshalb auch Fortbildungen und Gesprächskreise an.

Trauer

Verlust als existentielle Erfahrung des Lebens

Der Tod eines geliebten Menschen bedeutet eine endgültige Trennung von ihm. Dieser Verlust ist die einschneidenste Erfahrung im Leben eines Menschen.

> Mit dem Einschnitt des Todes tritt eine Phase der emotionellen Verarbeitung, die **Trauer**, ein. Die Dauer dieser Phase ist sehr unterschiedlich und kann über Jahre anhalten. Sie ist abhängig von der Sterbesituation.

War der Tod voraussehbar und ein Abschiednehmen möglich, so verkürzt sich die Trauerzeit. Mußte der Sterbende lange Zeit leiden, kann der Tod auch als Erlösung erscheinen. Bei einem plötzlichen, unvorhersehbaren Tod, wie z.B. durch einen Herzinfarkt, einen tödlichen Unfall oder Gewalteinwirkung, folgt eine längere Zeit der Trauer.

Mit dem Tode des geliebten Menschen ist nicht nur sein Leben zu Ende, auch das eigene Leben wird grundlegend anders sein als vorher. Der Überlebende ist nicht mehr in der Rolle der Ehefrau oder des Ehemannes, sondern in der der Witwe oder des Witwers. Das bedeutet, daß zu dem Verlust des Partners auch der Verlust des bisherigen eigenen Lebens hinzukommt und betrauert werden muß. Die alte Identität muß aufgegeben und eine neue entwickelt werden.

 Die Trauer verläuft nicht linear, sondern ist wie das Sterben ein Prozeß, in dem Schock, Wut, Unglauben, Verleugnung, Scham, Schuld, Reue, Angst, Depression, Verzweiflung und Akzeptanz durchlebt werden.

Normalerweise durchläuft der Trauernde **drei Phasen**,
- erstens Schock, Wut und Unglauben,
- zweitens Verzweiflung und
- drittens Akzeptanz.

Es gibt Personen, die in der Trauer verhaftet bleiben, es nicht bis zur Akzeptanz schaffen. Sie erleben besonders intensiv Phasen, in denen sie den Verstorbenen zurücksehnen, Gegenstände des Verstorbenen huldigen und Orte aus der gemeinsamen Vergangenheit aufsuchen. Dieses Sehnen geht bis zu **Illusionen** und **Halluzinationen**. Der Verstorbene sei noch da oder seine Stimme sei noch zu hören. Auch Jahre später können diese Halluzinationen am Tage oder als Traum in der Nacht wieder auftauchen. Dieses Zurücksehnen kann so weit reichen, daß der Trauernde Angst vor der Zukunft und vor dem Leben entwickelt. Er wird unfähig, Entscheidungen zu treffen und Anforderungen des täglichen Lebens zu bewältigen. Im Extremfall kann die nicht verarbeitete Trauer zu Verwirrtheit oder psychischen Erkrankungen führen.

 Auch im Trauerprozeß spielen die Mitmenschen eine entscheidende Rolle. Erwarten sie, daß schnell wieder zur »Tagesordnung« übergegangen wird, verhindern sie eine intensive Auseinandersetzung mit dem Sterben und eine sinnvolle Bewältigung der Trauer. Sie wird dann nur verdrängt und kann sich in Depressionen, psychosomatischen Erkrankungen oder in Verwirrtheit auch Jahre später äußern.

Die Auseinandersetzung mit dem Sterben anderer bereitet letztlich auch auf den eigenen Tod vor. Kann die Trauer nicht ausgelebt werden, wird das eigene Sterben schwerer sein.
Bei der Bewältigung der Trauer helfen neben Verständnis und Begleitung durch andere Menschen auch Rituale und Bräuche.

Brauchtum und Bestattungsriten

In jedem Kulturkreis gibt es unterschiedliche Bestattungsriten. In der Form und Dauer sind sie abhängig von Temperament und Wesensart sowie von der vorherrschenden Religion. Das Brauchtum und die Riten dienen dazu, den Angehörigen, Freunden und Nachbarn die Möglichkeit zu geben, öffentlich zu trauern und den Verstorbenen noch einmal zu huldigen und seinen Wert für die Gemeinschaft darzustellen. Bezeichnend ist für alle Riten, daß sie in der **Gemeinschaft** stattfinden und häufig mit **Festlichkeiten** verbunden sind. Innerhalb der Riten erfahren deshalb besonders die Angehörigen Anteilnahme und Unterstützung durch andere Menschen. Sie werden mit ihrer Trauer nicht allein gelassen.

Während in südlicheren Ländern den Hinterbliebenen eine intensive und emotional ausdrucksstarke Trauer zugebilligt wird, ist in unseren Breitengraden eher eine verhaltene Trauer üblich. Rituelle Handlungen, wie die Totenwäsche und anschließende Totenwache, machten den Tod auch sinnlich erfahrbar. Der Angehörige konnte den Tod im wahrsten Sinne des Wortes »begreifen« lernen. Der Hinterbliebene konnte gleichzeitig dem Toten mit der Waschung einen letzten Dienst erweisen. Auch bei uns war die gemeinsame Totenwäsche durch Angehörige und die Aufbahrung in der Häuslichkeit mit begleitender Totenwache üblich. Die Familie trug schwarze Trauerkleidung und hielt ein Trauerjahr lang Zurückhaltung bei gesellschaftlichen Anlässen und Feiern. Auf diese Weise konnte sehr intensiv Abschied von dem Toten genommen und ein neues Leben ohne ihn vorbereitet werden. Die Ablage der schwarzen Trauerkleidung nach Ablauf des Jahres, meist verbunden mit einer Totengedenkmesse, bedeutete symbolisch, das alte Leben abzulegen und einen neuen Lebensabschnitt zu beginnen.

Heute sind diese Riten eher selten geworden und stark verkürzt. Dadurch, daß die Sterbenden im Krankenhaus oder Altenheim sterben, wird der Leichnam von einem anonymen Beerdigungsinstitut abgeholt und versorgt. Die Riten sind bis auf die Beerdigung und eine anschließende Trauerfeier reduziert. Inzwischen werden immer mehr die Feuerbestattung und das anonyme Grab gewünscht, so daß auch der Friedhofsbesuch und die Grabpflege als letzter Kontakt entfallen. Die Möglichkeiten einer sinnvollen und offenen Trauer sind durch diese Entwicklungen stark eingeschränkt. Eine Anonymisierung des Todes führt zu einer weiteren Verdrängung der Endlichkeit des Lebens und einer sinnvollen Auseinandersetzung mit diesem Thema.

Pflege und Betreuung eines Sterbenden

Situationseinschätzung der Ängste und Bedürfnisse Sterbender

Die Sammlung von Informationen über die Situation des Sterbenden ist für die Pflege und Begleitung von entscheidender Bedeutung. Dabei stehen die körperlichen Probleme nicht im Vordergrund, sondern vielmehr seine Bedürfnisse und Wünsche in bezug auf sein Sterben. Diese Informationen sollten in erster Linie von dem Sterbenden selbst und von seinen Angehörigen, Freunden, Bekannten und Pflegepersonen erfragt werden. Dies setzt eine offene Umgangsform mit allen Beteiligten, einschließlich des Betroffenen selbst, voraus. Eine vorherige Absprache mit dem behandelnden Arzt über den Stand der Aufklärung des Sterbenden und gute Kenntnisse in Gesprächsführung sind Voraussetzung für alle weiteren Schritte.

Zur Informationssammlung empfiehlt sich die Verwendung der Liste von Nancy Roper und Mitarbeitern (aus dem Buch »Die Elemente der Krankenpflege«):
»Die folgenden Faktoren sollten während der ganzen Einschätzung im Auge behalten werden:
- Alter
- Ursache der letalen Krankheit
- Wissen um den bevorstehenden Tod
- Wissen nahestehender Menschen von der Prognose
- Verhalten anderer dem Sterbenden gegenüber
- persönlicher Glaube in bezug auf Tod und Sterben
- Befürchtungen und Ängste in bezug auf Tod und Sterben
- Religion
- Persönlichkeit und Temperament
- frühere Lebenserfahrung
- Familienverhältnisse und soziale Bindungen
- Wahl von Zuhause/Spital/Sterbeheim zur Pflege
- Schmerzen oder andere körperliche Beschwerden
- Auswirkung der letalen Krankheit auf alle Lebensaktivitäten.«

Pflegeziele

Ziel der Pflege und Begleitung ist, ein Sterben in Würde und in Übereinstimmung mit eigenen Bedürfnissen zu ermöglichen. Der Sterbende wird vor Schmerzen durch eine individuell abgestimmte Schmerzprophylaxe geschützt. Die Achtung vor der Persönlichkeit des Sterbenden bleibt gewahrt. Angehörige, Freunde und andere nahestehende Menschen werden in die Begleitung einbezogen und unterstützt. Der Sterbende wird vor Vereinsamung bewahrt.

Pflegemaßnahmen

Begleitung durch Helfer

Im Umgang mit Sterbenden geschehen die meisten Fehler aus Unkenntnis der besonderen Situation des Betroffenen. Besonders das in den Gefühlen schwankende Verhalten, die Verleugnung und die Wut Sterbender, das Hin- und Hergerissensein irritiert Helfer, die nicht über die verschiedenen Ausdrucksformen der Verarbeitung Bescheid wissen.

M. Klessmann hat die häufigsten **Fehler im verbalen Umgang** mit Sterbenden aufgelistet:
- »Einbahnstraßen« in der Kommunikation mit Sterbenden durch Unterstellungen, die vom Sterben ablenken sollen (z.B. »Es geht Ihnen doch heute sehr viel besser«)
- Beantwortung von Fragen in Form von Gegenreden
- Gesprächsinhalte auf Gefühlsebene werden nicht wahrgenommen oder übergangen
- Mangelndes Verständnis für die »Achterbahn der Gefühle« bei Sterbenden
- Nicht-aushalten-Können von Stille ohne Worte

In der Begleitung Sterbender ist nicht Aktivität gefragt, sondern besonders einfühlsames Eingehen auf den Sterbenden als Person. Neben der sprachlichen Kommunikation gewinnt die nichtsprachliche Ebene eine besondere Bedeutung. Über Mimik, Gestik, Berührung und Hautkontakt während der Pflegetätigkeiten, oder absichtlich eingesetzt, wird die sprachliche Kommunikation ergänzt. Die **nonverbale Verständigung** mit Sterbenden ist besonders dort wichtig, wo Sterbende noch bei Bewußtsein sind, aber nicht sprechen können oder nicht mehr bei Bewußtsein sind.

Bei Sterbenden, die bei Bewußtsein sind, aber nicht sprechen können, kann eine Verständigung über Schrift, Malen, Gestik, Mimik und Zeichensprache stattfinden. Die Anregung der Sinne, wie Hör-, Geruchs- und Geschmackssinn, ist auch bei bewußtlosen Sterbenden möglich und sollte genutzt werden. Die Wahrnehmung von Hautkontakt und Berührungen kann beruhigen und eine Verbindung zur Außenwelt darstellen. Es läßt sich nicht mit Sicherheit sagen, was ein bewußtloser Mensch alles aus seiner Umwelt wahrnehmen kann. Da der Sterbende sich nicht mehr dazu äußern kann, ist die Wahrung seiner Würde besonders wichtig. Deshalb sollte nicht über seinen Kopf hinweg über ihn gesprochen oder über seine Situation diskutiert oder einfach still die Pflege durchgeführt werden. Wichtig ist eine direkte Ansprache und Erklärung dessen, was um ihn vorgeht oder was mit ihm geschieht (z. B. wenn er gewaschen werden soll). Jede Möglichkeit zur Kommunikation und Steigerung des Wohlbefindens sollte genutzt werden.

◆ Anregungen zur Kommunikation mit Sterbenden
- Anregung des Geruchssinns, z. B. durch Duftöle oder Blumen
- Anregung des Gehörs durch Ansprache und Erläuterungen bei der Durchführung von Pflegetätigkeiten oder Vorlesen von Gedichten
- Anregung des Geschmackssinns durch die Gabe von besonders beliebten Speisen und Getränken
- Anregungen über Hautkontakt und Berührungen durch Basale Stimulation (s. S. 430) und Validation (s. S. 364 ff)
- Anregungen durch die Einhaltung von Ritualen (z. B. beim Betreten des Zimmers immer erst die Hand des Sterbenden drücken und ihn ansprechen, dann erst die Pflegetätigkeiten durchführen, beim Abschied wieder die Hand drücken)

Schmerztherapie und -prophylaxe

Das Erlebnis starker Schmerzen und die Angst vor ihnen haben für den Sterbenden eine zentrale Bedeutung. Besonders krebskranke Menschen erleben sehr heftige Schmerzen, die sich im Endstadium noch steigern können. Sie mindern die verbleibende Lebensqualität und schränken Aktivitäten stark ein. Bereits die Angst vor den Schmerzen kann solche auslösen oder sogar verstärken. Der Teufelskreis zwischen Schmerzen und Angst vor den Schmerzen muß wirksam durchbrochen werden. Dies kann durch eine gezielte Schmerztherapie erreicht werden (vgl. S. 493 f).

◆ Prinzipien der Schmerztherapie

 Das Prinzip einer wirkungsvollen Schmerztherapie besteht in einer rechtzeitigen, regelmäßigen Verabreichung eines ausreichend starken Schmerzmittels.

Die Verabreichung des Schmerzmittels sollte so *rechtzeitig* erfolgen, daß erst keine Schmerzen entstehen. Im Sinne einer Schmerzprophylaxe wird das Medikament *regelmäßig* eingenommen. Treten dennoch Schmerzen auf, muß eventuell eine höhere Dosis gegeben werden. Diese Verfahrensweise kehrt sich ab von der früher üblichen Methode, nach der Schmerzmittel immer erst dann verabreicht wurden, wenn bereits Schmerzen aufgetreten waren und eine hohe Intensität erreicht hatten. Weit verbreitet ist z. T. immer noch der Glaube, daß die hoch dosierten Schmerzmittel abhängig machen, das Bewußtsein trüben oder sogar das Leben verkürzen. Diese nach wie vor bestehenden Vorurteilen konnte die Hospizbewegung in England durch wissenschaftliche Untersuchungen entkräften.

Die Schmerzmittel werden auf den einzelnen Sterbenden *individuell* abgestimmt. Bei besonders starken Schmerzen (besonders bei Krebskranken) werden Opioide nach einem festen Zeitplan oral verabreicht. Durch die Einnahme nach einem festen Zeitplan und nicht nach Schmerzen wird ein gleichmäßiger Wirkstoffpegel ermöglicht, der durch Verhinderung von Schmerzen den Verbrauch der Medikamente minimiert und außerdem ein suchthaftes Verlangen verhindert. Dieses suchthafte Verlangen entsteht immer dann, wenn der Wirkstoffpegel stark absinkt. Bei oraler Verabreichung wird ein gleichbleibender Pegel erreicht. Die Nebenwirkungen der Opioide sind in der Tabelle 18-1 zusammengefaßt.

Weitere Informationen zur Schmerztherapie können der Broschüre »Schmerz-Therapie bei sterbenden Menschen« von Student entnommen werden.

◆ Schmerzprophylaxe

Besonders in der letzten Phase des Sterbens kommt es durch den allgemeinen Kräfteverfall und der dadurch resultierenden Bettlägerigkeit zur Entstehung von Dekubiti (s. S. 409). Ein geschwächter Sterbender empfindet den Druck auf die gefährdeten Körperstellen nicht mehr. Trotzdem können die Dekubiti zu heftigen Schmerzen führen. Im Sinne einer Schmerzprophylaxe muß also auch hier vorbeugend gehandelt werden. Dies geschieht am zweckmäßigsten mit einer Superweichlagerung oder der 30-Grad-Seitenlagerung auf einer Luftkammer-Matratze (s. S. 105). Angewendet werden kann auch ein Wasserbett. Die Lagerungen sollten unter dem Aspekt durchgeführt werden, dem Sterbenden so viel Ruhe und Frieden zu lassen, wie nur irgendwie möglich. Seine Bequemlichkeit und seine Wünsche stehen dabei an erster Stelle. Das bedeutet, daß nicht stur nach Lagerungsplan gearbeitet werden kann, sondern ständig eine Absprache und Überprüfung der Notwendigkeit erfolgen muß. Nicht immer werden sich Dekubiti vermeiden lassen und treten aufgrund des Abbauprozesses trotz aller pflegerischen Vorsichtsmaßnahmen auf.

Tab. 18-1 Nebenwirkungen der Opioide

Stuhlverstopfung	muß während der Therapie konsequent und regelmäßig behandelt werden
Benommenheit, Übelkeit und Erbrechen	können bei oraler Einnahme vorübergehend auftreten und sollten durch Begleitmedikamente behandelt werden
körperliche Abhängigkeit	tritt bei einer Langzeitbehandlung auf, kann durch »Ausschleichen« der Medikamente abgebaut werden
Juckreiz	Behandlung mit Antihistaminika
Harnverhalt	bei höherer Dosierung Dosis reduzieren oder auf andere Schmerzmittel ausweichen

Pflegekräfte müssen in der Pflege Sterbender ständig abwägen zwischen den fachlichen Anforderungen und dem Respekt vor den Wünschen des Sterbenden.

Ernährung Sterbender

Die Ernährung eines Sterbenden kann durch Schluckbeschwerden, Übelkeit, Erbrechen und Verstopfungen (besonders bei einer Schmerztherapie) massiv gestört sein. Als Folge entsteht oft ein ausgeprägter Flüssigkeitsmangel. Verstärkend kommen Ängste vor Inkontinenz hinzu, die zu einer weiteren Reduktion der Flüssigkeitsaufnahme führen. Die Folgen des Flüssigkeitsmangels machen sich im Austrocknen der Mundschleimhaut mit Rissen und schmerzhafter Geschwürsbildung bemerkbar. Weitere Folge ist eine Verschlimmerung der Verstopfung, die beträchtliche Beschwerden verursachen kann. Auch hierdurch können wiederum Schmerzen entstehen. Einer ausreichenden Flüssigkeitszufuhr kommt deshalb auch im Rahmen der Schmerzprophylaxe eine wichtige Rolle zu.

Ein Ausgleich des Flüssigkeitsmangels läßt sich erreichen durch:
- Darreichung kleiner appetitanregender Speisen mit hohem Wassergehalt (Wunschessen, z. B. Obst)
- Anbieten von Getränken nach Wahl mit entsprechenden Trinkhilfen (abknickbarer Strohhalm)
- parenterale Flüssigkeitszufuhr durch Infusion (s. S. 305)
- Flüssigkeitszufuhr mittels einer PEG-Sonde (s. S. 301)
- Flüssigkeitszufuhr mittels einer rektalen Sonde

Besonders wichtig sind
- die Mundpflege und
- das Anfeuchten der Raumluft durch Vernebler.

Versorgung des Verstorbenen

Ist der Eintritt des Todes vorhersehbar, sollten umgehend Angehörige, Freunde oder andere nahestehende Bekannte nach vorheriger Absprache informiert werden. Geistlicher Beistand wird, falls gewünscht, informiert und eine ruhige intime Atmosphäre gewährleistet. Der Moment des Todes ist eine sehr persönliche Situation, die nicht durch pflegerische Aktivität oder Alltagsroutine gestört werden sollte. Das darf nicht bedeuten, daß der Sterbende abgeschoben und allein gelassen wird.

Datum und Uhrzeit des Eintritts des Todes werden in der Pflegedokumentation vermerkt. Der Arzt muß für die Feststellung des Todes informiert werden. Angehörige, falls sie nicht anwesend sind, werden vom Arzt über den Todesfall benachrichtigt.

Nach Feststellung des Todes durch den Arzt wird der Verstorbene versorgt. Die Augenlider werden geschlossen und mit nassen Tupfern abgedeckt, damit sie geschlossen bleiben. Alle Schläuche (z. B. Dauerkatheter, PEG-Sonde) werden gezogen, die Lagerungshilfsmittel aus dem Bett entfernt. Zahnprothesen werden eingesetzt und der Leichnam, wenn nötig, gewaschen und mit einem frischen Nachthemd versehen. Mit einer nassen elastischen Binde wird der Unterkiefer hochgebunden, damit er nicht herabfällt und der Mund geschlossen bleibt. Der Kopf wird auf einer metallenen Nackenrolle hochgelagert, um eine Verfärbung des Kopfes (Blaufärbung) zu verhindern. Der Leichnam muß gekennzeichnet werden. Hierzu wird ein Zettel mit Namen, Geburtsdatum und Todesdatum/-uhrzeit am großen Zeh befestigt. Die Hände des Verstorbenen werden gefaltet oder nach Wunsch neben den Körper gelegt.

Das Zimmer des Verstorbenen oder der Aufbahrungsraum kann mit einer Kerze, einem Kreuz und Blumen geschmückt werden. Je nach Wünschen und religiösen

Vorstellungen der Angehörigen sollte der Abschied von dem Toten möglich sein. Die Angehörigen, oder in ihrem Auftrage die Pflegekräfte, informieren ein Bestattungsinstitut. Die Überführung des Leichnams wird vom Bestattungsinstitut vorgenommen. Die persönlichen Gegenstände des Verstorbenen werden aufgelistet und den Angehörigen gegen Unterschrift überreicht.

Siehe auch den Standard »Ein Bewohner ist verstorben« im Anhang des Buches (S. 516).

In einem Altenheim sollten auch die anderen Heimbewohner über den Tod des Mitbewohners informiert werden. Neben den Angehörigen trauern auch Mitbewohner eines Heimes und Pflegende um den Verstorbenen, besonders dann, wenn er bereits längere Zeit im Heim lebte. Sie sollten innerhalb der Organisation für den Ausdruck ihrer Trauer Raum finden. Dies kann z. B. in Abschiedsfeiern, Aufstellen einer Kerze am Sitzplatz des Verstorbenen und durch die Teilnahme an der Beerdigung geschehen.

Die Hinterbliebenen sollten die Gelegenheit haben, auch nach dem Tode eines Heimbewohners weiterhin den Kontakt zum Heim aufrechtzuerhalten. Die Teilnahme an Gesprächskreisen und die Bereitschaft des Pflegepersonals, mit ihnen zu sprechen und ihre Trauer ernstzunehmen, kann zu einer sinnvollen Bewältigung beitragen. Für diese Arbeit und auch für die Bewältigung der eigenen Trauer, ohne krank zu werden oder zu resignieren, benötigen auch die Helfer Hilfe.

Hilfen für die Helfer

Während der Aufenthalt in einem Krankenhaus nur vorübergehend ist und der Patient irgendwann entlassen wird, lebt der alte Mensch im Altenheim bis zu seinem Tode. Die durchschnittliche Verweildauer in einem Altenheim beträgt in Deutschland 2 bis 3 Jahre. Die Tendenz zu einer kürzeren Verweildauer nimmt ständig zu, da viele alte Menschen immer später und pflegebedürftiger ins Altenheim gehen und entsprechend schneller versterben. Diese Entwicklung wird durch den weiteren Ausbau der ambulanten Versorgung, wie sie durch das Pflegeversicherungsgesetz gewünscht wird, unterstützt. Das bedeutet, daß die professionellen Helfer in den Heimen immer häufiger mit Sterbenden konfrontiert werden und unter gleichbleibenden Bedingungen pflegen müssen. Die normale Durchmischung der Pflegestationen mit Leicht-, Mittel- und Schwerpflegebedürftigen, auf die die Personalschlüssel abgestimmt sind, gibt es nur noch in Ausnahmefällen. Heute überwiegen die Schwerpflegebedürftigen. Viele Mitarbeiter sind hierauf weder vorbereitet noch erhalten sie Unterstützung. Sie sind oftmals überfordert und fühlen sich allein gelassen.

Vorbereitung der Helfer

Die Konfrontation mit dem Sterbenden bedeutet für den Helfer, die eigene Endlichkeit vor Augen geführt zu bekommen. Eigene Ängste vor dem Tod und dem, was danach kommt, spiegeln sich in den Äußerungen des Sterbenden wider. Der Helfer muß sich also mit dem eigenen Sterben und seinen Ängsten auseinandersetzen. Diese Auseinandersetzung sollte bereits in der pflegerischen Ausbildung beginnen und sich durch das Berufsleben hindurch fortsetzen. Neben der eigenen Auseinandersetzung mit dem Thema sollten die Phasen eines Sterbenden, seine Gefühle, Ängste und Nöte sowie die Trauerarbeit Gegenstand der **Aus-** und **Fortbildung** sein. Die Gesprächsführung mit Sterbenden sollte in Form von Rollenspielen geübt werden, damit die Angst vor den Fragen des Sterbenden nicht übermächtig wird.

Begleitung der Helfer

Eine Begleitung der Helfer in ihrer Alltagsbewältigung kann durch unterschiedliche Gruppenangebote geschehen. Hier sind als erstes **Gesprächskreise** durch Seelsorger zu nennen. Diese Gesprächskreise sind für Angehörige, Mitbewohner und Pflegekräfte offen und helfen, eine Brücke zwischen professionellen und ehrenamtlichen Helfern zu schlagen. Hier finden sie Hilfe und Unterstützung auch über den Tod des Angehörigen hinaus.

Eine weitere Möglichkeit ist die **Balint-Arbeit**. Balint-Gruppen wurden von dem Arzt und Psychoanalytiker M. Balint entwickelt. In diesen Gruppen soll die Beziehung zwischen Helfer und Hilfsbedürftigen durch die Analyse und Veränderung automatischer Verhaltensabläufe beim Helfer verbessert werden.

Neben der Balint-Arbeit ist die **Supervision** eine Möglichkeit, eigene Verhaltensweisen und mögliche Kontaktblockaden zum Sterbenden zu thematisieren. In der Supervision wird versucht, die Blockade zu verstehen und andere Verhaltensweisen zu entwickeln, auszuprobieren und einzuüben. Arbeitsabläufe werden analysiert und verändert. In der Regel wird die Supervision in der Gruppe durchgeführt und fördert allgemein die Fähigkeiten zur Zusammenarbeit. Über Stützung durch die Gruppe erfährt der einzelne eine größere Arbeitszufriedenheit.

Zur weiteren Beschäftigung mit dem Thema empfiehlt sich das Buch »Sterbebegleitung« von Werner Schweidtmann.

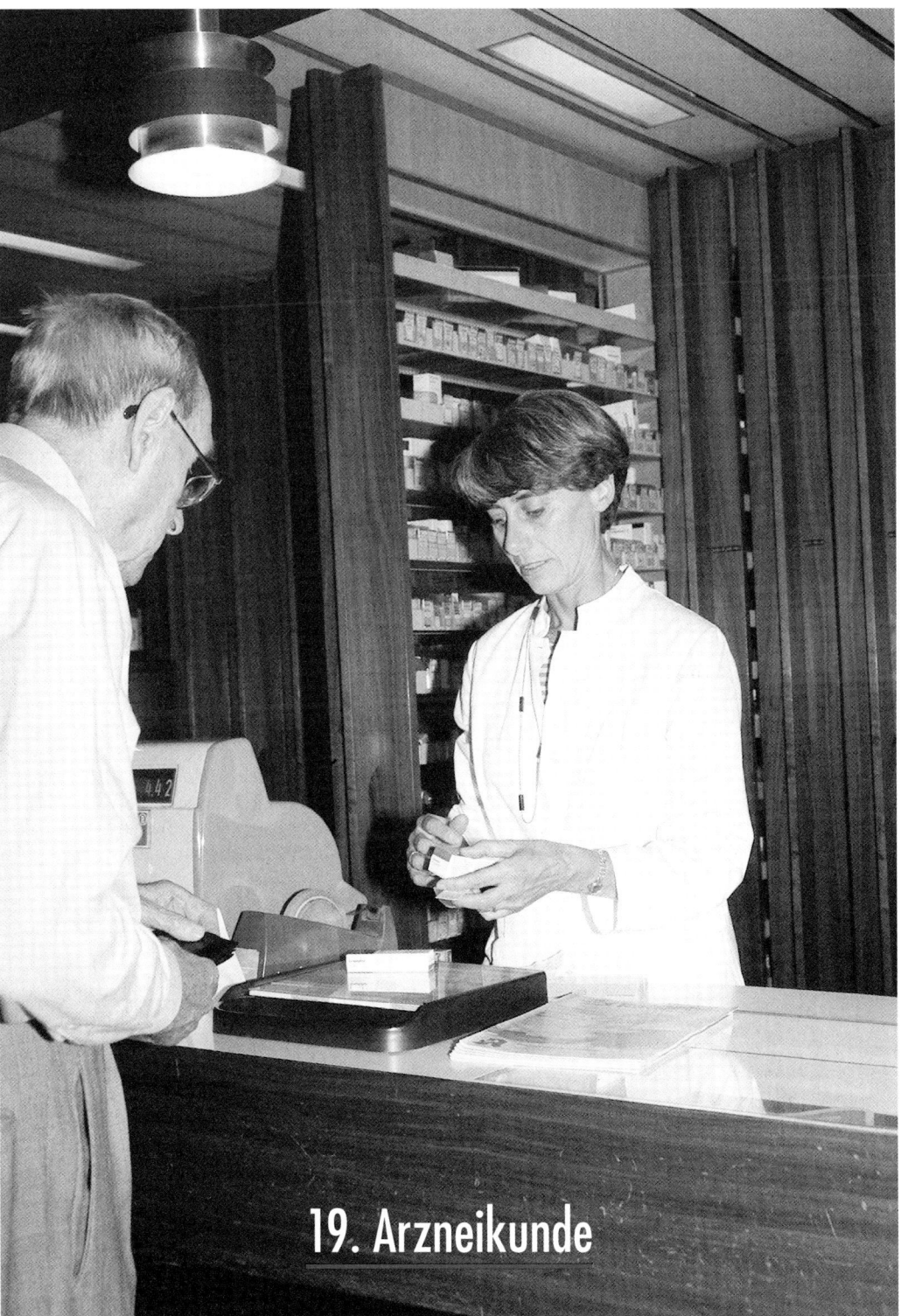

19. Arzneikunde

Medizinische Grundlagen

LOTTE HABERMANN-HORSTMEIER

Medizinische Grundlagen

LOTTE HABERMANN-HORSTMEIER

Allgemeine Pharmakologie

Was ist Pharmakologie?

> **Def.** Als **Pharmakologie** bezeichnet man die Lehre von den Wechselwirkungen zwischen Arzneistoffen und dem Organismus. Arzneistoffe nennt man auch Pharmaka (Singular: Pharmakon).

Arzneistoffe dienen der Vorbeugung, Erkennung und Behandlung von Erkrankungen. Da *alle* Pharmaka auch unerwünschte Wirkungen (sog. Nebenwirkungen, s. S. 483 ff) haben, muß in jedem Fall die therapeutische Wirkung gegen das Risiko einer unerwünschten Wirkung abgewogen werden.

Substanzen, die eine Giftwirkung auf den menschlichen Körper haben, bezeichnet man als toxisch (giftig). Die **Toxikologie** befaßt sich mit der Vorbeugung, Erkennung und Therapie von solchen Giften oder Schadstoffen.

Die Dosis-Wirkungs-Beziehungen

Die Wirksamkeit einer pharmakologischen Substanz ist in der Regel von der verabreichten Dosis abhängig. Abb. 19-1 zeigt die Dosis-Wirkungs-Beziehungen eines bestimmten Medikaments. Dabei versteht man unter der **Dosis** oder *Potenz* des Arzneimittels die Konzentration, die einen definierten pharmakologischen Effekt erzeugt. Die Wirkung der Substanz in bezug auf einen definierten Effekt nennt man **Wirksamkeit.** Die Abkürzung ED_{50} (effektive Dosis) ist das *Maß für die Wirkungsstärke eines Medikaments.* Sie gibt die Dosis an, die bei 50% der Patienten oder Versuchspersonen eine definierte Wirkung zeigt. Der (in der Regel im Tierversuch bestimmte) Wert LD_{50} (die letale oder tödliche Dosis) ist die Dosis, welche für 50% der Versuchstiere tödlich ist. Das Verhältnis von LD_{50}/ED_{50} wird als **therapeutische Breite** bezeichnet. Sie entspricht dem mit x bezeichneten Abschnitt in Abb. 19-1. Mit ihrer Hilfe wird die *Sicherheit eines Arzneimittels* bestimmt.

Arzneimittelrezeptoren

Arzneimittel können unspezifisch wirken, wie beispielsweise einige Abführmittel aufgrund ihrer osmotischen Wirkung. Die meisten Arzneimittel entfalten jedoch erst dann ihre Wirkung, wenn sie mit einem **spezifischen Arzneimittelrezeptor** reagiert haben.

> **Def.** Unter einem **Arzneimittelrezeptor** versteht man – ganz allgemein – einen Bestandteil des Organismus, der mit einem Arzneimittel in spezifischer Weise in Kontakt tritt, so daß durch diese Interaktion eine pharmakologische Wirkung auftritt. Meist sind solche Arzneimittelrezeptoren Eiweißkörper.

Im engeren Sinne verwendet man den Begriff »Arzneimittelrezeptor« jedoch vor allem für Steroidhormon- und Membranrezeptoren. An diesen im Körper vorhandenen Auffangorganen für bestimmte körpereigene Informationsüberträgerstoffe (Neurotransmitter, Hormone, Wachstumsfaktoren, Histamine etc.) können auch entsprechende Arzneimittel »andocken« und so die Wirkung dieser Substanzen imitieren oder blockieren.

Das Pharmakon im Körper

Arzneimittel können je nach ihrer Beschaffenheit und dem gewünschten Zielort auf verschiedenen Wegen in den Körper aufgenommen werden (s. Tab. 19-1). Die

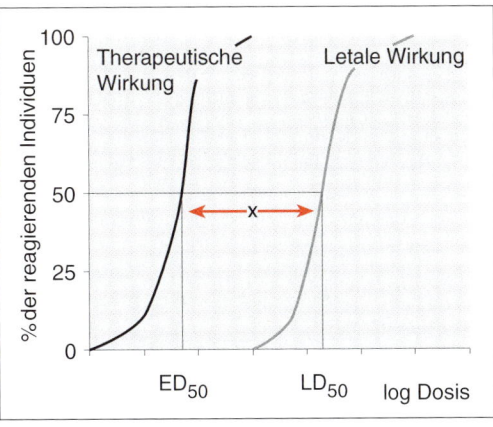

Abb. 19-1 Dosis-Wirkungs-Beziehungen

Einspritzung von Arzneimitteln in den Körper, insbesondere natürlich in die Arterien bzw. direkt ins Herz, sollte nur durch den behandelnden Arzt erfolgen. Der Arzt kann jedoch eine intrakutane, subkutane oder intramuskuläre Injektion an eine(n) examinierte(n) PflegerIn delegieren (s. dazu S. 423ff).

Die einfachste und sicherste Form ist die *orale Verabreichung,* etwa in Form von Tabletten, Kapseln oder Dragees. Einige Substanzen werden schon über die Mundschleimhaut in das Blut aufgenommen (**wichtig:** Glyceroltrinitrat bei Herzenge!), andere werden im Magen resorbiert (Beispiel: Azetylsalizylsäure). Der größte Anteil der oral verabreichten Arzneimittel gelangt jedoch erst über die Dünndarmschleimhaut ins Blut *(enterale Resorption).* Die *rektale Gabe* von Arzneimitteln, etwa in Form von *Suppositorien* (Zäpfchen; in Deutschland wesentlich beliebter als z.B. in englischsprachigen Ländern), wird oft dann bevorzugt, wenn Patienten über Brechreiz oder Schwierigkeiten bei der oralen Einnahme klagen. Die Aufnahme der Arzneisubstanz auf diesem Weg ist jedoch stark von der Art des Medikaments abhängig und oft unvollständig (z.B. Abgang mit Winden oder Stuhl). Einige Notfallmedikamente (wie etwa Diazepam zur Akutbehandlung eines Status epilepticus) können auch in Form von sogenannten *rectal tubes* verabreicht werden. Hierbei wird das flüssige Medikament aus der mit einer speziellen Applikationsspitze versehenen Tube in den Enddarm gespritzt, wo es dann schnell über die Schleimhaut ins Blut aufgenommen wird.

Resorption

Die Aufnahme einer Substanz in den Körper bezeichnet man als **Resorption.** Bei der Aufnahme pharmakologischer Substanzen in den Körper müssen die Substanzen *Zellmembranen* durchdringen. Über verschiedene Mechanismen können sie aktiv oder passiv in die Zelle aufgenommen werden.

Je nach Art der Substanz erfolgt dies:
● durch passive Durchdringung *(passive Diffusion;* v.a. bei fettliebenden = lipophilen Substanzen möglich, da die Zellmembranen wasserabweisend = hydrophob sind)
● über *Poren* in der Zellwand
● durch *spezifische Transportsysteme* in der Zellwand
● über bläschenförmige Zellwandausstülpungen (man nennt den Vorgang *Pinozytose)*
● durch Anlagerung an die Zellwand, die sich dann einstülpt und so die Substanz in das Zellinnere aufnimmt (dieser Vorgang heißt *Phagozytose)*
● durch Brücken zwischen den Zellen *(interzelluläre Brücken)*

Verteilung

Viele Arzneimittel werden zum Transport im Blut vorübergehend an Eiweiße (Albumin) gebunden. Diese *Eiweißbindung* ist von großer Bedeutung für die Stärke der Arzneimittelwirkung und die Ausscheidungsgeschwindigkeit aus dem Körper (s.u.), da wegen der Porengröße in den Glomerulusschlingen der Niere nur die nicht an Eiweiße gebundenen Moleküle die Blutbahn verlassen können.

Pharmaka verteilen sich nach der Aufnahme in den Körper nicht sofort gleichmäßig im gesamten Organismus. Die Verteilung ist u.a. abhängig von der *Durchblutung der einzelnen Gewebe und Organe.* So sind z.B. Nieren und Leber mit 500 bzw. 100 ml/min sehr gut durchblutete

Tab. 19-1 Aufnahme von Arzneimitteln in den Körper

Eine Aufnahme von Arzneimitteln in den Körper ist möglich:
● über den oberen Magen-Darm-Trakt
  (orale Verabreichung in Form von Tabletten, Dragees, Kapseln, Saft oder Tropfen)
● über die Atemwege (inhalativ)
● über die Haut und Schleimhaut (perkutan, z.B. Salben, Cremes, Tinkturen)
● über den Enddarm (rektal, z.B. Zäpfchen = Suppositorien)
● durch Einspritzung in die Haut (i.c. = intrakutan)
● durch Einspritzung unter die Haut (s.c. = subkutan; Resorption aus dem subkutanen Depot)
● durch Einspritzung in den Muskel (i.m. = intramuskulär; Resorption aus dem intramuskulären Depot)
● durch Einspritzung in die Vene (i.v. = intravenös)
● durch Einspritzung in die Arterie (i.a. = intraarteriell)
● durch Einspritzung direkt ins Herz (intrakardial)

Organe, weniger gut durchblutet sind die Haut (5 ml/min) und die Skelettmuskulatur (2–6 ml/min), sehr schlecht durchblutet ist das Fettgewebe (0,5 ml/min). Eine ungleiche Verteilung des Arzneimittels im Körper kann sich jedoch auch aus den besonderen *Eigenschaften der Substanz* ergeben. Manche Antibiotika können Zellmembranen nur sehr schlecht durchdringen und verteilen sich daher nur im Extrazellulärraum (Raum außerhalb der Zellen).

Eine Besonderheit im Körper ist die sogenannte **Blut-Hirn-Schranke.** Zwischen den Endothelzellen der Haargefäße *(Kapillaren)* im Gehirn gibt es, anders als bei den anderen Kapillaren im Körper, keine Poren. Die Endothelzellen sind eng miteinander verzahnt, so daß polare Substanzen diese Schranke nicht durchdringen können. Auch die Gliazellen, die um die Blutgefäße herum liegen, verhindern das Eindringen solcher wasserlöslicher Substanzen. Dagegen können lipidlösliche (fettlösliche) Arzneimittel die Blut-Hirn-Schranke gut durchdringen. Man benutzt die Tatsache, daß bestimmte Stoffe die Blut-Hirn-Schranke nicht überwinden können dazu, Arzneimittel zu entwickeln, die keine Wirkung auf das Zentralnervensystem (zentrale Nebenwirkungen) haben.

Metabolismus

Viele Arzneimittel (lipidlösliche Substanzen) können vom Körper nicht wieder ausgeschieden werden, bevor sie – etwa in der Leber – in andere, wasserlösliche Substanzen umgewandelt oder abgebaut werden. Man nennt diesen Vorgang **Metabolismus** oder *Biotransformation.* Erst in dieser Form ist dann eine Ausscheidung über die Nieren oder die Gallenflüssigkeit möglich. Durch die Biotransformation können aber auch für den Körper giftige Substanzen entstehen (Giftung; z. B. beim Schmerzmittel Phenacetin möglich).

Eine Reihe von Arzneimitteln wird bereits direkt nach der Aufnahme über die Darmschleimhaut, noch bevor sie den Körperkreislauf erreicht haben, in der Leber metabolisiert und somit als pharmakologische Substanzen unwirksam. Dies muß bei der Darreichungsform und Dosierung beachtet werden. Ein Beispiel hierfür ist das bereits erwähnte Glyzeryltrinitrat, das bei einer Aufnahme über den Magen-Darm-Trakt fast vollständig unwirksam gemacht wird. Um wirksam zu sein, muß es daher bei einem Angina-pectoris-Anfall schon über die Schleimhaut der Mundhöhle in den Kreislauf gelangen.

Exkretion

Arzneimittel können auf verschiedenen Wegen aus dem Körper ausgeschieden werden. Diesen Vorgang nennt man **Exkretion** oder Ausscheidung. Der größte Teil der Arzneimittel und ihrer Abbauprodukte wird über die Nieren und über die Gallenflüssigkeit (die den Körper schließlich mit dem Kot verläßt) ausgeschieden. Man nennt diese beiden Hauptwege
- renale Exkretion und
- biliäre Exkretion.

Mengenmäßig weniger bedeutend sind das Abatmen über die Luft (z. B. bei Inhalationsanästhetika), die Ausscheidung über den Schweiß (z. B. bei Halogenen wie Chlor, Jod, Brom), die Ausscheidung über den Speichel und der Übertritt in die Muttermilch. Letzteres ist von großer Bedeutung für stillende Mütter, da Pharmaka auf diese Weise von der Mutter auf das Kind übergehen können.

Der Plasmaspiegel

Meist wird die Menge einer im Körper vorhandenen pharmakologischen Substanz durch Blut- bzw. Plasmawertbestimmung festgestellt. Seltener werden dazu Urin, Speichel und eventuell Kot herangezogen. Der sogenannte **Plasmaspiegel** eines Medikamentes ist, wie bereits oben erläutert, von einer Reihe Faktoren abhängig. Es ist klar, daß es zu einer Anhäufung *(Kumulation)* der Substanz im Blut kommt, wenn dem Körper pro Zeiteinheit mehr von dieser Substanz zugeführt wird als ausgeschieden bzw. zu unwirksamen Stoffen abgebaut wird. Charakteristisch für jedes Medikament ist die **biologische Halbwertszeit** (Plasmahalbwertszeit). Dieser Wert beschreibt die Zeit, in der die ursprüngliche Plasmakonzentration auf die Hälfte abgesunken ist. Bei Medikamenten mit einer langen biologischen Halbwertszeit ist das einmalige Vergessen der Einnahme durch den Patienten weitaus weniger gravierend als bei Arzneimitteln mit kurzer Halbwertszeit. Dagegen bleibt die unerwünschte (toxische) Wirkung einer Überdosierung von Medikamenten mit langer Halbwertszeit wesentlich länger bestehen als bei Substanzen mit kurzer Halbwertszeit.

Die Bestimmung von Plasmaspiegeln wird in der Praxis meist dann durchgeführt, wenn ein Arzt sich vergewissern will, ob er ein Medikament für den erwünschten Effekt ausreichend dosiert hat, oder ob er mit der Dosierung schon in die Nähe des toxischen Bereichs gekommen ist (z. B. in der Epilepsietherapie).

Erwünschte und unerwünschte Arzneimittelwirkungen

Alle Substanzen, die als Arzneimittel verwendet werden, d. h., die der Prophylaxe, Diagnose und Therapie von

Krankheiten dienen, haben neben der erwünschten Wirkung auch **unerwünschte Wirkungen.** Solche unerwünschten Wirkungen bezeichnet man auch als *Nebenwirkungen.* Diese unerwünschten Wirkungen können jedoch in den Vordergrund treten, gerade wenn – wie bei vielen alten Menschen – oft mehrere Medikamente gleichzeitig verabreicht werden. Nach neueren Untersuchungen sind bei geriatrischen Patienten 16% aller Krankenhausaufenthalte auf Arzneimittelnebenwirkungen zurückzuführen. In den USA sollen jährlich 60000 bis 140000 Todesfälle durch Arzneimittelnebenwirkungen (Zahlen DÄ 1998; 95 [Heft 21]) verursacht werden.

Typische unerwünschte Arzneimittelwirkungen bei alten Menschen sind:
● plötzlicher Blutdruckabfall (orthostatische Fehlregulation)
● Herzrhythmusstörungen (v.a. bradykarde Arrhythmie)
● Hirnblutungen
● Verwirrtheitszustände
● Stürze
● verschlechterte Nierenfunktion

Arzneimittel können **toxische Nebenwirkungen** haben; sie wirken dann als Gift (= *Toxon*). In der Regel treten diese unerwünschten Wirkungen dosisabhängig auf. Je höher die Dosis des Medikaments, desto größer ist die Gefahr unerwünschter Wirkungen.

Arzneimittelallergien

Anders als die toxischen Wirkungen treten die durch das Immunsystem vermittelten **Allergien** gegen bestimmte Substanzen unabhängig von der Dosis-Wirkungs-Beziehung auf. Solche Überempfindlichkeitsreaktionen können sofort nach der Einnahme der Substanz oder erst nach einer gewissen Zeit eintreten. Man unterscheidet also eine
● Überempfindlichkeitsreaktion vom **Soforttyp** von der
● Überempfindlichkeitsreaktion vom **verzögerten Typ.**

Medikamentenbedingte Spättypallergien äußern sich meist in Form eines Arzneimittelexanthems (Exanthem = Hautausschlag).
Sogenannte **Kreuzallergien** findet man öfters zwischen Arzneimitteln ähnlicher Struktur. Die Medikamentengruppe, bei der besonders häufig Kreuzallergien auftreten, sind die Penizilline.
Die schwerwiegendste allergische Reaktion des Körpers auf Arzneimittel ist der **anaphylaktische Schock.** Als *Anaphylaxie* bezeichnet man eine den ganzen Körper betreffende, sofort einsetzende Überempfindlichkeitsreaktion. Die überschießende Immunreaktion verläuft sehr schnell und kann durch ein irreversibles (d.h. nicht mehr rückgängig zu machendes) Kreislaufversagen oder durch eine starke Einengung der Atemwege zum Tode führen. Zeichen eines akuten Schocks durch eine Überempfindlichkeitsreaktion sind eine Verengung der Bronchien (Bronchospasmus), ein *Quincke-Ödem* (d.h. eine Flüssigkeitseinlagerung in das Unterhautgewebe, z.B. unter den Augen), eine Verengung des Kehlkopfs mit hochgradiger Atemnot *(Laryngospasmus),* Krämpfe, ein schneller und schwacher Puls, kalter Schweiß und schließlich der Herz- und Atemstillstand. Substanzen, bei denen es besonders häufig zu anaphylaktischen Reaktionen kommt, sind Penizilline, artfremde Eiweißsubstanzen, Röntgenkontrastmittel, Salizylate und Pyrazolonabkömmlinge (beides sind fiebersenkende Schmerz- bzw. Rheumamittel).
Achtung: Grundsätzlich muß bei allen arzneimittelbedingten Allergien das in Verdacht stehende Medikament sofort abgesetzt werden!

Arzneimittelinteraktionen

> **Def.** Eine Wechselwirkung zwischen zwei verschiedenen Arzneisubstanzen bezeichnet man auch als **Interaktion.** Solche Interaktionen können die Wirkung der einzelnen Substanzen abschwächen oder verstärken.

Die meisten dieser Wechselwirkungen sind unerwünscht. So können sich beispielsweise zwei stark an Eiweiß gebundene Medikamente gegenseitig von der Albuminbindung verdrängen, so daß die Konzentration des verdrängten Mittels innerhalb kurzer Zeit auf zum Teil gefährliche Werte im Blut ansteigen kann. Durch die Gabe bestimmter Medikamente wird oft auch der Abbau körpereigener Hormone (Steroidhormone) oder Vitamine beschleunigt.
Besonders bei alten Menschen kann es infolge der *Multimorbidität* (d.h. dem gleichzeitigen Vorkommen verschiedener Krankheiten und Leiden) zur Gabe mehrerer Arzneisubstanzen und damit zu Wechselwirkungen zwischen den verordneten Stoffen kommen. Oft sind die betroffenen alten Menschen auch bei verschiedenen Ärzten in Behandlung, die nur die in ihr Spezialgebiet fallenden Erkrankungen therapieren und die weitere Medikation durch andere Ärzte nicht beachten. Auch selbst »verordnete« Medikamente sollten dabei nicht vergessen werden. Die Selbstmedikation kommt im Alter relativ häufig vor.

Toleranz, Dependenz

> **Def.** Der Begriff der *Gewöhnung* oder **Toleranz** bezeichnet die Tatsache, daß bei regelmäßiger Einnahme eines Arzneimittels die Wirkung innerhalb von Tagen bis Wochen geringer wird. Die Dosis muß in diesem Fall ständig erhöht werden, wenn die gleiche Wirkung erzielt werden soll.

Ursache dafür ist – außer dem oben beschriebenen Metabolismus – eine *Gegenregulation am Ort der Wirkung,* speziell im Zentralnervensystem. Bei einem plötzlichen Absetzen der Substanz (z. B. Morphin) kommt es dann zum Überwiegen der Gegenregulation mit Entzugssymptomen. Man nennt dies einen *Rebound-Effekt.*

Solche Rebound-Effekte mit Entzugserscheinungen sind wesentliche Gründe für die Entstehung einer Sucht. **Sucht** ist die umgangssprachliche Bezeichnung für »Abhängigkeit«. Typisch für eine Arzneimittel- bzw. Drogenabhängigkeit ist

- das unbezwingbare Verlangen, die Substanz immer wieder einzunehmen und
- die Dosis der Substanz immer weiter zu steigern.
- Wird die betreffende Substanz abgesetzt, kommt es zu Entzugserscheinungen.

> **Def.** Die WHO hat den Begriff der »Sucht« durch den Begriff der **»Dependenz«** ersetzt. Man unterscheidet hierbei zwischen psychischer (seelischer) und physischer (körperlicher) Abhängigkeit.

Bei Morphin kann beispielsweise schon recht rasch eine körperliche Abhängigkeit entstehen. Die in der Folge einer Sucht auftretenden individuellen (d. h. beim Abhängigen auftretenden körperlichen und geistigen) und sozialen Schäden treffen nicht nur den Abhängigen, sondern in starkem Maße auch sein soziales Umfeld.

Einfluß des Lebensalters und des Geschlechts auf die Arzneimittelwirkung

Die Wirkung von Arzneimitteln sowie ihre Verteilung im Körper ist u. a. auch von Lebensalter und Geschlecht des Menschen abhängig, der die betreffende Substanz einnimmt.

Bei Frauen sollte man Medikamente aufgrund der unterschiedlichen Körpergröße und Fettverteilung im Körper anders dosieren als bei Männern. Dies gilt besonders für **schwangere Frauen,** bei denen die sich außerhalb der Zellen befindende Flüssigkeit stark erhöht ist.

Besonders schwerwiegende Nebenwirkungen können bestimmte Arzneimittel auf **Ungeborene** haben. Eine Einnahme in den ersten Schwangerschaftswochen kann zu Mißbildungen führen (Beispiel: Thalidomid = Contergan®). **Neugeborene** und in besonderem Maße auch **Frühgeborene** sind aufgrund der noch ungenügenden Exkretionsmöglichkeiten über die Nieren und die Gallenflüssigkeit oft nicht in der Lage, Medikamente rechtzeitig in ausreichendem Maße wieder auszuscheiden.

Viele der im Alter auftretenden Leiden und Krankheiten werden medikamentös behandelt. **Alte Menschen** müssen daher oft täglich mehrere verschiedene Arzneimittel (am häufigsten Herz-Kreislauf- und ZNS-wirksame Medikamente) zu sich nehmen. Meist sind es Medikamente, die zum Teil starke Nebenwirkungen haben und die sich auch in ihrer Wirkungsweise beeinflussen können. Gleichzeitig werden Arzneimittel von alten Menschen oft schlechter vertragen. Unerwünschte Arzneimittelwirkungen treten daher gehäuft bei alten Menschen auf (s. S. 486).

Da Medikamente in der Regel über die Nieren ausgeschieden oder in der Leber zu unwirksamen Stoffen abgebaut werden, ist bei der medikamentösen Therapie alter und chronisch kranker Menschen immer zu beachten, daß die Ausscheidung der Arzneisubstanzen bzw. ihrer Abbauprodukte durch *chronische Nieren- und Leberschäden* gestört sein kann. Auch die *im Alter eingeschränkte Funktion* der beiden Organe trägt zu diesem Effekt bei. Die Ausscheidungsfunktion der Nieren (ausgedrückt durch die *glomeruläre Filtrationsrate*) vermindert sich zwischen dem 40. und 90. Lebensjahr um die Hälfte. Auch die Zahl der Leberzellen nimmt mit dem Alter ab, ebenso verringert sich die Leberdurchblutung besonders deutlich ab dem 60. Lebensjahr. Medikamente, die vorwiegend über die Nieren ausgeschieden werden, können sich bei einer eingeschränkten Nierenfunktion im Blut anreichern (Gefahr der *Akkumulation*) und dadurch möglicherweise früher zu unerwünschten Nebenwirkungen führen. Bei Substanzen mit einer geringen therapeutischen Breite (s. S. 481) kann es rasch zu Vergiftungserscheinungen kommen (Beispiel: Digitalis-Glykoside). Weiterhin wirkt sich die Abnahme des Extrazellulärvolumens (Flüssigkeitsvolumens außerhalb der Zellen) und der Muskelmasse sowie die relative Zunahme des Fettgewebes bei alten Menschen auf die Verteilung der Arzneimittel im Körper aus. Alte Menschen sprechen auch empfindlicher auf bestimmte Medikamente an, weil sie nicht mehr in der Lage sind, eventuell auftretende Nebenwirkungen durch normale Regulationsmechanismen auszugleichen (z. B. einen plötzlichen Blutdruckabfall durch eine rechtzeitig einsetzende, ausreichende Blutdruckregulation). Bei einigen Medikamenten reagieren alte Menschen auch in *paradoxer, der ursprünglich beabsichtigten Wirkung entgegengesetzter* Weise (Beispiel: Verwirrtheit oder Erregung nach der Gabe von Beruhigungs- oder Schlafmitteln).

Spezielle Pharmakologie

Besonderheiten einer medikamentösen Therapie im Alter

Wie schon in den vorangegangenen Abschnitten deutlich gemacht, kommt es bei Patienten in *höherem Lebensalter gehäuft zu unerwünschten Nebenwirkungen* nach Medikamenteneinnahme.

● Dies hängt zum einen mit der *zunehmenden Zahl der körperlichen Beeinträchtigungen und Leiden* im Alter zusammen. Mehr als die Hälfte der über 60jährigen Menschen erhalten eine langdauernde, regelmäßige medikamentöse Behandlung. An erster Stelle stehen Mittel zur Behandlung von Herz-Kreislauf-Erkrankungen sowie Substanzen, die auf das Zentralnervensystem einwirken (ZNS-wirksame Pharmaka).

● Zum anderen ist durch die *eingeschränkte Funktionsweise der Ausscheidungsorgane Nieren und Leber* im Alter eine verlangsamte Arzneimittelausscheidung die Regel. Besonders ausgeprägt ist dies bei chronischen Nieren- und Leberschäden (z.B. Niereninsuffizienz, Leberzirrhose), aber auch bei einer Herzinsuffizienz.

● Hinzu kommen eine *Änderung in der Verteilung des Flüssigkeitsvolumens* im Körper, eine Abnahme der Muskelmasse und eine Zunahme des Fettgewebes bei alten Menschen. Dadurch verteilen sich die Arzneimittel im Körper anders als bei jüngeren Erwachsenen.

● Durch *eingeschränkte physiologische Regulationsmöglichkeiten* erhöht sich die Empfindlichkeit auf bestimmte Medikamente (Beispiel: eingeschränkte Blutdruckregulation im Alter, besonders bei gleichzeitig bestehender Arteriosklerose).

● Einige Arzneimittel wirken bei alten Menschen in *paradoxer Weise,* d.h. ihre Wirkung ist der ursprünglichen Wirkungsabsicht entgegengesetzt.

● Oftmals treten unerwünschte Nebenwirkungen bei alten Menschen auch deshalb auf, weil die Medikamente nicht nach Plan eingenommen wurden. Ursachen sind Vergeßlichkeit, Verwechslung, zu kompliziertes Verordnungsschema und Sehprobleme. Oder es werden gleichzeitig andere Arzneimittel eingenommen, von denen der behandelnde Arzt nichts weiß bzw. nach denen er nicht gefragt hat. Die Folgen sind Arzneimittelinteraktionen.

Es ist aus den genannten Gründen bei alten Menschen besonders wichtig, **sorgfältig Nutzen und Risiko gegeneinander abzuwägen.** Keinem alten Menschen sollte ein wirklich benötigtes Medikament vorenthalten werden. Andererseits muß genau erörtert werden, ob eine medikamentöse Behandlung sinnvoll ist, oder ob auch andere Therapiemethoden (z.B. physikalische Therapie) erfolgreich eingesetzt werden können. Bei der Verordnung von Arzneimitteln ist in jedem Fall eine ursächliche *(kausale)* Therapie der rein an den Symptomen orientierten *(symptomatischen)* Therapie vorzuziehen. Wichtig ist, die Anzahl und Art der verordneten Medikamente immer wieder zu überprüfen, um die geringste unbedingt nötige Medikamentenzahl (Verabreichung möglichst nur einmal pro Tag) zu erreichen und um mögliche Arzneimittelinteraktionen nicht zu übersehen.

Achtung: Arzneimittelnebenwirkungen sind bei alten Menschen oft schwer von Krankheitssymptomen oder den »normalen« Altersbeschwerden zu unterscheiden!

Übersicht über die wichtigsten in der Geriatrie eingesetzten Medikamente

Folgende Arzneimittelgruppen spielen bei der medikamentösen Behandlung alter Menschen eine große Rolle:

▶ Diuretika (Medikamente, die die Urinproduktion steigern)

▶ Antihypertensiva (blutdrucksenkende Mittel)

▶ Antikoagulanzien (gerinnungshemmende Substanzen)

▶ Digitalispräparate (Substanzen zur Förderung der Kontraktionskraft des Herzens)

▶ Antidiabetika (blutzuckersenkende Mittel)

▶ Antiphlogistika (entzündungshemmende Substanzen)

▶ Antibiotika (Medikamente, die Bakterien in ihrer Vermehrung hemmen oder abtöten)

▶ Neuroleptika (Substanzen, die die psychischen Funktionen über das ZNS beeinflussen)

▶ Antidepressiva (Medikamente, die zur Behandlung der endogenen Depression eingesetzt werden)

▶ Tranquilizer und Hypnotika (Beruhigungs- und Schlafmittel)

▶ Antiparkinsonmittel (Medikamente, die zur Behandlung der Parkinson-Krankheit verwendet werden)

▶ Zytostatika (Medikamente, die die Zellteilung funktionell aktiver Zellen verhindern oder erheblich verzögern; sie werden zur Bekämpfung des bösartigen Tumorwachstums eingesetzt)

▶ Analgetika (Schmerzmittel)

▶ Naturheilmittel (z. B. Therapie mit Heilmitteln pflanzlichen Ursprungs = Phytotherapie; homöopathische Arzneimittel nach Samuel Hahnemann)

Diuretika

 Def. Diuretika sind Medikamente, die die Harnproduktion steigern. Durch direkte Wirkung an den Nieren regen sie die Ausscheidung von Natrium – und damit auch von Wasser – an.

Man unterscheidet drei verschiedene Arten von Diuretika:
● Thiazide (Beispiel: Esidrix®),
● Schleifendiuretika (Beispiel: Lasix®) und
● kaliumsparende Diuretika (Beispiel: Osyrol®).

Kaliumsparende Diuretika sind in ihrer natriumausscheidenden Wirkung schwächer als Thiazid-Diuretika. Sie halten im Gegensatz zu den beiden anderen Diuretikagruppen das Kalium im Körper zurück, eine prinzipiell erwünschte Wirkung. Bei alten Menschen und besonders bei eingeschränkter Nierenfunktion kann dadurch aber der Kaliumspiegel im Blut gefährlich ansteigen. Typische Symptome einer solchen *Hyperkaliämie* sind eine allgemeine Unlust, Schwäche und Verwirrtheit, aber auch Übelkeit, Erbrechen, Beinkrämpfe und Schwindelerscheinungen. Besonders gefährlich sind Herzrhythmusstörungen, die sogar zum Herzstillstand führen können.
Zur Gruppe der *Schleifendiuretika* gehören die Diuretika mit der stärksten harntreibenden Wirkung. Durch den großen Wasser- und Elektrolytverlust kann es nach der Einnahme dieser Substanzen besonders bei älteren Menschen zu einer erhöhten *Thromboseneigung* kommen. Oft steigt auch die Harnsäurekonzentration im Blut an. Vorsicht deshalb bei Gicht-Patienten. Weitere Nebenwirkungen sind erniedrigte Kalium-, Natrium- und Magnesiumblutspiegel. Bei einer höheren Dosierung von Schleifendiuretika kann es zu einer Schädigung der Sinneszellen im Ohr kommen (Achtung bei hörgeschädigten Patienten).
Ähnliche Nebenwirkungen wie bei den Schleifendiuretika können auch nach der Einnahme von *Thiazid-Diuretika* (Benzothiadiazinen) auftreten.
Anwendungsgebiete der Diuretika sind u. a. der *Bluthochdruck* (Hypertonie, s. S. 136f) und die *Herzinsuffizienz* (s. S. 130f). Durch die vermehrte Ausscheidung von Salzen und Wasser senken sie das Flüssigkeitsvolumen im Körper und damit auch den Blutdruck (posi-

tive Auswirkung auf einen krankhaft erhöhten Blutdruck). Ein geschwächtes Herz (Herzinsuffizienz) braucht durch das geringere Flüssigkeitsvolumen im Gefäßsystem weniger Arbeit zu leisten.

Antihypertensiva

 Def. Antihypertensiva sind Medikamente, die zur Senkung eines krankhaft erhöhten Blutdrucks eingesetzt werden.

Unter einem **Bluthochdruck** (*Hypertonus* oder *Hypertonie*) versteht man einen Anstieg des arteriellen Blutdrucks über die altersentsprechenden Normwerte (s. S. 136f; beachten Sie besonders die Folgen eines über einen längeren Zeitraum krankhaft erhöhten Blutdrucks wie koronare Herzkrankheit, Herzinfarkt, Hirninfarkt und arterielle Verschlußkrankheit).
Die blutdrucksenkenden Mittel unterteilt man nach ihrer Wirkungsweise in verschiedene Gruppen:
● *Diuretika:* Medikamente, die die Harnproduktion steigern und durch eine vermehrte Ausscheidung von Wasser und Salzen den Blutdruck senken (s. o.)
● *Sympatholytika:* Substanzen, die am sympathischen Teil des vegetativen Nervensystems ansetzen und zum Beispiel eine Abnahme der Herzfrequenz und eine Senkung des erhöhten Blutdrucks zur Folge haben können (Beispiel: β-Rezeptorenblocker wie Dociton®)
● *Kalziumantagonisten:* Substanzen, die die Wirkung des Kalziums hemmen und so die peripheren Blutgefäße erweitern, was eine Blutdrucksenkung zur Folge hat (Beispiel: Adalat®)
● *ACE-Hemmer:* Substanzen, die das Angiotensin converting enzyme hemmen (s. u., Beispiel: Captopril = Lopirin®)
● *Vasodilatatoren:* gefäßerweiternde Arzneimittel (Beispiel: Nitroprussid-Natrium)

Die Wahl des passenden Antihypertensivums beim alten Menschen richtet sich nach den oft vorhandenen Begleiterkrankungen, den schon bestehenden Schäden an den Endorganen (z. B. Herz, Niere, Gehirn) und den mit zunehmendem Alter des Patienten häufiger auftretenden Nebenwirkungen. Meist wird auch heute noch nach der Diagnosestellung bei einem unkomplizierten Bluthochdruck ein *(Thiazid-)Diuretikum* als Mittel der ersten Wahl verordnet. Falls die Gabe eines Diuretikums nicht zum gewünschten Erfolg führt oder Diuretika zur Therapie generell nicht angezeigt sind (wie z. B. bei einer insulinpflichtigen Zuckerkrankheit), kann ein *β-Blocker* (β-Rezeptorenblocker) anstatt oder zusätzlich zum Diuretikum verordnet werden. In letzter Zeit werden jedoch oft sogenannte *ACE-Hemmer* schon gleich zu Beginn einer Hypertonie-Therapie eingesetzt. Der Name ACE-Hemmer bedeutet, daß diese Substanzen das Angiotensinkonversionsenzym hemmen. Angiotensin ist ein Teil des Renin-Angiotensin-Systems, eines Regelkreises, der den Blutdruck und das Volumen der extrazellulären Flüssigkeit konstant hält. Bei einem erniedrigten Plasmavolumen produzieren spezielle hormonbildende Zellen in der Niere das Hormon Renin. Renin führt seinerseits zur Bildung von Angiotensinen (Angiotensinogen – Angiotensin I – Angiotensin II – Angiotensin III). Angiotensin II ist der stärkste bisher bekannte Vasokonstriktor (»Zusammenzieher der Blutgefäße«). Es regt die Bildung und Abgabe von Aldosteron aus der Nebennierenrinde an. Die Hemmstoffe des Angiotensinkonversionsenzyms greifen nun in diesen Vorgang der Angiotensinbildung ein, indem sie die Umwandlung von Angiotensin I in Angiotensin II hemmen. Die bekanntesten ACE-Hemmer sind Captopril und Enalapril.

Achtung: Vor allem bei älteren Patienten mit einem Salz- und Flüssigkeitsmangel oder einer Herzinsuffizienz kann der Blutdruck auch bei niedriger Dosierung des ACE-Hemmers stark abfallen!

Antikoagulanzien

 Antikoagulanzien sind gerinnungshemmende Substanzen

Man unterscheidet
- *Heparine* und
- *Cumarine.*

Heparin verhindert bei der Blutgerinnung unter anderem die Umwandlung von Fibrinogen in Fibrin und damit die Ausbildung der für die Blutgerinnung typischen, nichtwasserlöslichen Fibrinnetze. **Cumarine** sind Abkömmlinge des Dicumarols. Sie unterdrücken die wichtige Bildung des Prothrombinkomplexes durch die Hemmung des als Koenzyms wirksamen Vitamin K_1 im Rahmen der Blutstillung (Beispiel: Marcumar®). Bei der normal ablaufenden Blutstillung wird das im Blut vorhandene Prothrombin zu Thrombin umgewandelt. Das Thrombin verklebt die Blutplättchen zu einer gleichmäßig aufgebauten, homogenen Masse.

Im Bereich der Geriatrie werden Antikoagulanzien bei allen Zuständen, die eine Bettruhe (Immobilität) mit sich bringt, zur Thromboseprophylaxe eingesetzt. Vor allem nach Operationen ist die kurzfristige Gabe von Antikoagulanzien zur Verhinderung einer Thrombenbildung sinnvoll, oft als sogenannte Low-dose-Heparinisierung (d.h. niedrigdosierte Heparingabe). Häufig werden Antikoagulanzien nach einem Herzinfarkt oder einer Herzklappenoperation gegeben, bei einer Herzinsuffizienz (Langzeitbehandlung) und bei einer Thrombose oder Embolie.

Eine optimale Dosierung von Cumarinen liegt vor, wenn sie die Thromboplastinzeit im Quicktest auf 15–20% des Normwertes und im Thrombotest auf 6–12% des Normwertes vermindern. Doch schon im sogenannten »Sicherheitsbereich« der optimalen Dosierung können intrakranielle Blutungen, d.h. Blutungen in das Hirngewebe, als Nebenwirkung auftreten. Bei sehr alten Menschen sollte man daher Risiken und Nutzen genau gegeneinander abwägen. Liegt die Prothrombinzeit unterhalb des Sicherheitsbereichs, kommt es zu Blutungen in die Weichteile (z.B. in das Gewebe unterhalb der Zunge, in die Gelenke oder in die Darmwand). Vor einer Zahnarztbehandlung müssen marcumarisierte Patienten unbedingt auf ihre Medikamenteneinnahme hinweisen (Blutungsgefahr). Sie sollten auch wissen, daß selbst kleinste Verletzungen im Alltag zu schweren, unstillbaren Blutungen führen können. Daher müssen sie unbedingt auch Bagatellverletzungen vermeiden! Sogar der plötzliche Druckanstieg beim Pressen auf der Toilette kann zu unerwünschten Blutungen, vor allem im Auge und im Zentralnervensystem, führen.

 Achtung: Patienten, die ambulant mit Marcumar® behandelt werden, müssen einen ärztlichen Ausweis über die Antikoagulanzientherapie bei sich tragen. Auf eine regelmäßige Kontrolle der Gerinnungsverhältnisse ist unbedingt zu achten! Es besteht die Gefahr unerwünschter Blutungen, v.a. auch in das Zentralnervensystem.

Bei einer plötzlichen Unterbrechung der Antikoagulanzientherapie mit Marcumar®, besonders nach einer Langzeitbehandlung, kann es zu einer *Thrombose* kommen (sog. *Rebound- oder Rückstoß-Effekt*). Ein Abbruch der Therapie sollte daher langsam über einen Zeitraum von 3 bis 4 Wochen erfolgen.

Digitalispräparate

 Digitalispräparate (Digitalisglykoside, Herzglykoside) sind Substanzen, die zur Förderung der Kontraktionskraft des Herzens eingesetzt werden.

Die herzwirksamen Glykoside (Beispiel: Digitoxin) kommen natürlicherweise in verschiedenen Pflanzen vor, so zum Beispiel im Fingerhut, der Meerzwiebel und dem Maiglöckchen. Sie verbessern die Arbeitsweise der Herzmuskulatur, d.h. sie verstärken die Kontraktionen des

Herzens. Indirekt haben sie auch eine günstige Wirkung auf die Durchblutung der Herzkranzgefäße und die durch eine Vorhofdehnung ausgelösten Herzrhythmusstörungen.

Herzglykoside müssen jedoch genau dosiert werden. Es kann sehr leicht zu Überdosierungserscheinungen und Vergiftungen kommen (enge therapeutische Breite) Typische Zeichen einer **Digitalisvergiftung** sind Herzrhythmusstörungen, Übelkeit, Erbrechen, Durchfälle, Störungen des Zentralnervensystems wie Unruhe, Verwirrtheit, Schwindel oder Sehstörungen, Kopfschmerzen und Augenflimmern. **Achtung:** Ausgeprägte Herzrhythmusstörungen können tödlich enden! Ursachen sind in der Regel eine Überdosierung des Medikaments, eine gesteigerte Empfindlichkeit gegenüber der Substanz oder eine verminderte Ausscheidung (Vorsicht bei eingeschränkter Nierenfunktion). Nach einer über einen längeren Zeitraum überhöhten Digitalisgabe kann es bei Männern auch zu einer Vergrößerung der Brustdrüse (*Gynäkomastie*) kommen.

Hauptanwendungsgebiet für Digitalispräparate ist die *Herzinsuffizienz* (s. S. 130f), insbesondere die Herzmuskelschwäche mit absoluter Arrhythmie bei Vorhofflimmern.

Antidiabetika

 Antidiabetika sind blutzuckersenkende Mittel, die beim Diabetes mellitus zur Anwendung kommen.

Zu den Antidiabetika (s. auch S. 284ff) gehören
- die Sulfonylharnstoffe und
- die Insuline.

Die *Sulfonylharnstoffe* (Beispiel: Euglucon®) senken den Blutzuckerspiegel durch die Freisetzung von Insulin aus den B-Zellen der Bauchspeicheldrüse. Sie haben aber keinen Einfluß auf die Insulinbildung und die Neubildung von B-Zellen im Pankreas. Voraussetzung für die Anwendung der Medikamente ist also die noch ausreichende Insulinbildung in den B-Zellen der Bauchspeicheldrüse. **Die Substanzen wirken daher nicht beim Typ-1-Diabetes!** Anders als die Insuline (s.u.) werden Sulfonylharnstoffe über den Magen-Darm-Trakt in den Körper aufgenommen. Sulfonylharnstoffpräparate werden in der Regel dann verordnet, wenn bei einem Typ-2-Diabetes eine Diät zur Stoffwechseleinstellung nicht ausreicht.

Dagegen kommen *Insuline* dann zur Anwendung, wenn in den B-Zellen der Bauchspeicheldrüse nicht mehr genügend Hormone gebildet werden. Dies ist beim jugendlichen Diabetes (Typ-1-Diabetes) und oft auch

beim schwer einzustellenden Typ-2-Diabetes der Fall. Die bei jedem Patienten individuell zu bestimmende Hormondosis wird subkutan (heute meist mit Hilfe eines sogenannten Insulin-Pens), intramuskulär oder intravenös verabreicht. Man unterscheidet kurzwirksame Normalinsuline von Verzögerungsinsulinen. *Normalinsuline* wirken innerhalb einer halben Stunde. Ihr Wirkungsmaximum liegt bei einer bis vier Stunden. *Verzögerungsinsuline* werden verlangsamt in den Körper aufgenommen, da ihnen Depothilfsstoffe zugesetzt sind. Der Wirkungseintritt verzögert sich dadurch je nach Präparat auf 30 Minuten bis 4 Stunden. Das Wirkungsmaximum liegt zwischen 4 und 28 Stunden nach der Verabreichung. Man berechnet die für einen Patienten nötige Insulinmenge mit Hilfe von internationalen Einheiten (IE), wobei eine IE 0,04167 mg Insulin entspricht.

Antiphlogistika

 Antiphlogistika sind Medikamente mit entzündungshemmender Wirkung.

Man unterscheidet zwei große Gruppen entzündungshemmender Medikamente:
- Kortikoide (oder Kortikosteroide) und
- nichtsteroidale Antiphlogistika (bzw. Antirheumatika, da sie vor allem in der Rheumatherapie Anwendung finden)

Kortikoide sind natürliche oder synthetisch hergestellte Steroidhormone der Nebennierenrinde mit entzündungshemmender Wirkung. Das wichtigste natürliche Glukokortikoid ist das Kortisol. Ein Beispiel für ein synthetisch hergestelltes Glukokortikoid ist das Prednisolon (z.B. Decortin®). Kortikoide werden bei rheumatischen Erkrankungen, Autoimmunerkrankungen, allergischen Erkrankungen, chronischen Darmerkrankungen, chronischen Lungenerkrankungen und zur Unterdrückung des Immunsystems nach Organtransplantationen eingesetzt. Sie wirken nicht nur entzündungshemmend, sondern verfügen auch noch über eine antiallergische und eine immunsuppressive Wirkung. Da sie sich bei systemischer Einnahme (in Tablettenform oder als Injektion) im ganzen Körper verteilen, erstreckt sich ihre Wirkung nicht nur auf das erkrankte Organ oder Organteil. Sie wirken im gesamten Organismus und beeinflussen auf diese Weise praktisch alle Lebensvorgänge. Bei höherer Dosierung treten dadurch unerwünschte Nebenwirkungen auf, die man unter dem Begriff des »Cushing-Syndroms« zusammenfaßt (s. S. 323). Bei alten Menschen sind besonders die folgenden Auswirkungen zu beachten:

● Kortikoide führen zu einer Störung des Kalziumstoffwechsels und somit zu einem erhöhten Osteoporoserisiko.

● Sie hemmen die Wundheilung und unterstützen die Ausbreitung von Infekten.

● Kortikoide können bei entsprechend veranlagten Personen zum Ausbruch psychischer Krankheiten beitragen.

● Sie können Augenerkrankungen wie Katarakt oder Glaukom hervorrufen bzw. den Zustand bei diesen Patienten verschlechtern.

● Kortikoide können die Situation bei einer bereits bestehenden Zuckerkrankheit verschlechtern.

Zu den *nichtsteroidalen Antiphlogistika* gehören die Abkömmlinge der Salizylsäure (Beispiel: Aspirin®), die Pyrazolonabkömmlinge (Beispiel: Butazolidin®) und viele andere Substanzen wie Diclofenac (Beispiel: Voltaren®) oder Indometacin (Beispiel: Amuno®). Nichtsteroidal bedeutet, daß die Medikamente nicht zur Gruppe der Steroide oder Kortikosteroide gehören. Die Medikamente haben neben ihrer entzündungshemmenden auch eine schmerzstillende und antirheumatische Wirkung. Sie werden daher bei rheumatischen Erkrankungen, chronischen Entzündungen und leichten bis mittelschweren Schmerzzuständen eingesetzt. Aspirin® (ASS = Azetylsalizylsäure) findet in den letzten Jahren auch zunehmend in niedriger Dosierung als sogenannter Thrombozytenaggregationshemmer Verwendung, da es die Verklumpung (Aggregation) der Blutplättchen (Thrombozyten) hemmt. Haupteinsatzgebiete sind dann die Infarktprophylaxe bzw. die Verhinderung von Schlaganfällen. In höherer Dosierung und längerdauernder Anwendung kommt es bei vielen nichtsteroidalen Antirheumatika zu Magen-Darm-Beschwerden bis hin zum Magengeschwür (Ulcus ventriculi).

Antibiotika

> **[Def.]** Antibiotika im engeren Sinne sind Medikamente, die Bakterien in ihrer Vermehrung hemmen oder sie abtöten. Sie werden daher zur Behandlung bakterieller Infektionskrankheiten eingesetzt.

Im weiteren Sinne versteht man darunter Wirkstoffe, die meist von Pilzen oder Pflanzen stammen (bzw. ähnliche synthetisch oder halbsynthetisch hergestellte Substanzen), und die in der Regel zur Bekämpfung von Mikroben innerhalb des Körpers, seltener auch an den von außen zugänglichen Schleimhäuten des Körpers, eingesetzt werden.

Bei den Antibiotika im engeren Sinne unterscheidet man
● bakteriostatisch wirkende Antibiotika und
● bakterizid wirkende Antibiotika.

Bakteriostatisch wirkende Antibiotika nennt man auch Antibiotika mit hemmender Wirkung. Sie hemmen die Vermehrung bestimmter Bakterien. Zur Gruppe der bakteriostatisch wirkenden Antibiotika gehören die *Tetrazykline* und das *Chloramphenicol*.
Im Gegensatz zu ihnen töten bakterizid wirkende Antibiotika Bakterien ab. *Penizilline* und *Cephalosporine* sind bakterizid wirkende Antibiotika.

Ihre Wirkung entfalten antibakterielle Substanzen je nach Art entweder
● an der Zellwand oder
● an der Zellmembran oder
● indem sie in den Eiweißaufbau (Proteinbiosynthese) oder
● in den DNA- bzw. RNA-Aufbau (DNA- bzw. RNA-Synthese) der Bakterien eingreifen.

Beispiel: Penizilline sind Antibiotika von im allgemeinen guter Verträglichkeit und großer Dosierungsspanne. Ihre *Wirkungsweise* beruht darauf, daß sie die Bakterienzellwand wachsender Keime zerstören und die Keime dadurch abtöten. Da tierische und menschliche Zellen keine Zellwand besitzen, sind diese Substanzen für sie nicht giftig. Allerdings werden ruhende Bakterienzellen von Penizillinen nicht geschädigt. Penizilline blockieren den Aufbau des Zellwandbausteins Murein, der nur während der Wachstumsphase in die Zellwand eingelagert wird. Durch die fehlenden Mureinmoleküle klaffen schließlich Lücken in der Zellwand, was nach einiger Zeit zum Tod der betroffenen Bakterien führt. Der Umstand, daß Bakterien, die sich in der Ruhephase befinden, nicht von Penizillinen geschädigt werden können, hat zur Folge, daß eine Penizillintherapie ausreichend lang sein muß. Durch eine zu kurze Behandlungsdauer können diese ruhenden Bakterien überleben und so zum Wiederaufflammen der Erkrankung (Rezidiv) führen.
Penizilline schädigen also bei einer üblichen Dosierung menschliche Zellen nicht, wohl aber die Keime der natürlicherweise im Darm des Menschen vorkommenden Darmflora. Typische *Nebenwirkungen* der Penizilline sind daher Magen-Darm-Beschwerden. Auch die im Darm lebenden Vitamin-K-produzierenden Bakterien werden durch eine Penizillintherapie abgetötet, so daß es zu Blutgerinnungsstörungen kommen kann. Die bedeutsamste Nebenwirkung der Penizilline ist jedoch die Penizillinallergie (vom Sofort- bis Spättyp; s. S. 484). Etwa 50% aller medikamentös bedingten Allergien werden durch Penizilline hervorgerufen.
Ein immer bedeutender werdendes Problem der Antibiotikatherapie ist die Resistenzentwicklung vieler Bakte-

rienstämme gegen immer mehr Antibiotika. **Resistenz** (lat.: resistere = widerstehen) bedeutet hier das Vorhandensein oder die Entwicklung eines Schutzes gegenüber bestimmten Antibiotika. Als Folge davon verlieren die betroffenen Medikamente ihre Wirkung. Bakterien können einen solchen Schutz zum Beispiel durch Mutation (etwa infolge UV-Strahlung) erwerben. Die Übertragung der »Resistenz-Gene« von Bakterium zu Bakterium erfolgt in der Regel durch Bakteriophagen (Viren, die sich in Bakterien vermehren) oder Konjugation (Genaustausch zwischen Bakterien über eine Plasmabrücke). Eine große Rolle bei der Resistenzentwicklung spielt der unkontrollierte Antibiotikagebrauch etwa in der Tierzucht und auch in den Entwicklungsländern, wo Antibiotika oft frei verkäuflich sind.

Neuroleptika

> **Def.** Neuroleptika werden auch als Antipsychotika bezeichnet. Es sind Psychopharmaka, d.h. Substanzen, die einen Einfluß auf die Aktivität des Zentralnervensystems und damit auch auf die psychischen Funktionen haben.

Neuroleptika wirken Psychosen entgegen *(antipsychotische Wirkung)*. Sie beruhigen *(sedieren)* und wirken dämpfend auf die durch psychische Vorgänge beeinflußten Bewegungen (z.B. die Mimik). Menschen, die mit Neuroleptika behandelt werden, zeigen daher sehr charakteristische Verhaltensweisen. Sie sind gegenüber ihrer Umwelt indifferent (Antriebsminderung; es ist ihnen meist »alles egal«) und fallen durch das Fehlen spontaner, durch die Psyche beeinflußter Bewegungen auf.
Man unterscheidet:
- schwache Neuroleptika (Beispiel: Melleril®, Leponex®)
- mittelstarke Neuroleptika (Beispiel: Megaphen®)
- starke Neuroleptika (Beispiel: Psyquil®)
- sehr starke Neuroleptika (Beispiel: Haldol®)

Hauptanwendungsgebiete der Neuroleptika sind akute Psychosen, vor allem solche, die mit Halluzinationen, Erregungszuständen, Unruhe, Angst, Spannung und Aggressivität einhergehen. Bei der Schizophrenie sind Neuroleptika Mittel der ersten Wahl. In der Geriatrie sollten Neuroleptika sehr zurückhaltend eingesetzt werden. Einsatzgebiete wären hier etwa die Agiertheit (akute Erregungszustände) oder der ausgeprägte Wahn bzw. die ausgeprägte Halluzinose. Ein weiteres Einsatzgebiet ist die Narkose im Rahmen der sogenannten Neuroleptanalgesie.

Beachtet werden muß, daß die Gefahr unerwünschter Nebenwirkungen bei Neuroleptika recht groß ist. Im Vordergrund stehen die extrapyramidalen Nebenwirkungen. Hierunter versteht man eine Reihe von verschiedenen Nebenwirkungen, die die Muskulatur betreffen. Typisch sind das krampfhafte Verdrehen der Augen (Blickkrämpfe), unwillkürliche Bewegungen der Mund- und Gesichtsmuskulatur, verstärkter Speichelfluß, Unruhe und starker Bewegungsdrang sowie das Zittern beim Ausführen von gewollten Bewegungen. In der Altenpflege muß beachtet werden, daß es durch solche extrapyramidalen Nebenwirkungen zu Stürzen kommen kann. Die für diese Medikamente typische Abnahme der Konzentrations- und Reaktionsfähigkeit kann ebenfalls dazu beitragen, daß sich die Sturzgefahr erhöht. Weitere häufige Neuroleptika-Nebenwirkungen sind vegetative Symptome, wie zum Beispiel Schwitzen, Verstopfung, Störungen beim Wasserlassen und Temperaturänderungen. Des weiteren besteht die Gefahr der Auslösung epileptischer Anfälle und der Verstärkung einer Hirnleistungsschwäche bei dementen Patienten.

Achtung:
- Bei Parkinson-Kranken unter dopaminerger Therapie (s.u.) dürfen fast alle Neuroleptika wegen der starken extrapyramidalen Nebenwirkungen *(Parkinson-Syndrom)* nicht verordnet werden.
- Neuroleptika verstärken die Wirkung aller anderen zentralnervös wirkenden Medikamente.

Tranquilizer und Hypnotika (Beruhigungs- und Schlafmittel)

> **Def.** **Tranquilizer** oder Beruhigungsmittel sind Substanzen mit einer beruhigenden, angstlösenden, schlaffördernden oder muskelerschlaffenden Wirkung. **Hypnotika** oder Schlafmittel werden zur Beeinflussung von Schlafstörungen eingesetzt.

Es gibt verschiedene Substanzgruppen, die als *Beruhigungsmittel* (Tranquilizer, Anxiolytika oder Ataraktika) eingesetzt werden. Bei allen steht die Dämpfung von Angst- und Spannungszuständen im Vordergrund der erwünschten Wirkungen. Die allgemeine Beruhigung und Dämpfung der zentralnervösen Funktionen (Sedation) und die Muskelentspannung (Muskelrelaxation) sind in diesem Fall unerwünschte Begleiterscheinungen. An erster Stelle stehen bei den Beruhigungsmitteln die Benzodiazepine (Beispiel: Valium®).
Typische Nebenwirkungen der Benzodiazepine sind verstärkte Müdigkeit, Benommenheit, verlängerte Reakti-

onszeit, motorische Koordinationsstörungen und eine Verschlechterung der geistigen und psychomotorischen (s. o.) Funktionen. Letzteres sollte besonders bei der Verabreichung von Benzodiazepinen an demente Patienten bedacht werden. Wenn überhaupt, dann sollten Tranquilizer und Hypnotika bei Demenz-Patienten nur mit äußerster Vorsicht und nur kurzzeitig eingesetzt werden.

Achtung: Es besteht die Gefahr des Mißbrauchs! In der Altenpflege ist es noch immer keine Seltenheit, daß Patienten mit Tranquilizern »ruhiggestellt« werden. Darüber hinaus besteht die Gefahr der Entwicklung einer Abhängigkeit (s. S. 485).

Hypnotika rufen einen Schlafzustand hervor, der dem natürlichen Schlaf ähnlich ist, wogegen *Sedativa* allgemein beruhigend wirken, indem sie die Aktivität des ZNS generell dämpfen. »Klassische« Vertreter sind die Barbiturate (Beispiel: Luminal®), die je nach Dosierung beruhigend, hypnotisch oder narkotisch wirken. Die »modernen« Hypnotika bzw. Sedativa aus der Gruppe der Benzodiazepine (Valium®, Mogadan®) beschleunigen das Einschlafen und verlängern die Gesamtschlafzeit (bei jedoch geändertem Schlafverhalten). Sie werden daher bevorzugt als Einschlafmittel eingesetzt. Im Gegensatz dazu verabreicht man Barbiturate vor allem bei Durchschlafstörungen.

Ebenso wie bei den Tranquilizern besteht bei allen Schlafmitteln die Gefahr der Entwicklung einer Abhängigkeit. Beim Absetzen der Benzodiazepine können – ähnlich wie bei anderen Schlafmitteln – schwere Entzugserscheinungen auftreten. Typisch sind Alpträume, Schlafstörungen und Erwachen (sog. Rebound-Effekt), aber auch Angst und Verhaltensstörungen bis hin zu akuten Psychosen und Delirien. Deshalb sollten diese Substanzen immer nur kurze Zeit (höchstens für 2 bis 3 Wochen) gegeben werden. Das Absetzen muß ausschleichend erfolgen.

 Bitte beachten Sie immer, daß bei Schlafstörungen viele verschiedene Ursachen in Frage kommen können. Erst nach Ausschöpfung aller anderen Therapiemöglichkeiten und Verhaltensänderungen sollten Schlafmittel eingesetzt werden.

Antiparkinsonmittel

 Def. Antiparkinsonmittel sind Substanzen aus verschiedenen Stoffklassen, die zur Therapie der Parkinson-Krankheit (»Schüttellähmung«) eingesetzt werden.

Wichtigste therapeutische Maßnahme bei der Parkinson-Krankheit ist die Gabe von **L-Dopa,** einer Vorstufe des Nervenüberträgerstoffes Dopamin. Es kann – im Gegensatz zum Dopamin – die Blut-Hirn-Schranke passieren und wird dann in den Nervenzellen zu Dopamin umgewandelt. Sehr häufig (in etwa ¾ der Fälle) kommt es nach L-Dopa-Gabe zu unwillkürlichen Bewegungen im Bereich der Kau- und Gesichtsmuskulatur, der Arme, der Beine und des Rumpfes. In ca. 25% der Fälle treten psychische Nebenwirkungen wie Überaktivität, Verwirrtheit, Halluzinationen, Psychosen und Depressionen auf. Etwa die Hälfte der Patienten klagt über Übelkeit und Brechreiz durch eine Anregung des Brechzentrums in der *Medulla oblongata* (verlängertes Mark). Die Wirkung des Dopamins auf das Herz-Kreislauf-System ist sehr komplex und zum Teil gegensätzlich (blutdrucksteigernd und blutdrucksenkend). Meist kommt es nach L-Dopa-Einnahme jedoch zu einem Absinken des Blutdrucks (Hypotonie) mit Kreislauffehlregulationen.

Andere Antiparkinsonmittel sind z. B. das Amantadin (PK-Merz®), das Bromocriptin (Beispiel: Pravidel®) und das Biperidin (Beispiel: Akineton®). Sie gehören ganz unterschiedlichen Stoffgruppen an und wirken direkt oder indirekt auf die Dopaminbildung bzw. auf die Dopaminrezeptoren ein.

Zytostatika

 Def. **Zytostatika** sind Substanzen, die die Zellteilung funktionell aktiver Zellen verhindern oder erheblich verzögern. Sie werden zur Bekämpfung des bösartigen Tumorwachstums eingesetzt.

Früher konnten bösartige Tumoren nur operativ entfernt oder durch eine Strahlentherapie behandelt werden. Erst durch die Entwicklung *systemisch* (d. h. im ganzen Körper) wirksamer chemischer Substanzen war es möglich, maligne, nichtortsständige Tumorarten wie die Leukämie oder auch metastasierende Tumoren zu therapieren. Nicht alle Tumoren sprechen auf zytostatisch wirksame Substanzen in gleichem Maß an. Durch die Kombination verschiedener Zytostatika aus unterschiedlichen Zytostatika-Gruppen (s. Tab. 19-2) lassen sich jedoch oft das Therapieergebnis verbessern und gleichzeitig die Nebenwirkungen in Grenzen halten.

Zytostatika wirken – leider – auf alle funktionell aktiven Zellen des Körpers ein, nicht nur auf die sich stark vermehrenden Tumorzellen. Sie hemmen die Zellvermehrung und bewirken letztendlich eine Auflösung der Zellen. Neben den Tumorzellen greifen sie auch alle anderen schnellwachsenden Zellen des Körpers an, besonders das Knochenmark, die Magen-Darm-Schleimhaut, die Haut und die Follikel der Haare. Daraus ergeben sich die typischen Reaktionen des Körpers auf die Gabe von Zytostatika:

- Nach der sogenannten *Frühreaktion* mit Übelkeit, Erbrechen, Fieber und allergischen Erscheinungen kommt es zu
- einer *Beeinträchtigung der Blutzellbildung* (Erythro-, Thrombo- und Leukopoese),
- einem in der Regel rückgängig zu machenden *Haarausfall* sowie
- *Schäden im Bereich der Mund- und Magen-Darm-Schleimhaut* mit Appetitlosigkeit, Bauchschmerzen und Durchfällen.

Weiterhin wirken sich Zytostatika schädigend auf die Samenzellbildung, die Eizellentwicklung und die Entwicklung eines Embryos *(mutagene und teratogene Wirkung)* aus. Die Zellen der Leber können geschädigt werden, so daß es schließlich zu einer Leberfibrose bzw. Leberzirrhose kommen kann. Langfristig gesehen führen Zytostatika auch zur Bildung neuer, bösartiger Tumoren *(kanzerogene Wirkung)*.

Analgetika

> **Def.** **Analgetika** sind schmerzstillende Arzneimittel. Man unterscheidet überwiegend peripher, d.h. im gesamten Körper angreifende Analgetika, von zentral, d.h. im Gehirn und Rückenmark ansetzenden Analgetika.

Peripher wirkende Schmerzmittel hemmen vor allem die Bildung schmerzvermittelnder Entzündungssubstanzen (wie etwa der Prostaglandine) und verfügen in der Regel noch über eine fiebersenkende, entzündungshemmende und krampflösende Wirkung. Sie werden daher auch in der Rheumatherapie eingesetzt (s. nichtsteroidale Antiphlogistika; Beispiele: Azetylsalizylsäure, Paracetamol, Iboprufen).

Zentral wirkende Analgetika sind die Opiate bzw. Opioide (opiumähnliche Substanzen mit morphinartiger Wirkung), die vor allem über die Opiatrezeptoren der schmerzverarbeitenden Nervenzellen im Gehirn und Rückenmark wirken und so die Entstehung und Weiterleitung der Schmerzinformation hemmen. Wichtige Opioide sind das Morphin, das Fentanyl, das Pentazocin, das Pethidin, das Codein, das Tilidin und das Tramadol. Typische Nebenwirkungen sind *Sedierung* (Beruhigung mit Senkung der Hirnleistung), Übelkeit und Erbrechen. **Achtung:** Es besteht die Gefahr der Entwicklung einer Toleranz und einer Abhängigkeit! Stark wirksame Opioide unterliegen daher der Betäubungsmittel-Verschreibungsverordnung. Es muß also ein spezielles Betäubungsmittelrezept ausgestellt werden. Etwa ein Viertel bis die Hälfte aller über 60jährigen Menschen leiden ständig unter mäßigen bis starken Schmer-

Tab. 19-2 Beispiele verschiedener Zytostatika

Alkylanzien	Cyclophosphamid (Endoxan®)
	Chlorambucil (Leukeran®)
	Carmustin (BCNU®)
Antimetabolite	Methotrexat (Methotrexat-Lederle®)
	5-Fluoruracil (Fluoro-Uracil-Roche®)
Naturstoffe	Vinblastin (Velban®)
	Vincristin (Oncovin®)
Antibiotika	Doxorubicin (Andriblastin®)
	Bleomycin (Bleomycin®)
Hormone	Tamoxifen (Tamofen®, Nolvadex®)

zen. Ursachen sind vor allem Erkrankungen des Bewegungsapparates einschließlich der Wirbelsäule, Erkrankungen des Nervensystems und Tumorerkrankungen. Schmerz ist jedoch ein sehr vieldeutiges Symptom, das einer genauen Abklärung bedarf, bevor mit einer medikamentösen Schmerzbekämpfung begonnen werden sollte. Oft führen auch seelische Faktoren zu schmerzhaften organischen Störungen. Emotionelle Belastungen wie Depression, Trauer oder Angst können Schmerzen verstärken.

Bei der Behandlung chronischer Schmerzen sollten stets mehrere Therapieverfahren kombiniert werden. Außer einer Arzneimitteltherapie sind oft auch physiotherapeutische Maßnahmen (wie Wärme- oder Kälteanwendungen, Krankengymnastik etc.), neurochirurgische Verfahren und/oder psychotherapeutische Maßnahmen (z.B. Gesprächstherapie, Verhaltenstherapie, autogenes Training, Biofeedbackmethoden) hilfreich. Grundsätzlich unterscheidet sich die medikamentöse Schmerztherapie bei alten Menschen nicht von einer Analgetikatherapie bei jüngeren Menschen. Nebenwirkungen und Interaktionen zwischen Medikamenten treten jedoch häufiger auf. Aufgrund der oft verminderten Ausscheidung über die Nieren und die Gallenflüssigkeit besteht die Gefahr, daß sich die Substanzen im Blut anreichern (Kumulation).

Leider ist es heute in Deutschland immer noch nicht allgemein üblich, daß bei chronischen Schmerzen der von der WHO empfohlene **Stufenplan** Anwendung findet (s. Tab. 19-3). Die Verabreichung von Schmerzmitteln erfolgt danach nach einem festen Zeitplan, und zwar so rechtzeitig, daß es nicht immer wieder zu Schmerzen kommt, wie bei der früher üblichen »Einnahme nach Bedarf«. Der gleichmäßige Wirkstoffpegel hält die Menge der nötigen Medikamente auch äußerst niedrig und verhindert, daß eine Sucht entsteht. Suchthaftes Verlangen entsteht immer dann, wenn der Wirkstoffpegel im Blut stark absinkt und wieder starke Schmerzen auftreten. Diese Vorgehensweise unterbricht auch den Teufelskreis zwischen den Schmerzen und der Angst vor den Schmerzen. Dies gilt insbesondere bei Personen mit Tumorschmerzen und Sterbenden. Stärkste Tumorschmerzen werden nach dem WHO-Plan mit einem nichtsteroidalen Antiphlogistikum (z. B. Diclofenac) in Kombination mit einem stark wirksamen Opioid (z. B. Morphinsulfat) behandelt. Hierbei müssen jedoch die typischen Nebenwirkungen der Opioide (Sedation, Atemdepression, Stuhlverstopfung, Harnverhalt, Histaminfreisetzung mit starkem Juckreiz, Verstärkung einer bereits vorhandenen Demenz, Entwicklung einer Abhängigkeit bei längerfristiger Einnahme) bedacht und gegebenenfalls behandelt werden. Bei unheilbaren Tumorpatienten wird die Entwicklung einer Abhängigkeit unwichtig.

Naturheilmittel

Unter den sogenannten Naturheilmitteln faßt man viele verschiedene Therapeutika zusammen, die man in der Regel mit den Eigenschaften »sanft«, »unschädlich« oder »nebenwirkungsarm« in Verbindung bringt. Zu ihnen gehören in erster Linie Heilmittel pflanzlichen Ursprungs, die *Phytotherapeutika*, aber auch *homöopathische Arzneimittel nach Samuel Hahnemann.* Andere

Naturheilmittel sind physikalische Reize (Licht, Luft, Wärme, Kälte, Bewegung, Ruhe etc., wie sie etwa in der Physiotherapie oder der Kneipptherapie zur Anwendung kommen), spezielle Ernährungstherapien und auch psychosoziale Beratungen oder aufklärende und beratende Gespräche.

An dieser Stelle soll vor allem die Phytotherapie oder Pflanzenheilkunde erläutert werden.

 Die **Phytotherapie** oder Pflanzenheilkunde beschäftigt sich mit der Anwendung pflanzlicher Heilmittel beim kranken Menschen. Sie umfaßt demgemäß alle pflanzlichen Medikamente, von den schwach wirksamen Heilpflanzen wie der Kamille, der Pfefferminze und vielen anderen bis zu den stark wirksamen Heilmitteln wie der Digitalis oder der Tollkirsche (Belladonna) oder dem Schlafmohn, der uns das Opium und damit das Morphium liefert (R. F. Weiß).

Charakteristisch für pflanzliche Arzneimittel ist, daß sie aus einem Gemisch von Wirk- und Begleitstoffen bestehen. Oft liegen die Wirkstoffe in bestimmten Pflanzenteilen konzentriert vor. Zur Gewinnung der Phytopharmaka werden dann die Pflanzenteile verwendet, in denen die Wirkstoffkonzentration am höchsten ist, wie zum Beispiel in der Wurzel oder der Rinde, den Blättern, Blüten, Samen oder Früchten. Erwünscht sind Begleitstoffe

Tab. 19-3   Ausschnitte des WHO-Stufenplans zur Behandlung chronischer Schmerzen

Stufe I:
- nichtsteroidales Antiphlogistikum (z. B. 50 mg Voltaren® alle 6 Std.)
- oder ein krampflösendes Analgetikum (z. B. 10 mg Buscopan® alle 4–6 Std.)
- evtl. zusätzlich ein Antidepressivum (z. B. 10–20 mg Seropram® alle 24 Std.; wirkt in niedriger Dosierung schmerzlindernd)

Stufe II:
- nichtsteroidales Antiphlogistikum (s. o.)
- plus ein schwach wirksames, zentral wirkendes Analgetikum (z. B. 50 mg Valoron® alle 6 Std.)
- plus ein Antidepressivum (s. o.)
- plus ein H_2-Blocker (z. B. 300 mg Sostril® alle 24 Std.; hemmt die Salzsäureproduktion im Magen; wirkt der Magengeschwürbildung entgegen)

Stufe III:
- nichtsteroidales Antiphlogistikum (s. o.)
- plus ein stark wirksames, zentral wirkendes Analgetikum (z. B. 10–100 mg MST® alle 8 Std.)
- plus ein Neuroleptikum (z. B. 1 mg Haldol® alle 8 Std.)
- plus ein Antidepressivum (s. o.)
- plus ein H_2-Blocker (s. o.)
- plus Lactulose (15–40 ml Bifiteral® alle 24 Std.; wirkt der Verstopfung entgegen)

Tab. 19-4 Bewährte Phytotherpeutika und ihre Anwendungsgebiete

Arnika *(Arnica montana)*	Muskelzerrungen, Prellungen, Verrenkungen, Blutergüsse, rheumatische Muskel- und Gelenkschmerzen
Baldrian *(Valeriana officinalis)*	Erregungszustände, Erschöpfung, nervöse Unruhe, Förderung der Schlafbereitschaft, Linderung von Wechseljahrsbeschwerden
Flohsamen *(Plantago ovata)*	Verstopfung
Ginko *(Ginko biloba)*	Durchblutungsstörungen
Japanisches Minzöl *(Oleum Menthae japonicum)*	in Form von Inhalationen bei Erkältungskrankheiten, Nasennebenhöhlenentzündungen, trockenem Reizhusten, akuter und chronischer Bronchitis, aber auch bei Spannungskopfschmerz (auf Stirn und Schläfen aufgetragen)
Johanniskraut *(Hypericum perforatum L.)*	leichte bis mittelschwere Depressionen
Kamille *(Matricaria chamomilla)*	Magen-Darm-Beschwerden, Durchfälle, Störungen im Leber-Galle-Bereich, Blähungen, krampfartige Schmerzen im Verdauungstrakt, Entzündungen der Mundhöhle und des Nasen-Rachen-Raumes, Entzündungen der Haut und der Bindehaut des Auges
Melisse *(Melissa officinalis)*	nervöse Herz- und Magenbeschwerden, nervöse Erregbarkeit, Einschlafstörungen, Kopfschmerzen, Schwindelzustände, grippeartige Erkältungskrankheiten
Pfefferminze *(Mentha piperita)*	Übelkeit, Erbrechen, Magenverstimmung, Gärungszustände und Blähungen, Leibschmerzen, Magen-Darm-Katarrhe, Leber- und Gallebeschwerden

dann, wenn sie die Wirkung des Wirkstoffes unterstützen. Viele der Inhaltsstoffe der Phytotherapeutika sind jedoch bis heute unbekannt. Vermutet wird, daß gerade das Gemisch verschiedener Inhaltsstoffe zur Wirksamkeit der pflanzlichen Arzneimittel beiträgt.

Anders als von den meisten Anwendern von Naturheilmitteln erwartet, sind diese Substanzen jedoch nicht immer »sanft«, »unschädlich« und schon gar nicht »ohne Nebenwirkungen«. *Allergische Reaktionen* treten bei Phytotherapeutika mindestens ebenso häufig auf wie bei synthetisch hergestellten Arzneimitteln, wahrscheinlich sogar noch häufiger. Ein Beispiel hierfür ist der Preßsaft aus dem Purpursonnenhut oder Echinacea purpurea (z.B. Echinacea Stada®), der zur Steigerung der körpereigenen Abwehrkräfte vielfach angewandt wird. In den letzten Jahren wurde von schwersten allergischen Nebenwirkungen nach Einnahme der Substanz berichtet. Sogenannte ‚milde' pflanzliche Arzneimittel können jedoch vor allem bei alten Menschen mit chronischen Erkrankungen oft eine nebenwirkungsreiche Therapie mit chemisch hergestellten Medikamenten ersetzen oder diese ergänzen. Dies gilt nicht zuletzt auch für Erkältungskrankheiten, leichte Magen-Darm-Infekte und psychosomatische Erkrankungen. Tab. 19-4 führt einige bewährte Phytotherapeutika und ihre Anwendungsgebiete auf.

20 Anhang

Anhang

Medizinische Grundlagen

LOTTE HABERMANN-HORSTMEIER

Pflege

ANGELA DÜHRING

Physiologische und pathologische Altersveränderungen

Altern ist keine Krankheit. Jedoch kommt es mit zunehmendem Alter bei den meisten Menschen zu körperlichen Beeinträchtigungen und Krankheiten. Es ist oft sehr schwierig, normale, physiologische Altersveränderungen von krankhaften Prozessen zu unterscheiden. Altersveränderungen setzen auch nicht schlagartig ein. Sie entwickeln sich in der Regel langsam, meist unbemerkt schon ab dem 30. Lebensjahr. Ein 70jähriger, aktiver Mensch kann körperlich noch weniger Altersveränderungen aufweisen als ein nicht aktiver 50jähriger. Die typischen **physiologischen Altersveränderungen** an den einzelnen Geweben und Organen werden ausführlich in diesem Buch besprochen und sollen hier nur kurz zusammengefaßt werden (s. Tab. 20-1). Wichtig ist zu wissen, daß diese Veränderungen nicht bei jedem Menschen in gleichem Umfang und auch nicht zur gleichen Zeit auftreten. Altern kann darüber hinaus bei demselben Menschen von Organ- zu Organsystem unterschiedlich schnell ablaufen.

Früher benutzte man für die im Alter zunehmend häufiger auftretenden **pathologischen Altersveränderungen** den Begriff der »degenerativen Erkrankungen«. Man bezeichnete damit eine Reihe von Krankheiten, für die Ab-

nutzungserscheinungen in einzelnen Organen oder Organsystemen charakteristisch sind und die mit einem Elastizitätsverlust des Gewebes einhergehen. Ein typisches Beispiel wäre die *Arteriosklerose*, eine Erkrankung der Blutgefäße. Hierbei kommt es durch eine zunehmende Einengung des Blutgefäßlumens zu einer Minderdurchblutung des Gewebes mit unterschiedlichen Auswirkungen, je nachdem welche Blutgefäße betroffen sind (z. B. intermittierendes Hinken, Angina pectoris, Herzinfarkt, Schlaganfall). Auch die *Arthrose*, bei der es u.a. durch Ernährungsstörungen und zunehmenden Elastizitätsverlust des Knorpelgewebes zu einer schmerzhaften Abnutzung der Gelenkknorpel kommt, zählte man zu dieser Gruppe. Heute wird der Begriff der *Degeneration* (lat. degenerare: aus der Art schlagen), der den Ersatz einer vollwertigen Substanz durch minderwertiges Material beinhaltet, kaum noch verwendet, da er den Begriff des »Alterns« mit dem »Minderwertigen« in Verbindung bringt. Auch ist es falsch, daß Krankheiten alter Menschen immer mit einer »Atrophie«, einem Gewebeschwund (s. S. 404) einhergehen. Atrophische Veränderungen an einem Organ oder Gewebe kommen nicht nur bei alten Menschen vor (z. B. Thymusatrophie nach der Pubertät), und nicht bei allen »Alterskrankheiten« findet man eine Atrophie des betroffenen Gewebes oder Organs. Generell ist eine Unterscheidung zwischen normalem, physiologischen Altern und krankhaftem, pathologischen Altern willkürlich. Sie hängt davon ab, was der Betrachter noch als »normal«, was als »krankhaft« empfindet. Das kann von Mensch zu Mensch unterschiedlich sein. Mit zunehmendem Alter nehmen jedoch die Gesundheitsstörungen und körperlichen Beeinträchtigungen zu. Krankheiten dauern im Alter meist länger oder sind chronisch. Oft treten mehrere Krankheiten und Beeinträchtigungen gleichzeitig auf. Die wichtigsten typischen Erkrankungen alter Menschen sind in Tab. 20-2 zusammengestellt.

Tab. 20-1 Die wichtigsten physiologischen Altersveränderungen

- Abnahme der Muskelmasse und des Muskelstoffwechsels
- Abnahme der Knochendichte
- Zunahme des Fettgewebes
- Abnahme der Gefäßelastizität
- Abnahme der Elastizität der Haut und Schleimhäute
- Abnahme der Lungenfunktion (Vitalkapazität)
- Abnahme des Hörvermögens für höhere Frequenzen
- Abnahme des Sehvermögens (Akkomodationsvermögen der Linse)
- Abnahme der Säure- und Enzymproduktion im Magen-Darm-Bereich
- Abnahme der Kalziumaufnahme über den Darm (vor allem bei Frauen)
- Abnahme der Nierenleistung (glomeruläre Filtrationsrate)
- Abnahme der Produktion an Sexualhormonen
- Abnahme der Nervenleitfähigkeit

Tab. 20-2 Typische Krankheiten im Alter

- Erkrankungen des Stütz- und Bewegungsapparates
- Herz-Kreislauf-Krankheiten
- chronische Lungenerkrankungen
- bösartige Tumoren
- Krankheiten der Hirngefäße
- Hirnleistungsstörungen (Demenzen)
- Depressionen

Die wichtigsten psychiatrischen Erkrankungen im Alter

Eine Trennung zwischen neurologischen und psychiatrischen Erkrankungen erscheint gerade bei der Betrachtung älterer, psychisch auffälliger Menschen als recht willkürlich. In dieser Altersgruppe wird besonders deutlich, wie stark Körper und Geist bzw. Seele miteinander verbunden sind, wie stark sich zum Beispiel »rein neurologische« Erkrankungen wie ein Schlaganfall auf das Verhalten und sogar auf das »Ich-Bewußtsein« eines Menschen auswirken können. Oder wie etwa länger anhaltende Gemütszustände wie Ängstlichkeit, Hoffnungslosigkeit und Verzweiflung negativ auf das Immunsystem und damit auf die Krankheitsanfälligkeit – und indirekt auf die Lebenserwartung – eines Menschen wirken. Diese Erkenntnisse sind noch nicht allzu alt und werden bei der Einteilung, Beurteilung und Therapie psychiatrischer Erkrankungen nicht genügend berücksichtigt.

Noch vor wenigen Jahren konnte man einen Großteil der psychiatrischen Erkrankungen nicht auf sichtbare oder funktionelle Störungen des Gehirns zurückführen. Der Versuch, typische psychiatrische Zustandsbilder voneinander abzugrenzen, erwies sich als sehr schwierig. Als typisch erkannte man nur, daß bei den Erkrankungen der Psyche (der »Seele«) die gesamte Persönlichkeit vom Krankheitsgeschehen betroffen war. Die heute noch weitgehend anerkannte Einteilung psychiatrischer Krankheitsbilder in

● »endogen« genannte Psychosen
● akute organische Psychosen und organische Psychosyndrome sowie
● Neurosen, Persönlichkeitsstörungen und Konfliktreaktionen

stammt noch aus dieser Zeit.

Unter einer **endogenen Psychose** verstand man zumeist eine erbliche, nicht auf äußere Einwirkungen zurückzuführende Störung der psychischen Funktionen. Man schrieb diesen psychiatrischen Erkrankungen einen krankheitsbedingten, eigengesetzlichen, jedoch nicht umweltunabhängigen Verlauf zu. Typische endogene Psychosen sind z. B. die Schizophrenien, die affektiven Psychosen (Depression und Manie) und die schizoaffektiven Psychosen. Immer häufiger werden nun jedoch auch bei diesen »nicht organisch bedingten« psychiatrischen Erkrankungen funktionelle Störungen auf molekularer Ebene des Zentralnervensystems gefunden, die Ursache oder zumindest Symptom der Erkrankung sind. So wurde deutlich, daß die beiden wichtigsten Psychosen Schizophrenie und Depression auf unmittelbaren biologischen Hirnstörungen beruhen.

Im scheinbaren Gegensatz standen dazu die **akuten organischen Psychosen** und **organischen Psychosyndrome** mit faßbaren pathologisch-anatomischen Veränderungen oder gröberen funktionellen Störungen. Typisches Beispiel ist etwa ein organisches Psychosyndrom aufgrund einer zunehmenden Durchblutungsstörung im Gehirn.

Zur dritten Gruppe der psychischen Störungen gehören die **Neurosen, Persönlichkeitsstörungen** und **Konfliktreaktionen.** Sie beruhen oft auf erlernten Handlungsmustern (Beispiel: Phobie), die bis in die Kindheit zurückreichen. Die meisten Psychiater, Psychotherapeuten und Psychologen gehen noch heute davon aus, daß sich diese Erkrankungen sicher nicht auf hirnorganische Störungen zurückführen lassen. Da jedoch jedes Lernen auch zu einer langfristigen Veränderung der Hirnstruktur und des Hirnstoffwechsels führt, erscheint es als nicht unwahrscheinlich, daß auch für diese Gruppe psychiatrischer Erkrankungen in Zukunft biologische Veränderungen der Hirnstruktur gefunden werden.

Neurosen und Konfliktreaktionen im Alter

◆ Definition

Definitionsgemäß handelt es sich bei einer **Konfliktreaktion** um eine akute, oft nur kurzdauernde, der Situation nicht angemessene Reaktion auf einen bestimmten, begrenzten Konflikt. Der Patient reagiert darauf typischerweise mit einer gesundheitlichen Störung.

Im Gegensatz dazu lassen sich **Neurosen** nicht auf einzelne aktuelle Konflikte zurückführen. Es sind kompliziertere psychische Störungen, die auf der unangemessenen Verarbeitung von länger zurückliegenden Konflikt- und Frustrationssituationen beruhen. Meist reichen diese bis in die Kindheit der Betroffenen zurück. Als Folge einer solchen neurotischen Fehlentwicklung kommt es zu körperlichen und seelischen Störungen. Häufig sind auch Störungen des zwischenmenschlichen Verhaltens.

◆ Krankheitsbild

Neurotische Störungen kommen in der Praxis weitaus häufiger vor als endogene und organische Psychosen bzw. organische Psychosyndrome. Ihre Häufigkeit bei alten Menschen ist jedoch umstritten. Von den oben genannten psychischen Störungen lassen sie sich relativ gut abgrenzen. Konfliktreaktionen und Neurosen lassen sich bisher *nicht* auf hirnorganische Störungen zurückführen. Im Gegensatz zu psychotischen Patienten leiden die Betroffenen *nicht* an einem Realitätsverlust. Es kommt auch *nicht* zu einer Auflösung der Persönlichkeitsstruktur des Patienten.

◆ Therapie

Bei der Behandlung von Neurosen werden in der Regel verschiedene psychotherapeutische Methoden angewandt. Psychopharmaka, d.h. Medikamente, die die Aktivität des Zentralnervensystems beeinflussen und eine Wirkung auf die psychischen Funktionen haben, sollten *zusätzlich* nur in bestimmten Situationen (z. B. bei schwersten neurotischen Angstzuständen) gegeben werden.

Klassische »endogene Psychosen« im Alter

◆ Definition

Als **Psychose** bezeichnet man eine zentral bedingte Störung der psychischen Funktionen. Sie führt zu einem *Wandel des gesamten Erlebens* des betroffenen Patienten. Früher ging man davon aus, daß sich bei den endogenen Psychosen – im Gegensatz zu den organischen, körperlich begründbaren Psychosen – keine körperlichen Störungen nachweisen lassen. Neuere wissenschaftliche Erkenntnisse zeigen jedoch, daß auch hier funktionelle Störungen vorliegen.

Zur Gruppe der endogenen Psychosen zählen u. a.
- die Schizophrenien und
- die affektiven Psychosen (manisch-depressive Krankheiten)

◆ Ursachen

Die **Schizophrenie** (früher auch als »Spaltungsirresein« bezeichnet) hat eine genetische Grundlage und tritt deshalb in einzelnen Familien gehäuft auf. Wahrscheinlich sind mehrere Gene am Zustandekommen der Erkrankung beteiligt (Polygenie). Häufig findet man bei schizophrenen Patienten anatomische Veränderungen des Gehirns (z. B. erweiterte Seitenventrikel, Erweiterung des 3. Ventrikels, Verminderung der Hirnsubstanz im Bereich des Stirnhirns und des limbischen Systems). Oft sind bei den Betroffenen auch geburtsbedingte Hirnschädigungen mit daraus folgenden Teilleistungsschwächen bekannt. Man geht heute davon aus, daß biochemische Faktoren das Bild der Schizophrenie ganz entscheidend mitprägen. So sind etwa eine erhöhte *Dopamin*konzentration an den Synapsen des Zentralnervensystems, eine Erhöhung der *Serotonin*-Aktivität im *limbischen System* und eine

Regulationsstörung bei mehreren Transmittersystemen nachzuweisen.

Krankhafte Schwermut (Depression) kann viele Ursachen haben, es ist jedoch mittlerweile sicher, daß bei der **endogenen Depression** biochemische Prozesse im Gehirn entgleist sind. Auch wenn bislang noch nicht genau geklärt ist, was letztendlich in jedem Fall den Anstoß zum Ausbruch der Erkrankung gibt, sind es biochemische Veränderungen im Zentralnervensystem, die die tiefe Traurigkeit und die übrigen auffälligen Symptome hervorrufen. Bei depressiven Patienten finden sich oft Störungen im Bereich des *limbischen Systems* und damit eine Beeinflussung von Stimmungen und Emotionen, von Appetit, Schlaf, sexuellem Verlangen und Gedächtnis. Typisch ist ein Mangel der Nervenüberträgerstoffe *Adrenalin* (bei der Manie ein Überschuß an *Noradrenalin* an den Rezeptoren im Gehirn) und *Serotonin*. Im Überschuß gebildetes *Kortisol* (»Streßhormon« der Nebennierenrinde) soll nach neueren Erkenntnissen nicht Begleiterscheinung, sondern Ursache von Depressionen und Angstzuständen sein. Danach funktioniert bei depressiven Patienten die Rückkoppelung zwischen Nebennierenrinde und Hypothalamus nicht, so daß der Hypothalamus ständig CRH (**c**orticotropin **r**eleasing **h**ormone) bildet, das über das Hypophysenhormon Kortikotropin die Kortisolabgabe aus der Nebennierenrinde anregt. Wie auch bei den verschiedenen Schizophrenie-Formen liegt der Erkrankung eine genetische Disposition (Veranlagung) zugrunde, hinzu können belastende Lebensereignisse oder fehlender sozialer Rückhalt als auslösende Ursache treten.

◆ Krankheitsbild

Zu den Grundsymptomen der **Schizophrenie** gehören Störungen des Denkens, des Gefühls- und Gemütslebens und des Antriebes. Auf die vielgestaltige Symptomatik der Schizophrenien soll hier nicht näher eingegangen werden. Schizophrene Psychosen beginnen äußerst selten im höheren Lebensalter.

Dagegen beginnen **affektive Psychosen** häufig erst im mittleren oder fortgeschrittenen Alter. Sie sind gekennzeichnet durch krankhafte Verstimmungszustände, die sich in zwei entgegengesetzten Richtungen äußern können:
- als Melancholie und
- als Manie.

Es gibt rein melancholische, melancholisch-manische und rein manische Verlaufsformen einer affektiven Psychose. Frauen sind von den rein melancholischen Verläufen häufiger betroffen als Männer.

Die *Melancholie* bezeichnet man auch als **endogene Depression**. Melancholische Phasen sind im Alter nicht selten. Typisch für einen an Melancholie erkrankten Patienten ist der ernste, oft ängstlich beunruhigte Ge-

Tab. 20-3 Ähnliche Symptome bei Depression und Demenz

Symptome, die sowohl auf eine **Depression** als auch auf eine (beginnende) **Demenz** hinweisen können:

- Müdigkeit
- Schlafstörungen
- Interessenverlust, Rückzug von Freunden und Bekannten
- Konzentrationsstörungen
- Gedächtnisstörungen
- Aufmerksamkeitsstörungen
- verlangsamtes Denken und Sprechen
- Apathie
- Mangel an Antrieb, Unentschlossenheit
- Unruhe
- Unfähigkeit, die täglichen Dinge zu erledigen
- Vernachlässigung der Kleidung und Hygiene

 Die Symptomatik einer endogenen Depression kann im Alter durch die Auswirkungen hirnorganischer Alterungsprozesse überlagert werden (s. Tab. 20-3).

Im Gegensatz zur Melancholie ist die **Manie** gekennzeichnet durch eine *gehobene Stimmungslage.* Die Patienten sind oft ausgelassen, fröhlich, manchmal witzig, z.T. aber auch gereizt, aggressiv und streitsüchtig. Ein *gesteigerter Antrieb* läßt sie ständig in Bewegung sein. Manische Patienten können – vor allem auf sexuellem Gebiet – enthemmt sein. Eine typische Denkstörung des manisch Kranken ist die Ideenflucht. Kein Gedankengang wird zu Ende geführt, der Kranke springt von einem Thema zum anderen und hat keinen Sinn für das Wesentliche einer Aussage. Dabei hält er sich für hochintelligent und fähig, alle Probleme zu lösen.

Auch im Alter können manische Phasen einer affektiven Psychose vorkommen. Sie sind jedoch wesentlich seltener anzutreffen als melancholische Phasen.

Im Verlauf einer affektiven Psychose können nur melancholische oder nur manische Phasen, aber auch beide im Wechsel auftreten. Am häufigsten sind die mehrphasigen reinen Melancholien. Die Dauer der einzelnen melancholischen oder manischen Phasen kann sehr unterschiedlich sein (einige Tage bis mehrere Jahre).

◆ Therapie

Die medikamentöse Behandlung einer *endogenen Depression* erfolgt mit Antidepressiva, eventuell in Kombination mit Neuroleptika, wenn depressive Wahnbilder zum Krankheitsbild gehören. Bei alten Menschen ist oft eine geringere Dosis als bei jüngeren Patienten erforderlich. Einzelne Patienten sprechen gut auf eine Schlafentzugsbehandlung an. Durch totalen (während der ganzen Nacht) oder teilweisen (nur in der zweiten Nachthälfte) Schlafentzug kommt es dann zu einer Besserung der depressiven Beschwerden. Der Effekt hält in der Regel jedoch nur kurze Zeit an. Heute wird auch wieder häufiger eine Elektrokrampftherapie (EKT) bei schweren, nicht auf Antidepressiva ansprechenden, lebensbedrohlichen Depressionen angewandt. Man versteht darunter eine Behandlung mit sogenannten Elektroschocks, d. h. die Erzeugung eines Krampfanfalls durch Anwendung von elektrischem Strom. Die EKT wird in Kurznarkose mit Muskelentspannung durchgeführt. Zusätzlich zu diesen »körperorientierten« Therapieformen sollten auch verschiedene Psychotherapieformen, Beschäftigungstherapie, Musiktherapie und Krankengymnastik angewandt werden.

Manien werden mit Neuroleptika (s. S. 491) behandelt.

sichtsausdruck, zusammen mit einer allgemeinen Bewegungsarmut. Die Betroffenen erscheinen fern und unberührt von allem Tagesgeschehen. Der ganze Mensch drückt Hoffnungslosigkeit und Entschlußlosigkeit aus. Zentrales Symptom der Erkrankung ist eine *Versteinerung* und *innere Leere.* Der Patient kann keine Gefühle empfinden. Er kann vor allem nicht traurig sein, sondern fühlt sich gleichgültig, leer, tot, versteinert. Melancholiekranke können sich zu keiner Tätigkeit aufraffen. Sie entwickeln keine Initiative, haben keinen Elan. Verbunden ist das alles oft mit einer quälenden Unruhe. Das Denken kreist ständig um das eigene Befinden. Die Patienten sehen keine Möglichkeit, aus diesem »Teufelskreis« herauszukommen. Die Zeit steht still. Es gibt keine Zukunft für den Kranken. Viele Betroffene entwickeln *Selbstmordgedanken*, sind jedoch durch ihre Antriebshemmung oft an der Ausführung einer solchen Handlung gehindert.

Melancholiekranke leiden häufig an *Wahnvorstellungen.* Die Patienten halten sich z.B. beim Krankheitswahn für unheilbar krank und todgeweiht, durch nichts mehr zu heilen. Sie lassen sich durch niemanden von ihren Vorstellungen abbringen.

Neben diesen krankhaften seelischen Symptomen treten bei der endogenen Depression auch körperliche Symptome auf. Typisch sind Abgeschlagenheit, Müdigkeit, Appetitlosigkeit und Verstopfung. Viele Betroffene klagen über Druck- und Unruhegefühle im Körper. Am häufigsten kommen jedoch *Schlafstörungen* vor. Die Patienten wachen in der Regel in der zweiten Nachthälfte oder am frühen Morgen auf und können nicht mehr einschlafen (zerhackter Schlaf und Früherwachen).

Akute organische Psychosen und organisches Psychosyndrom

◆ Definition

Beim organischen Psychosyndrom und den akuten organischen Psychosen handelt es sich um akute oder chronische psychische Störungen, die sich ausschließlich oder überwiegend auf *Hirnschädigungen* oder *Funktionsstörungen des Gehirns* zurückführen lassen.

Das organische Psychosyndrom

◆ Ursachen

Direkte Hirnschädigungen können ebenso wie schwere allgemeine Erkrankungen das Gehirn so in Mitleidenschaft ziehen, daß psychische Störungen auftreten. Die Reaktion des Gehirns auf diese schädigenden Einflüsse ist relativ gleichförmig. Bei einer allmählich eintretenden Schädigung des Gehirns (z.B. durch eine langsam zunehmende Durchblutungsstörung) entwickelt sich langsam ein organisches Psychosyndrom. Typischerweise kommt es dann – unabhängig von der Art der Hirnschädigung – zu einer Hirnatrophie (Schwund des Hirngewebes).

◆ Krankheitsbild

Zur *Frühsymptomatik* des organischen Psychosyndroms gehören die erhöhte Ermüdbarkeit, Merk- und Konzentrationsschwächen sowie eine Verlangsamung, Umständlichkeit und Weitschweifigkeit des Denkens. Die Kritikfähigkeit ist ebenso eingeschränkt wie die Einschätzung der eigenen Leistung. Zu Beginn der Erkrankung kann sich der Betroffene vor allem neue Inhalte schlecht merken. Der Kranke versucht nun immer wieder, seine Gedächtnislücken mit Pseudoerinnerungen aufzufüllen. Er fabuliert.

Mit dem weiteren *Fortschreiten der Erkrankung* kommt es zum Orientierungsverlust in Raum und Zeit. Der Patient weiß nicht mehr, wo er sich befindet. Er findet den Weg nach Hause nicht mehr. Er wacht z.B. nachts auf und möchte zu Mittag essen etc. Schließlich betrifft diese Desorientiertheit auch die eigene Person. Der Patient weiß nicht mehr, wer er ist.

Das Denken des Patienten mit organischem Psychosyndrom ist schwerfällig und langsam, meist auf wenige Themen eingeengt. Das Interesse an der Umwelt wird immer geringer. Den schwersten Grad der *Denkstörungen* eines hirnorganisch Kranken bezeichnet man als **Demenz** (erworbener Intelligenzmangel). Der Betroffene kann sich kaum noch Neues merken. Seine Urteils- und Kritikfähigkeit ist fast aufgehoben. Er ist nicht mehr in der Lage, Schlüsse zu ziehen.

Weitere Symptome eines Patienten mit organischem Psychosyndrom sind eine auffällige *Gefühlslabilität* und *Antriebsstörung* (wie z.B. ein Mangel an Spontanität und Eigeninitiative). Häufig trifft man eine Verarmung der Mimik und der Gestik an.

Verwandte und Freunde klagen oftmals über eine *Persönlichkeitsveränderung* der Betroffenen. Durch den zunehmenden Verlust an Taktgefühl und mangelnde Rücksichtnahme seitens der Patienten kommt es nicht selten zu einer Verarmung der mitmenschlichen Beziehungen.

Je nach Art und Umfang der Schädigung des Hirngewebes kann der Verlauf des organischen Psychosyndroms fortschreitend sein (wie meist bei Hirnschädigungen aufgrund von Durchblutungsstörungen) oder es kann – nach der Beseitigung der auf das Gehirn einwirkenden Noxe (Beispiel: Vergiftung) – zu einer Rückbildung der Symptomatik kommen. Eine vollständige Heilung ist nur dann möglich, wenn das Hirngewebe nicht irreparabel geschädigt ist.

◆ Therapie

Die Behandlung des organischen Psychosyndroms richtet sich zunächst nach dem Grundleiden (z.B. antibiotische Behandlung einer entzündlichen Erkrankung, Operation eines Tumors oder Ausschwemmung eines Hirnödems). Eine Verbesserung der Hirndurchblutung kann in vielen Fällen den Krankheitsverlauf günstig beeinflussen. Sind bereits größere Hirnschäden eingetreten, können diese jedoch kaum wirksam behandelt werden. Wichtig für die Betroffenen und ihre Angehörigen ist Hilfe bei der Bewältigung der Anforderungen des täglichen Lebens.

Die akute organische Psychose

◆ Ursachen

Auf plötzlich auftretende Einwirkungen reagiert das Gehirn mit einer akuten organischen Psychose. Organische Psychosen können als Komplikation bei allen Erkrankungen des Gehirns (Entzündungen, Tumoren, Blutungen, Durchblutungsstörungen und Verletzungen) und bei praktisch allen schweren, den übrigen Körper betreffenden Krankheiten auftreten.

◆ Krankheitsbild

Jeder dritte Mensch leidet irgendwann in seinem Leben einmal an einer – meist leichten – organischen Psychose. Organische Psychosen bilden sich im allgemeinen rasch zurück, falls das Grundleiden nicht zum Koma und schließlich zum Tod des Patienten führt. Es besteht jedoch auch die Möglichkeit, daß die organische Psychose in ein organisches Psychosyndrom (s. o.) übergeht.

Hauptsymptom der organischen Psychose ist die **Bewußtseinsstörung**. Man unterscheidet grundsätzlich verschiedene Stufen der Bewußtseinsveränderung, so die *Somnolenz* oder Schläfrigkeit und das *Koma* (tiefe Bewußtlosigkeit). Beim komatösen Patienten ist das Bewußtsein erloschen. Er ist nicht mehr weckbar. Selbst die Reflexe sind stark abgeschwächt oder sogar aufgehoben.

Andere Formen der Bewußtseinsveränderung sind Verwirrtheitszustände (s. u.) und das Delir. *Verwirrtheits- und Erregungszustände* kommen häufig bei akuten Durchblutungsstörungen und Verletzungen des Gehirns vor. Das Bewußtsein ist getrübt. Das Denken ist unzusammenhängend, verwirrt. Oft besteht daneben ein starker Bewegungsdrang. Die Betroffenen sind teils aggressiv, teils weinerlich oder auch unkritisch euphorisch. Nach dem Abklingen der Symptome besteht in der Regel eine Erinnerungslosigkeit (Amnesie) für die Zeit der Bewußtseinsstörung.

Auch beim *Delir* kommt es zu Verwirrtheits- und Erregungszuständen. Im Vordergrund der Symptomatik stehen jedoch Halluzinationen und vegetative Störungen. Meist sehen die Patienten kleine, sich bewegende Figuren (z. B. Spinnen). Im Gegensatz zur landläufigen Meinung kommt das Delir nicht nur als Folge eines chronischen Alkoholmißbrauchs vor, sondern z. B. auch bei hohem Fieber.

Die verschiedenen Formen der Bewußtseinsveränderung können im Verlauf einer organischen Psychose ineinander übergehen.

◆ Therapie

Wie auch beim organischen Psychosyndrom richtet sich die Behandlung einer organischen Psychose nach der Grunderkrankung. Schwere organische Psychosen müssen klinisch behandelt werden, eventuell sogar in einer geschlossenen Abteilung (v. a. um eine Selbstgefährdung zu verhindern). Bei der medikamentösen Therapie steht die Beruhigung (Sedierung) im Vordergrund.

Verwirrtheit

◆ Definition

 Verwirrtheit ist ein Symptom, keine Krankheit.

◆ Ursachen

Zu den zahlreichen Ursachen der Verwirrtheit gehören:

● *Einflüsse, die direkt das Zentralnervensystem betreffen* wie Tumoren und Metastasen, Abszesse, Blutungen, Entzündungen, Durchblutungsstörungen, degenerative Prozesse (z. B. die Alzheimer-Krankheit), Epilepsie und Schädel-Hirn-Verletzungen;

● *allgemeine (systemische) Erkrankungen* wie Sepsis, hochfieberhafte Infekte, schwere Störungen der Lungenfunktion, Störungen des Hormonhaushaltes;

● *durch Medikamente oder Drogen hervorgerufene Zustände.* Auch durch Störungen des Salz- und Wasserhaushaltes nach Diuretikaeinnahme (»Wassertabletten«) können Verwirrtheitszustände hervorgerufen werden. Darüber hinaus können der Entzug von Alkohol oder Tabletten und eine sogenannte Wasservergiftung (durch eine zu hohe Flüssigkeitszufuhr, z. B. per Infusion) Verwirrtheitszustände verursachen.

● *Weitere Ursachen* können Operationen (auch kleine Eingriffe), fehlende Zuwendung, starke Erregung, Schlafentzug u. v. a. m. sein. Nach neueren Untersuchungen sind mehr als ein Viertel aller Patienten über 60 Jahren nach einer Operation verstört. Zum Teil haben sie Monate andauernde Gedächtnisprobleme. Es wird vermutet, daß die Ursache dieser Probleme die Vollnarkose und ihre Auswirkungen auf das Gehirn sind. Je älter die Patienten sind und je länger die Narkose dauert, desto größer ist die Wahrscheinlichkeit, daß nach einer Operation die genannten Probleme auftreten.

◆ Krankheitsbild

Im Alter sind Verwirrtheitszustände besonders häufig. Bei dieser schweren psychischen Auffälligkeit stehen *Störungen des Denkens* im Vordergrund (s. a. organisches Psychosyndrom, S. 503). Daneben kommt es oftmals zu Beeinträchtigungen des Sprechens, des Gedächtnisses und der räumlichen Orientierung. Die betroffenen alten Menschen sind meist depressiv, ratlos, ängstlich, mißtrauisch und verstört. Sie finden zum Beispiel ihr Zimmer im Wohnheim nicht mehr und laufen daher ständig im Flur auf und ab, sie nesteln an ihrer Kleidung oder haben die Reihenfolge ihrer normalen täglichen Verrichtungen vergessen. Auch Wahrnehmungsstörungen, Halluzinationen und eine gesteigerte motorische Unruhe können auftreten.

Verwirrtheitszustände beginnen meist plötzlich und dauern Stunden bis Tage an. Begleitsymptome sind Zittern, Muskelzuckungen und eine verwaschene Sprache. Die Betroffenen sind unaufmerksam. Der Grad ihrer Aufmerksamkeit wechselt, ebenso der Wachheitsgrad. Das Gedächtnis ist durch die geringe Aufmerksamkeit beeinträchtigt. Ausgeprägte Halluzinationen sind in der Regel vorübergehender Natur.

◆ **Therapie**

Die medikamentöse Therapie richtet sich nach der Grunderkrankung. Wichtig ist die Mitbetreuung der Angehörigen, da sie oft durch die Pflege eines verwirrten alten Menschen überfordert sind.

Demenzen (Alzheimer-Krankheit, vaskuläre Demenz)

◆ **Definition**

Der Begriff der **Demenz** steht für eine Einschränkung erworbener intellektueller Fähigkeiten als Folge einer Hirnschädigung. Hierbei kommt es zu einer allgemeinen Störung der Denkprozesse.

Ursprünglich wurde der Begriff der **Alzheimer-Krankheit** nur auf die Frühform der Erkrankung (*präsenile Demenz vom Alzheimer-Typ*; Vorkommen zwischen dem 40. und 65. Lebensjahr) angewandt. Mittlerweile hat man den Begriff jedoch auch auf die viel häufigere senile Form (*senile Demenz vom Alzheimer-Typ*; Vorkommen nach dem 65. Lebensjahr) ausgeweitet. Die Alzheimer-Krankheit ist die mit Abstand häufigste Demenzform. Nach einer amerikanischen Studie erkranken über 10% der 65jährigen an dieser Art der Demenz. Ab dem 85. Lebensjahr soll fast jeder Zweite betroffen sein. Obwohl die Zahl der an Alzheimer erkrankten Menschen also mit dem Alter stark zunimmt, ist die Annahme nicht richtig, daß letztlich alle Menschen an dieser Demenzform erkranken würden, wenn sie nur ein entsprechend hohes Alter erreichen. Neuere Untersuchungen zeigen, daß die Zahl der Alzheimer-Kranken nach dem 95. Lebensjahr wieder abnimmt.

Die **vaskuläre Demenz** ist eine oft in Schüben verlaufende, vielgestaltige Krankheit auf dem Boden einer Gefäßerkrankung des Gehirns.

◆ **Ursachen**

Die Ursache der **Alzheimer-Krankheit** ist bislang noch unklar. Man geht davon aus, daß *genetische Faktoren* bei der Krankheitsentstehung eine Rolle spielen können. Welche Faktoren dies nun genau sind, hat man bisher noch nicht in allen Einzelheiten herausgefunden. Sicher ist jedoch, daß die Alzheimer-Krankheit nur zu einem geringen Teil familiär gehäuft auftritt. Der überwiegende Teil kommt »sporadisch« vor, so daß genetische Faktoren wohl von untergeordneter Bedeutung sind.

Einige Autoren vermuten darüber hinaus, daß bei den Betroffenen bestimmte *immunologische Prozesse* in den Nervenzellen ablaufen und diese dadurch schädigen. Degenerative Veränderungen an den Nervenzellen, die über das normale Maß stark hinausgehen, treten jedoch erst in einem späten Krankheitsstadium auf. Sie sind daher wohl nicht Ursache, sondern Folge des Krankheitsprozesses.

Früher nahm man an, daß die Ablagerung von *Amyloid*, einer Eiweißsubstanz, in Form sogenannten Plaques oder Drusen typisch für die Alzheimer-Krankheit sei. Solche Ablagerungen finden sich aber auch in zum Teil erheblichem Maß bei nichtdementen älteren Menschen. Neuere Untersuchungen zeigen nun, daß der **Rückgang der Synapsendichte in der Hirnrinde das entscheidende sichtbare Kriterium für eine Alzheimer-Demenz ist**. Es wird angenommen, daß eine Schädigung der Synapsen am Beginn der Erkrankung steht. Da psychosoziale Faktoren generell einen nachgewiesenen Effekt auf die Fähigkeit der Großhirnrinde haben, neue Synapsen auszubilden und bereits vorhandene zu stabilisieren, ist es durchaus möglich, daß auch solche Faktoren (z. B. Streß, Motivationsverlust, Kontrollverlust, Inaktivität und Reizverarmung) bei der Entstehung einer Alzheimer-Krankheit eine Rolle spielen.

Schädigungen an den das Gehirn versorgenden Blutgefäßen und der daraus resultierende Sauerstoffmangel der Gehirnzellen sind die Ursache der verschiedenen Formen einer **vaskulären Demenz**. Man unterscheidet etwa die vaskuläre Demenz vom *Binswanger-Typ*, bei bestehender Schädigung der kleinen und kleinsten Blutgefäße (Mikroangiopathie), von der *Multiinfarktdemenz* nach häufigen kleineren ischämischen Episoden und der *Demenz infolge großer Hirninfarkte*.

◆ **Krankheitsbild**

Wie bereits oben angedeutet, unterscheidet sich die **Alzheimer-Krankheit,** die vor dem 65. Lebensjahr beginnt, nicht von der senilen Form. Bei beiden kommt es zu einem fortschreitenden diffusen Verlust an Hirngewebe *(Hirnatrophie)*. Ursache des ausgeprägten Rückgangs der Synapsendichte im Zentralnervensystem ist wahrscheinlich eine synaptische Schädigung zu Beginn der Alzheimer-Krankheit. Dadurch kann die normalerweise in der Großhirnrinde ständig ablaufende Bildung neuer Verbindungen zwischen Nervenzellen und Nervenzellgruppen (durch Aussprossung der Dendriten und Ausbildung neuer Synapsen) nicht mehr ablaufen. Betroffen sind bei der Alzheimer-Krankheit in erster Linie Gebiete im Scheitel- und Schläfenlappenbereich sowie im Stirnhirn. Gebiete also, die vor allem der Verknüpfung von Denkprozessen dienen. Als Folge treten dann die unten genannten typischen **Symptome** auf.

Typischerweise beginnt die Erkrankung schleichend – im Gegensatz zur vaskulären Demenz – und schreitet unaufhaltsam fort. Längere stabile Phasen kommen jedoch vor, in denen sich der Gesamtzustand des Kranken kaum ändert. Typisches Symptom der Alzheimer-Demenz ist die zunehmende *Hilflosigkeit*. Erste Krankheitszeichen sind jedoch zumeist diskrete Gedächtnisstörungen – insbesondere das Kurzzeitgedächtnis ist davon betroffen – und nur kaum merkliche Veränderungen im Verhalten der Betroffenen. Die Patienten werden zusehends passiver und apathischer, zeigen starke Stimmungsschwankungen, ziehen sich in sich zurück, sind leicht reizbar und immer weniger verläßlich. Später kommen auch noch Verständnisprobleme und eine eingeschränkte Auffassungsgabe hinzu. Alzheimer-Kranke tun sich zunehmend schwer damit, bestimmte Tätigkeiten auszuführen. Häufig treten neben einer allgemeinen motorischen Unruhe (die Patienten sind z.B. unfähig, still zu sitzen) Orientierungs- und Sprachstörungen auf. Typischerweise sind die Patienten in einem früheren Stadium der Erkrankung nur zeitlich desorientiert, später dann auch örtlich. Häufig kommt es zu Störungen des Erkennens und Störungen bei bestimmten Handlungen und Bewegungsabläufen. Manche Patienten sind euphorisch, andere wirken depressiv. Auch Krampfanfälle können auftreten. Bei allem ist die »Fassade« der Persönlichkeit noch relativ gut erhalten. Erst im Endstadium der Erkrankung kommt es dann zu einem totalen Persönlichkeitsverlust mit Harn- und meist auch Stuhlinkontinenz.

Beachte:

Zu den **Demenzkriterien** gehören:

- Abnahme des Kurz- und Langzeitgedächtnisses
- Beeinträchtigung des abstrakten Denkens, generelle Abnahme des Denkvermögens
- Beeinträchtigung persönlicher Aktivitäten
- Schleichender Beginn und langsames Fortschreiten der Symptome
- Ausschluß anderer Demenz-Ursachen

Als **Symptome einer Demenz** können auftreten:

- Orientierungsstörungen
- Wahrnehmungsstörungen
- Konfabulationen (Überbrückung von Gedächtnislücken durch plötzliche Einfälle)
- Störungen bei Bewegungsabläufen
- Sprachstörungen
- Stereotypien (sich immer wieder wiederholende Äußerungen oder Bewegungen)
- Persönlichkeitsveränderung

◆ **Therapie**

Eine wirksame medikamentöse Therapie der Demenz, die zu einer deutlichen Besserung der geistigen Funktionen führt, gibt es bislang nicht. Jedoch scheinen Substanzen wie Jumex® und Sermion® am ehesten in der Lage zu sein, ein Fortschreiten der Erkrankung zu verlangsamen oder gar aufzuhalten. Es sind Hemmer der Monoaminooxidase (MAO) B. MAO B ist das Abbauenzym der Nervenüberträgerstoffe Dopamin und Phenylethylamin. Die Wirksamkeit sogenannter Nootropika ist umstritten. Unter dem Begriff Nootropika faßt man sehr verschiedenartige Medikamente zusammen, die die höheren integrativen Funktionen wie Gedächtnis, Lernen, Denken und Konzentrationsfähigkeit verbessern sollen. Viele dieser Substanzen führen zu einer gesteigerten Hirndurchblutung.

Um so wichtiger ist daher ein soziales Umfeld, das auf die Belange des Betroffenen eingeht. Im Vordergrund stehen Trainings- und Aktivierungsprogramme als **multimodale Aktivierung**. Man versteht darunter eine körperliche, geistige und seelische Anregung (motivationale, mentale und körperliche Aktivierung). Bettlägerigkeit muß unbedingt vermieden werden! Besonders wichtig ist ein gut strukturierter, einfacher, sich regelmäßig wiederholender Tagesablauf. Zur Verbesserung des Nachtschlafs sollte die nächtliche Bettzeit auf 7-8 Stunden beschränkt sein und ein »Nickerchen« tagsüber verhindert werden. Hilfreich ist auch ein zusätzliches Training zur Realitätsorientierung (s. S. 360f). Solche Trainingsphasen sollten zumindest tage- oder stundenweise von ausgebildeten Fachkräften durchgeführt werden.

Angehörige sind in dieser Situation oft überfordert. Der Umgang mit dementen alten Patienten ist für alle – Angehörige wie professionelle Helfer – nicht leicht. Pflegende Angehörige bedürfen daher der besonderen Beratung und Unterstützung (Empfehlung von Selbsthilfegruppen, Entlastung durch organisatorische Maßnahmen wie Teilzeitpflege während des Urlaubs, an Wochenenden oder während der Arbeitszeit etc.). In der Regel sind die bei Dementen zusätzlich auftretenden psychischen Auffälligkeiten oder Verhaltensstörungen (Wahn, Aggressivität, Störungen des Tag-/Nachtrhythmus, Depressivität, Ängstlichkeit) für Angehörige und Pflegekräfte wesentlich schwerer zu ertragen als die eigentlichen Demenzsymptome. In diesen Fällen muß zur optimalen Milieutherapie auch eine gute medikamentöse Behandlung der psychischen Auffälligkeiten hinzutreten. Hypnotika (Benzodiazepine) sollten jedoch bei Demenz-Patienten mit äußerster Vorsicht und nur kurzzeitig Verwendung finden, da sie zu einer Verschlechterung der geistigen und psychomotorischen Funktionen führen können.

Alkoholkrankheit

 Def. **Sucht** ist die umgangssprachliche Bezeichnung für »Abhängigkeit«. Die WHO hat den Begriff der »Sucht« durch den Begriff der »Dependenz« ersetzt.

Typisch für eine Alkohol-, Drogen- bzw. Arzneimittelabhängigkeit ist

- das unbezwingbare Verlangen, die Substanz immer wieder einzunehmen und
- die Dosis ständig zu steigern.
- Wird die betreffende Substanz abgesetzt, kommt es zu Entzugserscheinungen.
- In der Folge treten individuelle (körperliche und geistige) und soziale Schäden auf.

◆ Ursachen

Die Alkoholkrankheit ist heute das größte Suchtproblem in Mitteleuropa. Alkohol ist nicht nur Genußmittel, er hat auch den Effekt eines Beruhigungsmittels. Durch den Konsum von Alkohol können Spannungen und Ängste herabgesetzt werden. Alkohol bekämpft Niedergeschlagenheit und Mißstimmungen, hebt das Selbstwertgefühl und hilft, Schlafstörungen zu überwinden.

Die Gewöhnung an Alkohol wird in der Regel vom sozialen Milieu mitbestimmt. Wichtig ist dabei die Einstellung der Gesellschaft zum Alkohol. Ist es allgemein üblich, daß man in geselliger Runde große Mengen Alkohol trinkt, dann ist es für den einzelnen schwierig, sich davon auszuschließen. Nur ein kleiner Teil der Menschen, die regelmäßig Alkohol trinken, wird jedoch süchtig. Häufiger kommt es zu Organschäden infolge des chronischen Alkoholkonsums. Meist werden erst im Alter die Folgen eines jahrelangen Alkohol»genusses« deutlich. Oft wird gerade bei alten Menschen ein Abhängigkeitsproblem nicht gesehen oder als lebenslange Gewohnheit toleriert (etwa wenn immer früher am Tag die Kognakflasche auf dem Tisch steht, oder wenn der Alkohol als Seelentröster eines nicht ausgefüllten Tagesablaufs, einer inneren Leere herhalten muß). Auch in Heimen gibt es – oft verdeckt – chronischen Alkoholkonsum.

◆ Krankheitsbild

Zu den *Frühsymptomen* der Alkoholkrankheit gehören ein reduzierter Allgemeinzustand, Magen-Darm-Beschwerden und Schlafstörungen. Später werden die Betroffenen zunehmend vergeßlich. Sie zittern und klagen über Wadenkrämpfe und Muskelzuckungen. Bei Männern treten häufig Potenzstörungen auf.

Beim *fortgesetzten Alkoholkonsum* kann es zu folgenden körperlichen Störungen kommen:

- Magenschleimhautentzündung (Gastritis)
- Magengeschwür (Ulcus ventriculi)
- Fettleber
- Leberzirrhose
- akute oder chronische Bauchspeicheldrüsenentzündung (Pankreatitis)
- Herzmuskelschäden
- Polyneuropathie (s. S. 341)
- epileptische Anfälle
- toxische Hirnschädigung

Neben den typischen körperlichen Symptomen hat der chronische Alkoholkonsum jedoch auch Auswirkungen auf das **seelische Befinden**. Es kommt zu einer Stimmungslabilität. Alkoholiker sind oftmals egoistisch und rücksichtslos. Manche werden verschwenderisch, unehrlich und arbeitsscheu. Meist reagieren sie leicht aggressiv. In einem späteren Stadium tritt dann eine allgemeine Minderung der intellektuellen Fähigkeiten – bis hin zur Demenz (s. S. 505f) – auf. Dieses Stadium ist häufig erst im fortgeschrittenen Lebensalter anzutreffen. Als *Korsakow-Syndrom* bezeichnet man einen v. a. bei Alkoholkranken anzutreffenden Symptomenkomplex (= eine Gruppe gleichzeitig auftretender Krankheitszeichen) aus Desorientiertheit, Gedächtnisstörungen und Konfabulation. Ein Patient konfabuliert dann, wenn er meist zufällige Einfälle ohne einen Bezug zur jeweiligen Gesprächssituation erzählt, um Gedächtnislücken zu überspielen. Auch akute Psychosen können auftreten.

Die Lebenserwartung wird durch chronischen Alkoholkonsum wesentlich verkürzt. Es sind nicht nur die körperlichen Folgen des jahrelangen Alkoholmißbrauchs, die zu einem frühen Tod der Betroffenen führen. Etwa 10 bis 20% der Alkoholiker sterben durch Selbstmord. Nicht zu vergessen sind die zahlreichen sozialen Komplikationen, die durch den chronischen Alkoholkonsum entstehen (u. a. Invalidität, Vernachlässigung der Familie, Ehescheidung, Verlust der sozialen Beziehungen etc.).

◆ Therapie

Der Verzicht auf Alkohol – die einzige Möglichkeit, das fortschreitende Krankheitsgeschehen zu stoppen – gestaltet sich in der Regel sehr schwierig. Unterstützend können dabei Selbsthilfeorganisationen wie z. B. die anonymen Alkoholiker (AA) wirken.

Selbstmord (Suizid)

◆ Ursachen

Selbstmordversuche werden meist dann unternommen, wenn ein Mensch glaubt, einer unerträglichen oder unlösbar erscheinenden Situation nur dadurch entrinnen zu können, daß er aus dem Leben scheidet. Die häufigsten Beweggründe sind *Enttäuschung* und *Angst*. Oft sind die Betroffenen von einer zwischenmenschlichen Beziehung enttäuscht. Vor allem bei alten Menschen steht meist die Angst vor Gefahren, Leiden, Siechtum und Tod im Vordergrund. Weitere Ursachen sind der im Alter häufige Verlust nahestehender Personen, zwischenmenschliche Konflikte sowie *soziale Vereinsamung* und *Isolation*. Meist wirken verschiedene Faktoren zusammen, die dann einen Selbstmord als Ausweg aus dieser Situation erscheinen lassen. Psychische Auffälligkeiten und Erkrankungen (Depression, Alkoholsucht etc.) gehen mit erhöhter Suizidrate einher.

Selbstmordversuche sind meist Kurzschlußreaktionen. Es sind oft Hilferufe, die die Umwelt alarmieren, sie in Schrecken und Angst versetzen sollen. Dabei besteht jedoch immer auch eine starke selbstzerstörende Tendenz.

Bei älteren Menschen, vor allem in Pflegeeinrichtungen, trifft man oft auch eine allgemeine resignative Haltung als Folge einer depressiv-suizidalen Verstimmung an (»Selbstmord auf Raten«). Die Betroffenen verweigern die Nahrung und lehnen jegliche ärztliche Hilfe ab.

Mit steigendem Lebensalter nimmt die Häufigkeit von Selbstmordversuchen ab. Dagegen steigen jedoch die Ernsthaftigkeit und der Anteil der vollendeten Selbstmorde *(Suizide)* stetig an. Suizidversuche werden häufiger von Frauen unternommen. Vollendete Selbstmorde sind bei Männern häufiger.

 Mit zunehmendem Alter erhöht sich das Risiko, an einem Selbstmord zu sterben.

Selbstmorde und Selbstmordversuche werden besonders häufig von alleinstehenden Menschen unternommen. Etwa 90% der Suizidversuche erfolgen durch Überdosierung von Medikamenten.

◆ Therapie

Wichtigste Maßnahme nach einem gescheiterten Selbstmordversuch ist die soziale Betreuung des Betroffenen unter Einbeziehung seiner nächsten Bezugspersonen. Der isolierte, einsame, sich unverstanden fühlende Mensch braucht das Gefühl der Nähe und Vertrautheit. Er braucht ein Gegenüber, das ihm zuhört und ihn versteht, das ihn annimmt, so wie er ist.

Bei schweren depressiven Zuständen ist oft eine Therapie mit Psychopharmaka unumgänglich. In vielen Fällen hilft auch die Behandlung somatischer Krankheiten (»Körperkrankheiten«) und Leiden, das seelische Befinden zu bessern.

AIDS

◆ Erreger

Erreger der AIDS-Erkrankung ist das *AIDS-Virus* (HI-Virus oder HIV). Bei dem im Jahre 1981 erstmals in den USA beobachteten Krankheitsbild, das später den Namen AIDS (engl.: **a**quired **i**mmune **d**eficiency **s**yndrome) erhielt, besteht ein schwerer Defekt der zellvermittelten Immunreaktionen. Man bezeichnet die Erkrankung daher im Deutschen auch als *erworbenes Immunmangelsyndrom*.

Entscheidend für eine Übertragung der Viren ist der Blut-zu-Blut-Kontakt. Dieser kann hergestellt werden:
- bei homosexuellem oder heterosexuellem Geschlechtsverkehr durch Schleimhautverletzungen,
- bei gemeinsamer Benutzung von mit Blut verunreinigten Injektionsnadeln durch Drogenabhängige,
- bei der Verabreichung von mit HI-Viren verunreinigtem Blut oder Blutprodukten (Bluttransfusionen etc.),
- in der Schwangerschaft (Übertragung des Virus von einer infizierten Mutter auf das ungeborene Kind durch den Mutterkuchen), unter der Geburt durch Schleimhautverletzungen oder nach der Geburt über die Muttermilch,
- durch Verletzungen beim Blutabnehmen oder Operieren eines HIV-Infizierten.

Außer aus dem Blut, der Samenflüssigkeit und der Muttermilch infizierter Personen konnte das AIDS-Virus auch noch aus anderen Körperflüssigkeiten wie z. B. Speichel, Schweiß und Tränenflüssigkeit isoliert werden. Die HIV-Konzentration ist dort jedoch so niedrig, daß etwa bei einer normalen pflegerischen Tätigkeit keine Ansteckungsgefahr besteht.

◆ Krankheitsbild

Bei der Erkrankung durch das HI-Virus unterscheidet man drei verschiedene Stadien:

Stadium 1: Die **akute HIV-Infektion** ist durch grippeähnliche Symptome wie Fieber, Müdigkeit und ein allgemeines Unwohlsein gekennzeichnet. Es treten Gelenk-, Muskel- und Kopfschmerzen auf. Häufig findet man auch einen Hautausschlag, Durchfall und Lymphknotenschwellungen. Manche Betroffene zeigen Verhaltensänderungen, auch Krampfanfälle sind nicht selten.

Stadium 2: Nach etwa zwei Wochen kommt es meist zu einer völligen Erholung. Der anschließende, **symptomfreie Zustand** kann über Jahre und Jahrzehnte andauern.

Stadium 3: Über den ganzen Körper verteilte Lymphknotenschwellungen sind Zeichen der **generalisierten Ausbreitung** der AIDS-Viren. Weitere Symptome sind anhaltendes Fieber, starker Gewichtsverlust, Durchfall, Leistungsabfall, Nachtschweiß und Hautausschläge. Nach zehn Jahre sind mehr als die Hälfte der Infizierten am **AIDS-Vollbild** erkrankt. Dieses Stadium zeichnet sich durch den Zusammenbruch des Immunsystems der Erkrankten aus. Die für die zellvermittelte Immunreaktion wichtigen T4-Lymphozyten fehlen nahezu vollständig. Es kommt zum Auftreten *ungewöhnlicher Tumorerkrankungen* (z. B. Kaposi-Sarkom, maligne Lymphome). *Andauernde und häufig wiederkehrende Infektionen* mit sonst seltenen Krankheitserregern bestimmen meist den Verlauf der Erkrankung (z. B. Pneumocystis-carinii-Pneumonie, Toxoplasma-Enzephalitis, generalisierte Zytomegalie-Infektion). Sie sind für die hohe Sterblichkeit der AIDS-Patienten verantwortlich. Gefürchtet ist im diesem Stadium auch die *AIDS-Enzephalopathie*, bei der es anfangs nur diskrete Hinweiszeichen (Lustlosigkeit, Vergeßlichkeit und depressive Verstimmung) gibt. Über weitere Symptome wie Zittern (Tremor), Veränderungen im Schriftbild und Empfindungsstörungen kommt es schließlich zur Demenz.

◆ Therapie

Bislang ist AIDS noch immer nicht heilbar. Es gibt jedoch mittlerweile eine Reihe *antiretroviraler* Substanzen (d. h. Substanzen, die die Vermehrung des zur Gruppe der Retroviren gehörenden HIV hemmen), durch die es möglich ist, eine Lebensverlängerung bei verbesserter Lebensqualität zu erreichen. Mit einer Kombination mehrerer solcher Medikamente (z. B. Retrovir® plus Videx® plus Crixivan®) kann die Konzentration der Viren im Blut zeitweise sogar unter die Nachweisgrenze gesenkt werden. Umstritten ist zur Zeit noch immer, wann man mit dieser doch sehr eingreifenden Therapie beginnen sollte.

Standards in der Altenpflege

Exsikkoseprophylaxe

◆ Ziele:

▶ Erhaltung einer angemessenen Flüssigkeitsaufnahme
▶ Anregungen zur Steigerung der Trinkmenge
▶ Sensibilisierung der Bewohner für die Bedeutung der Flüssigkeitsaufnahme zur Aufrechterhaltung der physiologischen Stoffwechselvorgänge
▶ Erhöhung der Trinkmenge

Grundsätzlich gilt: Trinken darf nicht zwanghaft und unter Druck geschehen, sondern sollte an normale Gewohnheiten und Rhythmen (bestimmte Getränke werden zu bestimmten Tageszeiten getrunken, z. B. Kaffee zum Frühstück und am Nachmittag zum Kuchen, ein Glas Bier zum Abendbrot) anknüpfen. Kaffeegeruch kann den Appetit auf Kaffee fördern. Getränke stehen immer in erreichbarer Nähe und werden regelmäßig angeboten.
Bei stark gefährdeten Bewohnern (z. B. Diuretikaeinnahme, Diabetes mellitus, Fieber, Erbrechen, Durchfall, starkes Schwitzen) ist Rücksprache mit dem Arzt über die erforderliche Trinkmenge zu halten.

◆ Maßnahmen:

▶ Vorlieben, Gewohnheiten und Abneigungen in bezug auf Getränke erfragen
▶ Gespräch mit dem Bewohner über die Bedeutung ausreichender Flüssigkeitszufuhr für die Erhaltung bzw. Besserung des allgemeinen Gesundheitszustandes
▶ Trinkgewohnheiten und -zeiten beobachten, evtl. Absprachen über eine Erhöhung der Trinkmenge mit dem Bewohner treffen
▶ Absprachen mit dem Bewohner, seinen Angehörigen und im Team über die gemeinsame Vorgehensweise treffen. Diese in der Pflegeplanung festlegen und deren Durchführung dokumentieren
▶ gezielte Auswahl der Gefäße nach den Kriterien: gefälliges und gewohntes Aussehen (z. B. Kaffee in der Tasse und nicht im Becher), auf den Bewohner abgestimmte Gefäße benutzen, z. B. kann der Bewohner die Tasse greifen und zum Munde führen, sie sollte nicht zu schwer und zu klein sein
▶ Schnabeltassen nur in begründeten Ausnahmefällen verwenden. Denn wer aus einer Schnabeltasse trinken kann, kann auch aus einer normalen Tasse trinken!

Tab. 20-4   Exsikkosezeichen

Hautzustand:	pergamentartig und trocken, verminderter Hautturgor
Schleimhäute:	trockene Zunge und Mundschleimhaut
Urinausscheidung:	Urinfärbung dunkel, starke Urinkonzentration, geringe Urinmenge

- ein abknickbarer Strohhalm kann bei bettlägerigen Bewohnern das Trinken erleichtern
- Gefäße nicht bis zum Rand füllen, lieber öfter kleinere Mengen frisch anbieten
- Getränke stehen in erreichbarer Nähe und werden regelmäßig (stündlich) angeboten
- Zeit zum Trinken geben, evtl. mittrinken, in Gesellschaft trinkt es sich leichter
- Trinkmengen dokumentieren

◆ Kontrollen:
- regelmäßige (z. B. wöchentliche) Kontrollen auf Exsikkosezeichen (s. Tab. 20-4)
- regelmäßige Kontrollen der Trinkmengen (Einfuhrbögen)

Ist keine ausreichende orale Flüssigkeitsaufnahme möglich oder wird diese von dem Bewohner abgelehnt, so ist folgendermaßen vorzugehen:
- Information und Gespräche bezüglich der Problematik mit dem Arzt, den Angehörigen, Betreuer führen und dokumentieren
- weiteres Vorgehen mit dem Bewohner und den oben genannten Personen absprechen und dokumentieren

Pflege bei liegendem transurethralen Dauerkatheter

◆ Ziele:
- Unterstützung des Bewohners bei der physischen und psychischen Bewältigung der gestörten Ausscheidungsfunktion
- Erhaltung des Wohlbefindens des Bewohners
- Gewährleistung eines ungestörten Urinabflusses
- Vermeidung von Schleimhautverletzungen der Blase und Harnröhre

◆ Maßnahmen:
- Arzt und zuständige Pflegefachkraft besprechen mit dem Bewohner die Bedeutung und Funktion des Dauerkatheters im Hinblick auf seine veränderte Ausscheidungsfunktion
- der Arzt legt die tägliche Trinkmenge fest, und dem Bewohner wird erläutert, weshalb er die Flüssigkeitsmenge zu sich nehmen sollte (z. B. damit sich im Katheter keine Ablagerungen festsetzen und es nicht durch das Katheterlumen zu aufsteigenden Harnwegsinfektionen kommt)
- die Trinkmenge des Bewohners wird beobachtet und ggf. dokumentiert
- der Bewohner wird im fachgerechten Umfang mit dem Dauerkatheter angeleitet, um die Selbständigkeit so weit wie möglich zu fördern und zu erhalten
- zweimal täglich wird bei der Intimpflege der Harnröhreneingang und der sich unmittelbar daran anschließende Katheterteil von Inkrustierungen gereinigt. Dabei ist die Waschrichtung von der Harnröhrenöffnung weg in Richtung Auffangbeutel einzuhalten
- Inkrustierungen sind mit Schleimhautdesinfektionslösung zu entfernen, um den Bakterien den Nährboden zu entziehen und somit aufsteigende Infektionen entlang der Katheterwand zu verhindern
- Mobilisation bzw. Lagewechsel des Bewohners durchführen, damit es in der Harnblase nicht zu Ablagerungen kommt
- um einen Urinrückfluß in die Blase zu verhindern, den Katheterbeutel nie über Blasenniveau anheben
- Abknicken des Katheters und des Ablaufschlauches verhindern, damit es nicht zu einem Harnrückstau kommt
- Druckstellen durch Katheter und Urinablaufsystem verhindern
- Zug am Dauerkatheter verhindern, da dieses zu Verletzungen führen kann
- die Wahl des Urinableitungssystems erfolgt in Absprache mit dem Arzt und dem Bewohner. Zur Vermeidung von Infektionen sollte ein geschlossenes Urinableitungssystem verwendet werden
- das Ablassen des Urins wird bei gefülltem Urinbeutel durchgeführt; häufigeres Öffnen des Auslaßventils begünstigt die Kontamination mit Keimen
- Urinauslaßventil des geschlossenen Ableitungssystems nach jedem Ablassen desinfizieren und in die Beuteltasche zurückstecken
- der Wechsel des geschlossenen Ableitungssystems erfolgt in der Regel gleichzeitig mit dem Katheterwechsel, da durch jedes Öffnen des Ableitungssystems die Gefahr einer aufsteigenden Harnwegsinfektion vergrößert wird
- bei Verwendung eines halboffenen Urinableitungssystems muß vor dem Diskonnektieren die Ansatzstelle

zwischen Katheter und Ableitungssystem desinfiziert werden, damit beim Öffnen keine Keime eindringen können

◆ **Kontrollen:**

▶ regelmäßige Kontrolle der Trinkmenge und der ausgeführten Urinmenge

▶ Kontrolle des Urins auf Färbung, Beimengungen und Menge

Inkontinenzversorgung

◆ **Ziele:**

▶ der Bewohner soll die Sicherheit haben, trotz der gestörten Ausscheidungsfunktion, voll am gesellschaftlichen Leben teilhaben zu können

▶ Wohlbefinden des inkontinenten Bewohners durch das Tragen der Inkontinenzhilfsmittel nicht beeinträchtigen

▶ Selbständigkeit des Bewohners im Umgang mit den Inkontinenzhilfsmittel fördern

▶ Auswahl der Inkontinenzhilfsmittel individuell auf die Bedürfnisse des Bewohners abstimmen und zugleich wirtschaftlich sinnvolle Aspekte erfüllen

▶ der intakte Hautzustand im Intimbereich soll erhalten bleiben

◆ **Maßnahmen:**

▶ Arzt und verantwortliche Pflegefachkraft besprechen mit dem Bewohner Ursachen und Folgewirkungen der Inkontinenz

▶ verschiedene Versorgungsprodukte, deren Anwendungsweise und Vor- und Nachteile werden dem Bewohner vorgestellt und gemeinsam eine Auswahl getroffen

▶ um die richtige Auswahl eines individuell angepaßten und wirtschaftlichen Inkontinenzhilfsmittel zu treffen, ist das Führen eines Miktionsprotokolls vorab zur Erfassung des Bedarfs und zur weiteren Kontrolle der Wirksamkeit der Hilfsmittel erforderlich

▶ Hüft- bzw. Bauchumfang des Bewohners ist zu bestimmen, um die passende Größe der Fixierungshilfe (z.B. Netzhose) bei der Verwendung eines zweiteiligen Versorgungssystems (Netzhose und Einlage; Gr. S, M, L, XL) und die passende Größe des Inkontinenzslips bei der Verwendung eines einteiligen Versorgungssystems (Slipeinlagen) festzulegen

▶ die ausgewählte Inkontinenzversorgung mit dem Bewohner und im Team absprechen, diese in der Pflegeplanung festlegen und deren Durchführung dokumentieren

▶ der Bewohner wird soweit wie möglich angeleitet und unterstützt, seine Inkontinenzversorgung selbständig durchzuführen

▶ beim Anlegen der Inkontinenzhilfsmittel (Einlagen) sind folgende Punkte zu beachten:
  – leichtes und gleichmäßiges Aufschütteln der Einlagen, um das Saugvermögen zu erhöhen
  – Einlagen zu einem »Schiffchen« falten
  – beim Anlegen der Einlage ist zu beachten, daß keine Keime vom Analbereich in den Genitalbereich verschleppt werden, deshalb immer benutzte Inkontinenzhilfsmittel in Richtung Analgegend entfernen, und direkt in einen Abwurfbeutel entsorgen
  – Fixierung der Einlage mit einer Netzhose (passende Größe) oder bei einem einteiligen Versorgungssystem einkleben der Slipeinlage durch Entfernen des dafür vorgesehenen Klebestreifens

◆ **Kontrollen:**

▶ regelmäßige Beobachtung, ob die Saugkapazität des benutzten Inkontinenzhilfsmittels ausreichend und angemessen ist. Gegebenenfalls müssen Einlagen mit anderer Saugkapazität eingesetzt werden (Miktionsprotokoll führen)

▶ bei jeder Inkontinenzversorgung die Haut auf Veränderungen (z. B. Rötungen, Bläschenbildung, Juckreiz, Druckstellen) beobachten und eine Intimtoilette mit anschließender Hautpflege durchführen

▶ Bewohner befragen: Fühlt er sich jetzt sicher versorgt und kann sich in der Öffentlichkeit frei bewegen? Ist er in seiner Beweglichkeit z. B. durch die Netzhose oder zu dicke Einlagen eingeschränkt? Sind die Einlagen und Netzhosen unangenehm? Kann der Bewohner sich selbst versorgen? Eventuell das Inkontinenzhilfsmittel den Ergebnissen anpassen

Sturzprophylaxe

◆ **Ziele:**

▶ Vermeidung von Sturzgefahren

▶ adäquate Hilfe und Sofortmaßnahmen bei Stürzen

▶ Vermeidung von Ängsten der Bewohner vor erneuten Stürzen

◆ **Maßnahmen:**

I. Vermeidung von Sturzgefahren

▶ regelmäßige Kontrolle der Räumlichkeiten auf Stolperfallen, z. B. Teppiche, auf dem Boden liegende Gegenstände, Unebenheiten, nicht gekennzeichnete Schwellen; auf ausreichende Beleuchtung und gut befestigte Haltegriffe und Handläufe

▶ Beobachtung und Abklärung von Gangunsicherheiten

▷ Gegebenenfalls Hinzuziehung von Physiotherapeuten zur Auswahl und Anpassung von geeigneten Gehhilfen

▷ Beratung des Bewohners in der Auswahl und Anpassung von geeignetem Schuhwerk

▷ regelmäßiges körperliches Training zur Stärkung der gesamten Muskulatur (unter ärztlicher Aufsicht und geschulter Anleitung)

▷ Abklärung evtl. notwendiger Sehhilfen (Benötigt der Bewohner eine Brille, hat er sie immer auf und ist sie noch ausreichend?)

▷ systematische Durchsicht der Medikation auf möglichen Schwindel als Nebenwirkung (z. B. Neuroleptika, Antidepressiva, blutdrucksenkende Medikamente und Diuretika)

II. Sofortmaßnahmen bei Stürzen

▷ Erste Hilfe im Notfall sofort einleiten

▷ Vitalfunktionen prüfen: Bewußtseinslage, Blutdruck, Puls, Atmung, Temperatur messen und dokumentieren, ggf. Beobachtungsbogen einrichten

▷ Betroffenen Ruhe und Sicherheit vermitteln

▷ Arzt und Angehörige informieren

▷ Sturzprotokoll anfertigen: Sturzzeitpunkt und Ort, Sturzursachen, Sturzfolgen, frühere Stürze, Uhrzeit des Sturzes, Anlaß, Begleitumstände wie Schwindel nach dem Aufstehen, nach dem WC-Besuch, nach Aufregung usw. erfragen und dokumentieren

▷ Betroffenen nach dem Sturz, auch wenn keine sichtbaren Folgen erkennbar sind, verstärkt beobachten. Es besteht die Gefahr erneuter Stürze und erst später auftretende Komplikationen wie z.B. Hirnblutungen

▷ Betroffenen Angst vor neuen Stürzen nehmen durch Begleitung in den ersten Tagen und Anschluß eines Funkfingers (Notruf der um den Hals gehängt werden kann), um sofort Hilfe herbeiholen zu können

◆ **Kontrollen:**

▷ Sind Mitarbeiter in Erster Hilfe geschult und auf dem neuesten Stand?

▷ Sind die Sturzumstände geklärt und alle Stolperfallen beseitigt?

▷ Kann der Betroffene im Falle eines Sturzes jederzeit Hilfe herbeirufen?

Pflege eines Bewohners mit Fieber

◆ **Ziele:**

Die Hauptgefahr für den Betroffenen besteht in einem Kreislaufkollaps, besonders bei stark schwankender Körpertemperatur. Ziel pflegerischer Maßnahmen ist deshalb die Erhaltung eines stabilen Kreislaufs und das rechtzeitige Erkennen von Temperaturveränderungen.

Die weiteren pflegerischen Maßnahmen richten sich nach den Begleiterscheinungen des Fiebers und sollen dem Betroffenen Ruhe und Sicherheit vermitteln.

Ein weiterer Anstieg des Fiebers und eine zusätzliche Erkältungsgefahr (z. B. durch verschwitzte Kleidung) soll vermieden werden.

◆ **Maßnahmen:**

I. Allgemeine Maßnahmen

▷ Bewohner beruhigend ansprechen und bei hohem Fieber nicht allein lassen

▷ Hausarzt über die Höhe der Temperatur und das allgemeine Befinden des Bewohners informieren. Gegebenenfalls fiebersenkende Maßnahmen (Medikamente) mit dem Arzt besprechen

▷ Bewohner vor Zugluft durch Schließen von Fenster und Türen schützen

▷ Bewohner gleichzeitig vor Hitzestau schützen, d. h. nicht zu eng in Decken einwickeln

▷ regelmäßige Vitalzeichenkontrolle durchführen und eine Dokumentation (Fieberkurve) anlegen. Bei konstantem Fieber morgens und abends die Temperatur, Blutdruck und Puls messen, bei Fieberanstieg alle 30 Minuten die Werte erfassen sowie die Urinausscheidung überwachen

▷ feuchte Bettwäsche und Bekleidung regelmäßig wechseln

II. Spezielle Maßnahmen

Sie sind gegen Begleiterscheinungen des Fiebers gerichtet und in Tabelle 20-5 dargestellt.

◆ **Kontrollen:**

▷ Beobachtung der Bewohnersituation und seines Allgemeinbefindens

▷ Kontrolle der Vital- und Temperaturwerte. Konnte ein weiteres Ansteigen der Temperatur verhindert werden? Zeigen die fiebersenkenden Maßnahmen Erfolg?

Dekubitusprophylaxe

◆ **Ziele:**

▷ Förderung und Erhalt eines intakten Hautzustandes

▷ frühzeitiges Erkennen von Gefährdungspotentialen

▷ Aufbau eines lückenlosen und nachvollziehbaren Systems zur Vermeidung eines Dekubitus

▷ Der zeitliche und sachliche Aufwand für prophylaktische Maßnahmen ist gering im Verhältnis zu Aufwand, Kosten, Ärger und haftungsrechtlichen Aspekten bei einem entstandenen Dekubitus. Die wichtigste Maßnahme zur Verhinderung eines Dekubitus ist die Druckentlastung durch Unterstützung der Mobilität des Bewohners oder, wenn dies nicht möglich ist, durch regelmäßige Umlagerung.

◆ **Maßnahmen:**

▷ Bei Einzug eines Bewohners, nach einem Krankenhausaufenthalt oder bei Veränderungen des Allgemeinzustandes des Bewohners wird die Nortonskala bearbeitet und ausgewertet. Eine Dekubitusgefahr besteht bei 25 Punkten und weniger. Prophylaktische Maßnahmen müssen geplant, durchgeführt und dokumentiert werden

▷ Bestehenden Dekubitus in Grad 1 und 2 schriftlich und bei Grad 3 und 4 zur Verlaufskontrolle zusätzlich fotografisch dokumentieren. Zusätzlich ein Wundverlaufsprotokoll über den Wundzustand, Einsatz und Wirksamkeit der getroffenen Maßnahmen (in Abstimmung mit dem behandelnden Arzt) anlegen

▷ Hautzustand bei jeder relevanten Pflegetätigkeit (z. B. bei der Morgentoilette, bei der Hilfe bei den Ausscheidungen) auf Veränderungen hin beobachten, insbesondere bei inkontinenten Bewohnern, Bewohnern mit starken Bewegungseinschränkungen, Mangeldurchblutung, Diabetes mellitus und Ernährungsstörungen

▷ Direkte und indirekte Hautschutzmaßnahmen bei der Körperpflege beachten. Bei eher fettiger Haut pH-neutrale Lotion; bei trockener und schuppiger Haut rückfettende Öle verwenden

▷ Systematische und regelmäßige Hilfsmittelversorgung (nach Standard) bei inkontinenten Bewohnern mit Ergänzungsmaßnahmen wie Toilettentraining und Beobachtung des Miktionsverhaltens

▷ Ausgewogene Ernährung (reich an Eiweiß, Mineralien und Vitaminen) und Flüssigkeitszufuhr gewährleisten

▷ Passive und aktive Bewegungsübungen und gegebenenfalls Krankengymnastik zur Unterstützung der Mobilität

▷ Jede Hautrötung an den gefährdeten Körperstellen erfordert verstärkte Beobachtung und Kontrolle auf Veränderungen hin. Sind Rötungen morgens vorzufinden, ist eine nächtliche Lagerung notwendig; treten sie abends auf, müssen tagsüber Positionsveränderungen vorgenommen werden. Ein Lagerungsplan wird aufgestellt. In ihm werden Datum, Uhrzeit, Lagerungsart (z. B. linke Seite, 30 Grad) und Handzeichen der durchführenden Person eingetragen

▷ Bleibt die Rötung trotz regelmäßiger Lageveränderungen bestehen, ist der Einsatz von auf den Bewohner individuell abgestimmten Hilfsmitteln (z.B. Superweichlagerung oder Gelkissen) sowie eine Überprüfung der Lagerungsintervalle erforderlich. Die Maßnahmen werden im Team abgesprochen, einheitlich durchgeführt, dokumentiert und beobachtet. Die Nortonskala ist neu zu erstellen

Tab. 20-5 Spezielle Maßnahmen gegen Fieberbegleiterscheinungen

Fieberbegleiterscheinungen	Maßnahmen
Schüttelfrost (Muskelzittern, Zähneklappern)	Bewohner zudecken, warme Getränke reichen, Fieberanstieg beobachten
Schweißausbruch	feuchte Bettwäsche und Kleidung entfernen, Teilwaschungen mit erfrischenden Zusätzen (Allergien beachten!) wie z. B. Zitronen- oder Orangenöl (nur wenige Tropfen) durchführen, die Wassertemperatur sollte nur 10° C unter der Körpertemperatur liegen; Mund- und Lippenpflege; Getränke reichen
Durstgefühl	lauwarme bis warme Getränke (mindestens 2 Liter pro Tag) wie z. B. Brühe, Fruchtsäfte und zum Fiebersenken Lindenblütentee reichen; Ein- und Ausfuhr bilanzieren
Schwächegefühl/ Müdigkeit	Möglichkeiten zum Schlafen und Ruhen geben
Kopf- und Gliederschmerzen	Ruhe ermöglichen; Raum abdunkeln

geht die Rötung nicht zurück oder verschlechtert sich der Dekubitus, so ist ein Arzt einzuschalten

◆ **Kontrollen:**

▷ Regelmäßige Kontrolle des Hautzustandes auf Veränderungen

▷ Sind die eingesetzten Hilfsmittel, Behandlungsmaßnahmen und die Lagerungsintervalle ausreichend?

Modifizierte Norton-Skala zur besseren Erkennung der Dekubitusgefahr (erarbeitet von C. Bienstein u. a.) © Standard Systeme GmbH, Postfach 900941, 21049 Hamburg, Tel. (0 40) 76 73 19-0, Fax (0 40) 76 73 19-60. Urheberrechtlich geschützt – Nachdruck verboten. Bestell-Nr. 80.103

Datum der Erhebung	Motivation Kooperations-bereitschaft		Alter		Haut-zustand		Zusatz-erkrankung		Körper-licher Zustand		Geistiger Zustand		Aktivität		Beweg-lichkeit		Inkonti-nenz		Gesamtzahl Handzeichen
	voll	4	<10	4		4	keine	4	gut	4	klar	4	geht ohne Hilfe	4	voll	4	keine	4	
	wenig	3	<30	3	schuppig trocken	3	Abwehr-schwäche Fieber Diabetes Anämie	3	lediglich	3	apathisch teilnahms-los	3	geht mit Hilfe	3	kaum einge-schränkt	3	manch-mal	3	
	teilweise	2	<60	2	feucht	2	MS, Karzinom erhöhter Hämatokrit Adipositas	2	schlecht	2	verwirrt	2	rollstuhl-bedürftig	2	sehr einge-schränkt	2	meistens Urin	2	
	keine	1	>60	1	Wunden Allergie Risse	1	Arterielle Verschluß-krankheit	1	sehr schlecht	1	stuporös (stumpf-sinnig)	1	bett-lägerig	1	voll einge-schränkt	1	Urin und Stuhl	1	

(Haut-zustand: je nach Ausprägungsgrad; Zusatz-erkrankung: je nach Ausprägungsgrad)

1. Wählen Sie die zutreffende Patientenbeschreibung (4, 3, 2 oder 1 Punkt) unter jeder der neun Überschriften, und notieren Sie das Ergebnis mit einem wasserlöslichen Stift in das freie Feld unterhalb der Skala.
2. Addieren Sie das Ergebnis.
3. Übertragen Sie das Ergebnis von der Karte in den Pflegebericht oder die Kurve. Benutzen Sie diese Tabelle wöchentlich oder immer dann, wenn sich der Zustand des Patienten und/oder die Pflegebedingungen ändern.
4. **Dekubitusgefahr besteht bei 25 Punkten und weniger**, prophylaktische Maßnahmen müssen geplant und durchgeführt werden!

Richtlinien zum Gebrauch der Tabelle

Bereitschaft zur Kooperation/Motivation
4 = Eine hohe Bereitschaft ist durch die kontinuierliche Mitarbeit gekennzeichnet
3 = der Patient zeigt unter Aufforderung Bereitschaft zur Mitarbeit
2 = der Patient zeigt selbst bei Aufforderung eine wechselnde Bereitschaft zur Mitarbeit
1 = der Patient zeigt keine Bereitschaft

Alter
4 = jünger als 10 Jahre
3 = zwischen 10 und 30 Jahren
2 = zwischen 30 und 60 Jahren
1 = älter als 60 Jahre

Hautzustand
4 = intakte und gesunde Haut
3 = leichte Veränderungen
2 = mittlere Veränderungen
1 = schwere Veränderungen
je nach Ausprägungsgrad:
z. B. schuppig, trocken, rissig, wund, feucht, mazeriert, dehydriert etc.

Zusatzerkrankungen
4 = keine
3 = leichte Form
2 = mittelschwere Form
1 = schwere Form
je nach Ausprägungsgrad:
z. B. Diabetes ohne bis zu schweren Folgeschäden; lokales therapierbares Karzinom bis generalisiertes Karzinom

Körperlicher Zustand
4 = gut
3 = leidlich (geschwächt)
2 = schlecht (z.B. Kachexie, Adipositas)
1 = sehr schlecht (Patient ist durch seinen allgemeinen körperlichen Zustand sehr gefährdet, z.B. extreme Kachexie)

Geistiger Zustand
4 = klar
3 = apathisch/teilnahmslos
2 = verwirrt/desorientiert in Zeit, Ort, Person
1 = stuporös/bewußtlos

Aktivität
4 = geht ohne Hilfe = völlige Unabhängigkeit
3 = geht mit Hilfe = benötigt leichte Unterstützung
2 = rollstuhlbedürftig = benötigt umfassende Unterstützung
1 = bettlägering = kann keine Aktivität von sich aus entfalten

Beweglichkeit
4 = voll = völlig erhalten
3 = kaum eingeschränkt = leichte Veränderungen (z. B. im Schulter-Hüft- oder Kniegelenk)
2 = sehr eingeschränkt = stark reduzierte Beweglichkeit (z. B. Hüftoperation, Streckverband, umfassender Gips etc.)
1 = voll eingeschränkt = kann keine Bewegungen, selbst passiv nur unter größten Schwierigkeiten ausführen)

Inkontinenz
4 = keine
3 = manchmal
2 = meistens Urin
1 = Urin und Stuhl ständig

> **Wichtig**
> Mit Hilfe der erweiterten Norton-Skala werden gezielter die Gründe zu einer Dekubitusgefährdung erfaßt. Somit ist es möglich, auf die Ursache der Gefährdung zu reagieren: z. B. bei mangelnder Motivations-/Kooperationsbereitschaft die Ursache herausfinden und eine lebensmotivierende Unterstützung geben; oder bei Inkontinenzproblemen die Inkontinenzform bestimmen und klären, ob ein Kontinenztraining möglich ist etc.
> Sog. symptomatische Pflegehandlungen werden reduziert, da das Problem von der Ursache her angegangen wird.

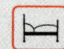

Ein Bewohner zieht ein

◆ **Ziele:**

▸ Aufmerksamkeit und Unterstützung bei der Gestaltung der veränderten Lebenssituation

▸ Lebensgewohnheiten des Bewohners werden soweit wie möglich beibehalten

▸ Selbständigkeit des Bewohners erhalten und fördern

▸ Orientierung des Bewohners im eigenen Wohnbereich, im Haus und in der Umgebung

▸ Sicherstellung der pflegerischen und medizinischen Betreuung des Bewohners

▸ Information über Beschäftigungsmöglichkeiten und Alltagsgestaltung

◆ **Maßnahmen:**

▸ spätestens einen Tag vor Aufnahme einen Mitarbeiter als Bezugsperson für die Aufnahme und Begleitung während der ersten drei Tage auswählen

▸ einen Tag vor der Aufnahme die Pflegedokumentation vorbereiten, ein Medikamentenfach einrichten und beschriften, Essenskarte vorbereiten, Namensschilder an Zimmer- und Schranktür und im Bad anbringen. Platz im Speisesaal überlegen, Informationsmaterial bereitlegen. Für die Begrüßung einen Blumenstrauß bestellen. Das Zimmer überprüfen auf Ausstattung, Sauberkeit, Getränke etc.

▸ noch vor der Aufnahme dem zukünftigen Bewohner den Heimvertrag erläutern, Vertragsunterschrift erbitten, Zimmer zeigen, Hinweis auf Aufstellmöglichkeiten für eigene Möbel geben, Bezugsperson vorstellen und den Ablauf der ersten Tage besprechen

▸ am Aufnahmetag Empfang und Begrüßung des neuen Bewohners und seiner Angehörigen. Stationsleitung und Mitarbeiter vorstellen. Zeigen des Zimmers und Einweisung in den Gebrauch der Notrufanlage. Wäschesystem erklären, Getränke anbieten, Essenszeiten erklären, Angehörige zum Essen einladen und Informationsmaterial über das Haus und den Heimbeirat geben

▸ wenn gewünscht, beim Einräumen der Schränke behilflich sein

▸ offenstehende Fragen klären

▸ Sammeln von Informationen für die Pflegeplanung und Dokumentation:
  – Eßgewohnheiten, Schlafgewohnheiten, Vorlieben, Interessen
  – Hausarzt, Medikation, ärztliche Stellungnahme
  – Inkontinenzbescheinigung, Tbc-Bescheinigung
  – Apothekenwahl abklären
  – persönlich Krankenversicherungsnummer erfragen
  – Kopie des Personalausweises

▸ Platz im Eßbereich zeigen und Mitbewohner vorstellen

▸ Zeigen verschiedener Bereiche (z. B. Wohnküche, Dienstzimmer, Bad) und Vorstellen der dort tätigen Mitarbeiter

▸ Essenskarte anlegen und schriftliche Meldung an die Küche

▸ Information und Vorstellen derselben an die Nachtwache

▸ Information in der Frühbesprechung über den Einzug des Bewohners

▸ einen Tag nach Einzug Information an den behandelnden Arzt

▸ notwendige Medikamente bestellen

▸ Kiosk, Friseur, Verwaltung, Café, Gartenanlage, weitere hausspezifische Einrichtungen und Gruppenangebote vorstellen

▸ zur Unterstützung der Selbständigkeit Hilfsmittelbedarf abklären und Gebrauch der Hilfsmittel erklären

▸ Pflegeplanung erstellen und mit dem Bewohner, seinen Angehörigen, dem behandelnden Arzt und weiteren an der Pflege und Betreuung beteiligten Personen abstimmen

◆ **Kontrollen:**

▸ Verlief die Aufnahme in einer für den Bewohner und seiner besonderen Situation angemessenen Art und Weise?

▸ Konnten Ängste, Unruhe und Unsicherheiten des Bewohners vermieden werden?

▸ Fühlte er sich aufgenommen?

▸ Haben alle Stellen rechtzeitig die notwendigen Informationen erhalten?

▸ Konnte der Bewohner seine Lebensgewohnheiten (z. B. Aufstehzeiten) beibehalten?

Notfallkrankenhauseinweisung eines Bewohners

◆ **Ziele:**

▸ Sicherheit vermitteln und versuchen, die Angst zu nehmen

▸ schneller und reibungsloser Ablauf der Notfalleinweisung

▸ unverzügliche und lückenlose Informationsweitergabe an alle beteiligten Stellen

◆ **Maßnahmen:**

▸ Erste Hilfe leisten

▸ ein Mitarbeiter bleibt bei dem Bewohner und versucht, ihm den Vorgang zu erklären und die Angst zu nehmen

▶ ein zweiter Mitarbeiter ruft unverzüglich den ärztlichen Notdienst an, schildert die Sachlage und gibt notwendige Daten (wie Blutdruck, Puls) an

▶ bei starker Atemnot oder Bewußtlosigkeit 112 anrufen, Sachlage schildern und Notarztwagen bestellen

▶ Verlegungsbericht ausfüllen: Originalausfertigung in das Krankenhaus mitgeben, zweite Ausfertigung verbleibt im Pflegebereich. Ein vorbereiteter Verlegungsbericht liegt stets in der Dokumentation bereit (Personalien bereits ausgefüllt). In akuten Notfällen Verlegungsbericht nachreichen

▶ wenn zeitlich möglich, Tasche für das Krankenhaus packen mit Toilettenartikeln, Nachthemd, Hausschuhen, Bademantel etc., gekennzeichnete Hilfsmittel, z. B. Prothese, Brille, Hörgeräte und Inhaltsliste in die Tasche legen (Kopie in die Dokumentation heften)

▶ im akuten Notfall Rettungsdienst und Notarzt am Eingang erwarten und einweisen

▶ klären welches Krankenhaus angefahren wird oder Rückruf erbitten

▶ Vorfall in die Dokumentation eintragen:
– Schilderung der vorgefundenen Situation
– durchgeführte Erste-Hilfe-Maßnahmen
– Benachrichtigung des Notarztes/Rettungswagens (Uhrzeit)
– ärztliche Anordnungen gegenzeichnen lassen oder bei telefonischen Anordnungen Uhrzeit und Name des Notarztes notieren

▶ Information über Krankenhauseinweisung an:
– Angehörige
– Heimleitung, Verwaltung, Küche
– Hausarzt, externe Therapeuten
– Besuchsdienst
– Pflegekasse

◆ **Kontrollen:**

▶ Konnte dem Bewohner unverzüglich und angemessen geholfen werden?

▶ Sind alle notwendigen Informationen an die entsprechenden Stellen weitergeleitet worden?

Ein Bewohner ist verstorben

◆ **Ziele:**

▶ würdevoller und einfühlsamer Umgang mit dem Verstorbenen und seinen Angehörigen

▶ Wünsche des Verstorbenen werden berücksichtigt

▶ unverzügliche Informationsweitergabe an alle beteiligten Stellen

▶ reibungsloser und fachgerechter Arbeitsablauf

◆ **Maßnahmen:**

▶ Uhrzeit des Todes (Fehlen der Vitalzeichen) dokumentieren

▶ Hausarzt oder ärztlichen Notdienst, Angehörige, Betreuer und Hausleitung informieren. Bei Verdacht auf Fremdverschulden muß die Heimleitung unverzüglich informiert werden

▶ bei Doppelzimmern Sichtschutz aufstellen und Mitbewohnern die Möglichkeit geben, sich außerhalb des Zimmers aufzuhalten (dies sollte schon in der Sterbephase erfolgen)

▶ nach Ausstellung der Todesbescheinigung Versorgung des Verstorbenen (Dauerkatheter, Sonden etc. entfernen). Dabei Hygienevorschriften beachten (insbesondere Schutzhandschuhe und -kleidung)

▶ Einzelzimmer verschließen

▶ Angehörigen die Möglichkeit zum angemessenen Abschied geben. Sie gegebenenfalls dabei begleiten

▶ Nachlaßbescheinigung von Angehörigen/Betreuer unterschreiben lassen

▶ Wertgegenstände, die der Verstorbene bei sich behält (z. B. Ehering) dokumentieren

▶ falls keine Angehörigen kommen, Schmuck und Wertsachen unter Zeugen kennzeichnen, dokumentieren und verschlossen aufbewahren

▶ den Verstorbenen (im Bett oder abgedeckt auf der Trage) in den Aufbahrungsraum bringen, falls er nach Ausstellung der Todesbescheinigung noch nicht vom Beerdigungsinstitut abgeholt wird. Alle Ausfertigungen der Totenbescheinigung verbleiben bei dem Verstorbenen

▶ Informationen über die Wünsche des Verstorbenen sammeln

▶ folgende Punkte dem Bewohnerstammblatt entnehmen:
– Welches Beerdigungsinstitut wird gewünscht?
– Wer soll das Beerdigungsinstitut benachrichtigen?
– Wo befindet sich der Personalausweis?

▶ sind keine bestattungspflichtigen Personen bekannt, treten gesetzliche Regelungen der Bundesländer in Kraft

▶ folgende Daten abschließend dokumentieren:
– Todeszeitpunkt
– Zeitpunkt der Arztbenachrichtigung
– Name des benachrichtigten Arztes
– Zeitpunkt der Ausstellung der Todesbescheinigung
– Name des ausstellenden Arztes
– Information, ob Angehörige oder Beerdigungsinstitut benachrichtigt wurden

▶ folgende Stellen informieren:
– hauseigene Verwaltung
– Küche
– Sozialdienst

– Pförtner
– externe Bezugspersonen, z. B. behandelnde Ärzte Physiotherapeuten, Pfarrer
▶ Informationsaustausch im Team sichern
▶ Pflegekasse informieren

◆ **Kontrollen:**
▶ Konnte ein würdevoller Abschied von dem Verstorbenen genommen werden?
▶ Sind seine Wünsche berücksichtigt worden?
▶ Sind alle betroffenen Stellen umfassend informiert worden?

Plötzlicher Personalausfall

◆ **Ziele:**
▶ Sicherstellung einer bewohnerorientierten Pflege und Betreuung auch bei Unterschreitung der Personalmindestbesetzung

◆ **Maßnahmen:**
▶ Bereiche, die über mehr als Mindestbesetzung verfügen, um Aushilfe bitten
▶ Teilzeitkräfte fragen, ob Mehrarbeit möglich ist
▶ Pflegedienstleitung über das Unterschreiten der Personalmindestbesetzung informieren und um entsprechende Unterstützung bitten
▶ Aushilfen oder Kollegen »im Frei« anrufen und um Aushilfe bitten
▶ folgende Tätigkeiten können eingeschränkt, verschoben werden oder entfallen:

– organisatorische Aufgaben werden verschoben
– Aufräumarbeiten werden auf das Notwendigste beschränkt
– hauswirtschaftliche Tätigkeiten werden eingeschränkt und/oder nach Absprache von anderen Bereichen übernommen (z. B. Küche, Hausmeister, Zivildienstleistende, Sozialdienst)
– routinemäßiges Beziehen von Betten entfällt
– Kontakte zu Externen (z. B. Termine bei Ärzten, Krankengymnasten) werden reduziert (individuell, nach Bedarf)
▶ Der Bewohner wird informiert, falls sein persönlicher Bereich betroffen ist!
▶ Folgende Tätigkeiten *sind durchzuführen*, können jedoch *eventuell* den veränderten Bedingungen *zeitlich angepaßt* werden:
– Teilkörperpflege und Mobilisation
– pflegerische Verordnungen (z. B. Prophylaxen)
– ärztlich angeordnete Behandlungspflege
– Speisenversorgung
– Dokumentation
Die Entscheidung über eine zeitliche Verschiebung liegt in der Verantwortung und dem Ermessen der Pflegefachkraft. Zeitliche Veränderungen werden mit dem Bewohner abgesprochen oder es erfolgt eine rechtzeitige Information!

◆ **Kontrollen:**
▶ Sind alle Maßnahmen zur Personalverstärkung getroffen worden?
▶ Ist eine Minimalversorgung der Bewohner sichergestellt?

Sozialversicherung in der Altenpflege

Pflegeversicherungsgesetz

Die Pflegeversicherung (XI. Buch des Sozialgesetzbuches = SGB XI) wurde 1995 als **fünfte Säule der Sozialversicherung** durch Bundestag und Bundesrat verabschiedet. Neben der Kranken-, Unfall-, Renten- und Arbeitslosenversicherung wurde mit ihr eine **Basisabsicherung** der Bevölkerung für den Pflegefall geschaffen. Erklärte Absicht der Politiker war, mit der Einführung dieser – vom Einkommen unabhängigen – Zuschüsse zu verhindern, daß ein Mensch durch Pflegebedürftigkeit zum Sozialhilfefall wird. Es ist **keine Vollversicherung**. Die Leistungen der Pflegeversicherung sind als **Zuschuß** zu den finanziellen Belastungen der Pflegebedürftigkeit

zu sehen. Neben den finanziellen Leistungen beziehen sich die Vorgaben der Pflegeversicherung auch auf die Qualität der Pflege. Damit soll sichergestellt werden, daß grundsätzlich nur fachlich kompetente und wirtschaftlich geführte Unternehmen in der Altenhilfe tätig sind.

> Die Leistungen sollen die **Grundversorgung** eines Pflegebedürftigen abdecken.
> Darüber hinausgehende Kosten für die Pflege und Betreuung sowie für Unterkunft und Verpflegung hat der Versicherte selbst zu tragen. Falls keine oder nicht ausreichende Eigenmittel zur Verfügung stehen, trägt die Sozialhilfe die Restkosten.

Die Selbständigkeit und Unabhängigkeit der Betroffenen soll weitgehend erhalten, oder sofern möglich, wiedererlangt werden. In diesem Zusammenhang wird der Ausbau der ambulanten Versorgung gezielt gefördert. Ambulante und teilstationäre Pflege werden vor die stationäre Versorgung gestellt.

Gesundheitsvorsorge und Rehabilitation haben ebenfalls Vorrang vor Pflegeleistungen.

Mit dem Pflegeversicherungsgesetz verbunden ist die Absicht, die bisherigen traditionellen Strukturen der Altenhilfeeinrichtungen in wirtschaftlich ausgerichtete Dienstleistungsbetriebe zu verändern. Wie in anderen Dienstleistungsbereichen auch, sollen künftig Marktverhältnisse für große und fachlich breite Auswahlmöglichkeit Sorge tragen. Dies dient der Stärkung der Position Pflegebedürftiger. Eine besondere Funktion in der Umsetzung der gesetzlichen Auflagen kommt den (aus den Krankenkassen gebildeten) Pflegekassen zu. Sie haben die Interessen der Versichertengemeinschaft und einzelner Versicherter zu vertreten. Ihr gesetzlicher Auftrag ist die Sicherstellung einer betriebswirtschaftlich nachvollziehbaren und fachlich korrekten Pflege und Betreuung. Sie legen die Bedingungen (Versorgungsverträge) fest, unter denen Einrichtungen an der Versorgung gesetzlich Versicherter zugelassen werden. Mit den Vertretern der Sozialbehörde nehmen sie teil an den Verhandlungen über die Höhe der Heimentgelte und Leistungsvergütungen. Darüber hinaus veranlassen sie Qualitätsüberprüfungen. Sie haben damit einen wichtigen Einfluß auf die Altenpflege.

Leistungen der Pflegeversicherung

Jeder Pflegebedürftige kann einen Antrag auf Leistungen der Pflegeversicherung bei seiner Pflegekasse stellen. Die Kasse beauftragt den **Medizinischen Dienst der Krankenversicherung (MDK)** die Pflegebedürftigkeit – im Sinne des Gesetzes – festzustellen.

Pflegebedürftig sind demnach Personen, die wegen einer körperlichen, geistigen oder seelischen Krankheit oder Behinderung bei gewöhnlichen und regelmäßig wiederkehrenden Verrichtungen des täglichen Lebens der Hilfe bedürfen. Der Hilfebedarf muß auf Dauer (voraussichtlich für mindestens sechs Monate) vorhanden sein.

Bei der Feststellung der Pflegebedürftigkeit wird der gesamte Hilfebedarf mit Hilfe der **ATL** (Aktivitäten des täglichen Lebens) ermittelt und im Einstufungsgutachten dokumentiert. Die Einstufung nehmen Fachleute vor. Beim **MDK** arbeiten überwiegend Pflegekräfte und Ärzte, die für die Ermittlung des Hilfebedarfs besonders geschult sind.

Ermittelt wird der Grad der Selbständigkeit in bezug auf die im jeweiligen Einzelfall vorliegenden Fähigkeiten, die erhalten, reaktiviert oder wiedererlangt werden sollen.

 »Pflegebedürftig im Sinne des Gesetzes sind Personen, die wegen einer Krankheit und/oder Behinderung bei der Ernährung, der Mobilität, der Körperpflege und der hauswirtschaftlichen Versorgung auf Dauer – voraussichtlich für mindestens sechs Monate – in erheblichem oder höherem Maße der Hilfe bedürfen.«

Auszug aus den Richtlinien der Spitzenverbände der Pflegekassen zur Begutachtung von Pflegebedürftigkeit nach dem XI. Buch des Sozialgesetzbuchs, S. 8 (Stand 1. Juni 1997).

Die Fähigkeiten des Pflegebedürftigen werden in vier Kategorien eingeteilt:

- **Selbständig:** Fähigkeit zur selbständigen Versorgung/Durchführung von Verrichtungen in diesem ATL-Bereich; keine Hilfsperson und keine Hilfsmittel erforderlich.
- **Bedingt selbständig:** Fähigkeit zur selbständigen Versorgung mit einer oder mehreren Einschränkungen; Hilfsmittel/-vorrichtungen sind vorhanden und werden genutzt; der Antragsteller benötigt ggf. mehr Zeit als üblich für die Verrichtungen, bewältigt sie aber mit Mühe; ggf. bestehen Sicherheitsbedenken im Zusammenhang mit einzelnen Verrichtungen.
- **Teilweise unselbständig:** Fähigkeit zur selbständigen Versorgung ist eingeschränkt; Einzelverrichtungen werden unvollständig ausgeführt; eine Hilfsperson ist zur Anleitung und Beaufsichtigung bei der Vorbereitung und Durchführung von Verrichtungen bzw. zu ihrer teilweisen Übernahme erforderlich.
- **Unselbständig:** Fähigkeit zur selbständigen Versorgung ist nicht vorhanden; Hilfestellung/Übernahme durch Hilfsperson in allen Phasen der Versorgung/Verrichtung erforderlich.

(Auszug aus den Begutachtungsrichtlinien, siehe auch Kapitel 3, sowie den Erfassungsbogen zur Pflegeplanung von Andreas Müller-Röpke im Rasterkasten)

Relevant für die Einstufung sind nicht nur die motorischen Fähigkeiten, sondern auch die psychischen Fähigkeiten. So wird als Hilfebedarf auch die Anleitung oder die Beaufsichtigung bei der Ausführung von Verrichtungen des täglichen Lebens anerkannt. Damit erhalten auch Verwirrte und psychisch Erkrankte Leistungen aus der Pflegeversicherung.

Zur Feststellung und Zuordnung einer Pflegestufe wird nur der individuelle Hilfebedarf des Betroffenen bei den in § 14 Abs. 4 SGB XI abschließend genannten, regelmäßig wiederkehrenden Verrichtungen im Rahmen des medizinisch und pflegerisch Notwendigen anerkannt. Ausschlaggebend ist dementsprechend nur das **»Maß**

**Pflegeanamnesebogen entsprechend der Beurteilungsdefinitionen des MDKs
(entwickelt von Andreas Müller-Röpke)**

▶ **selbständig:**
Fähigkeit zur selbständigen Versorgung/Durchführung von Verrichtungen in diesem ATL-Bereich; keine Hilfsperson und kein Hilfsmittel erforderlich.

▶ **bedingt selbständig:**
Fähigkeit zur selbständigen bzw. unabhängigen Versorgung mit einer oder mehreren Einschränkungen in diesem ATL-Bereich; Hilfsmittel/-vorrichtungen sind vorhanden und werden genutzt; der Patient benötigt ggf. mehr Zeit als üblich für die Verrichtungen, bewältigt sie aber mit Mühe; ggf. bestehen Sicherheitsbedenken im Zusammenhang mit einzelnen Verrichtungen; in der Regel ist eine Hilfsperson nicht erforderlich.

▶ **teilweise unselbständig:**
Fähigkeit zur selbständigen Versorgung/Verrichtung ist eingeschränkt; Einzelverrichtungen werden unvollständig ausgeführt; eine Hilfsperson ist zur Anleitung bei der Vorbereitung und Durchführung von Verrichtungen bzw. zu ihrer zeit-/teilweisen Übernahme erforderlich.

▶ **unselbständig:**
Fähigkeit zur selbständigen Versorgung/Verrichtung ist nicht vorhanden; Hilfestellung durch Hilfsperson in allen Phasen der Versorgung erforderlich.

Beurteilung anhand der ATLs

01. Vitale Funktionen aufrechterhalten
Unter vitalen Funktionen sind in diesem Zusammenhang die Atmung, die Kreislauf- und Wärmeregulation zu verstehen.

Beobachtung	Einstufung
1. Kein Hilfsmittel und keine personelle Hilfe erforderlich	selbständig
2. Aufrechterhaltung benötigt mehr Zeit als normal, ggf. auch unter Nutzung von Hilfsmitteln; mit Mühen selbständig; aber nur selten personelle Hilfe erforderlich	bedingt selbständig
3. Aufrechterhaltung bereitet Beschwerden bei Anstrengungen; ggf. rasche Ermüdbarkeit; braucht zeitweise personelle Hilfe zur Entlastung oder Unterstützung	teilweise unselbständig
4. Kontinuierliche Abhängigkeit von personeller Hilfe zur Aufrechterhaltung der Vitalfunktionen	unselbständig

02. Sich situativ anpassen können
Diese Aktivität des täglichen Lebens beinhaltet die Fähigkeit, z. B.
– auf äußere Bedingungen und deren Veränderung adäquat reagieren zu können,
– sich den klimatischen Erfordernissen entsprechend kleiden zu können,
– sich in gegebenen Situationen adäquat verhalten zu können, z. B. auch die Fähigkeit, Wünsche zu äußern und Hilfe einzuholen.

Beobachtung	Einstufung
1. Kann adäquat auf äußere Bedingungen und deren Veränderung reagieren, z. B. über Kleidung, Getränke etc. entscheiden, Wünsche zum Ausdruck bringen und realisieren	selbständig
2. Braucht gelegentlich/geringfügige Hilfe (Anleitung) bei der Anpassung an äußere Bedingungen, z. B. an Wärme/Kälte	bedingt selbständig
3. Braucht häufig Hilfe (Anleitung) bei der Anpassung an äußere Bedingungen, z. B. Wärme/Kälte	teilweise unselbständig
4. Braucht ständig Hilfe zur Anpassung an äußere Bedingungen, z. B. Wärme/Kälte; kann z. B. Hilfe nicht (mehr) anfordern, Entscheidungen nicht (mehr) übernehmen	unselbständig

0.3 Für Sicherheit sorgen können

Hierzu ist die Fähigkeit zu rechnen, Risiken für die Integrität des eigenen Körpers und anderer Personen zu vermeiden, z. B. durch intakte Orientierungs- und Entscheidungsfähigkeit.

Beobachtung	Einstufung
1. Kann Risiken vermeiden	selbständig
2. Nach Elimination bzw. Reduktion von Risiken durch sächliche Vorsorgemaßnahmen ist die Sicherheit gewährleistet	bedingt selbständig
3. Die Sicherheit ist nur durch zeitweilige personelle Hilfe gewährleistet	teilweise unselbständig
4. Dauernde Beaufsichtigung notwendig	unselbständig

04. Sich bewegen können

Hierzu gehört die Fähigkeit, sich selbständig und zweckgerichtet bewegen und fortbewegen zu können. Das beinhaltet, daß der Versicherte sich bewegen kann, durch Drehen im Bett, Gehen in der Wohnung oder auf der Straße, auch inwieweit Bewegungen z. B. zur Kommunikation (z. B. Handbewegungen, Kopfdrehung, Gesten usw.) möglich sind.

Beobachtung	Einstufung
1. Bewegung und Fortbewegung ohne Einschränkung möglich	selbständig
2. Bewegung und Fortbewegung sind erschwert oder verlangsamt, können jedoch mit Hilfsmitteln selbständig erfolgen	bedingt
3. Für Bewegung/Fortbewegung ist (ggf. neben dem Hilfsmittel, z. B. Rollstuhl) eine Hilfsperson zeitweise notwendig	teilweise unselbständig
4. Zur Mobilisation ist ständige personelle Hilfe erforderlich	unselbständig

05. Sich sauberhalten und kleiden können

Hierzu gehört die somatische und mentale Fähigkeit, sich sauberhalten und kleiden zu können.

Beobachtung	Einstufung
1. Entscheidung und Realisierung selbständig	selbständig
2. Benötigt mehr Zeit und/oder Hilfsmittel	bedingt selbständig
3. Benötigt zeitweise personelle Hilfe	teilweise unselbständig
4. Benötigt ständig personelle Hilfe	unselbständig

06. Essen und trinken können

Hierzu gehört die somatische und mentale Fähigkeit, essen und trinken zu können. Dieser Lebensaktivität nicht in vollem Umfang entsprechen zu können, hat nicht nur Auswirkungen auf den Körper (z.B. Gewichtsabnahme, Elektrolytstörungen, Hypo- oder Hyperglykämie), sondern damit verbunden ist der Verlust einer Tagesstrukturierung (Frühstück, Mittagessen, Kaffeetrinken, Abendessen) und die Abhängigkeit von anderen Menschen, die dann Verrichtungen wie Einkaufen, Nahrungszubereitung und eventuell Hilfe beim Essen übernehmen müssen

Beobachtung	Einstufung
1. Entscheidung und Realisierung selbständig	selbständig
2. Braucht mehr Zeit und/oder Hilfsmittel	bedingt selbständig
3. Braucht zeitweise Unterstützung oder Anleitung	teilweise unselbständig
4. Benötigt ständig personelle Hilfe (ggf. auch Ernährung durch Sonde)	unselbständig

07. Ausscheiden können

Hierzu gehört die somatische und mentale Fähigkeit, die Ausscheidung kontrollieren und realisieren zu können. Wird der Versicherte durch Kontinenzschwäche oder Verwirrtheit bei der Ausscheidung abhängig von der Hilfe anderer Personen, ist diese Inanspruchnahme von Hilfe häufig mit Schamgefühlen und Selbstverachtung verbunden. Deshalb ist es wichtig zu prüfen, ob z.B. ein Kontinenztraining für den Versicherten möglich ist, um bei dieser Aktivität die Selbständigkeit soweit wie möglich zu fördern.

Beobachtung	Einstufung
1. Kontrollierte Miktion und Defäkation, Toilette wird selbständig benutzt	selbständig
2. Braucht Hilfsmittel bei Miktion und/oder Defäkation, kann sie selbständig benutzen	bedingt selbständig
3. Braucht zeitweise Unterstützung oder Anleitung bei Miktion und/oder Defäkation	teilweise unselbständig
4. Braucht ständig personelle Hilfe bei Miktion und/oder Defäkation	unselbständig

08. Sich beschäftigen können

Hierzu gehört die Fähigkeit, seine Zeit sinnvoll einzuteilen und sich entsprechend zu beschäftigen. Die Fähigkeit zur selbständigen Strukturierung des Tages ist in hohem Maße geprägt durch Erlebnisse und Gewohnheiten in »gesunden Zeiten« und hat einen engen Bezug zu allen ATL.

Beobachtung	Einstufung
1. Selbständig in der Tagesgestaltung	selbständig
2. Braucht zeitweise Anleitung/Hilfe in der Tagesgestaltung	bedingt selbständig
3. Braucht überwiegend Anregung von außen in der Tagesgestaltung	teilweise
	unselbständig
4. Aus eigenem Antrieb keine Tagesgestaltung	unselbständig

09. Kommunizieren können

Hierzu gehört die Fähigkeit, Botschaften zu erzeugen und auszusenden sowie diese zu empfangen und zu verstehen. Die Fähigkeit zur Kommunikation ist ein wesentlicher Bestandteil der zwischenmenschlichen Beziehungen. Ist durch Erkrankung oder Behinderung die Fähigkeit zur Kommunikation eingeschränkt, drohen Vereinsamung oder Isolation.

Beobachtung	Einstufung
1. Kommunikation uneingeschränkt	selbständig
2. Kommunikation teilweise eingeschränkt, braucht Hilfsmittel	bedingt selbständig
3. Kommunikation auch mit Hilfsmitteln eingeschränkt, ggf. differenzierte Kommunikation über vertraute Hilfsperson möglich	teilweise unselbständig
4. Kommunikation praktisch vollständig aufgehoben	unselbständig

10. Ruhen und schlafen können

Hierzu gehört die Fähigkeit, einen regelmäßigen Rhythmus von Schlafen, Ruhen und Wachen aufrecht zu erhalten. Die Fähigkeit, gut schlafen zu können, ist entscheidend für den eigenen Schlaf-Wach-Rhythmus und für die Gesundheit und das Wohlbefinden des Menschen.

Beobachtung	Einstufung
1. Ohne Einschränkungen möglich, kann mit gelegentlichen Schlafstörungen umgehen	selbständig
2. Tag-Nacht-Rhythmus nur mit Schlaf- oder Beruhigungsmitteln aufrechtzuerhalten	bedingt selbständig
3. Zeitweise schwere Unruhe, kann Bedürfnis nach Schlaf nicht ausdrücken, zeitweise/teilweise Hilfsperson zur Aufrechterhaltung des Rhythmus erforderlich	teilweise unselbständig
4. Kontinuierliche schwere Unruhe (ggf. Tag-Nacht-Umkehr)	unselbständig

11. Soziale Bereiche des Lebens sichern können

Hierzu gehört die Fähigkeit, soziale Kontakte aufzunehmen und aufrechtzuerhalten. Bei dieser Lebensaktivität ist das Augenmerk insbesondere auch auf die Pflegeperson/en zu richten. Jede Einschränkung infolge von Krankheit oder Behinderung, besonders wenn es sich um psychische Störungen handelt, hat nicht nur Auswirkungen auf den Betroffenen, sondern immer auch auf seine Angehörigen, Freunde und Nachbarn. Ist der Betroffene nicht mehr in der Lage, sich selbständig zurechtzufinden, muß eine personelle und/oder sächliche Unterstützung durch Dritte erfolgen.

Beobachtung	Einstufung
1. Soziale Kontakte nicht eingeschränkt	selbständig
2. Soziale Kontakte auf unmittelbare Familie/Nachbarn eingeschränkt	bedingt selbständig
3. Soziale Kontakte auf Bezugsperson eingeschränkt	teilweise unselbständig
4. Keine oder kaum soziale Kontakte, Kontaktunfähigkeit	unselbständig

12. Sich als Mann bzw. Frau fühlen

des Notwendigen«, das vom MDK ermittelt wird. Diese einseitige Festlegung durch den MDK sowie die von Fachleuten als nicht ausreichend auf die Besonderheiten von Verwirrten und psychisch Erkrankten ausgerichteten Begutachtungskriterien werden in der Fachwelt kritisch diskutiert. Zur weiteren Auseinandersetzung mit dem Thema empfiehlt sich das Buch »Pflegebegutachtung – besser als ihr Ruf?« von H. Steppe (1998).

Zur Einstufung werden entsprechend der gesetzlichen Vorgaben nur vier ausgewählte Bereiche (Körperpflege, Ernährung, Mobilität und hauswirtschaftliche Versorgung) herangezogen. Der Antragsteller erhält anschließend einen Bescheid seiner Pflegekasse, in dem die Stufe mit dem entsprechenden Betrag verzeichnet ist. Das Einstufungsgutachten wird dem Versicherten nur auf schriftlichen Antrag hin zur Verfügung gestellt. Gegen die Einstufung kann der Versicherte Einspruch, innerhalb von vier Wochen nach Erhalt des Bescheids, erheben. Die Einstufung wird dann ein weiteres Mal vom MDK geprüft. Verschlechtert sich der Zustand des Betroffenen, so kann ein Antrag auf Höherstufung bei der zuständigen Pflegekasse gestellt werden. Zwischen Antrag, Einstufungsuntersuchung und Bescheid der Pflegekasse können durchaus einige Wochen liegen.

Die für die Einstufung ausgewählten Verrichtungen des täglichen Lebens sind:
- **Körperpflege:** Hilfestellung beim Waschen, Duschen, Baden, Zahnpflege, Rasieren, Kämmen sowie der Darm- oder Blasenentleerung
- **Ernährung:** Hilfestellung beim mundgerechten Zubereiten der Nahrung und bei der Aufnahme der Nahrung
- **Mobilität:** Hilfestellung beim selbständigen Aufstehen und Zubettgehen, An- und Auskleiden, Gehen, Stehen, Treppensteigen, Verlassen und Wiederaufsuchen der Wohnung
- **Hauswirtschaftliche Versorgung:** Hilfestellung beim Einkaufen, Kochen, Reinigen der Wohnung, Spülen, Wechseln und Waschen der Wäsche und Kleidung, Beheizen der Wohnung

Nach Festellung der Pflegebedürftigkeit wird vom Medizinischen Dienst der Pflegekassen der Zeitaufwand für die erforderliche Hilfe geschätzt. Die Schätzung orientiert sich an der Zeit, die eine unausgebildete Pflegeperson für die Hilfe benötigen würde (Laienpflege). Für eine Einstufung muß der Hilfebedarf im Wochenverlauf pro Tag durchschnittlich festgelegte Mindestzeit umfassen.

Zeitaufwand für die Pflegestufen:
- **Pflegestufe I**   90 Minuten, davon mehr als 45 Minuten Grundpflege
- **Pflegestufe II** 3 Stunden, davon mindestens 2 Stunden Grundpflege
- **Pflegestufe III** 5 Stunden, davon mindestens 4 Stunden Grundpflege
- **Härtefälle**   darüber hinausgehender Zeitaufwand

Entsprechend der vom MDK festgestellten Pflegestufe erhält der Betroffene finanzielle Leistungen der Pflegeversicherung. Der Gesetzgeber unterscheidet die Höhe der Leistungen nach ambulanter, teilstationärer oder stationärer Pflege (s. u.). Im Rahmen der Begutachtung werden vom MDK des weiteren den Pflegekassen Vorschläge zu Prävention und Rehabilitation, Art und Umfang der Pflegeleistungen sowie ein individueller Pflegeplan unterbreitet.

Weitere Leistungen der Pflegeversicherung sind:
- Finanzierung der häuslichen Pflege bei Verhinderung der Pflegeperson (bis 2800,– DM im Kalenderjahr)
- Pflegehilfsmittel (z. B. Desinfektionsmittel, Handschuhe bis 60,– DM pro Monat), technische Hilfen (z. B. Pflegebetten leihweise) in der eigenen Häuslichkeit
- Maßnahmen zur Verbesserung des individuellen Wohnumfeldes (bis zu 5000,– DM z. B. für Türverbreiterungen)
- Soziale Sicherung der Pflegeperson (durch Beiträge zur Renten- und Unfallversicherung)
- Pflegekurse für Angehörige (kostenlos)

Leistungen in der häuslichen Pflege

In der häuslichen Pflege kann der Betroffene wählen zwischen professioneller Pflege durch einen Pflegedienst oder selbst organisierte Hilfe durch Angehörige, Freunde, Nachbarn und Bekannte. Nimmt er einen Pflegedienst in Anspruch, so erhält er sogenannte **Pflegesachleistungen** entsprechend seiner Einstufung. Die Pflegesachleistungen werden an den Pflegedienst direkt weitergeleitet.

Pflegesachleistungen:
- **Pflegestufe I**   bis zu 750,– DM
- **Pflegestufe II** bis zu 1800,– DM
- **Pflegestufe III** bis zu 2800,– DM
- **Härtefälle**   bis zu 3750,– DM

Der Pflegebedürftige kann alternativ das Pflegegeld für selbst organisierte Hilfen in Anspruch nehmen. Das Pflegegeld wird an ihn direkt ausgezahlt.

Pflegegeld:
- **Pflegestufe I**   400,– DM
- **Pflegestufe II**   800,– DM
- **Pflegestufe III** 1300,– DM

Die Inanspruchnahme von Pflegesachleistungen und Pflegegeld kann auch kombiniert werden.

Leistungen in der stationären Pflege

Wenn häusliche Pflege oder teilstationäre Pflege nicht mehr ausreichen, kann der Pflegebedürftige bei seiner Pflegekasse einen Antrag auf stationäre Pflege stellen. Der MDK prüft nicht nur die Hilfsbedürftigkeit, sondern auch die **Heimpflegebedürftigkeit**. Auch im stationären Bereich werden Leistungen nach Stufen gewährt. Die Leistungen werden direkt an die Pflegeeinrichtung weitergeleitet. Sozialhilfeempfänger müssen vor Heimeintritt einen Antrag auf Prüfung der Heimbedürftigkeit bei ihrer Pflegekasse stellen, da die Pflegekassenleistungen vor Sozialhilfeleistungen voll ausgeschöpft werden müssen.

Vollstationäre Pflege:
- **Pflegestufe I** 2000,– DM
- **Pflegestufe II** 2500,– DM
- **Pflegestufe III** 2800,–
- **Härtefälle** 3300,–

Grundsätze der Leistungsgewährung

Verbunden mit den Vorschriften für die Leistungsinanspruchnahme und -gewährung sind eine Reihe anderer Paragraphen, die zu einer grundsätzlichen Veränderung der Altenhilfe beitragen. Sie bewirken die Abkehr von einer bisherigen pauschalierten Abrechnung hin zu einem nach Leistungsbereichen differenzierten und individuell abgestimmten Einzelleistungssystem.

> Der grundlegende reformatorische Ansatz des Pflegeversicherungsgesetzes wird in einigen Grundsätzen der Leistungsgewährung deutlich.
>
> Dies sind unter anderem:
> - Selbstbestimmung des Pflegebedürftigen (§ 2.1)
> - Wunsch und Wahlrecht des Pflegebedürftigen (§ 2.2)
> - Einbringung von Eigenleistungen (§ 6)
> - Beteiligung des Versicherten bzw. Pflegebedürftigen an den Kosten (§ 4.2)
> - Wahrung der Subsidiarität, der jeweiligen Zuständigkeit (§ 13)
> - Wirtschaftlichkeitsgebot für die Anbieter (§ 29)
> - Verpflichtung zur Qualität (§ 80)

Die Absichten der Begründer der Pflegeversicherung liegen darin, den alten und pflegebedürftigen Menschen in seiner Kundenrolle zu stärken, seine Selbständigkeit weitgehend zu erhalten und weitere Pflegebedürftigkeit zu verhindern oder hinauszuzögern. Der alte Mensch soll aus einem breiten Angebot auswählen können, nach seinen Wünschen und Bedürfnissen Pflege und Betreuung erhalten, sich selbst nur an einem Teil der Kosten beteiligen und Angehörige stärker in seine Pflege mit einbeziehen, um Kosten zu sparen.

Diese an sich wünschenswerte Entwicklung bringt in der Praxis einige Probleme mit sich, war es doch bisher üblich, pauschal und einheitlich mit einem Kostenträger abzurechnen. Entweder bezahlte der alte Mensch selber oder die Sozialbehörde (nach dem BSGHG = **B**unde**s**ozial**h**ilf**ege**setz) übernahm die Kosten der Versorgung und Betreuung in einem Betrag. Die Pflegeversicherung sieht demgegenüber eine Aufteilung nach Leistungsbereichen und Kostenträgern vor (s. Abb. 20-1).

> Die Aufteilung der Abrechnung nach Leistungsbereichen macht es erforderlich, daß jeder Träger:
> - die gesamten Leistungen seiner Einrichtung ermittelt,
> - die einzelnen Leistungen zu Angebotspaketen (s. Abb. A-1) ordnet,
> - Leistungskataloge erstellt,
> - die einzelnen Leistungen mit Preisen versieht und
> - die Durchführung, Erfassung und Dokumentation der Leistungen sicherstellt.

Nach dem Pflegeversicherungsgesetz soll der alte Mensch selbst für Unterkunft, Verpflegung, Wäscheversorgung und Reinigung zahlen, soweit die eigene Rente reicht. Die für die Einrichtungen notwendigen Investitionskosten, z. B. für Ausstattung und Erhaltung von Gebäuden, werden vom jeweiligen Bundesland und vom Bewohner gemeinsam getragen. Die Pflegekasse übernimmt die pflegebedingten Kosten, die Aufwendungen der sozialen Betreuung und die Leistungen der medizinischen Behandlungspflege (Übergangsregelung bis 31.12.1999) bei vorliegender und begutachteter Pflegebedürftigkeit bis zu einem Betrag von 2 800 DM in der Pflegestufe III. Die Restkosten für die Grundpflege muß der Bewohner selbst oder die Sozialbehörde bezahlen. Dies gilt ebenfalls für die über die Grundpflege hinausgehende Zusatzleistungen, wie z. B. besonders großzügig gestaltete Apartments mit Balkon, besondere Einzelbetreuung, Begleitung bei Ausflugsfahrten. Die Kosten für ärztlich verordnete therapeutische Leistungen wie z. B. Physiotherapie (Krankengymnastik) und Logopädie

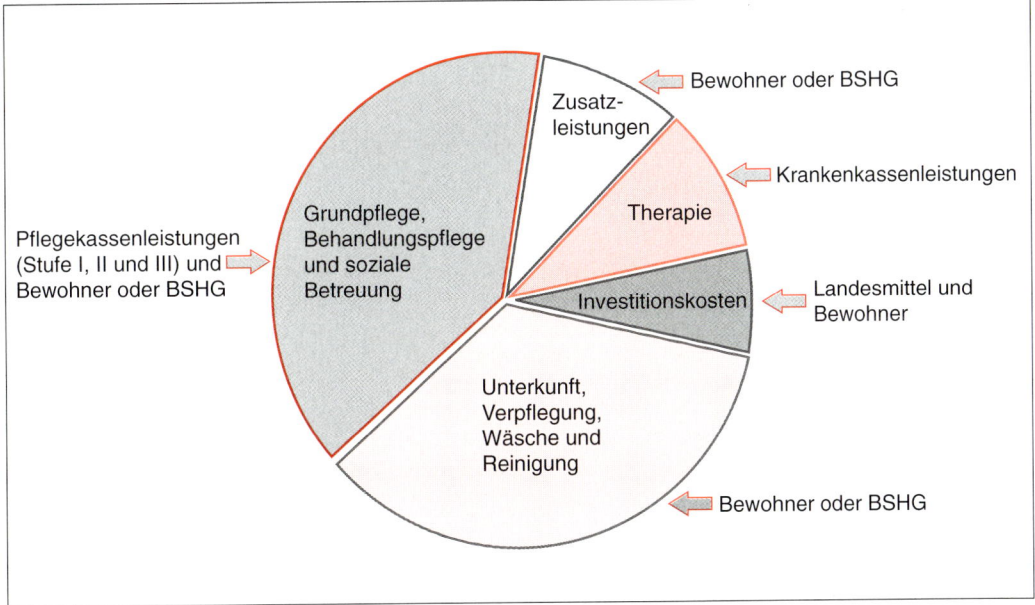

Abb. 20-1 Pflege und Betreuung eines alten Menschen in einer stationären Einrichtung (Voraussetzung: Erhalt von Leistungen nach dem Pflegeversicherungsgesetz)

(Sprachtherapie) werden von der Krankenkasse übernommen.

So kann es dazu kommen, daß bei einem pflegebedürftigen älteren Menschen bis zu vier verschiedene Kostenträger die Pflege und Betreuung finanzieren. Dieses Verfahren ist sehr kompliziert und insbesondere für ältere Menschen schwer nachvollziehbar. Entsprechend hoch ist der Beratungsaufwand geworden.

Die Inhalte der jeweiligen Leistungsbereiche werden in den auf Landesebene, zwischen Trägerverbänden, Pflegekassen und Landessozialbehörden zu verabschiedenden Rahmenverträgen (nach § 75 SGB XI) festgelegt. Dieser Rahmen muß als Minimum geleistet und nachgewiesen werden.

Die **Pflegedokumentation** erhält eine Schlüsselrolle innerhalb der differenzierten Leistungserfassung und Abrechnung. Sie dient als Nachweis der tatsächlich geleisteten Arbeit und zur Abrechnung der Leistungen. All das, was nicht erfaßt und dokumentiert wurde, gilt als nicht geleistet!

Verpflichtung zur Qualität

Traditionell wurden bisher die Einrichtungen der stationären und teilstationären Altenhilfe von der Heimaufsicht und den Gesundheitsämtern in der Einhaltung von bestimmten Auflagen überprüft. Dies sind u. a. die Einhaltung der Heimmindestbauverordnung (z. B. bestimmte Mindestgrößen von Bewohnerzimmern), der Heimpersonalverordnung (z. B. Personalmindestbesetzung mit ausgebildeten Kräften) und Hygienevorschriften.

Mit Verabschiedung des Pflegeversicherungsgesetzes ist neben der Heimaufsicht und dem Gesundheitsamt der Medizinische Dienst mit der Aufgabe der Qualitätsprüfung betraut. Im Zusammenhang mit der Qualitätssicherung sind also nach wie vor die Auflagen des Heimgesetzes und der Hygieneverordnung zu beachten. Neu hinzugekommen sind die Auflagen des Pflegeversicherungsgesetzes.

Eine ganze Reihe von Aufsichts- und Prüfungsinstanzen verlangen Einsichtnahme und freien Zugang zu den verschiedenen Einrichtungen. In der Abb. 20-2 werden in einer Übersicht die verschiedenen Offen- und Darlegungspflichten sowie die Prüf- und Aufsichtsinstanzen für den stationären Bereich dargestellt.

Der Gesetzgeber schreibt in § 80 Sozialgesetzbuch (SGB) XI vor, daß jeder Träger, der mit der Pflegekasse abrechnen will, ein Qualitätssicherungssystem in seinen Einrichtungen aufbauen und nachweisen muß. In § 80 SGB XI wird die Prüfung der Qualität durch den MDK festgelegt. Das Ergebnis der Prüfung entscheidet über die Zulassung des Trägers bzw. dessen weitere Abrechnung der Leistungen mit den Pflegekassen. Im Extremfall führt ein negatives Ergebnis zur Entziehung des Versorgungsvertrages und der Abrechnungsberechtigung.

In den **Qualitätsvereinbarungen** werden die grundsätzlichen Bestimmungen des § 80 SGB XI näher ausgeführt. Aus ihnen lassen sich konkrete Anforderungen an die Einrichtungen und deren Arbeitsgestaltung ableiten. Die Qualitätsvereinbarungen sind auf Bundesebene mit den Spitzenverbänden der Pflegekassen, den Trägervereinigungen der Einrichtungen und mit Vertretern der Sozialbehörde vereinbart worden. Sie bilden die Grundlage für die Überprüfung der Einrichtungen durch den MDK.

Die **Qualitätsvereinbarungen** sind auf den jeweiligen Altenhilfebereich entsprechend abgestimmt. Es gibt gesonderte Vereinbarungen für die ambulante und stationäre Pflege, Kurzzeit-, Tages- und Nachtpflege.

In den jeweiligen Präambeln werden die Anforderungen an die Träger deutlich (vgl. Tab. 20-6).

Weiteres Ziel des Pflegeversicherungsgesetzes ist die Stärkung der **Kundenrolle** alter Menschen. Spezielle Maßnahmen zur Förderung eines freien Marktes in der Altenhilfe führen zu einer verstärkten Konkurrenzsituation der Pflegeanbieter, die vom Gesetzgeber gewollt ist. Mehr Konkurrenz bedeutet für den alten Menschen und seine Angehörigen eine Erweiterung der Auswahl und Vergleichsmöglichkeiten verschiedener Angebote und Einrichtungen.

Für die Einrichtungen bedeutet dies unter anderem:
- systematische Ermittlung der Kundenwünsche und Erwartungen
- Ausrichtung der eigenen Angebote auf die Erwartungen der Kunden
- Ausweitung der Beratung der Kunden in der Auswahl der benötigten Leistungen und Finanzierungsmöglichkeiten
- differenzierte Darstellung der Preise und Leistungen

Wird ein Heimaufenthalt notwendig, so spielt bei der Entscheidung für ein Heim neben der Beurteilung von Preis, Räumlichkeiten und Leistungsangebot vor allem der Ruf einer Einrichtung eine wesentliche Rolle. Als gute Einrichtung bezeichnet wird eine Institution, in der höflich und liebevoll mit den Bewohnern umgegangen wird. Eine schlechte Einrichtung ist z. B. eine, in der viele Fehler passieren und ein unfreundlicher Umgangston herrscht.

Wie jede andere soziale Arbeit ist die Pflege und Betreuung alter Menschen eine persönlich erbrachte, beziehungsorientierte Dienstleistung. Mit zunehmender Beziehungsorientierung der Pflege steigt die Bedeutung der Mitarbeiter für die Qualität. Sie sind es, die die Beziehung aktiv positiv oder negativ gestalten.

Tab. 20-6 Auszug aus der Präambel der Qualitätsvereinbarungen für den stationären Bereich

---

Vollstationäre Pflege soll insbesondere:
- die Pflege und Versorgung von Pflegebedürftigen sicherstellen
- menschenwürdige Lebensqualität und Zufriedenheit des Bewohners unter Berücksichtigung seiner Biographie, bisherigen Lebensgewohnheiten, seiner körperlichen, geistigen, sozialen und seelischen Bedürfnisse ermöglichen
- bei der Bewältigung von Lebenskrisen Hilfestellung geben
- zur Erhaltung und Wiedergewinnung einer möglichst selbständigen Lebensführung bei allen Aktivitäten des täglichen Lebens beitragen
- Rückkehr des Pflegebedürftigen in die eigene Häuslichkeit fördern
- die Tages- und Nachtstrukturierung bewohnerorientiert ausrichten, die Teilnahme am sozialen und kulturellen Leben ermöglichen
- Unterstützung bei der Wahrnehmung der Wahl- und Mitsprachemöglichkeiten geben
- eine Vertrauensbasis zwischen Pflegebedürftigen und Leistungserbringern schaffen
- durch regelmäßigen Informations- und Erfahrungsaustausch eine partnerschaftliche Zusammenarbeit aller Beteiligten ermöglichen
- bedarfsgerecht und flexibel auf die Veränderungen der Pflegesituation reagieren
- die erforderliche Pflege nach allgemein anerkannten pflegewissenschaftlichen Erkenntnissen bedarfsgerecht und wirtschaftlich vertretbar gewährleisten

---

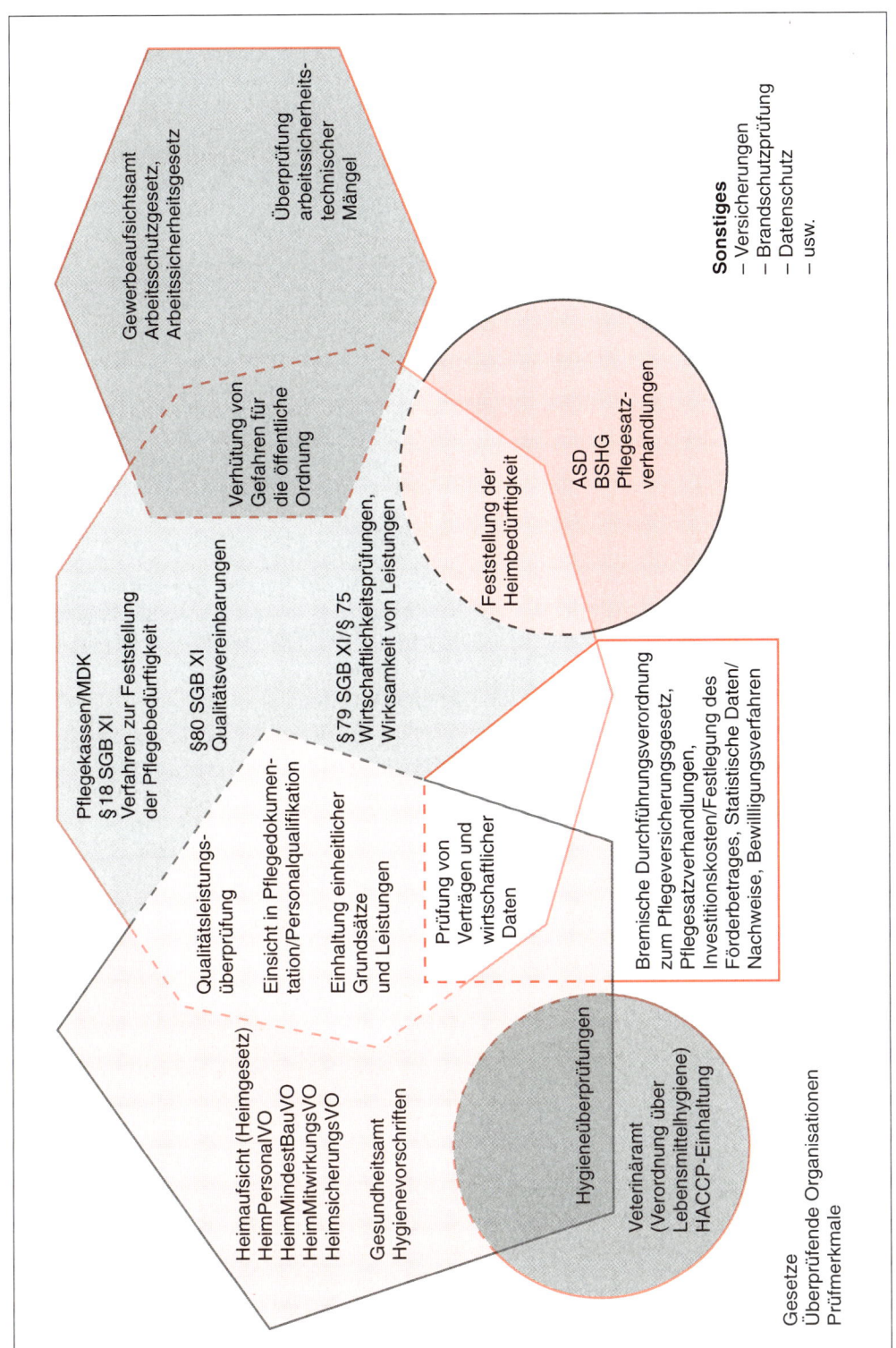

Abb. 20-2 Darlegungspflichten von stationären Einrichtungen der Altenhilfe

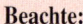

Beachte:
Der Ruf und damit das Überleben einer Einrichtung ist von der zwischenmenschlichen Qualität der Dienstleistungen und der Zufriedenheit von Bewohnern und Mitarbeitern abhängig.

Qualität der Pflege

Das Besondere an der pflegerischen Arbeit ist, daß Tätigkeiten anders als in der Industrie zwischen zwei Menschen geschehen und nicht an Sachen. Die pflegerische Tätigkeit wird in einer persönlichen Begegnung zwischen Pflegekraft und dem alten Menschen durchgeführt und ist deshalb nie gleich oder ständig in ihrem Ablauf identisch.

Beispiel: Die Pflegekraft wechselt bei einem bettlägerigen Bewohner die Bettwäsche. Die Art und Weise wie sie das Laken wechselt, hektisch oder ruhig, ob sie den Bewohner vorher anspricht und ihm die Vorgehensweise erklärt, seine Mithilfe soweit möglich in den Tätigkeitsverlauf einbezieht oder nur Anweisungen im Befehlston gibt, bestimmen den Verlauf der Handlungen. Der Zustand des Bewohners, seine Sorgen, Ängste und Probleme fließen ebenfalls mit ein. Hat er schlecht geschlafen oder Schmerzen, kann der Vorgang des Bettens entsprechend länger dauern, geht es ihm gut, entsprechend kürzer. Die Tätigkeit (in diesem Beispiel das Wechseln der Bettwäsche) an sich ist immer gleich. Auch das Ergebnis ist immer gleich: ein sauberes Bett. Für den Bewohner ist das Ergebnis in der Regel nicht besonders erwähnenswert. Setzt er doch voraus, daß in einer Altenpflegeeinrichtung korrekt und ordentlich gearbeitet wird. Nach dem Bettwäschewechsel befragt, wird dieser Bewohner nicht unbedingt betonen, daß das Bett jetzt sauber und ordentlich aussieht. Er wird erzählen, daß die Pflegekraft nett war oder ob sie unwirsch das Laken gewechselt hat.

Def. Die pflegerische Tätigkeit ist eine Dienstleistung, die in der persönlichen Begegnung mit dem alten Menschen erbracht wird. Dies bedeutet, daß die Qualität in der Pflege sich einerseits auf die fachlich und sachlich korrekte Durchführung einer Tätigkeit bezieht und sich andererseits auf die Gestaltung der Beziehungen zu den Bewohnern erstreckt. Die Art und Weise, wie die Mitarbeiter diese Beziehungen gestalten macht die unmittelbar wertschöpfende Leistung der Pflege aus.

Entscheidend ist für ihn der Umgangston und die Einbeziehung seiner besonderen Situation. Diese Wahrneh-

mung wird er auch an andere weitererzählen und diese wieder an andere und so weiter. Zu beachten ist, daß der Bewohner selten eine negative Rückmeldung der Einrichtung oder den Mitarbeitern direkt geben wird. Dies ist verständlich, da der Bewohner sich in einer abhängigen Situation befindet und Repressalien zu befürchten sind. Dabei ist gerade die Kritik der Bewohner und seiner Angehörigen wichtig, um die eigene Arbeitshaltung und den Arbeitsalltag zu überdenken. In jeder Kritik steckt eine Chance zur Verbesserung!

Die Qualität der Pflege ist abhängig von der Situation des einzelnen Mitarbeiters, seiner Arbeitszufriedenheit, seiner Motivation, Einstellung zur Arbeit und seiner Identifikation mit der Einrichtung. Die Beziehung wird von den beteiligten Personen rein subjektiv empfunden. Die Wahrnehmung ist abhängig von der individuellen Situation der Beteiligten, dem momentanen körperlichen und geistigen Zustand, der Sympathie und Antipathie usw. Geplant werden können »nur« die Bedingungen, in denen eine gelingende Begegnung stattfinden kann. Diese Bedingungen müssen so gestaltet sein, daß MitarbeiterInnen und Bewohner sich in einer für beide Seiten zufriedenstellenden Situation begegnen können. Diese Bedingungen müssen von der Organisation der Einrichtung geschaffen werden.

Ebenen der Qualität

Im Pflegeversicherungsgesetz wird die Pflegequalität unterteilt in Struktur-, Prozeß- und Ergebnisqualität.

◆ **Strukturqualität**

Def. Unter **Strukturqualität** sind die Rahmenbedingungen, die zur Erbringung der Dienstleistungen in der Pflege und Betreuung notwendig sind, zusammengefaßt. Hierunter sind insbesondere die personelle und sachliche Ausstattung des Pflegebereichs zu verstehen.

Unter Struktur werden die Bedingungen oder auch der Rahmen, der eine Tätigkeit überhaupt erst möglich macht, verstanden. Strukturqualität bezieht sich auf:

- die gesamte Organisation eines Unternehmens/einer Einrichtung
- die räumliche und personelle Ausstattung
- die konzeptionelle Ausrichtung
- Gestaltung der Leitungs- und Verwaltungsstrukturen
- die Aufbau- und Ablauforganisation

Den Rahmen für pflegerische Tätigkeiten geben z. B. Dienstpläne. In den Dienstplänen wird festgelegt, daß der richtige Mitarbeiter zur richtigen Zeit am richtigen Ort ist und seine Arbeit in der angemessenen Zeit und ausgeruht durchführen kann.

Ein weiteres Beispiel sind Regelungen, wie z. B. zu verfahren ist, wenn Mitarbeiter am Wochenende ausfallen und die Mindestpersonalbesetzung nicht gehalten werden kann. In den Regelungen steht, wer sich um Ersatz kümmert, in welcher Reihenfolge Mitarbeiter aus dem Frei geholt werden und welches Notprogramm auf jeden Fall geleistet werden muß (s. Standard »Plötzlicher Personalausfall« S. 517).

In den Qualitätsvereinbarungen werden unter »**Strukturqualität**« neben den oben genannten Punkten vom Träger gefordert:
- die fachliche Mindestqualifikation der verantwortlichen Pflegefachkraft (eine abgeschlossene Ausbildung zur Altenpflegefachkraft oder Krankenschwester und Nachweis einer Fortbildung in leitenden Funktionen)
- der Einsatz von geeigneten Pflegefachkräften (Dienstplan)
- Nachweis ständiger Fort- und Weiterbildung der Mitarbeiter
- die altengerechte Gestaltung der Räumlichkeiten
- die Einhaltung von Hygienestandards
- die Kooperation mit anderen Leistungserbringern

Andere Leistungserbringer sind z. B. die behandelnden Ärzte, andere ambulante oder teilstationäre Pflegeeinrichtungen (Kurzzeit-, Tages-, Nachtpflege), Krankenhäuser, Rehabilitationseinrichtungen und Pflegekassen.

◆ Prozeßqualität

 Die **Prozeßqualität** bezieht sich auf den Versorgungs- bzw. Pflegeablauf. Hierzu gehören u. a. die Pflegeplanung, die Ausführung sowie die Dokumentation des Pflegeprozesses.

Die Bedingungen der Strukturqualität setzen den Rahmen für eine optimale Durchführung einer bestimmten Tätigkeit. Die **Prozeßqualität** bezieht sich auf alle Aspekte der Durchführung von Dinstleistungen und den Verlauf von Tätigkeiten.

Bekanntes Beispiel für die Gestaltung von Prozessen ist die **Pflegeplanung**. In ihr werden die notwendigen Leistungen mit dem Bewohner individuell abgestimmt und gemeinsam geplant (s. Kapitel 3).

Im Rahmen der Prozeßqualität kommen **Standards** zum Einsatz. Sie regeln den Verlauf, die Vorgehensweise und die Durchführung der verschiedenen Tätigkeiten.

Die Standardentwicklung und deren verbindliche Einführung ist eine alte Forderung vieler Pflegeverbände aus den 70er Jahren, die bisher noch nicht in der Praxis durchgesetzt werden konnte. Anzumerken ist, daß es bis zum Erscheinen des Buches keine einheitlichen, wissenschaftlich gesicherten Standards für Pflege, Hauswirtschaft und soziale Dienste in der Altenpflege gibt.

Der Standardbegriff wird von verschiedenen Autoren unterschiedlich benutzt und definiert. Aus der eigenen Praxiserfahrung in der Standardarbeit und in Anlehnung an Bienstein (1995) und Giebing (1996) hat sich folgende Definition als sinnvoll erwiesen:

 Standards sind eine gemeinsame Vereinbarung über eine einheitliche Vorgehensweise in einem konkreten Fall.

Ein **Standard soll**:
- die sach- und fachgerechte Vorgehensweise bei allen Mitarbeitern sicherstellen (Sicherheit für den Bewohner und die Mitarbeiter)
- zur Vereinheitlichung und Vereinfachung der Arbeitsweisen beitragen
- die Einarbeitung neuer Mitarbeiter erleichtern
- die Beurteilung der eigenen Arbeitsschritte und Ergebnisse ermöglichen

Ein **Standard wird**:
- eindeutig dokumentiert und verbindlich für alle eingeführt
- in der Praxis prüfend beobachtet
- kontinuierlich der Praxis und wissenschaftlichen Erkenntnissen entsprechend verändert
- auf die individuellen Bedürfnisse, Wünsche und Situationen des Bewohners abgestimmt

 Achtung:
Ein Standard kann immer nur ein Hilfsmittel sein und ersetzt auf keinen Fall die individuelle Pflegeplanung, die durch Interaktion und Kommunikation mit dem Pflegebedürftigen entsteht.

In den Standards wird das angestrebte Qualitätsniveau schriftlich definiert und meßbar ausgedrückt. Sie dienen gleichzeitig als Maßstab zur Beurteilung der tatsächlich erreichten Qualität.

Aus den genannten Gründen sollte ein Standard aus folgenden Elementen bestehen:
- Ziele
- Arbeitsschritte/Vorgehensweise
- Beurteilungskriterien

Unterschieden werden u. a. **fachliche** und **organisatorische Standards**.

Die *fachlichen Standards* werden ggf. weiter unterteilt in **Mikro-** und **Makrostandards.** Unterschieden werden **Mikrostandards** für die Durchführung einzelner Tätigkeiten, wie z. B. die Mundpflege, und **Makrostandards** für übergreifende Tätigkeiten, wie z. B. die Morgentoilette (s. Abb. 20-3), zu der neben einer ganzen Reihe von **Mikrostandards** auch der **Standard** Mundpflege gehört.

Ein **Standard** setzt sich immer aus den Zielen für die beschriebene Tätigkeit, Verlauf der einzelnen Arbeitsschritte, Einsatz von Hilfsmitteln sowie Kriterien für die Beurteilung des Erfolges der pflegerischen Maßnahmen zusammen (vgl. Tab. 20-7).

An diesem Beispiel eines Standards wird deutlich, wie genau einzelne Arbeitsschritte aufgelistet und Beurteilungskriterien formuliert werden müssen. Standards sollen die Arbeit erleichtern und ein gleichbleibendes Niveau sicherstellen. Aus diesem Grund sollten sie für jeden Mitarbeiter erreichbar aufbewahrt werden.

Organisatorische Standards beziehen sich auf die Aufbau- und Ablauforganisation einer Einrichtung. Beispiele für organisatorische Standards sind: »Ein Bewohner zieht ein« und »Plötzlicher Personalausfall«. Die beiden Standards befinden sich im Anhang des Buches auf S. 515 u. 517. In ihnen spiegeln sich die Besonderheiten und das Angebot einer Einrichtung wider. In diesen Standards wird das Mindestmaß dargestellt, das allen Bewohnern und/oder allen Mitarbeitern in allen Bereichen garantiert und nach dem überall gearbeitet werden soll. Nur dadurch kann Sicherheit gegeben werden.

 Da die Entwicklung und ständige Überarbeitung von Standards sehr aufwendig sind, sollten die Standards sehr sorgfältig in den Arbeitsalltag eingeführt und verankert werden. Es ist Aufgabe eines jeden Mitarbeiters, nach den jeweils gültigen Standards zu arbeiten und die eigene Arbeit auf korrekte Vorgehensweise und Sinnhaftigkeit zu kontrollieren.

Weitere Aspekte der **Prozeßqualität** werden in den Qualitätsvereinbarungen genannt:

● schriftliche Darstellung des Leistungsangebotes der Einrichtung (z. B. durch einen Leistungskatalog)
● das Pflegekonzept, in dem die Pflegetheorie und die Pflegeorganisation der Einrichtung beschrieben wird
● Hilfestellung beim Umzug des Bewohners, z. B. durch den oben erwähnten **Standard** »Ein Bewohner zieht ein«
● umfangreiche Pflegeplanung und Dokumentation für jeden Bewohner (s. Kapitel 3)
● Einbeziehung der Angehörigen in die Pflege und Betreuung
● Vernetzung mit weiteren Institutionen (wie Krankenhäuser und Ärzte), um eine gute Überleitung z. B. bei einem notwendigen Krankenhausaufenthalt für den Bewohner zu gewährleisten.

◆ **Ergebnisqualität**

 Unter **Ergebnisqualität** wird die Überprüfung und Auswertung der pflegerischen Versorgung verstanden. Zu vergleichen ist das angestrebte Pflegeziel mit dem tatsächlich erreichten Zustand, unter Berücksichtigung des Befindens und der Zufriedenheit des Pflegebedürftigen.

Die **Ergebnisqualität** bezieht sich auf den Soll-Ist-Vergleich. Die erbrachten Dienstleistungen werden in bezug auf Qualität, Ergebnis und Kosten beurteilt.

Hilfe beim Waschen/Duschen

Bartpflege

Haarpflege

Augenpflege

Morgentoilette

Ohrenpflege

Nasenpflege

Mundpflege

Ankleidehilfe

Bett richten

Abb. 20-3 Standardübersicht zur Morgentoilette

Tab. 20-7 Standardmundpflege

Pflegeziele	Pflegeschritte/Hilfsmittel	Beurteilungsmerkmale
1 Prophylaxe gegen Munderkrankungen		
1.1 Erforderliche Prophylaxe und vorhandene Krankheitszeichen sollen erkannt werden	Lippen, Mund und Rachenraum beurteilen, bei Bedarf Maßnahmen ergreifen	Rachen, Mundhöhle und Zunge ohne Belag, keine Entzündung, keine Wunde, guter Prothesensitz, keine Klagen über Mundtrockenheit
1.2 Keine Druckstellen durch schlecht sitzende Prothese	Sitz der Zahnprothese kontrollieren. Bei Bedarf für Korrektur sorgen!	Drückt die Prothese? Kauschwierigkeiten? Kontrolle der Prothese auf Speisereste

Beispiele für Fragestellungen, die eine Beurteilung möglich machen:

- Ist das Ziel, das von der Einrichtung gesteckt worden ist, erreicht?
- Sind die Versprechungen und Verträge, z. B. Heimverträge und Leistungskataloge, eingehalten?
- Sind die pflegerischen Maßnahmen richtig und sinnvoll, haben sie das Pflegeziel erreichen lassen?
- Rechtfertigt das Ergebnis den Aufwand und die Kosten?
- Sind die Bewohner und ihre Angehörigen zufrieden?

> Die Beurteilung sollte fortlaufend durchgeführt und dokumentiert werden. Speziell die Überprüfung des pflegerischen Erfolges sollte sich in der Pflegeplanung und Pflegedokumentation ausführlich wiederfinden. Entscheidend ist dabei nicht, ob alle Ziele erreicht wurden. Wichtig ist vielmehr, daß Fehler oder falsche Maßnahmen rechtzeitig erkannt, Korrekturen eingeleitet und Ergebnisse erzielt worden sind.

Die **Überprüfung** des Qualitätsstandes einer Einrichtung wird in den Qualitätsvereinbarungen gefordert und soll auf Veranlassung der Pflegekassen durch den MDK durchgeführt werden. Die **Überprüfung** bezieht sich schwerpunktmäßig auf die Ergebniskontrolle und deren schriftliche Dokumentation. Das bedeutet, daß eine Einrichtung neben der normalen Pflegedokumentation auch eine qualitätsbezogene Dokumentation, entsprechend den Anforderungen aus den Qualitätsvereinbarungen, benötigt. In dieser **Qualitätsdokumentation** könnten sich das Pflegekonzept, die Beschreibung der Aufbau- und Ablauforganisation, fachliche und organisatorische Standards, Fortbildungsplanung und -nachweis befinden.

Hinter den Begriffen **Struktur-**, **Prozeß-**, und **Ergebnisqualität** finden sich für die Pflege keine gänzlich neuen Aspekte. Einige Forderungen der **Qualitätsvereinbarungen**, wie z. B. die **Standards**, sind seit Jahren in der Pflege bekannt. Allerdings wurden sie bisher nicht verbindlich und mit der notwendigen Konsequenz eingeführt und betrieben. Es blieb jedem Träger und Mitarbeiter selbst überlassen, ob er nach Standards arbeiten wollte oder nicht. Mit Abschluß der Qualitätsvereinbarungen besteht jetzt die Pflicht, mit ihnen zu arbeiten.

Neu ist allerdings die **Dokumentationsverpflichtung**. Wie bei der Finanzierung der Leistungen gilt auch hier nur das, was dokumentiert und nachgewiesen werden kann als tatsächlich geleistet und kann abgerechnet werden. Eine Einrichtung wird also nicht mehr auf eine umfassende und sorgfältige Dokumentation verzichten können.

> **Zusammenfassung:**
> Je präziser der Rahmen und die Verfahren der Durchführung einer Tätigkeit beschrieben werden, desto eher wird auch die angestrebte Qualität der Leistung erreicht. Qualität entsteht nicht einfach so, sondern muß gemanagt und gesichert werden. Qualität bedarf der ständigen Überprüfung, z. B. durch Selbstkontrolle der Mitarbeiter. Bei ausreichender Eigenkontrolle kann einer Fremdkontrolle (z. B. durch den MDK) mit Ruhe und Gelassenheit begegnet werden.
> Entscheidend für die Qualität einer Einrichtung ist an allererster Stelle der Mitarbeiter!

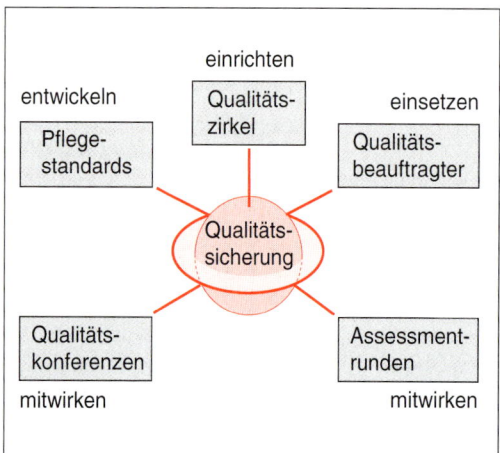

Abb. 20-4 Qualitätssicherungsmaßnahmen

Methoden der Qualitätssicherung

Einheitlich werden in den **Qualitätsvereinbarungen** – ob ambulant, teilstationär oder stationär – die Methoden der **Qualitätssicherung** vorgestellt (s. Tab. 20-8). Hierbei handelt es sich um Vorschläge. Dem Träger bzw. der Einrichtung wird überlassen, welche Methoden der Qualitätssicherung ausgewählt werden und tatsächlich zum Einsatz kommen. Es wird lediglich erwartet, daß der Träger/die Einrichtung sich an externen Maßnahmen beteiligt, interne Maßnahmen ergreift und nachweist (vgl. Abb. 20-4).

Tab. 20-8 Auszug aus den Qualitätsvereinbarungen

Für die Qualitätssicherung werden geeignete Maßnahmen ausgewählt. Solche Maßnahmen können u. a. sein:

● Einrichtung von Qualitätszirkeln
● Einsetzung eines Qualitätsbeauftragten
● Mitwirkung an Qualitätskonferenzen
● Mitwirkung an Assessmentrunden
● Entwicklung und Weiterentwicklung von Pflegestandards

Die Durchführung der Qualitätssicherung wird von der Pflegeeinrichtung dokumentiert.

Von den Verantwortlichen werden fünf **Qualitätssicherungsmaßnahmen** ausgewählt, die sich in der Industrie und zum Teil im Krankenhauswesen bewährt haben. Die **Standardentwicklung** und deren verbindliche Einführung ist zudem eine alte Forderung vieler Pflegeverbände, die bisher noch nicht einheitlich durchgesetzt werden konnte. Das Pflegeversicherungsgesetz setzt hier den notwendigen Druck, um eine längst fällige fachliche Entwicklung voranzutreiben, die vorher durch Überzeugungsarbeit nur mühselig und nur zum Teil möglich war.

◆ **Interne Maßnahmen der Träger/Einrichtungen**
1. Einsetzung eines Qualitätsbeauftragten
Die qualitätssteigernden und qualitätssichernden Aufgaben sind vom Prinzip her Aufgabe einer jeden Leitungskraft, ob sie nun als Pflegedienstleitung, als Heimleitung, Hauswirtschaftsleitung oder Wohnbereichsleitung arbeitet. Alle Leitungskräfte haben jeweils in dem von ihnen zu vertretenden Bereich **Qualität** zu sichern und zu verantworten. Dies erfolgt insbesondere in der **Standardentwicklung**, Anpassung, Überarbeitung und der verbindlichen Einführung.

Darüber hinaus ist für den Aufbau, die Sicherstellung und die ständige Verbesserung einer angemessenen **Qualität** der Einsatz eines **Qualitätsbeauftragten** erforderlich, wie vom Gesetzgeber gefordert. Die Schaffung einer neutralen, aus der Hierarchie herausgelösten Stabstelle für Qualitätssicherungsaufgaben wäre der Idealfall. Von dieser Stelle aus werden die Entwicklung, Überarbeitung und Einführung von Standards in der gesamten Einrichtung und allen Arbeitsbereichen systematisch vorbereitet und begleitet. Weitere Aufgaben eines Qualitätsbeauftragten sind regelmäßige **Qualitätsanalysen**, Pflege der Qualitätsdokumentation, Moderation und Begleitung der **Qualitätszirkel** sowie der Aufbau eines ständigen Verbesserungsprozesses.

Es gibt bis zum Erscheinen des Buches noch keine einheitliche oder staatlich anerkannte Qualifikation für Qualitätsbeauftragte. Sie sollten neben einer breiten fachlichen Qualifikation die Flexibilität besitzen, auch über das eigene Fachgebiet hinaus qualitätsrelevante Aspekte wahrzunehmen. Eine abgeschlossene Fortbildung in **Qualitätsmanagement** und **Qualitätssicherung** sollte obligatorisch sein.

Es wird sicherlich noch einige Zeit dauern, bis dieser neue Berufszweig seine Stellung in der Altenpflege erobert hat. Der Gesetzgeber hat hier eindeutige Weichen gestellt.

2. Entwicklung und Anpassung von Standards
Als interne **Qualitätssicherungsmaßnahmen** werden die Entwicklung und Anpassung von fachlichen und organisatorischen Standards gefordert (s. o. und Beispiele für Standards, S. 509–517).

Fachliche oder auf die Aufbau- und Ablauforganisation bezogene Standards werden sinnvollerweise in Qualitätszirkeln er- und überarbeitet.

3. Arbeit der Qualitätszirkel

Qualitätszirkel sind Arbeitsgruppen, in denen sich Mitarbeiter regelmäßig und freiwillig treffen. Diese Arbeitsgruppen sind bewußt klein gehalten (4 bis 6 Mitarbeiter), um Problemstellungen aus den jeweiligen Arbeitsbereichen intensiv und zielgerichtet bearbeiten zu können. Ausgehend von Beschwerden, Schwachstellen im eigenen Arbeitsbereich oder von gemeldeten Problemen werden in den Qualitätszirkeln

- Informationen über die Problemstellung gesammelt,
- Ursachenforschung betrieben,
- Vorschläge zur Beseitigung der Probleme erarbeitet und
- fachliche Standards entwickelt oder überarbeitet.

Die Vorschläge werden unter Einbeziehung der beteiligten Bereiche und Vorgesetzten diskutiert. Die Umsetzung der Vorschläge in die Praxis wird von den Qualitätszirkeln vorbereitet und begleitet bzw. beobachtet.

Beispiel aus der Praxis:
Die Mitarbeiter in der Pflege wollen die Betten beziehen. Sie haben in ihrem Wäscheschrank nicht genügend Bettlaken, die Sucherei beginnt: Wo im Haus sind noch Bettlaken? Es hat eine Station gebunkert, sich bei der Wäschevergabe viele Laken besorgt und an einem geheimen Ort versteckt. Die Mitarbeiter der Station wissen um das geheime Lager der Hamsterstation und räumen das Lager ebenfalls heimlich. Die Betten können endlich bezogen werden. Die Mitarbeiter der Hamsterstation vertrauen auf ihr heimliches Lager und werden beim nächsten Bettenbeziehen »große Augen« machen. Die eine Station beschuldigt dann die andere, ihre Bettwäsche geklaut zu haben usw. Am Ende sind alle böse aufeinander, und der Zeit- und Motivationsverlust ist nicht unerheblich. Wenn für die Suche der Materialien nur 10 Minuten Zeit am Tag angesetzt wird, so ergibt dies auf ein Jahr gerechnet 2,5 Stellen (das entspricht 150 000 DM). Dieser nicht unerhebliche Betrag geht verloren, da das Material nicht dort ist, wo es gerade benötigt wird. Nicht in Geldbeträgen einzuschätzen ist der emotionale Verlust. Wie werden wohl die Mitarbeiter nach dieser anstrengenden Suche mit den endlich gefundenen Laken zu den Bewohnern ins Zimmer gehen?
Es wird ein **Qualitätszirkel** gegründet, der sich mit der Organisation der Wäscheverteilung beschäftigen soll. In diesem Zirkel setzen sich Mitarbeiter, die sich über dieses Problem ständig geärgert haben (Pflegekräfte) und Mitarbeiter, die für die Wäschverteilung zuständig sind

Diese vielleicht banal erscheinenden Alltagsprobleme sind nicht zu unterschätzen. Gerade sie bereiten vielen Mitarbeitern Frustration und sind schwer zu beseitigen. Die Qualitätszirkelarbeit bietet hierfür den geeigneten Rahmen: im **Qualitätszirkel** werden systematisch die Verschwendung von Zeit, Geld und Motivation aufgedeckt und beseitigt.

(hauswirtschaftliche Kräfte), zusammen. Geleitet wird die Gruppe von einer besonders geschulten Person (Qualitätszirkelleiterin). Sie ist in der Lage, eine kleine Arbeitsgruppe zielorientiert zu leiten, im Hinblick auf knappe Rahmenbedingungen innerhalb kürzester Zeit zu guten Ergebnissen zu führen sowie die Arbeit strukturieren und straffen zu können.
So geleitet kommt die Arbeitsgruppe z. B. nach 3 bis 5 Sitzungen à 1,5 Stunden zu einer neuen Verfahrensregelung der Wäscheverteilung. Nachdem in der gesamten Einrichtung dieser Vorschlag diskutiert und ausprobiert wurde, muß eine Entscheidung getroffen werden, ob diese Verfahrensregelung verbindlich eingeführt wird. Ist die Entscheidung gefallen, werden alle Mitarbeiter über die neue Regelung informiert und verpflichtet, nach ihr zu verfahren. In der weiteren Praxis wird beobachtet, ob die Regelung von allen angewendet wird oder ob sie überarbeitet werden muß.

Erst mit der verbindlichen Einführung der neuen Regelung wird sichergestellt, daß das Problem auch nachhaltig gelöst wird. Unterbleibt eine **konsequente und eindeutige Regelung**, so wird sich wieder nach einiger Zeit der alte Trott einschleichen und das Problem wieder auftauchen.

An diesem Beispiel wird deutlich, wie wichtig es ist, daß die **Qualitätszirkel** nicht losgelöst vom organisatorischen Zusammenhang existieren, sondern die Ergebnisse in die gesamte Struktur einer Einrichtung eingebunden werden. Dieser zunächst groß erscheinende Aufwand relativiert sich, wenn die vielen Vorteile der Qualitätszirkel dagegengehalten werden (vgl. Tab. 20-9).

◆ Externe Maßnahmen der Qualitätssicherung

An diesen Maßnahmen sollte sich jede Einrichtung und jeder Träger beteiligen.

1. Mitwirkung an Qualitätskonferenzen

Die Qualitätskonferenzen dienen der trägerübergreifenden Entwicklung und verbindlichen Abstimmung von **Mindeststandards**. Hierzu gehören die Landespflegeausschüsse, die – laut Pflegeversicherungsgesetz – von jedem Bundesland einzurichten sind. Die Trägervereinigungen sowie Vertreter der Sozialbehörden und der Pflegekassen sind aufgefordert, in diesen Gremien mitzuwirken.

Darüber hinaus sind freiwillige, trägerübergreifende Zusammenschlüsse in einigen Bundesländern entstanden. Dies ist z. B. die Qualitätsgemeinschaft Pflege Brandenburg (QgP). An ihr beteiligt sind Spitzenverbände der Arbeiterwohlfahrt, der Caritasverband für Brandenburg, der Caritasverband der Diözese Görlitz, der Paritätische, das Deutsche Rote Kreuz, das Diakonische Werk Berlin-Brandenburg und die Zentralwohlfahrtsstelle der Juden in Deutschland. Ziel der Qualitätsgemeinschaft Pflege ist die Qualitätssicherung in allen Bereichen der professionellen Pflege der Freigemeinnützigen Wohlfahrtsverbände durch geeignete Maßnahmen und Instrumente. In dem gemeinsamen Vorgehen soll mehr Sicherheit und Transparenz für alle Pflegebedürftigen und deren Angehörige erreicht werden. Bis zum Erscheinen des Buches haben sich ca. 200 Einrichtungen der ambulanten und der stationären Pflege dieser Gemeinschaft angeschlossen.

2. Die Mitwirkung an Assessmentrunden

Der Assessmentbegriff (to assess [engl.] = beurteilen) stammt ursprünglich aus der Rehabilitationsmedizin. Unter dem komplexen Begriff versteht man die ganzheitliche Abklärung, Beurteilung, Zuordnung und Therapie- bzw. Rehabilitationsplanung, basierend auf einem anerkannten Untersuchungsplan. Im Gegensatz zu herkömmlichen Abklärungen stehen nicht Diagnosen im Zentrum des Interesses, sondern der funktionale Zustand eines Patienten. Man will also herausfinden, was der Patient nicht mehr kann (und was er noch kann), um ihn gezielt zu unterstützen (Hafner 1996). Diese systematische Erfassung der Patientensituation wird inzwischen auch in der Pflege umgesetzt. Bekanntestes Pflegeassessment ist das »Resident Assessment Instrument (RAI)«. Das RAI wurde in Amerika entwickelt und wird seit 1990 in geriatrischen Pflegeeinrichtungen verbindlich für die Einschätzung und Planung der Pflege alter Menschen eingesetzt. Zur weiteren Vertiefung empfiehlt sich die deutsche Übersetzung »Resident Assessment Instrument (RAI)«, herausgegeben vom Kuratorium Deutsche Altershilfe (KDA) 1996.

Tab. 20-9 Die Arbeit mit Qualitätszirkeln hat viele Vorteile

Für die Mitarbeiter:

- Mitarbeiter arbeiten an ihrer Problemstellung und an der Problembewältigung
- Sie bearbeiten Themen, die sie sich ausgesucht haben. Hierdurch werden Kreativität und Motivation der Mitarbeiter deutlich gesteigert.
- Durch die Arbeit in den Zirkeln werden eigene Ressourcen, die im Alltag oft nicht mehr wahrgenommen werden, aktiviert.
- Die Mitarbeiter, die sich im **Qualitätszirkel** engagieren, qualifizieren sich fachlich u. a. durch Ursachenforschung oder Entwicklung von **Standards** und menschlich durch gemeinsame Gespräche und Konsensfindung.
- Qualitätszirkelarbeit schult und fördert die Konfliktfähigkeit und Bereitschaft zur Teamarbeit.

Für die Einrichtung:

- In den **Qualitätszirkeln** wird vorhandenes Know-how der Mitarbeiter genutzt.
- Andere Arbeitsbereiche profitieren von den Ergebnissen der Qualitätszirkelarbeit, indem auch ihre Arbeit vereinfacht, erleichtert oder Probleme beseitigt werden
- Durch effektivere Organisation von Arbeitsabläufen als Ergebnis der Qualitätszirkelarbeit werden Kosten gespart (dieser Punkt erhält im Rahmen der knapp gehaltenen finanziellen Rahmenbedingungen der Pflege einen besonderen Stellenwert).
- Die Identifikation der Mitarbeiter mit den Ergebnissen der Arbeitsgruppe und ihr eigenes Interesse an der Umsetzung der Lösungsvorschläge ist sehr groß. Damit steigert sich auch ihre Identifikation mit dem Träger.

Die mit dem Assessment verbundene systematische Vorgehensweise kann auf das Thema Qualität übertragen werden.

Assessmentrunden dienen der Qualitätsbewertung. Der jeweilige Qualitätsstand eines Bereichs wird aufgenommen, mit dem gewünschten Sollzustand verglichen und die Ergebnisse bewertet. Aus den Ergebnissen heraus werden Planungen für die zukünftige Entwicklung dieses Bereiches vorgenommen. Diese Assessments können extern, trägerübergreifend oder trägerintern durchgeführt werden.

Einrichtungsinterne Assessmentrunden dienen der eigenen Einschätzung des Qualitätsstandes und der systematischen Weiterentwicklung. Grundlage dieser Einschätzung sind eigene Zielsetzungen, Vorgaben durch den Gesetzgeber oder Standardvorgaben (z. B. durch Qualitätskonferenzen). Anhand dieser Vorgaben wird der Stand der Einrichtung in bezug auf die Einhaltung regelmäßig überprüft.

Ein grobes Raster für die Beurteilung des Qualitäts-niveaus gibt das Poster vom KDA »Grund- und Beziehungspflege in der stationären und ambulanten Altenpflege« vor (s. Kap. 3, S. 27, Tab. 3-3 Pflegequalitäten – vier Pflegequalitätsstufen).

 Für die gesamten Qualitätssicherungsmaßnahmen gilt: Sie sollten nicht nur durchgeführt, sondern auch dokumentiert werden. Qualitätsdokumentation dient als Nachweis für Qualitätsüberprüfungen, die im Auftrag der Pflegekassen vom Medizinischen Dienst der Krankenkassen (MDK) vorgenommen werden.

Verfahren zur Durchführung von Qualitätskontrollen

Die Pflegekassen leiten die Prüfung ein. Dies kann aufgrund von Beschwerden oder auch ohne weiteren Anlaß, im Rahmen einer routinemäßigen Prüfung, geschehen. Durchführung, Gegenstand, Umfang und Zeitpunkt werden der Einrichtung vorab mitgeteilt.

Die Prüfung wird unter Beteiligung der zu überprüfenden Einrichtungen durch speziell geschulte Mitarbeiter des MDK durchgeführt.

Grundlagen der Prüfung sind **Qualitätsvereinbarungen**, **Ergebnisqualität**, organisatorische Rahmenbedingungen, Versorgungsabläufe und Qualität der Pflege. Die Prüfung erstreckt sich auf die vorgelegten schriftlichen Unterlagen und eine anschließende Befragung der Bewohner zu deren Zufriedenheit, Pflege- und Versorgungsgrad. Anhand vorgegebener Kriterien wird in angemessene und unangemessene Pflege unterschieden. Im Anschluß an die Überprüfung wird ein Prüfbericht erstellt, der das Ergebnis der Prüfung sowie notwendige Maßnahmen zur Qualitätsverbesserung enthält. Wie bereits erwähnt wurde, kann das Ergebnis der Überprüfung im schlimmsten Falle zum Entzug des Versorgungsvertrages führen. Eine Einrichtung würde hiermit ihre Zulassung verlieren.

Auswirkungen der Sozialversicherung – neue Aufgaben und Tätigkeitsfelder

Mit Verabschiedung des Pflegeversicherungsgesetzes ergeben sich u. a. drei zentrale Forderungen an die Einrichtungen der Altenhilfe:

- Ermöglichung einer weitgehenden Selbstbestimmung in der Alltagsgestaltung alter pflegebedürftiger Menschen
- Qualitätsgeleitete Pflege und Betreuung
- Sicherstellung angemessener, wirtschaftlich vertretbarer Leistungen

Die Veränderungen durch das neue Gesetz sind verbunden mit erhöhten Anforderungen an Selbststeuerung und Gestaltungsverantwortung durch die Pflegeorganisationen, ihre Träger sowie die dort tätigen Altenpflegefachkräfte. Die Altenhilfe muß nach Wegfall der stabilen finanziellen Rahmenbedingungen und nach Schaffung von Marktbedingungen Handlungsstrategien zu wirtschaftlicher Ressourcenbeschaffung und Nachfragesicherung entwickeln.

Diese Forderungen müssen im pflegerischen Alltag umgesetzt werden. Sie verändern die Aufgaben und Tätigkeitsfelder aller in der Altenhilfe Beschäftigten. Andere Fähigkeiten als bisher werden erforderlich (s. Abb. 20-5). Darauf müssen sich Altenpflegeschulen und Anbieter von Fort- und Weiterbildung einstellen. Dabei ist bei Erscheinen des Buches die Finanzierung einer guten und den erhöhten Anforderungen entsprechenden Ausbildung durch die Altenpflegeschulen in einigen Bundesländern nicht sichergestellt. Einige Jahrgänge konnten nicht ausgebildet werden. Es ist zu hoffen, daß in naher Zukunft die finanzielle Sicherheit hergestellt wird, da bereits jetzt ein eklatanter Fachkräftemangel bemerkbar ist.

Die Beratung und Anleitung der Bewohner und ihrer Angehörigen ist eine zentrale Aufgabe der ausgebildeten Pflegekräfte geworden. Insbesondere im ambulanten Bereich wird eine fachlich gute Beratung, Unterstützung in Krisensituationen, Beurteilung von Pflegesituationen und Aufbau eines mit unterschiedlichen Personen und Anbietern vernetztes Hilfsangebot erwartet. Die Beratung erstreckt sich auch auf die Auswahl und den Einsatz von Pflegehilfsmitteln und auf die Auswahl und Zusammenstellung der benötigten pflegerischen und betreuerischen Leistungen. Diese Aufgaben setzen viel lebenspraktische und pflegerische Erfahrung, gute kommunikative Fähigkeiten und Einfühlungsvermögen im Umgang mit pflegebedürftigen alten Menschen und deren Angehörigen voraus. Des weiteren benötigen Pflegefachkräfte eine prakisch-technische Kompetenz, welche den sicheren Umgang und das korrekte Anwenden von Pflegetechniken und Hilfsmitteln beinhaltet. Als pflegerische Fähigkeiten werden auch die Umsetzung des Pflegeprozeßmodells und eines darin enthaltenen Pflegekonzeptes erwartet (s. Kap. 3). Pflegefachkräfte sollten die Grundlagen der Kommunikation kennen und in der Lage sein, diese anzuwenden.

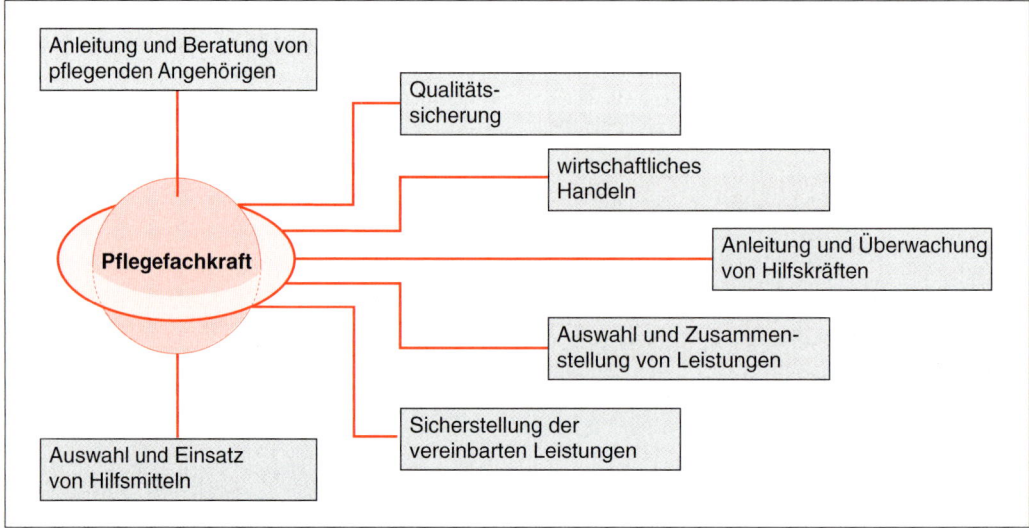

Abb. 20-5   Die neuen Anforderungen an Pflegefachkräfte

Altenpflegefachkräfte werden zunehmend in die Aufsichts- und Anleitungspflicht von Hilfskräften herangezogen. In den Rahmenverträgen nach § 75 SBG XI wird unter »Sicherstellung der Leistungen« die ständige Beaufsichtigung und Anleitung von Hilfskräften durch ausgebildete Kräfte gefordert. »Beim Einsatz von Pflegehilfskräften ist zudem sicherzustellen, daß Pflegefachkräfte die fachliche Überprüfung des Pflegebedarfs, die Anleitung der Hilfskräfte und die Kontrolle der geleisteten Arbeit gewährleisten« (Auszug aus dem Rahmenvertrag). Hierzu benötigen Pflegefachkräfte pädagogisch-didaktische Fähigkeiten und Kenntnisse.

Pflegefachkräfte »managen« bei Abwesenheit der Bereichsleitungen den Einsatz der Hilfskräfte und die Informationsweitergabe. Sie sind diejenigen, die die verschiedenen Teilaufgaben zu einer umfassenden Pflege und Pflegeplanung (s. Kap. 3) zusammenführen müssen. Zunehmend nehmen Pflegefachkräfte auch die Interessenvertretung der Bewohner wahr. Der Leistungsanspruch des Bewohners gegenüber MDK, Krankenkasse und/oder Sozialhilfeträger muß häufig erst ausgehandelt und gesichert werden.

Der Umgang mit knappen finanziellen Vorgaben erfordert ein wirtschaftliches Denken und Handeln im Arbeitsalltag. Materialien und Zeit sollen gezielt eingesetzt werden. Pflegefachkräfte wirken mit bei der Ressourcenbeschaffung, indem sie sich innerhalb der Personalorganisation auf die ständige Suche nach Leerlauf, Reibungsverlusten und Materialverschwendung begeben.

Im Zusammenhang mit der Qualitätssicherung ist ein systematisches und geplantes Handeln gefordert. Qualitätsgeleitetes Arbeiten bedeutet in der Pflege: ständige kritische Selbstüberprüfung, Mitwirkung bei der Standardentwicklung und Verbesserung der Arbeitsabläufe sowie eine umfassende Pflegeplanung und Dokumentation

Schlüsselqualifikationen sind demnach:
● psychosoziale Fähigkeiten
● pädagogisch-didaktische Fähigkeiten
● praktisch-technische Fähigkeiten
● pflegerisch-fachliche Fähigkeiten

Eine gute Voraussetzung für die anspruchsvolle Arbeit in der Altenpflege ist eine breite und solide Ausbildung sowie die ständige Fort- und Weiterbildung. Diese Anforderungen können nicht mit überwiegend angelernten und ungelernten Kräften, wie leider immer noch in der Öffentlichkeit gedacht wird, geleistet werden. Eine gute Pflege und Betreuung hat allerdings auch ihren Preis. Zu hoffen ist, daß die Gesellschaft auch in Zukunft bereit ist, diesen Preis zu bezahlen. Mit Hilfe der Qualitätsvereinbarungen ist ein gutes Instrumentarium geschaffen worden, um in der Altenpflege »die Spreu vom Weizen zu trennen«.

Zusammenfassung:

Die Auswirkungen der Pflegeversicherung sind vielfältig und haben die Altenpflege nachhaltig verändert. Von den Veränderungen betroffen sind vor allem die Beschäftigten.

Jeder Mitarbeiter in der ambulanten, teilstationären und stationären Altenhilfe muß sich mit den neuen Anforderungen beschäftigen, sich z. B. mit dem Thema Qualität auseinandersetzen und an den Qualitätssicherungsmaßnahmen beteiligen. Dabei ist die Qualitätssicherung nicht nur leidige Pflicht nach Pflegeversicherungsgesetz, sondern eine Chance, die Arbeit zur Zufriedenheit der Bewohner und der Mitarbeiter neu zu gestalten

Zur weiteren Beschäftigung mit der Umsetzung der Qualitätsvereinbarungen und der Qualitätszirkelarbeit empfiehlt sich das Buch von Reuter V, Hrsg. »Management in der Altenpflege« Band 2: Qualitätszirkel, Schattauer 1998.

Literatur

Abermeth L. Heben, Tragen, Betten richten, Berlin: Christlicher Zeitschriftenverlag, 1979.

Alken P, Walz PH, Hrsg. Urologie. 2. Aufl. Weinheim: Chapman & Hall, 1998.

Arnold W, Ganzer U. Checkliste Hals-Nasen-Ohren-Heilkunde. 2. Aufl. Stuttgart, New York: Thieme, 1997.

Barocka A, Hrsg. Psychopharmakotherapie in Klinik und Praxis. Stuttgart, New York: Schattauer, 1998.

Bauer J. Die Alzheimer-Krankheit – Neurobiologie, Psychosomatik, Diagnostik und Therapie. Stuttgart, New York: Schattauer, 1994.

Beitel H. Wirbelsäulengymnastik. München: Müller & Steinicke, 1985.

Bergnoff I. Förderpflege mit Dementen. Das Selbst-Erhaltungs-Therapie-Konzept (SET). Wiesbaden: Ullstein Medical, 1999.

Bienstein C, Schröder G et al. Dekubitus – Prophylaxe, Therapie. Frankfurt: Verlag Krankenpflege, 1990.

Bienstein C, Fröhlich A. Basale Stimulation in der Pflege. Pflegerische Möglichkeiten zur Förderung von wahrnehmungsbeeinträchtigten Menschen. Düsseldorf: Verlag selbstbestimmtes Leben, 1991.

Bischoff C. Frauen in der Krankenpflege. Frankfurt, New York: Campus Verlag, 1992.

Böhlau V. Verwirrtheit. 20. Bad Sodener Geriatrisches Gespräch, 6. Mai 1989. Stuttgart, New York: Schattauer, 1988.

Böhm E. Verwirrt nicht die Verwirrten. Neue Ansätze geriatrischer Krankenpflege. Bonn: Psychiatrie-Verlag, 1988.

Boenninghaus HG. Hals-Nasen-Ohrenheilkunde für Studierende der Medizin. 10. Aufl. Berlin, Heidelberg, New York: Springer, 1996.

Börger J, Kanowski S. Gerontologie und Geriatrie für Krankenpflegeberufe, 2. Aufl. Stuttgart, New York: Thieme, 1982.

Borker S. Essenreichen und Pflege. Eine empirische Studie. Wiesbaden: Ullstein Mosby, 1995.

Brandis H-J v, Schönberger W. Anatomie und Physiologie für Krankenschwestern sowie andere medizinische und pharmazeutische Fachberufe. 9. Aufl. Stuttgart, New York: Fischer, 1995.

Braun U, Halisch R. Pflegeplanung als Arbeitsstil. Hannover: Vincentz, 1989.

Buchfelder M, Buchfelder A. Handbuch der Ersten Hilfe. 3. Aufl. Stuttgart, New York: Schattauer, 1999.

Butler R, Lewis M. Alte Liebe rostet nicht. Über den Umgang mit Sexualität im Alter. Bern: Hans Huber, 1996.

Chinn PL, Kramer MK. Pflegetheorie. Konzepte – Kontext – Kritik. Wiesbaden: Ullstein Medical, 1996.

Cyran W, Halhuber MJ. Erotik und Sexualität im Alter. Stuttgart, Jena, New York: Fischer, 1992.

Deutscher Berufsverband für Krankenpflege. Kinästhetik. Berührung und Bewegung in der Krankenpflege. Eschborn: Verlag Krankenpflege, 1992.

Dießenbacher H, Schüller K. Gewalt im Altenheim. Analyse von Gerichtsakten. Freiburg im Breisgau: Lambertus Verlag, 1993.

Dilling H, Reimer Ch. Psychiatrie und Psychotherapie. 3. Aufl. Berlin, Heidelberg, New York: Springer, 1997.

Donath H. Innere Medizin. Lehrbuch für Krankenpflege und Studium. 7. Aufl. Stuttgart, New York: Schattauer, 1993.

Dörner K, Plog U. Irren ist menschlich oder Lehrbuch der Psychiatrie/Psychotherapie, 6. Aufl. Rehburg-Loccum: Psychiatrie-Verlag, 1982.

Düx H. Lebenswelten von Menschen in einem Alten- und Pflegeheim. Köln: Kuratorium Deutsche Altershilfe, 1997.

Eich A. Enterale Ernährung, Sondenernährung in der Pflegepraxis. Wiesbaden: Ullstein Medical, 1997.

Ehmer B. Chirurgie. Lehrbuch für Pflege und Studium, 4. Aufl. Stuttgart, New York: Schattauer, 1996.

Estler CJ, Hrsg. Pharmakologie und Toxikologie – Lehrbuch für Studierende der Medizin, Pharmazie und Naturwissenschaften. 5. überarb. u. erw. Aufl. Stuttgart, New York: Schattauer, 2000.

Faller A. Der Körper des Menschen, 12. Aufl. Stuttgart, New York: Thieme, 1995.

Fawcett J. Pflegemodelle im Überblick. Bern: Hans Huber, 1996.

Feil N. Validation. Ein neuer Weg zum Verständnis alter Menschen. Wien: Verlag Altern & Kultur, 1992.

Forth W, Henschler D, Rummel W, Starke K. Allgemeine und spezielle Pharmakologie und Toxikologie für Studenten der Medizin, Veterinärmedizin, Pharmazie, Chemie, Biologie sowie für Ärzte, Tierärzte und Apotheker. 7. Aufl. Mannheim, Leipzig, Wien, Zürich: BI Wissenschaftsverlag, 1996.

Freundeskreis zur Förderung von Sterbebegleitung und Hospiz e.V., Lohmar (Hrsg.). Das Elisabeth-Hospiz im Freundeskreis zur Förderung von Sterbebegleitung und Hospiz e.V. Eigendruck, 1993.

Fuchs W, Klima R, Lautmann R, Rammstedt O, Wienhold H. Lexikon zur Soziologie, 2. Aufl. Opladen: Westdeutscher Verlag, 1978.

Füsgen I, Barth W. Inkontinenzmanual. 2. Aufl. Berlin, Heidelberg: Springer, 1997.

Füsgen I, Komber H. 2. G.-F.-Hennig-Symposium. Apoplex – Inkontinenz – Pflege. Gelsenkirchen: Erbe, 1987.

Füsgen I, Frey M. 3. G.-F.-Hennig-Symposium. Verwirrtheit – Inkontinenz – Pflege. Gelsenkirchen: Erbe, 1988.

Geisseler T. Halbseitenlähmung. 3. Aufl. Hilfe zur Selbsthilfe. Berlin, Heidelberg: Springer, 1997.

Georg J, Hrsg. Arbeitsbuch Pflegediagnosen. Wiesbaden: Ullstein Medical, 1998.

Georg J, Frowein M, Hrsg. Lexikon der Pflege. Wiesbaden: Ullstein Medical, 1999.

Giebing H, François-Kettner H. Pflegerische Qualitätssicherung. Konzept, Methode, Praxis. Bocholt: Eicanos, 1997.

Götte R, Lackmann E. Alzheimer – was tun? Eine Familie lernt mit der Krankheit zu leben. Weinheim, Basel: Sozial-Beltz, 1991.

Grond E. Altenpflege als Beziehungspflege. Hagen: Brigitte Kunz, 1997.

Grond E. Die Pflege verwirrter alter Menschen. Psychisch Alterskranke und ihre Helfer im menschlichen Miteinander, 6. Aufl. Freiburg im Breisgau: Lambertus, 1991.

Gross R, Schölmerich P, Gerok W. Lehrbuch der Inneren Medizin unter Berücksichtigung der Gegenstandskataloge. 9. Aufl. Stuttgart, New York: Schattauer, 1996.

Gross, Schölmerich, Gerok. Die Innere Medizin. Gerok W, Huber Chr, Meinertz T, Zeidler H, Hrsg. 10. Aufl. Stuttgart, New York: Schattauer 2000.

Gutzmann H, Hrsg. Der dementielle Patient. Das Alzheimer Problem. Diagnostik. Ursachenforschung. Therapie. Betreuung. Bern, Göttingen, Toronto: Huber, 1992.

Habermann-Horstmeier L. Anatomie, Physiologie und Pathologie. Lehrbuch für Arzthelferinnen und andere Berufe im Gesundheitswesen, 3. Aufl. Stuttgart, New York: Schattauer, 1996.

Habermann-Horstmeier L. Arbeitsblätter Medizinische Grundlagen der Altenpflege. Saarbrücken: Petaurus, 1998.

Habermann-Horstmeier L. Arbeitsbuch Altenpflege – Kommentierte Prüfungsfragen zu den medizinischen Grundlagen der Altenpflege. Saarbrücken: Petaurus, 1997.

Habermann-Horstmeier L. Begleitbuch für Lehrer zu den Arbeitsblättern Medizinische Grundlagen der Altenpflege. Saarbrücken: Petaurus, 1998.

Habermann-Horstmeier L. Kurzes Kompendium der Arzneikunde für die Altenpflegeausbildung und andere Gesundheitsberufe. Saarbrücken: Petaurus, 1999.

Hafner M, Meier A. Geriatrische Krankheitslehre Bern: Hans Huber, 1996.

Hahn JM. Checkliste Innere Medizin. 2. Aufl. Stuttgart, New York: Thieme, 1998.

Heiner S, Meyer-Brauns M, Habermann-Horstmeier L, Hrsg. Anfälle – Erfahrungen mit Epilepsie. Frankfurt a. M.: Mabuse, 1999.

Henninger J. Pflegen helfen. Stuttgart, New York: Schattauer, 1997.

Hirsch RD. Altern und Depressivität. Bern, Göttingen, Toronto: Huber, 1992.

Hollo A. Probleme der Blasen- und Darmkontrolle: Ursachen – Behandlungsmöglichkeiten – Hilfsmittel – Bettnässen bei Kindern. Stuttgart, New York: Thieme, 1984.

Huber FT. Anus praeter Fibel. Versorgung von Ileostomie und Colostomie in der Praxis. Stuttgart, Jena, New York: Fischer, 1991.

Huhn S, Kämmer K, Hrsg. Neue Wege in der Pflege älterer Menschen. Werkstattheft. Eschborn: DBFK-Verlag, 1997.

Hufschmidt A, Lücking CH, Hrsg. Neurologie compact: Leitlinien für Klinik und Praxis. Stuttgart, New York: Thieme, 1997.

Juchli L. Krankenpflege. Praxis und Theorie der Gesundheitsförderung und Pflege Kranker. 6. Aufl. Stuttgart, New York: Thieme, 1991.

Junkers G. Klinische Psychologie und Psychosomatik des Alterns. Stuttgart, New York: Schattauer, 1995.

Junkers G, Moldenhauer B, Reuter U, Hrsg. Management in der Altenpflege. Bd. 1: Pflegeversicherung. Konsequenzen für die Reorganisation, Finanzierung und Qualitätssicherung. Stuttgart, New York: Schattauer, 1996.

Junkers G, Moldenhauer B, Reuter U, Hrsg. Praxis der Altenpflege. Entwicklung und Praxis. Bd. 1: Stationäre Altenpflege. Stuttgart, New York: Schattauer, 1994.

Kahle W, Leonhardt H, Platzer W. dtv-Atlas der Anatomie, Bd. 1-3, 2. Aufl. Stuttgart, New York: Thieme, 1978.

Käppeli S, Hrsg. Pflegekonzepte. Gesundheits-, entwicklungs- und krankheitsbezogene Erfahrungen. Bern, Göttingen, Toronto: Huber, 1993.

Käppeli S, Meier WM, Gogl A, Hrsg. Pflege. Die wissenschaftliche Zeitschrift für Pflegeberufe. Eschborn: Verlag Krankenpflege.

Karavias T, Mischo-Kelling M. Chirurgie und Pflege. Stuttgart, New York: Schattauer, 1994.

Klessmann M. Die Sprache der Sterbenden. Pflegezeitschrift 1994; 47 (3): 168-73.

Klie T. Recht auf Verwirrtheit? Das Betreuungsrecht für die Altenarbeit. Eine Arbeitshilfe. Hannover: Vincentz, 1993.

Klie T, Schmid R, Hrsg. Die Pflege alter Menschen. Bern: Hans Huber, 1998.

Köther I, Gnamm E. Altenpflege in Ausbildung und Praxis. 3. Aufl. Stuttgart, New York: Thieme, 1995.

Krämer J. Orthopädie. 5. Aufl. Berlin, Heidelberg, New York: Springer, 1998.

Krohwinkel M. Der Pflegeprozeß am Beispiel von Apoplexiekranken. Eine Studie zur Erfassung und Entwicklung ganzheitlich-rehabilitierender Prozeßpflege im Auftrag des Bundesministeriums für Gesundheit, Bd. 16. Baden-Baden: Nomos Verlagsgesellschaft, 1993.

Kruse A, Wahl HW, Hrsg. Altern und Wohnen im Heim: Endstation oder Lebensort? Bern: Hans Huber, 1994.

Kruse W, Nikolaus T. Geriatrie. Berlin, Heidelberg, New York: Springer, 1992.

Lorenz J, Teschner C, Gehle T. Leitfaden ambulante Pflegepraxis. Handlungsabläufe für die Pflege vor Ort. Hannover: Vincentz, 1998.

Kuratorium Deutsche Altershilfe, Hrsg. Resident Assessment Instrument (RAI). System zur Klientenbeurteilung und Dokumentation. Köln: Kuratorium Deutsche Altershilfe, 1996.

Mace NL, Rabins PV. Der 36-Stunden-Tag. Die Pflege der verwirrten älteren Menschen, speziell des Alzheimer-Kranken. 4. Aufl. Bern: Hans Huber, 1996.

Martin E, Junod J-P. Lehrbuch der Geriatrie. Bern, Stuttgart, Toronto: Huber, 1990.

Matthes W. Pflege als Rehabilitationskonzept. Hannover: Vincentz, 1989.

Medizinischer Dienst der Spitzenverbände der Krankenkassen e. V., Hrsg. Richtlinien der Spitzenverbände der Pflegekassen zur Begutachtung von Pflegebedürftigkeit nach dem XI. Buch des Sozialgesetzbuches. Essen: Sutter & Partner, 1997.

Mischo-Kelling M, Zeidler H. Innere Medizin und Krankenpflege. 3. Aufl. München, Wien, Baltimore: Urban & Schwarzenberg, 1996.

Müller D. Interventionen für verwirrte ältere Menschen in Institutionen. Köln: Kuratorium Deutsche Altershilfe, 1994.

Müller-Daubig U. Der Krankenpflegeprozeß. Basel: Recom, 1990.

Naegele G, Niederfranke A, Hrsg. Funkkolleg Altern, STE 1 bis 20. Tübingen: DIFF (Deutsches Institut für Fernstudienforschung an der Universität Tübingen), 1996/97.

Nasemann T, Sauerbrey W. Lehrbuch der Hautkrankheiten und venerischen Infektionen für Studierende und Ärzte. 5. Aufl. Berlin, Heidelberg, New York: Springer, 1987.

Nave-Herz R, Hrsg. Erwachsenensozialisation. Weinheim, Basel: Beltz, 1981.

Netter F-H. Atlas der Anatomie des Menschen. (Basel: Norvartis AG) Stuttgart, New York: Thieme, 1997.

Neumann E-M et al. Selbständigkeit im Alter. Ein Trainingsprogramm für Pflegende. Trainerband und Teilnehmerband. Bern, Göttingen, Toronto: Huber, 1993.

Newton C. Pflege nach Roper Logan Tierny. Freiburg im Breisgau: Lambertus, 1997.

Nordamerikanische Pflegediagnosenvereinigung (NANDA). NANDA-Pflegediagnosen. Definition und Klassifikation. Wiesbaden: Ullstein Medical, 1999.

Oesterreich K. Gerontopsychiatrie – Forschung, Lehre, Praxis, Perspektiven. München: Quintessenz, 1993.

Pantke KH. Locked-in. Gefangen im eigenen Körper. 2. Aufl. Frankfurt a. M.: Mabuse, 1999.

Peinert D, Esan S. Aus dem Gleichgewicht. Die Geschichte eines Schlaganfalls. 2. Aufl. Frankfurt a. M.: Mabuse, 1999.

Platt D. Altersmedizin – Lehrbuch für Klinik und Praxis. Stuttgart, New York: Schattauer, 1997.

Platt D. Biologie des Alterns. Berlin, New York: de Gruyter, 1991.

Platt D, Hrsg. Handbuch der Gerontologie, Bd. 5 Neurologie, Psychiatrie. Stuttgart, New York: Fischer, 1989.

Poeck K, Hacke W. Neurologie. 10. Aufl. Berlin, Heidelberg, New York: Springer, 1998.

Pomykala B. Altenpflege. 3. Aufl. Stuttgart, New York: Fischer, 1996.

Pschyrembel W. Klinisches Wörterbuch, 258. Aufl. Berlin, New York: de Gruyter, 1997.

Rasehorn H, Rasehorn E. Ich weiß nicht was soll es bedeuten. Für ein anderes Verständnis von Verwirrtheit im Alter. Hannover: Vincentz, 1991.

Reuter U, Hrsg. Management in der Altenpflege. Bd. 2: Qualitätszirkel. Leitfaden für die Erfüllung der Qualitätsanforderungen nach PflegeVG. Stuttgart, New York: Schattauer, 1998.

Reuter U, Hrsg. Management in der Altenpflege. Bd. 3: Pflegeversicherung II. Die Umsetzung nach den Übergangsregelungen. Stuttgart, New York: Schattauer, 1998.

Rohen JW, Lütjen-Drecoll E. Funktionelle Histologie. 4. Aufl. Stuttgart, New York: Schattauer, 2000.

Rohen JW. Funktionelle Anatomie des Menschen. 9. Aufl. Stuttgart, New York: Schattauer, 1998.

Rohen JW. Topographische Anatomie, 8./10. Aufl. Stuttgart, New York: Schattauer, 1987/99.

Roper N, Logan WW, Tierney Alison J. Die Elemente der Krankenpflege. Basel: Recom, 1987.

Roper N. Pflegeprinzipien im Pflegeprozeß. Bern: Hans Huber, 1997.

Runge M. Gehstörungen, Stürze, Hüftfrakturen. Darmstadt: Steinkopff, 1998.

Schaeffer D, Moers M, Steppe H, Meleis A, Hrsg. Pflegetheorien. Beispiele aus den USA. Bern: Hans Huber, 1997.

Schettler G, Greten H. Innere Medizin – Verstehen, Lernen, Anwenden. 9. Aufl. Stuttgart, New York: Thieme, 1998.

Schiefele J, Staudt I. Praxis der Altenpflege, 7. Aufl. München, Wien, Baltimore: Urban & Schwarzenberg, 1996.

Schmidt RF, Thews G, Hrsg. Physiologie des Menschen. 27. Aufl. Berlin, Heidelberg, New York: Springer, 1997.

Schmidt-Matthiesen H, Hepp H, Hrsg. Gynäkologie und Geburtshilfe. 9. Aufl. Stuttgart, New York: Schattauer, 1998.

Schützendorfer E. Das Recht auf Eigensinn. Ein notwendiges Lesebuch für Angehörige und Pflegende. München: Reinhardts Gerontologische Reihe, 1997.

Schützendorf E, Wallrafen-Dreisow H. In Ruhe verrückt werden dürfen. Für ein anderes Denken in der Altenpflege. Frankfurt/Main: Fischer, 1991.

Schulz H, Hrsg. Altern und Schlaf. Bern: Hans Huber, 1997.

Schweidtmann W. Sterbebegleitung. Menschliche Nähe am Krankenbett. Stuttgart: Kreuz, 1992.

Seel M. Die Pflege des Menschen. Hagen: Kunz, 1992.

Seidler E. Berufskunde I: Geschichte der Pflege des kranken Menschen. Stuttgart: Kohlhammer, 1966.

Silbernagl S, Despopoulos A. Taschenatlas der Physiologie. 4. Aufl. Stuttgart, New York: Thieme, 1991.

Sonn A. Pflegethema: Wickel und Auflagen. Stuttgart, New York: Thieme, 1998.

Spektrum der Wissenschaft. Digest: Altern, Krebs und Gene. Heidelberg: Spektrum der Wissenschaft 2, 1998.

Stenger E. Verbandlehre. 6. Aufl. München, Wien, Baltimore: Urban & Schwarzenberg, 1997.

Steppe H, Ulmer E, Saller R, Tuschen P, Weinand B, Hrsg. Pflegebegutachtung – besser als ihr Ruf? Rahmenbedingungen. Forschungsergebnisse. Rolle der Pflege. Frankfurt a. M.: Fachhochschulverlag, 1998.

Streller-Holzner A. Umzug ins Altenwohnheim? Eine Orientierungshilfe. München: Reinhardt, 1991.

Striebel HW. Therapie chronischer Schmerzen. 3. Aufl. Stuttgart, New York: Schattauer, 1999.

Student J-C. Schmerz-Therapie bei sterbenden Menschen. Broschüre Georg-August-Universität Göttingen, 1988.

Thomas C. Grundlagen der klinischen Medizin. Band 11: Haut. Stuttgart, New York: Schattauer, 1990.

Tischendorf FW, Hrsg. Der diagnostische Blick. 6. Aufl. Stuttgart, New York: Schattauer, 1998.

Trebert M. Psychiatrische Altenpflege. Ein praktisches Lehrbuch. 3. Aufl. München, Weinheim: Psychologie Verlags-Union, 1995.

Von Renteln-Kruse W et al. Arzneimittelverordnungen, Schwindel und Stürze bei über 75jährigen Krankenhauspatienten. Z Gerontol Geriat 1998; 31: 286-9.

Völkel I, Ehlmann M. Spezielle Pflegeplanung in der Altenpflege. Stuttgart: Fischer, 1997.

Weiß RF. Moderne Pflanzenheilkunde. Neues über Heilpflanzen und ihre Anwendung in der Medizin. 7. Aufl. Bad Wörishofen: Kneipp, 1982.

Wettstein A, Hrsg. Checkliste Geriatrie. Stuttgart, New York: Thieme, 1997.

Winckler V. Dem Tod so nah. Basel: Recom, 1991.

Wirsing K. Psychologisches Grundwissen für Altenpflegeberufe, 4. Aufl. München, Weinheim: Psychologie Verlags-Union, 1993.

Yokochi C, Rohen JW, Weinreb EL. Photographische Anatomie des Menschen, 5. Aufl. Stuttgart, New York: Schattauer, 1992.

Zetkin M, Schaldach H. Lexikon der Medizin. Wiesbaden: Ullstein Medical, 1999.

Zgola JM. Etwas tun! Die Arbeit mit Alzheimerkranken und anderen chronisch Verwirrten. Bern, Stuttgart, Toronto: Huber, 1989.

Zimmermann V. Die Pflege von dementen Betagten. Zürich: Schulthess Polygraphischer Verlag, 1989.

Sachverzeichnis

H